監修
江藤文夫
里宇明元

編集
安保雅博
上月正博
芳賀信彦

Textbook of Rehabilitation Medicine

最新 リハビリテーション医学
第3版

CONTEMPORARY

医歯薬出版株式会社

監修／江藤文夫（国立障害者リハセンター元総長）
　　　里宇明元（慶應義塾大名誉教授）

編集／安保雅博（慈恵医大リハ医学）
　　　上月正博（東北大大学院医学系研究科）
　　　芳賀信彦（国立障害者リハセンター）

（五十音順）

This book was originally published in Japanese under the title of:

SAISHIN RIHABIRITĒSHON IGAKU

(Textbook of Contemporary Rehabilitation Medicine)

Editors:

ETO, Fumio and LIU, Meigen, et al.
ETO, Fumio
　Adviser
　National Rehabilitation Center for Persons with Disabilities
LIU, Meigen
　Professor
　Department of Rehabilitation Medicine
　Keio University School of Medicine

© 1999　1st ed.
© 2016　3rd ed.

ISHIYAKU PUBLISHERS, INC.
　7-10, Honkomagome 1 chome, Bunkyo-ku,
　Tokyo 113-8612, Japan

執筆者一覧

木村 彰男	（慶應義塾大名誉教授）	宮井 一郎	（森之宮病院）
江藤 文夫	（国立障害者リハセンター元総長）	川手 信行	（昭和大リハ医学）
正門 由久	（東海大リハ科学）	水間 正澄	（昭和大名誉教授）
近藤 克則	（千葉大予防医学センター／国立長寿医療研究センター）	渡邉 修	（慈恵医大第三病院リハ科）
井上 剛伸	（国立障害者リハセンター）	池田 篤志	（吉備高原医療リハセンターリハ科）
里宇 明元	（慶應義塾大名誉教授）	徳弘 昭博	（吉備高原医療リハセンターリハ科）
角田 亘	（国際医療福祉大リハ医学）	中馬 孝容	（滋賀県立総合病院リハ科）
生駒 一憲	（北海道大病院リハ科）	佐伯 覚	（産業医大リハ医学）
岡島 康友	（杏林大保健学部）	佐浦 隆一	（大阪医大総合医学リハ医学）
杉本 淳	（城山病院リハ科）	柿木 良介	（近畿大整形外科）
新藤 恵一郎	（紫蘭会光ヶ丘病院リハ科）	陳 隆明	（兵庫県立総合リハセンター）
小林 一成	（慈恵医大葛飾医療センターリハ科）	飛松 好子	（国立障害者リハセンター顧問）
間嶋 満	（埼玉医大リハ科）	上月 正博	（東北大大学院医学系研究科）
長谷 公隆	（関西医大リハ医学）	牧田 茂	（埼玉医大国際医療センター心臓リハ科）
伊藤 修	（東北医科薬科大学リハ学）	藤原 俊之	（順天堂大リハ医学）
美津島 隆	（獨協医大リハ科学）	森田 定雄	（白岡整形外科）
田島 文博	（和歌山県立医大リハ医学）	萩野 浩	（鳥取大附属病院リハ部）
藤島 一郎	（浜松市リハ病院）	白倉 賢二	（群馬県済生会前橋病院リハセンター）
岡田 弘	（獨協医大埼玉医療センター泌尿器科）	上野 竜一	（東医大リハ科）
中村 健	（横浜市立大リハ科学）	白土 修	（福島県立医大会津医療センター整形外科・脊椎外科）
道免 和久	（兵庫医大リハ医学講座）	堀井 基行	（洛和会音和リハ病院）
内山 侑紀	（兵庫医大リハ医学講座）	久保 俊一	（京都府立医大）
原 寛美	（石和共立病院リハ科ニューロリハセンター）	帖佐 悦男	（宮崎大整形外科・リハ科）
小林 健太郎	（KKR九段坂病院リハ科）	山田 圭	（久留米大整形外科）
安保 雅博	（慈恵医大リハ医学）	志波 直人	（久留米大整形外科）
石合 純夫	（札幌医大リハ医学）	鈴木 大雅	（獨協医大リハ科）
品川 俊一郎	（慈恵医大精神医学）	朝貝 芳美	（信濃医療福祉センターリハ科）
繁田 雅弘	（慈恵医大精神医学）	芳賀 信彦	（国立障害者リハセンター）
海老原 覚	（東邦大医療センター大森病院リハ科）	花山 耕三	（川崎医大リハ医学）
福田 大空	（埼玉県立循環器・呼吸器病センター）	先﨑 章	（東京福祉大社会福祉学部, 埼玉県総合リハセンター）
大国 生幸	（東邦大医療センター大森病院リハ科）	仲泊 聡	（理化学研究所）
和田 勇治	（日本医大千葉北総病院リハ科）	染矢 富士子	（金沢大医薬保健研究域保健学系）
高坂 哲	（城山病院泌尿器科）	辻 哲也	（慶應義塾大リハ医学）
樫本 修	（宮城県リハ支援センター附属診療所リハ科）		
佐々木 信幸	（聖マリアンナ医大リハ医学）		

（執筆順）

第3版の監修者の序

　人口の高齢化，医学・医療の高度専門細分化，医療に関わる専門職種の増加が明らかな今日，リハ医学は医療における基本領域として，ほとんどの診療科と関わりを持つようになりました．

　Life science は生命科学と訳されてきましたが，Life が意味する生活も医療の実践で意識されるようになり，疾病の重症度を日常的な活動制限の程度で分類することが行われるようになりました．この背景で生まれたリハ医学は，疾病がもたらす生活の困難度を最小限にとどめ活動的な生活を支援する医療の専門性を発展させてきました．

　本書が卒前・卒後のリハ医学教育，並びにリハ医療の実践に資することを目的として刊行されたのは 20 世紀が終末を迎えた 1999 年のことでした．その後，21 世紀の最初の 15 年間に医療実践の基盤となる医学は，生命科学や生活支援工学の発展に伴って急速に知識量を膨張させてきました．さらに ICT（情報通信技術）の発達と普及により，医学教育は大きな転換期を迎えようとしています．すなわち，専門的知識を含めて誰でも情報にアクセスしやすい時代になって，医師をはじめとする専門職の教育のあり方が見直されつつあります．しかし，情報の質を判断する能力を引き出し育てるためには，基準となるテキストの有用性に期待されます．

　そこで第3版の編集においても，全国の大学を中心とするリハ医学の研修施設で卒前・卒後の教育に携わっておられる指導的立場の先生方に分担していただきました．教科書としての活用を第一義として内容の調整・洗練をはかるうえで，執筆者の先生方にしばしば加筆・修正をお願いし，ご協力を得られたことで，時代に即した最新で充実した内容にしていただけたことを感謝申し上げます．

　医療の専門性が高度に細分化され，医師と看護師といった古典的な専門職に加えて多種多彩な職種が分化し，それぞれ専門性を確立してきました．したがって，本書の主な読者対象は医学生ならびにリハ専門医を目指す医師としていることは初版以来不変ですが，併せて看護師，理学療法士，作業療法士，義肢装具士，言語聴覚士等にとっても，それぞれの専門職資格の取得に必要なリハ医学の知識を含めることを意図してきました．

　臨床研修医や医学生が臨床に携わるときには，必ず脇に置いて知識を確認し，日常的に役立てていただける教科書になることを願っています．

2016年（平成28年）3月

編集者を代表して
江藤　文夫
里宇　明元

第2版の監修者の序

　近年，ライフサイエンスの著しい進歩に伴い，医学の知識と技術の量は膨大となり細分化されてくるなかで，医学教育の質を一層高めるとともに一定の水準を確保する目的で，履修すべき必須の教育内容を精選した"医学教育モデル・コア・カリキュラム"が誕生しました（平成13年3月）．そして，「臨床実習開始前の学生評価のための共用試験」（CBT，OSCE）のトライアルを積み重ねて，本年（平成17年）には医学系の全大学が参加して正式実施となります．

　このたび「最新リハビリテーション医学 第2版」を発行するにあたっては，このような情況を鑑み，第1版（1999年発行）の趣旨である，医学教育への貢献を目指すために必須のリハ医学の知識・技術を盛り込むことを基本としつつ，新ガイドラインで提示されたコアとなる医学教育のリハ項目に関する内容を十分に取り入れるように企画しました．そして，ここに第1版発行以降6年の経過を経て，4章・52項目に及ぶさらなる充実した内容で発行できますことは，望外の喜びであります．

　執筆は第1版同様，全国の大学を中心とするリハ医学の研修施設で卒前・卒後の教育に携わっておられる，指導的立場の先生方に分担していただきました．教科書としての活用を第一義として内容の調整・洗練をはかるうえで，執筆者の先生方にはしばしば加筆・修正をお願いし，秀逸な内容にしていただきましたことを深謝いたします．

　また，主な読者対象を，医学生ならびにリハ医学会専門医を目指す医師とし，看護師，理学療法士，作業療法士のほか，義肢装具士，言語聴覚士にとっても，それぞれの資格取得に必要なリハ医学の知識を十分に盛り込むように意図しました．若い医師や学生が臨床に携わる折りには，必ず目を通し携行する魅力ある教科書となるよう願っています．

2005年（平成17年）3月

米本　恭三

第2版の編集体制
監修／米本恭三
編集／石神重信・石田　暉・江藤文夫・宮野佐年

（五十音順）

第1版の監修者の序

　わが国では高齢化の進行に伴って，疾病や障害をもちながら生涯を送る方々が増えてまいりました．その人数が，統計的には70歳を超えると，完全に良好状態の方々と略同数になるとされます．現在，質の良い人生を送るために，すべての年齢を通じて機能障害に対するリハビリテーション医療の必要性が高まっております．そして今も進行中の教育改革は，高等教育のあり方を根底から変えつつあります．卒前の医学教育では，従来に増して臨床実習が重視され，卒後教育でも，実践的な前期・後期研修の充実がはかられ，そして認定医・専門医の制度が定着してまいりました．本書『最新リハビリテーション医学』の企画はそのような時代の要請に答え，21世紀を迎へるわが国の医学教育への貢献を目指しました．

　第一回の企画会議を開いてから3年の月日が経ちましたが，お手元に見る4章・47項目におよぶ充実した内容の書として誕生したことは大きな喜びであります．

　振り返ってみますと，私がリハ医学講座の教育の責任者を務めました間，複数の書物を参考にしつつ毎回レジュメを作って学生に手渡したのを覚えています．多くの医科大学の先生方が同じようにして教育しておられると聞きました．そこで本書の目的をはっきりと，(1)卒前・卒後のリハ医学教育，(2)リハ医療の実践に資する，こととして，編纂いたしました．従って全国の大学を中心とするリハ医学の研修施設で卒前・卒後の教育に携わっておられ，そして現役で指導的立場の先生方にご執筆を分担していただきました．快くお引き受けくださり，ご執筆に当たっては編集委員会側の注文に応じて，しばしばご加筆いただいたことを感謝いたしております．

　本書の企画，編集に当たっては，医師，看護婦，理学療法士，作業療法士のほか，義肢装具士や言語聴覚士（平成9年12月法制定）が，それぞれの資格取得に必要なリハ医学の知識を十分に盛り込むように計りました．従って，4年毎に改定される医師国家試験出題基準中のリハの項目に関する内容は含まれております．

　医療・福祉・健康の広い領域で必要なリハ医学の知識や技術を学ぶ教科書として，医学生をはじめ多くの皆様にご利用いただくことを期待しております．

　稿を終わるに当たり，編集や執筆にご努力いただいた先生方，そして医歯薬出版㈱の皆様に心からの謝意を表します．

1999年（平成11年）3月

米本　恭三

第1版の編集体制
監修／米本恭三
編集／石神重信・石田　暉・眞野行生・宮野佐年

（五十音順）

CONTENTS

執筆者一覧　Ⅲ
第3版の監修者の序　　　　江藤文夫・里宇明元　Ⅴ
第2版の監修者の序　　　　　　　　　　米本恭三　Ⅵ
第1版の監修者の序　　　　　　　　　　米本恭三　Ⅶ

 **第1章　リハビリテーション医学・医療の概要** ──────── 1

1. リハビリテーション医学・医療の成り立ちと発展
(木村彰男)　2
- リハビリテーション医学の定義　2
- 世界におけるリハビリテーション医学の歴史　3
  - 米国…3
  - 欧州…3
  - アジア…3
- 日本におけるリハビリテーション医学の歴史　4
- 日本リハビリテーション医学会の歴史　4
- わが国のリハビリテーション医学・医療の課題　5

2. リハビリテーションの理念と障害学
(江藤文夫)　6
- リハビリテーションの理念　6
- 医療の場での「リハビリテーション」という言葉の登場　6
- 障害学　7
  - 障害と疾患…7
  - 疾病分類から障害分類へ…8
  - ICFの概要…8
  - 障害と環境…10
  - 障害者の人口比…11

3. リハビリテーション医療―急性期・回復期・維持期―
(正門由久)　12
- はじめに　12
- 急性期・回復期・維持期とその流れ　13
  - 急性期のリハビリテーション…13
  - 回復期のリハビリテーション…14
  - 維持期のリハビリテーション…15
- 診療の機能分化と連携　16
- まとめ　19

4. 保健・医療・福祉の連携（介護保険制度）
(近藤克則)　20
- リハビリテーション医療と地域包括ケア　20
  - リハ医療と保健・予防…20
  - リハ医療と福祉・介護…20
  - リハと地域包括ケア…20
- 臨床レベルの連携　21
  - 連携の必要性と効果…21
  - 分業（分担）と協業（統合）…21
- 制度・政策レベルの連携―介護保険制度　22
  - 介護保険の仕組みと介護サービス利用に至る流れ…23
- 連携の方法と内容例　24
  - 臨床レベル…24
  - 地域レベル…25

5. リハビリテーション工学の概要
(井上剛伸)　26
- リハ工学の成り立ち　26
- リハ工学の現状　27
- 福祉用具を用いた生活支援　28
- 課題と今後の展望　30

第2章　リハビリテーション診療 ──────── 31

1. リハビリテーション診療の手順
(里宇明元)　32
- はじめに　32
- 医師の役割　32
- 評価の方法　32
- 診察の進め方　33

VIII

診断のプロセス…33
　　　結果のまとめ…36
　治療　36
2．ADL 評価
（角田　亘）38

　ADL の定義と位置づけ　38
　ADL 評価の意義と要点　39
　基本的 ADL 評価スケール　40
　手段的 ADL 評価スケール　43
3．画像診断
（生駒一憲）46

　画像診断の基礎　46
　　単純 X 線撮影…46
　　尿路系の画像診断…46
　　CT…47
　　MRI…47
　　MRI の撮像法…48
　　MRI と CT…49
　　機能画像…49
　脳卒中と脳外傷の画像診断　50
　　脳出血…50
　　脳梗塞…51
　　くも膜下出血…52
　　脳外傷（外傷性脳損傷）…53
4．神経筋の電気診断学
（岡島康友）55

　電気診断の意義　55
　神経伝導検査（NCS）　55
　　神経傷害の分類…56
　　感覚神経伝導検査…56
　　運動神経伝導検査…57
　　後期応答…59
　筋電図（EMG）　60
　　安静時異常電位…60
　　運動単位電位…60
　　表面筋電図…61
　病巣診断と障害の類型　61
　　上肢遠位の麻痺…63
　　肩の挙上障害…63
　　下垂足…63
　　ニューロパチー…63
　　筋障害…63
　機能予後診断　63

5．治療手技のあらまし
（杉本　淳）65

　はじめに　65
　チーム医療　65
　　チーム構成…65
　　主な専門職とその役割…65
　　カンファレンス…66
　リハ医の役割　67
　　診察…67
　　評価およびリハ処方…67
　　治療・訓練…67
　　福祉用具の利用…69
　　病状説明…69
　理学療法　69
　　関節可動域訓練…69
　　筋力増強訓練…70
　　基本動作訓練…70
　　協調性訓練…70
　　持久力訓練…70
　　物理療法…70
　作業療法　71
　　運動機能の回復…71
　　高次脳機能障害…71
　　ADL・IADL 訓練…72
　言語聴覚療法　72
　　言語訓練…72
　　嚥下訓練…72
　装具療法　72
　福祉用具　73
　在宅リハビリテーション　73
6．QOL 評価
（新藤恵一郎）74

　QOL とは　74
　QOL の概念と定義　74
　QOL 評価尺度　75
　物語り（narrative）　76
　QOL 測定の留意点　76
　運動障害，ADL や介護負担度との関係　77
　QOL に対する介入とその解釈　78
7．障害者心理と障害受容
（小林一成）79

　身体障害者の心理的反応とステージ理論　79
　障害の受容と障害への適応　80
　心理機制と対応方法　81

第3章 障害の病態生理と評価・治療 — 83

1．廃用による障害（廃用症候群）
（間嶋　満）84

廃用症候群の概要　84
- 歴史的背景…84
- 廃用症候群がリハビリテーション医療において重要視される理由…85
- 廃用症候群の内容…85
- 筋量減少，筋力低下，運動能力低下…85
- 骨粗鬆症…88
- 循環系の変化…88

廃用症候群の新たな展開　92

2．運動障害
（角田　亘）94

はじめに　94
運動制御に関与する中枢神経系　94
- 大脳皮質と皮質脊髄路・皮質延髄路…94
- 大脳基底核と視床…96
- 小脳…96
- 脊髄…97

運動障害の種類とそれぞれの評価　98
- 運動麻痺…98
- 錐体外路症状…100
- 運動失調…100

運動障害に対する治療　101

3．歩行障害
（長谷公隆）103

正常歩行（normal gait）　103
- 歩行周期…103
- 歩行の運動学…104
- 下肢運動と筋活動…105

評価　105
- 歩行障害の重症度評価…106
- 歩行機能評価…107

異常歩行（abnormal gait）　108
- 逃避歩行（antalgic gait）…108
- 麻痺性歩行（paretic/hypotonic gait）…108
- 痙性歩行（spastic gait）…109
- 失調歩行（ataxic gait）…109
- ジスキネジア歩行（dyskinetic gait）…110
- パーキンソン歩行（Parkinsonian gait）…110
- 高次歩行障害（higher-level gait disorders）…110

心因性歩行障害（psychogenic gait disorders）…110

治療　110
- 安定性・支持性に対する治療…110
- 効率性（歩容を含む）に対する治療…111
- 持久性に対する治療…111
- 環境整備…111

4．循環機能障害
（伊藤　修）112

心臓・循環の生理　112
- 体内循環システム…112
- 循環動態…112
- 冠循環と心筋エネルギー代謝…114
- 運動と循環動態…115

障害の病態生理　115
- 心臓の病態…115
- 虚血性心疾患…116
- 心不全…116
- 不整脈…117

評価　117
- 自覚症状，Borg 指数…117
- 心拍数，脈拍数，血圧…118
- 心電図，酸素濃度モニター…118
- 運動負荷試験…118

治療　119
- 虚血性心疾患…119
- 心不全…119
- 不整脈…119

5．呼吸の障害
（美津島　隆・田島文博）121

- 呼吸の基礎…121
- 呼吸器の構造…121
- 呼吸筋と呼吸筋力測定…122
- 呼吸気量…123
- 肺胞換気…123
- ガス交換…124
- 肺胞動脈血酸素較差…125
- 血液によるガス運搬…125
- 呼吸による pH の調節…126
- 呼吸の調節…126
- CO_2 ナルコーシス…127
- 呼吸と運動…128

6．摂食嚥下障害
　　　　　　　　　　　　　　　（藤島一郎）129

基礎的知識　129
　摂食嚥下と摂食嚥下障害…129
　嚥下の神経制御…130
　呼吸と嚥下…131
　嚥下における発達と加齢…131

摂食嚥下障害の原因と病態　132
　偽性球麻痺…132
　球麻痺…133
　誤嚥の分類と咽頭残留…133

摂食嚥下障害の評価／検査　134
　スクリーニング…134
　精密検査…135
　重症度分類…135

摂食嚥下障害の治療　137
　薬物治療…137
　リハビリテーション…137
　外科的治療…138

7．排尿障害
　　　　　　　　　　　　　　　（岡田　弘）140

概要　140
病態生理　140
　蓄尿のメカニズム…141
　排尿のメカニズム…142

尿排出障害　142
蓄尿障害　143
評価　144
　自覚症状の評価…144
　客観的評価法…144

リハビリテーション対応　146

8．褥瘡
　　　　　　　　　　　　　　　（中村　健）148

はじめに…148
病態生理…148
評価法…149
予防…151
治療…153

9．痙縮・固縮
　　　　　　　　　　　　　　　（道免和久）155

概要　155
古典的病態生理　155
上位運動ニューロン症候群と痙縮　156
固縮と関連症状　158
評価　158
治療　160

10．高次脳機能障害　1）記憶障害，失行・失認
　　　　　　　　　　　　　　　（原　寛美）163

記憶障害　163
　はじめに…163
　記憶障害の評価方法，重症度評価…164
　記憶障害のリハビリテーション…165
　記憶障害患者の復職援助…167

失行・失認　168
　失行のリハビリテーション…168
　失認のリハビリテーション…168
　Bálint-Holmes 症候群…168
　Gerstmann 症候群…169

11．高次脳機能障害　2）失語・言語障害
　　　　　　　　　　　　　（小林健太郎・安保雅博）171

失語　171
　病態生理…171
　評価…172
　治療…173

言語障害（運動性構音障害を中心に）　174
　病態生理…174
　評価…175
　治療…175

12．高次脳機能障害　3）注意障害・遂行機能障害
　　　　　　　　　　　　　　　（石合純夫）177

注意障害　177
　病態生理…177
　評価…178
　治療…179

遂行機能障害　180
　病態生理…180
　評価…180
　治療・対応…181

13．高次脳機能障害　4）認知症
　　　　　　　　　　　　（品川俊一郎・繁田雅弘）182

はじめに―定義と用語　182
認知症の疫学　182
認知症の症状と診断　183
アルツハイマー病　184
脳血管性認知症　185
レビー小体型認知症　186
前頭側頭型認知症　187

14. 加齢による障害（フレイル，老年症候群，サルコペニア）
　　　　　　　（海老原　覚・福田大空・大国生幸）188

- 概要　188
- 病態生理　190
- 評価　191
- 治療　191
  - 老年症候群や要介護状態に対する方策…191
  - フレイルやサルコペニアに対する方策…192

15. 発達障害
　　　　　　　　　　　　（和田勇治）194

- 概要　194
- 病態生理　195
  - 原因…195
  - 遺伝…195
  - 病態…195
- 評価　195
  - 認知検査…195
  - 行動評価…196
- 対応　197
  - 薬物療法…197
  - 療育…198
- 発達障害各論　199
  - 知的能力障害（intellectual disability）…199
  - 自閉スペクトラム症（ASD）…199
  - 注意欠如・多動性障害（ADHD）…200
  - 限局性学習障害（specific learning disorder：SLD）…201

16. 障害者の性機能（ED）
　　　　　　　　　　　（高坂　哲）203

- 性機能障害の疫学…203
- 勃起と射精のメカニズム・障害分類…204
- EDの診断・治療…206
- 障害者の性機能…208

17. 補装具（上肢・下肢・体幹装具，車椅子，シーティング）
　　　　　　　　　　　（樫本　修）211

- 概要　211
  - 補装具制度の理解…211
- 病態・評価　212
  - 装具の目的と分類…212
  - 上肢装具…212
  - 下肢装具…213
  - 体幹装具…216
  - 車椅子・シーティング…216

第4章　疾患とリハビリテーション　219

1. 脳血管障害　1）急性期
　　　　　　　　　（佐々木信幸）220

- はじめに　220
- 脳卒中の病型と急性期リスク　220
- 脳卒中急性期リハ1：初診時評価～ベッドサイド　222
- 脳卒中急性期リハ2：離床～座位　224
- 急性期における投薬治療　225
- 急性期から回復期リハへ　227

2. 脳血管障害　2）回復期
　　　　　　　　　（宮井一郎）229

- はじめに　229
- 脳卒中に対するリハの意義　229
- 脳卒中に対するリハの有効性のエビデンス　229
- 回復期リハ病棟の創設とその後の整備　230
- 回復期リハ病棟に対する質の評価の導入　232
- 脳卒中の機能回復の特徴　233
- 回復期リハにおけるリハ・ケア介入　233
- 回復期リハにおける脳卒中の合併症および再発予防　234
- 回復期リハ病棟におけるケアプロセス　235

3. 脳血管障害　3）維持期
　　　　　　　（川手信行・水間正澄）237

- 概論　237
- 評価　238
  - 医学的管理・評価…238
  - 障害の評価…239
- リハビリテーションの実際　240
  - 医学的アプローチ…240
  - 脳卒中維持期におけるリハ…241

4. 頭部外傷・低酸素脳症
　　　　　　　　　　　（渡邉　修）243

- 頭部外傷の概要　243
  - 原因と疫学…243
  - 受傷機転と分類…244
  - 急性期の管理…245
  - 障害像…245

低酸素脳症の概要　246
　病態と原因…246
　低酸素脳症後の遅発性神経症状…246
　障害像…247
頭部外傷および低酸素脳症の評価　248
認知リハビリテーション　250

5．脊髄損傷
　　　　　　　　　　　　（池田篤志・德弘昭博）253
概要　253
障害の評価　254
　機能障害レベル…254
　活動レベル…257
　社会参加のレベル…257
合併症対策の重要性　258
　急性期…258
　回復期…258
　慢性期・社会復帰後…258
合併症の実際　259
リハビリテーション治療　265

6．神経疾患　1）パーキンソン病・脊髄小脳変性症・多発性硬化症
　　　　　　　　　　　　　　　（中馬孝容）269
パーキンソン病　269
　概要…269
　評価…270
　診断…271
　リハビリテーション…271
脊髄小脳変性症　272
　概要…272
　主な症候…273
　診断…273
　評価…273
　治療とリハビリテーション…273
多発性硬化症　274
　概要…274
　評価…274
　診断…275
　リハビリテーション…275

7．神経疾患　2）ALS・PPS
　　　　　　　　　　　　　　　（佐伯　覚）276
筋萎縮性側索硬化症　276
　概要…276
　評価…277
　リハビリテーション…277
ポリオ後症候群　278
　概要…278

　評価…279
　リハビリテーション…279

8．リウマチ性疾患（関節リウマチ・全身性強皮症・多発性筋炎）
　　　　　　　　　　　　　（佐浦隆一）281
関節リウマチ　281
　疾患の概要　281
　　臨床症状…281
　　診断…282
　　RAの臨床経過…282
　評価　282
　治療とリハ　285
　　薬物治療…285
　　リハビリテーション…286
　まとめ　288
全身性強皮症・多発性筋炎　288
　疾患の概要とリハ　288

9．末梢神経障害
　　　　　　　　　　　　　　　（柿木良介）290
概要　290
　末梢神経の解剖…290
　末梢神経損傷…290
　末梢神経再生…290
　末梢神経障害の原因…291
　末梢神経障害の主な治療法…291
　末梢神経障害の症状…292
末梢神経障害後のリハ　292

10．下肢切断と義足
　　　　　　　　　　　　　　　（陳　隆明）297
末梢血行障害による切断の増加と切断者の高齢化　297
　疫学…297
　予後…298
下肢切断者のリハにおけるチームアプローチ　298
　下肢切断者のリハの流れ…298
　専門職種の役割…298
切断術と術後断端ケア　299
　切断術前評価と切断レベルの決定…299
　下肢切断術の原則…299
　切断術直後断端ケアの実際…301
義足パーツ―最近の動向も含めて―　303
　ソケット…303
　膝継手…305
　足部…306
リハゴール設定と義足処方の実際　306
　リハゴール設定の目安…306

義足処方の実際…307
切断者に対するリハ　308
　　義足装着前（切断術前）訓練…308
　　義足の適合とチェック…308
　　異常歩行の原因と対策…308
　　義足歩行訓練…308

11. 上肢切断と義手
（飛松好子）310

上肢切断　310
　疫学…310
　切断部位と名称…310
義手　311
　義手の基本構造…311
　義手の分類…311
　義手のパーツと役割…312
　義手の仕組みと動かし方…314
上肢切断のリハ　315
　チームアプローチ…315
　リハの流れ…316
　義手訓練…316
　義手と生活…318

12. 内部障害　1）総論／腎臓疾患
（上月正博）319

内部障害者とは　319
急増する内部障害者　319
内部障害リハの概念　320
腎臓疾患　321
　概要…321
　評価…322
　リハビリテーション…325

13. 内部障害　2）循環器疾患
（牧田　茂）330

はじめに　330
心筋梗塞　331
　概要…331
　評価・診断…331
　リハビリテーションの実際…331
心不全　334
　概要…334
　評価・診断…334
　リハビリテーションの実際…335

14. 内部障害　3）呼吸器疾患
（藤原俊之）337

概要　337
評価　337
呼吸リハビリテーション　339

コンディショニング…339
運動療法…340
ADL訓練…341
疾患別呼吸リハプログラム　342
　包括的呼吸リハ…342
　周術期呼吸リハ…342
　神経筋疾患，脊髄損傷などの麻痺性呼吸障害に対するリハ…343

15. 骨折
（森田定雄）346

骨折治療の原則　346
　概要…346
　骨折治療の基本…346
　評価…347
　リハの具体的な内容…348
大腿骨近位部骨折　349
　概要…349
　リハビリテーション…349

16. 骨粗鬆症
（萩野　浩）352

疾患概念と定義…352
病態…352
診断…354
治療…355

17. 頚部痛
（白倉賢二）358

概要…358
評価…359
診断…359
リハビリテーションの実際…360

18. 上肢痛（肩・肘・手）
（上野竜一）362

上肢のリハにおける特色…362
肩関節…362
肘関節…364
手関節および手…365

19. 腰痛
（白土　修）367

はじめに　367
腰痛の原因と診断　367
腰痛のリハ　368
　安静（bed rest）…368
　患者指導（教育）…369
　薬物療法…370
　物理療法…370
　牽引療法…371

装具療法…371
　　運動療法（腰痛体操）…372
20. 下肢痛（股・膝・足）
　　　　　　　　　（堀井基行・久保俊一）376
　　評価法…376
　　保存療法としてのリハ…376
　　人工関節置換術後のリハ…379
21. スポーツ外傷・障害
　　　　　　　　　　　　（帖佐悦男）381
　　疾患の概要　381
　　評価　382
　　リハビリテーションの実際　383
22. 障がい者スポーツ
　　　　　　　　　　　　（田島文博）389
　　はじめに　389
　　歴史と制度　389
　　効果　390
　　競技種目　390
　　器具の使用　390
　　クラス分け　391
　　運動生理学上の特徴　391
　　アンチドーピング・メディカルチェック　392
　　リハ科医への期待　392
23. 複合性局所疼痛症候群（CRPS），RSD
　　　　　　　　　（山田　圭・志波直人）393
　　背景　393
　　症状　393
　　　痛み…393
　　　腫脹…394
　　　関節拘縮…394
　　　自律神経症状…394
　　　運動障害…394
　　病態生理　394
　　　筋骨格系末梢レベル（末梢性感作）…394
　　　脊髄上位レベル（中枢性感作）…394
　　　痛みによる不動化と異常姿勢…394
　　　大脳レベル（高次中枢神経レベル）…396
　　診断　396
　　　日本版CRPS判定指標…396
　　　検査…396
　　治療　397
　　　治療の方針…397
　　　疼痛に対する治療…397

　　機能障害に対する治療（リハ）…399
　　認知行動療法…399
24. 熱傷
　　　　　　　　　　　　（鈴木大雅）400
　　患者の評価…400
　　リハビリテーションの実際…401
25. 脳性麻痺
　　　　　　　　　　　　（朝貝芳美）407
　　概要…407
　　評価…407
　　診断…407
　　リハビリテーションの実際…409
26. 二分脊椎
　　　　　　　　　　　　（芳賀信彦）412
　　概要…412
　　診断・評価…412
　　リハビリテーションの実際…414
27. 筋ジストロフィー
　　　　　　　　　　　　（花山耕三）416
　　疾患の概要…416
　　診断・評価…417
　　リハビリテーション…418
28. 精神疾患
　　　　　　　　　　　　（先﨑　章）419
　　抑うつ障害群と発動性低下　419
　　　はじめに…419
　　　リハにおける抑うつ障害群…419
　　　リハにおけるうつ病の鑑別…420
　　　失語症者のうつ病をどのようにしてみつけるか，どう対応するか…420
　　　アパシー（発動性低下）…421
　　　情動表出の低下…421
　　統合失調症合併例の身体リハ　421
　　　リハの構造と統合失調症…421
　　　リハの難しさと具体的な対応法…421
　　　リハ対応にあたってのポイント…422
　　その他の障害　422
29. 視覚障害
　　　　　　　　　　　　（仲泊　聡）425
　　視覚障害の原因眼疾患…425
　　視覚障害の診断と程度評価…426
　　視覚リハビリテーション…426

30. 平衡障害・聴覚障害
（染矢富士子）429

平衡障害　429
　概要…429
　評価…429
　診断…430
　リハビリテーションの実際…431
聴覚障害　431
　概要…431
　評価…431
　診断…432
　リハビリテーションの実際…432

31. 悪性腫瘍（がん）
（辻　哲也）434

はじめに…434
悪性腫瘍（がん）の概要…434
がんリハの概要…435
がんリハの実際…437
リスク管理…439
原発巣・治療目的別のリハ…439

付表　445

付表1　関節可動域表示ならびに測定法　446

付表2　身体障害者障害程度等級表　454

付表3　日常記憶チェックリスト　456

付表4　厚生労働省 CRPS 研究班による日本版 CRPS 判定指標　457

和文索引……………………………………459
欧文索引……………………………………467

# 第1章
リハビリテーション医学・医療の概要

第1章　リハビリテーション医学・医療の概要

1. リハビリテーション医学・医療の成り立ちと発展

Summary

① リハビリテーション（以下リハ）医学は，物理医学とリハが統合されてできた専門分野である．
② リハ医学は，電気診断学と放射線医学と関係が深い．
③ わが国では1963年に日本リハビリテーション医学会が創設されて以降，リハ医学・医療が発展を遂げてきている．
④ 個々の患者に応じたオーダーメイドのリハ医学・医療が展開される必要がある．

「リハビリテーション」という用語は，今では違和感なく使用され，社会的にも定着した言葉となっているが，わが国では外来語としてカタカナ表記により用いられている．以前には，リハ医学は，「社会復帰」あるいは「社会復帰医学」などと訳され，旧厚生省では公的に「更生医療」「更生指導」が訳語として使用されたが[1]，いずれも定着せずに終わっている．一方，韓国のリハ医学の教科書には「再活醫學」と記載されており，また台湾では「復健醫學」と記載され，いずれも漢字表記となっている．もともとリハは，再びという意味の<re>と適したという意味の<habilis>というラテン語が語源と言われ，再び適応するというような意味であり，韓国や台湾のように，漢字であれば我々日本人には何となくその意味が理解できる．しかしながらわが国では外来語としてのカタカナ表記のために，マッサージを思い浮かべる人，骨折の手術後の訓練を考える人，入浴サービスなどの介護福祉を想像する人など，特に医学・医療関係でない一般の人々の間では様々に解釈され[2]，リハが真に理解されているとは言いがたい．

本書の冒頭を飾る本項では，まずリハ医学の適切な定義を提示し，わが国を中心に世界各国を含めて，その発展の歴史について概観することとしたい．さらに日本リハビリテーション医学会の歩みを簡潔に述べるとともに，現在のわが国におけるリハ医学・医療の課題について言及したい．

リハビリテーション医学の定義

リハ医学は英語ではRehabilitation Medicineという表記になるが，Physical Medicine & Rehabilitation（PM & R）という用語も広く用いられている．この言葉からわかるように，リハ医学は物理医学（Physical Medicine）とリハビリテーション（Rehabilitation）が統合されてできた専門分野と言える[3,4]．日本語訳のない状況からは，米国の著名なリハ医学の教科書[5]に載っている定義が一番適切と思われるので，そのなかにある物理医学とリハのそれぞれの定義を表1にあげておく[2]．すなわち運動障害などのある患者に対し，温熱や水・電気などの物理学的手段を用いて治療を行う物理医学が一つの大きな柱となっている訳であるが，治療のみでなく，神経伝導検査や筋電図など電気生理学的に病態を捉え診断する手段と

表1 リハビリテーション医学（Physical Medicine & Rehabilitation：PM & R）の定義[5]

物理医学（Physical Medicine）
病気の治療に，光，温熱，水，電気，機械的力などの物理学的手段を用いる医学の一分野
リハビリテーション（Rehabilitation）
患者が身体的のみならず，精神的，社会的，職業的にも，正常な生活を営むべく最高のポテンシャルを獲得できるように行う治療と訓練

しても物理医学が広く応用されている．この物理医学に加え，患者が正常な生活を営めるように，身体的のみならず精神的・社会的・職業的側面からも最大の援助を行うのがリハであり，両者を併せて学問的，技術的に体系化したのがリハ医学と言える[3]．

世界におけるリハビリテーション医学の歴史

■ 米国

米国におけるリハ医学の歴史は，19世紀末に設立された電気治療学会に遡ると言われている．その後，1920年代に現在の物理療法を構成する電気治療，運動療法，マニピュレーションのみならず，放射線診断・治療を専門とする医師が集まり物理医学会が誕生した．1930年代半ばに物理医学会から放射線科は分離しているが，リハ医学と放射線医学が同じルーツをもつことは，非常に興味深い事実である[3]．

上記の物理医学とリハの統合は，米国のリハ医学における偉大なる先人であるKrusenの多大な尽力により達成された[3,4]．Krusenにより新たな医学の専門分野として確立された物理医学は，1947年に米国医師会から専門医学分野として承認されるに至ったが，この時点では物理医学のみでリハの語句は含まれていない．この頃，内科医であったRuskは，戦時中の戦傷者に対する経験から医学的リハの重要性を指摘していた．1949年に共通点をもつ物理医学とリハの統一が図られPM & Rが誕生し，現在に至っている訳である．PM & Rという用語は長いため，最近ではRehabilitation Medicineという表記が使用される機会が多くなってきている．

以上の米国におけるリハ医学の歴史に関しては，千野が成書[6]と第47回日本リハビリテーション医学会における特別講演[4]で，詳しく述べている．なお水野はリハ医学会創立20周年記念論文[7]において，1935年のルーズベルトによる社会保障政策とポリオの世界的流行が，後の世界のリハに大きな影響を与えたと述べている．

■ 欧州

ヨーロッパにおいては，マッサージ，温泉浴，治療体操などが古くから活用されてきたが，米国と同様に，物理医学のなかで電気診断学・電気治療法が大きな役割を果たし，英国，フランスの何れにおいても19世紀末に電気治療学会が誕生している．ただし欧州では世界大戦の影響もあり，物理医学から端を発したリハは，医学・医療面よりも福祉面に重点がおかれて発展してきている．リハ医学については，物理医学として整形外科医やリウマチ専門医が兼務する形で行われてきたが，近年，米国式のリハ医学教育，研究が盛んになってきている[6]．

水野[7]は主に整形外科の観点から，ヨーロッパと米国におけるリハ医学の歴史を，「前夜（〜1900年まで）」「はじまり（1900〜1935年）」「盛り上がり（1935〜1945年）」「成熟への道（1945〜1960年）」に分けて概観している．なかでも1900年の英国におけるリハの施設の開設，1900年代の初めのドイツにおける第一次世界大戦を契機とした切断者に対する義肢関連の進歩などに関する記述は興味深く，特に後者は現在における高性能の義足発展につながっていると言える．

■ アジア

アジアの主要な国である韓国，中国を中心に，その近代のリハの発展の歴史について概観することとしたい．

韓国[8]においては，退役軍人のための医療サービスの一環として南北朝鮮戦争後の1953年にリハ医学が始まったと言われている．その後，国立韓国リハセンター，小児のためのリハセンター，切断者のためのリハセンターなどが設立され，1958年にリハ医学のカリキュラムが医学部に導

入されている．1972年には韓国リハビリテーション医学会が創設され，1983年には専門医認定の国家試験ならびにレジデント研修プログラムが初めて実施されている．日韓合同リハカンファレンスなども開催され，わが国との学術的交流も深い．

中国[9]においては，1950年代に軍人障害者のために療養病院やリハ病院が建てられたことに始まり，1980年代に急速な発展を遂げたと言われている．1983年に4つの国立リハセンターの設置が公布され，翌年には中国リハ研究センターの設立が決定され，1988年に同センターが設置されている．1980年代以降の30年間に全国の総合病院の約25％に当たる3,000か所の総合病院にリハ科が設けられ，リハ専門病院は，中国国内の専門病院の9.1％を占める338か所にあるとのことである．リハ従事者も増えつつあるが，膨大な中国の全人口に対しては著しく不足している状況と言わざるを得ない．

このほか，台湾[10]，シンガポール[11]，フィリピンなどでもリハのニーズが高まっており，アジア・オセアニアを中心としたリハの国際学会も組織されている．

日本におけるリハビリテーション医学の歴史

わが国の医学は，漢方医学ならびに蘭方医学を中心に発展してきた訳であるが，このようななかで物理医学も古くから経験的に用いられてきている．中国古来の鍼，灸，マッサージが，民間療法として広く現在も用いられていることは，周知の事実である．明治以降の近代日本では，西洋化の影響のなか，ドイツ医学が主流となっていたが，第二次世界大戦後には米国医学をモデルとして展開するように大きな転換がなされた．しかしながら医療法が制定された1948年の時点においては，リハ医学の領域は理学診療科（または放射線科）の標榜科名となっており，当初の定義で述べたリハの概念は含まれていなかった[3]．リハ医学は，自然科学というよりもむしろ社会科学の観点から捉えられることの方が多かったと言える．物理医学とリハから成り立つリハ医学が真に日本に根付くようになったのは，後述する1963年に日本リハビリテーション医学会が創設されて以降と考えられる．

一方，わが国のリハ医学の発展を考えるうえで，整形外科関連の歴史を避けて通ることはできない．1900年代前半の肢体不自由者のほとんどは小児であり，ポリオ，先天性股関節脱臼，骨関節結核などが主体で，脳性麻痺も問題となりつつあり，整肢療護園が1942年に開園している[1]．第二次世界大戦中および戦後は，傷痍軍人など上下肢切断者に対する義肢などが大きな問題であり，さらに戦後は労働災害のための脊髄損傷患者に対する医療が重要な課題であった．その後，交通外傷の増加による骨関節疾患への対応が問題となり，このような疾患構成のなかで整形外科の先人たちが，これらのリハに大きな役割を果たしてきた．

現在では，超高齢社会の到来により介護の問題と相まって，脳血管障害を中心とする神経疾患がリハ医学・医療の中核をなすようになり，呼吸循環器疾患や癌のリハなども充実してきているが，骨関節疾患も引き続きリハの重要な対象であることに変わりはない．

日本リハビリテーション医学会の歴史

日本リハビリテーション医学会は公益社団法人として，2013年に創立50周年を迎えたが，この間のわが国のリハ医学の歴史は，同医学会の発展とともに考えると理解しやすい．

1968年の日本医学会への日本リハビリテーション医学会の加入，1980年の専門医制度の制定，1996年の「リハビリテーション科」の標榜の認可，2001年の科学研究費補助金における「リハ科・福祉工学」の新設，2012年の公益社団法人化などが，50年間の主だった学会の歴史的出来事としてあげられる．その詳細は，その時々の中心となった方々が，学会の50周年記念誌[12]に詳しく記載している．またこの間に理学療法士，作業療法士，言語聴覚士などの関連職種との連携により，わが国のリハ医学・医療は目覚ましい発展を遂げたが，より詳しい歴史，経緯などに関しては，紙

面の制約もあり他の文献, 成書[12, 13]を参照して頂きたい.

わが国のリハビリテーション医学・医療の課題

以上, リハ医学の定義から, 世界およびわが国のリハの歴史について概観してきたが, 超高齢社会を迎え, わが国でのリハ医学・医療のニーズは従来にも増して高まってきている. 複数の疾患や障害を抱える患者がほとんどで, リハ科専門医をはじめとするチーム医療により, 個々の患者に応じた適切なリハ・プログラムが処方され適切に実践される必要がある.

しかしながら介護保険の導入などに伴い, 実際には医学・医療面よりも経済的側面が重要視され, 内容よりも外形基準が優先された「先に財政ありき」のリハ医学・医療が展開されるようになっていることは嘆かわしい限りである. 回復期リハの名のもと, 多くの医療機関で, 患者の病態・病状に関係なく, 疾患による金太郎飴的, 画一的な医療が展開される状況になりつつある.

医療は, つい最近亡くなられた世界的な経済学者である宇沢弘文先生が提唱された社会的共通資本[14]として捉えるべきで, リハの定義で書いたように身体的のみならず精神的・社会的・職業的側面からも患者に最大の援助を行う, 本来のオーダーメイドのリハ医学・医療を展開するべく, 関係者一同が努力する必要があると言えよう.

このような時代において, 江藤[15]は常に海外のシステムに依存してきたわが国の医学的リハの歴史を概観し, 今後はわが国の医療や福祉が独自に発展してゆく必要性があることを指摘している.

（木村彰男）

▶文献

1) 上田 敏：リハビリテーションの歩み―その源流とこれから. 医学書院, 2013.
2) 木村彰男：リハビリテーション医学・医療とは. リハビリテーションレジデントマニュアル, 第3版（木村彰男編）, 医学書院, 2010, pp1-10.
3) 千野直一：リハビリテーション医学の現状と歩み. リハビリテーション医学白書（社団法人日本リハビリテーション医学会監修）, 医学書院, 2003, pp2-10.
4) 千野直一：リハビリテーション医学教育・研究の歴史―Dr. Frank Krusenからのメッセージ―. リハ医学, 47：768-773, 2010.
5) Krusen FH：The Scope of Physical Medicine and Rehabilitation. Handbook of Physical Medicine and Rehabilitation, 2nd ed（Krusen FH, Kottke FJ, Ellwood PM eds）, WB Saunders, 1971, pp1-13.
6) 千野直一：リハビリテーション医学の歴史. 現代リハビリテーション医学, 改訂第3版（千野直一編）, 金原出版, 2009, pp7-11.
7) 水野祥太郎：リハビリテーション医学の歴史について. リハ医学, 20：47-52, 1983.
8) Lee J：韓国における医学的リハビリテーション. 総合リハ, 41：741-746, 2013.
9) Dou Z, Yang Q, Tang Z：中国におけるリハビリテーション医学の発展. 総合リハ, 41：649-653, 2013.
10) Tang SFT：台湾におけるリハビリテーション医学. 総合リハ, 41：1027-1030, 2013.
11) Chew E：シンガポールにおけるリハビリテーション医学. 総合リハ, 41：837-841, 2013.
12) 公益社団法人日本リハビリテーション医学会監修：日本リハビリテーション医学会50周年記念誌, 医歯薬出版, 2013, pp26-114.
13) 公益社団法人日本リハビリテーション医学会監修：リハビリテーション医学白書　2013年版, 医歯薬出版, 2013.
14) 宇沢弘文：社会的共通資本としての医療を考える. 社会的共通資本としての医療（宇沢弘文, 鴨下重彦編）, 東京大学出版会, 2010, pp17-53.
15) 江藤文夫：わが国のリハビリテーションの歴史―医学的リハビリテーション. 総合リハ, 42：41-46, 2014.

第1章 リハビリテーション医学・医療の概要

2. リハビリテーションの理念と障害学

Summary

① リハビリテーション（以下リハ）とは，疾患や外傷により生じた障害を克服して，人間としてふさわしい生活を最大限回復する過程に関わる専門分野である．
② 障害を有する人が社会的活動に参加して，満足な生活を達成するためには，医学的対応のみでは不十分で，個人のライフサイクルにも対応して社会的リハ，職業的リハ，教育的リハの取り組みも必要な事例が多い．
③ 障害学は，障害発生のメカニズムについて考察する学問であり，医学面では疾患の発生機序の解明と考察に取り組む伝統的な病理学に対応する．
④ 障害に関する国際的な共通語のニーズが認識され，WHO は国際障害分類（ICIDH）を策定し，その改定作業により国際生活機能分類（ICF）を策定したことで，ICF はリハにおける評価の基本的枠組みとして普及した．
⑤ ICF では障害を生み出す要因として環境因子を強調していることが，以前の ICIDH との大きな相違である．

リハビリテーションの理念

「リハビリテーション」とは，疾患や外傷により生じた障害を克服して，人間としてふさわしい生活を最大限回復する過程に関わる専門分野である．リハの語源はラテン語に由来し，「再び（re-）適した状態にする（habilitate）こと」で，中世においては教会から破門された者が許されて名誉と権利を回復することを意味した．今日でも刑法犯罪者や政治犯罪者が刑期を終えて釈放されるときにリハビリテートという言葉が使用される．病気も英語では ill と表記されることがあり，邪悪，罪悪のニュアンスを有する言葉であり，医療でリハという言葉が導入されても不思議はない．

障害を有する人が社会的活動に参加して，満足な生活を達成するためには，医学的対応のみでは不十分で，個人のライフサイクルにも対応して社会的リハ，職業的リハ，教育的リハの取り組みも必要な事例が多い．その実行場面では，複数の専門職がチームで関わることが必要であり，その目標設定では当事者の意思が尊重される．

リハは医療では比較的新しい領域であり，様々に定義されてきたが，障害に関する世界報告書[7]では，「障害を経験し，または経験しそうな人を，環境との相互作用において最適な機能を達成し，維持するために支援する対応策のセット」と定義している．

医療の場での「リハビリテーション」という言葉の登場

リハは医学用語としては新しいものであるが，理念的には西洋近代医学の展開の歴史を背景に理

2. リハビリテーションの理念と障害学

解される．わが国を含め東洋では生まれなかった概念である．

「リハビリテーション」という用語が医学や医療の場で用いられるようになったのは第一次世界大戦の前後のことである．米国で陸軍軍医総監の下に戦傷病兵に対する後療法と職業訓練のための部門として「身体再建とリハビリテーション部門」（1917〜1918）が設置された．その後は社会福祉の領域を除き，医療では「リハビリテーション」の用語は消えたが，第二次世界大戦中に大量の戦傷病兵とともに再び「リハビリテーション」の用語と概念が脚光を浴びることとなった．19世紀末から20世紀前半の急速な医学と医療の発展を背景に，人口の高齢化と慢性疾患の増大が顕在化し，急性期治療に続く回復期の取り組みに注目されたからである．

1942年に設立されたリハに関する全米評議会は，リハを「障害者をして身体的，精神的，社会的，職業的ならびに経済的に能うる限りの有用性を発揮しうるように回復せしめること」と定義した．医療においては回復期の治療法として普及した物理療法（低周波電気治療，ジアテルミー，マイクロウェーブ，赤外線療法，水治療法など）と運動療法などを専門とする診療科として理学診療科（物理療法科）が注目され，米国における専門医制度の確立に合わせて，今日的なリハのイメージが取り込まれていった．

同時期に19世紀末から分化が促進されてきた医療関連職として，理学療法士，作業療法士，言語聴覚士，臨床心理士，義肢装具士，医療ソーシャルワーカーなどリハと関わりの深い職種も確立されるようになった．

「リハビリテーション」は英語のrehabilitationの日本語訳である．幕末から明治にかけて西洋文明を導入し模倣する過程で，西洋の言葉を漢字表記する努力がなされた．外国語の翻訳過程では，言葉のもつ概念を反映させる必要があるが，西洋近代社会の展開における諸領域（自然科学，法律学，経済学，哲学，軍事学など）の用語では概念的に1対1対応を求めることは困難であった．さらに，言語は時代とともに包含する意味が変化することもあり，原語と翻訳語の意味とが解離していく可能性もある．そこで，近年は漢字表記を捨て，日本語の特性を生かして外国語の発音に即したカタカナ表記が増加している．カタカナ表記では，その言葉に内包された概念については深く詮索しない．

なお，リハの漢字表記として日本では「更生」という言葉が第二次世界大戦後普及したが，これは荘子達生篇の導入部分における「正平なれば則ち彼と更生す．更生すれば則ち幾す．（正平則與彼更生　更生則幾矣）」に由来し，ここでの更生の意味は「生まれかわる」ことである．また，世界保健機関（World Health Organization：WHO）の開設に合わせて定義された「健康」の概念に照らすと，健康に復するニュアンスを有する「康復」，「復康」，「復健」が中国語圏で使用されることは興味深い．

リハは基本的人権に関する認識普及の歴史を反映している側面があるが，「権利」の日本語には英語のrightのもつ「正義」のニュアンスは乏しい．権力と利害で誘導されるだけでなく，「障害を差別することなく，共生と包摂（inclusionの訳語）」を目指すことは正義の実現である．そこでは障害とは何かの議論がなされ，1948年の国連総会における「世界人権宣言」とリンクして展開して，2006年の国連総会で「障害者の権利に関する条約」（Convention on the Right of Persons with Disabilities：CRPD）の採択に至った背景も理解する必要がある．この条約をわが国が批准したのは2014年のことである．リハは最先端領域の概念であり，現在進行形で展開している最中にあることから，広い視野をもっての学習が望まれる．

障害学

障害学は，障害発生のメカニズムについて考察する学問である．医学においては，疾患の発生機序の解明と考察に取り組む病理学に対応する．

■ 障害と疾患

科学技術の発展に伴う社会構造や疾病構造の変化に伴い，19世紀末になると医療が取り扱う重要な対象としてライフという言葉の意味する「生命」と並んで「生活」が意識されるようになった．20

疾病（変調）	→	機能形態障害 （インペアメント）	→	能力低下 （ディスアビリティ）	→	社会的不利 （ハンディキャップ）
disease（disorder） （内的状況）		impairments （顕在化）		disabilities （客観化）		handicaps （社会化）

図1　障害モデル

世紀半ばには，病気の重症度を身辺活動や社会参加における制約の程度により分類する方法が生まれ，臨床医学のツールとして普及する．化学療法開発の過程で，「悪性腫瘍は縮小消滅し，患者は死亡した」といった課題が意識され，1940年代に治療効果を判定する目的で考案されたカルノフスキー・パフォーマンス・スタートゥスは日常生活活動のレベルを軸とした評価法である．同じ頃に医療の新しい領域として確立されたリハではADL（activities of daily living：日常生活活動）という言葉が生まれ，汎用されるようになった．

リハの発展とともに，疾患と障害の関係についても考察されるようになった．病気，すなわち疾患に由来する諸症状は多くの場合，一元的に理解し説明することが可能である．しかし，疾患に由来する障害の諸側面の理解は，必ずしも一元的に説明できないことが多い．リハ医療の目標が，疾患に罹病したり事故で受傷したりして派生したADLの遂行や社会参加の活動での制約を解消することにおかれた場合，ヒトの生活に即して家族や地域の環境，態度や接し方などについても把握し対処する必要がある．

疾病分類から障害分類へ

国により同じ病態でも病名診断が異なることが問題として意識され，19世紀末から国際疾病分類（International Classification of Disease：ICD）として標準的診断名の策定がなされるようになった．ICDは定期的に改訂され，第二次世界大戦後の国際社会ではWHOが所轄してきた．この間に，前項で述べたように，救命と余命の延長だけでなく，延長された人生の質的充実も医療が取り組むべき課題として意識されるようになっていた．

人生や生活を危うくする障害についても活発に議論されるようになると，障害に関する国際的な共通語の必要性が認識された．そこで，WHOはICD第9版（ICD-9）が承認された1975年に，疾患の分類作業とは別に，疾患に由来する障害の分類作業を開始した．そこで提示され合意された障害のモデルは，図1のような因果的連鎖に基づくものである．いわゆる医学モデルである．

この作業の結果，WHOは1980年に障害の分類試案として国際障害分類（International Classification of Impairments, Disabilities, and Handicaps：ICIDH）を刊行した．しかし，この作業段階から，障害の成因として社会構造を重視する立場から，病因論に基づく障害分類すなわち医学モデルへの批判が目立つようになった．しかし，医療の場では医学モデルによる臨床実践が一般的であることから，障害の3層を修飾する要因の関係は図2のように表すことができる[1]．

WHOでは1992年のICD-10の刊行に伴い，ICIDHの改定を目指してICIDH-2の策定作業を開始した．ここでは，医療者だけでなく福祉関係者や当事者としての障害者を交え，より広く国際社会からの協力者を求め検討された．策定された分類試案は，国際的なフィールド・スタディで検証され，医学モデルと社会モデル（表1）[2]のいずれにも偏しない中立的な分類体系として確立された．その結果，2001年に国際生活機能分類（International Classification of Functioning, Disability and Health：ICF）として刊行された[3]．さらに，小児と若年者を対象として類似の分類法がICF-CYとして2007年に刊行された[4]．

ICFの概要

ICFは生活機能と障害について記述し，情報を整理するための枠組みであり，健康と障害に関する定義や計測のための共通言語と概念的基盤を提供するものである．また，障害の理解と計測を促進し，医療だけでなく，様々な領域で活用されるようになっている．

ICFでは障害の成因として環境因子を強調していることが目立つ特徴であり，インペアメント，

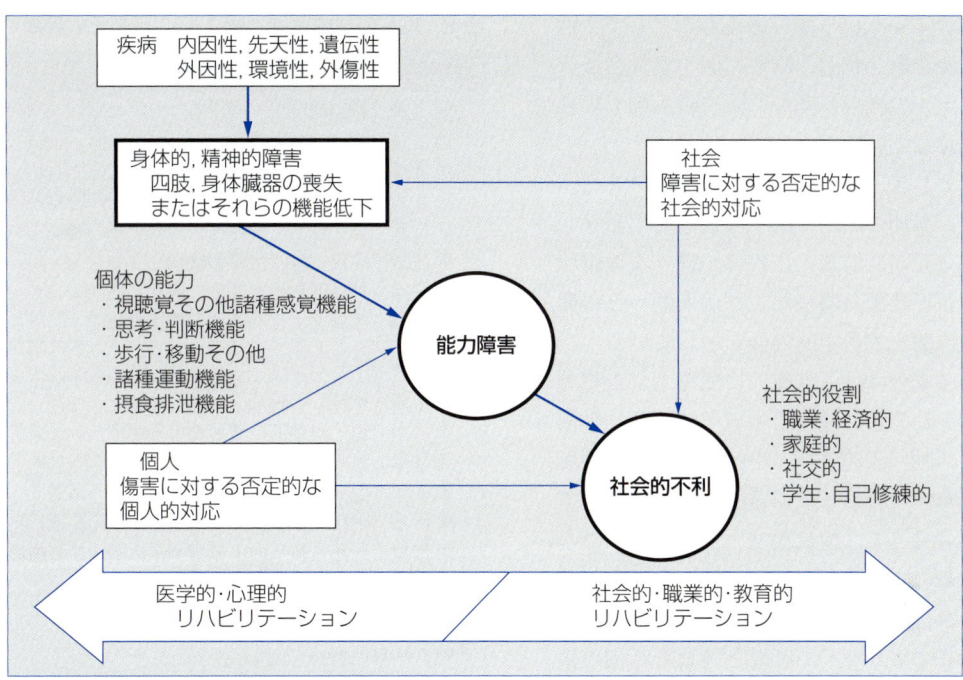

図2　ICIDHに基づく障害の3層構造

表1　障害の医学モデルと社会モデル[2]

医学モデル	社会モデル
1　障害は個別化され,ある個人に存在する病気の状態としてみなされる.したがって,その問題と解決はその個人に内在する. 2　障害は病気の状態で,ふつうから偏倚している.したがって,本来的に治療による治癒を必要とする. 3　障害者であることで,その人は能力のある普通の人より生物学的,心理学的に劣るとみなされる. 4　障害は個人的に不幸な出来事のようにみえ,犠牲者とみなされる.典型的な医師・患者関係で気づかれるように優先的な決断の役割は専門職に賦与される.	1　ある人の機能形態障害（インペアメント）は活動を制限する原因ではない. 2　参加の制約の原因は社会の側の曲解である. 3　社会は障害者に対して差別する. 4　態度,理解度,建築,経済などの障壁（バリア）は同等に作用し,大きくないにしても障壁としての健康不良よりも重要である. 5　障害者の生活における保健医療専門職の関与は強調されない.

ディスアビリティ，ハンディキャップに対応した心身機能・身体構造（機能形態障害），活動（日常生活活動の制限），参加（社会参加の制約）の因果関係は双方向性に示されている．さらに個人因子，環境因子を絡めて，多次元的，相互干渉的な概念図（図3）が提示されている．

心身機能・身体構造は，身体系の生理学的機能で，心理学的機能を含む．身体構造は臓器，四肢とその部分など身体の解剖学的成分である．両者の喪失や機能低下はICIDHでのインペアメントにほぼ該当する．活動は個人レベルでの機能であり，活動の制限として体験される．人生や生活のすべての領域での参加や関わりは社会人としての機能であり，参加の制約として体験される．これ

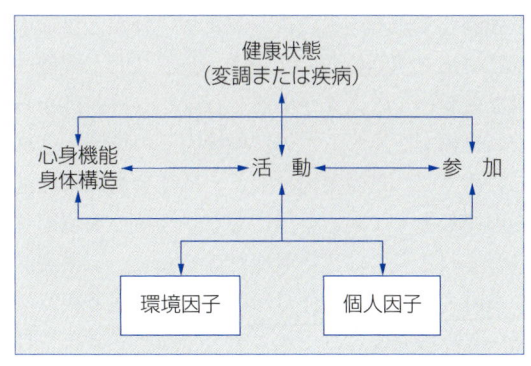

図3　国際生活機能分類（ICF）の障害関連概念図[3]

らの体験に影響するのが環境因子であり，阻害要因としてだけでなく促進要因として作用することもある．ICFは，健康の状態と環境因子と個人因

子とがダイナミックに干渉しあうものとして生活機能のレベルを概念化し，障害に関する社会モデルと医学モデルの統合に基づく障害の生物心理社会モデルと称している．

ディスアビリティ（障害）は，インペアメント，活動の制限，参加の制約に関する包括的用語として使用される傾向にある．これは，様々な健康状態と個人的状況要因（環境および個人的）との間の相互作用に関して否定的側面を示している．

これらの各成分には，階層的に配置された領域が含まれ，それぞれ関連する生理学的機能，解剖学的構造，活動，課題実行，生活の領域，外的影響を組み合わせ，分類している．したがってICFは**表2**に示すように，構成領域（ドメイン）ごとに第1レベルの分類として個別の章が分けられ，それぞれの章に第2分類としての項目が配置されている．これによりリハで必要とされる評価の領域と項目がほとんど網羅されている．

例えば，第1レベルの分類で心身機能の第7章「神経筋骨格と運動に関連する機能（neuromusculoskeletal and movement-related functions）」には第2レベルの分類として「関節と骨の機能（functions of the joints and bones [b710-b729]）」が含まれ，4桁で表示される．各領域の章ごとに，細分類がなされコード化されているので，全体の分量は膨大である．

■ 障害と環境

ICFは，障害を生み出すことに関して環境因子を強調している．このことが新しい分類と以前のICIDHとの大きな違いである．ICFでは，機能の異なるレベルの人々が生活し行動しなければならない世界を記述するために環境因子の分類を含めている．これらの要因は，ときに社会参加の促進要因でもあり，阻害要因にもなりうる．環境因子に含まれるものは建物環境だけでなく，工業製品や技術，自然環境と作られた環境，支援と相互関係，人々の態度，コミュニティでのサービスや社会体制や政策などが含まれる．

環境の本質は多面的である．環境のレベルは，社会レベルと個人レベルに分けられる．社会レベルは，避難所，食物，保護，交通輸送などをすべての人々のために提供するコミュニティでの様々な

表2　ICFの構成領域と第1レベルまでの分類[3]

心身機能	
第1章	精神機能
第2章	知覚機能と痛み
第3章	音声と発話の機能
第4章	心血管系・血液系・免疫系・呼吸器系の機能
第5章	消化器系・代謝系・内分泌系の機能
第6章	尿路・性・生殖の機能
第7章	神経筋骨格と運動に関する機能
第8章	皮膚および関連する構造の機能

身体構造	
第1章	神経系の構造
第2章	目・耳および関連部位の構造
第3章	音声と発話に関する構造
第4章	心血管系・免疫系・呼吸器系の構造
第5章	消化器系・代謝系・内分泌系に関連した構造
第6章	尿路性器系および生殖系に関連した構造
第7章	運動に関連した構造
第8章	皮膚および関連部位の構造

活動と参加	
第1章	学習と知識の応用
第2章	一般的な課題と要求
第3章	コミュニケーション
第4章	運動・移動
第5章	セルフケア
第6章	家庭生活
第7章	対人関係
第8章	主要な生活領域
第9章	コミュニティライフ・社会生活・市民生活

環境因子	
第1章	生産品と用具
第2章	自然環境と人間がもたらした環境変化
第3章	支援と関係
第4章	態度
第5章	サービス・制度・政策

システムの構造と組織を反映する．個人レベルは，個人が接触する大規模な環境の側面を反映する．

環境と障害との関連は，生活機能に困難をもつ人が自分の家庭やコミュニティで活動しようとするとき，環境が障害を生み出す重要な要因となりうることである．特別な活動に関わろうとする個人の選択により影響されるだけでなく，環境の本態（存在するバリアや促進因子）によっても影響されるからである．

障害のないヒトでは，雇用，教育，親子関係，指導者の役割など社会的機会への参加と物理的空間（住宅，職場，交通機関など）への完全なアク

セスが可能で，社会に統合されている．障害のあるヒトのニーズは現存環境を越えているので，リハ医療による生活機能回復（神経修復，ROM改善，人工股関節置換術など）に加えて，環境調整（スロープ，ユニバーサルデザインなど）により，このニーズの不適応が修正される．最も効果的なリハでは，生活機能回復と環境調整の両者を含める必要がある[5]．

障害者の人口比

世界人口における障害者の比率はどのくらいであろうか．

この問題は，障害者をどのように定義するかと関わる．障害に関する世界報告書では，10億人以上の人々，すなわち全世界人口の約15％（2010年の世界人口推計に基づく）が何らかの障害を抱えて生活していると推定されている．1970年代に遡るWHOによる推定では約10％とされていた[6]．

この障害者数増加の原因としては，人口の高齢化（高齢者は障害のリスクが高いこと）と，糖尿病，心疾患や精神疾患などの障害を伴う慢性的な健康不良状態の世界的増加にあることが考察されている．しかし，障害の概念に関する議論は集約されつつあるが，国際的に比較可能で良質な障害の計測法に関する合意は未だ存在しない．2006年12月の国連総会で承認された「障害者の権利に関する条約」においても第31条で「障害統計及びデータの収集」が重要であることを記載していることから，国連では2002年に障害に関する諮問委員会としてワシントングループ（United Nations Washington Group on Disability Statistics：WG）を設置し，ICFの枠組みに則って，各国で国勢調査のデータを収集する際に有用なツールを開発した．

表3はWGにより開発された短い質問セットである．6個の生活機能のドメイン（見ること，聞くこと，運動，認知，セルフケア，コミュニケーション）について，これらの活動における困難の有無と程度（多少の困難，大変困難，全くできない）を質問する．この質問セットはすでに世界中の国々で利用が検討されるようになったが，臨床現場や行政ニーズに対応した障害の検出と計測に

表3 ワシントングループによる障害の国勢調査用質問紙[6]

次の質問は，あなたがある活動をするさいに健康上の理由から苦労することがあるかないかについてお尋ねします．
1．あなたは眼鏡をかけても，見るのに苦労しますか． 2．あなたは補聴器を使用しても，聞くのに苦労しますか． 3．あなたは歩いたり階段を上がったりするのに苦労しますか． 4．あなたは思い出したり集中したりするのに苦労しますか． 5．あなたは全身を洗ったり衣服を着たり，といったセルフケアで苦労しますか． 6．普段の（通例の）言語を使用して，あなたは意思の疎通（たとえば理解したり，他人に理解してもらったりすること）に苦労しますか．
回答には以下の4つのタイプの選択肢が用意されている．
a．いいえ，苦労はありません． b．はい，多少苦労します． c．はい，とても苦労します． d．全くできません．

関してはさらに詳細なツールの開発が必要とされる．国連やWHOだけでなく，さらに様々なツールが開発されてきたが，そのいずれもICFの枠組みを基本として尊重している．

（江藤文夫）

文献

1) 江藤文夫：やさしいリハビリテーション，日本医事新報社，1989．
2) Barnes MP, Ward AB 著，江藤文夫訳：リハビリテーション医学，新興医学出版社，2007．
3) World Health Organization (WHO)：International Classification of Functioning, Disability and Health (ICF), WHO, Geneva, 2001．
4) World Health Organization (WHO)：International classification of functioning, disability and health：children and youth version (ICF-CY), WHO, Geneva, 2007．
5) Brandt EN, Pope AM：Enabling America：Assessing the role of rehabilitation science and engineering. National Academy Press, Washington, DC, 1997．
6) 江藤文夫：World Report on Disability 2011 を読む（2）世界の障害者人口と統計手法をめぐって．作業療法ジャーナル，47：143-150, 2013．
7) 障害に関する世界報告書，2011．

第1章 リハビリテーション医学・医療の概要

3. リハビリテーション医療
—急性期・回復期・維持期—

Summary

① リハビリテーション（以下リハ）は，廃用症候群や合併症の予防を目指す「急性期リハ」，その後に残存する障害の改善から在宅復帰を目指す「回復期リハ」，生活の安定などを目指す「維持期（生活期）リハ」に大きく分けられる．
② 急性期から回復期リハは主に医療保険で，維持期リハは主に介護保険によって行われている．
③ 診療の機能分化と連携のため，急性期リハ，回復期リハ，維持期リハへとスムーズな流れができるように地域ごとにその状況に合わせて，地域連携パスが策定されている．
④ 地域包括ケア体制のなかで，医療機関間の連携，医療機関などと在宅サービスの連携，地域包括ケア提供間の連携なども必要となるであろう．

はじめに

　厚生労働省は，2000年4月介護保険制度導入にあたってリハ前置主義を唱えて，まず医療保険のなかで十分なリハを行い，患者を自立または介護の程度を軽減させてから介護保険に移ることを勧めている[1]．それには医療保険のなかでまずリハ医療が必要かつ十分に提供される体制が必要である．医療提供体制の変革，特に診療報酬制度におけるリハに対する点数のめまぐるしい改定，平均入院期間の短縮，回復期リハ病棟の設置などリハ医療を取り巻く環境は劇的に変化し続けてきた．これらの変化はだれでもどこでも必要かつ十分なリハ医療が急性期から提供されるような環境へと導いてきたのであろうか．入院期間短縮のために急性期リハが十分に提供されず，専門的・回復期リハ病院への転院が円滑にいかずに，リハが必要であるにもかかわらず，自宅退院あるいは施設に入所せねばならない患者もまだいるであろう．

　リハ治療は，専門的臓器治療と並行して廃用症候群や合併症の予防を目的とした「急性期リハ」，急性期治療後に残存する障害の改善から在宅復帰や職業復帰を目指す「回復期リハ」，生活の安定・QOL（quality of life）の向上を目指す「維持期（生活期）リハ」に大きく分けられる．急性期リハは救急・急性期病院で，回復期リハは亜急性期医療の場としての回復期リハ病棟あるいは療養病床などで，そして維持期リハは慢性期医療の場としての在宅・施設あるいは療養病床などで提供される．これらにより，医療機関が担う役割・機能を明確にし，連携することによって生活が再構築されていくという体制（機能分化と連携）が重要となる．

　急性期から回復期のリハは主に医療保険で，維持期でのリハは主に介護保険によって行われている[2]．しかしながらそれには医療保険から介護保険までに至るスムーズな流れと，そのどの過程でも必要かつ十分な質の高いリハが提供される体制，そしてそれらが連携する体制を作ることが必

要である.

本稿では，脳卒中を例に，急性期，回復期から維持期に至るまでのリハについて述べる.

急性期・回復期・維持期とその流れ

リハにおける急性期とは，脳卒中などが発症し，その病態が不安定な状態から，治療によりある程度安定した状態までの時期で，主にベッドサイドでのリハから訓練室へのリハの時期を指す場合が多い．回復期とは，疾患の急性期治療が一段落して，訓練室での積極的なリハを行う時期，さらにその後のリハ専門病院でのリハを指す．維持期とは，回復期リハの後に到達された機能を維持あるいは改善して，新たな二次的合併症を予防する時期であるといえる[3]．それぞれの期間の長さは，疾患・障害の重症度や併存疾患，二次的合併症などによって大きく異なると考えられる.

以下に急性期・回復期・維持期についてのそれぞれのリハを述べる.

急性期のリハビリテーション

急性期のリハは脳卒中などが発症し，生命の危機状態にあり，全身管理が密に必要な時期である．脳卒中などは，発症当日あるいはすぐにリハが可能な病院で治療が開始されるべきである．脳卒中の急性期リハの主たる目的は，廃用症候群の予防と可及的早期の安全な離床である[3,4].

リハは急性期における治療の一部として，その発症と同時に並列式に開始されなければならない．発症と同時にリハ科への依頼があり，リハ医と相談のうえでその後のリハプログラムを決めることが大切である．救命や疾患の治療はもちろんのことであるが，リハは"その後で"となると，拘縮や筋力低下などの二次的合併症がすでに起こった後での直列式のリハとなり，リハを開始する時期を逸することとなる．拘縮や筋力低下のリハに多くの時間を費やさなければならないことと，拘縮などは一度出来上がってしまうと簡単には治療できず，難渋する．「リハは急性期治療が過ぎた後に開始するもの」との認識は誤りである．

褥瘡予防のための体位変換，ポジショニングや関節拘縮予防のための他動的 ROM 訓練は発症当日より開始すべきであり，しかも安全に施行できる．また，原疾患の治療とともに，併存疾患の管理や合併症の予防も大変重要である．内科的合併症には肺炎，肺塞栓，尿路感染症，深部静脈血栓，不整脈，虚血性心疾患，消化管出血などがあるが，これらによって，リハプログラムの進行が著しく遅れる[5]．一方，リハによる早期離床は，深部静脈血栓，褥瘡，関節拘縮，便秘や肺炎などの予防にもなることも忘れてはならない.

その後座位耐性訓練開始となるが，これについては脳卒中では通常つぎのような基準で行われている．座位耐性訓練開始は，バイタルサインの安定（全身状態が安定していること），意識レベルがJapan coma scale（JCS）にて1桁であること，運動障害などの進行が止まっていることの3つとされている (表1)[6,7]．しかし病態，病型や重症度によって，座位耐性訓練開始に際して注意しなければならない．皮質下に限局した梗塞のなかでラクナ梗塞の場合は，発症直後の2～3日間に進行がなければ悪化や再発はほとんどない．それゆえに，血圧の変化などに注意しながら，徐々に座位，立位へと進めていく[6,8]．悪化や再発が問題となるのは，アテローム血栓性梗塞と心原性梗塞である．前者では，発症数日間に4割以上に症状の悪化があり，これらの患者のリハプログラムは慎重に進めた方が良い[6,8]．それゆえに上記の基準に合致していることを確認し，頭部挙上による座位を行い，患者の反応（気分不快，めまい，疲労感など）を観察し，血圧，脈拍，心電図などをモニターすべきである．血圧の低下，脈拍の上昇や気分不良などみられた場合には頭部挙上を中止し，フラットにする．いずれも個々の患者の病態に応じた離床を慎重に進めていくことが必要である.

以上の病棟での経過のなかでは，看護師による看護プラン作成，特に病棟での ADL 介助（食事，排泄，起居，移乗），車椅子座位，座位の耐性アップ，褥瘡予防のための体位変換などが重要である．起座を開始し，耐性獲得後，訓練室でのリハへ移行し，患者の病態および機能に応じた積極的リハプログラムが必要となる[7].

訓練室でのリハ開始に際して，リハの目標

表1 座位耐性訓練の基準[6, 7]

座位耐性訓練の開始基準
1. 障害（意識障害，運動障害，ADLの障害）の進行が止まっていること
2. 意識レベルが1桁であること
3. 全身状態が安定していること
座位耐性訓練の施行基準
1. 開始直後，5分後，15分後，30分後に血圧と脈拍を測定する
2. 30°，45°，60°，最高位（80°）の4段階とし，いずれも30分以上可能となったら次の段階に進む
3. まず1日2回，朝食・昼食時に施行し，安定したら食事ごととする
4. 最高位で30分以上可能となったら車椅子座位訓練を開始する
座位耐性訓練中止の基準
1. 血圧の低下が10 mmHg以上のときは5分後の回復や自覚症状で判断，30 mmHg以上なら中止
2. 脈拍の増加が開始前の30％以上，あるいは120／分以上
3. 起立性低血圧症状（気分不良など）がみられた場合

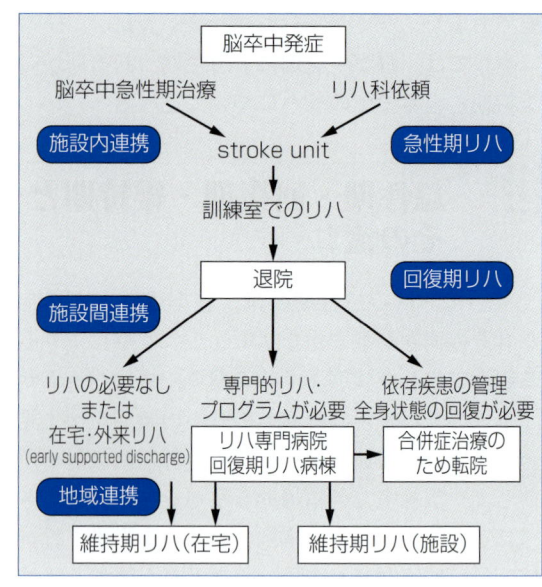

図1 脳卒中リハのフローチャート[5]（一部改変）

（ゴール）を決め，それに対しての本格的リハプログラムを作成する．その際には，患者の機能障害，能力低下（活動制限），社会的不利（参加制約）および医学的問題（医学的診断，合併症，併存疾患）を評価することがあらためて必要である[3]．リハ上の問題点は機能障害として，意識障害，運動障害（片麻痺，失調），感覚障害，拘縮，痙縮，高次脳機能障害（失語，失認，失行，注意障害，記憶障害，半側空間無視など），視野障害，摂食嚥下障害，排尿障害，肩の問題（亜脱臼，疼痛，complex regional pain syndrome（CRPS）），中枢性疼痛，うつなど，能力低下（活動制限）として，ADL障害，歩行障害，コミュニケーション障害など，社会的不利（参加制約）として家族関係，経済的問題などがあげられる．機能障害としては，運動障害ばかりでなく，評価すべき機能障害の項目を網羅し，それぞれの回復過程を追っていくことが必要である．一方能力低下，特にADLの評価には，Barthel index（BI）[9, 10]やFunctional Independence Measure（FIM）[11]などが用いられている．これらの評価によって，経時的変化の測定や項目別にゴール設定に役立てることができる．

以上述べてきた急性期でのリハの役割は，その適応と短期的および長期的なゴールの設定および機能予後，そのために必要な期間，退院までの見通し，外来リハや入院しての専門的リハの必要性やリハ専門病院に関する情報提供などが必要となる[5, 12]（図1）．これには，総合病院内での神経内科・脳神経外科・リハ科間の連絡調整（施設内連携），リハ専門病院とのスムーズな連携（施設間連携）が不可欠である．医療保険制度の改革などで入院期間が短縮しており，発症し入院した後，すぐにその判断が求められる．また急性期リハや回復期，専門的リハの提供の有無または遅れによって，その後の介護保険での要介護度が変わってくることを再認識する必要がある[4]．

在院日数は，急性期病院の場合平均10数日となっており，急性期のみのリハで自宅復帰できる患者は限られている．今後外来でのリハの充実やリハ専門病院との連携がさらに求められる．適切な連携がないと，リハ医療を受けずに自宅復帰し，回復に必要なリハが提供されない危険性がある．また急性期から患者の機能予後を予測し，それに応じてその患者に最適なコースを選択する必要がある．

回復期のリハビリテーション

急性期を脱すると，その後回復期リハの開始となる．回復期リハではADL，歩行の自立などを目標として，医師，看護師，理学療法士，作業療法

リハビリテーション医学・医療の概要　第1章

3. リハビリテーション医療―急性期・回復期・維持期―

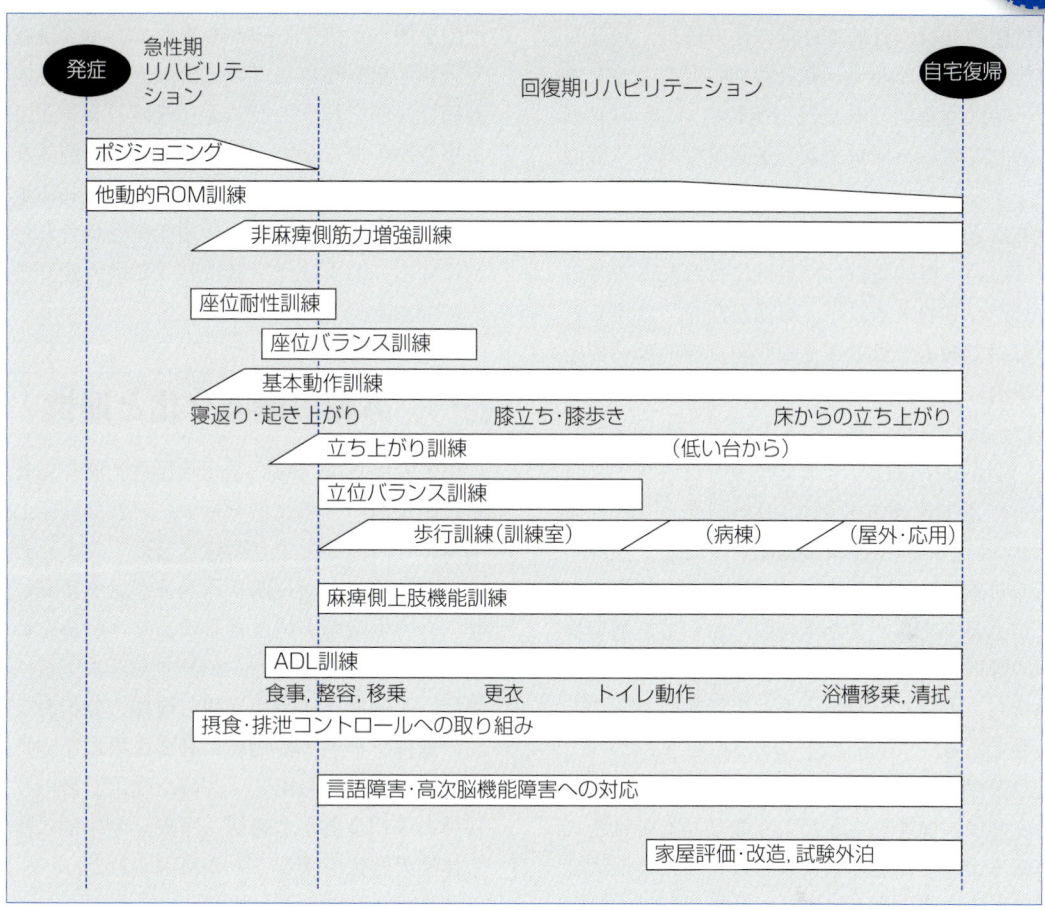

図2　脳卒中リハの流れ[3]（一部改変）

士，言語聴覚士，医療ソーシャルワーカーなどを含めてのチームとしての総合的アプローチが展開される[3]（図2）．

急性期を脱した患者が，然るべき集中的な回復期リハを受けずに在宅や指定介護施設へと移行し，その時点でのADLレベルで介護保険での要介護度が認定された場合，必要以上の給付がなされてしまうこととなる．例えその後の介護保険によるリハによって，その患者にふさわしいADLレベルにまで回復したとしても，それに要した時間的な遅れに伴う損失は大きい．一方では，例え専門病院に入院しても，回復期リハにおいて的確なリハ医療が十分に施行されず，または機能改善，能力改善などが望めないにもかかわらず漫然と機能訓練を続ければ，在宅へ移行し得る期間を延長させてしまう．急性期同様，その患者が到達可能なADLレベルとそれに要する期間を的確なリハプログラムのもとで予測する必要がある．

回復期リハは，皮質症状を伴う重症な片麻痺患者に対しても，集中的リハの提供などによる効果があり，ADLを改善させ，介護度を軽減させている[13]．それゆえこのように効果のある回復期リハが適切に患者に提供される環境・体制が必要である．2000年より診療報酬に回復期リハ病棟が設置され，2015年3月現在では約74,400床の回復期リハ病棟が全国にある．回復期リハが必要である患者は，できれば早期に回復期リハ病棟等を含むリハ専門病院に転院することが望ましい．

介護保険施行後，リハ専門病院から自宅退院する患者や施設入所する患者には，退院前に介護保険申請が必要となる．家屋の改修，日常生活用具を含めての退院後の設定にも介護保険申請が必要となり，地域との連携が必要不可欠である．

■ 維持期のリハビリテーション

専門的・回復期リハの後に自宅退院となるかまたは，病院・施設での長期療養となる．

15

維持期のリハの目的は日常の健康管理，到達した機能維持および向上，社会参加の促進などである[14]．特に回復期リハ病院退院時のADLのレベルに応じてのリハプログラムが必要である．機能が低下するのは，ADLにおいて介助が必要な状態であると考えられるが，このレベルの患者ばかりではない．機能維持は，自然に行われるのではなく，かなりのエネルギーを注がなくては得られないものである．患者ごとの問題点を的確に捉えて，予測に基づいた，起こりうる問題の予防に努めなければならない[14]．つまり患者・家族を取り巻く，かかりつけ医，介護支援専門員（ケアマネジャー），訪問看護スタッフ，リハスタッフや介護スタッフに，病態や予後の概略，予防法，訓練の禁忌の明確化，リスクへの対処法などを指導することが必要である．また維持期においても適切な医学的管理がきわめて重要である．そして，機能を維持し，安定した負担のない生活ができることが必要である．

リハ医療の立場からみると，現在の要介護状態になる前に，前述してきたようなリハを受けたことがあるか，ではその効果はどうだったかが大変重要である[15, 16]．リハによって介護の程度が軽減できたはずであるのに，過去にリハが行われていない場合には，リハによって機能が改善する可能性がある．例えば，脳卒中片麻痺により，中等度の介助を要する場合に，リハを施行しないで自宅に帰ってきた患者であれば，在宅でのリハによりADLが自立することもあり得る．また同じ状態の患者でも，十分な専門的リハを施行された後の自宅退院であれば，リハは機能維持，悪化の防止のために行われる．

つまり，同じ要介護状態にみえても，疾病や障害自体の性質により，ADLなどの改善が困難な要介護状態と，適切なリハを提供することによって改善される可能性のある要介護状態があると考えられる．前者では介護負担を最小限にするための工夫と合併症発生の予防，現状の維持および悪化防止のためのプログラムが，後者では状態に合わせたADL向上のためのプログラムが重要となる．これらの見極めが非常に重要である．

また，要介護状態において，「できない」原因や理由を明らかにすることも重要である．現在の要介護状態をもたらしている要因を十分に見極め，適切な対応を行うことにより機能の改善が得られる場合が少なくない．そのためには専門的な医学的知識やリハの知識が必要である．これにより要介護状態にある利用者の介護度が軽減されれば，利用者本人および介護者にとっては大変好ましいことである．

診療の機能分化と連携

厚生労働省は，2000年介護保険制度の施行とともに医療法の一部改正を行い，急性期病床と慢性期病床との区分をより明確にした[17]．またそれに伴って前述した回復期リハ病棟が診療報酬に加わり，介護保険の実施とともに，リハ医療をめぐる情勢は大きく変化した．2007年第5次医療法改正では，医療提供施設相互間の機能の分担および業務の連携を推進するために必要な事項を定めること等の方針を打ち出し，医療を受ける者の利益の保護および良質かつ適切な医療を効率的に提供する体制の確保を図ることが計画された．

脳卒中急性期においては，2005年アルテプラーゼ（rt-PA）の急性期脳梗塞への適応拡大，2006年脳卒中ケアユニット入院管理料，2008年超急性期脳卒中加算（rt-PA加算）などの認可により，その整備が開始された[18]．

リハにおいては，2000年回復期リハ病棟の創設，2006年疾患別リハの導入とともに標準的算定日数上限が定められた．2008年に回復期リハ病棟に，質の評価としての在宅復帰率，日常生活機能評価による重症患者の受入割合などが試行的に導入され，2010年改定では，成果指標に加えて，プロセス指標が導入され，「休日リハビリテーション提供体制加算」，「リハビリテーション充実加算」（1日当たりのリハ提供単位数が平均6単位以上）が追加された[19]．これによって，365日集中的なリハが認められた．2012年には回復期リハ病棟は，さらにスタッフなどの充実度により3段階へと変更された．2015年3月現在，回復期リハ病棟病床数は全国で74,400床余りとなっている[13]．

在宅医療への充実としては，24時間体制の在宅療

第1章 リハビリテーション医学・医療の概要

3. リハビリテーション医療―急性期・回復期・維持期―

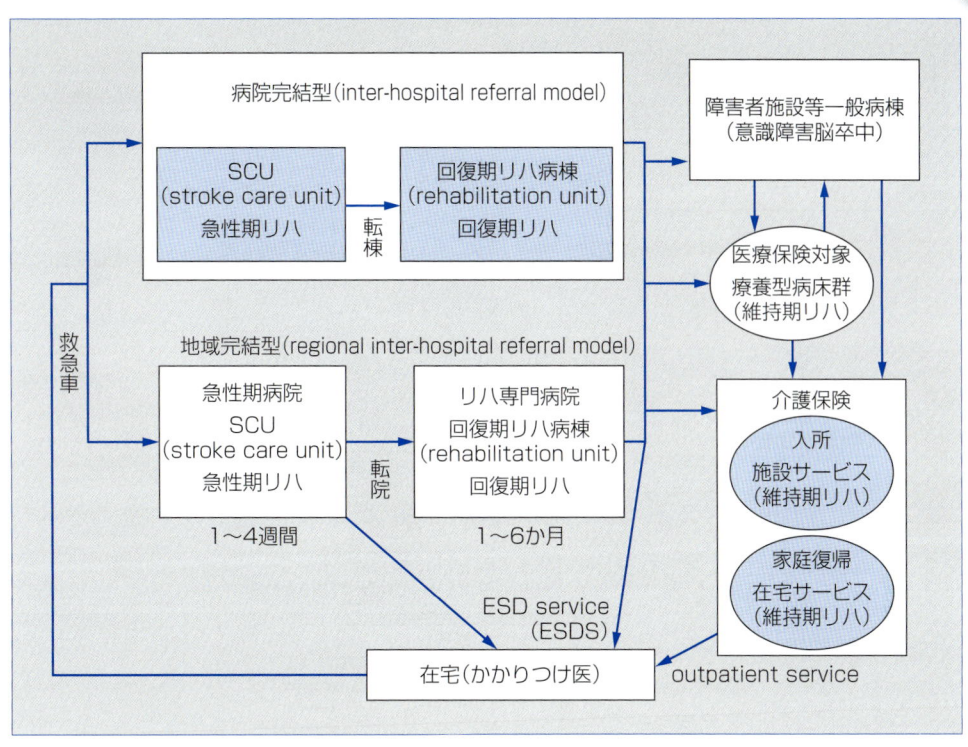

図3 脳卒中診療ネットワーク[18]

養支援診療所，訪問看護ステーションをはじめとした介護保険との連携がいっそう必要となった．

2014年4月診療報酬改定では，急性期病棟におけるリハ専門職の配置に対する加算，回復期リハ病棟の評価の見直し（専従医師，専従社会福祉士の配置，重症度・看護必要度の見直しなど），許可病床200床未満の医療機関における地域包括ケア病棟新設，廃用症候群に対するリハを含む疾患別リハの点数改定などが行われた．これらは，厚生労働省が高齢化の進行に対して，医療保険サービス，介護保険サービスだけでなく，住まい・医療・介護・予防・生活支援が一体的に提供される「地域包括ケアシステム」の構築を実現しようとしているためである．団塊の世代が75歳以上となる2025年以降は，国民の医療や介護の需要が，さらに増加することが見込まれている．厚生労働省は，2025年を目途に，高齢者の尊厳の保持と自立生活の支援の目的のもとで，可能な限り住み慣れた地域で，自分らしい暮らしを人生の最期まで続けることができるよう，地域の包括的な支援・サービス提供体制（地域包括ケアシステム）の構築を推進している．

以上のように高齢社会に向け，医療ばかりでなく介護においても，脳卒中などの各時期を担う施設や法の整備が行われてきた．しかしながらそれらの機能分化と有機的な連携がなければ，リハはスムーズに進んではいかない．急性期からの一貫したリハ医療を効率的・効果的に提供しうる脳卒中診療体制の構築が不可欠である．さらには，地域の保健・福祉資源との連携・ネットワーク化によりリハ医療の流れを作る必要がある[20]．

このような背景のもと，2006年大腿骨頚部骨折に限定して導入されていた地域連携クリティカルパスは，2008年脳卒中へと拡大された．脳卒中地域連携パスを用いた急性期病院と回復期リハ病院との連携パスが開始された[18,20]（図3）．2010年より地域連携パスは，維持期での医療を担う地域の診療所または許可病床数が200未満の病院を含めた連携パスに拡大された．つまり，回復期等の病院を退院した後の療養を担う医療機関・介護施設等との連携を含めた3段階の地域連携診療計画とし，急性期は「地域連携診療計画管理料」，回復期は「地域連携診療計画退院時指導料1」と「地域連携診療計画退院計画加算」，在宅復帰後は「地域

17

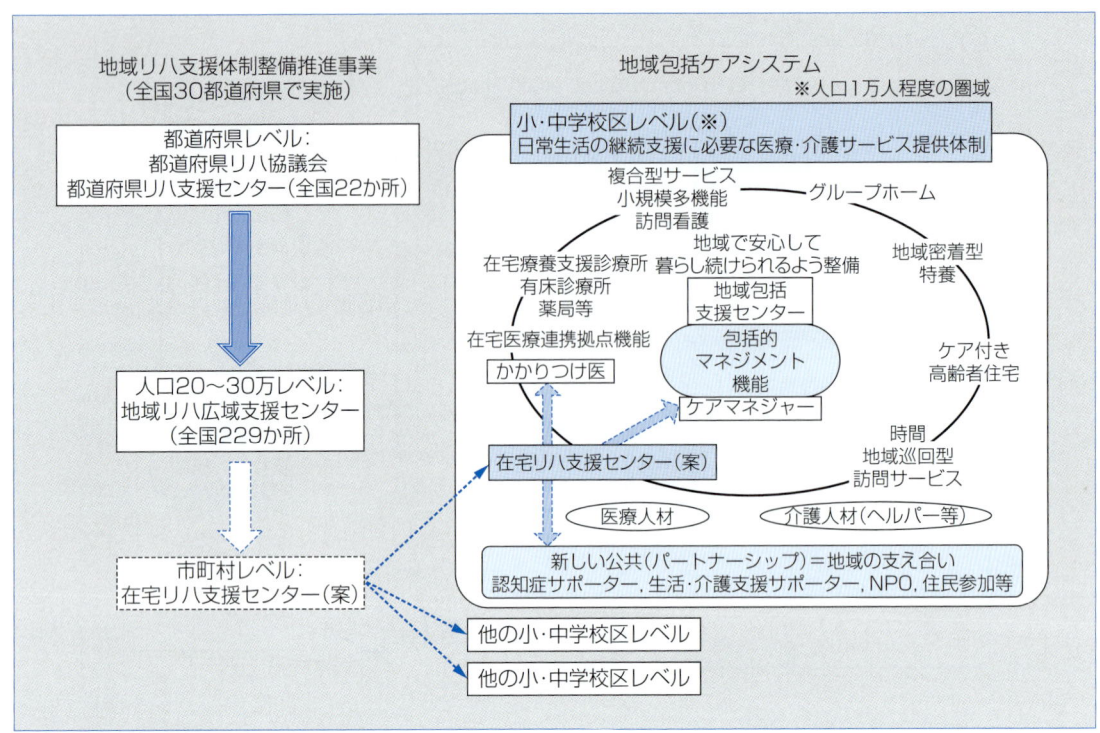

図4 地域リハ支援体制と地域包括ケアシステム[23]

連携診療計画退院時指導料2」を算定できることとなった．病院を退院後に通院医療・在宅医療を担う病院・診療所やリハ等の医療系サービスを担う介護サービスまで連携を行うことが新たに評価されることとなった．

医療を受ける患者やその家族にとっては施設の移動，すなわち転院・転棟は大きな負担であり，機能分化に伴う問題点を克服するためには，各施設間の連携を強化し，急性期・回復期・維持期と切れ目のない診療体制を確立することが必須であり，そのための質の確保と向上のツールの一つが脳卒中地域連携パスである．急性期から在宅に向かうための総合的な診療計画をわかりやすく提示し，機能分化の目的・提供される医療サービスの内容・違いについて十分に説明し，理解を求め，患者・家族もまた医療の参画者であることを認識してもらう必要がある[20,21]．21世紀の医療は「機能特化と連携」とされ，生活期に至る前にそれぞれの施設の機能，急性期，回復期のリハが適切になされているか否かが，その後の維持期リハや要介護状態に大きく影響するため，地域において質・量ともに十分なリハが提供されること，それ

ぞれの連携がうまくとれていることがきわめて重要である．急性期リハの充実，急性期から回復期，維持期リハへの円滑な移行，医療保険から介護保険までに至るスムーズなリハの流れおよび連携ができ，そのどの過程でも必要かつ十分なリハが提供される環境と体制（顔の見える，仲の良い関係，情報交換，診療方針の共有化，円滑なバトンタッチ）を地域ごとにそれぞれの地域の状況に合わせて作成していくことが必要である[20,21]．

また各医療機関内においても，各段階において，総合的なチーム医療が重要であり，急性期では特に診療科間の連携が必要である．各スタッフが連携し，患者と家族に対するサポートを行うことが課題である．一方生活期においては，身近な地域でのサービスを総合的かつ継続的に提供できるチーム作り，体制作りが課題であり，このためサービス調整を担う在宅介護サービスセンター，障害者地域自立生活支援センターの充実およびケアマネジャーの支援が課題である．

1998年度都道府県事業として都道府県リハビリテーション協議会の設置と都道府県リハビリテーション支援センターの指定を行い，1999年度

から，二次医療圏ごとに地域リハビリテーション広域支援センターを指定する「地域リハビリテーション支援体制整備推進事業」が実施されてきた[22]．2005年に地域包括支援センターの設置が介護保険法で定められ，センターには，保健師，ケアマネジャー，社会福祉士がおかれ，専門性を生かして相互連携しながら業務にあたることとなった．地域住民の保健・福祉・医療の向上，介護予防マネジメント，総合相談・支援（社会福祉士を中心に支援），包括的・継続的マネジメント（ケアマネジャーを中心に対応）などを総合的に行う機関として，各区市町村に設置されている．このように地域でのリハシステムへの流れ，福祉・保健との連携をさらに進めることがリハばかりでなく，医療から介護までの流れに必要である[20, 21]．

今後の地域包括ケア体制のなかで，医療機関の連携（地域連携パス），医療機関などと在宅サービスの連携，地域包括ケア提供間の連携なども必要となるであろう．またかかりつけ医へのリハに関する支援（リハ適応の判断，リハ実施計画の策定など，装具のチェックなどの支援など）とともに地域包括支援センターへのリハ支援が必要であろう[23]（図4）．

まとめ

医療制度改革，診療報酬改定，介護保険制度とリハを取り巻く状況は大きく変化した．高齢化とともに，医療ばかりでなく，様々な体制が変化をしなくてはならない．しかしながら，医療のなかでは少なくとも，脳卒中などが発症したその日より適切なリハが開始され，回復期での専門的リハ，機能維持期（生活期）と進んでいくことが，その後の要介護度を軽減させることになる．急性期から十分なリハ医療が提供されず，発症後寝かせきりにされないようなリハ医療の充実がさらに望まれる．

（正門由久）

文献

1) 堤　修三：公的介護保険制度創設の背景．総合リハ，28：5-10，2000．
2) 伊藤利之：地域リハビリテーション活動の展望―市行政の立場から―．総合リハ，28：93-97，2000．
3) 問川博之・他：脳卒中―急性期から自宅復帰まで．総合リハ，25：905-929，1997．
4) 正門由久，千野直一：急性期のリハビリテーション，1）脳血管障害，介護保険制度とリハビリテーション．総合臨床，48：1277-1281，1999．
5) 正門由久：【内科医のためのリハビリテーション】急性期・回復期・慢性期（機能維持期）のリハビリテーション．診断と治療，90：13-23，2002．
6) 近藤克則，戸倉直実，二木　立：脳卒中リハビリテーションの実際（1）座位訓練とそのリスクの管理．総合リハ，18：929-934，1990．
7) 斎藤智子，石神重信：私の脳卒中急性期リハプロトコール．臨床リハ，8：49-52，1998．
8) 髙木　誠：脳卒中急性期治療プロトコール．臨床リハ，8：11-16，1999．
9) Mahoney FI, Barthel DW：Functional evaluation：the Barthel index. Md State Med J, 14：61-65, 1965.
10) 正門由久：ADL，IADLの評価．臨床リハ別冊　リハビリテーションにおける評価　Ver. 2，2000，pp17-29．
11) 道免和久・他：機能的自立度評価法（FIM）．総合リハ，18：627-629，1990．
12) 大川嗣雄・他：パネルディスカッション1．脳卒中急性期リハは是か非か．リハ医学，29：501-506，1992．
13) 一般社団法人　回復期リハビリテーション病棟協会 http://www.rehabili.jp 2015年3月現在
14) 里宇明元：リハ外来の目標とリハ医の役割．臨床リハ別冊　脳卒中リハビリテーション外来診療．医歯薬出版，1997，pp196-204．
15) 里宇明元：介護保険と脳卒中リハビリテーション．脳卒中マニュアル，エキスパートナースMOOK30，照林社，1998，pp17-29．
16) 正門由久，千野直一：介護保険とリハビリテーション　要介護状態の見極め方のポイント．臨床リハ，7：1168-1175，1998．
17) 厚生労働省監修：生涯にわたり個人の自立を支援する厚生労働行政．厚生労働白書　平成13年度版，2001．
18) 橋本洋一郎・他：脳卒中診療ネットワーク．リハ医学，43：733-738，2006．
19) 石川　誠：リハビリテーション医療機関の戦略と対策．月刊保険診療，65：28-30，2010．
20) 日本リハビリテーション医学会，日本リハビリテーション医学会診療ガイドライン委員会，リハビリテーション連携パス策定委員会：脳卒中リハビリテーション連携パス．基本と実践のポイント，医学書院，2007．
21) 日本リハビリテーション医学会，日本リハビリテーション医学会診療ガイドライン委員会，リハビリテーション連携パス策定委員会：リハビリテーションと地域連携・地域包括ケア．診断と治療社，2013．
22) 則安俊昭：介護保険とリハビリテーション関連事業．総合リハ，28：17-22，2000．
23) 厚生労働省：平成23年6月2日，第10回社会保障改革に関する集中検討会議（参考資料1-2）医療・介護の長期推計（抄）資料，「医療・介護の提供体制の将来像の例〜機能分化し重層的に住民を支える医療・介護サービスのネットワーク構築〜」．

第1章 リハビリテーション医学・医療の概要

4. 保健・医療・福祉の連携（介護保険制度）

Summary

① リハビリテーション（以下リハ）医療は，臨床レベルでも制度・政策レベルでも保健・予防，福祉・介護と密接な関わりがある．
② 臨床においては，三者が連携すると，患者のQOLが高まり死亡率も低下するエビデンスがある．連携のためのチームのあり方とケアマネジメントについて理解し行う必要がある．
③ 制度・政策レベルでも，介護保険制度や地域包括ケアシステムについて理解し，そのなかで医療専門職が果たすべき役割を理解し果たす必要がある．

リハビリテーション医療と地域包括ケア

■ リハ医療と保健・予防

広義の「保健」には，英語のhealthにみられるように，予防から医療・長期（介護）ケアまで含まれる．一方，狭義には，「健康を保つ」予防を意味する．一見，リハと予防とは対極にあるかのように思われる．しかし，予防には，健康によい環境づくりの0次予防から，病気にならないための一次予防，重病になる前に健診などで病気を早期発見・早期治療する二次予防，病気や障害発生後に再発・悪化させないための三次予防まである．リハ医学・医療の技術と実践は，三次予防における中核的技術というだけでなく，超高齢社会においては，健康な高齢者を対象に適度な運動や社会参加を促し，身体・知的・社会的機能の低下予防や向上を目指す0次〜二次予防においても有用である．つまり「予防医学としてのリハビリテーション医学」[1]があり，「障害の予防はつねに障害の軽減や治療よりも望ましい」[2]のである．

■ リハ医療と福祉・介護

リハ医療といえば，機能回復訓練を指すという誤解は根強い．しかし，リハは全人間的復権を目指し，訓練はそのために行う1つの手段である．障害者・要介護者のQOL（quality of life）向上を目指すのが，本来のリハであり，そのためには医学的リハだけでなく，地域での生活を支える福祉や介護との連携が欠かせない．

■ リハと地域包括ケア

超高齢社会に対応すべく整備が進められている地域包括ケアシステム（図1）とは，「ニーズに応じた住宅が提供されることを基本とした上で，生活上の安全・安心・健康を確保するために医療や介護のみならず，福祉サービスも含めた様々な生活支援サービスが日常生活の場（日常生活圏域）で適切に提供できるような地域での体制」である[3]．そのなかで，リハは不可欠な要素であるが，保健・予防や福祉・介護などとともに包括的なケアの一部として提供されることが求められている．

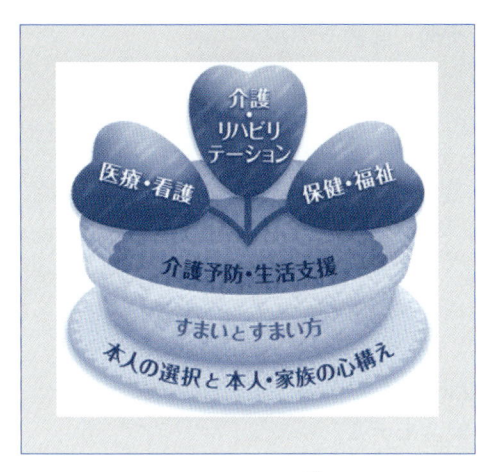

図1 地域包括ケアシステム[3]

臨床レベルの連携

連携の必要性と効果

リハ医療では，多職種によるチーム医療が必要である．なぜならば，対象となる障害(者)が多様で，社会や環境に起因する多くの問題も抱えているからである．様々な問題に対処しつつリハ医療を進めるためには，多くの専門職が連携して関わる必要がある．加えて，多くの保健・医療・福祉の専門職が連携してマネジメントされたケアを提供すると治療成績が良いことも，多数の対照比較試験で確認されている．

1) 脳卒中病棟

脳卒中（リハ）病棟（stroke unit：SU）の有効性は多くの研究で確認されている[4]．SUは，医師，看護師，理学療法士（以下PT），作業療法士（以下OT），医療ソーシャルワーカー（medical social worker：MSW）などがチームを組み，早期からチームでリハに取り組む脳卒中専門病棟である．一般病棟（やはりPTやOTが関わっていた）と比較して，SUの方が死亡率は低く，退院時および6か月後の日常生活活動（ADL）など機能状態，自宅退院率・1年後在宅率なども優れており，しかも平均在院日数が短いので医療費も節減可能である．

2) 老年医学的総合評価

同様に，老年医学的総合評価（comprehensive geriatric assessment：CGA）の効果も報告されている[5]．CGAとは，医師の疾患診断に加え，しばしば併存する抑うつや認知症などの精神機能，身体機能，ADLなどの生活機能，さらに社会・環境や経済的側面まで多面的総合的に評価を行うものである．これらはPTやOT，看護師やMSW，臨床心理士など多くの専門職が参加するチームで行われる．救急入院患者を対象としたCGA群では，コントロール群に比して半年後の在宅率が25%高くなっている．また，地域居住高齢者でも機能低下の相対危険率が0.76に下がるなど予防効果がみられている[6]．

3) ケアマネジメント

ケアマネジメント（care management）とは，要介護者の多面的なニーズを総合的に評価して，ニーズに応じて，訪問看護や訪問リハ，ホームヘルプやデイサービスなどの医療・介護サービスを組み合わせ，マネジメントして提供する方法である．介護保険では，介護支援専門員（ケアマネジャー）が担当するが，退院時のケアマネジメントはMSWや主治医，担当看護師が行うこともある．ケアマネジャーを配置している英国などの国では，ケアマネジャーを配置していない国よりも，1年後の施設入所率が44%低かったと報告されている[7]．

分業（分担）と協業（統合）

チームを作って仕事をする目的は，一人でやるよりも効率的に仕事を進められることにある．そのためには，分業（分担）と協業（統合）が必要である．仕事をいくつかの部分に分ける分業（分担）により，習熟を通じて専門性が磨かれる．しかし，分業だけではチームとしての仕事はできない．分業の成果をまとめる協業（統合）が不可欠である．この分業（分担）と協業（統合）のしかたは，チームのあり方で決まってくる．

チームとしての統合度が高くなる順に，連絡モデル，調整モデル，連携・協働モデル，統合モデルなどに分けて考えられる（図2）[8]．リハ医療のようにQOLが重視され，チームの連携がケアの質を高める場合には，統合モデルに近付ける努力が必要である．

1) 連絡モデル

主治医である医師が，他職種やほかの専門医の

4. 保健・医療・福祉の連携（介護保険制度）

第1章 リハビリテーション医学・医療の概要

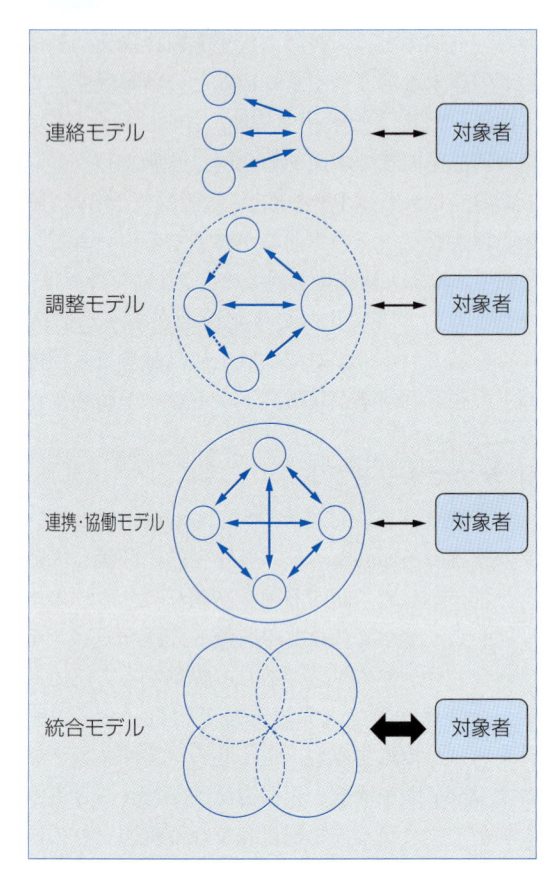

図2　多職種によるケアの4モデル[8]

協力を得ながら治療をするモデルである．このモデルでは，権限も責任も主治医に集中しているため，意志決定は早く効率的である．救急医療など迅速な判断が求められ，治療目標が明らかである場合にふさわしい．

連絡は必要時だけで不定期であり，協力する側同士の間では，情報が共有されることはまれで，リーダーとなる主治医だけがすべての情報を統合できる立場にある．

2) 調整モデル

カンファレンス（会議）が時に開催されるなど，連絡協議の場がやや増え，共有される情報は増えてくる．しかし，リーダーである医師との関係の強さに比べれば，スタッフ間の関係は弱い．また意志決定の権限やゴールの設定・結果への責任は，やはりリーダーである主治医が担っているモデルである．

3) 連携・協働モデル

チームのメンバーが固定し，カンファレンスも定期開催され，情報の共有はいっそう進み，意志決定もチームとして行い共同責任を負うようになる．また，常に医師が対象者の前面に立つとは限らなくなる．例えば退院後のケアプラン作成などではケアマネジメントを担当するMSWが全体をコーディネートしたりする．しかし，まだ各専門職間の境界が明瞭で，仕事の重なりは小さく，境界領域の課題への対応が遅れる危険がある．

4) 統合モデル

より統合が進んだモデルでは，情報がいっそう共有される．掲げられる目標も各職種が単独で作るものとは異なり，他職種から提供される情報を生かし統合したものになる．職種間の仕事の境界は固定的でなくなり，仕事の重なりが大きくなる．例えば，歩行自立がゴール達成の鍵を握る場合には，PTも，OTも，看護師も，医師もそれぞれの関わる場面で歩行訓練を行う．このようなチームを運営するリーダーには多くの資質が求められる．他職種の意見を引き出し，QOLを高めるゴールを設定し，スタッフの力量を踏まえた適切な仕事の分担，権限委譲をしつつも，統合を図らなければならない．

制度・政策レベルの連携— 介護保険制度

医療機関だけでなく行政や介護施設，在宅サービスに関わる医療従事者が増えてきている．だから関連制度の概要や，患者をサービスにつなげる流れなどについて，知っておく必要がある．

保健や予防に関連する法律には，健康増進法などがある．また，福祉に関わる制度には，児童福祉法，身体障害者福祉法，障害者雇用促進法，老人福祉法などに基づく諸制度がある．これらの制度は，障害児・者の社会参加を進めるうえで，有力な社会資源である．療育手帳や身体障害者手帳，障害年金などの申請には医師の診断書や意見書が必要となる．これらの諸制度のなかでも介護保険制度は，要介護状態となった者を主な対象として，介護を社会で支えるために，慢性期医療と

第1章 リハビリテーション医学・医療の概要

4. 保健・医療・福祉の連携（介護保険制度）

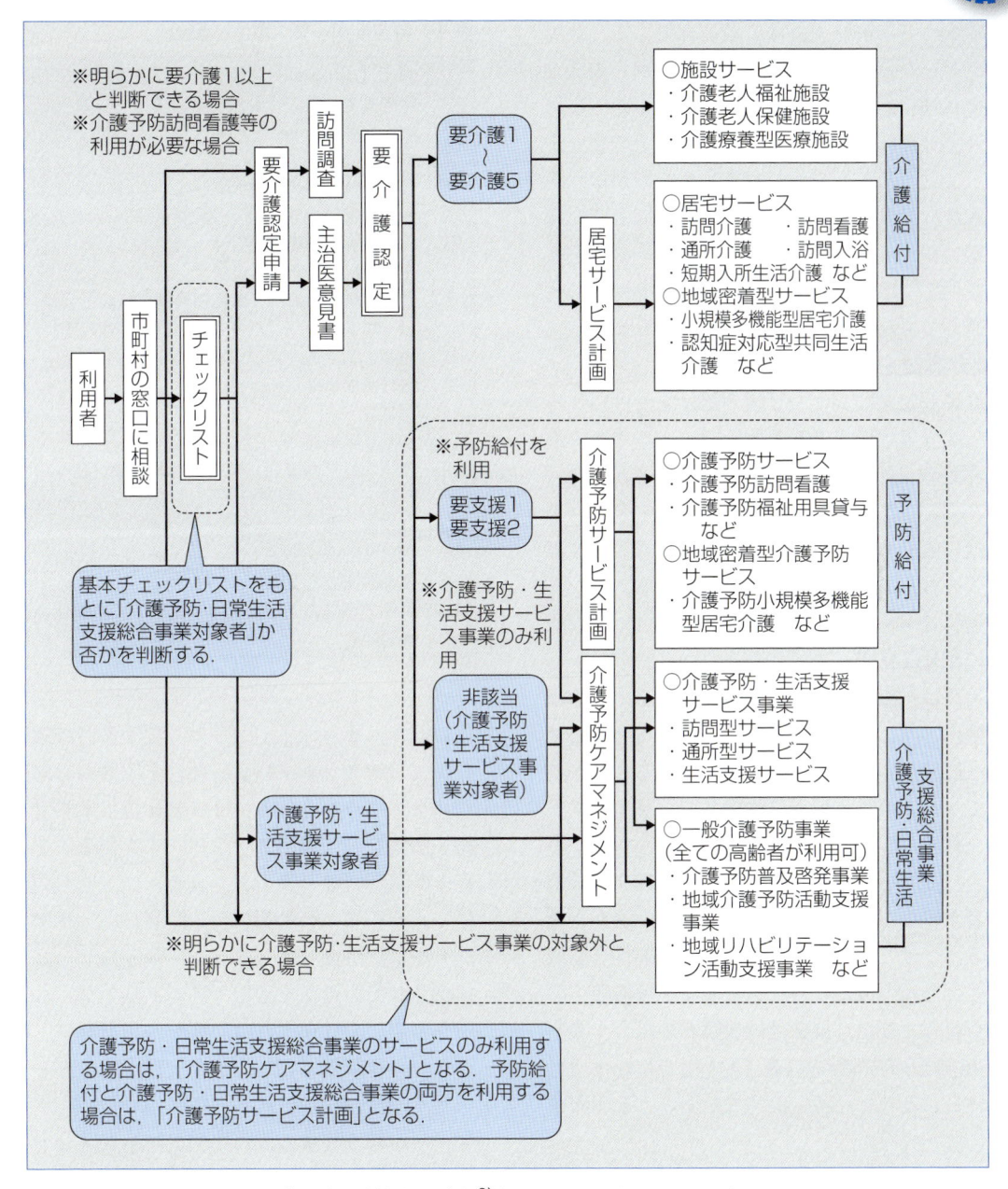

図3 介護保険制度のサービス利用手続きの流れ[9]（厚生労働省資料を一部改変）

介護サービスを給付する社会保険制度である[9]．したがって，今後，高齢化が進むにつれ，より多くの医療従事者にとり，医療保険制度と並んで関わり合いの深い制度となる．そこで以下では介護保険制度中心に述べる．

■ 介護保険の仕組みと介護サービス利用に至る流れ

保険者は市区町村で，保険料を納める被保険者は第1号被保険者（65歳以上）と第2号被保険者（40歳以上65歳未満）の2つに区分される．

介護保険でサービス利用するためには，図3に示すような「要介護認定の申請」「要介護認定」「介護サービス計画作成」などを経る必要がある．

1）申請

おおむね6か月以上要介護状態が続くと推定されれば，要介護認定を申請できる．申請窓口は保

23

険者である各市町村または広域連合である．ケアマネジャーなどが要介護者本人・家族から委託を受けて代理申請することもできる．何らかの疾患により要介護状態になったとしても，その状態が回復可能性のあるものか，永続するものかは，患者・家族には判断がつかない．6か月以上要介護状態が持続すると予後診断した段階でその旨を家族に説明し，申請を行うよう勧め，必要に応じ代理申請してくれるケアマネジャーを紹介する．

2）要介護認定

要介護認定とは，サービスの給付を受けられる程度の要介護状態であることを認定することである．非該当（自立）か，要支援1・2か要介護1～5の7段階の要介護度のいずれかと判定され，その程度に応じて給付上限額（要支援で月額約5万円～要介護5で約36万円）が決められる．また，この過程で主治医意見書が必要となる．

3）主治医意見書

主治医は，意見書の記載を求められる．主治医の記載内容次第で，利用者が受けられるサービス給付上限額が年間数十万円異なってくることがあるので，以下のような点に注意して記載する．

要介護者のなかにはリハを受けていない者が多数いる．リハを受けることで，要介護度を軽減できる者が少なくないので，受けているか否かを確認する．受けていない場合，リハの必要性を記載するとともに，最寄りのリハ可能な医療機関への紹介も行う．また，第2号被保険者の場合，診断名が16種類の特定疾病（**表1**）の場合にだけ給付を受けられるので，特定疾病であることを明記する．

4）介護認定審査会

要介護度を認定する介護認定審査会は，医療・保健・福祉の専門職5人前後からなる合議制で，多くの医療従事者が関わっている．

5）ケアマネジメント

介護保険で給付されるサービスには，**表2**に示すように多くの種類がある．これらの違いを理解し，しかも複数のサービス提供事業者とスケジュールを交渉することは，利用者本人や家族介護者には難しい．そこで介護サービス計画（ケアプラン）を作成するケアマネジャーという資格が

表1　特定疾病一覧（厚生労働省）

1. がん【がん末期】（医師が一般に認められている医学的知見に基づき回復の見込みがない状態に至ったと判断したものに限る．）
2. 関節リウマチ
3. 筋萎縮性側索硬化症
4. 後縦靱帯骨化症
5. 骨折を伴う骨粗鬆症
6. 初老期における認知症
7. 進行性核上性麻痺，大脳皮質基底核変性症及びパーキンソン病【パーキンソン病関連疾患】
8. 脊髄小脳変性症
9. 脊柱管狭窄症
10. 早老症
11. 多系統萎縮症
12. 糖尿病性神経障害，糖尿病性腎症及び糖尿病性網膜症
13. 脳血管疾患
14. 閉塞性動脈硬化症
15. 慢性閉塞性肺疾患
16. 両側の膝関節又は股関節に著しい変形を伴う変形性関節症

作られた．ケアマネジャーは，要介護者の課題を分析（アセスメント）し，給付上限額も考慮しながらケアプランを作り，サービス提供事業者と連絡・調整をして週間スケジュールを作る．その内容を利用者（要介護者・介護者）に説明し同意を得て，サービスの利用に至る．さらに，ケアマネジャーは，計画（ケアプラン）通りにサービスが提供されているかを監視（モニタリング）し，状況や要望に変化があれば必要な修正を行い，時期がきたら再評価（エヴァリュエーション）をして，一連の過程を振り返る．このようなケアマネジャーが行う仕事の流れをケアマネジメントプロセス（あるいはサイクル）と呼ぶ．

2000年度から導入された介護保険制度は，5年ごとに見直すことが法律上明記され，2006年と2012年をはじめ数度の制度改革が行われた．

連携の方法と内容例

■ 臨床レベル

最後に，リハと保健・医療・福祉との連携の具体的な方法や内容の一例を示す．

障害のため復職困難となり所得が途絶える一方

表2 介護保険で給付されるサービス

サービスの分類	医療系サービス	福祉系サービス
施設介護サービス	介護老人保健施設 指定介護療養型医療施設	指定介護老人福祉施設 （特別養護老人ホーム）
居宅介護サービス 訪問系	居宅療養管理指導 （訪問診療など） 訪問看護 訪問リハ	訪問介護 （ホームヘルパー） 訪問入浴介護
居宅介護サービス 通所系	通所リハ （デイケア）	通所介護 （デイサービス）
居宅介護サービス 短期入所系	短期入所療養介護	短期入所生活介護

他に認知症対応型共同生活介護，特定施設入所者生活介護福祉用具貸与，居宅介護住宅改修費，居宅介護福祉用具購入費などがある

で，歩行に短下肢装具（作製費用10万円弱），家屋改造や車椅子も必要など，退院後の在宅生活に多くの社会資源を必要とするリハ患者を想定すると次のようになる．

まず，MSWに，次のような制度やそれを利用するための手続きについて説明を依頼することになる．退院後の所得保障のため傷病手当金制度（健康保険から給与のおよそ6割が給付される制度），健康保険療養費払い（装具作製費用への補助を受けられる），介護保険制度，障害者雇用促進制度などである．これらの利用申請には，経過や障害の重症度などを記入した医師の意見書や診断書が必要となる．

退院後のケアマネジャーが決まれば，必要な家屋改造や福祉用具，介護サービスなどがケアプランに盛り込まれるように説明することが必要である．場合によっては，患者が試験外泊のときに，同行訪問を依頼する．

退院後，介護保険サービスや身体障害者手帳（医療費の自己負担分の還付など身体障害者福祉法の制度を利用できる），障害年金などを利用するときには，やはり医師の診断書や指示書などが必要となる．これら書類を通じて，介護にあたる福祉職にも必要な基礎疾患や合併症のことなど医学的な情報を伝える．また，自らが訪問診療や訪問リハなどに当たることもある．

■ 地域レベル

患者に対する臨床レベルの直接ケア以外にも，地域包括ケア推進のために間接的なケアの提供に関わることがある．地域ケア会議で地域課題把握や対策を練ったり，市区町村の介護予防事業立案や実施，効果評価に関わったり，ボランティアや医療・介護専門職の人材養成，介護認定審査委員など様々な形での関与が期待されている．

これらの例でわかるように，障害をもち要介護状態になっても住み慣れた地域で生活することは，医学的ニーズを満たすだけでは実現できない．介護にあたる家族のニーズを含め，所得保障から介護保障まで，幅広い専門職やサービス・制度を利用することが必要である．超高齢社会の地域包括ケアを支えるために今後ますます求められるのが，保健・医療・福祉の連携である．

〔近藤克則〕

4. 保健・医療・福祉の連携（介護保険制度）

▶文献

1) 上田　敏：リハビリテーションの思想—人間復権の医療を求めて．医学書院，2001．
2) Rusk HA：Rehabilitation medicine：a textbook on physical medicine and rehabilitation. Mosby, St. Louis, 1958.
3) 地域包括ケア研究会：地域包括ケアシステムと地域マネジメント．地域包括ケアシステム構築に向けた制度及びサービスのあり方に関する研究事業報告書．平成27年度厚生労働省老人保健健康増進等事業，2016．
4) Langhorne P, Dennis M, eds.：Stroke Unit：an evidence based approach. BMJ Books, London. 1998.
5) Ellis G, et al.：Comprehensive geriatric assessment for older adults admitted to hospital. *Cochrane Database Syst Rev* CD006211, 2011.
6) Stuck AE, et al.：Home visits to prevent nursing home admission and functional decline in elderly people：systematic review and meta-regression analysis. *JAMA*, **287**：1022-1028, 2002.
7) Onder G, et al.：Case management and risk of nursing home admission for older adults in home care：results of the AgeD in HOme Care Study. *J Am Geriatr Soc*, **55**：439-444, 2007.
8) 近藤克則：医療・福祉マネジメント—福祉社会開発に向けて．第3版，ミネルヴァ書房，2017．
9) 介護支援専門員編集委員会（編）：［七訂］介護支援専門員基本テキスト　長寿社会開発センター，2015．

第1章 リハビリテーション医学・医療の概要

5. リハビリテーション工学の概要

Summary

① リハビリテーション（以下リハ）工学の成り立ちには，米国，わが国のどちらにおいても電動義手の開発が重要な役割を果たし，医学と工学の専門家の協働のきっかけとなった．
② 現在のリハ工学は障害の社会モデルに基づき発展しており，生活を支援する用具・機器の開発・評価・適合など多岐にわたる分野をカバーしている．
③ 国連の「障害者の権利に関する条約（略称：障害者権利条約）」においても，ユニバーサルデザインや支援機器など，リハ工学に関する記述が多くあり，重要な学問分野となっている．
④ ISO 9999：2016 では，一般製品を含めて，障害者によって，障害者のために使用される用具等を福祉用具と定義している．
⑤ 福祉用具は補装具費支給制度や日常生活用具給付等制度，介護保健制度などにより支給されることが多く，適切な機器を適切な利用方法で提供することが重要となる．
⑥ 情報技術やロボット技術の発展に伴い，これらを活用した新たな機器開発が求められており，今後利用者や利用現場に即した新たなリハ工学がさらに重要となる．

リハ工学の成り立ち

工学とは，「数学と自然科学を基礎とし，ときには人文社会科学の知見を用いて，公共の安全，健康，福祉のために有用な事物や快適な環境を構築することを目的とする学問」[1]である．このように，モノづくりを目的とする学問が，なぜリハと関連付けられ，「リハビリテーション工学」なる領域が誕生したのであろうか？

リハ工学のルーツをたどると，戦傷者支援に突き当たる．筆者の所属する国立障害者リハビリテーションセンター研究所のルーツも，1931（昭和6）年設立の陸軍衛生材料本廠義肢課である．戦争により，手脚を失った人々に対して，義手や義足を提供する業務を行っていた部署である．すなわち，工学により作られるモノが，障害のある人々に役立つ形で使われることで，生活の維持・向上の支援につながるのである．その点で，リハ工学は，作ることのみの工学から，より良く使うことの領域（リハ医学）をも包含するに至ったといえる．本書でリハ工学の項目が設定されている理由もそこにある．

リハ工学が成り立つに至った契機として，米国での，第二次世界大戦の戦傷者への対応があげられる．1945年に国立研究評議会（National Research Council）に義肢委員会を設立し[2]，ここで，医学と工学の専門家を集め，先端の工学技術を活用した義肢の開発と適合方法の開発を行うことを推進した．1948年には，退役軍人援護局における研究開発に関する法律が制定され，義肢センターが設置された．1954年には，職業リハビリテーション法の改正が行われ，それに基づいて職業リハビリテーション局が設置され，義肢セン

ターとの連携による義肢開発がさらに進められた．1971 年には，全米 5 か所にリハビリテーション工学センターが設置され，研究開発がさらに促進された．1979 年には，北米リハビリテーション工学会が発足し，現在でもこの分野を先導する存在となっている．

一方わが国では，サリドマイド児の対策として実施された，電動義手の開発が，大きな契機を提供したといえる．1968 年に厚生省に特別研究班が設置され[3]，その後 1971 年に科学技術庁に引き継がれ，医学と工学の専門家が協働し，電動義手の開発を行った．このプロジェクトでは，肘関節，手首，手部を有する義手の開発が行われ，患者による試用実験まで行われたが，実用的にはまだまだ性能が及ばず，生活で使うまでには至らなかった．しかし，このプロジェクトに参画した研究者や学生のなかから，後のリハ工学を牽引する人材が輩出され，その発展に大きく貢献したといえる．1969 年には労災義肢センター，1970 年には国立身体障害センター補装具研究所，1971 年には東京都補装具研究所が設置され[4]，それらの人材が活躍する場も整備された．1986 年には，日本リハビリテーション工学協会が発足し，義肢以外の福祉機器の技術開発とともに，適合や評価手法の研究も盛んに行われるようになった．

日本，米国ともに，電動義手の開発が契機とはなっているが，それは一つの象徴的な事例であり，リハにおける課題を，工学技術を用いて解決するという課題解決型の実学が，リハ工学の本質である．そこには，工学的な技術開発と，その結果できあがった機器や用具を使うという視点を欠かすことはできず，それぞれの専門分野の協働こそが重要となる．さらに，工学技術の進歩も相まって，徐々にそのようなプラットフォームができあがり，リハ工学という領域が形成されていったのである．

リハ工学の現状

リハ工学の定義は，統一されて定まったものはないと言ってよい．Reswick[2]は，"障害者の生活の質（QOL）を向上するための，医学，工学，関連する科学を組み合わせたリハビリテーションに対する包括的なアプローチ"と定義している．これは，リハ工学の創成期の定義であり，医学寄りの考え方が背景にある．近年の社会モデルの考え方に基づいた定義として，井上は"障害の社会モデルに基づき，そこで生じる障害を，工学技術を用いて無くす，もしくは軽減する，予防するための実学"との定義を提案している[5]．ここで，実学と定義したのは，リハ工学が，ただ単にいわゆる工学の枠組みのなかで体系化できる学問ではなく，障害に関連した医学，社会学，心理学，経済学等を包含し，障害のある人々に役立つ支援の実現を目的とするためである．

リハ工学と同種の用語として，福祉工学や生活支援工学という名称もある．これらの用語には，若干の定義の違いの指摘もあるが，それらの用語ができた時代背景によるところがあり，福祉工学は高齢化の問題，生活支援工学は高齢者に限らず生活に何らかの支障を有する者の問題を含めているところが違いとする説もある．本書では，これらの用語を特に区別すること無く，上記の定義を適用した範囲で論じることとする．

リハ工学の重要なキーワードは福祉用具である．役立つ福祉用具の開発とともに，福祉用具の適合，すなわちそれぞれの使用者に適した福祉用具を選択することも重要な領域を占めている．その背景には，障害者の特徴が一人ひとり異なっているという個別性の考慮の必要性がある．その人それぞれに合わせて，用具の組み合わせ，調整，改造，インターフェイスの製作などを行い，その人が本当に使えるものに仕上げていく技術がこれにあたる．ここでは，用具の知識のほかに，医学的知識や，社会制度の知識も要求される．それらを体系化して，より良い適合技術を構築していくことも，リハ工学の役割となる．

さらに最近のリハ工学では，福祉用具の利用効果を，明確に示していくための手法の開発も行われている．ここでは，福祉用具を使用することによる効果を，使用者の身体機能，心理面さらに社会学的な面から評価することが提案されている．これらが整理されることにより，真に役に立つ実学としてのリハ工学が構築されると考えられる．

一方，福祉用具という特殊解を模索するのではなく，一般解を求めようとする考え方も広がりつつある．ユニバーサル・デザインやアクセシブル・デザインがそれであり，一般製品を障害のある人にも使いやすく設計するというものである．国連の障害者権利条約に謳われる"合理的配慮"の理念に合致するとともに，大量生産によるコストダウンが図れることもユニバーサル・デザインの有効な点である．

　2006年国連総会にて採択された障害者権利条約は，障害者の人権および基本的自由の享有を確保し，障害者の固有の尊厳の尊重を促進することを目的として，障害者の権利の実現のための措置等について定めた国際条約である．わが国は，障害者差別解消法などの国内法を整備し，2014年に批准した．

　このなかから，リハ工学に関連するキーワードを抽出すると，ユニバーサル・デザイン，ICT，移動機器，機器情報へのアクセス，アクセス（物理環境，交渉交通，情報コミュニケーション，公共サービス），移動（移動支援機器），情報アクセス（情報伝達手段，支援機器，機器情報）など，多くの記載がされている[7]．その項目は，21か所にのぼる．このことは，リハ工学が，いかに障害者の生活に広く影響しているかを示すとともに，その役割が，今後さらに重要になることも明示している．

福祉用具を用いた生活支援

　「福祉用具」に類する言葉は，「福祉機器」，「支援機器」，「補助器具」，「援助用具」，「介護機器」，「補装具」，「日常生活用具」等，複数存在する．現在広く使われている「福祉用具」は1993年に「福祉用具の研究開発及び普及の促進に関する法律（福祉用具法）」が制定されたことにより世の中に広まった（用語自体は1990年の社会福祉事業団法の政令改正の際に作られたとの説がある[8]）．

　福祉用具法に示されている「福祉用具」の定義を以下に示す[9]．

　「第二条　この法律において「福祉用具」とは，心身の機能が低下し日常生活を営むのに支障のある老人（以下単に「老人」という．）又は心身障害者の日常生活上の便宜を図るための用具及びこれらの者の機能訓練のための用具並びに補装具をいう．」

　国際的な福祉用具の定義として代表的なものに，国際標準化機構（International Organization for Standardization：ISO）が発行しているISO 9999：2016「福祉用具の分類と用語」[10]と，世界保健機構（WHO）が発行している「国際生活機能分類（ICF）」[11]をあげることができる．ISO 9999：2016における定義は，以下の通りである．

　「Assistive products：障害者によって，障害者のために使用される用具，器具，機具，ソフトウエアであって，以下の要件のいずれかを満たすもの．特別に製造されたものであると，汎用製品であるとは問わない．
・参加に資するもの
・心身機能と構造および活動に対し，それを保護または支援，訓練，測定，代替するもの
・機能障害，活動制限，参加制約のいずれかを予防するもの」

　また，ICFにおける定義は以下の通りである．
　「Assistive products and technology：障害のある人の生活機能を改善するために改造や特別設計がなされた，あらゆる生産品，器具，装置，用具」[12]

　これらの定義のうち，最も範囲が広いのがISO 9999：2016であり，一般製品を含めている点，予防や検査も含めている点が注目に値する．これに対し，ICFは，特別に設計されたものに限定しており，福祉用具法では，生活上の便宜，機能訓練に限定している．

　国内での福祉用具の代表的な給付制度として，障害者総合支援法に基づく補装具費支給制度と日常生活用具給付等事業，介護保険法に基づく貸与・販売制度がある．

　補装具費支給制度は，障害者総合支援法における自立支援給付に位置付けられる制度であり，"障害者の職業その他日常生活の能率の向上を図ること及び障害児が将来，社会人として独立自活するための素地を育成助長すること"を目的としている[13]．補装具とは，次の3つの要件をすべて満たすものと定義される．

5. リハビリテーション工学の概要

1) 身体の欠損または損なわれた身体機能を補完, 代替するもので, 障害個別に対応して設計・加工されたもの
2) 身体に装着（装用）して日常生活または就学・就労に用いるもので, 同一製品を継続して使用するもの
3) 給付に際して専門的な知見（医師の判定書または意見書）を要するもの

補装具費支給の対象者は障害認定を受けた障害者（18歳以上）または障害児（18歳未満）であり, 制度の実施主体は市区町村である. 市区町村は, 各都道府県および政令指定都市に設置されている身体障害者更生相談所等の判定または意見に基づき, 補装具費の支給を決定する. 費用負担は, 補装具の購入または修理に要した費用の額のうち, 利用者負担が1割であり, 残りの額についてその1/2を国が, 1/4を都道府県が, 1/4を市区町村が負担する. 利用者負担は世帯収入に応じて月額の上限が設けられている. 給付する福祉用具の種目は, 義肢, 装具, 座位保持装置, 盲人安全杖, 義眼, 眼鏡, 補聴器, 車椅子, 電動車椅子, 座位保持椅子（児のみ）, 起立保持具（児のみ）, 歩行器, 頭部保持具（児のみ）, 排便補助具（児のみ）, 歩行補助杖, 重度障害者用意思伝達装置である.

日常生活用具給付等事業は, 障害者総合支援法における地域生活支援事業に位置付けられている. この事業の目的は, "重度障害者等の日常生活がより円滑に行われるための用具を給付又は貸与すること等により, 福祉の増進に資すること" となっている[14]. 日常生活用具は, 次の3つの要件をすべて満たすものと定義される.

1) 安全かつ容易に使用できるもので, 実用性が認められるもの
2) 日常生活上の困難を改善し, 自立を支援し社会参加を促進するもの
3) 製作や改良, 開発にあたって障害に関する専門的な知識や技術を要するもので, 日常生活品として一般的に普及していないもの

日常生活用具給付等事業の対象者は障害認定を受けた障害者または障害児であり, 制度の実施主体は市区町村である. 市区町村は, 給付基準額の決定, 実際の給付の決定, 利用者負担額の決定を行う. 利用者負担額を除いたうちの1/2を国が, 1/4を都道府県が, 1/4を市区町村が負担する. 国庫負担においては, 裁量的経費からの支出となる. 給付または貸与する福祉用具は介護・訓練支援用具, 自立生活支援用具, 在宅療養等支援用具, 情報・意思疎通支援用具, 排泄管理支援用具, 居宅生活動作補助用具（住宅改修費）である.

介護保険制度の利用は, 要介護・要支援認定を受けたものが対象となり, ケアプランの一環として, 福祉用具に関するサービスが提供される. 介護保険制度における福祉用具関連サービスは居宅サービスに位置付けられ, 1) 福祉用具貸与, 2) 特定福祉用具販売, 3) 住宅改修, の3種類がある. 福祉用具貸与種目は, 車椅子, 車椅子付属品, 特殊寝台, 特殊寝台付属品, 床ずれ防止用具, 体位変換器, 手すり, スロープ, 歩行器, 歩行補助杖, 認知症老人徘徊検知機器, 移動用リフト, 自動排泄処理装置である. 特定福祉用具販売種目は, 腰掛け便座, 自動排泄処理装置の交換可能部品, 入浴補助用具, 簡易浴槽, 移動用リフトのつり具部分である. 住宅改修の項目は, 手すりの取り付け, 床段差の解消, 滑りの防止および移動の円滑化等のための床材の変更, 引き戸等への取替え, 洋式便器等への便器の取替え, それらの住宅改修に付帯して必要となる住宅改修となっている.

福祉用具を用いた生活支援では, 用具の選択が重要である. 利用者の生活に関する十分な情報を取得し, それらの状況に応じた最適解を見つける必要がある[15]. 主なポイントを図1に示す. これらをふまえたうえで, 生活上の問題点やニーズの抽出, その解決策の検討を行う. この段階で, 用具によらない解決策も十分に考慮する必要がある. 用具の利用が最適であるならば, 利用する用具の選択および機能をふまえた機種の選定を行う. そして, 試用期間を設け, 利用者に事前に利用可能性や使い勝手, 利用における課題を確認してもらうことも重要である. そのうえで, 調整や改良, 機種の変更が必要な場合は, 適宜その対応を行う. 必要に応じて, 使い方の訓練を実施することも考慮すべきである. 特に電動車椅子のように危険を伴う用具については, 事前の訓練は必須である. 以上をふまえて, 入手もしくは継続した

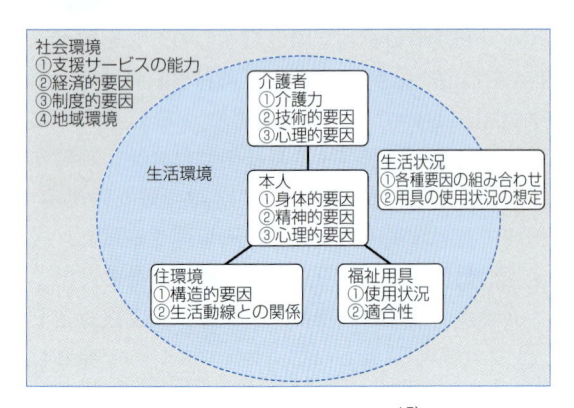

図1　福祉用具選択におけるポイント[15]

レンタル利用を開始する．これらのプロセスでは，医療専門職や福祉用具専門相談員，介護専門職等が協働で行うチームアプローチが重要となる．

課題と今後の展望

近年の情報技術やロボット技術，脳科学の目覚ましい進展を受け，リハ工学もその枠組みから考え直すことが要求されてきている．在宅医療やセルフモニタリング，アシストスーツ，BMI（Brain Machine Interface）等キーワードは示されている．リハ訓練機器や計測機器，さらには，これらの在宅での実現といった医学モデルの再考も必要である．これまであまり対象とはなっていなかった領域として，排泄や褥瘡，痙性などの生理的な問題を解決する技術（バイオニック Assistive Technology：AT）や，これまで当然と考えられてきた福祉用具の個別適合をロボット技術等で自動化する技術（超ユニバーサル化AT）も今後のリハ工学の中核として期待できる技術である[16]．

利用対象の観点では，これまでどちらかというと身体障害を中心に考えてきたリハ工学であるが，高齢化の問題や認知症の問題が大きくなるにつれ，認知機能を支援する新たな分野が重要視されるようになってきた．薬の飲み忘れを支援する機器や，日付・曜日・スケジュールをわかりやすく提示する機器，簡単な操作で利用できるリモコンなど，記憶や注意機能を支援する技術は急速に発展するであろう[17]．また，情報技術を駆使して，利用者のデータを関係者で共有しながら包括的な生活支援を行う技術も今後の発展が期待できる．

技術開発の方法論のキーワードとして，フィールド・ベースト・イノベーションの重要性も提案されている[18]．当事者参加と利用フィールドでの研究開発が基本コンセプトであり，プロトタイプができる前の段階で，要求機能を適切に抽出できる手法として，今後の発展が期待できる．このような状況のなかで，リハ医学とリハ工学の融合が重要なキーワードとなる．

（井上剛伸）

▶ 文献

1) 工学における教育プログラムに関する検討委員会：8大学工学部を中心とした工学における教育プログラムに関する検討．1998．
2) Reswick JB：How and when did the rehabilitation engineering center program come into being?．J Rehabil Res Dev，39（6）：2002．
3) 土屋和夫監修，齋場三十四編：現場で役立つ福祉・介護機器．明石書店，1999，pp9-14．
4) 山内　繁：総合リハにおける工学分野の課題・ノーマライゼーション　障害者の福祉．343：26-29，2010．
5) 井上剛伸：リハビリテーション工学と福祉用具．標準リハビリテーション医学　第3版（上田 敏監修，伊藤利之・他編集），医学書院，2012，pp229-234．
6) ISO/IEC Guide 71：2014，Guide for addressing accessibility in standards，2014．
7) 山内　繁：リハビリテーションの工学的支援．リハビリテーション事典（伊藤利之・他編集幹事），中央法規出版，2009，pp.434-435．
8) 依田　泰：パーソナルコンタクト，2010．
9) 福祉用具の研究開発及び普及の促進に関する法律（平成五年五月六日法律第三十八号），1993．
10) ISO9999：2016 Assistive Products for Persons with Disability-Classification and Terminology，2016．
11) WHO：International Classification of Functioning，Disability and Health，2001．
12) 障害者福祉研究会：ICF 国際生活機能分類―国際障害分類改訂版―．中央法規出版，2002．
13) 厚生労働省：補装具費支給制度の概要，http://www.mhlw.go.jp/bunya/shougaihoken/yogu/gaiyo.html
14) 厚生労働省：日常生活用具給付等事業の概要，http://www.mhlw.go.jp/bunya/shougaihoken/yogu/seikatsu.html
15) 浅沼由紀・他：新版　福祉住環境．市ヶ谷出版社，2008．
16) 井上剛伸：福祉機器開発最前線，日本義肢装具学会誌，27（2）：74-79，2011．
17) 井上剛伸：身体障害以外の障害のある人への福祉機器―とくに認知症の症状のある人への福祉機器からの展開―．リハビリテーション研究，147：16-22，2011．
18) 井上剛伸：利用者・利用フィールドを中心に据えた福祉機器開発　―フィールド・ベースト・イノベーションの提案―．病院設備，56（1）：40-45，2014．

第2章
リハビリテーション診療

第2章 リハビリテーション診療

1. リハビリテーション診療の手順

Summary

① 適切なリハビリテーション（以下リハ）医療を提供するには，疾病やその病態だけでなく，その結果として生じた障害および患者の潜在能力を的確に診断・評価することが重要である．
② 医師は，疾病・障害の診断・評価，食事・薬物・ブロック療法等の提供，ゴール設定，リハ処方，医学的管理とリスク管理，チーム全体の調整，カンファレンスの運営，他科との連携，患者・家族への対応等の役割を担う．
③ 運動障害の軽減と機能の向上を目的とするリハ医学では，運動に深く関わる神経・筋・骨関節系および呼吸・循環系に重点をおいた問診・診察を行う．さらに，姿勢，基本動作，歩行，ADLも評価する．
④ リハ医療は医師の処方に基づいて行われる．処方には医学的判断と治療方針・ゴール，訓練内容，注意・禁忌事項を明記し，チームが共通認識と目標をもって治療を進められるようにする．

はじめに

リハ医学の対象は幅広く，新生児から超高齢者まで，急性期から地域生活期まで，神経・筋疾患，骨関節疾患から呼吸・循環器疾患，がん，代謝性疾患，腎疾患，移植医療にまで及ぶ．さらに，医学の進歩に伴い，年々，新たなニーズが拡大している．リハ対象者が抱える問題は多岐にわたることが多く，適切なリハ医療を提供するには，疾病やその病態だけでなく，結果としてもたらされた障害と対象者の潜在能力を的確に診断・評価することが重要である．さらに，evidence-based medicineの流れのなかで，従来，経験的に行われてきた治療の効果を客観的に示すことが求められ，機能，行動，心理等定量化しにくい領域を扱うリハ医学においても，障害状況や帰結を可能な限り客観的に記述する必要がある．

医師の役割

医師はリハチームの一員として，医学的立場から疾病・障害の診断・評価，食事・薬物・ブロック療法等の提供，ゴール設定，リハ処方，医学的管理とリスク管理，チーム全体の調整，カンファレンスの運営，他科との連携，患者・家族への対応等の役割を担う．

評価の方法

評価には3つの方法がある．第1は，五感を最大限に活用する直感的評価で，客観性や定量性には欠けるが，臨床上，必ず身につけるべきスキルである．様々な尺度や機器を用いた評価より，はるかに短時間で本質を捉えられる場合も多い．経験とともに培われていくものであり，常にスキルアップが求められる．
　第2は，人間の機能や行動を測定するために開

発された尺度を用いて，障害の諸相を客観的に記述する方法で，職種内・間，施設間での情報交換，変化の追跡，予後予測等に役立つ．疾患や障害を問わず用いられる共通尺度と，個別の疾患や障害に特異的な尺度がある．共通尺度は，異なった疾患や障害を同じ物差しで比較することにより，各々の特徴を抽出したり，施設や地域の対象者全体を捉えたりする際に有用である．一方，特異的尺度は，疾患特有の障害状況をより詳しく，鋭敏に捉えられる利点がある．尺度は，信頼性，妥当性，反応性，感度，特異度，実用性等を考慮して選択する．

第3に機器を用いた評価があり，運動学，運動生理学，神経生理学，画像診断学，病理学等の観点から各種の評価が行われる．客観性，定量性に優れ，統計学的扱いが容易になる利点があるが，測定にかかる費用や時間，測定値の質の保証の問題もあり，必ずしも最良とは限らない．各々の利点と限界を踏まえ，適切に使い分ける．

診察の進め方

■ 診断のプロセス

診断とは，疾病の種類，病態，重症度，経過や予後を判断することである．的確な診断は適切な治療の出発点となり，疾病の経過や病状の聴取（問診），身体所見の観察（診察），各種検査を通して効率良く，かつ患者の負担が最小限になるように進める．運動障害の軽減と機能の向上を目的とするリハ医学では，運動に深く関わる神経・筋・骨関節系および呼吸・循環系に重点をおいた問診・診察を行う．さらに，機能の発揮に影響を及ぼす心理・認知面と動く場としての生活環境も評価する．

1）問診

a）基本的態度

まず挨拶と自己紹介をきちんと行い，プロフェッショナルとして真摯に助けになりたいと願っていることを示す．併せて，緊張しがちな受診者が，少しでもリラックスして話せる雰囲気作りを心がける．受診者や家族が語る話にこそ，問題発見や解決の糸口が隠されていることが多く，

イエス，ノーで答えを求める質問ではなく，自由に思いを語れる開放型の質問を工夫する（「トイレは一人で行けますか」ではなく，「トイレはどのようにされていますか」）．

語られる内容を傾聴しながら，何に困り，何を不安に感じているのか，何を求めて受診したのか，言葉に現れない部分も含め，想像力を働かせて患者の気持ちを推し測り，共感し，信頼関係を築くことが，診療の出発点になる．

b）問診のポイント

主訴，現病歴，既往歴，家族歴に加え，リハの観点からは日常生活活動（activities of daily living：ADL），家庭内，職場や社会での活動状況の聴取が重要となる．意識障害，認知症，失語症等により本人からの聴取が困難な場合には，家族または代理人から聴取するか，カルテや依頼票の内容および患者に関わるスタッフから情報を入手する．

c）主訴

「今日はどのようなことで来られましたか」などと問いかけ，困っていること，気になっていること，受診理由を尋ねる．できるだけ患者自身の言葉で記載する．

d）現病歴

受診の動機となった症状や疾病・障害の経過を尋ねる．①いつから，何が，どのように，②発症前の状態からの変化，③生活や仕事に与える影響，④症状の変動と影響因子，⑤これまでに受けた検査や治療，⑥治療の効果等を聴取する．特に活動状況とその変化を知ることが重要であり，寝返り，起き上がり，座位保持，立位保持等の基本動作能力，ADLの自立度・介護度・動作方法，家事・買物等の手段的ADL，コミュニケーション能力，通勤や職場の様子，活動の妨げとなる痛みや疲労の有無を尋ねる．杖，装具，車椅子等の補装具や自助具の使用状況も把握しておく．

e）併存疾患，既往歴等

これまでに罹患した疾患，外傷，手術歴，入院歴およびほかに治療中の疾患（併存疾患）について尋ねる．特に心肺系，筋骨格系，神経系，代謝系疾患は機能を発揮するうえでの制約となり，また，運動に際し，疾患の増悪や再発のリスクを伴

うこともあるため，病態や管理状況を十分に把握する．

薬については，①副作用が症状や障害に関与していないか，②運動耐容能に悪影響を与えていないか，③処方薬間の相互作用はないかを確認する．薬，食物，化学物質等のアレルギー情報も重要である．

f) 家族歴

家族性疾患の除外および家族の介護力を知るために聴取する．

g) 社会・職歴

以下の情報を収集する．

①生活環境：持ち家・貸家の別，居住階，階段やエレベーターの状況，間取り，居室の状況，ベッドの有無，トイレや風呂の構造，段差の有無，改造の可否等．

②ライフスタイル：起床から就寝までの流れ，食習慣，喫煙・飲酒習慣，運動習慣，趣味，家事への関与，家庭・地域・社会における役割等．ライフスタイルが疾病の原因や誘因となることもある．

③家族状況：家族構成，同居者，キーパーソン，家族の職業・就学状況，地域・社会での役割，サポート体制，家族の健康状態や要介護者の有無等．

④職歴，職業の有無・内容，職場環境，通勤手段，職場の支援体制等．

⑤経済状況：医療ソーシャルワーカー（medical social worker：MSW）と連携し，現在の状況，本人や介護者が就労困難となった場合の見通し，利用可能な制度等を確認する．

2) 診察

近年は検査技術の進歩が目覚ましく，診察所見より検査結果を重視する傾向にあるが，詳細な問診と診察のみで70％の診断がつくとされ，診察所見を的確にとることは重要である．良き指導者の診察スタイルに学び，経験を重ねながら円滑でポイントを押さえ，見落としのない診察スキルを身につけていくことが望まれる．

a) 診察の進め方

まず，意識レベルとバイタルサインを素早くチェックし，この段階で緊急処置を要する病態を発見したら，詳しい診察の前に全身状態の安定を優先する．次に表情，気分，身長，体重，栄養状態，脱水，浮腫，チアノーゼ，褥瘡の有無等，患者の全体像を捉えながら，局所の診察に進む．リハにおいては，特に運動に関わる神経系・筋・骨関節系，呼吸・循環系，意欲や心理状態，生活環境，動きの阻害要因やリスク要因を総合的に評価することが重要である．さらに，姿勢，基本動作，歩行，ADLも評価する．

以下，外来診察室での診察について解説する．ベッドサイドおよび小児例での診察は後述する．

b) 外来診察室での診察

患者が診察室に入って来たときから診察が始まる．表情や姿勢の特徴，歩行や移動の方法，介助の有無，杖，装具，車椅子の有無，コミュニケーション態度，介助者との関係等を観察する．通常，診察は座位から始め，得られる所見をひととおり確認した後，臥位，立位での診察へと進む．以下，主な臓器・系統別の診察のポイントを解説する．すべての患者を同じように診察するのではなく，患者の状態や得られた所見に応じ臨機応変に，できるだけ少ない負担で多くの情報が効率的に得られるように流れを組み立てる．

①神経系：意識状態，視力，聴力，見当識，注意，記憶，知的機能，意欲，脳神経障害徴候，言語機能・コミュニケーション能力，嚥下機能，失認・失行，随意運動，不随意運動，失調症，巧緻性，腱反射，病的反射，表在反射，筋緊張，感覚障害等を診る．

②筋・骨格系：筋萎縮，筋力低下の有無・程度・分布を評価する．筋力は，徒手筋力検査（manual muscle testing：MMT）と握力計により測定する．MMTは，的確に固定して正しい手技で行うとともに，代償運動に注意する．骨関節系では，奇形，変形，腫脹，圧痛，拘縮の有無を確認する．関節可動域（range of motion：ROM）の測定は，MMTと並びリハにおける最も基本的な評価の一つであり，測定上の注意事項を踏まえ正しく計測する．特に二関節筋の影響により測定値が大きく左右されるので，固定方法や肢位に注意する．

③呼吸・循環系：血圧，脈拍（数，調律等），呼吸（数，呼吸様式），心音・心雑音，呼吸音，頚静脈怒張，四肢の循環，チアノーゼ，浮腫等を診る．

1. リハビリテーション診療の手順

④泌尿器系・消化器系：尿意の有無，尿・便の回数，尿量，尿失禁や頻尿，尿閉，便秘の有無，さらに直腸診で前立腺肥大をみる．

⑤廃用症候群の評価：廃用症候群とは，不活動状態が続くことにより，各臓器・系に生じる二次的機能障害である．拘縮，筋力低下・筋萎縮，起立性低血圧，骨粗鬆症，心肺機能低下，褥瘡，廃用性排尿・排便障害，認知症状，心理的退行等が含まれ，適切な対応により予防可能である．本来の障害に廃用症候群が加わり，障害がいっそう重度になっている場合も多く，廃用症候群の評価は重要である（「第3章1 廃用による障害」参照）．リハを進めるうえで特に問題となる非麻痺側の筋力低下や安静時の脈拍上昇，易疲労性，起立性低血圧をしっかりと評価する．

⑥痛みの評価：様々なリハ対象疾患・障害において痛みの訴えは多く，日常生活の妨げとなる場合も少なくない．痛みの部位・性質・程度・誘因，日常生活上の支障，これまでの治療とその効果，圧痛点の部位，関連痛の有無と分布，痛みの増悪/軽減をもたらす姿勢や動き等をポイントに問診と診察を行う．

⑦姿勢，動作の評価：臥位，寝返り，起き上がり，座位保持，立ち上がり，立位保持，移乗動作等の姿勢や基本動作，歩行等の移動動作，リーチ，把持，両手動作等の上肢動作，ADLにおける姿勢および体幹・四肢関節の運動をよく観察する．歩行については，杖，装具，義足，歩行器等の補助手段の要否，歩容，安定性，持久力を確認する．

動作の可否だけでなく，動作方法，代償運動の有無等の質的評価もリハ治療を考えるうえで重要である．観察眼が養われると，動作を見ただけで機能障害の状況や動作障害の原因を推測することができるようになる．

なお，診察場面では限られた情報しか得られないことが多く，実際の生活場面での写真や動画があると参考になる．最近はスマートフォン等で簡単に撮影できるので，活用するとよい．

⑧ADLの評価：ADLとは日常生活のなかで誰もが毎日行う動作であり，食事，整容，更衣，排泄，移動，入浴が含まれる．リハにおける重要な評価項目であり，自立度・介護度の把握，介入すべき内容の把握と治療計画の立案，治療効果の判定，他施設との情報交換に活用される．疾患を問わず共通して利用可能な尺度（Barthel index：BI，Functional Independence Measure：FIM等）と，疾患や障害の特性を加味して作成された疾患特異的尺度があり，目的に応じ使い分ける．診察場面では聴取による評価が中心になるが，自立度，介護度だけでなく，実際の動作方法の情報を得ることが大切である．

さらに，家庭生活，社会生活を送るうえで重要な炊事，洗濯，掃除，買い物等のより応用的な動作（手段的ADL：IADL）も評価する．

⑨生活の質（quality of life：QOL）の評価：近年，患者の視点に立脚した帰結としてQOLが重視されている．医療分野では，疾患によって影響を受け，医療によって変化していく身体的・精神的・社会的側面を表す健康関連QOLに着目する．QOL尺度には，選好に基づく尺度（効用型）と，健康を多次元的に測定するプロファイル型尺度があり，プロファイル型には，包括的尺度と疾患特異的尺度がある．QOLは患者が感じる帰結であり，機能障害やADLの尺度では客観的変化が捉えにくい時期における変化や，長期的帰結を捉える尺度として有用な可能性がある．

c）ベッドサイドでの診察

急性期や全身状態不良時にはベッドサイドで診察するが，リスク管理やリハ処方に必要な情報を短時間で効率よく収集する．患者や家族からの病歴聴取が困難な場合も多く，カルテや他科医師，看護師から事前に情報を得て診察に向かう．ベッドサイドでは，意識レベル，バイタルサイン，外傷の有無・程度，装着モニター類，人工換気や酸素吸入の有無，点滴や栄養等のライン，尿道カテーテル，ドレーン類等をチェックして全身状態や重症度を把握し，ベッドサイドで安全に実施可能なリハプログラムを検討する．全身状態が安定し，座位が30分以上とれるようになったら，外来での評価が可能となる．

d）小児における診察

成人のように一定の順序で診察することは困難であり，臨機応変に行う．成長（身長，体重，頭囲），一般身体所見，自発運動・行動（運動レパー

トリー，動きや筋緊張の左右差），不随意運動，各姿勢の特徴，残存する原始反射，音や光への反応，周囲との関わり・多動や自閉的傾向，神経学的診察（筋緊張，姿勢，反射・反応），発達（粗大運動，微細運動-適応，言語，個人-社会），骨関節系（拘縮，脊柱変形，股関節脱臼，O脚・X脚，足部変形）等を診る．発達評価にあたり，未熟性の補正，領域ごとの流れの把握，発達の遅れと退行との区別に留意する（「第3章15 発達障害」参照）．

3）臨床検査・画像診断

臨床検査・画像診断は，疾病・病態の診断，重症度やリハに伴うリスクの把握，リハ効果の評価，予後予測等の目的で行われる．問診・診察で抽出された問題点をもとに，スクリーニング検査の計画を立て，その結果からさらに詳しい検査を行い，確定診断に至る．検査は機械的に行うのではなく，目的を考えながら必要なものを選ぶ．通常の血液・生化学検査，X線・CT・MRI・SPECT・PET等の画像検査，心電図や呼吸機能検査に加え，リハ診療では，神経・筋組織検査，筋電図・大脳誘発電位・脳波等の電気生理学的検査，動作分析，運動負荷試験，超音波検査，神経心理学的検査，言語機能検査，摂食嚥下機能検査（ビデオ嚥下造影，嚥下内視鏡），尿水力学的検査，尿路造影検査等も重要であり，十分に習熟しておく．

■ 結果のまとめ

主訴，経過，診察所見，検査所見から問題点をリストアップする．実地臨床上は国際障害分類（International Classification of Imparments, Disabilities, and Handicaps：ICIDH）を基本に疾患，機能障害，能力低下，社会的不利に分けて整理するとわかりやすいが，近年，国際生活機能分類（International Classification of Functioning, Disabilities, and Health：ICF）が推奨され，リハ領域でも徐々に浸透しつつある（「第1章 2 リハビリテーションの理念と障害学」参照）．

評価結果は単に数値で表されたものに意味があるのではなく，患者の全体像のなかで適切に位置付けられて初めて意味をもつ．評価だけに終わることなく，患者・家族を中心としたリハチームの共通認識の醸成，具体的プログラム立案のために活用することが大切である．各専門職が問題点を共有し，それぞれの専門性を最大限に発揮して，最良のリハ治療を提供することが肝要である．

治療

1）リハ治療

リハ治療は，回復的アプローチと代償的アプローチに大別される．前者は麻痺などの機能障害そのものの回復を促すアプローチであり，リハ医療者は最大限の機能回復に向け努力する責任があるが，疾病の性質・程度により回復には限界もある．したがって，機能回復のみにこだわらず，代償的アプローチも活用しながら，生活機能障害の軽減に努めることが大切である．代償的アプローチには，残存機能の活用，補助具の活用，環境調整が含まれる．機能障害が不変でも，代償機能の活用によりADLの自立度が高まることはよくある．以上の2つをバランスよく組み合わせ，リハチームの協働により，最大限の機能回復とQOLの向上を目指す．

2）リハ処方

リハ医療は，薬と同様，医師の処方に基づき行われる．処方には，医学的判断と治療方針・ゴール，訓練内容，注意・禁忌事項を明記し，チーム全体が共通認識と目標をもって治療を進められるようにする．実際の治療場面を見て，処方の適切性や確実な実行を確認するとともに，各専門職からの建設的な提案を取り入れ，より良い処方を作り上げて行く姿勢も大切である．処方は治療過程で変化する患者の状態に合わせ，絶えず更新していく．

処方にあたり，治療手技として用いられる運動療法，物理療法，ADL訓練，機能的作業療法，義肢・装具療法，補装具・自助具，言語聴覚療法等を十分に理解しておく．

3）リハの流れ

リハは，情報収集・評価→問題点の抽出→予後予測→ゴール設定→プログラム作成→チームによる治療の実践→再評価という流れで展開される．以下，典型的な入院リハの流れを示す．入院後，医師の診察に基づき，患者・家族にゴール，入院

期間，プログラム内容が説明される．障害状況に応じ，理学療法，作業療法，言語聴覚療法が処方され，各部門での評価と治療が開始される．同時に生活の場である病棟において，日常生活の基本的訓練が開始される．各部門での評価終了後（入院1〜2週間後），ケース会議にて医学的問題，訓練上のリスク，機能障害や日常生活の状況，社会的背景等の情報が交換され，ゴール，入院期間，プログラムの進め方が決められる．

入院1〜2か月後の中間評価において，プログラムの進行度のチェック，問題点の整理，ゴールの確認・修正を行う．さらに，家庭訪問により，実生活の場での評価を行い，獲得機能を家庭でも発揮できるように家屋改造や福祉機器利用を助言する．試験外泊により問題点を再検討するとともに，家庭生活に慣れてもらいながら，退院準備を進めていく．退院前には家屋改造や必要な介護用品の確認，介護・服薬・栄養指導，ホームプログラムの指導，退院後に活用する社会資源やフォローアップの確認を行う．

4） リスク管理

高齢化，医療の高度化・複雑化とともに，状態不安定例，呼吸・循環器疾患併存例，嚥下障害合併例等，多様なリスクを伴う症例を診る機会が増え，リスク管理の重要性は高い，①起こりうるリスクの評価と同定，②リスク回避のためのモニタリング，③訓練中止基準の明確化，④リスク事象発生時の機敏な対応，⑤リハチームのリスク管理教育，⑥リスク管理のための環境整備を行う．リハチーム内での密な情報交換と連携により，安全かつ効果的なリハを実施できるように努める．

（里宇明元）

▶文献

1) 里宇明元：障害の評価（山浦 晶総編集）．脳神経外科学体系14，リハビリテーション・介護，中山書店，2004，pp10-22.
2) 里宇明元：リハビリテーション・マネジメント（上田 敏監修）．標準リハビリテーション医学，医学書院，2012，pp172-179.

第2章 リハビリテーション診療

2. ADL評価

Summary

① ADL（日常生活活動）は，「日常生活において，通常の暮らしをするのに欠かすことのできない活動」を指し，体位変換，移動・移乗，セルフケア，コミュニケーションなどの基本的ADLと，家事，買物，公共交通機関の利用などの手段的ADLとに大別できる．
② リハビリテーション（以下リハ）・プログラムの作成およびリハ・ゴールの設定に際しては，日常生活における患者の自立度と必要な介助量の尺度として，ADLの評価が必須である．
③ ADLレベルは，「できるADL（能力）」と「しているADL（実行状況）」で異なることがあるが，リハ医学では「しているADL」がより重要となる．
④ 基本的ADLの評価スケールとしては，Barthel IndexとFunctional Independence Measure（FIM）が広く用いられている．わが国では，基本動作能力を重視したスケールとしてAbility for Basic Movement Scale-2が，ICFを用いたものとしてICFステージングが開発されている．
⑤ 手段的ADLについては，患者個々で重要な項目が異なるため，汎用性をもつスケールの普及は進んでいないが，比較的よく知られたものとしてLawtonの手段的ADL評価尺度がある．手段的ADL評価を中核に含むスケールとして，老研式活動能力指標，JST版活動能力指標が考案されている．

ADLの定義と位置づけ

ADL（activities of daily living：日常生活活動）は，日本リハビリテーション医学会によって「一人の人間が独立して生活するために行う基本的な，しかも各人ともに共通に毎日繰り返される一連の身体的動作群をいう」と定義されている[1]．すなわち，ADLは「日常生活において，通常の暮らしをするのに欠かすことのできない活動」に相当する．広義のADLは「基本的ADL（basic ADL）」と「手段的ADL（instrumental ADL：IADL）」とに二分されて考えられる．狭義のADLとしても捉えられる基本的ADLは，生命維持に関連した直接的な活動と考えられ，体位変換，移動・移乗，セルフケア（食事，更衣，整容，入浴，排泄など），コミュニケーションなどを含む．これに対して，より複雑で高度なADLと位置づけられる手段的ADLは，周辺環境や社会生活に関連した活動に相当するものである．例えば，料理・掃除・洗濯などの家事，育児，買物，財産の管理，薬の管理，公共交通機関の利用，自動車の運転などが手段的ADLに該当する．

ICFの構成要素に照らし合わせた場合，ADLは「課題や行為の個人による遂行」と定義される「活動（activity）」におよそ等しいものと考えられ，ADL障害は「個人が活動を行う時に生じる難しさ」と定義される「活動制限（activity limitation）」にほぼ該当することとなろう．しかしながら，ICFのカテゴリー分類においては，「活動（activity）」と，より社会的な活動に言及する「参加（participation）」の両者が，「活動と参加の領域（domain）」という単一のカテゴリー・リストに混在して示されており，ADLとそれ以外の活動が厳密には区別されていない．9章からなる「活動と参加の領域」のカテゴリーにおいては，ADLに

表1 ICFの「活動と参加の領域（domain）」のなかで，ADLに相当する主なカテゴリー[2]

ICF第1レベルの分類		ADLに相当する，ICF第2レベルの主なカテゴリー
第1章	学習と知識の応用	(d172：計算)
第2章	一般的な課題と要求	d210：単一課題の遂行，d220：複数課題の遂行，d230：日課の遂行
第3章	コミュニケーション	d310：話し言葉の理解，d315：非言語的メッセージの理解，d325：書き言葉によるメッセージの理解，d330：話すこと，d335：非言語的メッセージの表出，d345：書き言葉によるメッセージの表出，d350：会話，d355：ディスカッション，d360：コミュニケーション用具および技法の利用
第4章	運動・移動	d410：基本的な姿勢の変換，d415：姿勢の保持，d420：移乗，d430：持ち上げることと運ぶこと，d435：下肢を使って物を動かすこと，d440：細かな手の使用，d445：手と腕の使用，d450：歩行，d455：移動，d460：様々な場所での移動，d465：用具を用いての移動，d470：交通機関や手段の利用，d475：運転や操作，d480：交通手段として動物に乗ること
第5章	セルフケア	d510：自分の身体を洗うこと，d520：身体各部の手入れ，d530：排泄，d540：更衣，d550：食べること，d560：飲むこと，d570：健康に注意すること
第6章	家庭生活	d630：調理，d640：調理以外の家事，d650：家庭用品の管理
第7章	対人関係	特になし
第8章	主要な生活領域	d860：基本的な経済的取引き，d865：複雑な経済的取引き，d870：経済的自給
第9章	コミュニティライフ・社会生活・市民生活	(d920：レクリエーションとレジャー)

相当する項目は主に，第2章（一般的な課題と要求），第3章（コミュニケーション），第4章（運動・移動），第5章（セルフケア），第6章（家庭生活）に含まれている[2]（**表1**）．

ADL評価の意義と要点

リハ医学においては，患者の生活・活動が重視されるが，その生活・活動のうち，最も普遍的で基盤となるものがADLである．ADLを評価することによって，日常生活における「対象の自立度」，「対象が必要とする介助量」，そして「対象による活動遂行の程度・様式」が明らかとなる．よって，リハ医学の臨床の場においてADLを評価する目的としては，以下のものがあげられる．①日常生活における患者の自立度と必要な介助量を判定する．②リハ・チームとしてアプローチすべき生活上の課題を明らかにする．③リハ・プログラムの作成およびリハ・ゴールの設定の基盤とする．④リハ介入の効果判定に用いる．

ADL評価の際には，「できるADL」と「しているADL」との違いを認識することが重要である．「できるADL」が，訓練室におけるリハ評価・訓練時に確認される動作能力（本来はできるはずの能力）を示すのに対して，「しているADL」は，病棟や自宅での実生活で実行できている動作（実際に行えている動作）を指すこととなる．ICFにおける「活動と参加の領域（domain）」においては，「できるADL」を「capacity（能力）」として，「しているADL」を「performance（実行状況）」として，2つの評価点で別に評価するように求められている．各個人におけるこれら2つのADLレベルの間で乖離がみられることは珍しくはないが，患者の生活に目を向けるリハ医学では，「しているADL」をより重視するのが通常である．2つのADLレベルが乖離する要因としては，環境の違い（訓練場面と違い，自宅や職場では様々な障害がある），低い習熟度（いまだ習慣化されておらず，遂行に多大な体力・精神力を要する），患者の誤った考え方（訓練の成果は実生活に反映されるべきということが理解されていない．実生活における自立心の欠如や過剰な依存心）などがあげられる．実際のリハ臨床の場においては，これら2つのADLレベルの乖離を明らかにしたうえで，推定される要因にアプローチして乖離の縮小を目指すことが，リハ・プログラム作成

表2 Barthel Index[3]　　　　　　　　　　　　　　　　　　　　　　　　　　　　　　　　　　　　　　　＊満点：100点

	自立 (independent)	部分介助 (with help)		全介助 (dependent)
1：食事	10	5（おかずを切ってもらう）		0
2：移乗（車椅子からベッドへ）	15	10 （軽度の介助・監視を要する）	5 （座ることのみ可能）	0
3：整容	5	0		
4：トイレ動作	10	5（体を支える，衣服・後始末に介助を要する）		0
5：入浴	5	0		
6：歩行	15（歩行器を用いずに45 m以上歩行）	10（45 m以上の介助歩行，歩行器使用）	5（車椅子で45 m以上の操作可能）	0
7：階段昇降	10	5（介助・監視を要する）		0
8：着替え	10	5（標準的な時間内，半分以上は行える）		0
9：排便コントロール	10	5（時に失禁あり．浣腸・坐薬の取り扱いに介助を要する）		0
10：排尿コントロール	10	5（時に失禁あり．収尿器の取り扱いに介助を要する）		0

におけるひとつの基盤となることがある．

　ADL障害は，多くの場合では運動障害に起因しているが，手段的ADLの障害は，認知症もしくは軽度認知障害（mild cognitive impairment）の初期症状として捉えられることもある．すなわち，認知機能が低下すると，運動障害がなく基本的ADLには問題がなくても，ある程度の認知的処理能力を要する手段的ADL場面での失敗がみられるようになってくる．手段的ADLの量的側面には変容がない（活動には従来どおり取り組む姿勢を見せている）ものの，質的側面にのみ異常がみられる（活動の質が低下する）認知症症例も少なくない．例えば，認知症の初期では，掃除を行うものの非常に雑になったり，料理を試みるもその味付けが悪くなったりすることがある．

　わが国における地域連携パスにおいても，その多くのもので「多施設間・多職種間の共通言語」としてADLレベルの記載が必須のものとなっている．例えば，脳卒中や大腿骨頸部骨折の連携パスの多くでは，急性期病院から回復期病院への転院時には，後述するいずれかのADL評価スケールを用いたうえで，その時点におけるADL能力を記載する．

基本的ADL評価スケール

　基本的ADLの評価スケールとしてはBarthel Index, Functional Independence Measure（FIM），Katz Index, Kenny Self-care Evaluation, PULSES（Physical Condition, Upper Limb Function, Lower Limb Function, Sensory Components, Excretory Functions, Support Factors）などがある．これらのうち，最も普及して頻用されているものは，Barthel IndexとFIMである．また，わが国で近年に考案されたものとして，基本動作能力に注目したAbility for Basic Movement Scale-2（ABMS-2），ICFのカテゴリーを用いたICFステージングがある．

1）Barthel Index（表2）

　最も広く用いられている，10項目からなるADL評価スケールである[3]．各項目ごとの評価の基準が具体的に設定されており，各項目それぞれが，自立度（自立，部分介助，全介助など）に応じて0～15点（2～4段階）で評価される．ADLが完全に自立している場合，10項目の合計点が100点となるが，Barthel指数には天井効果があることも示されており，軽微なADL障害を評価することは困難である．介助量とそれに要する時間

表 3-a　FIM の評価項目[4]

	評価項目	内容
セルフケア	食事	すくって食べて飲み込む
	整容	口腔ケア，洗顔，手洗い，整髪，髭剃り/化粧をする
	清拭	全身の複数個所を洗う
	更衣（上半身）	上肢・体幹の衣服を着る・脱ぐ
	更衣（下半身）	下肢の衣服（ズボン，スカート，下着），靴下，靴を着る・履く・脱ぐ
	トイレ動作	トイレのために服を下す・上げる・拭く
排泄コントロール	排尿管理	尿道括約筋を緩める動作をする
	排便管理	肛門括約筋を緩める動作をする
移乗	ベッド・椅子・車椅子	ベッド・椅子・車椅子間で乗り移る
	トイレ	トイレに乗り移る
	浴槽・シャワー	浴槽に乗り移る，シャワー椅子に乗り移る
移動	歩行・車椅子	平地歩行ができる・車椅子で平地が移動できる
	階段	階段昇降ができる
コミュニケーション	理解	聞き取る
	表出	話す
社会的認知	社会的交流	他人と折り合うことができる
	問題解決	方法を考えつく
	記憶	日課，人物の識別，命令の内容を覚える

表 3-b　FIM の採点基準[4]

点数	介助者	自立度・介助量	
7	介助者なし	自立	完全自立
6			修正自立（補装具などを使用）
5	介助者あり	部分介助	監視または準備
4			最小介助（患者自身で75％以上行える）
3			中等度介助（患者自身で50％以上行える）
2		完全介助	最大介助（患者自身で25％以上行える）
1			全介助（患者自身は25％未満しか行えない）

表 4　ABMS-2[5]　　＊満点：30 点

動作	評価	点数
寝返り	6 点：完全自立	
起き上がり	5 点：修正自立	
座位保持	4 点：監視・口頭修正	
	3 点：部分介助	
立ち上がり	2 点：全介助	
立位保持	1 点：禁止	
合計		/30 点

に基づいて，それぞれの項目について重みづけがなされており，例えば，移動動作，移乗動作はそれぞれ15点の配点であり，排泄は排尿と排便に分けられている（いずれも配点は10点）ことから，これらの項目が重視されているものと解釈できる．原則的に「しているADL」を評価する．

2) Functional Independence Measure (FIM)（表 3）

いかなる疾患に対しても用いることができるスケールであり，能力低下を評価して介助量を判定する目的で考案された[4]．すでにその信頼性と妥当性が確認されているFIMは，運動項目13項目のみならず認知項目5項目も含んでおり，計18項目から成り立っている．運動項目においてはセルフケア，排泄コントロール，移乗，移動の能力が問われ，認知項目では，コミュニケーション能力と社会的認知が問われる．いずれの項目も「しているADL」として1〜7点の7段階で評価されるが，その評価は，①その動作の遂行に介助者を要するのか（要さなければ，7点か6点），②介助者を要するのであれば，どれくらいの程度で介助を要するのか（程度によって，1〜5点）に基づいて決定される（満点は126点，最低点は18点）．Barthel指数と比して，より詳細にADL能力を評価できるが，評価を終えるにはある程度の時間が費やされる．総得点が80点以上で歩行が自立，70点以上でセルフケアが自立，逆に50点未満で全介助になるとの報告がある．

3) Ability for Basic Movement Scale-2 (ABMS-2)（表 4）

基本的ADLのうち，5つの基本動作能力（寝返り，起き上がり，座位保持，立ち上がり，立位保持）を評価する簡易な評価スケールである[5]．各

表5 Lawtonの手段的ADL評価尺度[7]

項目		得点 男性	得点 女性
電話の使用	1. 自発的に電話をかける．知らない電話番号は自分で調べる．	1	1
	2. 知っているいくつかの番号にのみ電話をかけることができる．	1	1
	3. 電話を受けることはできるが，自分からかけることはできない．	1	1
	4. 電話を使用することはできない．	0	0
買い物	1. 必要な買い物は全て自分一人でできる．	1	1
	2. 安価な買い物は一人でできる．	0	0
	3. すべての買い物に付き添いを必要とする．	0	0
	4. 買い物は全くできない．	0	0
食事の支度	1. 献立・調理・配膳は適切に一人でできる．	実施せず	1
	2. 材料があれば適切に調理ができる．		0
	3. 調理済み食品を温めて配膳する．配膳するが栄養が適切でない．		0
	4. 調理・配膳は人にしてもらう．		0
家事	1. 自分で家屋の維持ができる．重労働の時のみ手伝ってもらう．	実施せず	1
	2. 皿洗いやベッドメーキングのような軽作業のみできる．		1
	3. 日常の軽作業はできるが，適切な清潔さの維持はできない．		1
	4. すべての家事に援助を必要とする．		1
	5. 家事は全くできない．		0
洗濯	1. 自分の洗濯は自分でできる．	実施せず	1
	2. 靴下，ソックスのような小物は洗濯できる．		1
	3. 洗濯はすべて人にしてもらう．		0
移動手段	1. 公共交通機関を利用して一人で外出できる．自分の車を運転する．	1	1
	2. タクシーを利用して外出するが，他の交通機関は利用できない．	1	1
	3. 介護者がいるときに公共交通機関を利用して外出する．	0	1
	4. 他人の介護があるときのみタクシーまたは自動車を利用して外出する．	0	0
	5. 外出は全くできない．	0	0
服薬管理	1. 正しい量の薬を，決められた時間に責任をもって服薬できる．	1	1
	2. 分包して渡されれば，正しく服用できる．	0	0
	3. 自分で責任をもって服薬できない．	0	0
財産管理	1. 財産管理は自立している．	1	1
	2. 日用品の購入はできるが，銀行へ行く，高額な買い物には援助が要る．	1	1
	3. 通貨を使用することは全くできない．	0	0

動作を1～6点の6段階（禁止を含む．数字が大きいほど能力が高い）で評価して，5項目の合計点を算出する（満点は30点）．基本動作能力のみで構成されたスケールであるため，評価においては特別な道具は不要であり，短時間で行うべきベッドサイドでの評価にも適している．急性期症例（急性期脳卒中，外科手術後など）における有用性が高く，患者の離床能力を反映するスケールとも考えられている．急性期脳卒中におけるABMS-2の点数が，長期的機能予後の予測因子になることも確認されている．

4) ICF ステージング

全国老人保健施設協会によって開発された評価スケールであり，特に施設入所者の在宅復帰に必要な過程を考慮して作成されている[6]．ADL に関するもの 9 項目〔基本動作，歩行・移動，食事（嚥下，動作），排泄，入浴，整容（口腔，整容，衣服）〕の他に，余暇，交流の 2 項目，認知機能に関する 4 項目（見当識，コミュニケーション，精神活動，周辺症状）が評価され，計 15 項目から成り立つ．原則的に各項目において，異なったレベルの同種の活動 4 つが ICF コードに沿ってランクづけされており，それぞれについて「行っている」のか「行っていない」のかを判定する．そして，「行っている最も高いレベル」をその項目の評価点（ステージ）として 5 段階で評価する．例えば，「歩行・移動」に関しては，平易なものから順に「施設内で移動しているか？（手段は問わない）」「安定して歩行できるか？」「階段の昇り降りができるか？」「外出ができるか？」の 4 活動について問い，「どのレベルまで行っているか？」で評価点が決定される（最も平易なものを行っていなければステージ 1，最も困難なものを行っていればステージ 5）．

手段的 ADL 評価スケール

手段的 ADL については，重要な項目が年齢，性別，生活環境（家庭内での役割，住居の状態，生活スタイル）などによって異なる．よって，汎用性をもった評価スケールの開発は容易ではないが，Lawton の手段的 ADL 評価尺度，Frenchay Activities Index，Assessment of Motor and Process Skills，Functional Assessment Measure などが比較的広く用いられている．わが国で開発された老研式活動能力指標，JST 版活動能力指標は，手段的 ADL の評価がスケールの中核となっている．

1) Lawton の手段的 ADL 評価尺度（表 5）

手段的 ADL の 8 項目（電話の使用，買い物，食事の支度，家事，洗濯，移動手段，服薬管理，財産管理）が含まれるが，手段的 ADL への一般的な関わり程度の違いから男女間で評価項目が異

表 6　老研式活動能力指標[8]

*以下の質問に，「はい」か「いいえ」で答える．各項目，「はい」を 1 点，「いいえ」を 0 点として，合計点を計算する（満点：13 点）

領域	項目	配点 1	配点 0
手段的 ADL	1：バスや電車を使って一人で外出ができますか？	はい	いいえ
	2：日用品の買い物ができますか？	はい	いいえ
	3：自分で食事の用意ができますか？	はい	いいえ
	4：請求書の支払ができますか？	はい	いいえ
	5：銀行預金，郵便貯金の出し入れが自分でできますか？	はい	いいえ
知的能動性	6：年金などの書類が書けますか？	はい	いいえ
	7：新聞などを読んでいますか？	はい	いいえ
	8：本や雑誌を読んでいますか？	はい	いいえ
	9：健康についての記事や番組に関心がありますか？	はい	いいえ
社会的役割	10：友達の家を訪ねることがありますか？	はい	いいえ
	11：家族や友達の相談にのることがありますか？	はい	いいえ
	12：病人を見舞うことができますか？	はい	いいえ
	13：若い人に自分から話しかけることがありますか？	はい	いいえ

なる[7]．女性は 8 項目すべてに回答するのに対して，男性はそれのうち 5 項目（電話の使用，買い物，移動手段，服薬管理，財産管理）についてのみ回答する（総得点も男性で低くなる）．しかしながら，近年では，食事の支度，家事，洗濯に自ら好んで参画する男性が少なくなく，さらにわが国ではこれらの活動を自ら行わざるを得ない独居男性高齢者も増加している．よって，IADL の評価に際して性差を勘案することは必ずしも妥当ではないとの意見もある．本尺度では，各項目について，3～5 段階の活動が「できる」か「できない」かで問われる（できれば 1 点，できなければ 0 点）．

表7 JST版活動能力指標[9]
＊以下の質問に，「はい」か「いいえ」で答える．各項目，「はい」を1点，「いいえ」を0点として，合計点を計算する（満点：16点）．

領域	項目	配点 1	配点 0
新機器利用 （手段的ADL）	1：携帯電話を使うことができますか？	はい	いいえ
	2：ATMを使うことができますか？	はい	いいえ
	3：ビデオやDVDプレイヤーの操作ができますか？	はい	いいえ
	4：携帯電話やパソコンのメールができますか？	はい	いいえ
情報収集 （知的能動性）	5：外国のニュースや出来事に関心がありますか？	はい	いいえ
	6：健康に関する情報の信ぴょう性について判断できますか？	はい	いいえ
	7：美術品，映画，音楽を鑑賞することがありますか？	はい	いいえ
	8：教育・教養番組を視聴していますか？	はい	いいえ
生活 マネジメント （手段的ADL）	9：詐欺，ひったくり，空き巣等の被害にあわないように対策をしていますか？	はい	いいえ
	10：生活のなかでちょっとした工夫をすることがありますか？	はい	いいえ
	11：病人の看病ができますか？	はい	いいえ
	12：孫や家族，知人の世話をしていますか？	はい	いいえ
社会参加 （社会的役割）	13：地域のお祭りや行事などに参加していますか？	はい	いいえ
	14：町内会・自治会で活動していますか？	はい	いいえ
	15：自治会やグループ活動の世話役や役職を引き受けることができますか？	はい	いいえ
	16：奉仕活動やボランティア活動をしていますか？	はい	いいえ

2）老研式活動能力指標・JST版活動能力指標（表6，表7）

老研式活動能力指標は，手段的ADL5項目（バス・電車の利用，買物，食事の用意，請求書の支払い，預金・貯金の出し入れ），知的能動性4項目，社会的役割4項目の計3領域13項目から構成される評価スケールである[8]．各項目について「はい」を1点として，全項目の合計点を評価点とする（満点は13点）．質問が単純で答えも2択であるため，高齢者においてもその内容は理解されやすい．手段的ADLの評価のみならず，知的能動性および社会的役割についても評価を行うため，高齢者の活動性を簡易にかつ総合的に評価できるスケールである．

JST版活動能力指標は，近年のわが国における高齢者のライフスタイルの変化を考慮して，「一人暮らし高齢者が，自立し活動的に暮らすため」に必要なより高い能力を評価する尺度として新しく開発された[9]．新機器利用4項目，情報収集4項目，生活マネジメント4項目，社会参加4項目の計4領域16項目から構成されるが，これらのうち新機器利用（携帯電話，ATM，ビデオ・DVDプレイヤー，携帯電話・パソコンのメール）と生活マネジメント（詐欺・ひったくり・空き巣等の対策，生活上の工夫，病人の看病，孫・家族・知人の世話）の項が手段的ADLの評価に該当する．JST版活動能力指標は，老研式活動能力指標ではカバーされていない項目を含むため，これら2つの指標を併用することで，対象者の生活能力をより幅広く評価することができると考えられる．

（角田　亘）

▶文献

1）日本リハビリテーション医学会：ADL評価について．リハ医学，**13**（4）：315，1976．
2）障害者福祉研究会：ICF国際生活機能分類〜国際障害分類改訂版．中央法規出版，2002．
3）正門由久・他：脳血管障害のリハビリテーションにおけるADL評価．総合リハ，**17**（9）：689-694，1989．
4）才藤栄一・他：脳卒中患者の新しい評価法FIMとSIASについて．医学のあゆみ，**163**：285-290，1992．
5）Tanaka T, et al.：Revised version of the ability for

basic movement scale (ABMS II) as an early predictor of functioning related to activities of daily living in patients after stroke. J Rehabil Med, 42(2): 179-181, 2010.
6) 安藤　繁，折茂賢一郎：進化するアセスメント ICF ステージングの可能性に注目 イラスト入りで簡便なのに客観的. 月刊ケアマネジメント, 26 (2): 26-29, 2015.
7) 澁谷健一郎：IADL・APDL の評価法. リハビリテーション MOOK ADL・IADL・QOL. 34-38, 金原出版, 2004.
8) 古谷野亘・他：地域老人における活動能力の測定〜老研式活動能力指標の開発. 日本公衆衛生雑誌, 34(3): 109-114, 1987.
9) 鈴木隆雄・他：戦略的創造研究推進事業（社会技術研究開発）コミュニティで創る新しい高齢社会のデザイン研究開発プロジェクト「新たな高齢者の健康特性に配慮した生活機能指標の開発」研究開発実施終了報告書. 社会技術開発センター, 2013.

第2章 リハビリテーション診療

3. 画像診断

Summary
① 画像診断では，形態を評価する通常の画像以外に，機能を評価する機能画像が用いられる．
② 通常の画像診断では，単純X線撮影，CT，MRIが主に用いられる．
③ 機能画像には，機能的MRI，PET，SPECT，機能的赤外線分光法などがある．
④ 形態評価に加えて機能画像を適宜利用し，科学的視点をもってリハビリテーション（以下リハ）を行うことが望まれる．

　画像診断はリハ医学においては単なる疾病の診断にとどまらず，病態評価，治療計画の策定とその効果判定，予後予測などに広く用いられている．画像診断には多くの種類があり，詳細な評価をするにはそれぞれの領域の専門的知識が必要である．一方，リハ医学の視点でみれば，基本的な原理と適応，主要疾病の所見の概要を理解し，リハ治療への応用ができるようにしておくことが必要である．ここでは，日常よく使われる画像診断法の基礎的事項を解説し，さらに脳卒中と脳外傷での活用について述べる．

画像診断の基礎

■ 単純X線撮影
　骨関節疾患では必須の検査法である．骨関節部の痛み，腫脹，変形などがあれば適応がある．空間での位置関係を把握するためには2方向の撮影が基本となる．頸椎など運動（伸展・屈曲）をさせて，関節の可動性をみることが有用な場合もある．多くの場合被曝線量は問題となるほどにはならないが，撮影は診察所見に基づいて必要最小限にとどめるべきである．リハ領域では，腰痛の鑑別，骨折・関節リウマチ・変形性関節症・転移性骨腫瘍・骨粗鬆症などの骨関節疾患の病態評価，骨関節疾患の術後経過，脊髄損傷，慢性閉塞性肺疾患などで用いる機会が多い．
　骨関節X線写真の読影に当たっては，骨の配列，骨の構造，関節の状態，軟部組織の状態をチェックする．骨配列のずれは骨折，脱臼，靱帯・腱断裂などを疑わせる．骨構造の変化には，萎縮，溶解，硬化などがある．骨折は皮質骨の途絶，屈曲や骨の透亮線として認められる．関節の状態では，裂隙幅の変化（拡大，狭小化）で関節病変を疑う．また，位置の変化は亜脱臼や脱臼でみられる．軟部組織は，筋陰影，異所性石灰沈着・骨化，脂肪層，ガス像などが読影対象になる．

■ 尿路系の画像診断
　単純X線撮影では尿路単純撮影法（KUB：kidney ureter bladder）が用いられる．腎杯腎盂から尿管，膀胱に至る尿路の造影検査では静脈性腎盂造影（IVP：intravenous pyelography）や点滴静脈性腎盂造影（DIP：drip infusion pyelography）が用いられる．神経因性膀胱では膀胱容量，膀胱壁コンプライアンス，膀胱尿管逆流（VUR：vesicoureteral reflux）などを評価する．膀胱壁の形状変化（痙縮膀胱でのクリスマスツリー様形状など）をみることも重要である．これらの評価には逆行性膀胱造影を用いる．

CT

　X線を用いて人体各部位の吸収率の差の分布をコンピュータで処理して断層画像を作成する方法をいう．CT（computed tomography）はコンピュータを用いて断層画像を得ることを意味しているので，広い意味ではX線CT以外に，単一光子放射線断層撮影（single photon emission computed tomography：SPECT），ポジトロン断層法（positron emission tomography：PET），磁気共鳴画像（magnetic resonance imaging：MRI）もCTではあるが，通常CTと言えば，X線を用いたものを指す．

　X線CTは画素（pixel）と呼ばれる単位ごとにX線吸収値を測定し，空気を－1000，水を0，骨を＋1000としてX線吸収の程度をCT値として数値化する．白黒の濃淡の関係はX線撮影での濃淡の関係と同じであるが，X線CTでは軟部組織（水を多く含む）の濃淡を描出することができる．例えば，髄液が存在する脳室や脳槽と脳実質との区別や，脳実質でも白質と灰白質の区別などが可能である．また，石灰化の高吸収値や脂肪の低吸収値の検出能にも優れている．所見をわかりやすくするためには，モニター上で表示するCT値の範囲（ウインドウ幅）とその中心値（ウインドウレベル）を調節する必要がある．連続する横断像から任意の方向の断層像や3次元画像を再構成して表示することも可能である．

　ヘリカルCTは体軸を中心にらせん状（ヘリカル）にスキャンを行うものである．実際には同じ円軌道を連続回転するX線管球部とそれと同時に一定速度でスライドする被験者テーブルで構成される装置を用いる．被験者が移動し連続的に断層面がずれるため，これに対応した補間再構成アルゴリズムが必要である．連続的にデータを収集するので，広範囲の検査が短時間で行える．このため時間分解能が向上し，体動の影響を最小限にできる．小病変の描出に優れ，また，造影剤は少量で良好な結果が得られる．連続データから，3次元画像や多方向再構成画像の表示が可能である．

　さらに，複数の検出器と円錐状に放射するX線束を組み合わせたマルチスライスCTが開発され，普及してきている．複数列（現在320列まで開発されている）の検出器を用いることで，短時間に広範囲のデータを収集することができ，時間分解能と空間分解能（特に体軸方向）に優れている．CT angiographyなど血行動態の評価に有用である．また，嚥下機能の評価[1]にも応用されている．

MRI

　スピンをもつ原子核〔臨床で用いるのは水素原子核；^1H（プロトン）〕に強力な磁場の中である一定の周波数（共鳴周波数）のラジオ波を照射すると励起し，ラジオ波が切られた瞬間から逆にラジオ波が放出され，これが減衰して元の状態に戻る．このラジオ波が減衰する過程を捉えて画像化するのがMRIであるが，減衰状況はプロトンの置かれている周囲の環境や結合の状態に影響され，T1緩和時間とT2緩和時間で表現される．

　プロトンを含む分子は体内にたくさんあるものの，MRIで捉えることができるのは，水と脂肪に含まれるプロトンからの信号である．多くの場合，病変の評価では水からの信号が問題となる．脂肪からの信号は，ほとんどのMR画像で高信号となり水からの信号を相対的に弱めるので，病変の描出を妨げることになる．このため，脂肪の信号を抑制（すなわち低信号になる）して水のダイナミックレンジを広げる撮像法が開発されている．これは脂肪抑制画像と呼ばれ，後述する撮像法と併用される．通常の画像と脂肪抑制画像を比較すれば，その対象が脂肪を含んでいるかどうかの鑑別ができる．

　水について考えると，MRIの信号強度を左右するのはプロトン密度のほか，T1（縦緩和時間），T2（横緩和時間），流速（v），水分子の拡散係数（D）などの内的因子である[2]．T1は信号放出能力の回復の速さを示す指標で，T1が短いと回復するまでの時間が短い，すなわち，回復力が強い（＝高信号）ことを意味する．T2は信号放出の持続時間の指標である．T2が短いと減衰するまでの時間が短い，すなわち，減衰しやすい（＝低信号）ということを意味する．これらの内的因子のうち特定の因子の影響が強くなるMR画像を数種類撮像すれば，病巣などの性状を明らかにでき，診断に有用なものとなる．このような特定の内的因子

を強調したMR画像を得るには，繰り返し時間（TR）やエコー時間（TE）などの外的因子を調整する．TRはラジオ波照射の時間的間隔で，TEは照射から信号収集までの時間である．目的とする内的因子を強調した画像を得るために，ラジオ波の様々なパルス系列が開発されている．

■ MRIの撮像法

MRIの撮像法は強調する内的因子で分類され，T1強調像，T2強調像などと呼ばれる．これらの強調像を得るためには，外的因子であるラジオ波パルスを特定の系列で加えなければならない．この外的因子の与え方（撮像条件）には，スピンエコー法，グラディエントエコー法などの種類がある．ここでは，主な撮像法についてその特徴を述べる．

1）T1強調像

T1の変化に鋭敏な撮像法である．T1が短いと高信号，長いと低信号になる．T1はさらさらの液体で長くなる（脳脊髄液，浮腫など）．中等度に粘稠な状態（粘液や脂肪）で最も短くなり，非常に粘稠な状態だと再び長くなる．水分子と混ざり合う常磁性体（メトヘモグロビン，ガドリニウム造影剤など）があると，T1は短縮する．

2）T2強調像・T2*強調像

T2の変化に鋭敏な撮像法である．T2が短いと低信号，長いと高信号になる．T2は水分子が動きやすいほど長くなるので，さらさらの液体（脳脊髄液など）ではT2が長くなり，粘稠度が増すにつれて短縮する．このため，蛋白質（線維化組織，腱，筋肉など）では低信号になる．さらさらの液体でも水分子と混ざりにくい常磁性体〔デオキシヘモグロビン（急性期血腫），ヘモジデリン（慢性期血腫），フェリチン（鉄沈着）など〕があるとT2は短くなる．

T2*強調像（*はスターと読む）はT2強調像と基本的には同じであるが，局所の磁場の乱れに鋭敏な撮像法で常磁性体の影響をより反映する．このため，T2強調像より常磁性体の低信号が鮮明化する．

3）FLAIR（Fluid Attenuated Inversion Recovery；液体減衰反転回復法）

頭部MRIで使用される方法で，T2の長い脳脊髄液からの信号を抑制した撮像法である．弱いT2強調像と言える．脳実質の浮腫は高信号で，脳脊髄液は低信号となる．このため，脳脊髄液に接する皮質下梗塞などの病変（高信号）が鮮明に描出できる．脳溝や脳槽の異常の描出にも優れ，くも膜下出血の検出も可能である．広範囲の病態を描出できるため，頭部のルーチン検査として頻用されている．

4）拡散強調画像・拡散テンソル画像

T2強調像をベースとして，それに傾斜磁場を加えて撮像するもので，水分子の拡散係数（D）の変化に鋭敏な撮像法である．実際には純粋な拡散係数以外の要素も含まれるため，ADC（apparent diffusion coefficient；みかけの拡散係数）が内的因子になる．分子が全く動かない場合は信号を良好に検出できるが，ブラウン運動によって運動している分子では位相がずれるため，運動の大きさに応じて信号強度が低下する．すなわち，ADCが大きいと，T2強調像で高信号であっても拡散強調画像では低信号となる（囊胞など）．一方，T2強調像で高信号かつ拡散の程度が抑制された状態（ADCが小さい）であれば，拡散強調画像で高信号となる．超急性期の脳梗塞では虚血により細胞内浮腫が起こり，水分子の運動が制限されるため，拡散強調画像で高信号になる．このことを利用して，拡散強調画像は超急性期の脳梗塞の診断に多用されている．また，頭部以外では悪性腫瘍の検出にも応用されている．なお，T2強調部分を除いて拡散成分のみを取り出したADC画像も作成可能である．

傾斜磁場の方向を変えて撮像した複数の拡散強調画像を元にして，画素の信号値をテンソル解析して画像化したものが拡散テンソル画像[3]である．画像化の方法として，水分子拡散の異方性（細長さ）の指標であるFA（fractional anisotropy）がよく利用される．水分子は脳の神経線維に沿った方向には動きやすく，そうでない場合は動きが制限される．つまり，拡散の状況は脳の神経線維の走行に影響されるため，FAで定量化してFA計算画像を作成すると，神経線維束を視覚化できる．また，拡散の長軸方向が近似しているピクセルをつないでいくことで白質線維構造を再現する

こともでき，この画像は拡散テンソル tractography と呼ばれる．

5）MR angiography

血管像を得ることができる撮像法である．撮像部位に留まる水素原子より，外から流入した新鮮な水素原子の方が強い信号を放出できる現象（time of flight 効果）により，血流部分が高信号となる．この血流の高信号を3次元化して血管像を作成する．MR angiography は内的因子の流速（v）強調画像であり，あくまでも血流を評価しているもので，血管壁の形態を評価しているのではないことに注意しなければならない．造影剤なしに血管像が得られるため，血管病変の評価に有用で，特に，脳動脈瘤のスクリーニングに広く用いられている．

■ MRI と CT

多くの場合 MRI の方が CT より病変の描出や性状の評価に優れている．また被曝がないことも長所である．MRI の短所としては，検査時間が長いこと，動きに弱いこと，閉所恐怖症や体内金属がある場合は撮像困難な場合があること，などである．MRI の禁忌はペースメーカーなどの MRI 対応でない電子機器を体内に埋め込んでいる場合，MRI 対応でない脳動脈瘤クリップがある場合などである．入れ墨，アートメイクなどは使われている色素が MRI に対し安全であることを確認できない場合は禁忌となる．

一方，CT が優位に立つ場合もある．病変の描出能力では，脳出血やくも膜下出血などの超急性期出血性病変，石灰化の評価などで MRI より優れ，また，撮影時間が短い利点を活かして，血行動態の評価など高い時間分解能を要する場合，小児，重症患者，鎮静が必要な患者などで適応がある．CT は禁忌となる場合がほとんどないため，被曝という点を除けば MRI より安全性は高い．救急現場で何の患者情報もない場合は，MRI より CT が第一選択となる．

■ 機能画像

形態を評価するのが通常の画像診断であるが，生理学的な現象を測定してそれを画像化し，機能に注目して評価する方法もある．これは機能画像と呼ばれる．リハ医学では，科学的視点をもって障害の克服に取り組む姿勢が望まれるが，機能画像はその一助となる．以下に代表的なものを示す．

1）機能的 MRI（functional magnetic resonance imaging：fMRI）

血中の酸素飽和度の変化により MR 信号が変化する BOLD（blood oxygenation level dependent）効果を利用した撮像法である．安静時の脳において，オキシヘモグロビンとデオキシヘモグロビンの比率は一定であるが，脳の局所活動によりその部位の酸素消費が増加し，また，血流も増加する．酸素消費の増加によりデオキシヘモグロビンが増加する一方，血流増大によりオキシヘモグロビンが新たに流入するためデオキシヘモグロビン濃度の上昇は抑制される．デオキシヘモグロビン濃度に対する影響は前者（酸素消費）より後者（血流増大）が上回るため，結果として，局所デオキシヘモグロビン濃度は低下する．デオキシヘモグロビンは常磁性体であるため，この局所変化を MRI で捉えることができる．なお，オキシヘモグロビンは反磁性体であるため，MRI で捉えることはできない．脳活動に伴うこのようなデオキシヘモグロビンの変化を画像化したものが fMRI である．多くの場合，脳の賦活と同時にデオキシヘモグロビン濃度は低下するが，fMRI で見ているものは神経活動ではなく，デオキシヘモグロビン濃度の変化であることに注意しなければならない．撮像にあたっては，脳を賦活させるために何らかの課題を被験者に行わせることが多い．脳賦活課題には運動課題のほか，計算課題，言語課題などが用いられる．また，課題の行い方には，ブロックデザインと事象関連デザインがある．

2）PET・PET/CT

陽電子崩壊を起こす核種（ポジトロン放出核種）を投与することにより，血流量や糖代謝等の生体機能を測定する方法である．これらの核種は半減期が非常に短いため，PET を実施する施設においてポジトロン放出核種を製造し，それを用いて標識薬剤を合成しなければならない．このため，PET 施設にはポジトロン放出核種を製造するサイクロトロン，標識薬剤を合成する自動合成装置，測定するための PET カメラが設置されている．

投与された薬剤から放出された陽電子（ポジトロン）は体内の電子と衝突し消滅（対消滅）する．このとき正反対の方向へ対で光子（γ線）が放出される．このγ線を2個の検出器で同時に検出すれば，その線上で対消滅が起こったことがわかる．これらの検出情報を集めてコンピュータ処理をすると断層像を得ることができる．

PETは後述するSPECTより定量性と局所分解能に優れ，脳循環代謝，神経伝達機能などの測定に利用されている．脳循環代謝測定では，$H_2^{15}O$ や $C^{15}O_2$ による脳血流量，$^{15}O_2$ による酸素代謝量，^{11}CO や $C^{15}O$ による脳血液量，^{18}F-FDG（フルオロデオキシグルコース）によるブドウ糖代謝量の測定が行われる．神経伝達機能では，ドパミン関係では ^{18}F-6-フルオロドーパによるドパミン貯蔵能，^{11}C-ラクロプライドによるドパミンレセプターの測定などが行われる．中枢性ベンゾジアゼピンレセプター結合能の測定には ^{11}C-フルマゼニルが用いられる．

がん組織ではブドウ糖代謝が亢進していることが多いため，このことを利用してがんの診断にもPETは利用されている．薬剤は ^{18}F-FDG を用いる．PET装置とX線CT装置を組み合わせたPET/CT装置があり，PETとともにX線CTを行うことができる．この装置を用いることで，病変の正確な位置の同定が可能となる．なお，PETで検出されないがんもあるので注意を要する．

3）SPECT

ガンマカメラを用いて，投与した標識化合物から放出されるγ線を検出して断層画像を得る方法である．PETに比し定量性や分解能に劣るが，薬剤が製薬会社から供給されているなど実用性に優れているため，臨床ではPETより多用されている．集積の増減を健常者から求めたデータベースと比較して統計学的に評価する3D-SSP (3D Stereotactic Surface Projections) が開発されている．

SPECTは脳血流検査によく使用される．これに用いるトレーサーには拡散型と蓄積型がある．拡散型は速やかに脳組織に拡散し，洗い出されるもので，^{133}Xe ガスがよく用いられる．一方，蓄積型は脳組織内に蓄積する．^{123}I-IMP，^{99m}Tc-HMPAO，^{99m}Tc-ECD があり，いずれも脂溶性である．脳血流は神経細胞が豊富な大脳皮質，小脳皮質，中心灰白質で多く，白質では少ない．このため，脳血流SPECTでは脳室と白質の区別は困難である．中枢性ベンゾジアゼピンレセプターに結合するSPECT製剤には ^{123}I-イオマゼニルがある．この薬剤の集積低下は神経細胞の脱落や機能変化を疑わせる．

4）機能的赤外線分光法（functional near-infrared spectroscopy：fNIRS）

近赤外線を用いて，脳内のヘモグロビンの変化を連続的に捉えることができる手法である．近赤外線は皮膚や骨を透過し，脳内のヘモグロビンに吸収される．2つの波長を用いると，各波長に対する吸光度の違いを利用して，オキシヘモグロビンとデオキシヘモグロビンを分離して計測できる．脳活動に伴うこれらヘモグロビンの変化を頭皮上に置いたプローブで検出する．プローブは照射用プローブと検出用プローブが対となる．MR画像に重ねて吸光度の変化を経時的に画像化することも可能である．ヘモグロビンの変化をみるという点ではfMRIと共通する部分があるが，頭部を固定する必要がなく，歩行中でもリアルタイムで計測が可能である点が優れている．

欠点としては，脳表面近傍しか測定できず，大脳辺縁系，海馬，視床，基底核などの脳深部の活動は測定できない．また，空間分解能が他の検査法に比べ低い，標準的なデータ処理方法が確立されていない，などの問題点もある．

脳卒中と脳外傷の画像診断

■ 脳出血（表1）

脳卒中急性期で出血性病変（脳内出血，くも膜下出血など）の有無を検索するためにはCTの有用性が高い．CTでは発症直後より高吸収域が出現する（図1a）．オキシヘモグロビンの状態である超急性期でも異常所見が明瞭に出現する点でMRIより有用である．血腫が大きい場合や浮腫の進行により正中線偏位がみられる．血腫の周囲の浮腫は低吸収域を示す．血腫が融解吸収されるに伴い，辺縁部から低吸収域に変わる．

表1 脳出血のMRI・CT所見

病期		ヘム鉄の状態	局在	磁性	MRI T1強調像	MRI T2強調像	CT
超急性期	〜24時間	オキシHb (Fe^{2+})	赤血球内	反磁性	軽度↓	軽度↑	高
急性期	1〜3日	デオキシHb (Fe^{2+})	赤血球内	常磁性	軽度↓	↓	高
亜急性期	3〜7日	メトHb (Fe^{3+})	赤血球内	常磁性	↑（辺縁部から）	↓	高
	1〜4週	遊離メトHb (Fe^{3+})	赤血球外	常磁性	↑	↑	低（辺縁部から）
慢性期	1か月〜	ヘモジデリン (Fe^{3+})	貪食細胞	常磁性	↓	↓	低

Hb：ヘモグロビン，↑：高信号，↓：低信号，低：低吸収域，高：高吸収域

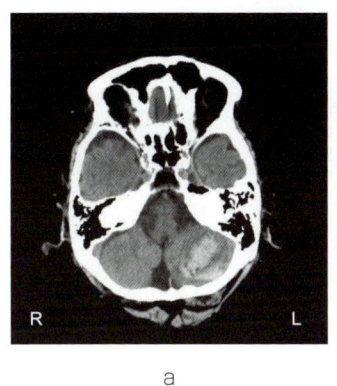

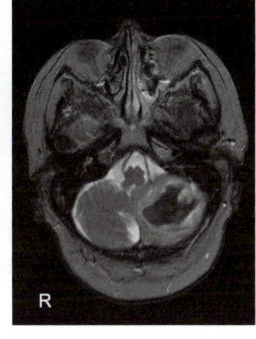

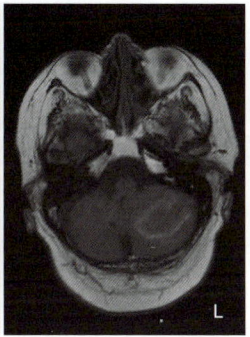

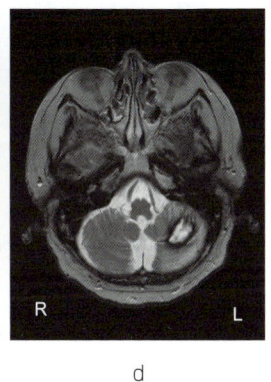

図1 79歳男性．左小脳出血
 a：発症当日のCT．左小脳半球に血腫を認める．
 b：発症5日目のMRI，T2強調像．左小脳半球の血腫はデオキシヘモグロビン（辺縁部メトヘモグロビン）のため低信号．
 c：発症5日目のMRI，T1強調像．左小脳半球の血腫は辺縁部がメトヘモグロビンに変化しているため高信号．
 d：発症6か月後のMRI，T2強調像．左小脳半球の血腫はヘモジデリンの沈着のため辺縁部低信号．

MRIでは，超急性期は血腫内の赤血球はオキシヘモグロビンの状態でありこれ自体は信号変化を起こさないが，水分含有量増加のため，T2強調像で軽度高信号になる．24時間を超えるとオキシヘモグロビンはデオキシヘモグロビンに変わり，T2強調像で低信号になる（図1b）．その後，約3〜7日で血腫の辺縁部からメトヘモグロビンに変化してくるが，これはT1強調像で高信号になる（図1c）．その後，赤血球膜が破壊されメトヘモグロビンが遊離状態になると，水分含有量増加のためT2強調像も高信号に変わる．約1か月を過ぎて慢性期になると貪食細胞に取り込まれヘモジデリンとなり脳組織内に沈着する．ヘモジデリンはT2強調像で低信号を示す（図1d）．

高血圧性脳出血は，慢性的な高血圧により生じた微少な動脈瘤が破綻した結果と考えられている．被殻，視床，橋，小脳，皮質下白質などに生じやすい．非高血圧性脳出血は，脳腫瘍，脳動静脈奇形，脳動脈瘤などからの出血である．脳出血では血管異常の有無を検索する必要があり，そのスクリーニングにはMR angiographyが有用である．

脳梗塞（表2）

MRIの拡散強調画像は超急性期の脳梗塞の診

表2 脳梗塞のMRI・CT所見

病期		病態	MRI 拡散強調画像	MRI T2強調画像	CT
超急性期	～24時間	細胞性浮腫	↑	所見なし	early CT sign
急性期	1～7日	血管性浮腫	↑	↑	低
亜急性期	1～4週	貪食，血管新生	↑，後↓	↑	低，等（一過性）
慢性期	1か月～	壊死，瘢痕	↓	↑	低

↑：高信号，↓：低信号，低：低吸収域，等：等吸収域

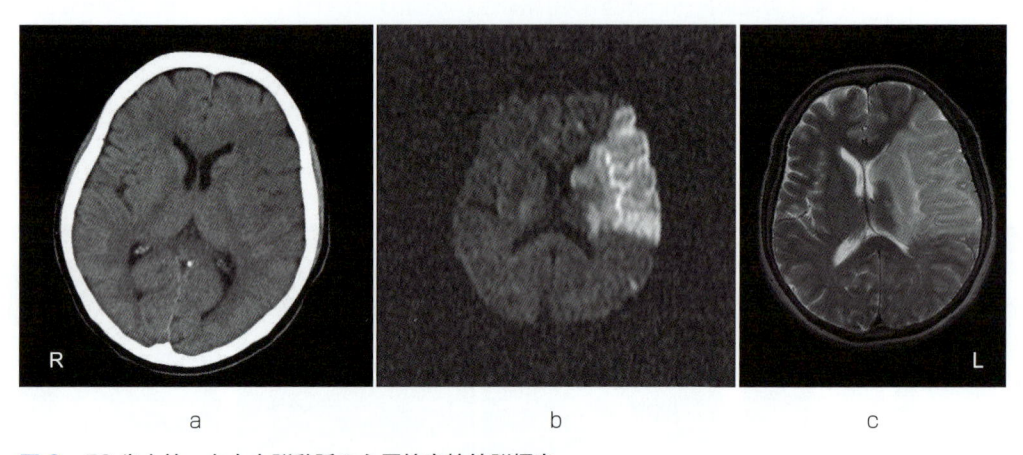

図2 59歳女性．左中大脳動脈の心原性塞栓性脳梗塞
　a：発症当日のCT．左側で，弁蓋・島皮質・被殻外側・皮髄境界の不明瞭化，脳溝の狭小化がみられ，同部位で吸収値はわずかに低下している．
　b：発症当日のMRI，拡散強調画像．左中大脳動脈領域に高信号を認める．
　c：発症7日目のMRI，T2強調画像．左中大脳動脈領域に高信号を認める．

断に非常に有用である．ただし，出血性梗塞のように同時に出血も存在することがあるので，CTを併用するなど慎重に診断を進める．

CTでは超急性期の所見としてearly CT sign（図2a）が重要である．これはレンズ核陰影の不明瞭化，島皮質の不明瞭化，皮髄境界の不明瞭化，脳溝の消失などである．出血性梗塞を起こすと出血部分は高吸収域となる．その後1～3日で脳梗塞部分に低吸収域が出現する．経過中，2週頃に等吸収域化（fogging effect）がみられ，その後低吸収域が鮮明化する．

MRIでは，超急性期には細胞性浮腫の出現により拡散が低下し，拡散強調画像で高信号になる（図2b）．その後血管性浮腫が出現してT2強調画像で高信号として検出できるようになる（図2c）．拡散強調画像でみられた高信号は次第に減弱し，慢性期には低信号に変わる．MR angiographyでは主幹動脈の狭窄や閉塞は検出できるが，微少血管の評価は困難である．脳血流SPECTで血流低下範囲の評価が可能である．

脳梗塞は臨床病型としてアテローム血栓性脳梗塞，心原性塞栓性脳梗塞，ラクナ梗塞に分けられる．アテローム血栓性脳梗塞では血管が閉塞して虚血が生じる場合と，動脈に生じた血栓が塞栓子となって末梢血管の閉塞をもたらすartery-to-artery塞栓症の2病型がある．心原性塞栓性脳梗塞は心房細動などにより心臓内にできた血栓が塞栓子となり血管を閉塞する病態で，出血性梗塞を合併する頻度が高い．ラクナ梗塞は穿通枝領域の15 mm以下の小梗塞で，大脳深部白質，大脳基底核などに起こる．

くも膜下出血

くも膜下出血が疑われる場合はCTが有用である．24時間以内での検出率は90％以上である[4]．

鞍上槽，橋前槽，シルビウス裂，半球間裂などに出血が高吸収域として認められ（図3），脳室内に逆流すれば，脳室内で高吸収域がみられる．発症後数日が経過した場合や出血量が少ない場合はCTで高吸収域を検出できない．MRIではFLAIRとT2*強調像が診断に有用で，CTで診断できない亜急性期でも診断できる可能性がある．出血はFLAIRでは高信号，T2*強調像では低信号となる．くも膜下出血は脳動脈瘤の破裂が主な原因であるが，その検索にはMR angiographyが有用である．外科手術を前提とする場合は脳血管撮影を行う．動脈瘤は内頚動脈後交通動脈分岐部（IC-PC），前交通動脈（A-com）などウィリス動脈輪に多い．

脳外傷（外傷性脳損傷）

頭部外傷のうち，脳に損傷を起こす病態を脳外傷という．脳挫傷，びまん性軸索損傷，急性硬膜外血腫，急性硬膜下血腫などが該当する．

脳挫傷はCTで点状出血，壊死，浮腫，正常部分などが混在した混合吸収域を示し，salt and pepperなどと表現される．大小の出血が集合すると出血性脳挫傷となる．脳挫傷は前頭葉底面，側頭葉外側面，側頭極などに多い．衝撃が加わった部位に起こる直撃損傷（coup injury）に加え，反対側に反衝損傷（contrecoup injury）が起こることもある．MRIではT2強調像やFLAIRで高信号として描出される（図4a）．

びまん性軸索損傷は回転性の加速・減速が急激に加わった場合に生じやすく，神経線維の断裂が生じる．診断は，大脳皮髄境界部，脳梁，深部白質，基底核，中脳・橋被蓋などに生じた微少出血を確認する．ただし，この微少出血はCTで検出することは通常困難で，診断にはMRIでもT2*強調像（図5），SWI（susceptibility-weighted imaging）など常磁性体に鋭敏な撮像法が必要である．SWIはT2*強調像よりも磁化率に鋭敏で高い空間分解能が得られる撮像法である[5]．反面，

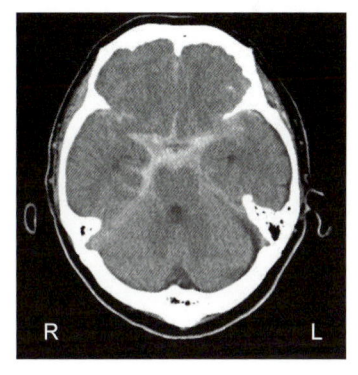

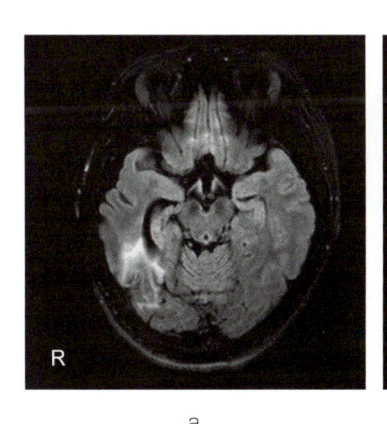

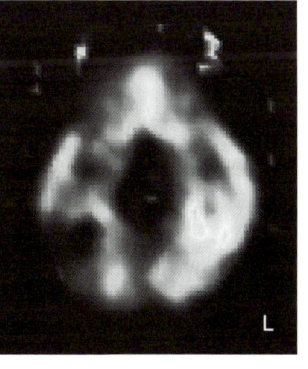

図3 62歳男性．くも膜下出血
発症当日のCT．鞍上槽など脳底部脳槽に高吸収域を認める．

図4 14歳女性．右側頭葉脳挫傷とびまん性軸索損傷
a：受傷3年半後のMRI, FLAIR．右側頭葉脳挫傷が高信号として認められる．
b：受傷3年半後の[11]C-フルマゼニルPET．MRIで認められる脳挫傷の病巣よりも広い範囲でベンゾジアゼピン受容体への結合能低下が認められる．

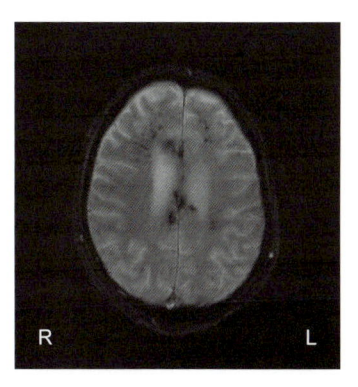

図5 23歳男性．びまん性軸索損傷
受傷8か月後のMRI, T2*強調像．脳梁，白質の広い範囲で低信号を認める．

デオキシヘモグロビン化された静脈血も描出されるので，微少出血との鑑別に注意を要する．その他，びまん性軸索損傷では脳血流SPECTでの集積低下，^{11}C-フルマゼニルPETによる中枢性ベンゾジアゼピンレセプターへの結合能低下（図4b），^{123}I-イオマゼニルSPECTによる集積低下，拡散テンソル画像での異常所見などが報告されている[6]．

急性硬膜外血腫と急性硬膜下血腫の診断にはCTが有用である．初期は血腫が経過とともに増大することがあるので，注意が必要である．

（生駒一憲）

▶ 文献

1) 稲本陽子，加賀谷斉，柴田斉子：320列面検出器型CTによる嚥下の形態・動態評価．医学のあゆみ，**239**：502-509，2011．
2) 荒木力：MRI画像の理解に必要な信号強度の基本．日医雑誌，**137**：945-950，2008．
3) 服部憲明，宮井一郎：画像診断—神経画像法の進歩—．総合リハ，**35**：1007-1013，2007．
4) 日向野修一：くも膜下出血．日医雑誌，**140**：S114-S115，2011．
5) 杉原修司・他：中枢神経領域におけるSusceptibility-weighted imagingの有用性．断層映像研究会雑誌，**34**：34-39，2007．
6) 安彦かがり，生駒一憲：外傷性脳損傷（TBI）による高次脳機能障害の核医学イメージング．*PET Journal*，**21**：44-46，2013．

第2章 リハビリテーション診療

4. 神経筋の電気診断学

Summary

① 神経筋の臨床電気診断では筋力低下や感覚障害などの症状に合わせて該当する神経伝導検査を行い，その結果を診ながら必要な筋の筋電図検査を行う．リハビリテーション（以下リハ）科医には傷病名や病巣部位の診断以外にも，機能予後に関する意見が求められることがあり，その視点での検査も併せて進める．特に神経障害では電気診断が役立つことが多い．

② 神経障害では髄鞘傷害と軸索変性の鑑別が重要で，髄鞘麻痺は急速に回復しうるが，軸索傷害ではWaller変性を起こし，回復には軸索再生が必要で長期間を要する．したがって，伝導検査では髄鞘傷害の特徴である伝導ブロックを，針筋電図では軸索変性で出現する安静時の陽性鋭波や線維自発電位を探索することが予後診断上は重要となる．

③ 回復の過程は，伝導検査では伝導速度の改善に併せて電位振幅の増高，針筋電図では運動単位数，すなわち運動単位電位の種類の増加とともに，その電位振幅の増大で確認できる．ちなみに，高振幅の運動単位電位の出現は再神経支配の成熟を示す所見であり回復過程の終了を意味する．

電気診断の意義

神経筋に関連する電気診断（electrodiagnosis）は，臨床的には神経伝導検査（nerve conduction study：NCS）と筋電図（electromyography：EMG）によってなされる．電気診断は運動や感覚といった機能の異常を診る検査であるが，形態の異常を捉える画像診断と同様に補助診断にすぎない．したがって，症状，診察結果，臨床経過などと併せて診断するという姿勢が重要である．また，リハ科医が電気診断に求めるものは傷病の原因あるいは病巣診断だけではない．それ以上に，①重症度の判定，②麻痺や感覚障害の機能予後の診断，③回復の経過観察などの視点がある．なお，電気診断には運動や筋疲労の解析のための表面筋電図も含められ，リハ領域では多用されている．また最近では，頭皮から記録する体性感覚誘発電位（somatosensory evoked potential：SEP），経頭蓋磁気刺激による運動誘発電位（motor-evoked potential：MEP），認知能を反映する事象関連電位（event-related potential：ERP）なども電気診断に含められるようになっている．

神経伝導検査（NCS）

神経伝導検査とは，従来，神経伝導速度を測る検査，すなわち誘発された電位の起始潜時と距離から最大伝導速度を算出することと同義と思われがちであった．しかし，それだけでは異常があっても正常と判定されてしまう場合もある．例えば，多くの神経線維が傷害され変性に陥ったとしても，残存する神経線維の伝導性が正常なら最大神経伝導速度は正常であり，異常なしと判定される．伝導速度よりも波形自体をみる必要性が強調される所以である．特に誘発された筋電位振幅が麻痺筋の筋力を反映することに焦点が当てられ，振幅の重要性が再認識されている．なお，振幅を測るに際しては，最大上刺激（supramaximal stimulation），すなわち全神経線維を興奮させる

55

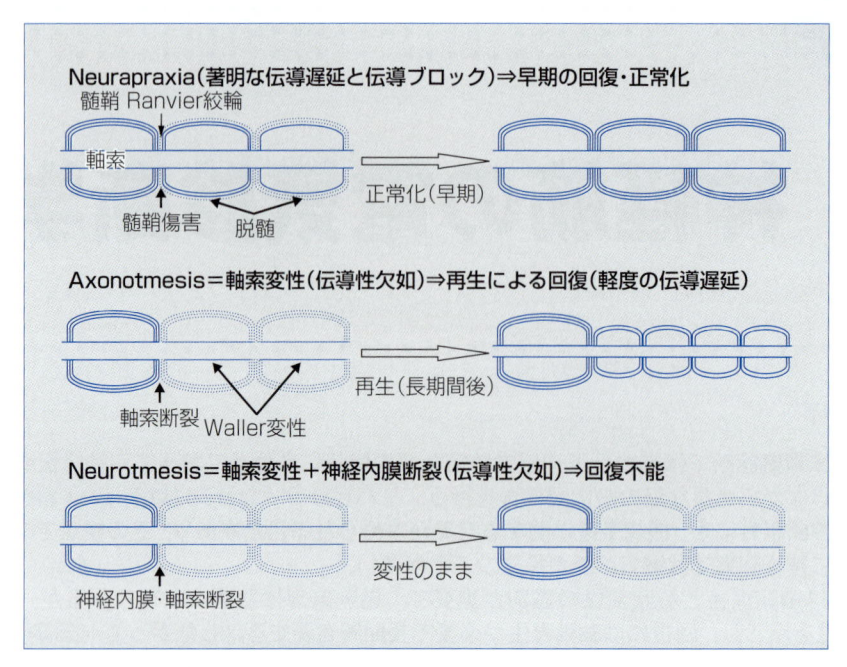

図1　Seddon の末梢神経損傷分類

Neurapraxia は髄鞘のみの傷害であるが，著しい伝導速度低下あるいは伝導ブロックを生じる．しかし，原因が取り除かれれば急速に伝導性は正常に復する．Axonotmesis では軸索も傷害され，末梢へ向けて Waller 変性を起こす．回復には 1～2 mm/日と言われる神経の再生過程が必要で長期間を要する．再生線維は径が小さく，Ranvier 絞輪間隔も短いため，伝導速度は軽度～中等度低下する．Neurotmesis は軸索に加え，神経内膜が破壊された状態で，間質基盤が失われるために神経は再生しない．

だけの十分強い刺激を与えた記録で測ることが前提となる．ただし，電位振幅は皮下組織の厚さや電極の位置で異なり個人差が大きいため，基準値の幅も大きい．左右で対称に記録して比較するなどの工夫が必要となる．また，同一神経上の異なる2か所を刺激して得られた2つの電位の振幅と持続時間を比べることで，その2か所の間の神経の病態を把握することもできる．なお F 波や H 波といった後期応答は神経伝導検査の一種であるが，同時に脊髄前角細胞の興奮性の指標としても用いられる点で特異な検査に位置付けられる．

■ **神経傷害の分類**

神経傷害後の機能と回復の説明に役立つのが，古典的ではあるが Seddon の末梢神経損傷分類（図1）である．脱髄（demyelination），すなわち髄鞘の傷害は neurapraxia と呼ばれ，早期の伝導性回復が期待できる．髄鞘の再生は数日で起こることもあり，傷害の原因が取り除かれれば間もなく神経の伝導性は回復する．一方，軸索を含めた傷害は axonotmesis と呼ばれ，Waller 変性を生じる．したがって，神経自体が再生しなければ神経の伝導性は復活しない．再生は一般に 1～2 mm/日と言われ，例えば腓骨頭での圧迫による総腓骨神経麻痺の下垂足回復には前脛骨筋までの走行距離 20～40 cm，すなわち6か月～1年を要するという計算になる．軸索に加えて，それを取り囲む神経内膜が断裂した病態は neurotmesis と呼ばれるが，神経が再生する間質組織基盤を失っているために回復は期待できない．通常，圧迫による神経傷害や神経炎でも，正常の神経線維とこれら3種類の病態の神経線維が混在していると考えるべきで，回復過程はそれらの割合に依存することになる．もちろん，圧迫や神経炎の原因が存続していれば，予想以上に回復は遅れることとなる．

■ **感覚神経伝導検査**

電気刺激で誘発された末梢神経活動電位を体表から記録する．記録された電位は感覚神経活動電位（sensory nerve action potential：SNAP）と呼

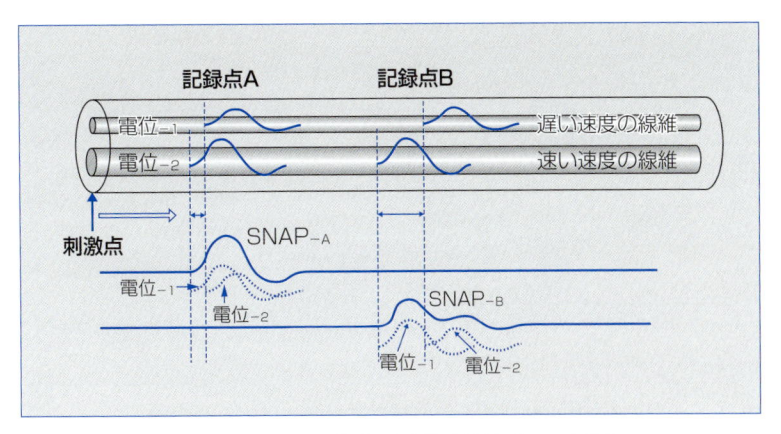

図2　生理的な時間的分散の感覚神経活動電位波形への影響
1か所の神経刺激に対して距離の異なる2か所で各々SNAP-AとSNAP-Bを記録する．細い神経線維には遅い速度で電位-1，太い神経線維には速い速度で電位-2が伝播する．記録点Bは刺激より遠くに位置するので，電位-1と電位-2の到達時間の差は大きくなる．SNAP-Bでは持続時間が長くなるだけでなく，電位-1の陰性相と電位-2の陽性相が相殺し合って，SNAP-Aより振幅が小さくなる．

ばれる．神経束内に存在する多くの単一神経線維の活動電位の総和であり，このことから複合神経活動電位（compound nerve action potential：CNAP）とも呼ばれる．末梢部を刺激して近位側で記録する順行性測定と，逆に近位部で刺激して遠位部から記録する逆行性測定がある．通常，刺激-記録間距離をSNAPの起始潜時（latency）で除した値を感覚神経伝導速度（sensory nerve conduction velocity：SCV）として用いることが多いが，緩徐に立ち上がる電位から正確に起始潜時を同定することは不可能であり，そのためにこの方法で求めた速度は真の最大速度より遅い値になる[1]．

2か所の刺激によるSNAP波形を見比べることも重要である．同一神経でも，そのなかに存在する個々の神経線維で速度は異なる．双極誘導で記録する単一神経電位は2相波であり，例えば，速い単一神経電位と遅い電位の波形が重なれば，個々の電位の陽性相と陰性相が相殺し合うこともある（phase cancellation）．その場合にはSNAPの持続時間は長く，振幅は小さくなる（図2）．特に，刺激-記録間距離が長いと，この現象が顕在化する．これは電位の生理的な時間的分散（temporal dispersion）による振幅低下と言われる．逆にみると，刺激-記録間距離が長くてもSNAP振幅が一定であるならば，神経線維間で遅速の差が小さいと解釈できることになる（図3）．遺伝性神経疾患など慢性に経過する病態にみられる所見でもある．

SNAPは振幅が数〜数10μVと小さな電位のためにノイズに埋もれやすく，また電気刺激自体によるノイズや刺激で誘発される動きによるノイズで変形しやすい．また，単一神経活動電位自体の持続時間は短いために，遅速差が拡大する神経病変で容易に病的なphase cancellationを起こして電位は著しく減高，あるいは消失する．なお，神経を完全に切断しても，Waller変性，すなわち軸索変性が末梢まで至るには部位にもよるが通常，1〜2週を要し，それまでの間，SNAPは小振幅ながら残存するので受傷直後の検査は誤診につながりやすいことは忘れてはならない[2]．

運動神経伝導検査

神経を電気刺激して，支配筋の筋腹から記録される多数の筋線維活動電位の総和をM波あるいは複合筋活動電位（compound muscle action potential：CMAP）と呼ぶ．運動神経では神経筋接合部での興奮伝播は化学的伝達による遅延（約1msec）が存在するため，MCVはM波潜時と距離だけから求めることはできない．したがって，神経上2点を刺激して，その距離を両刺激で誘発

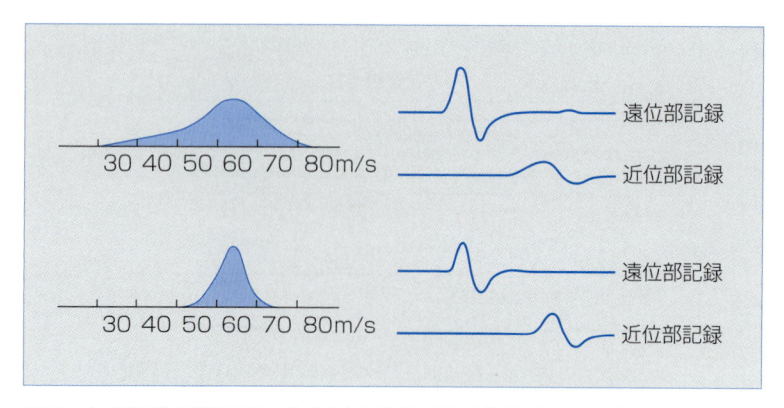

図3　神経線維伝導速度の分布幅の神経活動電位波形への影響
　神経線維の伝導速度の分布が狭くなると遅い線維と速い線維の電位間でのphase cancellationが少なくなり，近位部と遠位部でSNAP波形の振幅差が小さくなる．慢性で均一な病巣の末梢神経疾患にみられることが多い．

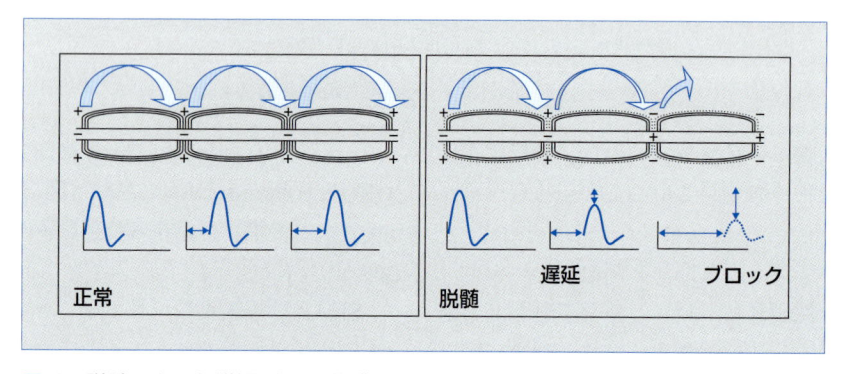

図4　脱髄による伝導遅延と伝導ブロック
　脱髄ではRanvier絞輪で髄鞘の絶縁性が低下するため，電気抵抗の低下を生じて，電位差を生じにくくなる．したがって，数多くのRanvier絞輪を跳躍できなくなり，伝導時間が長くなる．これが伝導遅延である．さらに，抵抗が低下して，脱分極に至るまでの電位差を生じえなくなるとその時点で伝導ブロックが起こる．

されたM波起始潜時の差で除して求めることになる．M波はSNAPと異なり，時間的分散による生理的な電位振幅低下はほとんどない．これは1つの神経線維の刺激で誘発される筋電位波形（運動単位電位の表面電極記録）の持続時間が長いために，神経線維伝導速度に多少の遅速があっても筋電位としてphase cancellationが起こるほどの遅速差にはならないからである[3]．

　同一神経上の2点の刺激に対する2つのM波の比較では振幅だけでなく波形の持続時間にも着目する必要がある．持続時間延長を伴わない振幅低下では刺激2点間に伝導ブロック（conduction block）があると判定する．これは脱髄によって絶縁体である髄鞘がRanvier絞輪で剥がされ，隣接するRanvier絞輪を脱分極させるだけの起電力を失うことになり，そこで興奮伝導は止まることに起因する（図4）．一方，伝導ブロックに至らないまでも，起電力が小さくなることで近傍に存在するRanvier絞輪しか脱分極させられないため，跳躍伝導の効率は低下する．これが脱髄における伝導遅延（conduction slowing）であり，顕著な伝導速度低下を生じる所以である．2か所の刺激で得られる2つのM波の比較でこれらの情報を得ることができる．もちろん，持続時間が極端に延長すれば，伝導遅延に起因する病的な時間的分散による要素も考えなければならない．一方，伝導ブロックと遅延が混在する病変ではしばしば振幅の低い鋸歯状の多峰性M波が得られる（図5）．こ

リハビリテーション診療　第2章

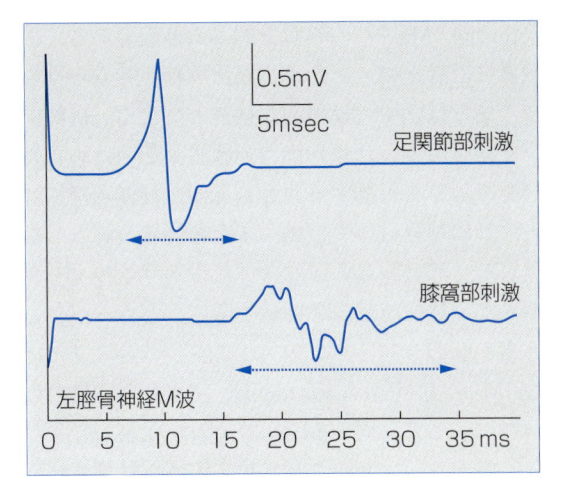

4. 神経筋の電気診断学

図5　脱髄による多峰性M波
Guillain-Barré症候群の50歳男性の左脛骨神経M波. 伝導ブロックを反映してM波の振幅は低下し, 膝窩部の刺激では膝窩-足関節間の脱髄に起因する著しい伝導遅延成分を反映して, 持続時間は著明に延長するとともに, 個々の運動単位電位が顕在化して, 鋸歯状を呈している.

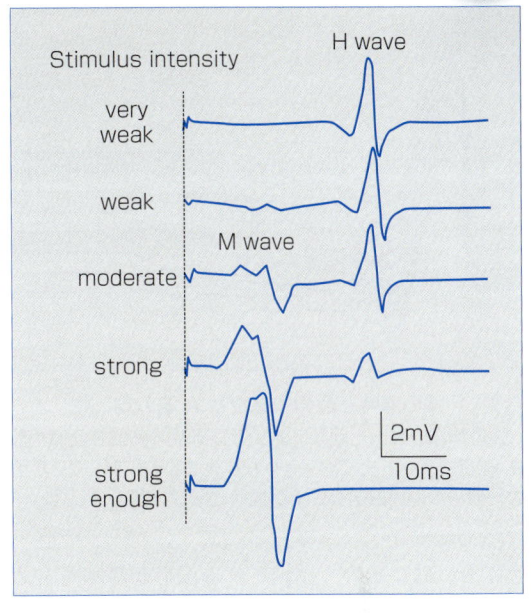

図6　刺激強度によるM波とH波の分離
脛骨神経の膝窩部刺激のヒラメ筋表面電極記録. 刺激強度の増加に伴ってM波は増高する一方, 最大上刺激になるとH波は消失する.

れは, 伝導ブロックによってM波全体の振幅が小さいなか, 個々の神経線維に由来する筋電位が顕在化した結果であり, 病的な時間的分散の反映でもある. Guillain-Barré症候群など脱髄性神経炎でよくみられる.

神経束内の単一神経線維は筋に入ると分岐し, 多くの筋線維と神経筋接合部を形成する. 分岐後の神経線維は髄鞘形成が乏しく, 免疫学的にも易損度が高い. したがって, 脱髄性疾患や軸索再生後の未成熟な状態では分岐後の神経伝導性は著しく遅延あるいはブロックが起こることも多く, M波の鋸歯化成分はより先鋭になることがある. この遅延・ブロックは不安定なため, 電位波形は電気刺激に際しても刺激ごとに変化しやすいのも特徴である. 一方, 脱髄では神経の被刺激性が低下し, 最大上刺激が困難になることも特徴である.

軸索変性後の再生線維でも伝導速度は低下するが脱髄によるものとは機序が異なる. 再生線維ではRanvier絞輪間隔が短くなるとともに神経径が小さいことで速度が低下する. したがって, 脱髄によるものと比べ極端な低下はないことが多い. なお, 神経完全断裂後の遠位でのM波消失はSNAP消失よりやや早いことが知られている[2].

■ **後期応答**

筋紡錘の伸張によって神経興奮がIa神経線維→脊髄前角細胞→α運動神経線維の経路で伝播し筋収縮を起こすのが伸張反射であるが, 特に電気でIa線維が刺激されて誘発される筋電位がH波である. 報告者Hoffmannに由来する命名である. 弱い刺激では閾値の低いIa線維のみが興奮するのでH波は誘発されやすいが, 刺激を上げるとα線維も興奮し始める. このα線維の逆行性興奮がIa神経興奮に由来する順行性に下降するα線維の興奮と衝突するためにH波は刺激を強めると漸減する(**図6**). 通常導出できる筋は一部に限られる. 膝窩での脛骨神経刺激によるヒラメ筋記録のH波であるが, その臨床的意義は乏しく, S1根傷害で消失し, 痙縮性疾患があると前角細胞の興奮性を反映して増大することが知られている.

F波はH波と同様に脊髄を介して誘発できる筋電位で, 足部 (foot) の筋で研究された歴史に由来する命名である. 閾値上の強い刺激で誘発されたα運動神経線維の興奮が逆行性に前角細胞に達し, 一部の興奮が不応期を脱したα線維を順行性に下降して筋収縮を起こす. 下降するα線維が刺

59

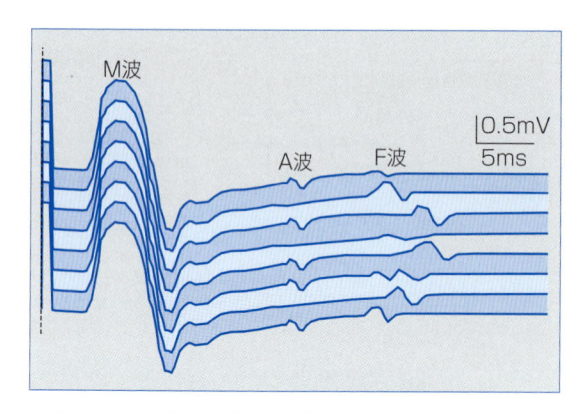

図7 F波の潜時と形の多様性とA波の均一性
腓骨神経の最大上刺激に対する短母趾外転筋表面電極記録. F波は刺激ごとに潜時と形が変化するのに対して, A波はF波より潜時は早く, その潜時と形は一定している.

激ごとに異なるので誘発される波形が潜時を含めて刺激ごとに変化するのがF波の特徴である(図7). H波とは異なり多くの筋から導出できるので臨床応用は広い. 脊髄根周辺など体幹側の病巣診断やH波同様に前角細胞の興奮性評価[4]に用いられる. F波潜時はα線維を脊髄まで往復する長い距離の神経伝導を反映するので, 短距離で判定するMCVより伝導異常を捉える精度は高い. MCVが正常の糖尿病性神経炎でもF波は異常値になることが知られる. また, Guillain-Barré症候群などで, 易損部位となる脊髄根部での伝導障害を伴う病態では伝導異常が見出されない初期からF波潜時の延長や出現率低下を伴うことが知られる.

F波に先行して一定の潜時に出現する同一波形の筋電位をA波 (図7) という. 軸索 (axon) の名に由来する命名である. 髄鞘の障害で絶縁性が神経線維の一部位で失われ, その部位で隣接する神経線維に脱分極を起こして (axono-axonal ephaptic transmission), それが順行性に下降して筋収縮を起こした結果がA波と考えられているが, 仮説の域を脱していない. 末梢神経障害者のF波記録に付随してみられる波形で臨床的意義は乏しい[5].

筋電図 (EMG)

針電極を通して安静時の異常な筋放電の有無, 随意収縮時の運動単位電位 (motor unit action potential: MUP) の異常を調べる検査である. 被験者には針を刺入したまま筋を収縮してもらうので, 痛みは強く, 侵襲的な検査といえる. 抗凝固剤を内服していれば内出血で腫脹, そのために神経を圧迫して損傷することもある. 神経近傍に刺入すれば神経自体の損傷, また体幹側の刺入で胸膜を刺せば気胸といった合併症もありうる. したがって, 被検筋数は必要最小限にとどめるべきである. なお, MUPについては波形の異常以外にも, MUP動員 (recruitment), すなわち筋出力の増加に応じて, 同一MUPの発火頻度が上昇するのみかあるいは新たな種類のMUPが動員されるか, 重要な評価項目である.

安静時異常電位

安静時の筋線維の自発放電に由来する電位が線維自発電位 (fibrillation potential) と陽性鋭波 (positive sharp wave: p-wave) である. 軸索傷害が起こると筋側にWaller変性が起こるが, 傷害後1〜3週を経て神経筋接合部が失われて初めて出現する電位である. これら放電は針刺入直後にみられやすい特徴がある. 線維自発電位は自発放電を筋細胞の外で記録したもので持続の短い先鋭な電位であるが, 陽性鋭波は筋細胞膜を貫いて記録した電位と考えられている (図8)[6]. これらは脱神経電位 (denervation potential) とも呼ばれるが, 多発性筋炎の活動期などでも単一筋線維が自発放電を起こして出現するので誤解されやすい. また, 軸索変性では麻痺が回復しても安静時電位は持続することが多いが, 筋炎では炎症の沈静化とともに急速に消退する. なお, 筋緊張性ジストロフィーなどに出現するミオトニー放電 (myotonic discharge) も刺入刺激で誘発される自発放電であり, 陽性鋭波と線維自発電位が移行しながら混在する放電を呈する.

運動単位電位

同じ運動単位でもMUP波形は針先の位置によって変化する. EMG検査はMUP波形とともに筋電音をモニターしながら針を動かして, 高周波音域になる位置, すなわち筋線維群に十分に近い位置で評価する. MUPの振幅, 持続時間, 相数, 微収縮そして最大収縮時のMUP波形の種類 (MUP数) と電位干渉パターン (interference pat-

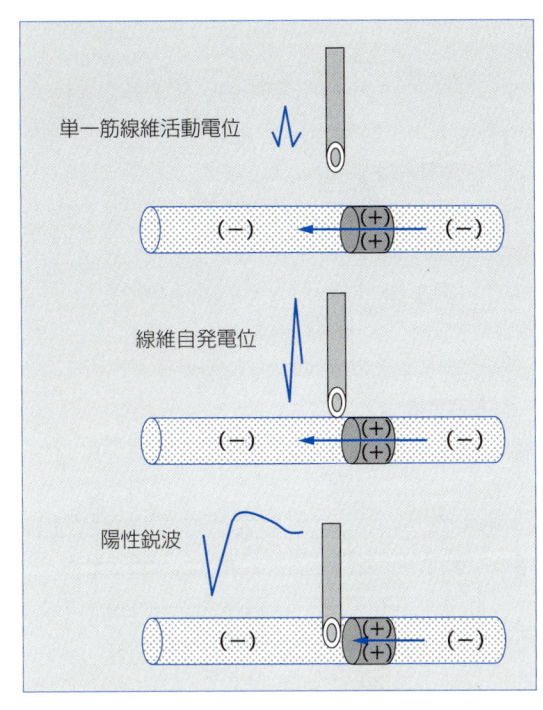

図8　線維自発電位と陽性鋭波の関係
単一筋線維の興奮伝播を筋線維から離れた位置の針電極で記録すると3相性の波形，筋線維近傍の記録では2相性の線維自発電位になる．一方，筋線維細胞を傷害して，興奮伝播が針先で停止すると陽性鋭波となる．

tern）を評価する．MUP 振幅は筋線維と針間の距離の二乗に反比例して小さくなる．したがって距離の影響は大きく，針先の数本の筋線維電位しか反映しない．一方，MUP 持続時間には距離の影響は小さい．一般にMUP振幅は針先0.5 mm以内の筋線維に由来する一方，持続時間は半径2.5 mmにある多数の筋線維を反映するとされる[7]．

高振幅，長持続時間，多相性の3つの特徴をもつMUPは神経原性電位（neuropathic unit）と呼ばれていたが，長持続時間の多相 MUP と高振幅 MUP では意味合いが異なる．脱神経後の再生神経線維においては，神経末端の髄鞘形成が未熟で伝導速度に大きなバラツキを生じ，筋線維の興奮に時間差が起こる[7]．そのために MUP は多相性（polypasic）あるいは多棘性（multi-serrated）で持続が長くなる（図9）．また，MUP 波形は神経末端の伝導不安定性を反映して変化しやすい．一方，神経末端が成熟すると伝導性のバラツキは少なくなり，筋線維興奮は同時に起こるようにな

る．また，筋線維の再神経支配の過程で同一運動単位に属する筋線維が密在するようになる（図10）．この2つの理由で，MUP は高振幅になると考えられている．なお，神経線維の多くが失われた病態や前角細胞が減少する運動ニューロン疾患では動員 MUP の種類の減少や最大収縮時の電位干渉パターンの低下で重症度を評価できる．

低振幅で持続の短い多相性の MUP は筋原性電位（myopathic unit）と呼ばれる．これは筋線維の変性のため，単位面積当たりの筋線維数が減少したことで持続時間が短くなり，また再生した筋線維の径が小さく，かつ径にバラツキが生じることで小振幅の多相波になると考えられる（図9）[8]．しかし，針先周辺の正常筋線維の配置次第では高振幅・長持続時間の多相波となることもあるので筋障害の診断は難しい．なお，筋障害では運動単位数に変化はないが，各運動単位当たりの筋線維数，筋力はともに減少する．したがって，全体として小さな筋出力にも多数の MUP が動員される．この現象は早期動員（early recruitment）と呼ばれ，筋障害の特徴とされる．

表面筋電図

表面筋電図は多くの筋の活動を同時に計測して用いることが多いが，随意運動のみならず，反射や不随意運動の解析，あるいは筋電図バイオフィードバックとしてリハにも応用されている．明らかな動きを伴う場合には加速度計やゴニオメータ，あるいは脳波を同時記録して解析することもある．表面筋電図は筋の走行と貼付電極の位置関係に大きく影響され，特に皮下脂肪の厚さ，電極の大きさと電極間距離はしばしば問題となる．電極間距離が短いと振幅は小さくなって，相対的にノイズ成分が大きくなる一方，長いと近傍の筋のみならず，対側に位置する拮抗筋の活動まで記録してしまうので，解析にあたっては注意しなければならない．

病巣診断と障害の類型

NCS と EMG を組み合わせて，病巣部位と病巣の種類を推定する．例えば，正中神経支配域の麻痺のある患者で手根管を含め正中神経 NCS で異

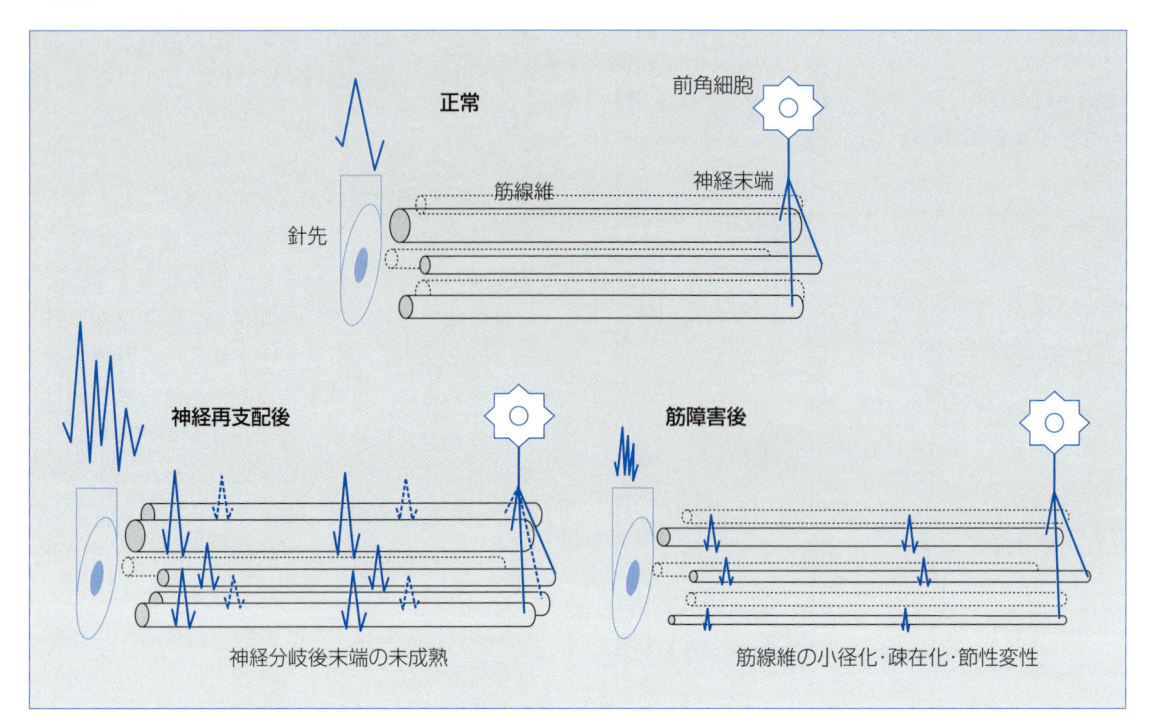

図9 神経原性・筋原性運動単位電位の発現機序
　Waller 変性後には脱神経筋線維に神経の再支配が起こる．分岐後の神経末端は筋線維を再支配するが，再生線維の一部は髄鞘形成が不完全で，伝導速度も遅い．したがって，1 つの神経に支配される筋線維群の興奮にはバラツキを生じ，MUP は同期性を失い，小振幅の多相波となる．筋傷害後の再生筋線維の径は全体に小さくなるため，MUP 振幅は小さくなるとともに持続時間は短くなる．また，筋線維径には大小不同を生じ，それが MUP を多相性にする．

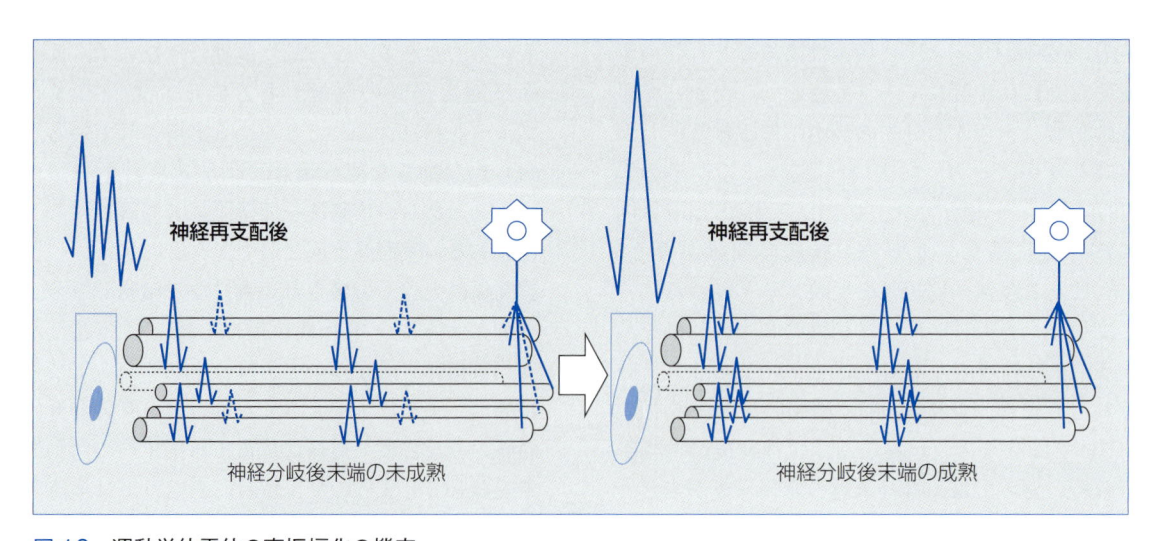

図10 運動単位電位の高振幅化の機序
　神経再支配後の神経末端の成熟化に伴って，末端の伝導性は均一化する．また，同一運動単位に支配される筋線維が密集するようになる．それによって，同一運動単位の筋線維興奮が同期化し，かつ MUP は巨大化する．

常がないにもかかわらず，短母指外転筋と方形回内筋に脱神経電位が出現すれば，正中神経の前腕部での傷害，すなわち前骨間神経麻痺と診断できる．一方，傍脊柱筋の EMG に脱神経電位が認められれば，それだけで脊髄根部の病巣の存在を示唆する．すなわち，病巣診断の基本は筋の解剖と

神経支配，その走行に関する知識にあり，NCSとEMGを使って想定される病巣範囲を狭めていき，病巣を同定することである．最終的には，その部位に起こる病態には何がありうるか，既往や症状の経過を加味して考えるわけである．

■ 上肢遠位の麻痺

手作業従事者や妊婦，あるいは関節リウマチや透析患者に発症する手関節部での正中神経麻痺が手根管症候群である．尺骨神経麻痺では手内のガングリオンによるGuyon管症候群，変形性肘関節症による肘部管症候群，小児期の上腕骨外顆骨折後の外反肘変形に起因する遅発尺骨神経麻痺などがある．これらを含めて小さな外傷の蓄積が原因とされる傷害を絞扼性神経障害（entrapment neuropathy）と呼ぶ．その他，長時間の腕枕などが原因で起こる上腕部での絞扼である橈骨神経麻痺，前腕部絞扼の後骨間神経麻痺などがある．

■ 肩の挙上障害

肩挙上障害は三角筋，棘上筋，前鋸筋，僧帽筋麻痺などで起こる．急性発症の挙上障害では，Keegan型頸椎症性前根障害，頸椎症性脊髄前角障害，腕神経叢炎（brachial plexopathy）の鑑別が問題となる．前2者では傍脊柱筋の脱神経電位が診断の決め手となるが，腕神経叢炎では傍脊柱筋に異常はなく，複数の上肢筋に脱神経電位を見出す[9]．なお，脊髄根の引抜きによる麻痺では脊髄神経節，感覚神経細胞核は障害されないため，感覚神経伝導検査でSNAPが残存することが診断の一助となる．

■ 下垂足

腓骨頭での絞扼による総腓骨神経麻痺，人工股関節術後などで起こる坐骨神経損傷，腰部椎間板ヘルニアなどによる第4-5腰髄根障害の鑑別が問題となる．坐骨神経の横断面では腓骨神経と脛骨神経は別々に束を形成しているため，坐骨神経損傷でも下垂足を主訴とすることが多いので注意を要する．

■ ニューロパチー

多発ニューロパチーにはGuillain-Barré症候群の典型であるAIDP（acute inflammatory demyelinating polyneuropathy）や慢性に経過するCIDP（chronic inflammatory demyelinating polyneuropathy）のように脱髄が主体のもの，そしてGuillain-Barré症候群のなかでも特異なAMAN（acute motor axonal neuropathy），あるいは遺伝性運動感覚性神経炎II型などのように軸索変性が主体のものがある．なお，軽症のAMANでは初期にRanvier絞輪近傍の脱髄を生じて伝導ブロックを生じることもあるのでAIDPとの鑑別は難しい．AIDPの脱髄は血液神経関門が脆弱な神経根部，神経末端，そして肘など絞扼が起こりやすい部位に多いのに対して[10]，CIDPでは絞扼性神経障害好発部と無関係な部位にも病巣がある．AIDPではF波の遅延や消失，MCV・SCVの顕著な低下が見出されるが，AMANではMCV低下を伴わないM波振幅の低下が重要な所見となる．また，AIDPの初期には神経末端から傷害されることを反映して，逆行性正中あるいは尺骨神経SNAPが消失しても，測定部位に神経末端が含まれない腓腹神経は正常であることが多い[11]．

■ 筋障害

筋ジストロフィーでは障害筋の分布が診断に重要で，Duchenne型や肢帯型では上下肢とも近位筋から進展するのに対して，顔面・肩甲・上腕型ジストロフィーでは顔面や肩甲帯から，遠位型ジストロフィーでは下腿や前腕部から障害される．多発性筋炎は近位筋障害優位であるが，特に傍脊柱筋に異常を見出しやすい．なお，前述したように脱神経電位は多発性筋炎の増悪期，Duchenne型筋ジストロフィーの初期などでも認められる．筋緊張性ジストロフィーは遠位筋に優位な障害であるが，顔面筋，咬筋，胸鎖乳突筋にも異常を認める．ミオトニー放電，すなわち筋線維膜の不安定性に由来する自発電位が特徴的で，その筋電音は急降下爆撃音と呼ばれる．

機能予後診断

麻痺の予後診断のためには傷病名の確定が必要である．麻痺の原因が同定されても，その原因が治療あるいは自然消退しているかが次の問題となる．原因が取り除かれていれば，前述したように，傷害神経束のなかの脱髄線維（neurapraxia），軸索変性線維（axonotmesis），神経内膜断裂線維

（neurotmesis）の割合で回復の経過が決まる．脱髄のみの病巣，すなわち伝導遅延やブロックが見出されても，脱神経電位がない状態では急速な回復が期待できる．一方，脱神経電位を認め，M波振幅は小さいが伝導ブロック所見に欠ける軸索変性主体の病巣では，再生速度は 1～2 mm/日と言われるように，回復に長期間を要する．伝導ブロックは病巣を挟んで刺激した M 波振幅をもって判定するわけであるが，Bell 麻痺や腕神経叢麻痺などの近位病巣では挟むことが困難なので，病巣遠位部の刺激で M 波振幅を健側と比較することになる．低下がなければブロック病巣，低下していれば Waller 変性病巣であり，その振幅比で予後を推定する．一般に 10% 未満の場合は麻痺回復には長期間を要すると考え，予後不良と判定する．ただし，脱髄性疾患でも最遠位部の高度なブロックでは重篤な軸索傷害との鑑別が困難となることもあるので，複数回の検査を行い経過をみることが必須となる．

　神経の再生過程は M 波振幅の増大や SNAP の出現・増高でモニターできるが，電極の貼付位置で変化するため，経時的に振幅を比較するのは難しい．EMG では MUP の出現とその数の増加で再神経支配の過程をモニターする．筋線維への再神経支配が起こるとまずは小振幅の多相 MUP が出現する．次の回復段階として MUP の数が増えて，MUP 干渉パターンが改善する．しかし，神経内膜の断裂線維を含む重症傷害では MUP 数増加は観察できない．むしろ，再支配神経末端の成熟を反映して，小振幅・多相 MUP が高振幅 MUP に波形を変化していく過程をみていく．高振幅 MUP が出現すれば，麻痺の回復は終末に近付いていると解釈する．運動ニューロン疾患（motor neuron disease）でも同様に考えることができ，高振幅 MUP の存在は再神経支配が起こり得る緩徐進行型と判定する一方，それがみられない場合は急速進行型と考える．

（岡島康友）

▶文 献

1) Okajima Y, et al：Waveform analysis of compound nerve action potentials：a computer simulation. *Arch Phys Med Rehabil*, **75**：960-964, 1994.
2) Chaudhry V, et al：Wallerian degeneration in human nerves：serial electrophysiological studies. *Muscle Nerve*, **15**：687-693, 1992.
3) Rhee EK, et al：A computer simulation of conduction block：Effects produced by actual block versus interphase cancellation. *Ann Neurol*, **28**：146-156, 1990.
4) Fujisawa R, et al：Effect of volitional relaxation and motor imagery on F wave and MEP：do these tasks affect excitability of the spinal or cortical motor neurons? *Clin Neurophysiol*, **122**：1405-1410, 2011.
5) Bischoff C, et al：Significance of A-waves recorded in routine motor nerve conduction studies. *Electroencephalogr Clin Neurophysiol*, **101**：528-533, 1996.
6) Dumitru D：Single muscle fiber discharges：a unifying proposal. *Muscle Nerve*, **19**：221-226, 1996.
7) Nandedkar SV, et al：Simulation of concentric needle EMG motor unit action potentials. *Muscle Nerve*, **11**：151-159, 1988.
8) Nandedkar SV, et al：Simulation of myopathic motor unit action potentials. *Muscle Nerve*, **12**：197-202, 1989.
9) 岡島康友ほか：問題症例の脳波・筋電図―急性発症の肩挙上障害―．臨床神経生理学, **32**：251-257, 2004.
10) Brown WF, et al：Conduction block and denervation in Guillain-Barre polyneuropathy. *Brain*, **107**：219-239, 1984.
11) Bromberg MB, et al：Patterns of sensory nerve conduction abnormalities in demyelinating and axonal peripheral nerve disorders. *Muscle Nerve*, **16**：262-266, 1993.

第2章 リハビリテーション診療

5. 治療手技のあらまし

Summary

① リハビリテーション（以下リハ）医療では多彩な疾患を扱うが，その目標は日常生活活動（以下ADL）の自立と社会参加である．
② リハは大きく分けるとその時期により急性期リハ，回復期リハ，維持期（生活期）リハに分かれる．
③ 実際の治療にあたっては，医師，理学療法士（以下PT），作業療法士（以下OT），言語聴覚士（以下ST），看護師，医療ソーシャルワーカー（以下MSW）など多彩な職種が関わる必要がある．
④ チーム医療が最も重要であり，それにはカンファレンスを開き，目標を立て，適宜その目標を修正しながら治療していく．
⑤ リハ医は，装具や福祉用具，また神経ブロックや機能再建術などの知識も必要となる．

はじめに

リハは大きく分けるとその時期により急性期リハ，回復期リハ，維持期（生活期）リハに分かれる．急性期リハでは原疾患の治療を最優先しながらも可能な範囲で関節可動域の維持，筋力維持，抗重力肢位をとることにより廃用症候群の予防を目的とする．回復期リハでは，逆にリハが中心となり，原疾患や合併症をコントロールしながら身体機能回復と日常生活の自立がその目的となり，維持期リハでは主に在宅での生活能力の維持がその目的となる．本稿では主に回復期のリハを中心に述べる．

チーム医療

リハは，障害をもつ人に対し，最大限の能力を発揮できるように回復させ，自立した生活，社会復帰を目標としており，多くの専門職がその治療に関与する．このため，個々の患者に合った治療を実施するためには，個々の専門職が十分に能力を発揮するだけでなく，十分なコミュニケーションをとり治療にあたっていくことが重要である．患者一人に関わる専門職の数は多く，チーム医療の善し悪しが治療効果に大きく影響する診療科の一つである．

チーム構成

チームの構成は，医師，看護師，PT，OT，ST，MSW，義肢装具士，臨床心理士，介護福祉士，栄養士，薬剤師，家族などからなる．これに小児では教師や保育士，在宅医療では介護支援専門員（以下ケアマネジャー）や保健師などが加わる（図1）．

主な専門職とその役割

①医師：患者の病態を把握し，各専門職の意見をまとめ治療方針を決定する．リハ医の役割については後述する．

②看護師：症状や体調の変化などを観察・評価し，安全管理，再発・合併症を予防し患者が積極的にリハに取り組めるよう支援する．またリハ訓練時に獲得した動作を病棟で日常生活に反映できるよう支援することにより，24時間を通して生活に密着したリハ訓練を行う．訓練室で獲得した能力を実生活で生かせるように「できるADL」から

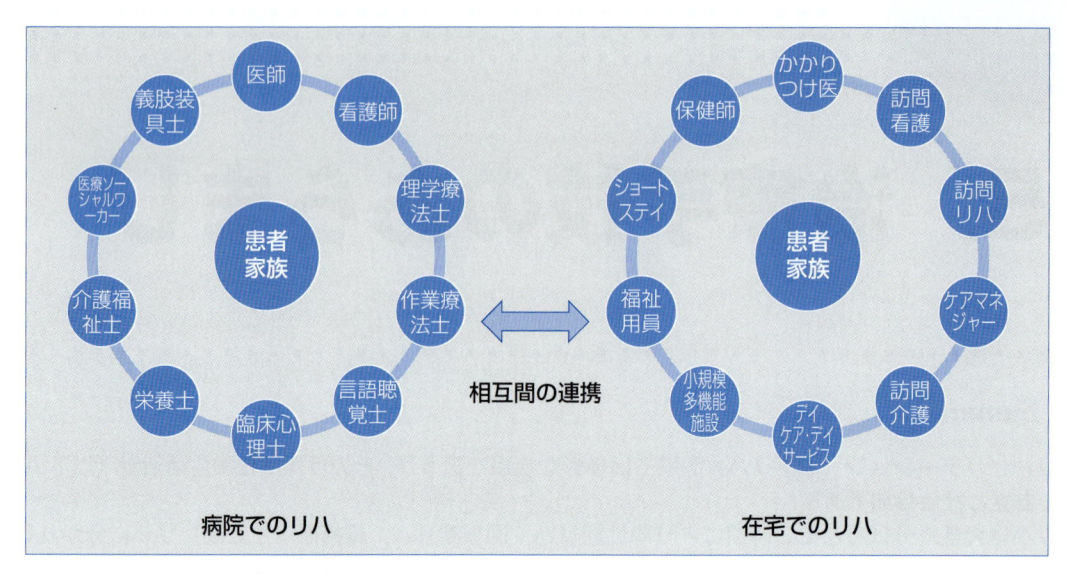

図1 病院・在宅でのチーム医療

「しているADL」へと支援することが重要である．さらに障害受容に関しての精神的サポート，家族に対しての，介護指導，精神的サポートなどその役割は多彩である．

③PT：起き上がり，座る，立つ，歩く等の基本的動作能力の改善を運動療法や物理療法を用いて目指す．

④OT：食事・更衣・排泄などのADL，家事・外出・地域活動などの手段的日常生活活動（以下IADL），就労や就学に向けた職業関連活動の自立を目指す．また，記憶，注意機能，遂行機能，社会的適応行動などの高次脳機能障害などに対応する．

⑤ST：失語症や構音障害などのコミュニケーション障害，嚥下障害の改善を目指す．OTと同様に高次脳機能障害などに対応する．

⑥MSW：病院などで患者や家族の相談援助にあたる．社会福祉の観点からサービスの提供者や医療者との連絡および調整を行う．治療費の心配，介護の不安，退院後の生活の場をどうするか，介護保険をはじめとする社会資源の活用など，患者や家族の相談に対応する．

⑦義肢装具士：各疾患の治療や機能回復を目的に種々の義肢や装具を作製する．

⑧介護福祉士：介護を担当するが，看護師同様リハ訓練時に獲得した動作を病棟で日常生活に反映できるよう支援する．リハ介護とは，「お世話をする」という考え方から，「自分でできることは自分でする」「できるだけ自分で行いやすい環境づくり」などいわゆる自立支援という考え方が必要となる．

⑨栄養士：実際の摂取栄養量・不足栄養素・栄養状態の評価をして，栄養補給方法を計画立案する．嚥下障害患者に対する食事形態（普通食・トロミ付キザミ食・ソフト食・ペースト食，トロミ茶など）の対応もする．ソフト食やペースト食では，視覚的に何を食べているかわからないことが多く，克服するために様々な工夫をしているところも多い．脳卒中等リハを必要とする患者は，生活習慣病などの合併症を有することが多く，カロリーや塩分制限など治療食を必要とする．退院時には，これらの治療食の指導も行う．

⑩臨床心理士：障害をもったことで不安症状や抑うつ症状が出たり，生きることに困難を感じたりするときにカウンセリングを行う．高次脳機能障害をもつ患者には，知能検査や神経心理検査等を行い，損なわれた機能や保たれている機能等について評価し，その後の治療に役立てるよう検討する．

カンファレンス

チーム医療が機能するためには，カンファレンスが必須となる．リハ目的の入院治療では，入院

時カンファレンス，中間カンファレンス，退院時カンファレンスが行われることが多い．

　入院時カンファレンスでは，問診，家族からの情報，身体機能評価結果など，各専門職が得た情報を元に患者のゴールやおおよその入院治療期間が設定される．ここで医師は，疾患の予後予測，疾患の病態，障害の生じる背景，合併症やリスクなどの説明と，医師の立場からの障害の把握とアプローチの仕方を説明することが必要となる．ゴールを設定するにあたっては，患者の家庭環境，社会的背景，心理的分析，社会資源の活用法などの情報も重要である．また，合併症の把握は特に重要であり，例えば癌の合併症があるとき，生命予後の問題もあり，ゴールを下げてでも在宅復帰を早めるなど，患者の状況に適した対応が必要となることもある．こうして設定したゴールを踏まえ，各専門職は退院後の生活を見据え，家屋改修，介護指導，在宅サービス調整などの必要性を見極める．このように，早期の段階でチームが目標を共有することが肝要である．

　中間時カンファレンスは，初期に策定したプログラムの再チェックが主な目的となる．実際にリハを進めているなかでの問題点を各専門職が協議，共有し，その対応を統一する．例えば，学習能力が低く頻回の動作訓練が必要となるため，PT，OT，病棟で必要とする動作訓練を統一し，頻回に取り組む，腰痛や膝関節痛が出現し大きな阻害因子となっているため，医師による疼痛コントロールを優先する，うつ傾向が激しいため臨床心理士や精神科などの専門家へのコンサルトが必要であるなどがあげられる．

　退院時カンファレンスは，できれば退院後の在宅の医療介護スタッフと合同で行われることが望ましい．日程の調整が困難なこともあるが，介護保険を利用する場合は，ケアマネジャー，また介護する家族の参加が必須である．在宅医療・介護スタッフと患者の身体状態，ADL能力の共有，ベッドや福祉用具，家屋の状況などの生活環境面，デイケアなどの参加等，在宅での機能維持と生活像について最終確認をする．

　最近は，職種にこだわらずに患者ごとにチームリーダーを設けて対応している施設もあるが，その場合も医師はチームカンファレンスのまとめ役であると同時に，障害の特徴をよく把握し，現在行われている方法より，さらに障害克服へ一歩でも前進する方法への問題解決意欲をもった前向きの姿勢で，チームをリードするのが望ましい．

　図2に患者家族説明用ではあるが，当院（城山病院）における入院から退院までの流れを示す．

リハ医の役割

■ 診察

　主訴，既往歴，家族歴，一般理学的所見，運動学的所見，神経学的所見，家庭環境，生活環境などを聞いて，リハ医学に関与する病態・疾病の診断，障害あるいはその確認をする．必要な医学的検査があれば施行する．頭部，脊髄のCTやMRIの読影，関節のX線，筋電図での末梢神経の評価はリハ医として必須である．また，嚥下造影や嚥下内視鏡検査，神経因性膀胱に対するウロダイナミックスタディーもできることが望ましい．

■ 評価およびリハ処方

　基本動作能力，歩行能力，ADL評価，IADL評価，高次脳機能障害等の評価を行い，必要な専門職にリハ処方をする．必要に応じて，嚥下機能検査（嚥下造影や嚥下内視鏡），動作分析，歩行分析，筋電図等を施行できることも重要である．また，特殊な合併症やうつ等の精神症状や排尿障害など他科の専門医師にコンサルトする必要性を判断する．

■ 治療・訓練

　障害の評価によって，治療目標を定め，治療方針を決定する．

1）医学的管理

　患者は高齢者のことが多く，多くの合併症をもっていることが少なくない．これらの合併症をコントロールすることは，リハの効果を最大限に発揮するうえでも重要となる．特に心房細動に起因する脳梗塞の抗凝固薬のコントロール，症候性てんかんに対する抗痙攣薬のコントロールは必須となる．また，高血圧においては，脳卒中発症時の血圧が高く不安定な頃からの内服薬を引き継いでいることが間々あり，時間の経過とともに降圧

	入院時	入院後 ～ 1週間	～ 1ヶ月	～ 3ヶ月・それ以降
全体	・入院に関する説明を行います ・家屋状況、今までの生活の様子などをお伺いします	・カンファレンスを行い、治療方針を確認します	・定期的にカンファレンスや回診を行い、状況を確認します	・退院前カンファレンスを行います ・外泊や外出を行い、自宅復帰に向けた準備をします 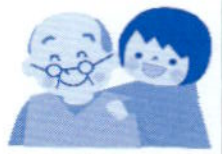
主治医	・全身状態を診察します ・必要な検査、治療、服薬調整を行います ・入院中の計画や退院時の目標などについて説明を行います	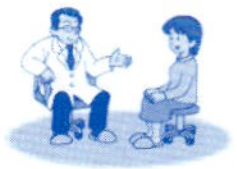	・病状の変化に合わせて必要な検査や治療を行います ・必要に応じて病状の経過について説明を行います	・必要に応じて治療や生活に必要な補装具を処方します
ソーシャルワーカー		・介護保険制度などについての説明を行います （申請から利用まで）		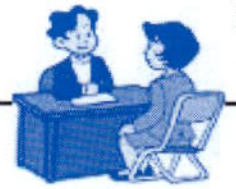 ・ケアマネジャーと連携し、退院後のサービス利用について検討や調整をします
看護師	・今までの生活状況をもとに、入院中の生活を検討します （看護計画の立案）	・患者様の生活支援と、精神面の不安軽減のための援助をします 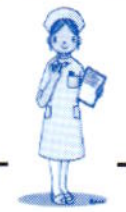	・病棟生活での変化や問題について検討、対応をします ・病棟生活を自宅生活に近づけていきます	・医療的処置や生活場面での介助方法を指導します
介護職員	・看護計画のもとに状態に合わせてケアを行います	・改善した能力を実際のADL場面で行えるようにケアを行います		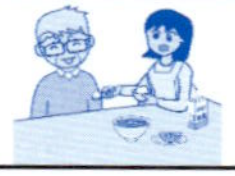
リハビリ （PT：理学療法、OT：作業療法、ST：言語聴覚療法）	・身体機能の評価を行います ・日常生活動作の評価を行います ・コミュニケーションや食事（嚥下）の評価を行います ⇩ ・病棟での生活動作の設定を行います	・身体機能向上のための練習を行います （寝返り→起き上がり→座る→立つ→歩く） ・日常生活動作の練習を行います （食事、排泄、入浴など） ・コミュニケーション能力向上のための練習を行います ・嚥下機能向上のための練習を行います	・医師の処方に基づき、必要に応じて補装具を作成します ・日常生活関連動作の練習を行います （調理、洗濯、掃除、買い物など） 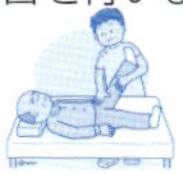 ・家屋評価を実施し、福祉用具の導入や住宅改修の提案をします	・退院後の生活について指導を行います ・退院後の生活動作、歩行、食事動作、トイレ動作、（起居動作、歩行、食事動作、トイレ動作、嚥下食 など） 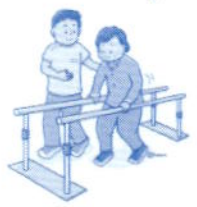 ・退院後の生活に合わせて練習を行います

※状況に応じて、予定が変更になる場合があります。

図2 入院から退院までの流れ

剤の過剰投与による低血圧になりやすい。糖尿病においては，リハによる身体活動量の増加に伴い低血糖を起こしやすいことは念頭に置いておかなくてはならない。手術や脳卒中急性期には点滴，インスリン注射でコントロールされており，そのままインスリン使用にてリハ科へ転科してくることもある。必ず，発症前の状態を把握し，できれば内服治療に移行することが望ましい。経過中，脳卒中や脊髄損傷では，痙縮の変化やしびれ，疼痛が生じ，リハ訓練，歩行，ADLの阻害因子となることがある。痙縮に対し，適切な筋弛緩薬の使用やフェノール神経ブロック法，アルコールブロック（MAB）法などの神経ブロック，ボツリヌス療法（ボツリヌストキシンの注射）なども施行できると良い。しびれや疼痛に対しても適切な内服治療や神経ブロック，関節内注射などでコントロールする必要がある。また手術による治療（選択的後根切断術，末梢神経縮小術，腱延長術など）もその適応を知っておく必要がある。

2）リハ処方

患者の状態を考え，筋力増強，関節可動域訓練，基本動作訓練，ADL訓練などをPT，OTに処方する。失語症や構音障害などの言語障害，嚥下障害はSTに処方する。半側空間無視や注意力障害など高次脳機能障害は施設によって異なるが，一般的にはOT，ST，臨床心理士に処方する。必要な場合は，高次脳機能障害に対する神経心理学検査も依頼する。腰椎や頚椎の牽引，温熱療法，電気療法，光線療法などの物理療法は，基本的にPTに処方することが多い。装具に関しては，装具外来に依頼する，またはリハ処方箋を用いて専門職種に処方するなど，施設によって異なるようである。いずれの場合も，リハ医として作製の場に立ち会うことは重要である。

身体の一般状態の悪いときはベッドサイドでのリハが必要であり，糖尿病のコントロールの悪い時期は，食後過血糖を防ぐ理由からも食後のリハが望ましく，パーキンソン病でオンオフのあるときはオン時間での訓練が望ましい。体力のないときは，低負荷高頻度でリハを施行する。リハ処方箋は，薬剤の処方箋と同様に定期的に発行する必要がある。特に，患者の方針やリハの内容に変更が必要なときやカンファレンスの後は書き換えるべきである。

3）義肢や装具の処方

四肢切断に対する義肢や脳卒中などに用いる下肢装具などは医師の処方が必要となる。一般的に治療用の装具は医療保険適応，治療後生活するうえでの必需品と考えられる装具は障害者自立支援法の適応となる。

■ 福祉用具の利用

杖，歩行器，車椅子，電動ベッド，リフター，階段昇降機などの福祉用具やトイレや浴室の改修などは介護保険が利用できることが多い。障害者のADLやQOL，社会参加の向上が得られるようこれらの知識もリハ医として必要となる。リフターなどは入院中に家族に使い方を十分に指導することも必要となる。

■ 病状説明

リハは，他の診療科と異なり患者は障害をもって退院することが多い。このため十分な病状説明が必要となる。初期の評価，予想されるゴール，リスク，装具や福祉用具の必要性，住宅改修の必要性，退院後の機能維持や生活像等時期に応じた十分な病状の説明が必要となる。障害者が障害を受容し，生きることへのモチベーションと生きがいをもつための心理的アプローチも必要となる。

理学療法

ケガや病気などで身体に障害のある人や障害の発生が予測される人に対して，基本動作能力（座る，立つ，歩くなど）の回復や維持，および障害の悪化の予防を目的に，運動療法や物理療法を用いて，自立した日常生活が送れるよう支援する治療である。簡潔に言うと関節可動域の拡大，筋力強化，麻痺の回復，痛みの軽減などにより，寝返る，起き上がる，立ち上がる，歩くなどの日常生活を行ううえで基本となる動作の改善を目指す。

■ 関節可動域訓練

関節の動きを改善させることおよび拘縮の予防を目的として行うものである。拘縮の予防では，患者が随意的に関節を動かせないときは，全可動域にわたって関節を他動的に動かす。1つの関節

5. 治療手技のあらまし

を3〜5回，1日に2回動かす．意識障害，麻痺，不動，長期臥床状態等では拘縮が起こり易く，早期からの関節可動域訓練の実施は良肢位の保持とともに予後改善のために重要である．基本的には各関節の固有な運動を理解したうえで正しく動かすことが重要である．片麻痺等では非麻痺側を使って麻痺側の拘縮を予防できるよう指導する．関節可動域の拡大を目的とするときは，ホットパック，超音波，マイクロウェーブなどの温熱療法を用いて疼痛を軽減させた後に，軽く疼痛の生じる程度まで動かす必要がある．伸張はゆっくりと適切に行い，強い伸張は疼痛や反射性収縮を引き起こすので，逆効果となることもあり注意が必要である．伸張を持続的に長期に与えるには装具や器械を用いることもある．

■ 筋力増強訓練

1) 他動運動

この運動は徒手筋力テストの結果がZero (0)，つまり筋収縮が全くみられない患者に対して行われる．セラピストが，他動的に患者の関節を動かす運動のことで，方法としては関節可動域訓練に準ずる．

2) 自動介助運動

徒手筋力テストの結果がTrace (1) かPoor (2) の場合，筋の収縮は起こっても，関節運動は困難である．このようなときに，自発的に筋の収縮を患者に行わせながら，関節運動が起こるように介助する．器具の補助によって行うこともある．

3) 自動運動

筋力がFair (3) になると，重力に抗して運動を行うことができる．これを自動運動という．自動運動は筋力3の筋に対する訓練としてばかりでなく，心肺機能の改善や全身状態の回復などのために用いられる．

4) 抵抗運動

徒手筋力テストの結果がGood (4) あるいはNormal (5) の場合にはこの運動が行われる．抵抗運動では骨格筋が長さを変えながら力を発揮する等張性筋活動 (isotonic muscle action) と等速性筋活動 (isokinetic muscle action)，長さを変えずに力を発揮する等尺性筋活動 (isometoric muscle action) に大別される．関節を動かせないときは等尺性収縮を用い筋力強化を行う．また，大腿四頭筋などの2関節筋では，変形性関節症等で膝関節に負担をかけたくないときは股関節の運動を伴った等速性収縮を用いて筋力強化を行い，股関節に負担をかけたくないときは膝関節の運動を伴った筋力強化をすると効率的である．筋力強化の治療手順としては自動介助運動→自動運動→抵抗運動の順に進める．筋力増強を目的とするときは最大筋力の60 (70) ％以上の力を発揮することが必要という原則を踏まえる．過用性損傷の防止，代償運動の防止，リスク管理に留意する．

■ 基本動作訓練

基本動作訓練は，寝返り，起き上がり，ベッド上の移動，座位，立ち上がりなどの起居動作訓練と車椅子への移乗動作，歩行などの移動動作訓練からなる．片麻痺や対麻痺など麻痺の種類や程度，疼痛部位によってその方法は異なる．基本的な方法をよく理解したうえで患者の病態にあった方法を工夫し指導することが重要である．歩行は，歩行器や杖の種類等の歩行補助具の選択も重要な要素の1つになる．

■ 協調性訓練

協調性訓練は，脳血管障害，脳外傷，脳性麻痺などの中枢神経障害の患者に対して行われるもので，個々の筋に対する随意的なコントロールおよび多数の筋による円滑な運動を行えるようにする訓練の総称で，正常な運動パターンの促通や，異常な運動パターンの抑制を行う．自転車エルゴメーターは両下肢の協調性の改善に，座位での雑巾かけは体幹や上肢の協調性の改善によく用いられる．

■ 持久力訓練

運動障害の重症度に応じてトレッドミル，自転車エルゴメーター，歩行などの下肢の運動を含めた有酸素運動がすすめられる．負荷としては一般的に最大酸素摂取量の60％程度の運動を20分以上行うことが望ましい．

■ 物理療法

物理療法とは，物理的エネルギー（熱・水・光・電気・徒手）を利用し，治療するものである．それぞれ温熱療法，水治療法，光線療法，電気療法，マッサージに分類され，その目的は，痛みの緩和，

筋緊張の緩和，リラクゼーション，運動療法を効果的にするための準備，むくみ，循環の改善などがある．

1) 温熱療法

温熱療法の効果には，知覚神経の興奮性低下（痛みの緩和），筋緊張の軽減，代謝産物の吸収促進，局所の血流上昇（治癒の促進）などがある．急性炎症期，出血傾向のあるもの，閉塞性の血行障害，感覚脱失部位，全身消耗性疾患には施行できない．

表在温熱としては，腰や膝など比較的広範囲に用いられるホットパック，リウマチ患者における手指など細やかで複雑な形態をもつ部分に有効であるパラフィン浴，温熱療法を行いながらの関節運動が可能で，手指の腱損傷後や骨折ギプス固定後などに用いることが多い過流浴もしくはバイブラバスがある．また超短波，極超短波，超音波などは転換熱を用いた温熱療法であり，深部にまで熱が到達する．

一般に意識障害，知覚障害，急性炎症期には温熱療法は禁忌とされ，転換熱を利用したものは，人工関節や心臓ペースメーカーなど体内に金属のある場合は禁忌となる．

2) 電気療法

動きのなくなった筋に対して，電気刺激により筋肉を収縮させる低周波，体内で電気的な"揺らぎ"を作り出しマッサージ効果を生じさせる干渉低周波，銀色の尖った駒状の電極を用いて経皮的にツボを刺激し痛みの緩和等を促すSSP（Silver Spike Point）などがある．心臓ペースメーカー患者や体内に金属が入っている場合は禁忌である．

3) 光線療法

表面を温める赤外線，殺菌効果のある紫外線，深部温熱効果のある極超短波，星状神経節ブロックと同様の効果が期待されるレーザー治療などがある．

4) その他

牽引部位の筋スパズムの改善や間欠牽引によるマッサージ効果，椎間開大の手助けをして圧迫神経への影響をやわらげると考えられている頚椎・腰椎牽引（間欠牽引）やむくみの原因となるリンパ液の流れを改善させるリンパマッサージなどがある．

作業療法

作業療法とは，身体または精神に障害のある者，またはそれが予測される者に対してその主体的な生活の獲得を図るため，諸機能の回復・維持を促す作業活動を用いた治療，訓練，指導および援助をいう．手段としては木工，金工，陶芸，織物，皮細工などの手工芸，ゲームやスポーツ，日常生活活動，ワープロやパソコン，農耕，園芸，絵画，音楽，演劇，散歩，レクリエーションなどの多くの作業活動が取り入れられている．その範囲は，精神科領域，小児の発達障害や復職に対する就労支援など非常に多岐にわたるが，ここでは，医療機関で行われる作業療法について述べる．医療機関で行われる作業療法の目的は，主に個々に必要なADLやIADLの自立にあるが，以下のように大きく3つに分かれる．

■ 運動機能の回復

理学療法と重なるところが多いが，上肢の関節可動域の維持や筋力強化，麻痺の改善の促通，体幹と両上肢の協調性の改善，手指の巧緻性の改善などがある．

■ 高次脳機能障害

高次脳機能とは，知覚，記憶，学習，思考，判断などの認知過程と行為の感情（情動）を含めた精神（心理）機能を総称する．高次脳機能障害に対するリハでは，これらの無数にある障害の像を様々な検査（テストバッテリー）を通して評価し，正確な障害像を把握することから始まる．その結果を参考にADL上問題となるものを中心に訓練を行う．一般に簡単な課題から開始し，徐々に複雑な課題に上げていき，それを実生活で試していくといった方法がよくとられる．失語症における発話の訓練では，物の名前の繰り返しや，日常よく使うものの呼称から始め，徐々に文章の練習へとすすめて行く．また，失われた機能の代償として道具を使う訓練や環境の調整も並行して行う．例えば記憶障害には，メモをとるようにして，常にメモを見る習慣をつけるなどの訓練を行う．半側空間無視では車椅子の左側のブレーキをかけ忘

れることが多いため，ブレーキを延長して目立つようにする．

◼ ADL・IADL訓練

　障害によってできなくなった日常生活に必要な動作，「食事」「排泄」「整容」「更衣」「入浴」などが再びできるように指導する訓練である．必要に応じて掃除，洗濯，調理など家事動作も訓練する．特にIADL訓練では火や電気を使用することも多く，消し忘れなどで大きな事故を招くこともあり，認知機能の評価も必要となる．

言語聴覚療法

　STが対象とする主な障害は，言葉の障害（失語症や言語発達遅滞など），きこえの障害（聴覚障害など），声や発音の障害（音声障害や構音障害），食べる機能の障害（摂食嚥下障害）などがある．これらの障害は，生まれながらの先天性から疾病や外傷による後天性のものまであり，小児から高齢者までその対象は幅広い．

◼ 言語訓練

　言語障害は失語症と構音障害に大別される．失語症は大きく分けると，言葉が出なくなる運動性失語と理解しにくくなる感覚性失語とその両方が障害される全失語に分けられる．どんなタイプの失語でも程度の差はあれ，聴く，話す，読む，書くという言葉のすべての分野に障害が出る．訓練の内容は，発音の練習や，声の出し方の練習，また失語症の言語能力の回復訓練，代償方法の検討などからなる．全失語で言語によるコミュニケーション能力が損傷されていても，状況判断力が維持されていれば，通常のリハ訓練は可能である．

◼ 嚥下訓練

　嚥下は，①舌の運動により食べ物を口腔から咽頭に送る口腔期，②嚥下反射により食べ物を食道に送る咽頭期，③食道の蠕動運動により胃まで運ぶ食道期に分けられる．嚥下訓練は，口腔内アイスマッサージなど食物を用いることなく行う間接訓練法と実際に食物を食べてもらいながら摂食嚥下動作を繰り返す直接訓練法に分類される．間接訓練法は誤嚥の可能性はないものの単独では効果が上がりにくいため，直接訓練法と組み合わせて

表1　介護保険適用となる福祉用具

- 車いす（自走式車いす，電動車いすなど）
- 車いす付属品（クッション，電動補助装置など）
- 特殊寝台
- 特殊寝台付属品（サイドレール，マットレスなど）
- 床ずれ防止用具（エアマットなど）
- 体位変換器
- 手すり（据え置き型など工事を伴わないもの）
- スロープ（工事を伴わないもの）
- 歩行器
- 歩行補助杖（松葉杖，多点杖など）
- 認知症老人徘徊感知機器
- 移動用リフト（つり具部分を除く）
- 自動排泄処理装置（交換可能部品は除く）

実施される場合が多い．直接訓練法は，姿勢・一口量・タイミングなどの調整や水分のトロミなど食形態の工夫など多くの要素を組み合わせながら行う．段階的に食形態や体位の難易度，および摂食量を上げて行く．輪状咽頭筋切除術，喉頭挙上術，喉頭蓋管形成術，喉頭摘出術，気道食道分離術，声門閉鎖術など外科的治療が有効なこともある．

装具療法

　装具は失われた身体機能の補助・傷病の治療・変形の矯正などの目的で使用する，身体外部に装着する機器の総称である．

　装具には装着する部位によって上肢装具・体幹装具・下肢装具に大別される．また，事故や病気により部分的に失われた手脚の，外観や機能を補うものを義肢という．義肢は上肢の欠損に対して用いる義手と，下肢の欠損に対する義足に分類される．装具を作製するにあたっては，その目的が変形の予防か，変形の矯正か，病的組織の保護か，それとも失われた機能の代償または補助か，などを患者ごとに認識する必要がある．また装具装着による利点と欠点も十分に考慮する必要がある．実際の処方，作製にあたっては，患者や家族，担当のPT，OT，義肢装具士とコミュニケーションを十分にとって作製し，適合するまで数回のチェックが必要なことも少なくない．

福祉用具

　福祉用具とは，障害者の生活・学習・就労と，高齢者，傷病者の生活や介護，介助の支援のための用具・機器のことであり，福祉機器ともいう．歩行補助具には，歩行器，歩行車，杖などがある．また杖は1本杖，多点杖，松葉杖，ロフストランドクラッチ，カナディアンクラッチの5種類があり，歩行補助具と車椅子はリハを施行するうえで最も用いられる福祉用具といえる．患者の回復段階に合わせて適切な福祉用具を用いることは大切になる．また，在宅生活において，介護保険の対象となる福祉用具は表1に示した13種類である．

在宅リハビリテーション

　在宅リハには，①訪問看護としての訪問リハ，②医療機関や介護老人保健施設からの訪問リハ，③デイケア（通所リハ）がある．訪問リハは，利用者宅で行われるリハで，退院後実際の生活環境で動作ができるという利点がある．デイケアは，通所サービス中に個別リハが受けられ送迎がついているという利点がある．その他，病院やクリニックでの外来リハ，デイサービス（通所介護）での個別機能訓練，訪問マッサージなどがある．医療と同様に介護保険においてリハという言葉を用いるには医師の指示が必要となる．在宅リハでは，その目的が在宅生活の維持となり，PTやOTも相互の垣根を越えた知識が必要となる．また，在宅生活のなかでの機能低下にいち早く気付き，かかりつけ医やケアマネジャーと対応を考えなければならない．在宅生活に即した広い視野と柔軟な対応が求められる．

（杉本　淳）

▶文献

1) 上田　敏：目でみるリハビリテーション医学，第2版，東京大学出版会，1994.
2) 伊藤利之，赤居正美：義肢装具のチェックポイント，第8版，医学書院，2014.
3) 日本理学療法士協会ホームページ，http://www.japanpt.or.jp/
4) 日本作業療法士協会ホームページ，http://www.jaot.or.jp/
5) 藤島一郎：脳卒中の摂食・嚥下障害，医歯薬出版，1998.
6) 日本福祉用具供給協会ホームページ，https://www.fukushiyogu.or.jp/index.php
7) 中村隆一，齋藤　宏，長崎　浩：基礎運動学，第6版，医歯薬出版，2003.
8) 奈良　勲：物理療法学，第4版，医学書院，2013.
9) 細田多穂，柳澤　健：理学療法ハンドブック，改訂第4版，協同医書出版，2010.

合わせがあり，換算表には各組み合わせに対応した効用値がある．例えば，すべて問題がない状態は（11111）で効用値 1，（11112）ならば 0.786，（11113）は 0.736 と換算される．この換算表は，用いられる国によって多少異なっている．一元化した QOL を求める際には，身体，精神，社会といった各領域をいかに重み付けするかが課題となるが，一次元的なスコアを用いた方が望ましい場合もある．例えば，ある健康状態の効用値とその状態で生存した期間から，生命の質と延命の両面を考慮した「質調整生存年（quality-adjusted life year : QALY）」を求め，医療経済上の方針決定や治療選択に役立てられている．

包括的尺度は，一般に健康といわれる人から様々な疾患をもつ人まで共通して有する要素によって構成され，健康な状態から病気までの QOL を連続的に測定可能で，異なった疾患間での比較も可能である．The 36-item short form of the Medical Outcome Study questionnaire（SF-36）[5] が代表的である．SF-36 は，8 つの健康概念，すなわち「身体機能」「日常役割機能（身体）」「体の痛み」「全体的健康感」「活力」「社会生活機能」「日常役割機能（精神）」「心の健康」からなり，36 項目から構成されている．それぞれの項目について，3 つから 6 つの選択肢があり，それぞれへの回答に対して，得点をそれぞれ付与し，最終的に，8 領域それぞれの下位尺度の得点を算出する．SF-36 を使用するメリットは，国際的に最も普及している QOL 評価尺度であること，国民標準値があり比較可能であることである．さらに，近年，スコアリング法が開発され，3 つのサマリースコア「身体的側面の QOL サマリースコア」「精神的側面の QOL サマリースコア」「役割/社会的側面の QOL サマリースコア」を求めることが可能となった．一方で，質問数を 12 項目や 8 項目に減らした SF-12 や SF-8 も開発され，SF-36 では質問数が多すぎる対象を調査する場合や，大規模調査などに簡便に用いることができる．

疾患特異的尺度は，ある疾患に特異的な症状や変化を，より詳細に測定することを目的としている．表 1 にあげた疾患特異的尺度の例をみると「言語」「視覚」（脳卒中），「呼吸困難」「疲労」（COPD），「（がんやその治療に伴う）症状」（がん），「手指機能」「家族・友人からの支援」（関節リウマチ），「姿勢・体形」「転倒」（骨粗鬆症）といった，各疾患によって生じうる症状などに特徴的な項目が設けられている．そのため，疾患特異的尺度は，包括的尺度と比べて QOL 予測因子の検討，治療介入の効果判定，軽症患者の QOL 低下の検出に優れているとされる．しかし，健常者や異なる疾患との比較はできないため，目的に応じて使い分ける必要がある．

物語り（narrative）

QOL 評価尺度は，患者一人ひとりの QOL 評価には必ずしも十分ではないことが指摘されている．「この QOL 評価で 50 点から 70 点になったので，QOL が良くなりましたね」で終わりにしてはならない．つまり，QOL を測定することは，QOL 評価尺度で評価すること，ではない．QOL 評価が患者の主観を重視するのならば，数値データだけでなく，患者それぞれの物語り（narrative）に耳を傾け，それを記録することも重要な QOL の評価となる．QOL が変化した要因は，孫が遊びにきたことかもしれないし，大好きなお菓子が手に入ったからかもしれない．患者の QOL 状態を知る手がかりを得るために，「最近，変わったことがありましたか？」「いま，楽しいことは何ですか？」「目標にしていることは何ですか？」といった質問は使いやすいと思われる．

QOL 測定の留意点

一般的に，海外で開発された QOL 評価尺度は，国際的なスタンダードであるという利点と，日本人の文化や生活様式と異なる可能性があるという欠点があげられる．一方で，国内で開発された評価尺度はその逆で，日本人を対象に開発されたため日本人の特徴に合っている可能性が高い反面，国際的な認知度や使用がきわめて低いという問題点がある．こういった利点と欠点を考慮し，その使用目的に合わせて評価尺度を選択する必要がある．なお，新しい QOL 測定尺度を作成する手間

表2 QOL測定の留意点[1]（文献1を基に加筆）

QOL全般	・研究者によってQOLの定義が異なる ・個人の価値観，社会，文化，環境などに影響を受ける
QOL測定尺度	・日本で開発された尺度は日本人に感度が高い反面，外国と比較が困難 ・代理者による回答ができないものが多い（代理者による回答には議論あり） ・測定範囲が限られる（短時間で行えるように項目が選定されている） ・回答時の気分や心理状態に左右される ・個人間での質問項目の捉え方の違い ・時間経過による個体内での価値観の変化 ・評価尺度の感度と特異度 ・データ欠測の取り扱いが困難 ・スコア変化の解釈や，群間比較をする意味 ・他の客観的評価との関連が不明 ・著作権があるものが多い
日本の特徴	・医師や看護師への信頼が厚い（悪い回答による不利益を避けるため，真の回答をしない可能性がある） ・中間回答を好む ・家族との絆が，友人や近隣の人より非常に強い ・宗教的な関わりが少ない ・在宅での支援体制が不十分

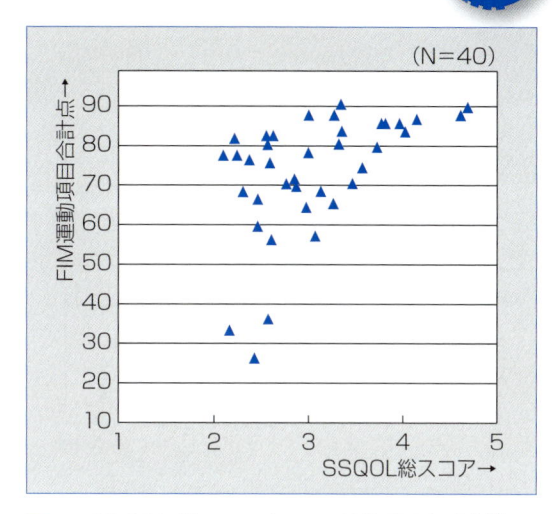

図1 SSQOL総スコアとFIM運動項目合計点[7]
中程度の正の相関を認めた（Spearman's rho＝0.56, $p<0.01$）

を考えれば，既存のものをまず使用することが勧められる．

QOL測定の留意点を**表2**[1]にあげる．QOLは，個人の価値観，社会，文化，環境などに影響を受け，時間経過によっても個体内での価値観が変化しうることから，QOL測定の結果の解釈は容易ではない．また，QOL評価尺度には，ほかのADLや抑うつの評価尺度などと似た項目が含まれるため，お互いに関連しやすいことに注意を要する．そのため，主観的な評価だけでなく，客観的な機能状態を併せて，QOLを測定することが提唱されている．すなわち，QOLは多面的に測定される必要があり，前述したQOL評価尺度は，その主観的評価に相当する．そのため，QOL測定は，目的とするQOLに感度の良いQOL評価尺度と，ほかの評価尺度（例えばADL評価尺度）を組み合わせて使用することが勧められる．

運動障害，ADLや介護負担度との関係

筆者らが行った在宅脳卒中患者40例を対象とした，Stroke specific QOL（SSQOL）[6]によるQOL研究を紹介する[7]．SSQOLは，脳卒中の疾患特異的尺度で，12領域に分類され，各領域は3～6個の質問，全部で49個の質問から構成されている．脳卒中に特異的な領域として，「言語」「性格」「思考・記憶」「上肢機能」「視覚」が含まれている．各項目を，1点（悪い）から5点（良い）まで1点刻みで採点し，その平均点を総スコアとする．結果，SSQOLの総スコアは，脳卒中機能評価法（Stroke Impairment Assessment Set：SIAS）の運動麻痺の評価であるSIAS-motor合計点とは有意な相関がみられなかった．一方，ADL評価である機能的自立度評価法（Functional Independence Measure：FIM）の運動項目合計点とは中等度の正の相関（**図1**），Zarit介護負担尺度による介護負担度とは中等度の負の相関（**図2**）がみられた．すなわち，在宅脳卒中患者のQOLは，片麻痺の重症度とは相関しないが，ADLの自立度および主介護者の介護負担度と有意な相関があることが示された．この理由として，SSQOLには，「歩くのが難しかったですか？」「食事をするとき，助け

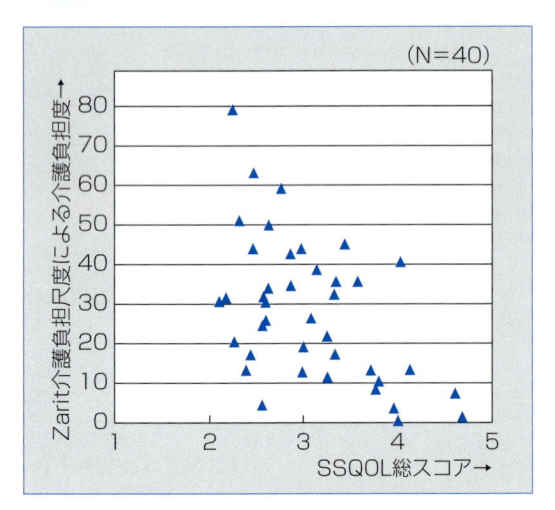

図2 SSQOL総スコアとZarit介護負担尺度による介護負担度[7]（一部改変）
中程度の負の相関を認めた（Spearman's rho＝-0.44, p＜0.01）

が必要でしたか？」のようなADLに関連する質問や，「自分が家族の重荷になっていると感じていました」のような介護に関する質問が含まれていることが影響したと考えられる．

では，QOLがADLや介護負担度と相関したのであれば，QOL評価をした意義がなかったかといえば，そうではない．ADLや介護負担度との関係図（図1，2）を見ていただければ，ADLの自立度が高くてもSSQOLが低い症例や，SSQOLが低いにもかかわらず介護負担が重くない症例があるように，幅広く分布しているのがみられる．つまり，主観的な評価であるQOLは，客観的な評価であるADLや介護負担度と関連した指標であるが，その一方で，ADLや介護負担度では測定できないものを測定していると考えられる．特に，QOLは，患者が感じるアウトカムであるため，機能障害やADL面では客観的な変化がみられにくい時期における変化や，長期的アウトカムを捉える尺度として有用である可能性がある．

QOLに対する介入とその解釈

QOLの予後予測因子として，脳卒中患者では，ADL，抑うつ，中枢性疼痛，経済状況が報告されているように，身体的・精神的・社会的要因それぞれに対してリハ介入することは，結果としてQOL向上につながることが期待される．まさに，「ADLを向上することは，QOLを向上することにつながる」，である．また，個々の物語りに耳を傾け，QOLに寄与する要因を探ることによって，個々のQOLに対するアプローチを見出せる可能性がある．

QOLの変化があった場合に，その解釈には気を付けたい．例えばADLの変化を伴っていた場合は，ADLがどの程度，QOLに影響を与えたのかを考慮する必要がある．QOLスコアが上がったから良かった，ではなく，なぜQOLが改善したのかを考えないと，QOLを測定した臨床的な意義はみえてこない．

おわりに

QOLという言葉は広く知られているが，その概念には曖昧さがある．しかし，QOLを考えるということは，身体的・精神的・社会的な面を包括的に考えるということである．他人のQOLを測定する前に，まず，自らのQOLを鑑みてはどうだろうか？

（新藤恵一郎）

▶文献

1) 新藤恵一郎：QOLの評価．もう悩まない！100症例から学ぶリハビリテーション評価のコツ．MB Med Rehabil, **163**：19-22, 2013.
2) 池上直己・他編：臨床のためのQOL評価ハンドブック．医学書院，2001.
3) 萬代 隆監修：QOL評価法マニュアル．インターメディカ，2001.
4) 日本語版EuroQol開発委員会：日本語版EuroQolの開発．医療と社会，**8**：109-123, 1998.
5) 福原俊一，鈴鴨よしみ：SF-36 v2日本語版マニュアル．NPO健康医療評価研究機構，2004.
6) Williams LS, et al.：Development of a Stroke-Specific Quality of Life Scale. Stroke, **30**：1362-1369, 1999.
7) 問川博之・他：脳卒中特異的QOLスケールに関する検討．J Clin Rehabil, **14**：684-689, 2005.

第 2 章 リハビリテーション診療

7. 障害者心理と障害受容

Summary

① 障害により生じる心理的変化は，リハビリテーション（以下リハ）目標達成の成否に関わる重要な問題であり，リハに関わるすべての人に必須の知識である．
② 障害後の心理的反応を理解する際に，対象喪失からの回復過程にみられる"悲哀"の考えが役に立つ．
③ 障害への適応に至る過程は，必ずしもステージ理論に当てはまらないが，心理状態を分析する際には有用である．
④ 「障害受容」のためには障害者自身が障害を受け入れる「自己受容」と，社会が障害者を受け入れる「社会受容」の両方が必要である．
⑤ 患者の心理状態を把握し，患者自身で障害に適応できるように援助していくことが，家族を含めた治療チームの役割である．

　リハの目的は患者を人間として最終的に自立させることにある．その目的のためには，身体的な機能障害や活動制限，そして参加制約の改善のみならず，障害者自身の心理的な問題の解決が必要になる．本人の心理状態が落ち着いていれば，身体的なリハは順調に進む可能性が高くなり，残存機能を最大限発揮することも可能になる．一方，自らがおかれた障害への適応が不十分で，不安や悩みなどをかかえた心理状態であれば，リハの進行が阻害されるのは勿論のこと，目的とする自立には至らない．自立とは自らの足で立つことであり，そのために必要な土台の中心には，患者自身の精神心理がおかれていることを忘れてはならない．多くの人にとって障害は，その人が初めて経験する重大な危機状態であり，心理状態に影響を及ぼす一大事件であるが，その心理状態を第三者がうかがい知ることは，例え肉親であろうとも難しい．そして身体的障害と心理的状態は，互いに密接に影響を及ぼしあっているものの，医療的リハの過程では，医療者を含めた第三者が気付きやすい身体的障害に注意が注がれるため，ともすると患者の心理的な状態は評価されないことがある．しかし，心理状態が身体的機能改善に影響を及ぼすことは明らかであり，また最終目標の生活復帰や社会復帰にむけたリハでは，その成否に関わる重要な問題で，十分に考慮される必要がある．したがって，障害者の心理状態の把握と対応は，リハに関わるすべての医療者にとって，職種を問わず必須の知識と技術と考えられる．ここでは特に身体的障害を負った障害者にみられる心理状態とその変化を中心に解説し，障害の受容について述べる．なお，脳外傷や脳卒中による前頭葉や辺縁系などの脳損傷による器質的な精神心理状態の変化については，「第 3 章　高次脳機能障害」をご参照いただきたい．

身体障害者の心理的反応とステージ理論

　1960 年代に米国では，身体的障害を負った障害者にみられる共通の心理的反応として，"悲嘆あるいは悲哀"という考え方が導入され，また同時に，障害に適応していくためにはある一定の段階を踏む必要があるという，今日ステージ理論と呼

表1 障害適応に至る諸ステージ理論[6]

	Cohn	Fink	上田
第1段階	ショック	ショック	ショック
第2段階	回復への期待	防衛的退行	否認
第3段階	悲嘆	自認	混乱
第4段階	防衛	適応	解決への努力
第5段階	適応		受容

ばれる主張が提唱された．悲哀の考え方は，元々は精神分析学者であるFreud Sが，愛する人との死別に際してみられる心理的反応として唱えた理論で，愛する人の死を受け入れる過程では，頭だけでその事実を理解するだけではなく，体験として十分に嘆き悲しむこと〔悲哀の仕事（mourning work）〕が，その人との絆を断ち切るために必要不可欠であり，目的にかなった重要な適応過程であるとした考え方である．この考え方は，後に対象が"愛する人"だけではなく，すべての"愛するもの"に拡大され，強く愛する対象を失う"対象喪失"からの復活に必要な心理過程とされた．障害発生前の身体状態は，自分にとって最も大切な愛すべきものであり，それが障害により失われた状況はまさに"愛するもの"の喪失に相当すると考えられたため，障害を負った後の心理的反応として，この悲哀の考え方が取り入れられたものと思われる．

代表的なステージ理論としては，リハセンターで治療中の整形外科患者のインタビューを基に提唱されたCohn N[2]による5段階理論や外傷性脊髄損傷患者の臨床研究から導き出されたFink SL[3]による4段階理論などが知られている．これら以外にもいくつかのステージ理論が提唱されており，それらに共通している心理状態の変化について上田は，ショック─否認─混乱（怒り・恨みと悲嘆・抑うつ）─解決への努力─受容の5段階に整理した(表1)．しかし，障害への適応がある決まった段階を一律に経て達成されるとする点や，各段階の始まりと終わりがあたかも区別可能なものとしている点など，理論としては考えられるが実際の臨床に当てはまらない点も多く，今日では多くの批判がなされている．

とはいえ，障害者の心理状態を理解するときに，"今どのような心理状態にあるのか"と，適応への段階としてではなく参考にする分には，十分利用価値のあるものと筆者は考える．実際に障害者を観察していると，ステージ理論で示された心理状態を，行きつ，戻りつしながら，また場合によっては当てはまる心理状態が全く示されないままに経過することも経験され，適応までの過程は人により千差万別であることがわかる．したがって，リハの介入に際しては，その都度，患者の心理状態を判断したうえで，その心理状態に応じた対応が求められる．特にFink SLのいうところの防衛的退行状態は，Freud Sの心理的防衛機制にもあげられており，無意識下で行われる心の安定を保とうとする自我の保護的働きの一つとされる．このときに各種の介入を試みても抵抗されたり，逆に防衛的退行を強めたりする可能性が高く，介入は慎重に行う必要がある．自らの障害を認識し，さらにその状態に前向きに対処しようとする心の動きがみられるときに介入することが，リハの効果を高めるために必要となる．

障害の受容と障害への適応

リハを進めるうえで，患者自身が障害をどのように理解して受け入れているかは重要である．「障害受容（acceptance of disability）」の概念は，1950年前後に米国で用いられ，精神科医のGrayson M[1]により整理されて，最初の理論付けがされた．Grayson Mによれば，障害の受容には大きく分けて2つの範疇に分けられる要因群があるという．1つは個人的な要因群で，個々の身体的な障害や性格などパーソナリティ構造に由来するものであり，もう1つは社会的な要因群で，障害のある個人に対して，社会の側から個人に課せられる要因に由来するものである．そして障害の受容はこれら2つの要因が解消されることで進められるという．すなわち，第1段階として個人的な要因群の受容（ボディ・イメージの再組織化）が，そして第2段階として社会的統合が行われて完成するとされた．ここでいうボディ・イメージとは，各個人が本来もっている自分あるいは自分の身体

のイメージのことで，心理的な面のみならず，実際の生物学的な面も含めたイメージのことである．すなわち，その再組織化とは，障害をもった自分の体を新たな自分として再認識することである．第2段階の社会的統合については議論のあるところである．従来，社会的統合についても，障害者自身の努力により克服していくものというニュアンスがあったが，南雲[7,8]によれば第2段階は社会が障害者に対して変化すべきものとして，これを「社会受容」と名付けた．また，第1段階の受容は「自己受容」とし，これら2つの受容がなされて「障害受容」が完成するとした．

わが国における障害の受容の概念は，1950年代に心理学者の高瀬がいち早く米国より導入し，"障害によって変化した諸条件を心から受け入れること"と定義した．その後1980年代に入り，上田によりリハの問題解決の鍵となる概念として紹介された．その際に受容の本質として，価値の転換が強調され，"諦めでも居直りでもなく，障害に対する価値観の転換であり，障害をもつことが自己の全体としての人間的価値を低下させるものではないことの認識と体得を通じて，恥の意識や劣等感を克服し，積極的な生活態度に転ずること"と定義した．障害の受容における価値の転換理論は，「障害受容」に至ったと思われる人々の観察から，心理学者のDembo Tにより初めて理論化され，さらにそれを受けてWright BA[5]により次のことが価値の転換により認められることとして発表された（表2）．すなわち，①価値の視野範囲の拡大，②比較価値からそのものの価値への転換，③障害の与える影響の制限，④失った身体的機能の価値を従属的なものにする，の4項目であり，障害の受容に向けた価値転換の方法を示唆するものとして有用である．しかし一方で，わが国で使われてきた障害の受容の概念は，最終的には個人の努力により達成するものという意味合いが強く，達成できなければそれは個人の責任に帰すると考えられる危険をはらんでいる．南雲によれば，日本では特に「自己受容」の部分だけが強調され，「社会受容」の部分が欠落しているという．

近年，英語圏では「障害受容」という概念の使い方に慎重であるといわれる．それは障害者に重

7. 障害者心理と障害受容

表2　Dembo-Wrightによる価値転換の方法[5]

①価値の視野範囲の拡大
失った価値のほかにも異なったいくつもの価値が残っており，それは以前と変わらずもっているという認識を新たにする．
②比較価値からそのものの価値への転換
他者あるいは以前の自分と比較して今の自分の価値をみるのではなく，自分のもっている性質，能力などに内在する自分そのものの価値を再発見する．
③障害の与える影響の制限
障害を有する自分がいることは直視するものの，それが自己の存在全般の劣等性まで拡大しないよう封じ込める．
④失った身体的機能を従属的なものにする
外面的な身体的機能より，人格や性格，知恵，協調性など内面的な価値が人間としてより重要であると認識し，失った身体的機能の価値を低くする．

要なことは，単にその状況を受け入れることではなく，状況に合わせて自身の生活や考え方を変えていくことであると広く認識されるようになったため，と細田[4]は指摘しており，代わりに「障害適応（adaptation of disability）」という概念を用いることが多くなっているという．また，「障害受容」という用語には，第三者からは計り知れない障害者自身の認知面のニュアンスが強いことから，第三者が使うときにはより慎重にならざるをえない．一方，「障害適応」という用語は，より行動面のニュアンスを含んでいるため，第三者からもある程度評価できる点に違いが見出せる．実際，本来の意味での障害の受容にまで達せられる障害者は少なく，むしろ多少の不満はもちながらも自分の障害に適応してうまく対処することができるようになることが，すべての障害者が目指す最初のリハの目標に近い．

心理機制と対応方法

ここでは各心理状態とそれが生じると考えられる心理機制，そして我々医療スタッフや家族が行うべき対応方法について，上田の記述を基に解説する．日々変わる患者の心理状態を把握し，患者自身で障害に適応できるように援助していくこと

が，家族を含めた治療チームの役割である．

1) ショック状態

障害発生直後で集中治療が行われている時期に多く，肉体的な苦痛を伴っているものの，心理的には不安はそれほどなく，平穏で感情が鈍麻した無関心状態であることが多い．生物学的保護反応の一種ともいわれ，現実から自己が隔離された状態となり，患者自身としては健常時とほぼ変わらない心理状態にある．

2) 否認状態

身体状態の安定に伴って生物学的保護反応は消えていき，自己の障害状態が少しずつ認識されてくる時期に多く，心理的防衛反応として，病気や障害を否認することが認められる．否認には顕在性のものより潜在性のものが多く注意を要する．潜在性の例として，障害部位の機能回復訓練には熱心であっても，残存機能開発のための訓練（車椅子訓練，利き手交換訓練など）には拒否的であったり，迷信にすがったり，同じ障害をもつ人との交流を避けたりする行動がみられるという．このため人間関係では，自分が障害者と同一視されることに強い反発をもち，交流することもない．これは弱い自我が圧倒的な現実を前に自己防衛するための反応であり，自我がある程度強くなるまで必要なものとされる．この状態にある患者を無理やり現実と対決させることは無益であり，逆に患者を破局へと追い込むこともあり，むしろ支持的・保護的に接しながら，少しずつでも機能訓練を続け，患者の自立能力を高める方向に導くのが良いとされる．

3) 混乱状態

圧倒的な現実にどう対処したらよいかわからなくなったときに認められ，その反応は大きく外向的に表れる場合と内向的に表れる場合に分かれるという．外向的な場合は，障害が治らないことを他人の責任にしたりして，怒りや恨みの感情をぶつける．また，内向的な場合は，すべて自分が悪いのだと自分を責め，抑うつ的になり，ときに自殺企図を起こすこともあるという．この状態にある患者への対応は難しく，患者の主張に同調することも批判することも避けるべきで，ひたすら患者を受け入れながら，患者のためになる行動を常に一緒に考えているという立場を示しながら，訓練を続けさせる．

4) 前向きな対応状態（解決への努力状態）

問題解決に向けて自己の責任を自覚し，自己努力が必要だと悟った状態で，少しずつ価値の転換が進み，人間関係においては健常者にはまだ劣等感をもつものの，障害者には親近感を感じるようになるという．この状態にある患者には周囲からの働きかけが特に重要で，患者そのもののもつ本当の価値を，医療スタッフおよび家族が心から認め，それを本人に伝えて確認させていくことが必要である．上田によれば，この状態に至る前提条件として，ADL能力の改善や復職の見込みなどの現実的な明るい展望がみえてくることが不可欠であるとしているが，患者のなかには，初めからこの心理状態としか思えない人もおり，危機に対する心理反応には元々のパーソナリティが大きく影響していることが推察される．したがって，家族から事前に本人の性格や嗜好，主義・主張などの情報を十分に聴取しておくことも重要である．

5) 適応状態（受容状態）

患者は障害を自分の一部として受け入れ，その状態で生きていく方法と自信について自分なりの答えを見つけ出した状態であり，人間関係においても，健常者と障害者の区別なく対等に交流することができるようになる．

〈小林一成〉

▶ 文献

1) Grayson M：Concept of "acceptance" in physical rehabilitation. JAMA, **145**：893-896, 1946.
2) Cohn N：Understanding the process of adjustment to disability. J Rehabil, **27**：16-18, 1961.
3) Fink SL：Crisis and motivation；A theoretical model. Arch Phys Med Rehabil, **48**：592-597, 1967.
4) 細田満和子：「障害の受容」再考．総合リハ，**37**：7899-7902, 2009.
5) Wright BA：Physical Disability. A Psychological Approach. Harper & Row, 1963.
6) 上田　敏：リハビリテーションを考える．障害者問題双書．青木書店，1983.
7) 南雲直二：障害受容．荘道社，1998.
8) 南雲直二：社会受容．荘道社，2002.

第3章
障害の病態生理と評価・治療

第3章 障害の病態生理と評価・治療

1. 廃用による障害（廃用症候群）

Summary

① 廃用症候群は，急性疾患の発症や外科的治療をきっかけとして発症し，その治療には原疾患に要する以上の期間を要することから，すべての診療科において予防の対象とされている．
② リハビリテーション（以下リハ）医学では，廃用症候群が歩行や日常生活活動の再獲得を阻害し，障害者の生活の質を著しく低下させることから，その予防が急性期リハの第一の目的となっている．
③ 廃用症候群の病態は，1940年代半ばから行われた健常成人を対象とした安静臥床実験によって解明が進められたが，それが爆発的に進んだのは宇宙飛行に伴う宇宙医学の進歩に負っている．
④ 最近では，廃用症候群に関与する臓器が，相互に関連し合って廃用性変化を起こしていることが明らかにされてきており，廃用症候群も多臓器連関という立場から新たに捉えられている．
⑤ 本項では筋・骨格系，呼吸・循環系における廃用性変化の病態，評価，治療について，できる限り最新の情報を基に解説した．

廃用症候群の概要

歴史的背景

米国では20世紀中盤頃から，rest, bed restは悪影響を及ぼすことが認識されていた．1944年版のJAMAにはすでに，内科，外科，整形外科，精神科でのrestまたはbed restの弊害が述べられている[1]．弊害としてあげられているのは，心不全の増悪，心筋梗塞の再発作，沈下性肺炎，静脈血栓，肺血栓塞栓，筋萎縮など，後述する廃用症候群として取り上げられている病態そのものである．これらの論文からも明らかなように，1940年代の米国では廃用症候群という概念はなく，あくまでもrest, bed restの結果として起こる病態は，各臨床科での本来の治療効果を阻害するという観点から，忌むべき合併症（本項では取り上げなかったが，JAMAのなかの1編の表題は，"The Evil Sequelae of Complete Bed Rest"である）として個別に捉えられていた．この時期に特筆すべきこととしては，安静臥床が人体にいかなる影響を及ぼすかを明らかにすることを目的として，いくつかの安静臥床実験が行われたことである．その結果と医療現場での急性疾患の発症後早期や手術後早期での座位保持や歩行を実施した成果[2]によって，米国では早期離床（early ambulation）が臨床の現場で重要な治療手段の一つとして根付いた[3]．

rest, bed restによる弊害として個々に捉えられていた前述の病態を，Hirschbergは「身体の不活動状態に起因する二次的な障害」とし，一連の症候群として"disuse syndromes"と名付け，わが国では，それが"廃用症候群"と訳された[4]．廃用症候群を構成する種々の病態の解明が爆発的に進んだのは宇宙飛行に伴う宇宙医学の進歩に負っているが，さらに最近では，廃用症候群に関与する臓器が，個々ばらばらに廃用性変化を起こしているのではなく，相互に関連し合っていることが明らかにされてきており，廃用症候群も多臓器連関という立場から新たに捉えられている．

表1 廃用症候群の内容

筋・骨格系	筋萎縮，筋力低下，拘縮，骨粗鬆症
呼吸・循環系	全身持久力低下，起立性低血圧，呼吸機能低下，沈下性肺炎
皮膚	褥瘡
代謝・内分泌系	インスリン抵抗性
消化器系	便秘，食欲減退，急性胆嚢炎
泌尿器系	尿路結石，尿路感染
精神・神経系	せん妄，抑うつ，前庭機能低下

廃用症候群がリハビリテーション医療において重要視される理由

1) 全身の諸器官に影響を及ぼす (**表1**).
2) 急性疾患の発症や外科的治療をきっかけとして発症し，いったん生じると，その治療に長期間を要すると同時に，リハの進行を著しく阻害する.
3) 悪循環を作り出し，最悪の場合，死に至る.
4) 予防可能である.

廃用症候群の内容

医療の現場で起こる廃用症候群は，疾患の急性期，手術後，外傷などによる全身または局所の安静を契機に生じ，その影響は全身に及ぶ．これらのなかで，リハを阻害する最も重要なものは，筋・骨格系，呼吸・循環系に起こるものである．これらの系で生じる廃用性変化をみていく前提として，加齢に伴う生理的変化を知っておく必要がある．何故ならば，廃用性変化は加齢に伴う生理的変化に上乗せされて生じるからである．そこで，まずは筋・骨格系，呼吸・循環系での加齢に伴う変化を述べ，次いで各系での廃用性変化の病態生理，評価，予防と治療について概説する．

筋量減少，筋力低下，運動能力低下

1) 加齢に伴う変化

加齢に伴って起こる筋量減少・筋力低下・運動能力低下に対しては，Rosenbergによってサルコペニア (sarcopenia) という用語が提唱され，2010年にEuropean Working Group on Sarcopenia in Older People (EWGSOP) からサルコペニアの定義，診断基準とそれに基づくステージ分類，診断のためのアルゴリズムに関する報告がなされ，2018年にEWGSOP2による改訂がなされた[5]．

EWGSOP2では，サルコペニアの診断には，①筋力の低下，②骨格筋量または筋肉の質の低下，③身体機能低下の3項目が用いられ，以下の診断がなされる．

①によって，サルコペニアの可能性が高いと診断．
①＋②によって，確定診断．
①＋②＋③によって，重症サルコペニアと診断．

サルコペニアは，一次性（加齢による）と二次性（疾患，活動性低下，栄養障害）に分類され，廃用症候群は活動性低下による二次性サルコペニアに該当する．

EWGSOP/EWGSOP2の報告で重要な点は，筋力低下・骨格筋量減少・身体機能低下の有無を決定するためのカットオフ値を定め，それに基づいて高齢者（65歳以上）を対象としたサルコペニアを診断するためのアルゴリズムが作成されたことである．

筋量のカットオフポイントに関しては，若年層でのSMI*の平均値を基準にしたときの，－1標準偏差のSMIまたは－2標準偏差のSMIがカットオフポイントとして採用されているが，わが国での調査では[6]，－1標準偏差のSMIは男性では7.77 kg/m^2，女性で6.12 kg/m^2，－2標準偏差のSMIは男性では6.87 kg/m^2，女性で5.46 kg/m^{2}と報告されている．

筋力のカットオフポイントに関しては握力が用いられているが，わが国での調査としては，愛知県大府市でのサルコペニアに関するコホート研究 (OSHPE) があり[7]，男性では28.8 kg，女性では18.2 kgがカットオフポイントとして採用されている．

運動能力のカットオフポイントに関しては，歩行速度 (m/秒) が用いられており，OSHPEでは1.0 m/秒が採用されている．

---

*ASM：appendicular skeletal muscle mass：二重エネルギーX線吸収法DXAから得られた四肢の筋量の合計
　SMI：skeletal muscle mass index：ASMを身長（m）の二乗で除した値

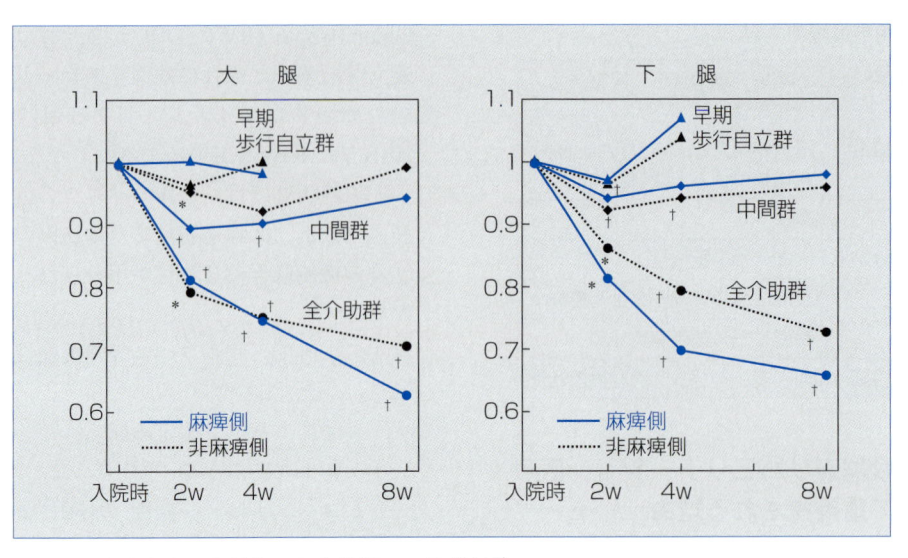

図1 脳卒中患者の急性期〜亜急性期での筋萎縮[8]

2）廃用に伴う変化

急性疾患や外科的治療によって生じる筋量，筋力の廃用性変化を，一次性サルコペニアで用いられた測定方法で評価した報告は決して多くない．その理由としては，一次性サルコペニア研究の対象例は地域在住の健康成人であるのに対して，特に廃用症候群が生じやすい疾患の急性期や外科手術後では，正に医学的治療のまっただなかであり，治療内容や対象例の変化が日々刻々と変化するなかでの筋肉の変化を捉えることが困難であることがあげられる．臨床現場での廃用症候群に対する臨床研究の限界に風穴をあけてくれたのが，有人宇宙飛行の進歩に伴う宇宙医学の展開であった．

まずは，リハ医学での廃用性筋萎縮の実態に関する報告を紹介し，次いで宇宙医学での成果について述べる．

a）脳卒中患者の筋萎縮

近藤ら[8]は，発症から入院までの期間の中央値が1.5日であった脳卒中患者を，再獲得した歩行能力の程度と時期によって，「早期歩行自立群（入院後2週間で屋内歩行が自立）」「全介助群（退院までに歩行自立不能）」「中間群（入院後2週間で歩行が自立せず，4週間以上の歩行練習を行った群）」に分類し，各群での麻痺側と非麻痺側の大腿と下腿での筋断面積をCTスキャンを用いて測定した．その結果，早期歩行自立群では筋断面積に有意の変化はなかったが，中間群では入院後2週目では4部位のすべてで入院時と比して有意に低下し，その後6週間をかけて入院時の状態にまで回復していた．これに対して全介助群では4部位ともに入院後2週目で有意に低下し，その後も低下し続け入院後8週目では入院時の62〜72％までに低下した（図1）．入院後早期から理学療法を開始した中間群ですら，筋断面積の改善には，低下するまでの期間の3倍の期間を要したことから，脳卒中では廃用性筋萎縮の予防，改善は発症後早期から開始されるべきであることが示された．

b）宇宙飛行による筋萎縮

志波らによる宇宙飛行での筋萎縮に関する総説では[9]，9日間の宇宙滞在では筋断面積が7％減少し，28日間では筋力が10％減少すること，そして宇宙ステーションでの6か月間の滞在では，下腿三頭筋で32％の萎縮を示したことが述べられている．また，萎縮筋の形態的変化の特徴としては，遅筋の速筋化があげられている．

c）廃用性筋萎縮の病態生理

廃用性筋萎縮の発生機序は，宇宙飛行での研究によって解明が進んでいる[10]．

骨格筋には蛋白質を合成する経路と蛋白質を分解する経路とがあり，後者にはユビキチン-プロテアソーム系・カルパイン系・リソゾーム系が存

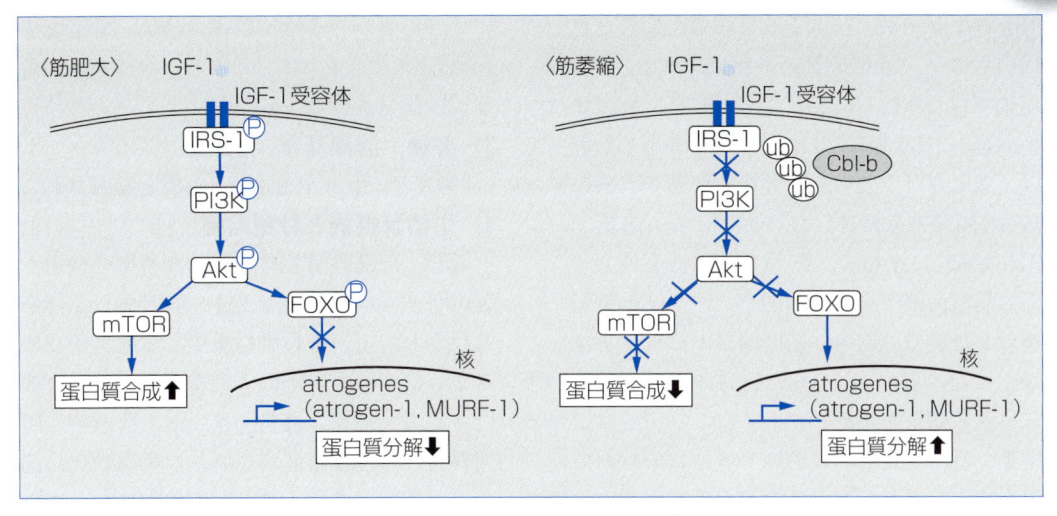

図2 骨格筋での蛋白質合成（筋肥大）と分解（筋萎縮）の機序[10]

IGF-1：insulin-like growth factor 1，インスリン様成長因子，IRS-1：insulin receptor substrate-1，インスリンレセプター基質1，PI3K：phosphatidylinositol 3-kinase，Akt：protein kinase Bの別称，mTOR：mammalian target of rapamycin，哺乳類ラパマイシン標的蛋白質，FOXO：forkhead transcription factor，Cbl-b：本文参照．IGF-1（脳下垂体から分泌される成長ホルモンによって，肝臓で産生）が骨格筋の受容体に結合すると，IRS-1，PI3K，Akt，FOXO の順にリン酸化が起こる．リン酸化された FOXO は核内に移行できないため，蛋白質分解は抑制され，mTOR を介しての蛋白質合成が促進される．これとは反対に，無重力状態では Cbl-b の発現が亢進し，FOXO のリン酸化が起こらないために FOXO が核内に移行し，蛋白質分解が進む一方で，mTOR をを介しての蛋白質合成は抑制される．

在する．廃用性筋萎縮に重要な役割を果たすのは，前者でのインスリンレセプター基質1（insulin receptor substrate-1：IRS-1）と，後者でのユビキチン-プロテアソーム系を構成するユビキチンリガーゼ（casitas B-lineage lymphoma-b：Cbl-b）である．安静臥床や宇宙飛行では，荷重や運動による筋への機械的刺激が減弱することによって，蛋白質分解経路のなかのユビキチン-プロテアソーム系が作動して蛋白質を分解し，同時に Cbl-b が蛋白質合成経路の IRS-1 をユビキチン化して蛋白質合成経路を抑制する**（図2）**．

筋での蛋白質合成経路と抑制経路の不均衡以外に，近年 heat shock protein（HSP）が廃用性筋萎縮のコントロールに関与していることが明らかにされた．Naito ら[11]は，廃用性筋萎縮を作り出す実験モデル（ネズミの尾をつり上げ，後肢を非荷重として廃用性筋萎縮をつくる）を用いて，温熱療法による HSP の増加が廃用性筋萎縮を減らすことに関与するか否かを検証した．その結果，後肢を非荷重とする前に 41.6℃ での全身温浴を 60 分間施行した群では，温熱療法を行わなかった群に比して，筋萎縮の程度が有意に少なく，HSP 72 は有意に増加していたことから，HSP 72 が筋活動の減弱によって生じた筋萎縮をコントロールする役割を果たすことが示唆された．

3）廃用性筋萎縮の予防・治療

廃用性筋萎縮の発生機序からも明らかなように，身体活動量低下，蛋白質合成作用低下，蛋白質不足が廃用性筋萎縮の原因であることから，その予防・治療としては，運動療法，薬物療法（蛋白同化ステロイド），栄養が3本柱である．

①運動療法：廃用性筋萎縮が生じるのが遅筋であることから，抗重力筋である脊柱起立筋，腹筋，大殿筋，大腿四頭筋，下腿三頭筋が対象となる．

代表的な運動方法としては，大腿四頭筋に対する下肢伸展挙上（straight leg raising：SLR），大腿四頭筋セッティング練習（quadriceps setting exercise），座位での膝伸展に対する抵抗運動，大殿筋に対する殿部挙上，体幹〜下肢筋全体に対するスクワット運動，があげられる．

②薬物療法：廃用性筋萎縮・筋力低下では，筋での蛋白質合成能が低下していることから，蛋白

同化ステロイド（AS）による改善効果が期待される．横山ら[12]は，25例の神経系疾患患者を，8週間の運動練習のみ行った群と4～8週目にAS（オキシメトロン10または20 mg/日）を併用した群に分け，非麻痺側下肢の筋力と筋断面積の改善に対するASの効果を検討した．その結果，AS群ではAS非投与時に比して，AS投与時の膝屈伸力と大腿部の筋断面積が有意に増加したが，運動練習のみ施行した群での筋力，筋断面積の増加は有意ではなかったことから，ASの筋力，筋断面積の改善に対する効果を実証した．

③栄養：廃用性筋萎縮において蛋白質分解系での主要な役割を果たしているのがCbl-bであることは先に述べたが，大豆蛋白質のグリシニンがCbl-bによるIRS-1のユビキチン化を抑制し，筋量を増大することが明らかにされた[13]．

■ 骨粗鬆症

1）概要

①定義[14]：世界保健機関（WHO）では「骨粗鬆症は，低骨量と骨組織の微細構造の異常を特徴とし，骨の脆弱性が増大し，骨折の危険性が増大する疾患である」と定義している．この定義では低骨量が骨粗鬆症の主因と位置付けられたが，2000年の米国立衛生研究所（NIH）のコンセンサス会議では，骨粗鬆症の主因を「骨強度の低下」とし，さらに「骨強度」は「骨密度」と「骨質」の2つの要因から成るとした．

②分類[15]：原発性骨粗鬆症と続発性骨粗鬆症とに分類され，続発性骨粗鬆症の原因の1つとして不動性（全身性：臥床安静，対麻痺，廃用症候群，宇宙飛行，局所性：骨折後など）があげられており，廃用症候群による骨粗鬆症はこのカテゴリーに分類される．

2）病態生理

廃用による骨粗鬆症の病態に関しては，安静臥床実験や宇宙飛行が骨代謝に与える影響の検討で明らかにされている[16]．いずれの場合にも骨・関節には重力による荷重負荷が減弱または欠如するために，骨量の減少が生じる．骨量減少は，骨吸収の著しい増加と骨形成の低下による不均等によって生じる．特に宇宙飛行の場合には，無重力状態が長期間にわたって持続し，全身の骨・関節にその影響がくまなく及ぶために，骨量減少率は1～1.5%/月とされている（ちなみに老人性骨粗鬆症での骨量減少は1%/年）．

3）評価，診断基準，治療

「第4章 16 骨粗鬆症」の項を参照されたい．

4）生活習慣病と骨粗鬆症[17]

近年，原発性骨粗鬆症の診断基準で使用されるyoung adult mean（YAM）が70%以上であるにもかかわらず，椎体骨折を生じる症例が認められるようになった．そのような症例の特徴を検討したところ，肥満，腹囲＞90 cm，糖尿病，脂質代謝異常など生活習慣病ないしは動脈硬化に関連する因子を有していることが明らかになったことから，生活習慣病における骨粗鬆症が注目されるようになった．このような状況を背景として，日本骨粗鬆学会から2011年に「生活習慣病骨折リスクに関する診療ガイド」が出版された．生活習慣病による骨脆弱性の原因は骨密度の低下ではなく，骨質の劣化によることが明らかにされた．骨は鉄筋コンクリートに例えられ，コンクリートに相当するのがミネラルであり，鉄筋に相当するのがコラーゲンである．コラーゲンは架橋によって結びつけられているが，架橋にはコラーゲンの強度を高める「善玉架橋」とコラーゲンの結びつきを劣化させる「悪玉架橋」とがある．この「悪玉架橋」は酸化ストレスや高血糖の持続によって誘導される終末糖化産物であり，それの代表がペントシジンである（図3）[17]．尿中ペントシジンは骨質の劣化を反映する唯一のマーカーである．

■ 循環系の変化

廃用による循環系の変化は，1940～1960年代に行われた安静臥床実験の結果から明らかにされた．そのなかで，全身持久力の低下と起立性低血圧について述べる．また，米国で早期離床のきっかけとなった深部静脈血栓症についても概説する．

1）全身持久力の低下

a）安静臥床実験による全身持久力の変化

安静臥床実験として代表的なものに，Saltinらによるものがある[18]．行われた場所が米国テキサス州のダラスであったことから，別名"Dallas study"と呼ばれている．19～21歳の健常男性5名を対象として，20日間の安静臥床実験を行っ

1. 廃用による障害（廃用症候群）

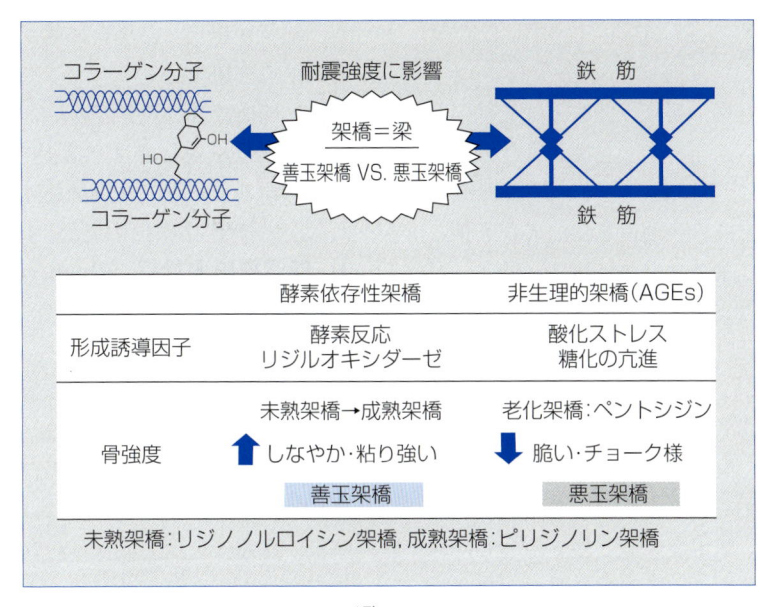

図3 善玉架橋と悪玉架橋の比較[17]

た．全身持久力の指標として最大酸素摂取量（$\dot{V}O_2$ max）を用いた．

トレッドミル歩行時に測定された $\dot{V}O_2$ max は，臥床実験後に 26.4% 低下したが **(図4)**[18]．その原因としては同時に測定された1回心拍出量の低下があげられた．安静背臥位での臥床実験前後の比較では，酸素摂取量には変化がなかったが，心拍数は 63 拍/分から 68 拍/分へ増加し，1回心拍出量は 103 mL から 86 mL に減少した．臥床実験後の心拍数の増加は，1回心拍出量の減少を代償した結果と考えられたが，最大運動時では心拍数の増加によって1回心拍出量の低下を代償できなかったために，$\dot{V}O_2$ max が低下をきたした．

b）安静臥床による1回心拍出量低下の要因

安静臥床による最大酸素摂取量の低下の原因としては，1回心拍出量の低下があげられたが，その要因としては，①循環血漿量の低下，②立位での最大運動時の静脈の適応能力の低下，③心機能それ自体の低下が考えられたが，③については，心筋の萎縮の有無を実証することは困難であった．しかし，2001 年になって Perhonen らは，6〜12 週間の水平位での安静臥床前後で cine MRI を用いて左心室の重量を測定し，安静臥床開始後6週間で 8%，12 週ではさらに 7.6% の減少が確認され，安静臥床による心臓の萎縮を実証した[19]．

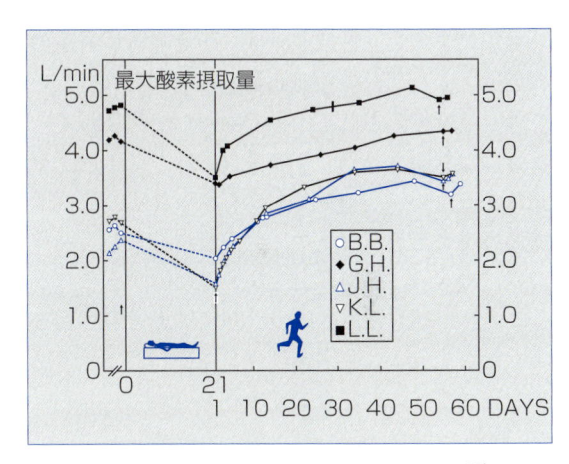

図4 安静臥床による最大酸素摂取量の変化[18]
最大酸素摂取量は，20 日間の安静臥床で 26.4% の低下が認められた．

c）障害者における全身持久力低下

運動障害者では，その全身持久力低下が易疲労性を招き，日々のリハ練習の遂行や在宅復帰後の家庭生活を送るうえにも支障をきたすのみならず，職業復帰の阻害因子となることも予測されることから，全身持久力の改善は歩行・ADL（activities of daily living；日常生活活動）の再獲得と同様に重要なリハの目標である．運動障害者と運動負荷試験については，筆者による総説[20]を参照されたい．

2) 起立性低血圧[21]

a) 概要

内科学の立場からは，起立性低血圧は失神のなかに分類されている．失神は「急性および可逆性の全般的な脳血流低下に起因する一過性意識消失」と定義される．この一過性意識消失が失神と非失神に分類され，失神のなかに起立性低血圧が心原性失神，反射性失神とともに含まれている．原因としては，特発性自律神経障害，二次性自立神経障害（加齢はここに分類されている），薬剤性および脱水症性があるが，このなかに廃用は位置付けられていない．廃用による起立性低血圧は，高齢者に多く，しかも脱水や薬剤による影響も受けていることから，廃用症候群としての起立性低血圧は，二次性と薬剤性・脱水性の要因が複合したものと判断される．

b) 病態生理

廃用による起立性低血圧は，圧受容器反射系の機能低下ならびに循環血液量の低下（これについては，全身持久力低下の項で説明）が関与しているものと判断される．この場合には，血圧低下を代償するために心拍数の上昇がみられる．症状は最悪の場合失神に至るが，その前段階としてふらつき，めまい，顔面蒼白，反応の鈍磨がみられることから，起立性低血圧の予知には患者の状態をよく観察すること，頻繁に声かけをして，その反応を確認することが重要である．

c) 評価

診断基準としては，起立後3分または5分以内に収縮期血圧が20 mmHg以上低下すること/または収縮期血圧が90 mmHg未満となること，拡張期血圧が10 mmHg以上低下することがあげられている．

d) 予防と治療

病態からも明らかなように，
- 血液が下肢に貯留しないように弾性ストッキングをはくこと，または弾性包帯を巻くこと．
- 下肢に貯留した血液を中枢に戻すために，座位または立位での下肢の運動（足踏みなど）を行う．症状が出現した場合には，直ちに下肢挙上での背臥位へ戻す．
- 循環血液量の減少に対しては飲水を促すこと．
- 薬物療法としては，選択的α1受容体刺激作用を有するミドドリン塩酸塩4 mg/日を投与．ただし，臥位での高血圧に留意する．

3) 深部静脈血栓症（Deep vein thrombosis：DVT）[22, 23]

a) 概要

DVTとは，深筋膜より深部にある静脈に発生する血栓症と定義されている．血栓が膝窩静脈より中枢側にある中枢型と末梢にある末梢型に区別される．中枢型では急性期には，三大症候である腫脹，疼痛，色調変化がみられるが，末梢型では無症状である場合が多い．

b) 評価

血液検査としてはD-ダイマーが広く用いられている．画像検査としては下肢静脈超音波検査が第一選択である．

c) 予防と治療

予防としては早期歩行が最も重要であるが，歩行が困難な場合には，ベッド上での下肢の挙上や足関節の底背屈運動を行う．弾性ストッキング，間欠的空気圧迫法も用いられており，外科系の領域（整形外科を除く）では血栓発生のリスクレベル(表2)[23]を基に，上述の予防法が選択される(表4)[23]．

治療法としては，抗凝固療法が用いられる．DVTが発生した場合の早期歩行の可否ついては，抗凝固療法施行のもとで，下肢の疼痛が強くないこと，巨大な浮遊血栓を伴わないこと，一般状態が良好であることが早期歩行を開始する条件となる．

整形外科領域では，2017年に日本整形外科学会が症候性静脈血栓塞栓症（venous thromboembolism：VTE*）予防ガイドラインを改訂した[24]．そこでは，症候性VTEが予防の対象とされた．また，VTE発症のリスクが高いものとして人工関節全置換術（股関節，膝関節），膝関節鏡視下手

---

*肺血栓塞栓症（pulmonary thromboembolism：PTE）はDVTが原因で発症することから，両者を一体のものとしてvenous thromboembolism（VTE）と称される．

表2 各領域のVTEのリスクの階層化

リスクレベル	一般外科・泌尿器科・婦人科手術
低リスク	60歳未満の非大手術 40歳未満の大手術
中リスク	60歳以上，あるいは危険因子のある非大手術 40歳以上，あるいは危険因子がある大手術
高リスク	40歳以上の癌の大手術
最高リスク	VTEの既往あるいは血栓性素因のある大手術

総合的なリスクレベルは，予防の対象となる処置や疾患のリスクに，付加的な危険因子を加味して決定される．付加的な危険因子（表3）を持つ場合にはリスクレベルを1段階上げることを考慮する．大手術の厳密な定義はないが，すべての腹部手術あるいはその他の45分以上要する手術を大手術の基本とし，麻酔法，出血量，輸血量，手術時間などを参考として総合的に評価する．
〔日本循環器学会：肺血栓塞栓症および深部静脈血栓症の診断，予防，治療に関するガイドライン（2017年改訂版）：http://j-circ.or.jp/guideline/pdf/JCS2017_ito_h.pdf〕[23]

表3 VTEの付加的な危険因子の強度

危険因子の強度	危険因子
弱い	肥満 エストロゲン治療 下肢静脈瘤
中等度	高齢 長期臥床 うっ血性心不全 呼吸不全 悪性疾患 中心静脈カテーテル留置 癌化学療法 重症感染症
強い	VTEの既往 血栓性素因 下肢麻痺 ギプスによる下肢固定

血栓性素因：アンチトロンビン欠乏症，プロテインC欠乏症，プロテインS欠乏症，抗リン脂質抗体症候群など
〔日本循環器学会：肺血栓塞栓症および深部静脈血栓症の診断，予防，治療に関するガイドライン（2017年改訂版）：http://j-circ.or.jp/guideline/pdf/JCS2017_ito_h.pdf〕[23]

表4 一般外科・泌尿器科・婦人科手術（非整形外科）患者におけるVTEのリスクと推奨される予防法

リスクレベル	推奨される予防法
低リスク	早期離床および積極的な運動
中リスク	早期離床および積極的な運動 弾性ストッキングあるいはIPC
高リスク	早期離床および積極的な運動 IPCあるいは抗凝固療法*,†
最高リスク	早期離床および積極的な運動（抗凝固療法*とIPCの併用）あるいは（抗凝固療法*,†と弾性ストッキングの併用）

*：腹部手術施行患者では，エノキサパリン，フォンダパリヌクス，あるいは低用量未分画ヘパリンを使用．予防の必要なすべての高リスク以上の患者で使用できる抗凝固薬は低用量未分画ヘパリン．最高リスクにおいては，低用量未分画ヘパリンとIPCあるいは弾性ストッキングとの併用，必要ならば，用量調節未分画ヘパリン（単独），用量調節ワルファリン（単独）を選択する．
エノキサパリン使用法：2,000単位を1日2回皮下注（腎機能低下例では2,000単位1日1回投与を考慮），術後24～36時間経過後出血がないことを確認してから投与開始（参考：わが国では15日間以上投与した場合の有効性・安全性は検討されていない）．低体重の患者では相対的に血中濃度が上昇し出血のリスクがあるので，慎重投与が必要である．
フォンダパリヌクス使用法：2.5 mg（腎機能低下例は1.5 mg）を1日1回皮下注，術後24時間経過後出血がないことを確認してから投与開始（参考：わが国では腹部手術では9日間以上投与した場合の有効性・安全性は検討されていない）．体重40 kg未満，低体重の患者では出血のリスクが増大する恐れがあるため，慎重投与が必要である．
†：出血リスクが高い場合は，抗凝固薬の使用は慎重に検討しIPCや弾性ストッキングなどの理学的予防を行う．
〔日本循環器学会：肺血栓塞栓症および深部静脈血栓症の診断，予防，治療に関するガイドライン（2017年改訂版）：http://j-circ.or.jp/guideline/pdf/JCS2017_ito_h.pdf〕[23]

術，脊椎・脊髄手術，股関節骨折手術，大腿骨遠位部以下の単独外傷，重度外傷（急性脊髄損傷，脊椎外傷，骨盤骨折，多発外傷）が選択され，各々におけるわが国での予防法が述べられている．

4）呼吸器系の変化

a）概要，病態生理

安静臥床が呼吸器にどのような影響を及ぼすかに関する報告は少ない．

120日に及ぶ長期間の安静臥床実験では，以下の結果が報告された[25]．

・vital capacity と forced vital capacity（FVC）は徐々に減少するが，これは呼吸筋の筋力低下による．

・maximal midexpiratory flow rate$_{25〜75\%}$（FVC の 25〜75％での flow rate）の減少は lung elastic recoil（吸気によって膨張した肺の反動—リバウンド）の低下による．

・diffusing capacity for CO（Dlco）の減少，pulmonary blood flow（Qc）の減少傾向は，循環血漿量の減少による．

b）評価

スパイロメトリーが有用．

c）治療

病態からも明らかなように，リハ医学として対応可能なのは呼吸筋の筋力低下に対してであることから，呼吸筋トレーニングが重要である．

廃用症候群の新たな展開

表1で示したように，廃用症候群は安静を機転として全身または局所に起こる様々な病態の複合体である．これまでは各々の病態が個別に扱われてきたが，近年これらの病態がお互いに無関係に併存しているのではなく，相互に関連をもちながら併存していることが，韓国からの報告で明らかにされた[26]．韓国で毎年行われている，疾病管理と予防のための住民調査である Korean National Health and Nutrition Examination Survey（KNHANES）の 2008-2009 版である「KNHANES Ⅳ」において，サルコペニアを起こす危険因子に関する検討がなされた．その結果，高齢男性では，インスリン抵抗性（HOMA-IR*≧2.5），慢性腎臓病のステージ3，大腿骨頚部の骨密度低下が統計学的に有意なサルコペニアの危険因子として明らかにされた．サルコペニアとインスリン抵抗性は，図3で示したIGF-1を起点とした骨格筋内での蛋白質合成・分解経路を共有していること，サルコペニアと骨粗鬆症では，低身体活動・不活発な生活習慣などの共通した発症の危険因子を有していること，インスリン抵抗性と慢性腎疾患では内臓脂肪からの生理活性物質（TNF-α）が関与していることなど，「体を動かさないこと」が起点となって生じる廃用症候群を「個々ばらばらな集合体」として捉えるのではなく，「多臓器連関のひとつ」として捉えることが重要である．

（間嶋　満）

▶文献

1) Harrison TR：Abuse of rest as a therapeutic measure for patients with cardiovascular disease. Chairman's adress. JAMA, **125**：1075-1077, 1944.
2) Powers JH：THE ABUSE OF REST AS A THERAPEUTIC MEASURE IN SURGERY. EARLY POSTOPERATIVE ACTIVITY AND REHABILITATION. JAMA, **125**：1079-1083, 1944.
3) Burch JC, Fisher HC：EARLY AMBULATION IN ABDOMINAL SURGERY. Annls of Surgery, **124**（4）：791-797, 1946.
4) 美津島　隆：廃用症候群の定義と病態．PTジャーナル，**46**（7）：620-625, 2012.
5) Cruz-Jentoft, AJ, et al：Sarcopenia：revised European consensus on definition and diagnosis. Age and Aging, **48**：16-31, 2019（荒井秀典・他訳：サルコペニア：定義と診断に関する欧州のコンセンサス改定の翻訳とQ and A．日サルコペニア・フレイル学会誌，**3**（1）：37-64, 2019）．
6) Sanada K, Miyachi M：A Cross-section Study of Sarcopenia in Japanese Men and Women. Adv. Exerc. Sports. Physiol, **18**（2）：27-32, 2012.
7) Yoshida D, et al.：Using two different algorithms to determine the prevalence of sarcopenia. Geriatr Gerontol Int, **14**（2）Suppl 1：46-51, 2014.
8) 近藤克則，太田　正：脳卒中早期リハビリテーション患者の下肢断面積の経時変化—廃用性筋萎縮と回復過程—．リハビリテーション医学，**34**（2）：129-133, 1997.
9) 志波直人・他：筋萎縮への挑戦．JOURNAL OF CLINICAL REHABILITATION, **20**（10）：914-921, 2011.
10) 坂東亜紀，真坂綾子，二川　健：宇宙飛行と加齢による筋萎縮と栄養対策．アンチエイジング医学，**9**（3）：387-392, 2013.
11) Naito H, et al.：Heat stress attenuates skeletal muscle atrophy in hindlimb-unweighted rats. J Appl Physiol, **88**（1）：359-363, 2000.
12) 横川知子・他：経口蛋白同化ホルモンの神経系疾患における下肢筋力増強および筋肥大への効果．リハ医学，**36**（6）：399-404, 1999.
13) 二川　健：寝たきりや無重力による筋萎縮のメカニズム解明とその栄養学的治療法の開発．日栄・食糧会誌，**70**（1）：3-8, 2017.

---

*HOMA-IR：homeostasis model assessment for insulin resistance：インスリン抵抗性の評価法として汎用されている．空腹時の血糖値（mg/dL）×血中インスリン濃度（μU/mL）/405 から算出され，2.5以上がインスリン抵抗性ありと判定される．

14) 骨粗鬆症の予防と治療ガイドライン作成委員会：骨粗鬆症の概念および定義．骨粗鬆症の予防と治療ガイドライン 2015年版，第1版，ライフサイエンス出版，2015，pp2-3．

15) 骨粗鬆症の予防と治療ガイドライン作成委員会：Ⅵ続発性骨粗鬆症　A．総論．骨粗鬆症の予防と治療ガイドライン枯骨粗鬆症　A．総論．骨粗鬆症の予防と治療ガイドライン 2015年版，第1版，ライフサイエンス出版，2015，pp126-127．

16) 大島　博：骨粗鬆症への挑戦─宇宙飛行士の骨量減少対策と高齢者の健康増進．JOURNAL OF CLINICAL REHABILITATION, **20** (10)：922-928, 2011．

17) 日本骨粗鬆学会　生活習慣病における骨折リスク評価委員会：第1章総論　4生活習慣病における骨質劣化機序と骨脆弱性更新．生活習慣病骨折リスクに関するガイド，第1版，ライフサイエンス出版，2011，pp16-20．

18) Saltin B, et al.：Response to exercise after bed rest and after training. Circulation, Nov；**38** (5 Suppl)：Ⅶ1-78, 1968．

19) Perhonen MA, et al.：Cardiac atrophy after bed rest and spaceflight. J Appl Physiol, **91** (2)：645-653, 2001．

20) 間嶋　満：運動障害者へ行う運動負荷試験．総合リハビリテーション，**30** (11)：1052-1056, 2002．

21) 住吉正孝：新しい「失神の診断・治療ガイドライン（2012年改定版）」に基づいた失神の診断と治療へのアプローチ．Therapeutic Research, **34** (8)：1067-1072, 2013．

22) 循環器病の診断と治療に関するガイドライン合同研究班：Ⅳ．深部静脈血栓症．肺血栓塞栓症および深部静脈血栓症の診断，治療，予防に関するガイドライン（2017年改訂版），2018，pp52-67：http://j-circ.or.jp/guideline/pdf/JCS2017_ito_h.pdf

23) 循環器病の診断と治療に関するガイドライン合同研究班：Ⅴ．肺血栓塞栓症／深部静脈血栓症（静脈血栓塞栓症）の予防．肺血栓塞栓症および深部静脈血栓症の診断，治療，予防に関するガイドライン（2017年改訂版），2018．pp68-77：http://j-circ.or.jp/guideline/pdf/JCS2017_ito_h.pdf

24) 日本整形外科学会診療ガイドライン委員会，日本整形外科学会症候性静脈血栓塞栓症予防ガイドライン策定委員会 編：日本整形外科学会症候性静脈血栓塞栓症予防ガイドライン 2017．南江堂，2017．

25) Montmerle S, et al：Lung function during and after prolonged head-down bed rest. J Appl Physiol, **92** (1)：75-83, 2002．

26) Kim JE, et al.：Early-stage chronic kidney disease, insulin resistance, and osteoporosis as risk factors of sarcopenia in aged population：the fourth Korea National Health and Nutrition Examination Survey (KNHANES Ⅳ), Osteoporos Int, **25** (9)：2189-2198, 2014．

第3章 障害の病態生理と評価・治療

2. 運動障害

Summary

① 運動障害は，運動遂行系である皮質脊髄路・皮質延髄路，末梢神経，骨格筋の障害や，運動調節系である大脳基底核，視床，小脳の障害によって出現する．
② 錐体路は，一次運動野，運動前野，補足運動野，帯状回皮質運動野が含まれる運動皮質から起こる．
③ 運動調節系である大脳基底核と小脳は，それぞれの出力系としていずれも視床を介して運動皮質に線維を送っている．
④ 上位運動ニューロン障害では，筋力低下，筋トーヌスの亢進，深部腱反射の亢進，病的反射の出現，連合運動や共同運動の出現をみる．
⑤ 大脳基底核の障害によって運動皮質の神経活動性が低下すると無動・動作緩慢がみられ，それが亢進して過活動となると舞踏運動やバリスムが出現する．
⑥ 運動失調は，小脳性失調，脊髄性失調，前庭性失調，前頭葉性失調に大別され，それぞれによって臨床症状が異なる．

はじめに

随意運動の制御は，大脳皮質から起こる皮質脊髄・皮質延髄路，末梢神経，骨格筋からなる運動遂行系と，大脳基底核，視床，小脳などからなる運動調節系によって行われる．皮質脊髄路・皮質延髄路を上位運動ニューロンと称するのに対して，脊髄前角の運動神経細胞体もしくは運動性脳神経核から筋に至る運動ニューロンを下位運動ニューロンと称する．運動障害は，これら2つの系に属するいずれかの部位が障害された場合に出現する．上位運動ニューロンに障害が生じた場合には，片麻痺や対麻痺が出現し，大脳基底核の障害では錐体外路症状として不随意運動がみられ，小脳の障害では運動失調がみられる．なお，下位運動ニューロン障害（末梢神経疾患），筋疾患による運動障害については，他項にその記載を譲る．

運動制御に関与する中枢神経系

■ 大脳皮質と皮質脊髄路・皮質延髄路

随意運動の制御に関わる大脳皮質領域（運動皮質）としては，一次運動野のほかに，運動の企画や複雑な運動の準備など，より高次な運動機能に関係する運動前野，補足運動野，帯状回皮質運動野がある（図1）．

一次運動野は，Brodmannの4野に相当し，前頭葉の中心前回に位置する．一次運動野は，脊髄・脳幹に線維を送るとともに，運動前野，補足運動野，体性感覚野（Brodmannの1，2，3野），頭頂連合野（Brodmannの5野）から入力を受ける．大脳皮質は垂直方向に6層（皮質表面のⅠ層から最深部のⅥ層に至る）に分類されるが，4野ではⅣ層にあたる内顆粒層が存在しないか非常に小さく，さらにⅤ層にBetzの巨大錐体細胞が存在することでほかの皮質と区別される[1]．一次運

第3章 障害の病態生理と評価・治療

2. 運動障害

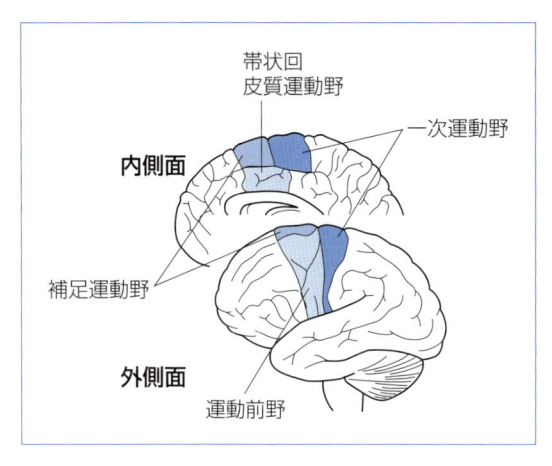

図1 運動皮質の局在

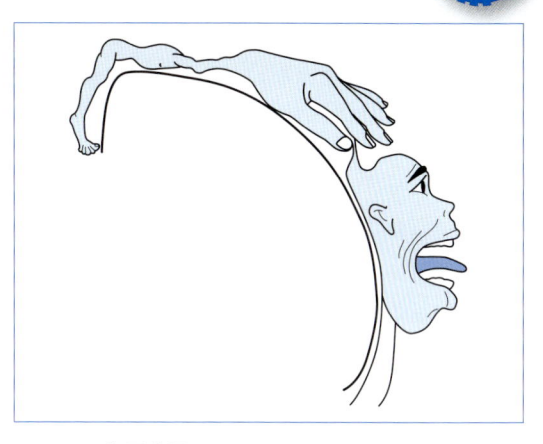

図2 一次運動野のhomunculus

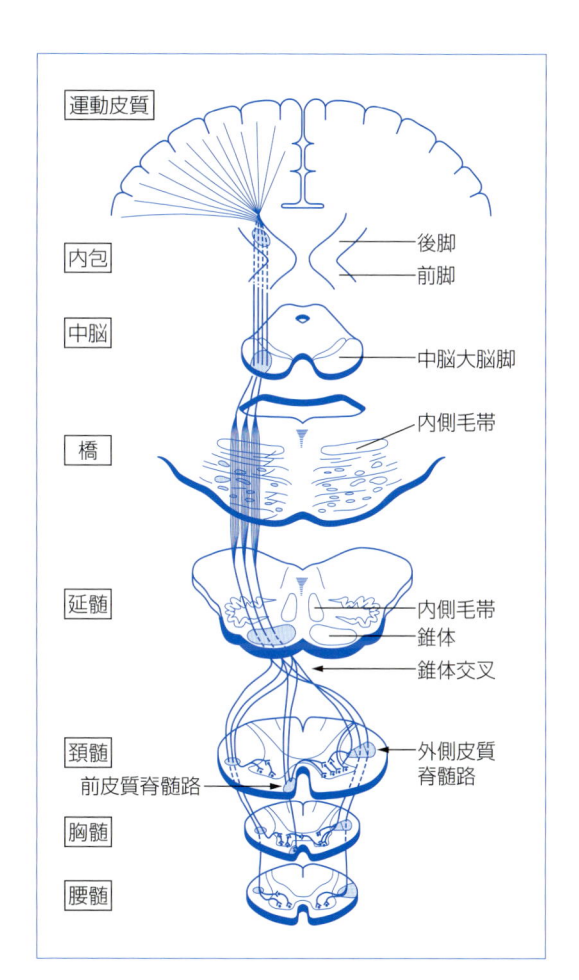

図3 錐体路

動野の骨格筋支配には明らかな体性機能局在（somatotopy）がある．homunculus（図2）として知られるように，大脳半球外側部下方から大脳半球間裂にかけて順に，顔，手指，肩，体幹，足首，足趾の運動領域が並んでいる．機能的に重要であり，巧緻な動きを必要とする手と顔面の運動領域が大きくなっていることが特徴的である．

運動前野は，Brodmannの6野のうち前頭葉の外側面に存在する部位である．運動前野は，頭頂葉や側頭葉などほかの大脳皮質や視床から入力を受けて，一次運動野，補足運動野，大脳基底核（尾状核，被殻）などに投射している．運動前野は，姿勢と運動の制御や，複雑な運動の企画に関与しており，特に視覚的情報を運動指令に変換する役割を担っているとされる．補足運動野は，Brodmannの6野のうち大脳半球内側面に相当する部位であり，下肢の一次運動野の前方に位置する．補足運動野は，視床，体性感覚野，頭頂連合野などから線維を受けて，一次運動野，橋核，赤核，基底核などに線維を送っている．補足運動野は，運動の開始，一連の動作の企画と遂行に関与しており，特に非視覚的要素に誘導される動作の遂行に関与するとされる．帯状回皮質運動野は，情動，注意，動機などと関係が深い扁桃体との間に密接な神経線維連絡をもっており，辺縁系と運動制御を結び付ける役割を担っている．

運動皮質から内包後脚，中脳大脳脚，橋内側毛帯を通って脊髄に至る皮質脊髄路は，延髄の錐体を形成するため，錐体路とも称される（図3）．錐体路を構成する神経線維は，Brodmannの4野および6野に由来するものがそれぞれ約30％を占め，残り40％の線維は頭頂葉に由来している．さらに，4野にあるBetzの巨大錐体細胞に由来する

95

線維は，錐体路を構成する全神経線維のわずか3〜4％を占めるにすぎないとされる．皮質脊髄路のうち，約90％の線維は延髄錐体で対側に交叉し，側索内を外側皮質脊髄路として下向する[2]．そして，脊髄前角に至ってから，介在ニューロンを介して脊髄前角細胞とシナプスを作るか，直接的に脊髄前角細胞を支配する．交叉をしなかった残りの線維のうち，約8％のものは同側の前皮質脊髄路を下り，約2％のものは同側の側索内を下行する．大脳皮質運動野から中脳，橋，延髄に存在する運動性脳神経核に至る経路は，皮質延髄路として総称される．運動性脳神経核のうち，三叉神経運動核，顔面の上半分を支配する顔面神経核，舌咽神経核，迷走神経核などは，大脳皮質から両側性の支配を受けており，一側の皮質延髄路の障害のみでは症状を呈さないこともある．しかしながら，顔面の下半分を支配する顔面神経核と舌下神経核は対側の大脳から一側性の支配を受けるため，一側の障害のみで症状が出現する．

大脳基底核と視床

錐体外路の主たる構成要素である大脳基底核には，尾状核，被殻，淡蒼球，黒質，視床下核が含まれる．尾状核と被殻を併せて，線条体と称し，被殻と淡蒼球を併せてレンズ核と称する．淡蒼球は内節と外節に，黒質は緻密部と網様部に分けられる．

大脳基底核間の神経線維連絡については，Alexanderらが提唱した運動回路模式図が知られている（図4）[3]．線条体は，抑制性のGABA/SPニューロンを黒質網様部・淡蒼球内節に送ると同時に，抑制性のGABA/ENKニューロンを淡蒼球外節に送っている．黒質緻密部から線条体に至るDAニューロンは，線条体から出るGABA/SPニューロンには興奮性に，GABA/ENKニューロンには抑制的に結合している．淡蒼球外節から出るGABAニューロンは視床下部を抑制するが，視床下部から黒質網様部・淡蒼球内節に至るGluニューロンは興奮性である．黒質網様部・淡蒼球内節からの出力の大部分は，抑制性に視床に至るが，そこから一次運動野，運動前野，補足運動野へとグルタミン酸を介する興奮性の線維が投射される．線条体から黒質網様部・淡蒼球内節へと直

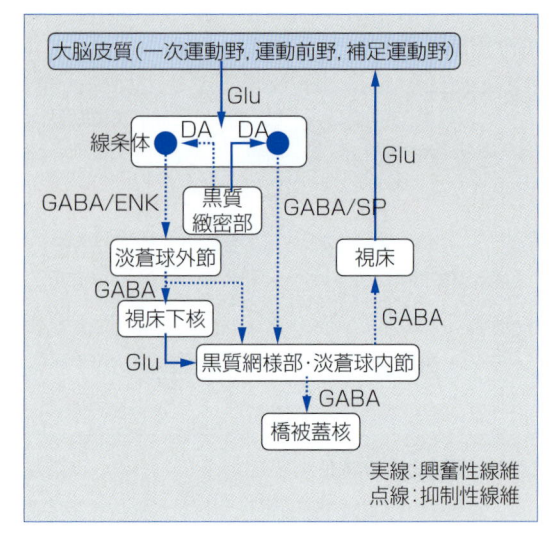

図4 大脳基底核における運動回路模式図[3]
DA：ドーパミン作動性ニューロン
Glu：グルタミン酸作動性ニューロン
GABA：GABA作動性ニューロン
GABA/SP：GABA/サブスタンスP作動性ニューロン
GABA/ENK：GABA/エンケファリン作動性ニューロン

接に至る経路を直接路と称するのに対して，淡蒼球外節と視床下核を介する経路を間接路と称する．随意運動の開始・遂行に際しては，運動皮質が線条体に興奮性の入力をするとされる．また，黒質網様部・淡蒼球内節は，橋被蓋核を介して網様体脊髄路にも連絡している．

大脳基底核とともに錐体外路を形成する視床の内部には，多数の視床核がみられる．これらのうち前腹側核（ventral anterior nucleus：VA），外腹側核（ventral lateral nucleus：VL），中間腹側核（ventralis intermedius nucleus：Vim）が運動調節系として機能する．VAとVLは黒質網様部と淡蒼球内節からの入力を受けると同時に，一次運動野および運動前野に線維を送っている．

大脳基底核は，大脳皮質-小脳系で作り出された運動プログラムを促通したり，抑制したりする役割を担っている．また，運動プログラムの切り替えにも関与して，より潤滑な運動の実現に必要と考えられている．運動学習や情報処理に際しても，大脳基底核は重要な役割を占めるとされる．

小脳

小脳は発生学的および機能的見地から，小脳半

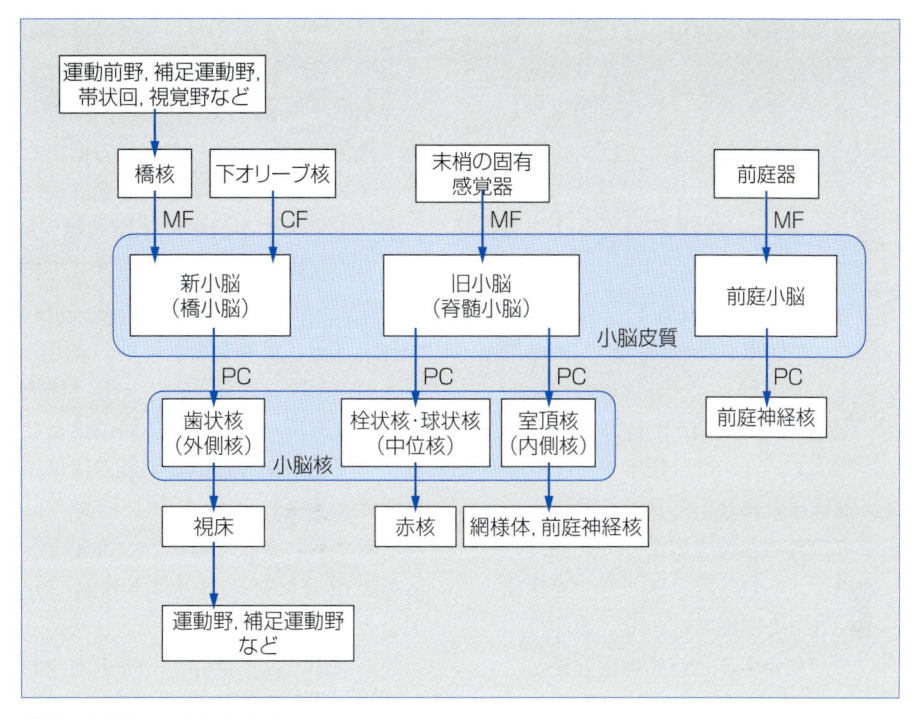

第3章 障害の病態生理と評価・治療

2. 運動障害

図5 小脳への入力と出力
MF：mossy fiber（苔状線維），CF：climbing fiber（登上線維），PC：Purkinje cell（プルキンエ細胞）の軸索

球に相当する新小脳，前葉・後葉の虫部や小脳半球中間部に相当する旧小脳，片葉小節葉に相当する前庭小脳に分けられる．小脳皮質への求心性線維は苔状線維と登上線維であり，小脳皮質からの遠心性線維はプルキンエ細胞の軸索のみである（図5）．新小脳は，苔状線維を介した橋小脳路として橋核から，登上線維を介したオリーブ小脳路として下オリーブ核からそれぞれ入力を受ける．橋核は，運動前野，補足運動野，帯状回，視覚野などから大きな入力を受けているため，橋小脳路は大脳皮質からの情報を小脳に伝える機能を担っている．旧小脳には，末梢の固有感覚器に始まる前・後脊髄小脳路が，苔状線維を介して入射している．また，前庭小脳には苔状線維を介して前庭器から前庭小脳路が至っている．小脳皮質からの主な出力系としては，新小脳から小脳核視床路（歯状核から視床に至る経路）を経て運動皮質に至るもの，旧小脳から小脳核赤核路として栓状核・球状核から赤核に至るもの，旧小脳から室頂核を経て網様体，前庭神経核に至るものがある．小脳へ入力する橋小脳路が中小脳脚，オリーブ小脳路が下小脳脚を構成するのに対して，小脳から出力する小脳核視床路および小脳核赤核路は上小脳脚を構成している．

運動調節系である小脳は，運動プログラムの作成，指令した運動と実際に出現した運動の解離の補正などに関与しており，運動をスムーズにする役割を担っている．新小脳が，四肢の協調運動，肢運動の速度や加速度の調節，運動学習などに関与するのに対して，旧小脳は起立や歩行の安定に関与する．前庭小脳は，体幹の安定や前庭動眼反射に関与する．

脊髄

脊髄の下行路のうち運動制御に関与するものには，皮質脊髄路以外に，脳幹諸核を介するいくつかのものがあり，概して筋トーヌスの制御などに関与している．前庭脊髄路は，4つの前庭神経核のうち外側前庭神経核（ダイテルス核）と内側前庭神経核に由来しており，頚筋・背筋に至る運動ニューロンの単シナプス抑制に関与している．赤

核脊髄路は，直接には前角に作用しないが，屈筋群の筋トーヌスを調節している．網様体脊髄路には，橋被蓋核に由来するものと，延髄に由来するものとがあるが，いずれも体幹筋を支配する運動ニューロンに興奮性に作用したり，γ運動ニューロンを介した筋トーヌスの調節を行ったりするとされる．

その細胞体が灰白質前角に存在する脊髄運動ニューロンには，α運動ニューロンとγ運動ニューロンがある．α運動ニューロンは，随意的な筋収縮の命令を直接に筋に伝える役割を果たす．1つのα運動ニューロンは，数本から100本以上に及ぶ錘外筋線維と結合しており，ニューロンの興奮によってこれら筋線維のすべてが同時に収縮する．γ運動ニューロンは，γループを構成することで筋トーヌスを調節している．遠心性のγ運動ニューロンが興奮すると筋紡錘が収縮し，伸長刺激に対する感受性が高まる．これにより求心性のIa群ニューロンが興奮しやすくなり，次いでα運動ニューロンが興奮することで筋トーヌスが高まる．

運動障害の種類とそれぞれの評価

■ 運動麻痺

片麻痺（一側の上下肢の麻痺）は，一側の皮質脊髄路が脳卒中，頭部外傷，脳腫瘍，多発性硬化症などで障害された場合にみられる．脳卒中による片麻痺の場合，麻痺の分布は，顔面を含み上肢・下肢に同程度か，あるいは上肢優位のことが多い．ただし，ラクナ梗塞では，麻痺の分布と病巣部位との間にある程度の相関があり，放線冠，内包前脚，内包後脚前方，橋に梗塞巣をもつ場合には顔面・上肢に麻痺が強くなり，内包後脚後部に病巣をもつ場合には，下肢に麻痺が強くなる．頻度は少ないが，脳卒中によって単麻痺（一側の上肢のみ，もしくは下肢のみの麻痺）が生じることもある．上肢の単麻痺は大脳皮質の手の一次運動野（precentral knob）の病変によって起こることがほとんどである．前大脳動脈の分枝である傍中心動脈領域に病巣が発生した場合には，前頭葉内側に位置する下肢の一次運動野が障害され，特に遠位に強い対側下肢の麻痺をきたす．

典型的な片麻痺においては，上位ニューロン障害（錐体路徴候）として，筋力低下と併せて，筋トーヌスの亢進（ただし，発症直後には筋トーヌスが低下することが多い），深部腱反射の亢進，病的反射の出現・亢進，クローヌスの出現，表在反射の低下・消失，連合運動や共同運動の出現などがみられる．重要な深部腱反射としては，腕橈骨筋反射，上腕二頭筋反射，上腕三頭筋反射，膝蓋腱反射があげられる．錐体路徴候となる病的反射のうちで重要なものは，上肢では母指の屈曲を陽性所見とするHoffmann反射およびTromner反射などであり，下肢では母趾の背屈を陽性所見とするBabinski反射，Chaddock反射，Oppenheim反射などである．

連合反応とは，身体の一部を随意的に動かしたときに，その他の部位に不随意に筋収縮が出現するというものである．例えば，非麻痺側上肢の屈曲運動を試みた際に，それと同じ運動が左右対称性に麻痺側上肢にも出現する（対側性連合反応）．また，同側の上下肢間においてもこのような現象はみられ，例えば麻痺側上肢の手関節を屈伸することで，麻痺側足関節に屈伸運動が誘発される（同側性連合反応）．連合反応の出現は，大脳皮質レベルにおける運動プログラムの再統合や，同側錐体路の利用開始を意味すると考えられている．

共同運動とは，麻痺側上下肢である動作を行うときに，本来意図した動作筋だけではなくて，それの共同筋も同時に動いてしまうことである．すなわち，麻痺側の上下肢において，健常な場合では分離されて行われる運動が十分に分離できない状態をさす．共同運動は典型的には，上肢は屈曲パターン，下肢は伸展パターンをとり，いわゆるWernicke-Mann肢位を示す．共同運動がみられる場合，いまだ高位中枢から脊髄への制御が十分ではなく，脊髄レベルでの原始的な運動が残存しているものと解釈される．

運動前野の障害では，修得していた複雑な動作が拙劣となったり，熟練を要する動作がうまくできなくなったりする．補足運動野の障害では，自発的な運動の減少や他人の手徴候（自分の意思に

表1 Brunnstrom Recovery Stage (BRS)[4]

上肢	
ステージⅠ	弛緩性麻痺
ステージⅡ	上肢の随意運動がわずかに可能
ステージⅢ	座位で肩・肘の同時屈曲・伸展が可能
ステージⅣ	腰の後方へ手をつける．肘を伸展して上肢を前方水平へ挙上可能．肘90°屈曲位で前腕の回内・外が可能
ステージⅤ	肘を伸展して上肢を横水平へ挙上可能，前方頭上へ挙上可能．肘伸展位での前腕の回内・外が可能．
ステージⅥ	各関節の分離運動が可能
手指	
ステージⅠ	弛緩性麻痺
ステージⅡ	自動的な手指屈曲がわずかに可能
ステージⅢ	全指の同時握り，鉤形握りが可能（離すことはできない）．反射による伸展が可能なこともある
ステージⅣ	横つまみが可能．少ない範囲での半随意的な手指の伸展が可能
ステージⅤ	対向つまみ，筒握り，球握り，随意的な全手指の伸展が可能
ステージⅥ	全種類の握り，全可動域の手指伸展，すべての指の分離運動が可能
下肢・体幹	
ステージⅠ	弛緩性麻痺（随意運動なし）
ステージⅡ	下肢の随意運動がわずかに可能
ステージⅢ	座位・立位で，股・膝・足関節の同時屈曲が可能
ステージⅣ	座位で足を床上にすべらせて，90°以上の膝の屈曲が可能．踵を床から離さずに足関節の背屈が可能
ステージⅤ	立位股伸展位で膝の屈曲が可能．立位膝伸展位で足を少し前に踏み出して足関節の背屈が分離して可能
ステージⅥ	立位で，骨盤の挙上による範囲を超えた股関節の外転が可能．座位で，内・外側ハムストリングスの交互収縮により，足内反と外反を伴う下腿の内・外旋が可能

よらず一方の手が動いてしまう現象）の出現をみる．優位半球の頭頂葉（角回を含む部位）には，動作・行為の中枢が存在すると考えられており，この部位の障害によって，麻痺がないにもかかわらず習熟した動作や行為ができなくなる失行が出現する．頭頂葉後方が障害された場合には，道具を用いた動作が正しくできなくなる観念失行が生じ，頭頂葉の縁上回が障害された場合には，ある動作・行為が，言語命令や模倣命令に従って行えなくなる観念運動失行がみられる．脊髄損傷では，その損傷レベルに応じて，四肢麻痺（両側上下肢および体幹の麻痺）および対麻痺（両側下肢の麻痺．損傷レベルによっては体幹の麻痺も生じる）がみられる．脊髄損傷の麻痺肢においては，深部腱反射の亢進を伴って，痙縮が高頻度に認められる．

片麻痺の評価としては，特に脳卒中に関してはBRSが広く用いられる（表1）[4]．これは，片麻痺発症初期の完全に脱力した状態から，連合反応，共同運動が順に出現し，共同運動パターンから脱却することで個々の筋・関節の分離運動が出現してくるという過程を段階的に評価している．上肢，手指，下肢・体幹のそれぞれについて，症状が重度なステージ1から軽度なステージ6までの6段階で評価する．さらにわが国では，これを細分化かつ標準化したものとして，上田式12グレード片麻痺機能テストも用いられる．これでは上下肢および手指について，連合反応による筋収縮もみられないグレード0から，スピードのある分離運動が十分に可能なグレード12までの13段階で評価を行う．各動作項目を3段階で評価するFugl-Meyer Assessment (FMA)の上下肢随意運動項目，把持やつまみなど4つの動作項目を評価する実用的上肢運動機能検査であるAction

表2 病変部位による運動障害の比較

病変部位	上位運動ニューロン障害	下位運動ニューロン障害（末梢神経疾患）	筋疾患
筋力	低下	低下	低下
筋トーヌス	亢進	低下	低下
深部腱反射	亢進	低下	低下
病的反射	陽性	陰性	陰性
筋萎縮	なし（廃用性萎縮が生じることあり）	あり	あり
症状出現部位	遠位部と近位部が同等（もしくは遠位部に優位）	四肢の遠位部に優位	四肢の近位部に優位
筋電図検査	正常	神経原性変化	筋原性変化
その他	クローヌス出現，連合反応・共同運動の出現	神経伝導速度低下，線維束攣縮出現	血清CK濃度上昇
原因疾患	脳血管障害，頭部外傷，脳腫瘍，脊髄損傷，多発性硬化症	ギラン・バレー症候群，筋萎縮性側索硬化症（上位運動ニューロン障害も伴う），ポリオ	多発筋炎・皮膚筋炎，筋ジストロフィー

Research Arm Test（ARAT），15の課題動作に要する時間を測定することで上肢機能を客観的に評価するWolf Motor Function Test（WMFT）なども用いられている．四肢麻痺・対麻痺の評価は，米国脊髄損傷協会（American Spinal Injury Association：ASIA）のImpairment Scaleによって定められた重要な10髄節のkey muscleを徒手筋力検査で診察することが基本となる[5]．錐体路障害による運動麻痺を，その他の部位による運動障害の特徴と比較すると**表2**のようになる．

■ 錐体外路症状

大脳基底核の障害によって生じる錐体外路症状の中核は，不随意運動の出現と筋トーヌスの異常である．ここでは，前述の大脳基底核の線維連絡の運動回路模式図に基づくと理解がしやすい．黒質緻密部から線条体に至るDAニューロンの原因不明の変性・脱落がその一次的な病態であるパーキンソン病では，線条体から黒質網様部・淡蒼球内節にかかる抑制性入力の減少と，線条体から淡蒼球外節にかかる抑制性入力の増加がみられる．これによって，視床下核の活動性増加を伴って，黒質網様部・淡蒼球内節から視床に至る抑制性ニューロンが過活動となる．その結果，視床からの興奮性出力が抑えられ，運動皮質が適切に興奮することができなくなり無動・動作緩慢が出現する．線条体が遺伝的な要因で障害されるハンチントン舞踏病では，線条体から淡蒼球外節に至る抑制性ニューロンが優位に脱落する．これにより淡蒼球外節は脱抑制状態となり，視床への抑制性のGABA性入力も減少する．そして，運動皮質がその活動性を増すこととなり，手足や顔面などに筋トーヌスの減少を伴った舞踏運動が出現する．脳血管障害などで一側の視床下核が障害された場合，視床下核から黒質網様部・淡蒼球内節に至る興奮性のグルタミン酸性入力が減少する．これによって視床が脱抑制され，対側の上肢もしくは下肢に，バリスム（肢を付け根から振るような大きくて激しい不規則な動き）がみられる．出生時の脳障害（周産期低酸素性脳症や核黄疸）などで，被殻，尾状核，淡蒼球などが障害されると筋トーヌスの亢進を伴って持続の長いゆっくりとした不随意運動であるアテトーゼが生じる．体の一部もしくは全身に不随意に持続性の筋収縮を生じるジストニーも，レンズ核の障害を原因としている．

筋トーヌスの評価としては改訂Ashworthスケール，改訂Tardieuスケールが広く用いられている．パーキンソン病の重症度スケールとしては，Hoehn-Yahr分類，MDS-UPDRS（Movement Disorder Society-Unified Parkinson's Disease Rating Scale）が知られているが，不随意運動そのもののみを評価するスケールとして一般的なものはない[6]．

■ 運動失調

運動失調は，運動が組織化されておらず，協調性を欠いた拙劣な状態と定義される．これは，その責任病巣によって，小脳性失調，脊髄性失調，

前庭性失調，前頭葉性失調に大別される．

小脳性失調は，小脳半球の障害によるものと，小脳虫部の障害によるものとで，その特徴が異なる．小脳半球が障害された場合，起立・歩行障害よりも，四肢の協調運動障害や肢失調が主たる症状となる．小脳半球の障害では，受動運動時における顕著な抵抗の減少としてみられる四肢筋トーヌスの低下，指鼻試験や膝踵試験の拙劣さで診断される dysmetria（測定異常），主動筋と拮抗筋の収縮がスムーズに行われず手足が揺れながら拙劣な動きをする dyssynergia（共同運動障害），回内回外運動やタッピング運動で運動が不規則になる dysdiadochokinesis（反復拮抗運動不能）がみられる．小脳虫部が障害された場合には，肢失調は目立たず，起立・歩行障害が中核症状となる．この場合の歩行は，歩隔（左右の足の間隔）が広い wide-based なものとなり，歩幅が小さくなる．このような特徴的な歩行は，歩行をゆっくりと試みたときにより明らかになる傾向があり，片足立ちのバランスも障害される．

脊髄性失調は，脊髄後索や視床などの障害による深部感覚障害がその主体である．深部感覚障害がある場合，バランス機能（平衡維持）は主に視覚系によって代償されているため，閉眼することでその代償が失われ，身体バランスが崩れてしまう．この徴候は Romberg 徴候と称され，脊髄性失調を小脳性失調と鑑別する所見となる．脊髄性失調では，必要以上に膝を高く上げて下肢を放り出し踵を床にぶつけるように歩く歩行失調や，閉眼によって増悪する dysmetria や dyssynergia を認める．

前庭性失調は，小脳と密接に連絡している末梢前庭系である三半規管，耳石器，前庭神経核などの障害を原因とする．前庭性失調では，体位変換で増強するめまい，起立時や歩行時における障害側への身体の偏り，水平性もしくは水平回旋性の自発眼振を認めることが多い．

前頭葉性失調は，前庭橋小脳路の障害によってみられると考えられており，歩行失調や四肢失調を呈する．

失調の評価スケールとしては，世界神経学会が提唱した International Cooperative Ataxia Rating Scale（ICARS）がある．主に小脳性失調に対して用いられる本スケールは，姿勢・歩行障害，四肢の協調運動障害，構音障害，眼球運動障害など 19 項目について半定量的に総合的に評価するものであり，点数が大きいほど症状が重いこととなる．最近では，ICARS よりも評価項目が少なく，より簡便に使用できる Scale for the Assessment and Rating of Ataxia（SARA）の使用が広まっている[7]．SARA の評価項目は，歩行，立位，座位，言語障害，指追い試験，指鼻試験，手の回内，踵すね試験の 8 項目である．

運動障害に対する治療

大脳や脳幹病変による片麻痺に対しては，関節可動域訓練，筋力増強訓練を取り入れながら，促通手技に代表される神経生理学的アプローチを試みる．これは，高位中枢からの脱抑制によって出現する連合反応，共同運動，異常な姿勢反射などを抑制しながら，神経経路の再建・強化を図ろうとするものである．片麻痺が回復するメカニズムとしては，ダメージを逃れた健常脳組織の可塑性（plasticity）が重要である．すなわち，病巣周囲組織や健側大脳に機能的な可塑的変化（シナプス伝達の促進）と構造的な可塑的変化（側芽による新たなシナプスの形成，軸索の新生）が生じることで，障害された機能が代償される（機能的再構築：functional reorganization）こととなる．脊髄損傷による四肢麻痺・対麻痺は，内科的治療やリハビリテーション（以下リハ）を介入させても，その回復に難渋する場合が多い．よって，脊髄損傷患者については，その障害高位レベルに応じた移動能力および ADL の獲得をリハの介入によって目指すこととなる．パーキンソン病などの大脳基底核病変による錐体外路症状に対しては，薬物療法が治療の中核となる．しかしながら，これに併せて早期から適切なリハを行うことで，一次的な運動障害（無動，動作緩慢など）に伴う廃用症候群（筋力低下，筋萎縮，拘縮，心肺機能の低下など）の増悪を防ぐことができ，さらに神経生理学的アプローチを積極的に試みることで一次的な運動障害の改善も得られる．失調症状には，特に

体幹失調に対して，バランス訓練，立ち上がり訓練，立位保持訓練，歩行訓練などが行われる．さらに，dysmetriaによる肢の動揺に対する重錘負荷や弾性緊縛帯の使用，視覚で代償しながら運動制御機能を促すFrenkelの運動なども試みられる．

（角田　亘）

▶ 文 献

1) 眞野行生，豊島英徳：中枢性運動制御の生理．リハビリテーション基礎医学（上田　敏，千野直一・他編），第2版，医学書院，1994, pp 45-58.
2) 井上聖啓：脊髄．ダイナミック神経診断学（柴崎　浩，田川皓一，湯浅龍彦編），西村書店，2001, pp 241-248.
3) 服部信孝，水野義邦：変性疾患．神経内科ハンドブック 鑑別診断と治療（水野美邦編），第3版，医学書院，2002, pp 823-890.
4) 水尻強志：生活機能と障害の評価 心身機能・構造．脳卒中リハビリテーション（水尻強志，冨山陽介編），第3版，医歯薬出版，2013, pp 12-18.
5) 安藤徳彦，水落和也：脊髄損傷．リハビリテーションにおける評価 Ver. 2（米本恭三・他編），医歯薬出版，2000, pp 185-192.
6) 松本英之，宇川義一：MDS-UPDRS日本語版概要．Annual Review 神経 2012（鈴木則宏・他編），中外医学社，2012, pp 217-222.
7) Schmitz-Hubsch T, et al.：Scale for the assessment and rating of ataxia：development of a new clinical scale. Neurology, **66**：1717-1721, 2006.

第3章 障害の病態生理と評価・治療

3. 歩行障害

Summary

① 歩行障害を捉えるには，歩行周期における時間因子および距離因子の指標，歩行の効率性に寄与する重心移動の特性，下肢の関節運動と筋活動との関係を理解する必要がある．
② 歩行障害の評価では，二足歩行の可否に関する定性的評価と，安定性，効率性，持久力の評価によって，移動手段としての実用性を判定する．
③ 異常歩行の治療を計画するには，総合的評価尺度や歩行分析に基づいて，運動学的ならびに神経生理学的病態を捉える必要がある．
④ 異常歩行には，逃避歩行，麻痺性歩行，痙性歩行，失調歩行，ジスキネジア歩行，パーキンソン歩行，高次歩行障害，心因性歩行障害などがある．
⑤ 歩行障害の治療は，免荷歩行訓練，姿勢制御練習などのバランス訓練，歩行補助具などを用いた歩行訓練，持久力訓練などが病態の特性に応じて実施される．

歩行とは，下肢のリズム運動に基づいて身体に床面からの抗力を加え，その運動モーメントを利用することで移動する一連の動作である．ヒトが移動手段として確立した二足歩行を獲得するには，ほかの動物とは異なって生後1年以上もの時間を必要とする．リハビリテーション（以下リハ）による歩行障害の治療目標は，二足歩行に必要となるエネルギー消費を減らし，安定性を高めるための機構を回復させることにある．

正常歩行（normal gait）

歩行速度は2歳までに0.8×身長/秒となり，歩行周期におけるエネルギー回復率は約60％となる[1]．加齢によって歩幅（step length）は減少し，各歩行周期の間の変動性は大きくなる．これらは不整地歩行で増悪し，加齢に伴って特に側方動揺が増大する．

歩行周期

一側下肢の踵が床面に接地した後，次に同じ踵が接地するまでを重複歩（stride）と称し，この一連の動作が歩行周期（gait cycle）である（図1A）．一歩行周期による移動距離を重複歩長（stride length）という．一側下肢の踵を接地した後に対側の踵が接地するまでの動作が1歩（step）であり，その距離が歩幅である．歩行における両足間の距離が歩隔（step width），進行方向に対して足の長軸がなす角度が足角（foot angle）である．

歩行周期は，立脚期（stance phase）と遊脚期（swing phase）に分けられる（図1B）．定常歩行において立脚期は歩行周期の約60％，遊脚期は約40％の時間を占める．Perry[2]は，立脚期を初期接地期，荷重応答期，立脚中期および終期，前遊脚期の5相，遊脚期を遊脚初期，中期，終期の3相に分類し，立脚期矢状面でのヒールロッカー（heel rocker），アンクルロッカー（ankle rocker），フォアフットロッカー（forefoot rocker）による回転軸の重要性を指摘している．立脚期と遊脚期の移行時には，両下肢によって体重が支持される両脚

103

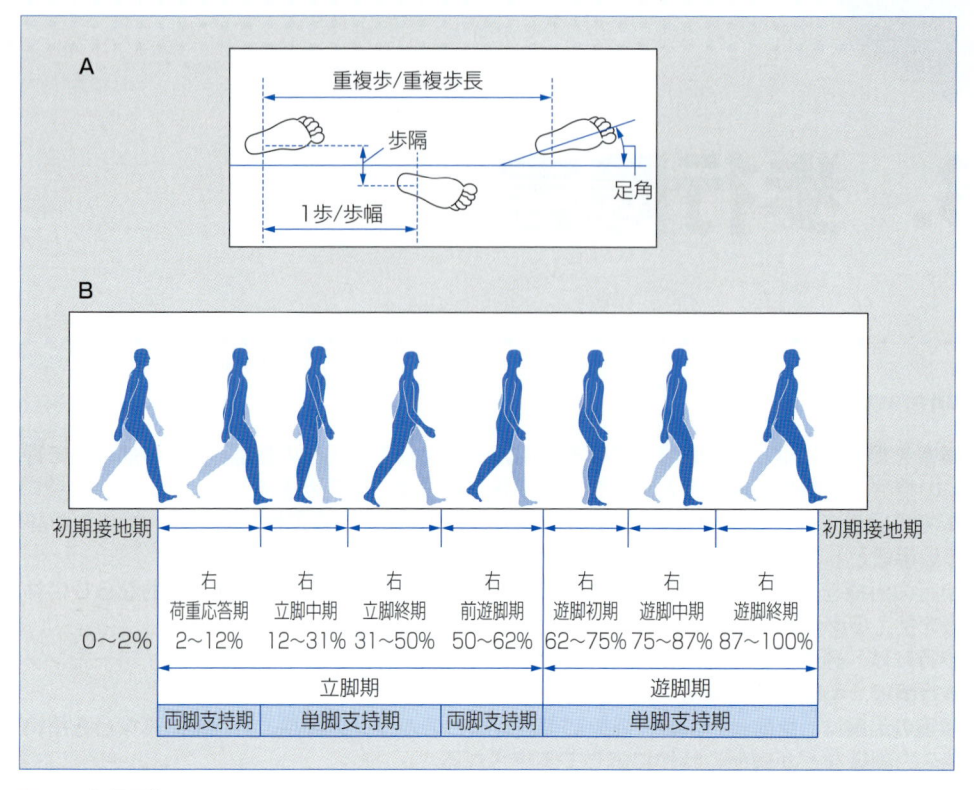

図1 歩行周期
　A．歩行距離因子：一側下肢の足底接地部位から，対側の接地部位までの距離が歩幅，同側の次の足底接地部位までの距離が重複歩長である．それぞれの動作を1歩，重複歩と呼び，この一連の動作が歩行周期である．両足間の距離を歩隔，進行方向に対する足の長軸がなす角度が足角である．
　B．歩行時間因子：歩行周期の約60％が立脚期，約40％が遊脚期である．立脚期の始めと終わりの約10％は両脚支持期，それ以外は単脚支持期となる．初期接地期〜荷重応答期にはヒールロッカー，立脚中期はアンクルロッカー，立脚終期（踵離地）〜前遊脚期はフォアフットロッカーが回転軸となる．

支持期（double support phase）がある．歩行速度が速くなると歩行周期に占める遊脚期の比率が増加し，両脚支持期が減少する．両脚支持期がなくなれば走行となる．

■ **歩行の運動学**

歩行の立脚期における力学的メカニズムは倒立振り子モデルを適用すると理解しやすい（**図2**A）[3]．立脚期では，質点が下方にある通常の振り子とは逆に，空間にある質点（身体の重心）が，足部を支点として倒立した振り子運動を行う．踵接地時における運動エネルギーは，重心位置が上昇する立脚中期において位置エネルギーに変換され，その位置エネルギーが立脚終期に必要な運動エネルギーへと変換される．歩行時のエネルギー消費量は重心の上下動が小さいほど減ると仮定されていたが[4]，重心移動のない歩行ではむしろエネルギー消費が増大することが確認されている[3]．正常歩行の効率性は，倒立振り子運動に基づいた力学的エネルギー保存則によって担保されている．

一方，重心の上下動が大きすぎても歩行の効率性は低下する．重心動揺の大きさを規定する因子として，骨盤回旋（踵接地時および爪先離れ時の水平回旋各4°），骨盤側方傾斜（遊脚側股関節を軸に前額面で5°低下），立脚中期の膝関節屈曲の役割が提唱されていたが[4]，これらは重心偏位の減少に大きく寄与していないことが確かめられている[3]．足部のロッカー機構に基づいた立脚終期の踵上昇が重心の上下運動抑制に最も寄与しており，その際の'push off'は，次の一歩を開始する際に必要な重心の上方への方向転換を助ける役

3. 歩行障害

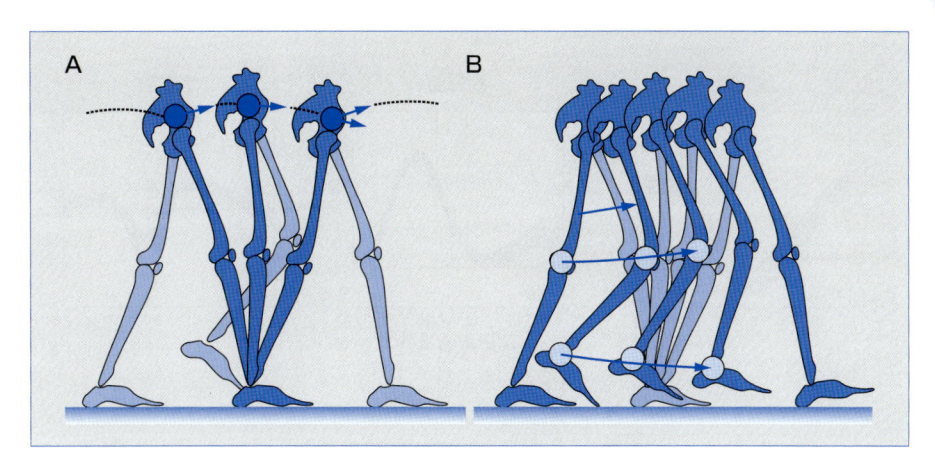

図2　振り子モデル
　A．倒立振り子モデル（inverted pendulum model）：立脚期のアンクルロッカーにおける倒立振り子モデルが示されている．踵接地時の運動エネルギーは，立脚中期において位置エネルギーに変換され，その位置エネルギーが立脚終期に必要な運動エネルギーへと変換される．対側下肢の踵接地による制動力に対抗して，次のステップに必要な重心の上方への方向転換（矢印）を助けるために'push off'が機能している．
　B．二重振り子モデル（double pendulum model）：遊脚期の下肢運動は，股関節・膝関節の2つの支点をもつ二重振り子運動が適用できる．前足部がまだ接地した状態で大腿部の前方運動が先行するため（矢印），下腿部の振り子運動の位相は遅れて起こる．ただし二重振り子モデルによるシミュレーションでは，遊脚期後半は一致しにくい．

割を果たしている[3]．

　遊脚期の矢状面における運動には，股関節・膝関節の2つの支点をもつ二重振り子モデルが適用できる（図2B）．前遊脚期における大腿部の前方運動は，前足部がまだ接地した状態で起こるために，下腿部の振り子運動の位相は遅れて起こる．

■ 下肢運動と筋活動

　踵接地時に屈曲位にある股関節は立脚終期まで伸展を続けて体幹を前方に運ぶ．対側下肢が支持脚となると屈曲し始め（前遊脚期），遊脚期に急速に屈曲して下肢を前方に振り出す．膝関節は，踵接地後に軽度屈曲した後，立脚終期には伸展するが，対側下肢が接地すると大きく屈曲して足部の床離れを容易にする．一歩行周期に2回屈曲・伸展を行うので，double knee actionと呼ばれる．

　足関節も一歩行周期に2回背屈・底屈運動を行う．立脚中期〜終期に底屈から背屈へと変化し（ankle rocker），その後，再び足関節は底屈して踵離地となり（forefoot rocker），爪先離地後は急速に背屈して，遊脚相では比較的長く背屈位にある（図3A）[5]．

　踵接地の際の衝撃を吸収し，安定性を保持しながら前方への移動を維持するために，踵部を軸とした'heel rocker'が機能している．踵接地の衝撃に対する足関節底屈運動に抗する前脛骨筋の遠心性活動は，着地衝撃の緩衝機能と進行方向への推進機能を有する．踵接地後の膝関節屈曲を制御する広筋群の遠心性活動は，膝関節の過度な屈曲を防いで運動エネルギーを体幹へと分配し，大腿部を前方へ進める役割を果たす[6]．股関節伸筋群は踵接地後の制動による体幹前傾を防ぐために機能する．前額面では，荷重応答期における大きな股関節内転モーメントに抗して，股関節外転筋群が骨盤の対側への沈み込みを防ぐ．これらの機構が作用することで進行方向への運動エネルギーが保持される（図3B）[5]．

■ 評価

　歩行評価は，二足歩行が可能であるかを定性的に評価したうえで，その安定性，効率性，持久力について評価し，移動手段としての実用性を判断する．治療成果を捉えるには単一課題による評価が便利である．治療法の決定には，総合的評価尺

105

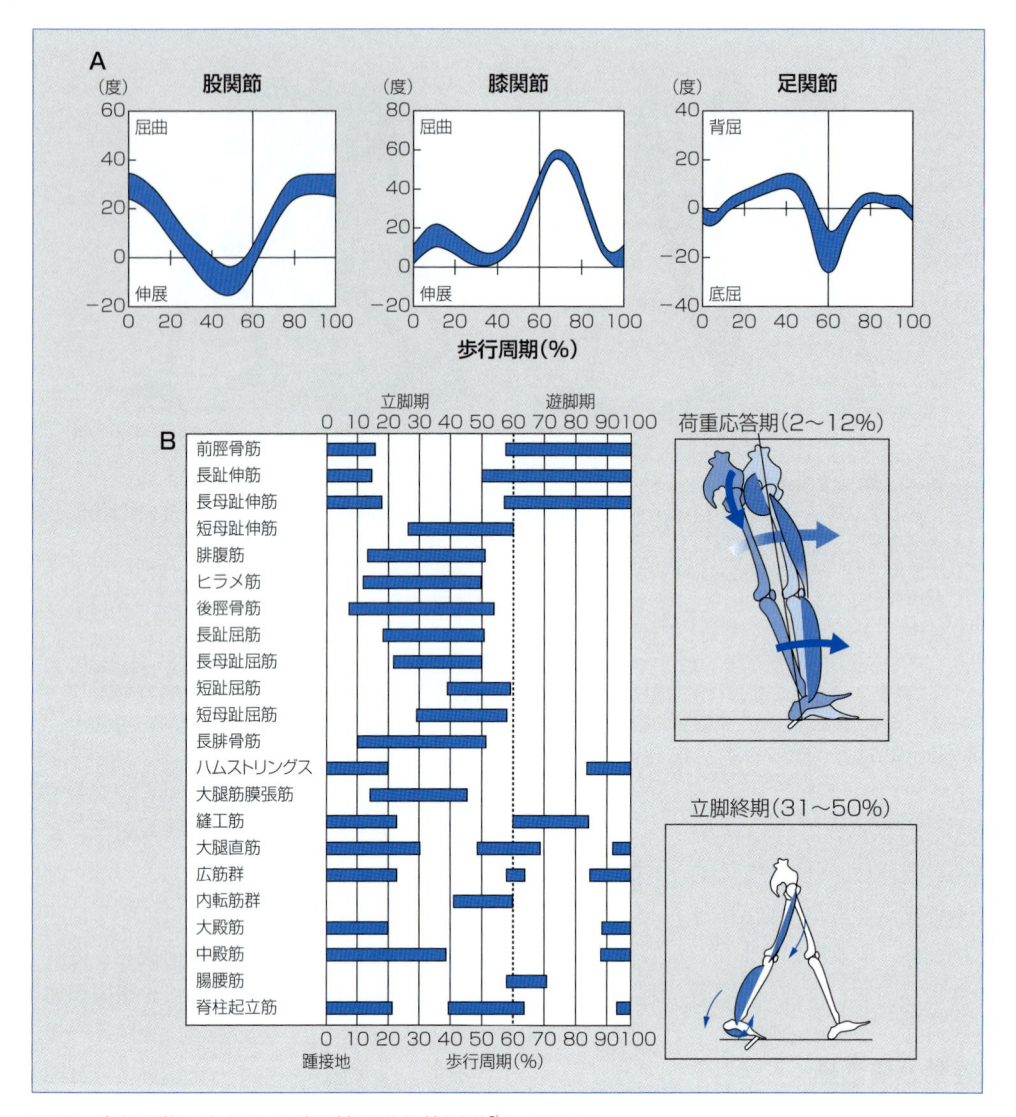

図3 歩行周期における下肢関節運動と筋活動[5]（一部改変）

　A．関節運動：一歩行周期において，股関節は1回，膝・足関節は2回屈曲・伸展および背屈・底屈を行う．

　B．筋活動：下肢・体幹の一歩行周期における筋活動と荷重応答期，立脚終期での主な筋の役割を示している．荷重応答期の前脛骨筋の遠心性活動は，'heel rocker' を軸として，着地衝撃を緩衝し，進行方向へ下腿を回転させる役割を果たす．広筋群の遠心性活動は膝関節の過度な屈曲を防ぎ，運動エネルギーを体幹へと分配して大腿部を前方へ進める．股関節伸筋群は踵接地後の制動による体幹前傾を防ぐ．立脚終期の足趾屈筋群の遠心性活動は足アーチを支持して足趾を安定させ，'forefoot rocker' を軸にして足関節を持ち上げる．下腿三頭筋は下腿を前傾位で支持し，股関節に作用する伸展モーメントに対して二関節筋である大腿直筋，大腿筋膜張筋が作用する．

度や歩行分析に基づいて運動学的ならびに神経生理学的病態を明確にする必要がある．

歩行障害の重症度評価

　二足歩行を自立度に応じて歩行不能から屋外・不整地歩行自立まで6段階に分類した functional ambulation categories（表1）[7]や，機能的自立度評価票（functional independence measure：FIM）の運動項目などが利用される．歩行に特化した自己効力感の評価尺度に日本語版-改訂 gait efficiency scale がある．

表1　Functional ambulation categories[7]

分類	定義
0. 歩行不能	・歩行できない ・歩けても平行棒のなかのみ ・平行棒外で歩くためには，2人以上の介助が必要
1. 介助歩行（介助レベルⅡ）	・転倒予防のため，平地歩行中は介助を常に必要とする ・介助者は1人のみで，体重を支える必要がある
2. 介助歩行（介助レベルⅠ）	・転倒予防のため，平地歩行中は介助を常に，あるいは時々必要とする ・介助者は1人のみで，軽く触れる程度でバランス保持，運動の手助けをする
3. 監視歩行	・機能的には介助なしで平地歩行可能 ・ただし，自立と判断しづらい，心機能に問題がある，口頭での指示必要などの理由で，安全確保のために1人のみ監視者が必要
4. 平地のみ歩行自立	・平地のみ歩行可能 ・ただし，階段，斜面，あるいは不整地を歩行する際は監視や介助を要する
5. 歩行自立	・平地，不整地，階段，斜面での歩行が可能

■ 歩行機能評価

1）単一課題による評価

a）歩行速度

　歩行機能を反映する最も一般的な定量的評価法が歩行速度の計測である．10 m歩行テストでは，その前後に1 m程度の距離をとって歩かせて，快適歩行速度および最大歩行速度での10 m歩行に要した時間，歩数を計測する．健常者の快適歩行速度は1.0～1.5 m/秒であり，一般に0.8 m/秒であれば屋外歩行自立可能，0.4 m/秒以下であれば屋内歩行レベルである．1分間の歩数が歩行率あるいはケイデンス（cadence）である．快適歩行でのケイデンスは100～115歩/分であり，女性で大きい．

b）Timed up and go test（TUG）

　椅子座位姿勢から快適歩行速度で3 m先のコーンを回って再び着席するまでの時間を計測する．TUGは，動的バランスや敏捷性に関する機能的移動能力を反映する．転倒経験者と非経験者のcut off値は13.5秒，運動器不安定症のcut off値は11秒に設定されている．

c）持久力

　歩行時のエネルギー効率は快適歩行速度において最もよく，異常歩行では，単位時間当たりのエネルギー消費量は増大する．歩行の生理的コスト指数（physiological cost index：PCI）は，歩行後心拍数と安静時心拍数の差を歩行速度で除した値であり，歩行困難な患者の歩行効率を捉えるうえで実用的な指標である．運動耐容能評価として，6分間でどの程度歩行できるかを測定する6分間歩行テスト（6 minutes walk test：6MWT）や，検査手順が標準化されたシャトルウォーキングテスト（incremental shuttle walking test：ISWT）が用いられる．

2）バランス機能評価

　歩行の適応力評価には，歩行速度調節や頭部の運動，方向転換，障害物などへの対応能力を評価する動的歩行指数（dynamic gait index）や治療的介入の標的を検出することを目指し，生体力学的制約，垂直性，姿勢反応，歩行安定性などの各システムを評価するmini-BESTest（balance evaluation-systems test）がある[9]．

3）歩行分析

　異常歩行の病態を捉えるには，歩容の解析が重要になる．臨床では，観察によって歩容を定性的に評価し，診断・治療に用いる場合が多いが，見落としなく同時に複数の関節運動を観察することは困難である．ビデオ撮影後に再生速度を調節して繰り返し観察することで，運動学的評価の精度を高めることができる．機器を用いた歩行解析では，歩行における身体各部の変位を捉える運動学（kinematics）と，身体に作用する力を同定する運動力学（kinetics），神経活動の結果としての筋電信号を検出する表面筋電図を用いた歩行分析が行われる．近年では，加速度計やジャイロセンサーなど，人体に取り付けて運動を解析するための種々のセンサーが開発され，臨床歩行分析に適用されている．

a）運動学的解析

　①光学的手法：光学的手法による歩行分析は，身体各部に取り付けたマーカーを半導体カメラで撮影し，空間における運動の軌跡をコンピュータ

処理によって解析する3次元運動解析が主流である．そのデータは，'stick picture' として視覚的に再現でき，関節運動の角度変化や角速度，角加速度ならびに歩長や歩隔などが算出できる．

②下肢加重計：下肢にかかる荷重を計測して，二足歩行における歩行速度，立脚期時間，遊脚期時間，両脚支持時間などの時間因子ならびに歩幅，歩隔などの距離因子を計測する．シート上を歩行させて計測する方法と，中敷きタイプの計測器を用いる靴式とがある．

b) 運動力学的解析

二足歩行において身体には，その重心より後方に接地した足部から推進力がもたらされる一方で，前方に接地した足部からは制動力が供給される．身体に作用している力の大きさと方向の定量は，歩行制御系における筋出力や姿勢制御の問題を検出するうえで重要である．床反力計を用いることで，身体を支持するために作用する力である床反力（ground reaction force）(図4A)とその作用点の位置である足圧中心（center of pressure）(図4B)を算出できる．さらに3次元運動解析を併用して，各体節に作用している重力や慣性力などの外力を取り除くことで，関節に作用する生体内力が関節モーメントとして算出できる．

c) 筋電図学的解析

非侵襲的に複数の筋活動を同時に長時間記録できる表面筋電図が用いられる．テレメーターシステムは運動範囲の制限をなくすとともに，リード線によるモーションアーチファクトやノイズを減らすことができる．一歩行周期にかかる時間の変動性を調整し，6〜10周期以上の整流化した筋電波形を加算平均して筋電プロフィールを得る．関節運動との対比による収縮様式の同定や，歩行周期に占める同時収縮の割合，共同運動の変化等の分析が行われる．

異常歩行（abnormal gait）

何らかの疾患によって正常な歩行ができなくなった状態を跛行（claudication）という．筋・骨関節から脊髄・大脳皮質に至る障害によって種々の異常歩行が起こる(表2)[10]．歩行中に疼痛や脱

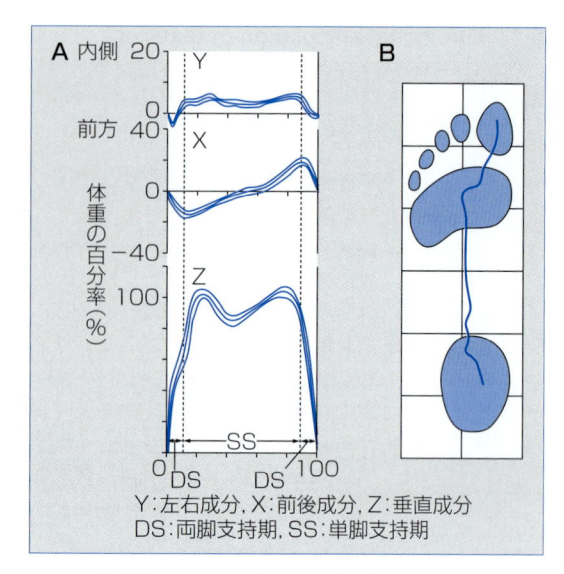

図4 立脚期における床反力と足圧中心の軌跡
A．床反力：立脚期の床反力は，左右・前後・垂直成分として表される．前額面では踵接地以降，重心を対側下肢の方向へ押す力が作用する．矢状面では前半は後方，後半は前方に作用し，これらは歩行に必要な制動力，推進力に相当する．正常歩行では，前半の制動力と後半の推進力の面積は等しくなる．垂直成分は2峰性を呈し，歩行速度が速くなると谷が深くなる．
B．足圧中心：足底圧は床からの抗力を受ける身体の支点の位置を表す．踵から前足部への軌跡は健常者においても一様ではない．

力などで歩行不能となり，休むと歩行可能となる現象を間欠性跛行と称し，下肢動脈硬化による虚血性間欠性跛行，腰部脊柱管狭窄症でみられる馬尾性間欠性跛行などがある．

■ 逃避歩行（antalgic gait）

下肢の変形性関節症では，荷重による疼痛を避けるために患肢立脚期を短縮する逃避（鎮痛）歩行が特徴である（limping）．運動時痛が優位であれば，伸展位など一定の角度に関節を固定して歩く．変形性股関節症や拘縮変形によって脚長差がみられると硬性墜落跛行を呈する．内側の関節軟骨が摩耗する内側型変形性関節症では，立脚初期に膝関節内反が急速に増強する側方動揺（lateral thrust）が出現する．

■ 麻痺性歩行（paretic/hypotonic gait）

腓骨神経麻痺やCharcot-Marie-Tooth病を代表とする遺伝性運動感覚ニューロパチーでは，特に腓骨神経支配筋の麻痺によって下垂足（drop

表2 異常歩行の種類と特徴[10]（一部改変）

歩行障害の種類	歩容の特徴
逃避歩行	患側肢の立脚期短縮 いわゆる'びっこ'（limping）
麻痺性歩行 　末梢神経疾患 　筋疾患	鶏歩（steppage gait） 下垂足（drop foot） トレンデレンブルグ徴候 動揺性（アヒル）歩行 　　（waddling gait） 大殿筋歩行（gluteal gait）
痙性歩行 　片麻痺 　痙性対麻痺 　脳性麻痺	骨盤挙上（hip hiking） 分回し（circumduction） 同側上肢の間欠的外転 引きずり（scuffing toe） はさみ脚歩行（scissor gait） かがみ歩行（crouch gait） ジャンプ歩行
失調歩行 　小脳性 　脊髄性 　前庭性	開脚歩行（wide-based gait） 酩酊歩行（drunken gait） 閉眼で増悪 Unterberger test
ジスキネジア歩行	はね上がり歩行 　　（bouncing gait）
パーキンソン歩行	小刻み歩行（brachybasia） すくみ足歩行（freezing gait）
高次歩行障害 　前頭葉型 　頭頂-側頭-後頭葉型	歩行失行（gait apraxia） pusher syndrome
心因性歩行障害	慎重歩行（cautious gait）

foot）となり，下肢全体を持ち上げて歩く鶏歩（steppage gait）を呈する．股関節外転筋の筋力低下では，単脚支持期に骨盤が対側へ低下する軟性墜落跛行（トレンデレンブルグ徴候）がみられる．

筋疾患では，腰帯筋や下肢近位筋群の筋力低下によって，歩隔を広げ，立脚側下肢へ体幹を移動させて対側下肢を踏み出す動揺性歩行（waddling gait）を呈する．歩くたびに上体，特に腰部が左右に揺れるようになる（abductor lurch）．股関節伸筋群の筋力低下では，踵接地後の慣性による体幹前屈を制御できなくなるために，骨盤を過度に後傾して歩く大殿筋歩行（gluteal gait）となる．

■ 痙性歩行（spastic gait）

片麻痺，痙性対麻痺，脳性麻痺は，錐体路障害に伴う陽性徴候としての痙縮が歩容に影響する代表的な病態である．

1）片麻痺

片麻痺歩行の特徴は，麻痺肢への荷重時における不安定性と，麻痺肢からの推進力減少を，体幹および非麻痺肢が補うことに起因する非対称性にある．典型的姿勢として，肘・手・指関節屈曲位，下肢伸展位（Wernicke-Mann 肢位）をとる．麻痺肢振り出し時には麻痺側上肢に同側性連合反応が出現する．立脚期には，下肢を伸展位に保持できなければ膝折れが生じ，膝関節伸筋群の筋緊張亢進や尖足は反張膝（genu recurvatum）の原因となる．前遊脚期から遊脚初期に麻痺側下肢の膝関節屈曲，足関節背屈運動が困難な場合，機能的に長くなった麻痺肢を前方に振り出すために，麻痺側骨盤の挙上（hip hiking）や，前外側に向けて下肢を振り出すことで足が半円形を描く分回し（circumduction）がみられる．

2）痙性対麻痺

両下肢伸筋群の筋緊張亢進によって膝関節は伸展し，股関節内転位で大腿を互いに擦り寄せるように，膝内側や足関節内踝を擦り合わせて歩く．足部は尖足傾向を呈し，歩行の際に前足部は地面から離れず，こするように歩く．鋏のようにみえるので，はさみ脚歩行（scissor gait）と呼ばれる．

3）脳性麻痺

脳性麻痺の異常歩行の典型は，尖足とかがみ歩行（crouch gait）に関連した動揺歩行（vertical oscillation）である．痙直型両麻痺では，尖足（equinus）に伴う反張膝あるいは股・膝関節屈曲，過度の足関節背屈位でのいわゆるかがみ歩行，立脚初期に屈曲位にある股・膝関節が立脚後期に伸展するジャンプ歩行などに分類される．

■ 失調歩行（ataxic gait）

1）小脳性失調

小脳失調による酩酊歩行（drunken gait）は，歩隔を広げた開脚歩行（wide-based gait）と不規則なステップによって特徴付けられる．協調運動およびバランス障害に起因する．つぎ足歩行（tandem gait）が非常に困難となる．初期接地期の異常な荷重（床反力垂直成分における impact transient）と荷重応答期の不安定性，下肢筋群の過活

動と同時収縮がみられる．

2）脊髄性失調
脊髄後索障害による深部感覚障害に伴う脊髄性失調歩行では，下肢からの感覚情報入力減少を補うために足元を見て歩く必要がある．

3）前庭性失調
前庭性失調歩行では回転性めまいを伴うことが多く，閉眼歩行時には前庭迷路障害を有する側へ回転する（Unterberger test）．

■ ジスキネジア歩行（dyskinetic gait）

不随意運動による歩行障害であり，舞踏病や薬剤誘発性ジストニアでの過剰な体幹運動は転倒の原因となる．低酸素脳症後の動作性ミオクローヌスでは，はね上がり歩行（bouncing gait）がみられる．

ジストニアでは課題特異的障害が特徴であり，歩行困難がみられても後ろ歩きや走行は可能な場合がある．

■ パーキンソン歩行（Parkinsonian gait）

パーキンソン歩行の特徴は，前屈姿勢で小刻みにステップする小刻み歩行（brachybasia）である．歩き始めると前方突進（propulsion）によって加速歩行（festinating gait）がみられる．歩行時の上肢の振り（arm swing）は，固縮によって減弱または消失し，軽度屈曲位でほとんど動かさずに歩く．歩行開始や方向転換に際して足が床にはりついたように踏み出すことができなくなるすくみ現象は，無動（akinesia）または運動緩慢（bradykinesia）の現れである．すくみ足歩行（freezing gait）では，動けなくなる前に歩隔短縮を伴うケイデンス増大と 3～8 Hz で起こる下肢・体幹の律動運動が起こる．すくんでしまう足やすくみ足を起こしやすい方向が左右のどちらか一方の場合がある．眼前に線や障害物があるとそれをすっと乗り越えることができることを矛盾性運動（kinesia paradoxale）という．

■ 高次歩行障害（higher-level gait disorders）

高齢者にみられることが多く，多発性脳梗塞などによる錐体路を含んだ両側前頭葉の比較的軽度の障害が原因となることが多い．歩隔を広げ，膝をあまり屈曲せずに，足部を床からほとんど離さず，足底接地でチョコチョコと進む'小刻み歩行'を呈する．パフォーマンスは環境や気分によって変動しやすく，姿勢反応が障害される．運動麻痺や筋力低下，失調等がないにもかかわらず'すくみ足'のみがみられる状態は歩行失行（gait apraxia）と捉えられていたが，近年では純粋無動症（pure akinesia）と呼ばれ，進行性核上性麻痺などがその原因となる[11]．

頭頂-側頭-後頭葉型では，姿勢調節における垂直性の障害が特徴であり，いわゆる'pusher syndrome'を呈する．

■ 心因性歩行障害（psychogenic gait disorders）

転倒への恐怖心，不安による歩行障害では，ゆっくりと氷の上を歩くように足を滑らして歩く慎重歩行（cautious gait）がみられる．

解離性障害による下肢麻痺では，筋トーヌス，腱反射，小脳機能などの神経学的診察で歩行障害を説明できず，診察室内では著しい異常歩行を示すが，みられていなければ比較的上手に歩く．歩行パターンが非典型的で大げさであり，不安定で倒れそうになるが，危険なところでは倒れないことが多い．

治療

歩行評価に基づいて二足歩行における病態を捉え，その安定性や支持性，リズム運動における効率性，持久力の改善に向けた治療を計画する．歩行速度，時間的・空間的な歩行指標，持久力などが治療成果の指標となるが，実生活での歩行能力の変化を捉えることが大切である．

■ 安定性・支持性に対する治療

歩行時には前額面において不安定性が大きく，歩隔は歩行安定性の変化を示す指標となる．

①免荷歩行訓練：骨折等の治療過程で荷重制限を要する場合には，下腿骨折に対する PTB 装具や大腿骨折に対する坐骨支持長下肢装具などの免荷装具の処方，松葉杖等の使用練習を行う．荷重量を制御した歩行訓練には，プール内歩行や体重支持システム（body weight support system：

BWSS）が適用される．

②**運動療法**：バランス能力に関与する筋力の増強，姿勢制御練習を行う．歩行練習では，同じパターンで歩かせるのではなく，方向，速度などの運動パラメータを変化させて練習を行う．高次歩行障害などには歩行中に認知課題を負荷する[17]．近年では，左右のベルトが異なる速度で動くトレッドミル等で歩容を乱す環境を作り，その外乱に適応させることで，望ましい歩容を再学習させるための"エラーを増幅した歩行練習"が試みられている．

③**歩行補助具の処方**：病態と使用環境を考慮し，転倒リスクを減らすための歩行器や杖，下肢装具などを適用する．失調歩行には，弾性包帯や重錘負荷を試みる．

効率性（歩容を含む）に対する治療

歩行に必要なリズム運動に影響を及ぼしている病態を捉えて，その修正に必要な感覚情報を入力しながら課題特異的効果を期待して二足歩行の練習をする．

内側型変形性膝関節症では，立脚期での膝関節内転モーメントの管理が必要である．そのためには，膝関節周囲筋の筋力増強，杖や足底板（外側ウェッジ）の処方に加えて，股関節外転筋力の増強および支持脚上での骨盤制御練習が計画される．

麻痺性歩行に対しては，過用による筋力低下の進行を予防するためにも，補装具による歩容改善の検討を行う．

片麻痺歩行の再建は，麻痺肢で荷重を動的に制御する練習が基本となる．内反尖足に対する短下肢装具は，麻痺肢の足関節を背屈位に保持してエネルギー消費を改善する[12]．歩行が困難な重度片麻痺や脊髄損傷患者にはBWSSやロボティクスによる歩行練習が試みられる．

すくみ足には，床にラインを設ける視覚刺激や歩行中の号令などの聴覚刺激が利用される．

痙性歩行や失調歩行，ジスキネジア歩行，パーキンソン歩行，高次歩行障害に対して，電気刺激，磁気刺激や神経ブロック療法などのニューロモデュレーションが行われている．

持久性に対する治療

効率性を改善するための治療は歩行の持久力を改善する．運動療法が基本であり，トレッドミルを用いた有酸素運動，漸進的抵抗訓練，自転車エルゴメータなどを運動強度と時間を設定して実施する．

環境整備

歩行障害を有する患者の機能を維持するためには，二足歩行が安全にできる住環境を整備することが重要である．一方で，二足歩行を移動手段に用いることができなければ，車椅子などの代替手段の活用を検討する．

（長谷公隆）

▶文献

1) Iosa M, et al.：Development and decline of upright gait stability. *Front Aging Neurosci*, **6**：14, 2014.
2) Perry L：Gait analysis, 3rd ed. Slack, 2010.
3) Kuo AD, Donelan JM：Dynamic principles of gait and their clinical implications. *Phys Ther*, **90**：157-174, 2010.
4) Saunders JB, Inman VT, Eberhart HD：The major determinants in normal and pathological gait. *J Bone Joint Surg Am*, **35**-A：543-558, 1953.
5) Vachranukunkiet T, Esquenazi A：Pathophysiology of gait disturbance in neurologic disorders and clinical presentations. *Phys Med Rehabil Clin N Am*, **24**：233-246, 2013.
6) Zajac FE, Neptune RR, Kautz SA：Biomechanics and muscle coordination of human walking. PartⅠ：introduction to concepts, power transfer, dynamics and simulations. *Gait Posture*, **16**：215-232, 2002.
7) Mehrholz J, et al.：Predictive validity and responsiveness of the functional ambulation category in hemiparetic patients after stroke. *Arch Phys Med Rehabil*, **88**：1314-1319, 2007.
8) 牧迫飛雄馬・他：日本語版・改訂 Gait Efficiency Scale の信頼性および妥当性. 理学療法学, **40**：87-95, 2013.
9) Franchignoni F, et al.：Using psychometric techniques to improve the Balance Evaluation Systems Test：the mini-BESTest. *J Rehabil Med*, **42**：323-331, 2010.
10) Snijders AH, et al.：Neurological gait disorders in elderly people：clinical approach and classification. *Lancet Neurol*, **6**：63-74, 2007.
11) Factor SA：The clinical spectrum of freezing of gait in atypical parkinsonism. *Mov Disord*, **23(Suppl 2)**：S431-438, 2008.
12) Tyson SF, Sadeghi-Demneh E, Nester CJ：A systematic review and meta-analysis of the effect of an ankle-foot orthosis on gait biomechanics after stroke. *Clin Rehabil*, **27**：879-891, 2013.

第3章 障害の病態生理と評価・治療

4. 循環機能障害

Summary

① 心筋酸素消費量を規定する因子は，心拍数，心筋収縮能，心室壁張力（心室容積，心室内圧）であり，これらの積が心筋酸素消費量と比例する．
② 運動時には，活動筋，肺，心臓への血流が著明に増加する一方，消化器，腎への血流は著明に減少する．
③ 歩行や自転車走行などの主な等張性運動では，血圧の上昇は主として収縮期血圧の上昇であるが，握力測定，プッシュアップなどの等尺性運動は，収縮期と拡張期血圧の両方の上昇をきたす．
④ 加齢により循環動態も変化し，運動負荷時の最大心拍数や1回拍出量の最大値は低下する．
⑤ 運動の種類や使われる筋によっても循環動態への影響は異なる．
⑥ 心臓がポンプとして正常に働くためには，解剖学的に正常な構造，正常な刺激伝導，十分な心筋収縮能，心筋拡張能，さらにはエネルギーの補給が必要であり，虚血性心疾患，心不全，不整脈では，それらが障害されている．
⑦ 運動強度の指標として，自覚症状，Borg指数，心拍数，嫌気性代謝閾値（anaerobic threshold：AT），心電図変化などが用いられる．
⑧ 心疾患の治療では，薬物療法，カテーテルやデバイスによる治療，生活指導に加えて，心臓リハビリテーション（以下リハ）が二次予防で重要である．

心臓・循環の生理

■ 体内循環システム

生体内の血液循環は基本的に閉鎖系循環システムであり，各組織に栄養と酸素を供給するために必要である．血管系は，解剖的かつ機能的に，動脈，細動脈，毛細血管，静脈に分類される．水，電解質，ガス，その他の物質交換は毛細血管の半透膜を通じてのみ行われる．体内循環システムは低圧かつ低抵抗性の肺循環（小循環）と，肺以外の部位へ循環する高圧系の体循環（大循環）からなる．心臓と体循環，肺循環は，左心室→大動脈→動脈→毛細血管→静脈→大静脈→右心房→右心室→肺動脈→肺毛細血管→肺静脈→左心房→左心室と直列回路を形成している．右心系は肺循環へ，左心系は体循環へそれぞれ血液を駆出するポンプとして機能し，両者は心臓を中心として縦に連なっている．体循環から右心系に戻った血液は肺循環で酸素を取り入れて二酸化炭素を排出して動脈血となり，左心系から駆出された動脈血は体循環で細胞に酸素と栄養を供給し，二酸化炭素と老廃物を受け取って静脈血となる（図1)[1]．

■ 循環動態[1]

1) 心拍数

心拍数は心室の収縮の頻度であり，正常の心臓では刺激伝導系における洞結節の興奮頻度により心拍数は規定されている．通常1分当たりの拍数として示され，成人の安静心拍数は通常60～100/分であり，それ未満を徐脈，それ以上を頻脈とい

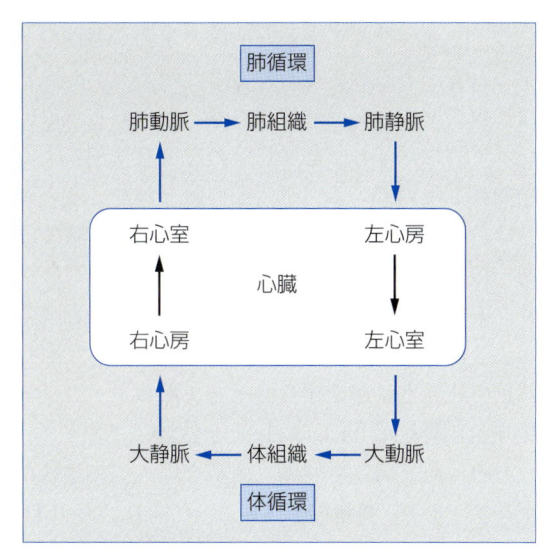

図1　体内循環システム[1]

右心系は肺循環へ，左心系は体循環へそれぞれ血液を駆出するポンプとして機能し，両者は心臓を中心として縦に連なっている．

う．

　生体で心拍数を変化させる最も重要な要因は自律神経系の活性で，交感神経系の興奮は主としてβ-アドレナリン受容体を介して心拍数を増加させ，副交感神経系の興奮は主として迷走神経を介して心拍数を減少させる．心拍数は年齢の影響も受ける．胎児の心拍数は非常に速く，140〜160/分もあるが，加齢とともに心拍数は徐々に低下する．身体的あるいは精神的ストレスは交感神経系を活性化して心拍数を増加させる．カテコールアミン類，β刺激薬，甲状腺ホルモン，および副交感神経遮断薬のアトロピンは心拍数を増加させる．一方，β遮断薬やジギタリス製剤，T型チャンネル抑制作用を有するCa拮抗薬は心拍数を減少させる．

2）心拍出量

　心拍出量は1分間に心臓から拍出される血液量であり，以下のように1回拍出量と心拍数の積で表される．
心拍出量（mL/分）＝1回拍出量（mL/回）×心拍数（回/分）
　心拍出量は心機能の指標とされるが，生体の需要に応じて変化し，①心筋収縮力，②収縮開始時の心室拡張末期容積，すなわち前負荷，③血液の駆出時にうち勝たねばならない心室内圧，すなわち後負荷，④心拍数の4つの因子で決定される．心不全例では必ずしも心拍出量が低値を示すとは限らず，その理由としては，心筋収縮力の低下が心室拡張末期容積（前負荷）の増大や心拍数の増加により代償され，心拍出量を正常に維持しようとする機転が働くためである．

3）前負荷

　生体内での心室の挙動はFrank-Starlingの法則という基本的な法則で支配されている．すなわち，後負荷と心臓の収縮力を一定に保った場合，1回の心臓の収縮で拍出される血液量は心室拡張末期容積（前負荷）によって決定される．心室拡張末期容積は静脈還流によって決定され，右心系では下大静脈と上大動脈から右心房に流入する血液，左心系では肺静脈から左心房に流入する血液である．静脈還流は，①全血液量，②胸腔内と胸腔外での血液の分布（これには体位，胸腔内圧，心膜内圧，静脈緊張度，骨格筋のポンプ機能が影響する），③左心房の収縮の4つの因子の影響を受ける．

　左心室拡張末期圧と1回拍出量との関係は心室機能曲線（Frank-Starling 曲線）と呼ばれる（**図2**）[1]．正常な心臓では，左心室拡張末期圧が高くなれば1回拍出量も増大する．また，左心室拡張末期圧が正常上限の12 mmHgを超えても下行脚（1回拍出量が減少する部分）は出現しない．しかし，心不全等で心筋の収縮性が低下した場合には，心機能曲線は右下方に偏位し，左心室拡張末期圧の増加の割には1回拍出量が少なくなり，前負荷の予備能を超えると下行脚が出現する．

4）後負荷

　後負荷とは，心臓が収縮するときにそれに抵抗するように働く負荷のことであり，通常では大動脈圧に相関し，血圧値に反映される．厳密には左心室が駆出を行う間に左心室に発生する張力，また応力（単位面積当たりの力）に相当する．左心室の前負荷と収縮力を一定にしたうえで後負荷を増大させると，左心室の短縮速度と短縮の程度はともに減少する．逆に後負荷を軽減すると，左心室の短縮速度と短縮の程度はともに増大する．したがって，後負荷が増大するに従い，一定の拡張

第3章　4. 循環機能障害

113

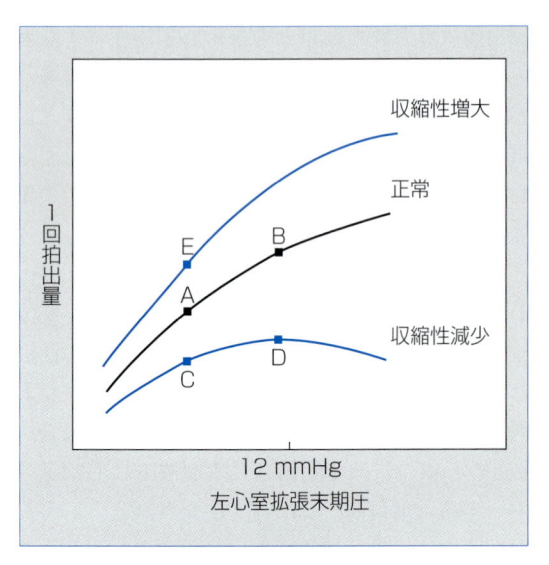

図2 Frank-Starling 曲線[1]

正常の心臓では，左心室拡張末期圧（前負荷）が高くなれば1回拍出量は心室機能曲線の上行脚を上方へ移動し増加する（A→B）．心筋の収縮性が低下した場合には心室機能曲線は右下方に偏位し，左心室拡張末期圧に対する1回拍出量が減少する（A→C）．前負荷の予備能はD点（左心室拡張末期圧12〜14 mmHg）で限界に達し，後負荷の増加を伴う場合は下行脚が出現する．心筋の収縮力が増加した場合には心室機能曲線は左上方に偏位し，左心室拡張末期圧に対する1回拍出量は増加する（A→E）．

末期容積から開始された収縮における1回拍出量は減少する．

5）心筋収縮能

心筋収縮能とは，前負荷や後負荷に依存しない心筋自体の収縮機能を意味し，心収縮力，基礎収縮力とも呼ばれる．遊離した心筋が有する基礎収縮力は，等容性収縮（心筋の長さが一定状態の収縮）での最大発生張力を，また等張性収縮（心筋の負荷が一定状態での収縮）における最大収縮速度を意味する．前負荷が一定に保たれれば，収縮力の増加は心挙動を亢進させ（陽性変力作用），収縮力の低下は心挙動を減弱させる（陰性変力作用）．陽性変力作用は心臓の収縮時間の短縮，収縮速度と程度の増加，1回拍出量の増加をもたらし，陰性変力作用はその逆の効果をもたらす．

6）心筋拡張能

心筋拡張能とは，左室の弛緩，左室の充満，左室・左房の伸展性および左房機能との相互関連からなる一連の機能である．心臓の重要な特性の一つとして，ある硬さを有することがある．心室壁は拡張初期には容易に伸展されるが，拡張するにつれて弾性が増し，静脈還流の急激な増加による過伸展を防いでいる．正常な心臓では左心室の硬さは前負荷依存性に変化するが，病的な心臓では同一の拡張容積に対して生じる拡張期圧が高くなり，心筋の伸展性が低下している．心不全患者の約1/3は左室心筋収縮能が保たれており，左室心筋拡張能障害に起因する心不全である．

■ 冠循環と心筋エネルギー代謝

心臓は絶え間なく収縮，弛緩を繰り返す強靭なポンプであり，多量のエネルギー，すなわちATPを必要とする．多量のATP産生は心筋細胞内のミトコンドリアにおいて酸化的リン酸化により行われ，その際に多量の酸素が消費される．好気的条件下での心筋細胞のエネルギー産生基質の60％は脂肪酸，35％はブドウ糖，その他はアミノ酸と乳酸から作られる．好気的な脂肪酸β-酸化はATPの産生能に優れているが，虚血により容易に障害される．安静においても冠動脈血からの心筋の酸素摂取率は70％に及び，他臓器の酸素摂取率が25％程度であるのに比較して著しく高い．運動などで心筋の酸素需要が増した際には，心筋酸素摂取率の亢進に余裕が少ないため，冠血流量の増大に大部分を依存することになる．心臓以外の臓器においては，心臓の収縮期により血液が流れるのに対して，冠循環，特に左冠状動脈領域では収縮期の血流は少なく，拡張期に多くの血液が流れる．したがって，左室心筋への血液供給は，拡張期の血圧しか駆動力になることができないため，冠動脈狭窄の際には心筋への血流不足が生じやすい要因の一つになっている．

心筋虚血は，心筋への酸素供給と心筋の酸素需要のバランスにおいて，前者が後者を下回ったときに発現する．心筋虚血の予防あるいは治療のためには，心筋への酸素供給を増すか，もしくは，心筋の酸素需要を低下させることが重要である．心筋の酸素需要，すなわち心筋酸素消費量を規定する因子は，心拍数，心筋収縮能，心室壁張力（心室容積，心室内圧）であり，これらの積が心筋酸素消費量と比例する（**図3**）[2]．

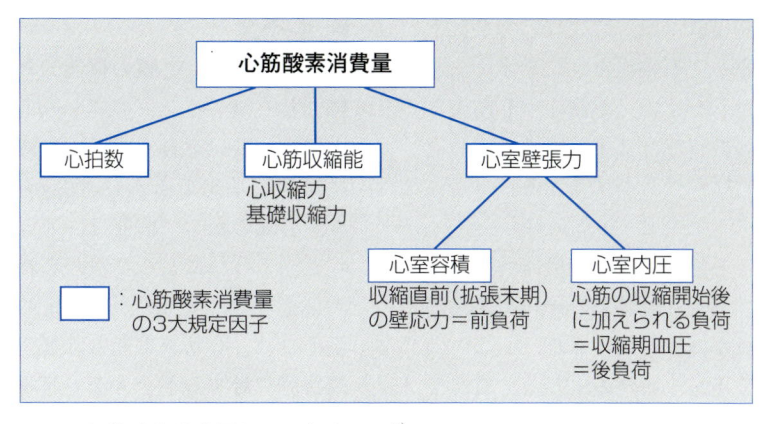

図3 心筋酸素消費量とその規定因子[2]

運動と循環動態

運動により，循環する血流量は臓器により大きく変わり，特に強い運動を長く続けると，活動筋，肺，心臓への血流が著明に増加する．一方，消化器，腎への血流は著明に減少する．しかし，脳血流は運動時にも大きな変化はない．運動による皮膚の血流は運動の強さや天候に左右され，寒いときには皮膚への血流は減少し，暑いときには増加して，心臓の負担はさらに大きくなる．

運動により心拍数は増加し，交感神経活動の亢進とともに心筋収縮能も増し，心拍出量は増加する．さらに，筋肉のポンプ作用で静脈還流量が増大することにより前負荷が増し，運動による活動筋の血管拡張のために末梢血管抵抗は下がるが，心拍出量の増加のため血圧は上昇して後負荷も増すことで，心筋酸素消費量は著しく増加する．

運動の種類や使われる筋によっても循環動態への影響は異なる．歩行や自転車走行などの主な等張性運動では，血圧の上昇は主として収縮期血圧の上昇であるが，握力測定，プッシュアップなどの等尺性運動は，収縮期と拡張期血圧の両方の上昇をきたす．等張性運動では，骨格筋収縮が律動的に繰り返されるため，筋収縮期に血流減少・停止が生じても筋弛緩期には血流が再開し，酸素供給が維持される．一方，等尺性運動では，骨格筋張力がある閾値を超えると筋内圧が高まり，血管が圧迫される結果，筋血流は低下する．随意最大収縮の20%から筋血流は減少し，70%以上ではほぼ血流は停止する．同じ筋張力であれば，筋断面積が小さいほど血圧や心拍数の上昇が大きい．上肢による運動は，下肢による運動に比べて，同じ作業量でも血圧や心拍数の上昇が大きい．その理由は下肢に比べて上肢の筋は小筋群であり，活動筋内の血管抵抗の低下が小さいためといわれている．また，上肢による最大仕事量は下肢の半分以下である[3]．

運動による循環動態の変化は，生物学的老化，病的老化，廃用による老化の重なりで生じる．加齢により循環動態も変化し，運動負荷時の最大心拍数や1回拍出量の最大値は低下するが，高齢になるほどそれらの個人差が大きくなる．

障害の病態生理

心臓の病態

心臓がポンプとして正常に働くためには，解剖学的に正常な構造，正常な刺激伝導，十分な心筋収縮能，心筋拡張能さらにはエネルギーの補給が必要である．

解剖学的な構造の異常をきたす場合としては，先天性心疾患があり，血管の転移や中隔欠損，大動脈の縮窄などがあり，また弁膜疾患では弁の開閉が障害される．刺激伝導系の異常は頻脈や徐脈，期外収縮，房室ブロックや脚ブロックをきたし，突然の心停止を生じることもある．

心臓のエネルギー補給はほとんどが冠動脈からであり，心臓のエネルギー消費の増大に冠血流が追いつかないと心筋虚血を生じる．虚血により心

筋壊死を生じた心筋梗塞では，心筋収縮力が低下し，被刺激性が高まって不整脈を生じやすく，心不全や突然死もきたしやすい．心筋症や心筋炎，心外膜炎，心嚢液の貯留などによっても心筋の収縮力は低下し，不整脈が生じやすくなる．

■ 虚血性心疾患[4]

虚血性心疾患は，心筋の器質的・機能的障害を呈する疾患の総称であり，冠動脈の硬化や攣縮等により冠動脈の血流が減少・制限され，心筋への酸素供給が需要より不足するため生じる．貧血や赤血球の異常など冠動脈内の血液成分の異常に起因する場合もある．主な疾患は，安定狭心症，不安定狭心症，心筋梗塞である．

以前は，冠動脈の粥状硬化が徐々に増大して冠動脈の内腔が全体の25％以下に狭くなると安定狭心症が発症し，さらに内腔が狭くなると不安定狭心症や心筋梗塞が発症すると考えられていた．一方，近年では，冠動脈の壁に形成された不安定プラークが崩壊し，それに引き続いて起こる血栓形成によって冠動脈が高度に狭窄，あるいは閉塞によって，不安定狭心症や心筋梗塞を発症すると考えられるようになった．また，最も重篤な場合には虚血性心臓突然死に至ると考えられている．これら3つの病態は総称して急性冠症候群と呼ばれている．

急性経過をとらない冠動脈硬化症，すなわち，プラークが破綻しても冠動脈の高度狭窄や閉塞にまで至らずに無症状で経過して修復され安定化したり，プラークが破綻せずに治癒するものがかなり存在すると考えられる．結果として，狭窄が進行すると冠予備能が低下して心筋虚血に陥りやすくなるが，このような狭窄病変に起因する狭心症が安定労作性狭心症である．

冠攣縮性狭心症は，血管平滑筋の一過性限局性の収縮である冠攣縮により冠動脈に狭窄や閉塞が生じる狭心症であり，攣縮からの回復に時間がかかれば心筋梗塞を発症することもある．その他，心筋に虚血を生じる病態には，冠動脈内血栓症，冠動脈炎，冠動脈瘤，冠動脈線維性狭窄，冠動脈の先天性異常，解離性大動脈瘤，大動脈炎症候群，大動脈弁閉鎖不全症，左室肥大などがある．

■ 心不全[5]

心不全とは，心臓の機能的あるいは構造的異常により心臓のポンプ機能が低下し，末梢主要臓器の酸素需要に見合うだけの血液量を相対的または絶対的に拍出できないアンバランスな状態をいう．心臓のポンプ機能は，前負荷，後負荷，心筋収縮能の3つによって決められ，これらのどれが異常をきたしても心不全が生じる．したがって，心不全は，心筋収縮能の低下，もしくは前負荷や後負荷に対する不十分な心筋収縮の状態である．これらの状態が急性に起きた場合を急性心不全といい，代償機転が働く十分な時間がないため重篤な状態に陥りやすい．一方，慢性心不全はこれらの状態が長期にわたり慢性的に持続し，身体活動能力が制限される．

心不全では，交感神経・副交感神経の機能も低下しており，心筋中のアドレナリンは減少する．しかし，末梢の血中アドレナリンは代償的に増加しているため，末梢血管が収縮し，血管抵抗が増加する．また，心不全ではしばしば致死的不整脈を伴い，突然死をきたすことが多い．心不全では心筋の肥大・線維化を生じており，不応期が不均一性となり刺激伝導が遅延し，リエントリーをきたしやすくなって期外収縮を発生しやすくなるためといわれている．

急性心不全の主な原因として，虚血性心疾患（心筋梗塞），急性心筋炎，急性弁閉鎖不全，肺塞栓症，高血圧性心疾患，不整脈，慢性心不全の急性増悪などがある．慢性心不全はすべての心疾患の終末的な病態であるが，虚血性心疾患，高血圧性心疾患，拡張型心筋症，弁膜症によるものが多い．弁の狭窄では圧負荷が増大する一方，弁の閉鎖不全では血液の逆流により容積負荷が増大して心不全を生じる．

1）左心不全と右心不全

左心不全では左室の機能低下により心拍出量の低下と肺うっ血を呈する．右心不全では心拍出量の低下と全身のうっ血を呈するが，原因として右室梗塞のような一次的なもののほか，左室不全や肺血管障害に伴い右室負荷がかかり二次的に発症するものがある．

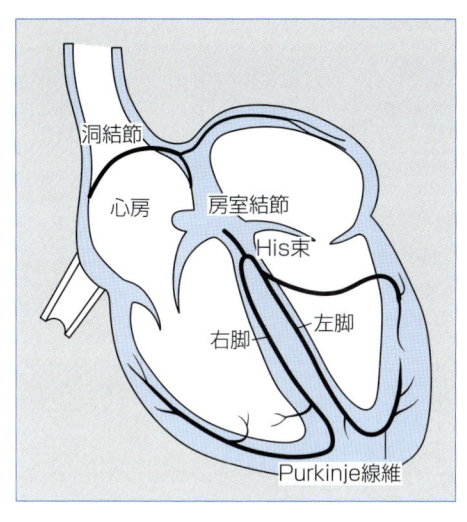

障害の病態生理と評価・治療　第3章

4. 循環機能障害

図4　刺激伝導系（特殊心筋）

り，刺激伝導がブロックされると，下位が自動能を発揮してペースメーカーとしての働きを代償する．心臓が正常なポンプ機能を維持するためには，洞結節における一定の電気的興奮の生成と刺激伝導系を介する心筋への正常な刺激伝播が必要である．正常な調律は正常洞調律（成人では60～100/分）と呼ばれ，正常洞調律以外の調律を不整脈と呼ぶ．

不整脈は，刺激生成や刺激伝導の異常および両者の合併により生じる．刺激生成の異常には，洞結節などの特殊心筋における生理的自動能が亢進，抑制される場合と異常自動能に由来する場合がある．刺激伝導の異常は，解剖学的あるいは機能障害により伝導の遅延・途絶が生じ発生する．

正常洞調律では心房から収縮が開始され，心室に十分に血液が送り込まれた後に心室が収縮し，最も効率の良いポンプ機能が得られる．著明な頻脈（通常150/分以上）では，心室拡張期が短縮されて心室充満が減少する結果，心拍出量が減少する．また，冠動脈では主に拡張期に血液が流れるため，拡張時間の短縮は冠動脈血液量の低下を招き，心筋酸素消費量の増大とともに狭心症を引き起こしやすくなる．一方，洞不全症候群や完全房室ブロックなどの重度の徐脈（通常40/分以下）では，脳の虚血症状としてめまいや失神発作が現れることもある．また，安静時だけでなく，運動時にも心拍数の増加がないため，酸素需要に必要な十分な心拍出量が維持できない．

2）低心拍出型と高心拍出型

一般の心不全は低心拍出型であるが，甲状腺機能亢進症，重症貧血，動・静脈瘻，脚気心などの高心拍出型では，末梢の酸素需要の増大や血管抵抗低下により高心拍出状態にもかかわらず，心不全状態を呈する．

3）収縮期心不全と拡張期心不全

左室収縮能の低下を伴わず，心不全症状を呈する場合がある．このような例では，左室拡張能が障害されており，拡張期心不全と呼ばれている．高齢者に多く，心不全に占める割合は約1/3とされ，最近注目されている．高血圧患者では，左室収縮期圧が上昇し，心筋壁の張力増加に対する適応として，左室肥大が生じる．血圧以外にも，レニン・アンジオテンシン・アルドステロン系の関与も示唆されている．左室肥大の初期には左室収縮能は正常に保たれているが，拡張能は低下しており，さらに長期間の高血圧で末梢血管抵抗が増大すると心筋収縮力が低下し，心拍出量が低下し，収縮期心不全となる．

■ 不整脈

心臓には自動能があり，刺激を発生し，伝播する経路がある．刺激伝導路の最上位には洞結節があり，以下，心房，房室結節，His束，右脚および左脚，心室のPurkinje線維へと刺激が伝導される（図4）．正常では，上位の刺激伝導中枢が下位を支配しているが，上位の刺激発生が消失した

■ 評価[3]

心疾患を有する患者のリハを進めるうえでは，その時々の病態に応じた適切な運動強度の決定が重要である．患者に許可してよい運動強度の決定は，安全な範囲での最大の運動強度であり，運動の時間も重要である．

■ 自覚症状，Borg指数

運動強度のモニタリングでは，自覚症状が最も重要である．安静時または動作で胸痛，動悸，息切れ，呼吸困難，めまい，下肢のもつれ，易疲労感などがあれば運動負荷は実施できないし，運動中にこれらの症状が出現すれば，動作の中止が必

117

表1 Borgの自覚的運動強度[6]

指数 (スケール)	自覚的運動強度 RPE (Ratings of Perceived Exertion)	運動強度 (%)
20	もう限界	100
19	非常につらい (very very hard)	95
18		
17	かなりつらい (very hard)	85
16		
15	つらい (hard)	70
14		
13	ややつらい (somewhat hard)	55 (ATに相当)
12		
11	楽である (fairly light)	40
10		
9	かなり楽である (very light)	20
8		
7	非常に楽である (very very light)	5
6		

表2 運動負荷および運動療法の中止基準[7]

1. 症 状	狭心痛,呼吸困難,失神,めまい,ふらつき,下肢疼痛(跛行)
2. 兆 候	チアノーゼ,顔面蒼白,冷汗,運動失調
3. 血 圧	収縮期血圧の上昇不良ないし進行性低下,異常な血圧上昇(225 mmHg以上)
4. 心電図	明らかな虚血性ST-T変化,調律異常(著明な頻脈ないし徐脈,心室性頻拍,頻発する不整脈,心房細動,R on T,心室期外収縮など),Ⅱ～Ⅲ度の房室ブロック

要となる．Borg指数(表1)[6]は自覚的運動強度であり,20代の人の心拍数を基準に6～20までの指数からなる．

■ 心拍数,脈拍数,血圧

一般に脈拍数と心拍数は同じであるが,頻脈や不整脈のある場合は異なることがある．例えば心房細動では,脈拍数に比べて心拍数が多いことがあるので,両方の測定が必要となる．

年齢により最高心拍数が異なり,(220－年齢)が年齢補正最高心拍数で,その60～70％が有酸素運動の目安となる．高齢者では,心拍数の増加ばかりでなく,心拍数の減少は房室ブロック等の重篤な疾病の合併の可能性がある．

運動負荷により,血圧の変動を生じるが,収縮期血圧30 mmHg以上の上昇や20 mmHg以上の低下で中止しなければならない．表2に運動負荷および運動療法の中止基準を示す[7]．

■ 心電図,酸素濃度モニター

心電図モニターは運動療法中に必ずしも全員に装着する必要はないが,急性期や運動強度のステップアップ時,虚血出現の可能性がある例,前述の心房細動など脈拍数と心拍数が異なる例,危険な不整脈出現の可能性がある例などには使用することが望ましい．

安静時には酸素投与が必要ない例であっても,運動中の低酸素血症を予防するために酸素投与が必要な場合もある．運動時に血中酸素濃度が低下する例では酸素濃度モニターを使用し,SpO_2を90％以上に維持できるように運動中の酸素流量を増量する．

■ 運動負荷試験

一般的には,トレッドミル,自転車エルゴメー

タ，6分間歩行による運動負荷を行い，自覚症状，血圧，心電図，呼気ガス分析などが行われる．負荷のプロトコールには，一段階負荷，多段階漸増負荷，直線的漸増負荷（ramp負荷）の3種類がある．急性期のベッド上での患者では，日常生活活動（ADL）をすべて運動負荷と考え，自覚症状，心電図，血圧の変動を随時評価する．身体障害者や高齢者では，トレッドミルによる運動負荷が困難な例も多く，自転車エルゴメータ，上肢エルゴメータ，6分間歩行により運動負荷試験が行われる．

心肺運動負荷試験とは，トレッドミルや自転車エルゴメータなどの運動負荷装置を用いて運動負荷試験を行い，心電図および連続呼気ガス分析装置による呼気中の酸素濃度，二酸化炭素濃度，換気量をリアルタイムに計測し，最高酸素摂取量（peak $\dot{V}O_2$），嫌気性代謝閾値（anaerobic threshold：AT）などの呼吸・循環・代謝指標を測定するものである．循環器系に過度の負担をかけず，1回30分以上の持続が可能で，代謝内分泌系に進行性の変化を惹起しないレベルの有酸素運動の処方を決定する場合，わが国ではATを基準とした運動強度が処方されることが多い．一般には，AT時の心拍数を指標にして運動強度としてモニターすることが簡便である[8]．

治療

■ 虚血性心疾患[4]

狭心症の治療の目的は，急性心筋梗塞発症と心死亡の防止，さらに狭心症状と虚血の改善である．初期治療は，抗血小板薬と抗狭心症治療，β遮断薬療法と血圧のコントロール，食事療法と血糖のコントロール，教育と運動療法である．軽度の虚血や内科治療で症状のコントロールが可能な場合には内科治療を続け，内科治療で症状が軽快しない場合には冠動脈インターベンションの対象となる．

急性心筋梗塞の急性期治療の原則は，発症後できるだけ早期に再還流療法を行い，心筋が梗塞に陥るサイズの縮小を図り，生命予後を改善することである．再還流療法には血栓溶解療法と冠動脈インターベンションがあり，血栓溶解療法は組織プラスミノーゲンアクチベータの点滴静注や，病変のある冠動脈に直接カテーテルを挿入して行う冠動脈内注入法がある．冠動脈インターベンションは，バルーン血管形成術（plain old balloon angioplasty：POBA），ステント留置術，ロータブレードなどにより冠動脈を再開通あるいは拡張させる方法である．心筋壊死の程度や部位により併発する不整脈，心不全，血栓症等の様々な合併症に対しては，適宜対応する．禁忌でない限り，抗血小板薬や抗凝固薬の投与を行う．慢性期では，左室リモデリング抑制には，β遮断薬，アンジオテンシン変換酵素阻害薬，アンジオテンシンII受容体拮抗薬が有効である．また，二次予防として，冠動脈リスクファクターである脂質異常症，高血圧症，糖尿病，喫煙等に対して生活指導，心臓リハおよび薬物療法により是正を図る．

■ 心不全[5]

急性心不全では，安静・酸素投与のうえ，心不全の原因を早急に把握し，病態と重症度に応じて治療方針を立てる．血行動態の異常を計測あるいは推測し，その病態に応じて強心薬，血管拡張薬，利尿薬を使用する．重症な場合，限外濾過法（extracorporeal ultrafiltration method：ECUM），人工呼吸や呼吸補助療法のほか，大動脈バルーンパンピング（intra-aortic balloon pumping：IABP），経皮的心肺補助装置（percutaneous cardio-pulmonary support：PCPS），左室補助人工心臓（left ventricular assist system：LVAS）といった機械的補助循環法を行うこともある．

慢性心不全では，基礎疾患に対する治療が可能であれば，それを行う．薬物療法にあたっては血行動態を改善させるほか，心不全で亢進し病態を悪化させている交感神経系，レニン・アンジオテンシン・アルドステロン系を抑制する観点から薬剤を選択する．また，感染症，高血圧，不整脈，貧血といった心不全増悪誘因の是正や，減塩や飲水制限などの生活指導や心臓リハを行い，予防可能な心不全増悪誘因を除去する．

■ 不整脈[9]

不整脈の薬物治療法に関する概念は近年大きく変化した．1970年以後，心室性期外収縮などの不

整脈を抑制することにより生命予後が改善されると信じられ，多くの強力な抗不整脈薬が開発された．しかし，1989年に発表されたCAST研究[10]により，この仮説が必ずしも正しくないことが示され，心室性不整脈にむやみに抗不整脈薬を投与することも含めて，不整脈治療の考え方も変化している．不整脈の薬物療法は，①抗不整脈薬により不整脈そのものを抑え込む抗不整脈療法，②β遮断薬，Ca拮抗薬，ジギタリス等により症状を緩和させる心拍数調整療法，③抗凝固薬により血栓・塞栓を予防する抗凝固療法，④β遮断薬，ACE阻害薬，ARB，スタチン等により基礎心疾患を治療する心機能改善・保護療法の4項目のカテゴリーに分けられる．また，心臓ペースメーカーに加えて，植込み型除細動器（implantable cardioverter defibrillator：ICD）やカテーテルアブレーション術といった非薬物療法も近年進歩している．

（伊藤　修）

▶文献

1) 吉田一徳：心臓の構造と生理. 新編　内部障害のリハビリテーション，医歯薬出版，2009，pp97-102.
2) 渡辺重行：循環動態・換気動態. 心臓リハビリテーション必携，日本心臓リハビリテーション学会，2010，pp11-19.
3) 宮野佐年：循環機能障害. 最新リハビリテーション医学　第2版，2005，pp104-113.
4) 金澤雅之：冠動脈疾患. 新編　内部障害のリハビリテーション，医歯薬出版，2009，pp118-125.
5) 南　尚義：心不全. 新編　内部障害のリハビリテーション，医歯薬出版，2009，pp126-131.
6) Borg GA：Perceived exertion. *Exerc Sport Sci Rev*, **2**：131-153, 1974.
7) 日本循環器学会 循環器病の診断と治療に関するガイドライン（2011年度合同研究班報告）：心血管疾患におけるリハビリテーションに関するガイドライン（2012年改訂版），http://www.j-circ.or.jp/guideline/pdf/JCS2012_nohara_h.pdf
8) 伊東春樹：心肺運動負荷試験. 心臓リハビリテーション必携（日本心臓リハビリテーション学会編），日本心臓リハビリテーション学会，2011，pp167-182.
9) 高瀬凡平：不整脈の治療. 心臓リハビリテーション必携（日本心臓リハビリテーション学会編），日本心臓リハビリテーション学会，2011，pp63-73.
10) The Cardiac Arrhythmia Suppression Trial (CAST) investigators：Preliminary report：effect of encainide and flecainide on mortality in a randomized trial of arrhythmia suppression after myocardial infarction. *N Engl J Med*, **321**：406-412, 1989.

第3章 障害の病態生理と評価・治療

5. 呼吸の障害

Summary

① 呼吸の目的は第一義的には生体の組織に酸素を供給し，二酸化炭素を排出することであるが，血液pHの調節という側面もある．
② 肺での換気により，肺胞で酸素が血液に取り込まれ，血流により組織に運ばれる．組織で代謝に利用され，その結果生じた二酸化炭素が血流により肺胞の毛細血管に到達し，そこで肺胞内に拡散し，排出される．
③ 呼吸を円滑に行うため，脳幹部の呼吸中枢および呼吸調節中枢により，換気の調節が行われる．
④ 臨床の場で低酸素血症が生じたならば，A-aDO$_2$を計算することは有用である．
⑤ CO$_2$ナルコーシスは臨床上よく理解すべき呼吸障害の病態である．

■ 呼吸の基礎

一般に呼吸は外呼吸と内呼吸に分類されている．外呼吸とは外界と生体とのガス交換のことであり，酸素を摂取して二酸化炭素を排出する過程をいう．一方，内呼吸とは生体内に取り込んだ酸素を生体内組織細胞レベルで代謝していく過程をいう．肺胞に取り込まれた酸素を生体内組織細胞に運搬する機構は拡散による分圧勾配である．組織は酸素を消費するために圧勾配を保ち，さらに酸素を多く消費する組織においては大きな圧勾配を生じさせ，合目的的に酸素が運搬できるようにしている．また呼吸調節の理解のためにはガス交換の観点のみならず，血液pH調節による緩衝作用も重要である．

本項では，臨床における呼吸リハビリテーション（以下リハ）に必要な基礎的な呼吸器の構造ならびに呼吸生理の基礎知識を紹介する．なお具体的な呼吸リハの臨床については他項に譲る．

■ 呼吸器の構造

鼻腔，口腔内から細気管支までは気道と呼ばれる空気の通路がある．しかしそこは単なる通路ではなく，異物の除去など吸い込んだ空気を効率よく安全に肺胞まで通すことや空気を暖めて水蒸気とともに肺胞内のガス組成を一定の状態に保つ役割がある．気道は鼻から鼻腔，口から口腔のルートが咽頭部で合流し，喉頭を経て気管となる．その後第4〜5胸椎の高さで左右に分枝し，葉細気管支，細気管支となり，肺小葉に入ってからさらに3〜6本に分かれ，終末細気管支となる．次の分枝で呼吸細気管支となり，少数の細胞が現れ始め，分枝を重ねて肺胞管となり，最終的に肺胞嚢で終わる（図1）．そしてガス交換の主座である肺胞はその数3〜6億，総表面積は50〜100 m^{2}と推定されている．

このように気管が分岐していく生理学的な意義は空気との接触面積を広げること，末梢での気流の速度を低下させて，接触時間を長くすることである．

また以上の経路とは別にコーン孔（隣接する肺胞を連結する細孔）とランバート管（終末細気管支より太い気管支と肺胞の間を連絡している管）などの経路が知られているが，これは終末細気管支が万が一閉塞した場合に末梢での換気を保持するためと考えられている．

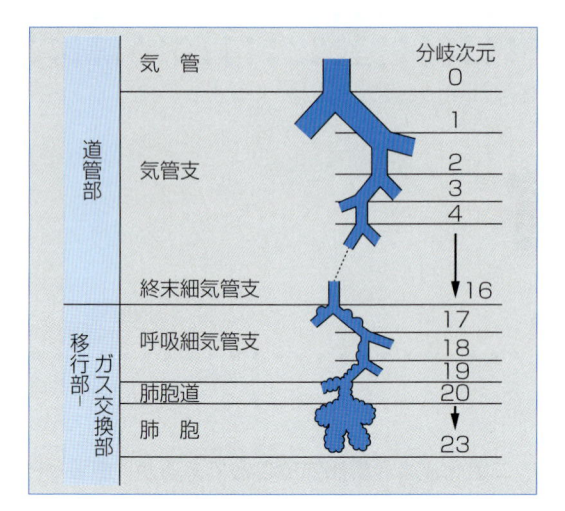

図1 気道の分岐と容積[5]

肺は弾性に富み，わずかな内外圧較差の変化で大きく膨らむ性質がある（肺に1 cmH$_2$Oの圧較差を生ずるとその容積は0.2 L増加）．肺胞表面には薄い水の層が覆っており，この表面張力が肺の弾性力を強めることに大きく寄与している．一方，水の表面張力は非常に強く，水が過剰になると今度は逆に肺胞を虚脱させてしまう．いったん肺胞が虚脱するとその表面張力のため開くことができにくくなる．そこでこの虚脱を防ぐために肺胞上皮からリン脂質（肺胞産生の表面活性物質）が分泌され，過剰になった水の表面張力を減少させている．何らかの原因で肺の一部または全体がつぶれた状態を無気肺というが，この肺胞の表面活性物質の欠如または不活化によって生じることがある．

■ 呼吸筋と呼吸筋力測定

気道を通じての空気の出入りは，主に胸壁と横隔膜から構成されている胸郭系が拡張と弛緩を繰り返すことによって行われている．すなわち，①横隔膜の収縮（下降）と弛緩（上昇），②肋骨の上下運動による胸郭前後径の増減によって行われる．

胸郭を密閉された箱と考えるとわかりやすい．その底の部分である横隔膜が収縮すると胸郭との付着部が減少するため横隔膜が下がり，胸腔内圧が低下し陰圧となる．その結果，気道を介して外界と通じている肺は拡張し，その圧較差により空気を取り入れることができる．これが吸気である

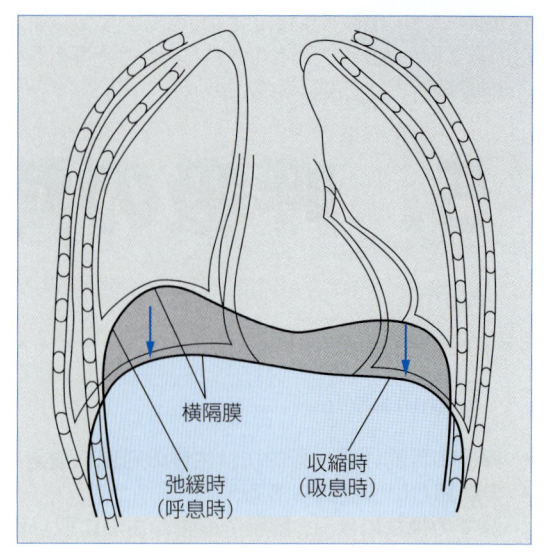

図2 胸郭の呼吸による変化[2]
呼気時（グレー）と吸気時（ブルー）で胸郭体積が変化する

る．逆に呼気においては横隔膜が弛緩し，挙上するため胸腔内圧が高くなり，肺内のガスを排出する．このように吸気，呼気における横隔膜の役割は大きく，安静時呼吸量の75％は横隔膜の動きに依存している(図2)．もう一つの肋骨の上下運動には外肋間筋と内肋間筋が関与する．吸気の際には，外肋間筋が収縮，内肋間筋が弛緩して肋骨が挙上し，胸郭の前後径が増加する．反対に呼気の際には外肋間筋が弛緩，内肋間筋が収縮して肋骨が下降し，胸郭の前後径が減少する．

ほかにも補助的に働く筋として胸鎖乳突筋，前鋸筋，斜角筋，腹直筋などがある．胸鎖乳突筋は胸骨を上方に挙上し，前鋸筋は肋骨を挙上し，斜角筋は両側第一肋骨を挙上することにより，各々吸気を補助する．一方腹直筋は下位肋骨を引き下げ横隔膜の上昇を助けることで腹圧が上昇し，呼気を補助する．

これらの呼吸筋および呼吸補助筋の総合的な筋力評価法として最大吸気圧（maximal inspiratory pressure：PImax），最大呼気圧（maximal expiratory pressure：PEmax）がある．その測定は座位口腔内圧計を用いて，最大呼気位から最大吸気努力を行う，最大吸気位から最大呼気努力を行うことにより，それぞれの圧をPImax，PEmaxとす

る．ただし被験者の努力やマウスピースの形状により，測定値は変動するので，正常値の範囲が大きくなり注意が必要である．

■ 呼吸気量

呼吸機能の総合的な評価には，主にレスピレーターによる肺機能検査（スパイロメトリー）が用いられ，この検査により換気力学的な情報が得られる．肺機能検査は肺気量の測定であるため，直接的に肺の機能を評価しているわけではないが，様々な病態により肺の生理的呼吸機能が変化したときには結果として肺気量が変化するため，この検査は呼吸器疾患の病態生理の解明に役立っている．

すべての肺気量はボリウムとキャパシティーとに区別して考えるとわかりやすい．ボリウムは互いに重複しない基本的な4つの肺気量であり，キャパシティーは2つ以上の単肺気量を組み合わせた値である．

安静時の通常の呼吸で肺へ出入りする空気の容積を1回換気量（TV）という．その吸気時の終末からさらに最大努力により追加吸入し得る量を予備吸気量（IRV），呼気終末時からさらに努力して呼出し得る最大量を予備呼気量（ERV）という．また最大呼気を行ってもさらに肺の中に残存している空気の量を残気量（RV）という．1回呼吸量，予備呼気量と予備吸気量の和を肺活量（VC）といい，これに残気量を加えた値を全肺気量（TLC）という．安静呼気位より吸入しうる最大量すなわち1回換気量と予備吸気量の和を最大吸気量（IC）といい，安静呼気位において肺内に残存する量すなわち予備呼気量と残気量の和を機能的残気量（FRC）という．また最大吸気後に努力してできるだけ素早く息を吐き出させ，最初の1秒間で呼出可能な肺気量を肺活量当たりの割合で示した値を一般に1秒率と呼ぶ（図3）．

この肺活量と1秒率は換気障害の理解に役立つ．肺活量は年齢と身長からその予測値（表1）が求められる．なお予備呼気量や予備吸気量は体位によって変化するため，肺活量は体位によってその算出法が異なる．

実際に測定した肺活量がその予測値の80%以下の場合には拘束性障害と呼ばれており，主に胸

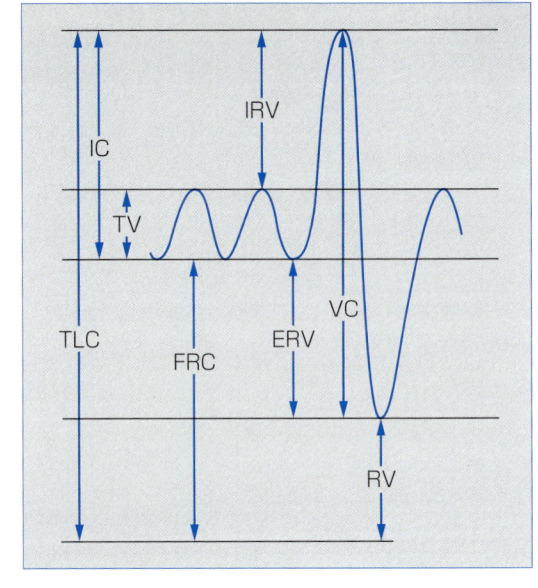

図3　肺気量

TLC：total lung capacity, IC：inspiratory capacity, TV：tidal volume, FRC：functional residual capacity, IRV：inspiratory reserve volume, ERV：expiratory reserve volume, VC：vital capacity, RV：residual volume

表1　肺活量の諸値

Baldwinら（1948, 仰臥位）の予測式
男性 VC（mL）＝（27.63－0.112×年齢）×身長（cm） 女性 VC（mL）＝（21.78－0.101×年齢）×身長（cm）
日本呼吸器学会の予測式（2001）[%肺活量（%VC）]
男性：0.045×身長（cm）－0.023×年齢－2.258（L） 女性：0.032×身長（cm）－0.018×年齢－1.178（L）

郭の異常や肺コンプライアンスの低下によって惹起される．一方1秒率の低下は気道系の狭窄，閉塞で生じ，この値が70%以下の場合には閉塞性障害と呼ばれる．拘束性障害と閉塞性障害をきたす病態について表2に示す．

■ 肺胞換気

生体において呼吸の目的は大気中の酸素と生体内の二酸化炭素のガス交換である．そのガス交換は肺胞上皮において行われるが，肺胞におけるガス交換を換気という．換気はバランスが重要である．換気が進みすぎると二酸化炭素の呼出量が増加することにより，生体内の二酸化炭素分圧が低下するために動脈血のpHが上昇して呼吸性のアルカローシスを呈する．逆に換気が低い（肺胞低

表2 拘束性および閉塞性障害をきたす状態

拘束性障害をきたす疾患
(1) 呼吸中枢および脳の障害
　　薬物中毒，脳血管障害，中枢神経腫瘍，頭部外傷，脳圧亢進，等．
(2) 呼吸に関与する脊髄，末梢神経および筋肉の障害
　　ポリオなどの脊髄疾患，脊髄損傷，重症筋無力症，進行性筋ジストロフィー症，筋弛緩剤の投与，等．
(3) 胸郭および胸腔の障害
　　胸郭の変形，気胸，血胸，膿胸，横隔膜ヘルニア，等．
(4) 気道系の障害
　　気管内異物，声門浮腫，等．
(5) 肺実質および間質の障害
　　大葉性肺炎，肺線維症，塵肺，等．
(6) 肺血管系の障害
　　肺水腫，尿毒症，肺塞栓症，等．

閉塞性障害をきたす疾患
(1) 気道狭窄
　　生体および気道粘膜の浮腫，気道内への分泌物の貯留，気道の周辺からの圧迫，気道内の新生物，気管支平滑筋の攣縮，等．
(2) 肺の弾性収縮の低下
　　慢性閉塞性肺疾患（慢性気管支炎，気管支喘息，びまん性汎細気管支炎，肺気腫など），気管癌，気管支癌，等．

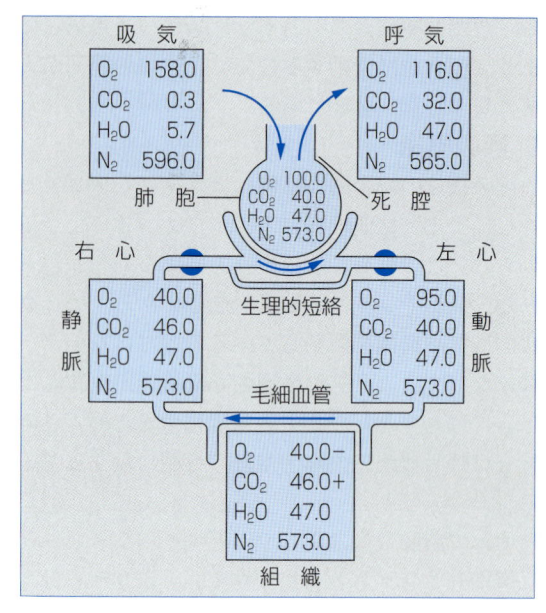

図4 呼吸器系と循環器系の各部位での呼吸ガスの分圧（mmHg）[3]

換気）場合には動脈血中の二酸化炭素分圧が上昇し，呼吸性アシドーシスの状態になる．臨床上注意すべきことは，例えば酸素投与が行われているときは例え換気が不十分であっても動脈血内酸素分圧（PaO$_2$）は維持されるため，モニター上肺胞低換気になっているかどうか判断できないことである．肺胞低換気では二酸化炭素が動脈血内に溜まってくることにより動脈血内二酸化炭素分圧（PaCO$_2$）が上昇するので，動脈血内二酸化炭素濃度の方が肺胞低換気の指標として適していることになる．肺胞低換気はその原因によって，①呼吸中枢の異常によって引き起こされる場合，②呼吸筋およびその支配神経の障害に起因する場合（高位頸髄損傷，筋萎縮性側索硬化症など），③肺，胸郭の異常による死腔換気の増加や1回換気量が低下する場合，に大別される．

肺胞低換気によりPaO$_2$の低下がみられた場合，第一義的には換気の改善につとめることが肝要である．吸気酸素濃度の上昇だけに頼るとCO$_2$ナルコーシス（後述）を引き起こし，さらに肺胞低換気を助長することになってしまうので注意が必要である．

■ **ガス交換**

肺胞内に達したガスが血液に到達するメカニズムは，Henryの法則（液体に溶け込む気体の量はその気体の分圧に比例する）に基づく．すなわち，ガスはその分圧に比例して液体中に溶け込むが，ある一定以上溶け込むと平衡状態に達し，それ以上溶け込まなくなる．したがって，このときのガス分圧は気体中のガス分圧と等しくなる．このことは逆に液体中に溶け込んでいるガスの量はこの分圧で示せるということである．吸気の大気圧は760 mmHg，水蒸気圧5.7 mmHgとすると，酸素と二酸化炭素の量はそれぞれ21%，0.04%であるから酸素分圧は158 mmHg，二酸化炭素は0.3 mmHgとなる（図4）．

吸気は気道を通過するときに水蒸気で飽和されながら37℃となり，機能的な残気と混合する．その結果，肺胞では酸素分圧100 mmHg，二酸化炭素分圧40 mmHg，水蒸気圧47 mmHgとなる．したがって，これが肺胞内のガス分圧であり「適度な肺胞換気」の結果であり，大気圧より動脈血中の酸素分圧は低く，二酸化炭素分圧は高くなる理由である．一方肺動脈中の酸素のガス分圧は40

mmHg と肺胞内酸素ガス分圧より低く，二酸化炭素分圧は46 mmHg と肺胞内分圧よりやや高い．そのため肺胞-血液間のガス分圧差に基づき，物理的な拡散が起こり，酸素は肺胞から血液中に二酸化炭素は血液中から肺胞へと移動する．この拡散は肺の表面活性物質の層，肺胞上皮，基底膜，肺毛細血管の内皮細胞の4層からなる0.2〜0.6 μm の間をぬって行われる．さらに，厳密には血漿を通り，赤血球膜を通り，赤血球内部でヘモグロビンと結合する．血液が肺毛細血管を通過するのに正常で約0.75秒しかない．このような短時間でこの程度の厚さの障壁を酸素は十分拡散し，肺静脈側では平衡状態に達する．その理由は肺胞と肺毛細血管間の酸素分圧差1 mmHg 当たりの拡散量（拡散能）は毎分約20 mL/mmHg と非常に高いためである．さらに，二酸化炭素の肺における拡散能はその酸素より20倍高い．その結果，肺静脈血（大循環の動脈血）中の酸素分圧と二酸化炭素分圧は一定に保たれる．

肺胞気の酸素がヘモグロビンと結合するまでの過程は一酸化炭素ガスを用いて測定され，肺胞内ガスと肺毛細血管内ガスとの交換効率として一酸化炭素肺拡散能（diffusing capacity for carbon monoxide：DLCO）と呼ばれる．この値は肺線維症や肺気腫で低下し，診断上大変有用である．ふつう拡散障害だけでは低酸素血症とはなりにくいが，肺の炎症などで，肺胞-血液間が拡張すると酸素拡散能が低下する．この場合，臨床的には，まず吸気の酸素分圧を高めて，この問題に対処している．しかし，二酸化炭素は酸素より拡散能が高いために二酸化炭素の排出不全はほとんどない．

肺胞動脈血酸素較差

肺胞内ガスの酸素分圧と動脈血のガス分圧の差を肺胞気−動脈血酸素分圧較差（A-aDO$_2$）という．大気中の酸素は約21％で，肺胞内圧は大気圧が760 mmHg ならばほぼその値に等しい．37℃飽和水蒸気圧は47 mmHg で，これは換気をしても変わらないために残りの760−47＝713 mmHg の分圧が大気と同じ酸素分圧をもつ．したがって，713×21％（大気中酸素分圧）≒150 mmHg の酸素分圧が存在することになる．しかし，これまで述べたように酸素は組織で代謝され，二酸化炭素と

なって肺胞に拡散しているため，肺胞内酸素分圧を計算するには肺胞内二酸化炭素分圧を呼吸商で除した値をこの150 mmHg から引かなければならない．幸い二酸化炭素分圧はその拡散能の高さから動脈血二酸化炭素分圧にほぼ等しいと考えられる．仮に通常の大気での呼吸を前提として，動脈血ガス分析の結果が酸素分圧76 mmHg，二酸化炭素40 mmHg であるならば，150−76−40÷0.8（通常の呼吸商0.83の近似値として）＝24ということになる．正常値は5〜10 mmHg で，加齢とともに高くなるといわれている．もし，人工呼吸器を装着していてもA-aDO$_2$は計算可能であるので，病態の変化を理解するにも有用である．

実際の臨床の場で低酸素血症が生じたときは，①肺胞低換気，②拡散障害，③換気-血流比の不均等，④シャントの増加のいずれかが原因となっている．①はA-aDO$_2$の開大を伴わないが，②，③，④はいずれもA-aDO$_2$が開大する．したがって，酸素吸入なしで低酸素血症を防ぐためにはA-aDO$_2$上昇の原因を突き止め，改善しなくてはならない．低酸素血症が生じたときはA-aDO$_2$の計算が有用である．

血液によるガス運搬

血漿中に溶けた酸素は赤血球内に入り，ヘモグロビンと結合し，オキシヘモグロビンとなる．ヘモグロビンは分子中に4個の鉄原子をもち，それぞれが可逆的に酸素1分子と結合する．この結合は酸化とは異なる可逆的なもので，酸素負荷（oxygenation）と呼んで区別されている．この結合はきわめて迅速に起こり，わずか0.01秒以内で終わる．脱酸素化もきわめて短時間に行われる．ヘモグロビンは1 g 当たり0℃1気圧で，1.34 mL の酸素と結合し，オキシヘモグロビンとなり，酸素運搬の主役となる．Henry の法則による物理的に血液に溶解している酸素は血液100 mL 当たり0.3 mL にすぎないが，健常者ではオキシヘモグロビンで飽和することにより血液100 mL 当たり20 mL もの酸素を運搬できる．このことは，血液によるガス運搬を考えるとき，ヘモグロビンがどの程度酸素と飽和しているかを考えることが重要であることを示している．

血液を様々な酸素分圧の空気と接触させて平衡

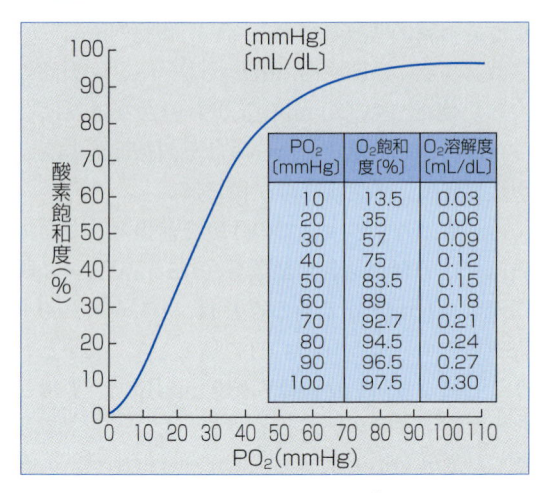

図5 ヘモグロビンの酸素解離曲線[3]
(pH7.40, 温度38℃)

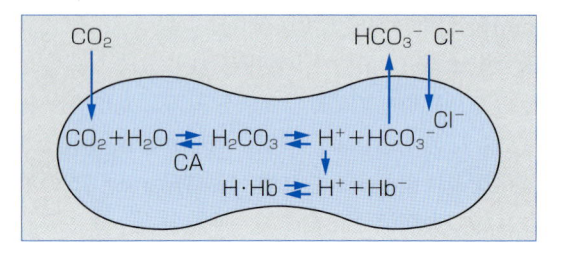

図6 血液にCO₂が溶けたときに赤血球で起きる変化[3]

状態に達せしめた場合，血液中の全ヘモグロビンの何%が酸素と結合しているか（酸素飽和度）を示したのが図5である．この曲線をヘモグロビンの酸素解離曲線という．肺胞内の酸素分圧は100 mmHgであるので，この図より，ヘモグロビンの酸素飽和度はほぼ100%である．静脈血中の酸素分圧は40 mmHg程度で，ヘモグロビンの酸素飽和度は約70%である．したがって，血液100 mLは末梢で，(100−70%)×20 mL=6 mLの酸素を供給したことになる．さらに，酸素分圧が低下すると急激に酸素飽和度は低下するので，組織の酸素消費が急激に増加し，組織の酸素分圧が低下するとオキシヘモグロビンから多くの酸素が供給され，酸素不足を補うことが可能となる．また，このカーブはpH，温度と解糖系の産物からできる2,3-diphosphoglycerate（2,3DPG）量に影響される．温度の上昇，pHの低下，2,3DPGの上昇は曲線を右方に変移させる．これらの変移は，一般に末梢の酸素供給に有利に働く．

Henryの法則によると血液に溶け込める二酸化炭素の量は酸素の20倍にもなる．さらに，血球中の炭酸脱水酵素（carbonic anhydrase : CA）の働きで重炭酸（H_2CO_3）そして，水素イオン（H^+）と重炭酸イオン（HCO_3^-）となる．このH^+は主にヘモグロビンにより緩衝され，HCO_3^-はCl^-と交換で血漿中に出る（図6）．さらに，二酸化炭素の一部はヘモグロビンと結合し，カルバミノヘモグロビンを形成する．このように，血液は大量の二酸化炭素を溜めることが可能である．実際，動脈血100 mL当たり50 mLの二酸化炭素が溶解し，その内訳は3 mLが物理的な溶解，3 mLがカルバミノ化合物，44 mLがHCO_3^-である．

■ 呼吸によるpHの調節

Henderson-Hasselbalchの式によると，この二酸化炭素とHCO_3^-が血液のpHを一定に保つうえで重要な役割を果たしていることがわかる．

$$CO_2 + H_2O = HCO_3^- + H^+$$

この状態が平衡に達すると，

$$K = [H^+][HCO_3^-]/[CO_2]$$

両辺を対数にとり，移項すると，

$$pH = pK + \log[HCO_3^-]/[CO_2]$$ （Henderson-Hasselbalchの式）となる．

すなわち，CO_2とHCO_3^-の量の比が血液のpHに大きく影響するのである．つまり，呼吸器系の障害などで，CO_2の排出が滞ると血液はより酸性に傾き，呼吸性アシドーシスの状態になる．また，何らかの原因で呼吸が促進され，肺胞内CO_2が排出されると，pHはよりアルカリ性に傾く．この状態を呼吸性アルカローシスという．

逆に呼吸がpHを調節する場合もある．例えば，血液中のHCO_3^-が少なくなった場合（代謝性アシドーシス），呼吸が促進されCO_2濃度を下げてpHを一定にする（呼吸性代償）．逆にHCO_3^-が大量に体内に蓄積した場合，pHは上昇する（代謝性アルカローシス）．すると，呼吸は抑制され，血液中のCO_2分圧が高まり，pHの上昇を抑制する．

■ 呼吸の調節

自発呼吸は呼吸筋を支配している運動ニューロンのリズム活動によって起こり，このニューロンの活動は脳からの神経インパルスに完全に依存し

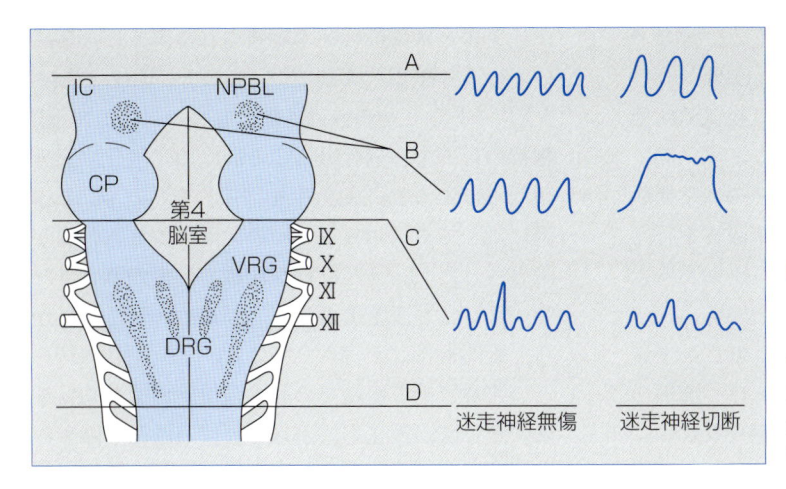

図7 脳幹に存在する呼吸性ニューロン[3]
DRG：呼吸性ニューロンの背側群，VRG：呼吸性ニューロンの腹側群，NPBL：傍結合腕核（nucleus parabrachialis，呼吸調節中枢），IC：下丘，CP：中小脳脚．ローマ数字は脳神経を示す

ている．したがって，高位脊髄損傷者において，横隔神経が脊髄を出る高さより上で横断すると，呼吸は停止する．脳からのインパルスは動脈血の酸素分圧，二酸化炭素分圧，pHにより変化するが，そのインパルスは2つある．1つは律動性調節系と呼ばれる延髄にある呼吸中枢からのインパルス，もう1つは随意的調節系で，大脳皮質から皮質脊髄路を通って直接呼吸筋の運動神経に達するインパルスである．

図7は脳幹に存在する呼吸中枢を示している．左は脳幹の背面図で，A，B，C，Dは横断部位を示す．右は各部位で迷走神経を切断した場合としない場合の呼吸の頻度と深さを示している．脳幹部より下位，Dで切断すると呼吸が停止する．延髄の上位，橋の下位であるCで切断すると自発呼吸は不規則だが持続する．この延髄には吸気時に興奮するIニューロンと呼気時に興奮するEニューロンの2つの呼吸ニューロンが存在する．背側群は主にIニューロンからなり，主に横隔神経を支配し，腹側群はIニューロンとEニューロンが混在し，主に補助呼吸筋，肋間筋を支配する運動神経に到達している．次に橋より上位であるAで切断すると呼吸が整うことから，橋に呼吸性ニューロン群が存在することがわかる．これを呼吸調節中枢という．またBの部位で切断すると呼吸回数の減少，1回呼吸量の増大が起きることからこの中枢は吸気と呼気の切り替えを調節していると考えられる．延髄の呼吸中枢は気道および肺の伸展受容器からの迷走神経の入力を受けている．肺が伸展すると求心性迷走神経が興奮し，吸息性神経活動が抑制される．これをヘーリング・ブロイエ（Hering-Breue）反射という．したがって，迷走神経を切断すると吸息の時間の延長が起きる．

動脈血中の酸素分圧，二酸化炭素分圧，pHは頸動脈小体，大動脈小体，延髄の化学受容器によって感知され，呼吸中枢の活動が刺激されて肺胞換気量が調節される．特に，頸動脈小体はカテコールアミンを含むⅠ型（glomus）細胞をもち，低酸素にさらされるとカテコールアミンを放出する．一方，延髄化学受容器（medullary chemoreceptor）は脳幹の腹側表面にあり，主に脳組織のpHを監視している．二酸化炭素は血液脳関門をよく通るが，H^+やHCO_3^-の透過性は低い．髄液中に入った二酸化炭素は直ちに水和反応によってH^+とHCO_3^-となり，pHを下げる．したがって，生理的には動脈血中の二酸化炭素の変化は脳脊髄液中のpHの変化にリンクする．実際，髄液中のpHを低下させると呼吸が促進される．

CO_2ナルコーシス

臨床上よく理解すべき呼吸障害の病態として，CO_2ナルコーシスがある．健常者においては，二酸化炭素の蓄積が起きた場合，二酸化炭素を排出すべく呼吸中枢が刺激され，換気が起こる．しかし，肺胞換気不全が徐々に進行し，長期に肺胞内二酸化炭素分圧が高い状態（$PaCO_2$が高い状態）が続けば，HCO_3^-も上昇し，pHは補正される．そしてその状態に慣れてしまうと$PaCO_2$上昇は

呼吸中枢に対する刺激としては弱くなる．すなわち呼吸中枢に対する換気の刺激はPaO_2低下だけになってしまう．さらに，その肺胞低換気の状態で，$PaCO_2$が増えてもそれが刺激とならず，アシドーシスによる麻酔現象も生じて意識の低下を起こしてしまう．このような状態で酸素吸入を行えばPaO_2低下による刺激もなくなり，換気が停止する．この状態をCO_2ナルコーシスという．

特に，重症の慢性呼吸不全ではこのCO_2ナルコーシスには注意が必要である．例えば，胸郭のコンプライアンスやレジスタンスの悪化などにより換気のための仕事量が増すと，肺を動かす呼吸筋に疲労や消耗が生じる．呼吸筋疲労の臨床症状は1回換気量の低下と呼吸数の増加であるため，さらに換気が不良となる悪循環に陥る．この場合も，呼吸努力によりある期間$PaCO_2$やpHは維持できるが，呼吸のコンプライアンスを改善するためには下肢運動などが推奨されている．運動により低酸素血症が誘発される場合，運動中に投与する酸素量を増すことは問題はない．なぜなら，運動により呼吸中枢が刺激され，CO_2ナルコーシスとなる可能性が低いためである．しかし運動後は，この病態の患者には通常は多量な酸素負債が生じるような運動は行われないため，運動後には呼吸状態をみながら速やかに投与酸素量を運動前値に戻さなくてはならない．これを怠ると，運動中は適切であった酸素量が運動後過剰投与となり，換気が停止してしまい，CO_2ナルコーシスを誘発してしまうことがある．

呼吸と運動

両下肢運動が慢性呼吸障害患者に対して非常に有効な結果をもたらしている．そのため，呼吸障害患者の運動療法が広く行われているが，適切な運動処方のためにも運動と呼吸の関係について簡単に説明する．

運動に必要なエネルギーは糖や脂肪などのエネルギー器質の代謝により得られるが，その結果として末梢における二酸化炭素の産生量と酸素の消費量が増大する．好気性代謝で賄える軽度の負荷では，換気量は直線的に増加し，PaO_2，$PaCO_2$，動脈血pHは一定に保たれる．しかし，運動負荷が大きくなり，好気性代謝だけでは不十分な状態に達すると嫌気性代謝も動員されるようになる．いわゆる無酸素代謝閾値（anaerobic threshold：AT）である．その後は乳酸の蓄積に対応してpH維持の目的で，過呼吸による肺胞内二酸化炭素分圧低下による$PaCO_2$低下を図る．もっとも，この説に対してホスホリラーゼの欠乏により糖代謝が障害されたMacArdle病（乳酸の産生が障害されている）でも運動によるATが認められることから，疑問も投げかけられている．

いずれにせよ組織での酸素の供給および需要を増す運動時の換気応答が良ければ四肢運動障害のない呼吸器疾患患者は日常生活で大きな問題とはなりにくい．したがって，換気応答を改善させることを目的とした呼吸リハが必要であり，"身体活動能力を有し，遂行できる一連の属性（physical fitness）"を維持するためには習慣的な運動を維持し，呼吸機能を改善または維持しなくてはならないのである．

おわりに

正常呼吸の解剖と生理に関して，リハ医療を施行するにあたり必要な項目を中心にその要点を概説した．

（美津島　隆・田島文博）

文献

1) 青木　藩：スタンダード人体生理学（佐藤昭夫監訳），シュプリンガー・フェアラーク東京，1994，pp548-581．
2) 能勢　博：やさしい生理学（岩瀬善彦，森本武利編），第3版，南江堂，1995，pp41-60．
3) 福田康一郎：ギャノング生理学（岡田泰伸・他編），第22版，丸善，2008，pp665-717．
4) 瀧島　任：肺機能検査と臨床生理，第3版，南江堂，1989．
5) 有田秀穂・他：バーン・レビ生理学（坂東武彦，小山省三編），第3版，南江堂，1995，pp455-513．
6) 福田康一郎：標準生理学（本郷利憲，廣重　力・他編），第4版，医学書院，1996，pp563-614．
7) 緒方　甫，田島文博：リハビリテーション基礎医学（上田敏，千野直一・他編），第2版，医学書院，1994，pp82-93．
8) Fishman AP：Handbook of Physiology, Vol 1 Section 3：The respiratory system. American Physiological Society, 1985.
9) 日本呼吸管理学会呼吸リハビリテーションガイドライン作成委員会，日本呼吸器学会ガイドライン施行管理委員会，日本理学療法士協会呼吸リハビリテーションガイドライン作成委員会：呼吸リハビリテーションマニュアル，日本呼吸管理学会，日本呼吸器学会，日本理学療法士協会，2003．

第3章 障害の病態生理と評価・治療

6. 摂食嚥下障害

Summary

① 摂食嚥下障害は脱水・栄養不良につながり誤嚥に伴う呼吸器合併症というリスク，さらにQOL低下（食べる楽しみの消失）など医学管理上の大きな問題につながる．
② 嚥下反射の中枢は延髄網様体にある．上位運動ニューロンの支配や錐体外路系の関与もあり，神経制御は複雑で不明の点も多い．
③ 小児から成長に伴い嚥下様式は変化する．加齢に伴う変化を知ることはリハビリテーション（以下リハ）に重要である．
④ 摂食嚥下障害の原因は多岐に及ぶ．機能的障害なのか，器質的障害なのかをまず病態とともに十分理解し，医原性の原因にも配慮が必要である．
⑤ 脳卒中による偽性球麻痺と球麻痺の違いをよく理解する．
⑥ スクリーニングと精密検査（VF/VE）で患者を評価し，重症度分類を用いてゴールと治療方針を立てる．
⑦ 薬物治療，リハ，外科的治療の特徴と限界を理解する．超高齢社会において倫理的配慮も重要となっている．

基礎的知識

■ 摂食嚥下と摂食嚥下障害

嚥下（swallowing, deglutition）は外部から水分や食物を口に取り込み咽頭と食道を経て胃へ送り込む運動である．このいずれかに異常が起こることを嚥下障害（dysphagia, swallowing disorders）という．嚥下障害になると食物を摂取できなくなったり（脱水症；dehydration, 栄養不良；malnutrition），食物が気道へ入る（誤嚥；aspiration）ことで呼吸器合併症など身体に重大な影響を引き起こす．もう一つ忘れてはならないことに"食べる楽しみの消失"がある．"口から食べられなくなること"は人生のQOL（生活の質）を大きく低下させる．

嚥下は古典的に口腔期，咽頭期，食道期の3期に分けられて議論されてきた．嚥下障害も狭義にこの古典的な3期の障害と定義されてきたが，最近は認知や咀嚼など先行期，嚥下の準備期を含めて広く摂食嚥下障害として扱われるようになった[1]．いわゆる狭義の嚥下も先行期や準備期に影響され，先行期や準備期に異常があると，その後の嚥下にも障害が出る．図1に嚥下の期（stage）を示した（図中には同一の期を示す用語を併記してある）．ここでは認知の後に捕食（口への取り込み）を入れて6期としている．小児の嚥下障害を扱う際にも捕食の段階を区別して取り上げている[2]．捕食は口唇の動きと下顎運動が分離していないと上手くできない．乳児嚥下から成人嚥下が出現する5〜12か月頃に下顎と口唇の分離運動が出現する．脳卒中で捕食機能が特に障害されることもあり，臨床的には捕食機能を分けて取り上げておいた方が良いが，捕食を分けずに咀嚼，食塊形成と一緒にして5期[3]としている論文も多い．なお，口腔期・咽頭期・食道期は連続した運動で

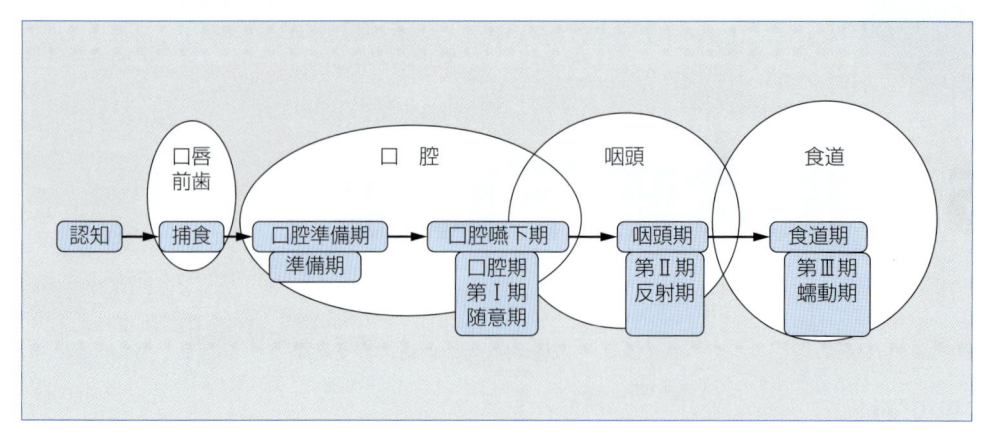

図1 嚥下の期と相
「期」の代わりに「相」を用いることがあるが，その違いは【期＝stage：諸器官の動き】であるのに対し【相＝phase：食塊の動き】となる点である．期と相にずれが生じることがあるが，病的な場合とそうでない場合がある．なお process model ではこの考えは当てはまらない．

あり，どこからどこまでが口腔期で，どこからが咽頭期そして食道期というようにはっきり分けられるものではない．このため口腔咽頭期（oropharyngeal stage）とか咽頭食道期（pharyngoesophageal stage）などと呼ばれることもある．嚥下は一連の動きとして理解し，そのなかで嚥下の期（stage）を捉える必要がある．

嚥下の諸器官の動きを期（stage）と呼ぶが，食塊の動きに注目した場合は相（phase：食塊がどこにあるかを表す）という用語が用いられる[4]．健常者が水分を"指示に従って嚥下（命令嚥下）"したときには期（stage）と相（phase）がほぼ一致するが，固形物を"自由に食べる（自由嚥下）"ときなどは食塊が咽頭に入っても（咽頭相），嚥下反射は起こらない（咽頭期）ということがある．健常者では固形物の咀嚼中に stage Ⅱ transport と呼ばれる口腔から咽頭への食塊移送が起こり，食塊形成は喉頭蓋谷で起こることが知られており，これを process model と呼ぶ[5]．古典的な嚥下モデルはむしろまれな現象とさえいえよう．食形態や摂食姿勢などで嚥下はかなり変化することがわかっている．

嚥下の神経制御

ヒトは脳幹部から視床の働きによって覚醒する．摂食嚥下時には覚醒していることが重要である．食欲は視床下部の働きで感じる．大脳皮質の働きで食物を認知して，手を使って口に運ぶ．三叉神経と顔面神経が働いて食物を口の中に取り込み，舌下神経も働いて咀嚼する．このとき唾液が分泌されるのは顔面・舌咽神経の副交感神経枝の働きである．味は顔面神経と舌咽神経，食物の温度や硬さ，舌ざわりは三叉・舌咽・迷走神経によって脳に伝えられる．脳はこれらの情報を分析して食塊の形成や奥舌への送り込みなど一連の嚥下運動を制御している．食塊の咽頭通過は嚥下反射（舌咽・迷走神経）によって行われる．嚥下反射の中枢は延髄にある．嚥下反射を起こす中枢は延髄網様体の外側部で下オリーブ核の近くに存在するとされているが，嚥下細胞そのものは発見されていない．嚥下は咽頭粘膜に水などの食物が触れると，刺激信号が上喉頭神経と舌咽神経を経由して孤束核に伝えられる．信号は延髄網様体にある central pattern generator（CPG）に伝えられ，さらに疑核や舌下神経などの嚥下に関連する神経核が興奮して反射的に起こる．CPGは大脳の支配も受けていて，意識的に開始することもできる（このときも唾液が嚥下反射の誘発刺激になっている）．「起こった嚥下反射運動」に伴って食物が移動し新たな刺激，つまり食物と粘膜面との摩擦，嚥下に参加している筋や腱の伸長と変形などの情報が嚥下中枢に送られる．これがさらに嚥下運動の制御に関与している．これらは感覚と運動のフィードバックと呼ばれる大切な働きである．ヒトや動物の運動には，常に感覚神経が参加して

フィードバックが行われているが嚥下運動も例外ではない．例えば口腔内や咽頭の表面を麻酔するとこのフィードバックがうまく働かなくなり，嚥下運動がスムーズに運ばない．また，嚥下障害患者では冷たい食物の方が食べ易いという事実とも関係する．近年，大脳基底核の嚥下への関与の問題が注目を浴びている．大脳基底核領域の病変で誤嚥性肺炎を来し易いという臨床報告とそのメカニズムである．大脳基底核病変でドーパミンの産生が減り，その結果，迷走神経感覚線維のサブスタンスPの減少につながるというものである．サブスタンスPは嚥下や咳嗽などの上気道反射に関与している．カプサイシン（唐辛子の辛みの主成分）やACE阻害剤などサブスタンスPを増加させる物質が嚥下の改善や誤嚥性肺炎を減少させるという報告がある[6, 7]．

食道に入った食物は迷走神経の働きと食道の自動能によって起こる蠕動で胃に運ばれる．食物を見たり，口に含んだときから胃では迷走神経を介する反射によって胃液の分泌や蠕動運動が盛んとなり，迎え入れた食物を効率よく消化する．

嚥下に関係する脳神経は三叉神経（Ⅴ），顔面神経（Ⅶ），舌咽神経（Ⅸ），迷走神経（Ⅹ），舌下神経（Ⅻ）であり，多数の神経核，筋については随時成書を参照し理解しておく必要がある．

■ 呼吸と嚥下

咽頭は食物の通路（嚥下）であるとともに空気の通路（呼吸と発声）になっている．食物と空気の交差点と呼ばれることもある．通常，空気の通路になっている咽頭は嚥下の瞬間に鼻咽腔と喉頭を閉鎖して呼吸を停止している間に，食道入口部を開いて食塊が食道に通過するようにしている．この呼吸停止を嚥下性無呼吸と呼んでいる．呼吸機能が悪い患者では食事をすると，嚥下のために嚥下性無呼吸が頻回に起こるため血中酸素濃度が低下することもある．なお，食道入口部（上食道括約筋，輪状咽頭筋）は嚥下の瞬間以外は閉鎖している．常時閉鎖していることで食道に入った食塊が咽頭に逆流することを防止する役目もある．

嚥下（swallow：S）の前後の呼吸が吸気（inspiratory：I）か呼気（expiratory：E）かも重要である．通常ではE-S-Eのパターンが多いが，I-S-E（お茶をすすり飲むときなど）もみられる．嚥下の後は呼気（E）が安全であり，E-S-IやI-S-Iのパターンは誤嚥につながりやすい．

■ 嚥下における発達と加齢

乳児と小児，成人，高齢者では口腔咽頭の構造が大きく異なっている．新生児では成人に比べ，高さが低く，横幅と奥行きが長い．また上顎に対して下顎が後方にあり，舌骨と喉頭が高い位置にある．生後6か月から3歳にかけて舌骨と喉頭は下降して，相対的に成人に近い位置となる．喉頭の下降に伴い中咽頭が広がり，母音の発声が可能となって言語の習得につながる．乳児では喉頭が鼻腔に突き出ていて呼吸をしながら哺乳ができるような気道と食道の関係が紹介されているが，喉頭が下降するに伴って誤嚥のリスクも増大する．乳児嚥下と成人嚥下の主な相違点を表1にまとめた[8]．

乳児や小児の摂食嚥下障害を扱う場合は，発達を考慮しながら新しい機能の獲得，学習を目指すという視点が必要となる．これに対して成人，高齢者の場合は一度獲得し，消失した摂食嚥下機能の再学習を目指すということになる．

加齢に伴う変化で重要なことは個人差がきわめて大きいということである．そもそも嚥下障害に影響する因子は多数ある．多くの高齢者はゆっくり食べる，やわらかいものを選んで食べるなど意識的に，または無意識に代償行動をとっていることが多い．若年者であれば問題のない小さな病態（脱水など）でも，嚥下障害が顕在化しやすい．また，誤嚥した場合でも抵抗力がないために容易に肺炎を併発しやすい．

表1 乳児嚥下と成人嚥下の主な違い

	乳児嚥下	成人嚥下
摂食の基本運動	反射 Suckling （反射的吸啜）	随意 咀嚼 カップのみなど
舌運動	前後・水平	上下・左右・垂直
口唇と下顎運動	連動	分離
嚥下時の臼歯咬合	乳首をくわえ 咬合なし	固形物：咬合あり 水分　：咬合なし

表2 摂食嚥下障害の原因

A. 器質的（静的）原因	
口腔・咽頭	食道
舌炎，アフタ，歯槽膿漏 扁桃炎，扁桃周囲膿瘍 咽頭炎，喉頭炎，咽後膿瘍 口腔・咽頭腫瘍（良性，悪性） 口腔咽頭部の異物，術後 外からの圧迫（甲状腺腫，腫瘍など） その他	食道炎，潰瘍 ウェブ（web，膜），憩室（Zenker） 狭窄，異物 腫瘍（良性，悪性） 食道裂孔ヘルニア 外からの圧迫（頚椎症，腫瘍など） その他
B. 機能的（動的）原因	
口腔・咽頭	食道
脳血管障害，脳腫瘍，頭部外傷 脳膿瘍，脳炎，多発性硬化症 パーキンソン病，筋萎縮性側索硬化症 末梢神経障害（ギランバレー症候群など） 重症筋無力症，筋ジストロフィー 筋炎（各種），代謝性疾患，認知症 サルコペニア，薬剤の副作用 その他	脳幹部病変 アカラジア 筋炎 強皮症，全身性エリテマトーデス（systemic lupus erythematosus：SLE） 薬剤の副作用 その他
C. 心理的原因	
神経性食欲不振症，認知症，拒食，心身症，うつ病，うつ状態，その他	

摂食嚥下障害の原因と病態

摂食嚥下障害は様々な疾患[9]に伴って生じてくる症候群である．嚥下障害の型には嚥下に関係する組織や器官の構造には問題はないが，動きが悪いために起こる機能的障害（動的障害）と構造そのものに異常がある器質的障害（静的障害），および心理的障害とがある（表2）．

器質的障害は，先天奇形，腫瘍（およびその切除後），外傷などで起こる．

機能的障害は，中枢神経系の障害である偽性球麻痺（仮性球麻痺）と球麻痺，および末梢神経障害（糖尿病性神経症，反回神経麻痺など），筋の障害（筋炎など）で起こる．また，機序などは不明であるがパーキンソン病など錐体外路系の関与もあると思われる．

また視点は異なるが薬剤の副作用，経鼻栄養チューブによる嚥下阻害，術後合併症など医原性の嚥下障害があることを忘れてはいけない．医原性では機能的障害と器質的障害の両者がある．

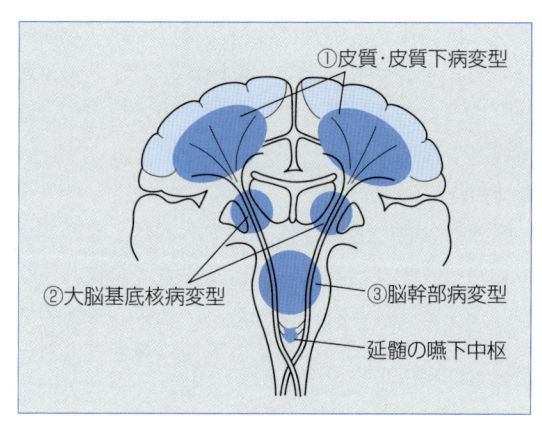

図2 偽性球麻痺の障害部位による3つの型[10]

偽性球麻痺

偽性球麻痺は延髄の嚥下中枢に対する両側性核上性運動ニューロン（両側の皮質延髄路）の損傷によって起こる．一般的に偽性球麻痺は病変部位によって，①皮質・皮質下病変型，②大脳基底核病変型，③脳幹部（橋，中脳）病変型，に分けられている（図2）[10]．同じ偽性球麻痺でも病変部位の違いにより随伴症状に違いを生じる．嚥下障害

の特徴は，嚥下に関係する筋肉の運動の協調性の低下と，筋力の低下である．具体的には，口唇での食物の取り込みが悪い，食物が口唇からぽろぽろこぼれる，咀嚼と食塊形成が不十分，食塊を奥舌に送り込めない，咽頭へ食物が入ってから遅れて嚥下反射が起こる，などである．また嚥下失行[11]といって舌や咬筋の動きは良いのに，口の中に食物を頬張ってしまい飲み込めない症状も認められることや，流涎が目立つことがある．球麻痺との違いは嚥下反射が保たれている点である．しかし，嚥下反射は随意的に誘発しにくく，また起こっても嚥下圧は低く，口腔期や喉頭閉鎖（声門防御）との協調性に欠けている．咽頭に食物が入っても嚥下反射がなかなか始まらない状態（stageⅡ transport[5]とは異なる）がよく観察される．これは口腔や咽頭の感覚が低下していて嚥下反射の誘発を遅らせていることも関与している．

偽性球麻痺が軽い場合は，粘性の低い水分や汁物が時々むせる程度の症状を呈するだけで，ほとんど嚥下障害が目立たない．偽性球麻痺は嚥下障害とともに構音障害が重要な症状で，しかもこちらの方が初期から明瞭に認められることが多い．一側性大脳病変による偽性球麻痺の報告[12,13]もあり，神経学的に興味がある．一側性大脳病変では島[14]の関与があると考えられている．

球麻痺

球麻痺とは延髄から出ている脳神経の障害による運動麻痺を指しているが，臨床的には顔面神経や三叉神経支配の筋も同時に侵されていることが多い．

中心症状は嚥下障害と構音障害で，嚥下筋の萎縮がみられる．球麻痺では左右差があったり，輪状咽頭部だけが特に開きにくいなどの嚥下反射を構成する個別の要素的な障害がみられるのが特徴である．重症例では舌，軟口蓋，咽頭の筋が弛緩性の麻痺となり，嚥下するためには流動物を重力で流し込む以外に方法がなく誤嚥は必発である．"球麻痺は流動物が飲みやすく""偽性球麻痺では固形物が飲みやすい"と書かれている文献があるが，例外が多く決めつけることはできない．

代表的な球麻痺はワレンベルグ症候群（延髄外側症候群）であり，後下小脳動脈や椎骨動脈領域

の病変（梗塞，解離性動脈瘤など）によって起こる．発症時は急激なめまいと嘔気，嘔吐を訴え，嚥下障害，発声障害，小脳症状，同側顔面および対側の四肢体幹の温痛覚消失（触覚が保たれるので感覚解離と呼ばれる）などの症状がみられる．嚥下障害は2〜3週間で急激に回復する例と長期に残存する重症例がある．一般に食塊は非麻痺側を通過する[15,16]ことが多いが，麻痺側を通過する場合や急性期と慢性期で変化する場合のあることがわかってきた[17,18]．詳細は総説[19]をご覧いただければ幸いである．

誤嚥の分類と咽頭残留

誤嚥のタイプは，嚥下前・嚥下中・嚥下後の3つに分けられる．

> 嚥下前の誤嚥：嚥下反射が起こる前に気道に食塊が入る．
> 嚥下中の誤嚥：嚥下反射時に喉頭閉鎖のタイミングがずれ，食塊が瞬間的に気道に入る．
> 嚥下後の誤嚥：梨状窩などに残留したものが，嚥下後に気道に入る．

なお，誤嚥は食塊などが声門下の気道に入るものであり，喉頭侵入（ないし侵入）は声門下に達しないものと区別される．

誤嚥したときには，むせや咳などの反応を示す顕性誤嚥（audible aspiration）と反応がない不顕性誤嚥（むせのない誤嚥；silent aspiration）の2つがある．

また夜間の唾液，胃食道逆流物の誤嚥（無症候性誤嚥；night aspiration）も重要である．このように臨床的にはどのタイミングで誤嚥するかだけではなく，いつ（食事との関係），何を，どのくらいの頻度で誤嚥し，そのときの反応など誤嚥に関与する因子を整理しておく必要がある．

咽頭残留は喉頭蓋谷，梨状窩などに起こりやすいが，びまん性に咽頭全体に残留することもある．健常者では唾液が咽頭に残留することはないが，嚥下障害患者では泡沫状の唾液がしばしば残留している．咽頭残留は自覚されることもあるが，感覚低下のために自覚されないことも多い．咽頭残留があると湿性嗄声（がらがら声）になる．残留物は誤嚥につながるため，いかに残留を除去

6. 摂食嚥下障害

表3 摂食嚥下障害の質問紙[20]

| 氏名　　　　　　年齢　　　歳　　男・女 |
| 平成　　年　　月　　日 |
| 身長　　　cm　　　体重　　　kg |

あなたの嚥下（飲み込み，食べ物を口から食べて胃まで運ぶこと）の状態について，いくつかの質問をいたします．いずれも大切な症状です．よく読んでA，B，Cのいずれかに丸を付けて下さい．
この2，3年のことについてお答え下さい．

1	肺炎と診断されたことがありますか？	A. 繰り返す	B. 一度だけ	C. なし
2	やせてきましたか？	A. 明らかに	B. わずかに	C. なし
3	物が飲み込みにくいと感じることがありますか？	A. しばしば	B. ときどき	C. なし
4	食事中にむせることがありますか？	A. しばしば	B. ときどき	C. なし
5	お茶を飲むときにむせることがありますか？	A. しばしば	B. ときどき	C. なし
6	食事中や食後，それ以外の時にものがゴロゴロ（たんがからんだ感じ）することがありますか？	A. しばしば	B. ときどき	C. なし
7	のどに食べ物が残る感じがすることがありますか？	A. しばしば	B. ときどき	C. なし
8	食べるのが遅くなりましたか？	A. たいへん	B. わずかに	C. なし
9	硬いものが食べにくくなりましたか？	A. たいへん	B. わずかに	C. なし
10	口から食べ物がこぼれることがありますか？	A. しばしば	B. ときどき	C. なし
11	口の中に食べ物が残ることがありますか？	A. しばしば	B. ときどき	C. なし
12	食物や酸っぱい液が胃からのどに戻ってくることがありますか？	A. しばしば	B. ときどき	C. なし
13	胸に食べ物が残ったり，つまった感じがすることがありますか？	A. しばしば	B. ときどき	C. なし
14	夜，咳で寝られなかったり目覚めることがありますか？	A. しばしば	B. ときどき	C. なし
15	声がかすれてきましたか（がらがら声，かすれ声など）？	A. たいへん	B. わずかに	C. なし

するかはきわめて大切である．

摂食嚥下障害の評価／検査

■ スクリーニング

摂食嚥下障害のスクリーニングでは実際の摂食場面を観察することが大変重要である．患者や家族から得た情報と実際が大きく違うことも多い．

1) 質問紙

聖隷式質問紙[20]がよく用いられている．これは15項目の質問を3段階で回答させ，障害の有無を判定する．3段階にすることで信頼性を高めてある（**表3**）．1つでもAの回答があれば障害ありと判断する．嚥下造影検査を基準として感度0.920，特異度0.901である．このほかに嚥下障害リスク評価尺度改訂版[21]があり，23項目の質問を4段階で回答させ，その合計得点で障害のリスクを評価している．準備期・口腔期，咽頭期，食道期，誤嚥の4つの構造に分けて作られている．

2) 反復唾液嚥下テスト[22, 23]

30秒間に何回空嚥下ができるかをみる方法で，簡便であり広く使用されている．2回以下しか嚥

表4 改訂水飲みテストのスケール

1	嚥下なし，むせる and/or 呼吸切迫
2	嚥下あり，呼吸切迫（silent aspiration の疑い）
3	嚥下あり，呼吸良好，むせる and/or 湿性嗄声
4	嚥下あり，呼吸良好，むせない
5	4に加え，反復嚥下が30秒以内に2回可能

下できなかった場合に陽性と判断する．唾液の分泌が少量で口腔乾燥している場合，意識障害や認知の障害で指示に従えない場合には検査が困難である．改訂水飲みテストに引き続いて行う方法もある．感度0.98，特異度0.66と報告されている．

3) 水飲みテスト

窪田らの方法[24]は常温の水30 mLを座位の被験者に渡して自由に飲んでもらい，飲み終わるまでの様子を観察して，1回で飲めたか，むせたかなどで，プロフィール1〜5に点数をつけて評価を行う．
改訂水飲みテスト[25]は口腔底に3 mLの冷水を注入し，一度に嚥下し点数をつけて評価を行う（**表4**）．繰り返し実施すると精度があがる．感度0.70，特異度0.88と報告されている．その他，頸部聴診[26, 27]，咳テスト[28]，SPT（Swallowing Provocation Test）[29]などがある．

4) MASA（The Mann Assessment of Swallowing Ability）[30]

Mannらにより開発された神経原性嚥下障害の臨床評価尺度である．臨床検査としては大変優れており多くの論文で使用されている．意識，協力動作，聴覚理解など心理統計学的評価に基づいた評価法で，24項目から構成されていて，それぞれの経時的変化をみることができる．各項目は重要度により点数配分が異なり，合計点で嚥下障害と誤嚥の可能性，さらに推奨される食形態を固体，液体それぞれ判定し，嚥下障害の重症度を評価する．特別な器具はいらず，15～20分程度で評価可能．MASAで嚥下障害が「確実」あるいは「可能性が高い」と判定された場合，VFとの比較で尤度比は12.4以上である．なお，日本語版も出版されている[31]．

■ 精密検査

嚥下造影検査と嚥下内視鏡検査は嚥下障害の病態を検討するために非常に重要な検査法である．検査により嚥下障害の有無や病態を把握する（診断的検査）だけではなく，検査中に食物の形態や体位を変更したり，リハ的な手技を検討・実施したりして，経口で摂食可能な方法を検討（治療的検査）することが重要となる[32]．

検査場面に立ち会ってもらったり，画像を録画したり訓練するリハスタッフ，摂食介助する病棟スタッフや患者・家族に見てもらい指導することで，摂食嚥下訓練の意味や注意点を理解してもらうようにする．

検査はあくまで参考所見であり実際の食事場面の観察を行い，検査では発見しきれない異常がないか検討することが必要である．

1) 嚥下内視鏡検査[33]

喉頭鏡を鼻腔から咽頭に挿入し，器質的異常の有無，咽喉頭の動きや食塊の咽頭残留の程度から嚥下障害を評価する．簡易に検査できるように喉頭鏡以外に光源，撮影，投影，録画，録音各装置を搭載したシステムをコンパクトにしてベッドサイドに搬送して検査することも行われている．最近ではさらに軽量の検査システムが開発されており，院内だけでなく在宅の患者の診療でも活用されている[34]．

嚥下反射の最中はホワイトアウトしてしまうため反射中の誤嚥の観察は困難だが，その前後の食塊の動きから誤嚥の有無を推察する．また，異常を認めた場合でも検査中に体位や食形態を変更して，摂食条件が設定可能か検討していく．

急性期病院ではできるだけ早く経口での摂食の開始を求められることが多いため，ベッドサイドで実際に提供される食事を用いてできる嚥下内視鏡検査は非常に有用である．

認知症や内視鏡挿入時の違和感が非常に強い被験者の場合，被験者がもつ本来の嚥下機能を観察できないことがある．その場合は臨床検査で済ませるか，嚥下造影検査での評価を行う．

2) 嚥下造影検査[33]

バリウムなど造影剤を混ぜた検査食を摂食してもらい，透視装置で口腔，咽頭，食道の食塊通過を観察することにより嚥下機能を評価する．また嚥下時の咽頭収縮や喉頭挙上など，関連する器官の動きも観察し障害がどこであるか検討する．ベッドサイドで検査ができず，特別な検査食を用意する必要があるが，嚥下内視鏡検査より手技は容易である．

嚥下内視鏡検査では評価しにくい，口腔から咽頭，食道への一連の動きの異常や誤嚥が検出しやすい．正面像も併せて撮影し左右差を観察し，その情報を基に摂食時の体位（側臥位や頚部回旋）を設定することなども行う．頚椎病変の嚥下への影響もよくわかる．高齢者では食道の悪性腫瘍などを発見することもある．

その他，舌圧測定，筋電図，嚥下圧，超音波検査などがあるが，一般臨床ではあまり使用されない．そのなかでは舌圧検査[35]については簡便で安価な装置が開発され急速に普及しつつある．また嚥下圧に関しても高解像度マノメトリー[36]などが導入され新たな知見が得られ始めている．さらに3D-CT[37,38]，咽頭の感覚テスト[39,40]など新たな技術革新で，嚥下の評価は新時代に入った感がある．

■ 重症度分類

1) 摂食嚥下能力のグレード[41]

摂食嚥下能力を10段階で評価したものである（表5）．いわゆる「できる」能力を評価したもの．評価者の主観が入るためやや難しいとされる．

2) 摂食状況のレベル（The Food Intake LEVEL Scale：FILS）[42]

摂食嚥下能力のグレードは患者自身が「できる」能力を評価しているのに対してFILSでは実際に摂食「している」状況を評価している（表6）．「グレード」との比較を行い，能力と状況が違っている場合にはそれを是正する方法がないか検討が可能となる．

3) FOIS（The functional oral intake scale）[43]

栄養摂取のレベルを経管栄養，経口摂取，食事の粘度を基に7段階で評価している（表7）．国際的に広く使用されていて，評価者間のばらつきが少ないことが特徴である．

4) 摂食嚥下障害臨床的重症度分類（dysphagia severity scale：DSS）[44]

誤嚥する食形態や嚥下に関連する器官の異常の有無を検査し，重症度を分類したものである．7段階で評価し，DSS 4〜1は誤嚥ありと判断する（表8）．誤嚥に注目して評価することで食事の介助者や訓練者に対して注意を促している．画像検査が必要．

5) 栄養学的評価など

血液検査，身体計測，主観的包括的アセスメント（subjective global assessment：SGA）[45]，簡易栄養状態評価表（Mini Nutritional Assessment：MNA®）[46]などが行われる．摂食嚥下障害において栄養学的評価は大変有用であり，おろそかにしてはならない．

表5　摂食嚥下能力のグレード[1]

Ⅰ 重症 経口不可	1	嚥下困難または不能．嚥下訓練適応なし
	2	基礎的嚥下訓練のみの適応あり
	3	条件が整えば誤嚥は減り，摂食訓練が可能
Ⅱ 中等症 経口と補助栄養	4	楽しみとしての摂食は可能
	5	一部（1〜2食）経口摂取
	6	3食経口摂取プラス補助栄養
Ⅲ 軽症 経口のみ	7	嚥下食で，3食とも経口摂取
	8	特別に嚥下しにくい食品を除き，3食経口摂取
	9	常食の経口摂取可能，臨床的観察と指導要する
Ⅳ 正常	10	正常の摂食嚥下能力

表6　摂食状況のレベル（FILS）

何らかの問題あり	経口なし	1 嚥下訓練を行っていない
		2 食物を用いない嚥下訓練を行っている
		3 ごく少量の食物を用いた嚥下訓練を行っている
	経口と補助栄養	4 1食分未満の（楽しみレベルの）嚥下食を経口摂取しているが，代替栄養が主体
		5 1〜2食の嚥下食を経口摂取しているが，代替栄養も行っている
		6 3食の嚥下食経口摂取が主体で，不足分の代替栄養を行っている
	経口のみ	7 3食の嚥下食を経口摂取している．代替栄養は行っていない
		8 特別食べにくいものを除いて，3食を経口摂取している
		9 食物の制限はなく，3食を経口摂取している
正常		10 摂食嚥下障害に関する問題なし

表7　FOIS（日本語訳）

1	経管栄養摂取のみ
2	経管栄養と水か食品のごくわずかな経口摂取
3	経管栄養と経口摂取の併用
4	均一な粘稠度の食事を全量経口摂取
5	様々な粘稠度の食事を全量経口摂取しているが，特別な準備や代償が必要
6	様々な粘稠度の食事を特別な準備なしに経口摂取しているが，特定の食品の摂取制限あり
7	制限なく全量経口摂取

表8　摂食嚥下障害臨床的重症度分類（DSS）

誤嚥なし	7	正常範囲
	6	軽度問題
	5	口腔問題
誤嚥あり	4	機会誤嚥
	3	水分誤嚥
	2	食物誤嚥
	1	唾液誤嚥

摂食嚥下障害の治療

摂食嚥下障害の治療は，まず現疾患の治療が優先される．特に神経筋疾患や腫瘍性疾患に関しては原疾患のコントロールがその後の経過に大きく影響するため，疾患の予後と治療計画をよく理解して対処しなければならない．

薬物治療

誤嚥性肺炎に対してACE阻害剤やシロスタゾールなどが有効であるとの報告がある．これはサブスタンスPを増加させて嚥下反射や咳嗽反射を強化するためとされている．その他，半夏厚朴湯などの漢方，クロコショウなどの香り成分など薬物治療の報告はあるが効果は限定的である．一方，嚥下に悪影響を与える薬剤も多く，表9にまとめた．薬物治療を考える前にまず嚥下に悪影響を与えている可能性がある薬剤を減量するか中止することを考慮すべきである[9]．

リハビリテーション

摂食嚥下障害のリハは間接訓練と直接訓練に大別される（表10）．間接訓練は食物を用いない訓練である．嚥下リハにおいても課題特異性があり実際に摂食する直接訓練は効果が高い．両者は単独で行うこともあるが適宜組み合わせて実施される．実際のリハ手技について詳細にまとめたものが日本摂食嚥下リハビリテーション学会よりwebで公開されており，詳細については，成書[47]および日本摂食嚥下リハビリテーション学会の医療検討委員会作成マニュアルの「訓練法のまとめ（2014版）」[48]を参照いただきたい．

なお最近の話題として非侵襲的経頭蓋刺激

表9 嚥下に悪影響を与える主な薬剤

トランキライザー，向精神薬	意識低下，咳・嚥下反射の低下，嚥下筋力低下
抗うつ剤	便秘，口腔乾燥，錐体外路症状
抗てんかん薬	精神活動低下，意識低下，嘔吐（気）
抗コリン剤	口腔乾燥，唾液分泌低下
抗がん剤	口腔咽頭粘膜病変，味覚障害，消化器症状，食欲不振
制吐剤，消化性潰瘍剤	錐体外路症状，口腔乾燥
筋弛緩剤	筋力低下
ステロイド	ミオパチー，筋力低下

表10 訓練法

Ⅰ 間接訓練	Ⅱ 間接および直接訓練	Ⅲ 直接訓練
嚥下体操	息こらえ嚥下	嚥下の意識化
頸部可動域訓練	頸部突出法	頸部回旋
口唇・舌・頬のマッサージ	咳・ハフィング	交互嚥下
氷を用いた訓練（氷なめ）	舌接触補助床	食品調製
前舌保持嚥下訓練（Masako maneuver，舌前方保持嚥下訓練）	前頸皮膚用手刺激による嚥下反射促通手技	スライス型ゼリー丸飲み法
チューブのみ訓練	電気刺激法	一口量の調整
頭部挙上訓練，嚥下おでこ体操	努力嚥下	体幹角度調整
バルーン法（バルーン拡張法，バルーン訓練法）	軟口蓋挙上装置	Chin down（頭部屈曲位・頸部屈曲位）
ブローイング訓練	バイオフィードバック	一側嚥下（健側傾斜姿勢と頸部回旋姿勢のコンビネーション）
プッシング・プリング訓練	メンデルソン手技	鼻つまみ嚥下
冷圧刺激	K-point刺激	複数回嚥下　反復嚥下
のどのアイスマッサージ		

法[49~51]などがある．近年，新たな治療法が加わり，リハはますます成果を上げている．

リハは急性期，回復期，生活期，終末期など様々な状況で行われる．それぞれ，合併症予防に主眼をおくのか，機能回復を狙うのか，維持するのか，QOL向上を狙うのか，ゴールを決めて治療方針を立てる必要がある．チーム医療が原則であるが，地域での連携を視野に入れたアプローチが必要となる．連携のツールとして「えんげパスポート」など[52]の試みがなされている．

■ **外科的治療**

薬物治療やリハでは改善しない重症例に対しては外科的治療が行われる．誤嚥防止手術や嚥下機能改善手術[53,54]があり，優れた治療成績が得られている．ただし，まだ手術を行える施設が限定されていることが課題で，今後手術を受けられる施設が増えることが望まれている．

最後になるが，超高齢社会を迎えて，終末期医療にも深く関わる摂食嚥下障害はますます重要な課題となっている．事前指示の問題を踏まえて安易な経鼻経管栄養やPEG造設に警鐘が鳴らされている．倫理的な視点[55]をもって真剣に医療者が取り組み，国民的議論とコンセンサスを得るように努力することが求められている．

（藤島一郎）

▶ **文献**

1) 藤島一郎：脳卒中の摂食・嚥下障害. 医歯薬出版，1993.
2) 金子芳洋・他（編）：食べる機能の障害—その考え方とリハビリテーション. 医歯薬出版，1987, pp73-75.
3) Leopold NA, et al : Swallowing, ingestion and dysphagia : A Reappraisal. Arch Phys Med Rehabil, **64** : 371-373, 1983.
4) 進 武幹：嚥下の神経機序とその異常. 耳鼻と臨床（補冊1）: 144-171, 1994.
5) Palmer JB : Integration of oral and pharyngeal bolus propulsion : A new model for the physiology of swallowing. 摂食・嚥下リハ学会雑誌，**1** : 15-30, 1997.
6) Nakagawa T, et al : High incidence of pneumonia in elderly patients with basal ganglia infarction. Arch Intern Med, **10** : 157 : 321-324, 1997.
7) Sekizaki K, et al. : ACE inhibitor and pneumonia. Lancet, **26** : 1069, 1998.
8) 尾本和彦：健常児の摂食機能発達および関連基礎知識. 障害児者の摂食・嚥下・呼吸リハビリテーション（金子芳洋監修，尾本和彦編）. 医歯薬出版，2005, pp5-38.
9) 藤島一郎（監）：疾患別にみる嚥下障害. 医歯薬出版，2012.
10) 平山惠造：神経症候学. 文光堂，1971, p1002.
11) 藤島一郎：脳卒中の嚥下障害，第2版. 医歯薬出版，1998, p61, 178.
12) Rousseux M, et al. : Unilateral pseudobulbar syndrome with limited capsulothalamic infarction. Eur Neuro, **127** : 227-230, 1987.
13) Robbins J, et al. : Swallowing after unilateral stroke of the cerebral cortex. APMR, **74** : 1295-1300, 1993.
14) Daniels SK, Foudas AL : The role of the insular cortex in dysphagia. Dysphagia, **12** : 146-156, 1997.
15) 藤島一郎・他：Wallenberg症候群における食塊の輪状咽頭部通過側. 神経内科，**52**(3) : 309-315, 2000.
16) 三石敬之・他：Wallenberg症候群における食塊の輪状咽頭部優位通過側，リハビリテーション医学，**42** : 412-417, 2005.
17) 谷口 洋・他：ワレンベルグ症候群における食塊の下咽頭への送り込み側と食道入口部の通過側の検討. 日摂食嚥下リハ会誌，**10**(3) : 2249-2256, 2006.
18) 佐藤友里・他：輪状咽頭部通過側が患側から両側へ変化した左延髄梗塞の1例. 耳鼻，**53**（補2）: S89-S93, 2007.
19) 藤島一郎：Wallenberg症候群における嚥下障害と付随する症候. 耳鼻，**55**（補2）: S129-S141, 2009.
20) 大熊るり・他：摂食・嚥下障害スクリーニングのための質問紙法の開発. 日摂食嚥下リハ会誌，**6**(1) : 3-8, 2002.
21) 深田順子・他：高齢者における嚥下障害リスクに対するスクリーニングシステムに関する研究. 日摂食嚥下リハ会誌，**10**(1) : 33-44, 2006.
22) 小口和代・他：機能的嚥下障害スクリーニングテスト「反復唾液嚥下テスト」の検討 (1) 正常値の検討. リハ医学，**37**(6) : 375-382, 2000.
23) 小口和代・他：機能的嚥下障害スクリーニングテスト「反復唾液嚥下テスト」の検討 (2) 妥当性の検討. リハ医学，**37**(6) : 383-388, 2000.
24) 窪田俊夫・他：脳血管障害における麻痺性嚥下障害—スクリーニングテストとその臨床応用について—. 総合リハ，**10** : 271-276, 1982.
25) 才藤栄一：摂食・嚥下障害の臨床的重症度分類と改訂水飲みテスト・食物テストとの関連. 平成13年度厚生科学研究補助金（長寿科学総合研究事業）摂食・嚥下障害の治療・対応に関する統合的研究（H11-長寿-035）平成13年度厚生科学研究補助金研究報告書. 133-147, 1998.
26) Takahashi K et al. : Methodology for fetecting swallowing sound. Dysphagia, **9**(1) : 54-62, 1994.
27) 平野 薫・他：嚥下障害判定のための頸部聴診法の診断精度の検討. 口外誌，**47**(2) : 93-100, 2001.
28) 若杉葉子・他：不顕性誤嚥のスクリーニング検査における咳テストの有用性に関する検討. 日摂食嚥下リハ会誌，**12**(2) : 109-117, 2008.
29) 寺本信嗣・他：嚥下スクリーニングとしての簡易嚥下誘発試験（simple swallowing provocation test）の有用性. 日呼吸会誌，**37**(6) : 466-470, 1999.
30) Mann G : The Mann assessment of swallowing ability. Delmar Cengage Learning, Clifton, NY, 2002.
31) 藤島一郎・他訳：MASA日本語版 嚥下障害アセスメント. 医歯薬出版，2014.

32) Groher ME : Dysphagia : Diagnosis and Management. 3rd ed. Boston, Butterworth-Heineman, 1997（藤島一郎監：嚥下障害・その病態とリハビリテーション．医歯薬出版，1998, pp161-162).
33) 藤島一郎：目で見る嚥下障害 嚥下内視鏡・嚥下造影検査の所見を中心として．医歯薬出版，2006.
34) 福村直毅：地域で展開する摂食・嚥下障害治療．臨床栄養，**119**(4)：422-426, 2011.
35) 武内和弘・他：嚥下障害または構音障害を有する患者における最大舌圧測定の有用性—新たに開発した舌圧測定器を用いて—．日摂食嚥下リハ会誌，**16**(2)：165-174, 2012.
36) Takasaki K et al. : Investigation of pharyngeal swallowing function using high-resolution manometry. *Laryngoscope*, **118** : 1729-1732, 2008.
37) Fujii N, et al. : Evaluation of swallowing using 320-detector-row multislice CT. PartⅠ: single- and multiphase volume scanning for three-dimensional morphological and kinematic analysis. *Dysphagia*, **26**(2) : 99-107, 2011.
38) Inamoto Y et al : Evaluation of swallowing using 320-detector-row multislice CT. PartⅡ: kinematic analysis of laryngeal closure during normal swallowing. *Dysphagia*, **26** (3) : 209-217, 2011.
39) 谷口 洋・他：内視鏡による探触子を用いた咽喉頭感覚の検査法の開発．耳鼻，**52**：256-262, 2006.
40) 石橋敦子・他：嚥下障害患者の喉頭感覚について—内視鏡と探触子を用いた新しい喉頭感覚評価法—．耳，**53**：153-161, 2007.
41) 藤島一郎：脳卒中の摂食・嚥下障害（初版）．医歯薬出版，1993, p72.
42) Kunieda K et al. : Reliability and validity of a tool to measure the severity of dysphagia : The food intake LEVEL scale. *J Pain Symptom Manege*, **46**(2)：201-206, 2013.
43) Crary MA, et al. : Initial psychometric assessment of a functional oral intake scale for dysphagia in stroke patients. *Arch Phys Med Rehabil*, **86**(8)：1516-1520, 2005.
44) 戸原 玄・他：摂食・嚥下障害臨床的重症度分類 DSS (dysphagia severity scale). 口腔病学会雑誌，**70**(4)：242-248, 2003.
45) Detsky AS et al. : What is subjective global assessment of nutritional status? *JPEN*, **11**(1)：8-13, 1987.
46) DiMaria-Ghalili RA, Guenter PA : The mini nutritional assessment. *Am J Nurs*, **108**(2)：50-59, 2008.
47) 聖隷嚥下チーム：訓練法．嚥下障害ポケットマニュアル 第3版．医歯薬出版，2011, pp95-172.
48) 日本摂食嚥下リハビリテーション学会医療検討委員会：訓練法のまとめ（2014版）．日摂食嚥下リハ会誌，**18**(1)：55-89, 2014. http://www.jsdr.or.jp/wp-content/uploads/file/doc/18-1-p55-89.pdf
49) Khedr, EM, et al. : Treatment of post-stroke dysphagia with repetitive transcranial magnetic stimulation. *Acta neurologia Scandinabica*, **119**：155-161, 2009.
50) Kumar S, Wagner CW, Frayne C, et al. Noninvasive brain stimulation may improve stroke-related dysphagia : a pilot study. *Stroke*, **42**：1035-1040, 2011.
51) Shigematsu T, Fujishima I, Ohno K : Transcranial Direct Current Stimulation Improves Swallowing Function in Stroke Patients. *Neurorehabilitation and Neural Repair*, **27**(4)：363-369, 2013.
52) 嚥下パスポートネット：えんげパスポート. 2014. http://hriha.jp/enge-passport.pdf
53) 堀口利之：嚥下障害の外科的治療．藤島一郎編著，よくわかる嚥下障害 改訂第3版．永井書店，2012, pp261-278.
54) 浜田 登，袴田 桂，金沢英哲：嚥下障害に対する口腔，咽頭の手術．聖隷嚥下チーム執筆，嚥下障害ポケットマニュアル 第3版．医歯薬出版，2011, pp255-270.
55) 箕岡真子，藤島一郎，稲葉一人：摂食嚥下障害の倫理．（株）ワールドプランニング．2014.

第3章 障害の病態生理と評価・治療

7. 排尿障害

Summary

① 蓄尿と排尿は，大脳・橋排尿中枢・自律神経・運動神経を介した複雑なメカニズムにより調節されている．
② 尿排出障害は男性に多く認められ，前立腺肥大症が代表疾患である．その治療は，薬物治療や経尿道的内視鏡手術が行われる．
③ 蓄尿障害は，過活動膀胱（over active bladder：OAB）によるものが多い．神経因性OABは男女とも中枢神経障害による．非神経因性OABは女性では特発性，男性では前立腺肥大に合併したものが多い．
④ 蓄尿障害は，その原因に対する治療が優先するが，OABに対しては抗コリン剤を中心とした薬物治療が中心である．
⑤ 排尿障害に対する薬物治療の奏効率は50～70％であるが，骨盤底筋訓練・運動療法・神経刺激療法などのリハビリテーション（以下リハ）を併用すると，治療効果が高まる．

概要

尿は腎で産生され，膀胱で溜められて尿道経由で体外へ排出される．この尿の産生量（尿量）が，排尿機能に大きく影響することになる．年齢別に，排尿量の目安を示すと，新生児は30～50 mL，乳児は300～500 mL，1～4歳では500～700 mL，5～10歳では600～1,000 mL，成人では1,200～1,500 mLである．1日尿量が100 mL以下を無尿，500 mL以下を乏尿，3,000 mL以上を多尿と呼ぶ．

排尿機能は大きく分けて，尿を排出する尿排出機能と尿を膀胱に溜める蓄尿機能とに分けられる．前者の障害を尿排出障害（狭義の排尿障害），後者の障害を蓄尿障害と呼んでいる．これらは，下部尿路機能障害により症状を呈することから下部尿路症状（lower urinary tract symptoms：LUTS）の1つと考えられている．LUTSを有する頻度は，男女ともに40歳以降加齢とともに増加することが知られている（図1）．本項では，このLUTSの一症状である排尿障害（尿の貯留・排出に関する何らかの障害）の病態生理・評価・治療について概説する．

病態生理

病態の理解の前に，正常排尿の生理について述べる．

排尿時には，尿道括約筋が弛緩し，膀胱排尿筋（利尿筋とも呼ぶ）は収縮し膀胱から尿道方向へ尿が排出される．蓄尿時には，膀胱排尿筋が弛緩し，膀胱頸部や尿道括約筋は収縮し，膀胱内に尿が貯留する．成人の場合は，1日の大半時間を蓄尿し，5～8回程度の排尿が起こる．この排尿・蓄尿のサイクル（リズム）は，中枢神経ならびに末梢神経により制御されている．生後数年で，抗利尿ホルモン分泌の日内変動が確立され，1日の排尿量は昼間に2/3，夜間に1/3に調節されるようになる．しかし，65歳以上では，昼間・夜間尿量がほぼ同量となり，夜間多尿の傾向を示す割合が増加する．

排尿の中枢は仙髄および橋排尿中枢にある．下部尿路は，仙髄（S2～S4），中間外側核を中

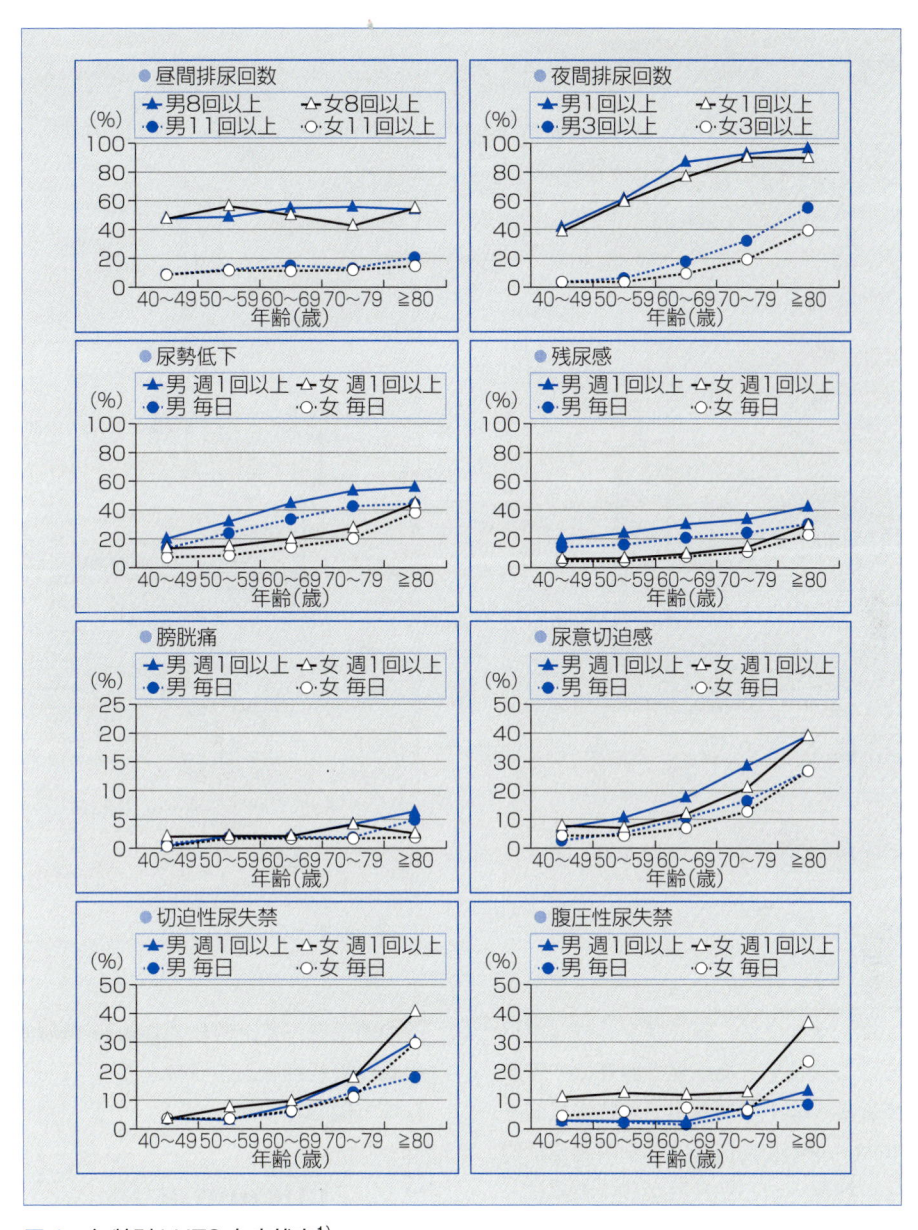

図1 年齢別LUTS有症状率[1]

枢とする副交感神経・胸腰髄（Th11〜L2），中間外側核を中枢とする交感神経・仙髄（S2〜S4），前核のオヌフ核を中枢とする体性神経の支配を受けている．

末梢神経として骨盤神経，下腹神経，陰部神経となり，それぞれの支配領域に分布する．交感神経の一部は，膀胱排尿筋にも分布している．

膀胱壁の求心性神経末端は，膀胱の伸展を感知するセンサー（伸展センサー）であり，蓄尿に伴う膀胱壁の伸展程度を中枢に伝え，膀胱での蓄尿の程度をモニターする役割を果たしている．

下部尿路に分布する神経終末からは，種々の神経伝達物質が放出され，それぞれの受容体（レセプター）を介して排尿筋や尿道括約筋の収縮・弛緩に関与している．

蓄尿のメカニズム

膀胱に尿が200〜300 mL程度溜まると，膀胱壁の伸展センサーが刺激され，その求心性刺激は骨

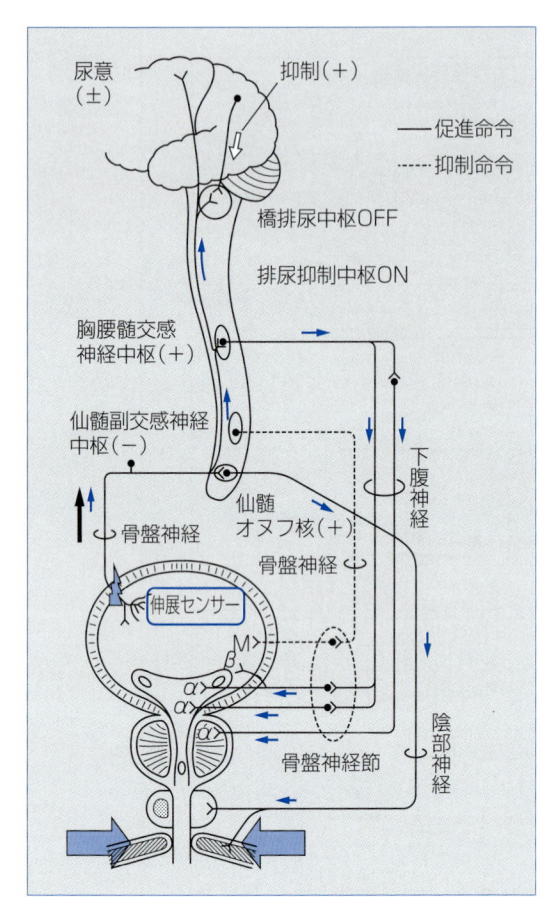

図2　蓄尿のメカニズム

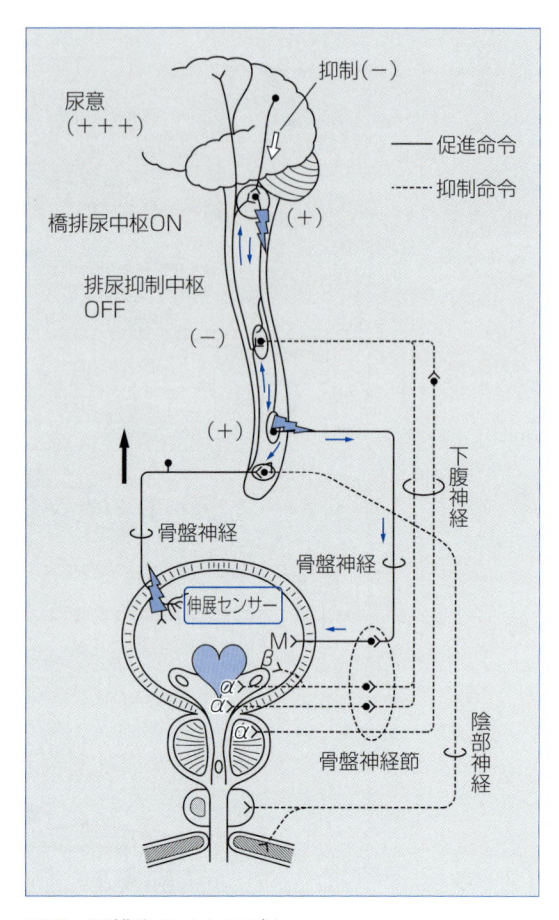

図3　尿排出のメカニズム

盤神経を介して，オヌフ核，胸腰髄交感神経中枢を興奮させる．この交感神経中枢の興奮は，下腹神経を介してβアドレナリン作用で膀胱排尿筋を弛緩させ，αアドレナリン作用により内尿道括約筋が収縮する．膀胱の求心性神経からの刺激は，橋排尿中枢および大脳へと伝わり，大脳で尿意を感じることになる．ここで，排尿反射が誘発されて排尿が開始されないように（尿漏れを起こさないように）意図的に橋排尿中枢を抑制し，トイレまで排尿が我慢できることになる（図2）．

排尿のメカニズム

膀胱が最大容量に達すると，膀胱からの求心性刺激は中枢にその情報を伝える．大脳は橋排尿中枢を抑制しているが，自分の意思で排尿を始めようとすると抑制を解除する．橋排尿中枢からの遠心性刺激は，仙髄の副交感神経中枢を興奮させると同時に，交感神経中枢とオヌフ核を抑制する．

その結果として，内尿道括約筋・外尿道括約筋の弛緩・膀胱排尿筋の収縮が起こり，排尿が開始される（図3）．

尿排出障害

原因は，①膀胱の障害に起因する尿排出障害，②膀胱出口部の障害に起因する尿排出障害に大別される．

1）膀胱の障害に起因する尿排出障害

排尿筋低活動が主原因．

a）神経性

糖尿病性末梢神経障害や骨盤内手術により骨盤神経が損傷され，尿意の低下や排尿筋収縮力の低下（排尿筋低活動）が認められる．

b）筋原性

加齢に伴う排尿筋収縮力の低下が主なものであ

る．

c）薬剤性

副交感神経遮断薬（ブチルスコポラミン），パーキンソン病治療薬（ビペリデン），向精神薬（クロルプロマジン），抗不安薬（ジアゼパム），抗不整脈薬（ジソピラミド）などがあげられる．

［治療］

排尿筋低活動に対しては，コリン作動薬が用いられているが，副作用の懸念も多く，現在は有効な治療薬がない．このため，清潔間欠自己導尿（clean intermittent catheterization：CIC）が行われている．

2）膀胱出口部の障害に起因する尿排出障害

a）前立腺肥大症（benign prostatic hypertrophy：BPH）

肥大した前立腺組織による膀胱出口の物理的圧迫による閉塞と，交感神経により前立腺部尿道の筋緊張が高まったことによる閉塞が相まって，排尿時における膀胱出口部の開大障害をきたす．

b）排尿筋・括約筋協調不全（detrusor sphincter dyssynergia：DSD）

排尿時に，排尿筋が収縮し外尿道括約筋が弛緩する協調運動が起こらないため，膀胱出口に閉塞が生じる．高位脊髄損傷・パーキンソン病・多発性硬化症に認められる．

c）骨盤臓器脱（pelvic organ prolapse：POP）

膀胱瘤や子宮脱により，尿道の圧迫・屈曲が起こり膀胱出口閉塞をきたすことによる．

d）尿道狭窄（urethral stricture）

経尿道操作による医原性尿道外傷や淋菌性尿道炎による尿道周囲組織の瘢痕性萎縮による．

e）前立腺がん（prostate cancer）

前立腺がんが局所浸潤し前立腺部尿道や膀胱頚部に狭窄をきたすことによる．

f）先天性後部尿道弁（congenital posterior urethral valve）

先天性に，後部尿道に膜様の狭窄を認める．多くは，小児期に尿排出障害や上部尿路の拡張で診断される．

［治療］

BPHに対しては，外科的治療として経尿道的前立腺切除術（transurethral resection of the prostate：TURP）やホルミウムレーザー前立腺核出術（holmium laser enucleation of the prostate：HoLEP）が行われる．薬物治療としては，α1レセプター遮断薬が用いられる．

POP，尿道狭窄，先天性後部尿道弁に対しては，それぞれに対する外科的治療が行われる．前立腺がんの局所浸潤の場合は，膀胱瘻造設がなされる．

DSDに対しては，抗コリン剤やβ3レセプター刺激剤を用いて，膀胱収縮を抑制し，上部尿路に影響を与える高圧排尿を避けるため，CICを行う．

蓄尿障害

膀胱蓄尿相にみられる症状であり，昼間頻尿・夜間頻尿・尿意切迫感・尿失禁（腹圧性・切迫性）がある．

膀胱炎・膀胱結石・前立腺がんなどの，下部尿路やその周辺器官の疾患に伴う症状である場合と，2002年に国際尿禁制学会が，頻尿と尿意切迫感を2大症状とする症状症候群として，定義した過活動膀胱（over active bladder：OAB）が主な疾患である．

OABの原因疾患は，神経因性と非神経因性に大別される．

1）神経因性OAB

過活動膀胱の発生機序が，脳幹部橋排尿中枢（pontine micturition center：PMC）より上位か下位かによって異なる．

a）PMCより上位での中枢神経系障害による場合

脳出血や脳梗塞のような脳血管障害やパーキンソン病に認められる．前脳からPMCに対する抑制性投射の障害のため，排尿を意識的に抑制できないことから，膀胱内にある程度の尿が溜まるとPMCを中枢とする排尿反射が容易に作動してしまうことによる．

パーキンソン病や多系統萎縮症などの神経変性疾患では，病気の初期は過活動膀胱を呈するが，病気の進行とともに尿排出障害も加わり，複雑な病状を呈する．

b）PMCより下位での中枢神経系障害による場合

仙髄より上位の障害による（核上型脊髄障害）・仙髄ないしは仙髄より下位の障害による（核・核下型脊髄障害）に分類される．

このなかで，核上型脊髄障害は，蓄尿障害を呈する．

脊髄損傷や多発性硬化症などで脳幹と仙髄の間が傷害されると，仙髄を中心とした排尿反射路が新たに形成される．膀胱内に尿が少量溜まっただけで仙髄反射により排尿が起こってしまう．排尿開始に伴う括約筋の弛緩が起こらないため，排尿筋・括約筋協調不全（DSD）が高率に出現する．

2）非神経因性OAB
a）下部尿路閉塞

前立腺肥大症に代表される下部尿路の閉塞は，尿排出障害のみならず，蓄尿障害の原因にもなる．

下部尿路閉塞により膀胱内圧が上昇し，膀胱血流障害をきたし，膀胱壁内神経の変性により膀胱壁の部分除神経をきたす．このため，アセチルコリンに対する膀胱平滑筋の収縮増加が起こる．膀胱平滑筋の興奮性の亢進や，神経成長因子（nerve growth factor：NGF）の発現によって，仙髄を中枢とする新規の反射路が形成される．尿路上皮からのATP（adenosine triphosphate），NO（nitric oxide），PG（prostaglandin）によりC線維を介した求心性神経の興奮性が亢進する．これらの，作用が相まって過活動膀胱をきたすことになる．

b）加齢

加齢に伴い，骨盤神経節後神経からのアセチルコリン放出が減少し，排尿開始を始動するATP放出が増加する．このことが，尿意切迫感などの蓄尿症状の原因となる．さらに，膀胱平滑筋では電気的興奮が隣接細胞へ伝達しやすくなり，蓄尿障害を呈する．

c）女性骨盤壁の脆弱化

骨盤底の脆弱化による切迫性尿失禁では，尿道内に漏出した尿が排尿筋の収縮を促進する尿道－膀胱収縮反射が想定されているが，詳細なメカニズムの解明には至っていない．

d）原因が特定されない（特発性）

患者数は最も多いが，原因は特定されていない．

[治療]

OABの治療は抗コリン剤やβ3レセプター刺激剤による薬物治療が中心に行われる．下部尿路の閉塞を伴う場合は，前述の膀胱出口部の障害による尿排出障害の治療に準じた治療が行われる．加齢による変化に対しては，定期的な運動の効果が示されている[3]．

評価

排尿障害は症状症候群であるため，自覚症状と排尿機能に関する他覚所見の評価が行われる．

自覚症状の評価
a）自覚症状（主観的評価法）

排尿に関する症状はその症状の進行が急速な場合と，年余にわたって緩徐に発来した場合では，受け止め方が大きく異なるため，数値化することが困難であった．このため，新規薬剤の開発のためにも，自覚症状の数値化が望まれた．

このために，最初に世界的なコンセンサスを得た評価方法として，国際前立腺症状スコア（international prostate symptom score：IPSS）が用いられるようになった（表1）．

b）その他

さらに，蓄尿症状の評価法として，考案されたのが過活動膀胱症状スコア（overactive bladder symptom score：OABSS）である（表2）．

このほかに，夜間排尿障害に特化した評価法として夜間頻尿QOL質問票（N-QOL）が考案され用いられている．

また，排尿の状態（排尿時間・排尿量）を記録する道具として，排尿日誌が活用されている（表3）．

客観的評価法

排尿の状態を客観的に評価する方法として，尿流測定（uroflowmetry：UFM）がある．これは，1秒間に排出される尿量を，センサーを用いて連続記録するもので，最近では便器に重量センサーを内蔵して，簡便に測定できる器械も市販されている（図4）．測定されるのは，排尿したいと感じてから実際に排尿が始まるまでの時間（排尿潜時），最大尿流率（mL/sec），平均尿流率（mL/

表1　国際前立腺症状スコア（IPSS）

IPSS

どれくらいの割合で次のような症状がありましたか	全くない	5回に1回の割合より少ない	2回に1回の割合より少ない	2回に1回の割合くらい	2回に1回の割合より多い	ほとんどいつも
この1か月の間に，尿をした後にまだ尿が残っている感じがありましたか	0	1	2	3	4	5
この1か月の間に，尿をしてから2時間以内にもう一度しなくてはならないことがありましたか	0	1	2	3	4	5
この1か月の間に，尿をしている間に尿が何度も途切れることがありましたか	0	1	2	3	4	5
この1か月の間に，尿を我慢するのが難しいことがありましたか	0	1	2	3	4	5
この1か月の間に，尿の勢いが弱いことがありましたか	0	1	2	3	4	5
この1か月の間に，尿を始めるためにお腹に力を入れることがありましたか	0	1	2	3	4	5
	0回	1回	2回	3回	4回	5回
この1か月の間に，夜寝てから朝起きるまでに，ふつう何回尿をするために起きましたか	0	1	2	3	4	5

合計　　　点

QOLスコア

	とても満足	満足	ほぼ満足	何ともいえない	やや不満	いやだ	とてもいやだ
現在の尿の状態がこのまま変わらずに続くとしたら，どう思いますか	0	1	2	3	4	5	6

表2　過活動膀胱症状スコア（OABSS）

以下の症状がどれくらいの頻度でありましたか．
この1週間のあなたの状態に最も近いものを1つだけ選んで，点数の数字を○で囲んでください．

質問	症状	頻度	点数
1	朝起きた時から夜寝る時までに，何回くらい尿をしましたか	7回以下	0
		8～14回	1
		15回以上	2
2	夜寝てから朝起きるまでに，何回くらい尿をするために起きましたか	0回	0
		1回	1
		2回	2
		3回以上	3
3	急に尿がしたくなり，がまんが難しいことがありましたか	なし	0
		週に1回より少ない	1
		週に1回以上	2
		1日1回くらい	3
		1日2～4回	4
		1日5回以上	5
4	急に尿がしたくなり，がまんできずに尿をもらすことがありましたか	なし	0
		週に1回より少ない	1
		週に1回以上	2
		1日1回くらい	3
		1日2～4回	4
		1日5回以上	5
	合計点数		点

質問3の点数が2点以上，かつ全体の合計点が3点以上であれば，過活動膀胱が強く疑われます．

---

sec），排尿量，排尿時間である．これに，排尿終了時に経腹超音波検査で残尿量を測定する．一般的な超音波診断装置ではなく，超音波式の残尿量測定専用機として，ブラッダースキャン^{TR}も用いられている（図5）．

尿流測定曲線のパターンを示す（図6）．

aは尿排泄障害を認めない，正常排尿パターン，bは高齢者の排尿パターンである．排尿潜時の延長，排尿時間の延長，最大尿流率・平均尿流率の低下がみられる．cは下部尿路閉塞があり，最大尿流率の低下と排尿時間の著しい延長がみられる．dは腹圧をかけたときにだけ尿の排出がある．eはさらに下部尿路閉塞が進んだ状態で，腹圧をかけたときのみ尿排出がみられる．fは尿道狭窄で，弱い排尿が長時間続く．

排尿状態はUFMで評価可能であるが，その原因解明のためには，膀胱機能尿流動態検査（uro-

表3 排尿日誌（bladder diary）

月 日（ ）

起床時間：午前・午後＿＿＿時＿＿＿分
就寝時間：午前・午後＿＿＿時＿＿＿分

メモ　その日の体調など気づいたことなどがあれば記載してください．

	時間	排尿 (○印)	尿量 (ml)	漏れ (○印)	
	時から翌日の　　時までの分をこの一枚に記載してください				
1	時　分		ml		
2	時　分		ml		
3	時　分		ml		
4	時　分		ml		
5	時　分		ml		
6	時　分		ml		
7	時　分		ml		
8	時　分		ml		
9	時　分		ml		
10	時　分		ml		
11	時　分		ml		
12	時　分		ml		
13	時　分		ml		
14	時　分		ml		
15	時　分		ml		
16	時　分		ml		
17	時　分		ml		
18	時　分		ml		
19	時　分		ml		
20	時　分		ml		
21	時　分		ml		
22	時　分		ml		
23	時　分		ml		
24	時　分		ml		
25	時　分		ml		
	時間	排尿	尿量	漏れ	
	計		ml		

翌日＿＿月＿＿日の
　　起床時間：午前・午後＿＿＿時＿＿＿分

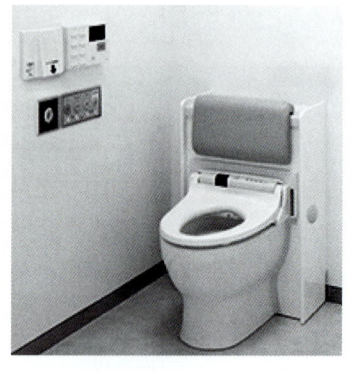

図4　便器に尿流測定装置を内蔵した機種
　最大尿流率（Qmax mL/sec），平均尿流率（Qave mL/sec），排尿時間，排尿量，尿流曲線パターンを解析

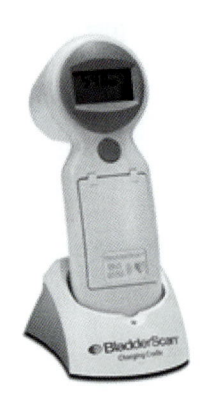

図5　残尿量測定機ブラッダースキャン^{TR}

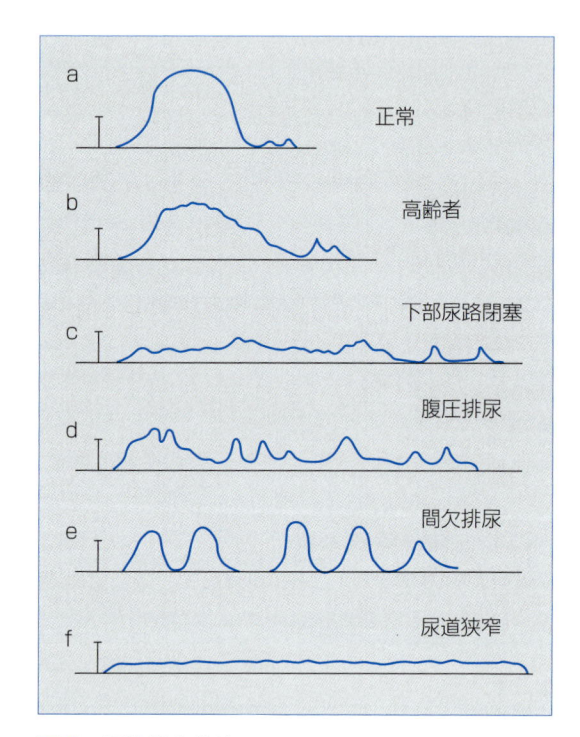

図6　尿流測定曲線
a　正常
b　高齢者
c　下部尿路閉塞
d　腹圧排尿
e　間欠排尿
f　尿道狭窄

dynamic study：UDS）が必要になる．UFMを行うと同時に経尿道的に挿入した圧センサーで膀胱内圧を測定し，経直腸的に挿入した圧センサーで直腸内圧（腹圧）を測定するものである．しかし，その侵襲性のために，専門の施設で主に行われている．

リハビリテーション対応

尿排出障害に対するリハ対策として，脊髄損傷患者の回復期リハをモデルとして考えてみる．麻痺のレベル・程度によって最終到達目標は異なるが，以下のようになる．

受傷直後で，臥位しかとれない場合は，排尿は主に膀胱留置カテーテルによる（マンパワーがあれば，ナースによる間欠導尿が行われる場合もある）．

①臥位から座位が可能になるようにリハが進めば，患者の意欲も向上してくるため，将来のCICに向けて，昼間は膀胱留置バルーンをクランプし

定時開放し夜間は開放することにより，膀胱容量の増大を図る．さらに，可能であれば昼間はナースによる導尿を行い，夜間はナイトバルーンを留置する．

②リハが進み上肢・手指の運動が可能になれば，CICを指導する．

③リハが進みトイレ移乗可能となれば，自排尿を試みCICとの併用とする．

④リハがさらに進み，歩行可能となれば，α1レセプター遮断薬との併用により自排尿が可能となることも多い．

蓄尿障害に対するリハ対策としては，腹圧性尿失禁に対しては，正しく骨盤底筋訓練を行うことで，2/3の患者に対して効果があるとされている．

また，OAB症状に対しては，30分程度の散歩のような軽度の運動負荷が，薬物治療に最も抵抗性の夜間頻尿に対して効果があることが知られている．

（岡田　弘）

▶文献

1) 日本排尿機能学会，男性下部尿路症状診療ガイドライン作成委員会（編）：男性下部尿路症状診療ガイドライン．ブラックウェルパブリッシング，2008．
2) 日本排尿機能学会，女性下部尿路症状診療ガイドライン作成委員会（編）：女性下部尿路症状診療ガイドライン．リッチヒルメディカル，2013．
3) 日本排尿機能学会，過活動膀胱診療ガイドライン作成委員会（編）：過活動膀胱診療ガイドライン．ブラックウェルパブリッシング，2008．
4) 日本排尿機能学会，夜間頻尿診療ガイドライン（編）：夜間頻尿診療ガイドライン．ブラックウェルパブリッシング，2009．

第3章　障害の病態生理と評価・治療

8. 褥瘡

Summary

① 褥瘡は，様々な疾患をベースとして障害をもった者に起こり得る二次的合併症である．
② 褥瘡は，身体の一部に高い外圧が持続的にかかることにより，骨と皮膚表層間の軟部組織の血流が途絶え組織が壊死するために起こる．
③ 脊髄損傷者における褥瘡発生は頻度が高く，ほかの疾患と異なる要因があり，その病態に注意しなければならない．
④ 褥瘡の発生は，皮膚から形成され，やがて皮下へと浸潤するという top-to-bottom model と，骨に接した深部組織の壊死が先行し，皮下より形成される bottom-to-top model という2通りが提唱されている．
⑤ 脊髄損傷者の褥瘡は，皮下より形成される bottom-to-top model がほとんどであり，触診により皮下の状態を評価し，さらにBモードエコーを用いて皮下の状態を評価することが重要である．
⑥ 褥瘡は，皮下の状態で発見すれば除圧のみでの治癒が可能であるが，表皮を越えて発生した場合は局所治療が必要となる．

■ はじめに

褥瘡は，様々な疾患をベースとして障害をもった者に起こり得る二次的合併症である．そのため，リハビリテーション（以下リハ）科において，褥瘡の予防と治療に取り組むことは重要である．さらに，障害者の「かかりつけ医」の役割も担っているリハ科医は，在宅障害者の褥瘡の予防と治療にも取り組まなければならない．リハ医療における褥瘡対策は，障害者の健康を維持していくために必要であり，褥瘡そのものの予防と治療をしていくだけではなく，褥瘡を障害の一部として捉え，身体機能や能力の状態を含め対応しなければならない．つまり，褥瘡の主な危険要因である自力移動能力の障害や関節拘縮への対策，在宅障害者の褥瘡再燃予防などには，当然リハ的な対応が必要である．さらに，様々な職種が協力してこそ，効果的な褥瘡対策が期待できると考えられる．このため，多職種に褥瘡に対するリハ医療の重要性を理解してもらい，リハ科医側もさらに褥瘡の予防と治療に対する知識と技術を深め，褥瘡対策に取り組んで行くことが重要である．

わが国における褥瘡有病率の調査は，日本褥瘡学会において定期的に行われている．2010年の調査では，褥瘡有病率は，一般病院2.94％，一般病院（療養型病床有）3.52％，大学病院1.94％，精神科病院1.92％，介護老人福祉施設1.89％，介護老人保健施設2.20％，訪問看護ステーション5.45％となっている[1]．また，褥瘡患者の基礎疾患の内訳は，1998年に行われた厚生省の調査によると，最も多いのは脳血管障害であり，その他，骨関節疾患，悪性腫瘍，感染症，認知症，循環器疾患，脊椎・脊髄疾患，外傷などがあげられている[2]．このように褥瘡は，どのような施設でも発生し，様々な疾患をベースとして起こり得る二次的合併症であることを認識しておかなければならない．

■ 病態生理

褥瘡は，各種の疾患やそれに伴う障害により無

第3章 障害の病態生理と評価・治療

8. 褥瘡

動や臥床状態となり，身体の一部に高い外圧が持続的にかかることにより，骨と皮膚表層間の軟部組織の血流が途絶え組織が壊死するために起こる．褥瘡患者の基礎疾患には，前述のように脳血管障害，骨関節疾患，脊椎・脊髄疾患など様々な疾患がある．しかし，脊髄損傷者における褥瘡発生は，他の疾患と異なる要因があることに注意しなければならない．脊髄損傷者では，ほかの疾患と同様に自力移動能力の障害や関節拘縮，骨の突出などが影響を及ぼしていることに変わり無いが，障害部位での感覚障害が褥瘡形成の大きな要因になっている．さらに，自律神経障害が褥瘡形成を起こし易くしていることが考えられる．

自律神経系は，交感神経と副交感神経よりなり，この相反する二重神経支配により，様々な調節作用を行っている．その一つに，末梢循環調節があり，特に頚髄損傷者などの高位脊髄損傷者では，上位中枢による交感神経を介した末梢循環調節が障害されている．正確な機序は不明であるが，おそらくこの循環調節障害により麻痺領域の末梢血流が低下しており[3]，脊髄損傷者の麻痺領域は，褥瘡形成を起こし易い状態になっていると考えられている[4]．また，脊髄損傷者では神経系のみではなく，内分泌系，免疫系の障害もあり，これらを統合したものが障害されることにより，褥瘡治癒を遅らせる可能性があることが報告されている[5]．脊髄損傷者の褥瘡を管理するには，これらの特殊性を理解する必要がある．ただ，詳細な機序については未だに不明な点も多く，今後解明していかなければならない問題である．

わが国における脊髄損傷者の褥瘡有病率の調査の一つに，全国規模の調査として全国労災病院リハ科が協力し1992年から脊髄損傷者の様々なデータを調査し，作成している全国労災病院脊損データベース（以下労災データベース）がある．この労災データベースによると，労災病院入院前および入院中に起きた褥瘡発症頻度は，1992〜1999年の調査データでは27.2%であった[6]．一方，米国における脊損データベースである「National SCI Statistical Center database」の1996〜1998年に登録されたデータによると，23.7%に褥瘡が発症しており[7]，日米ともに高い頻度で発症しているのがわかる．

褥瘡は皮膚表面から骨の間の軟部組織の壊死であり，壊死組織には感染を合併することがあり，骨髄炎や敗血症などに進展し感染が局所に留まらず拡大する場合もある．また，壊死組織による炎症や滲出液が持続することにより，栄養状態の悪化や貧血の進行が起こることもある．さらに，褥瘡は，重度の感覚障害が無ければ当然痛みを伴い，痛みや褥瘡治療のために，活動を制限されることもある．一方，頚髄損傷者や高位胸髄損傷者で感覚脱失がある場合は，褥瘡による痛みは感じないものの褥瘡が刺激となり自律神経過反射を誘発することがある．自律神経過反射は，過度の高血圧を起こし脳出血を引き起こすことがあり注意が必要である．

■ 評価法

褥瘡評価については，深さ（Depth），滲出液（Exudate），大きさ（Size），炎症・感染（Inflammation/Infection），肉芽組織（Granulation tissue），壊死組織（Necrotic tissue）およびポケット（Pocket）の各項目を評価し，褥瘡状態を判定するスケールであるDESIGN®が，2002年に日本褥瘡学会により開発され使用されている．さらに，深さ以外の6項目の評価得点の配分に重症度を加味した，改訂版（DESIGN-R®）（表1）が2008年に出されている．

褥瘡の深達度分類は，Sheaの分類に代表されるように視診のみで，表皮，真皮，皮下組織，筋肉，骨までと順番に深達度を評価している．DESIGN®の深さの項目においても，2008年改訂版で判定不能（unstageable）が追加されたものの，基本的には皮膚表面からの深さを視診により判定している．しかし，近年になって皮膚表面より骨に接した深部組織の壊死が先行する，deep tissue injuryという病態が注目されるようになっている．つまり，褥瘡の発生は，皮膚から形成され，やがて皮下へと浸潤するというtop-to-bottom modelと，皮膚表面の変化が明らかとなる以前に，筋肉などの深部組織が骨との圧迫などにより阻血状態を生じ，皮下より形成されているとするdeep tissue injuryを基盤としたbottom-to-top modelという2通りが提唱されている[8, 9]．

表1 DESIGN-R®

DESIGN-R® 褥瘡経過評価用　カルテ番号（　　　　　）
患者氏名（　　　　　　　　　　）　月日 / / / / / /

Depth 深さ　創内の一番深い部分で評価し、改善に伴い創底が浅くなった場合、これと相応の深さとして評価する

d	0	皮膚損傷・発赤なし	D	3	皮下組織までの損傷
	1	持続する発赤		4	皮下組織を越える損傷
				5	関節腔、体腔に至る損傷
	2	真皮までの損傷		U	深さ判定が不能の場合

Exudate 滲出液

e	0	なし	E	6	多量：1日2回以上のドレッシング交換を要する
	1	少量：毎日のドレッシング交換を要しない			
	3	中等量：1日1回のドレッシング交換を要する			

Size 大きさ　皮膚損傷範囲を測定：[長径（cm）×長径と直交する最大経（cm）] *3

s	0	皮膚損傷なし	S	15	100以上
	3	4未満			
	6	4以上　16未満			
	8	16以上　36未満			
	9	36以上　64未満			
	12	64以上　100未満			

Inflammation/Infection 炎症/感染

i	0	局所の炎症徴候なし	I	3	局所の明らかな感染徴候あり（炎症徴候、膿、悪臭など）
	1	局所の炎症徴候あり（創周囲の発赤、腫脹、熱感、疼痛）		9	全身的影響あり（発熱など）

Granulation tissue 肉芽組織

g	0	治癒あるいは創が浅いため肉芽形成の評価ができない	G	4	良性肉芽が、創面の10%以上50%未満を占める
	1	良性肉芽が創面の90%以上を占める		5	良性肉芽が、創面の10%未満を占める
	3	良性肉芽が創面の50%以上90%未満を占める		6	良性肉芽が全く形成されていない

Necrotic tissue 壊死組織　混在している場合は全体的に多い病態をもって評価する

n	0	壊死組織なし	N	3	柔らかい壊死組織あり
				6	硬く厚い密着した壊死組織あり

Pocket ポケット　毎回同じ体位で、ポケット全周（潰瘍面も含め）[長径（cm）×短径*1（cm）]から潰瘍の大きさを差し引いたもの

p	0	ポケットなし	P	6	4未満
				9	4以上16未満
				12	16以上36未満
				24	36以上

部位［仙骨部、坐骨部、大転子部、踵骨部、その他（　　　　　）］　合計*2

©日本褥瘡学会/2013

*1："短径"とは"長径と直交する最大経"である
*2：深さ（Depth：d、D）の得点は合計には加えない
*3：持続する発赤の場合も皮膚損傷に準じて評価する

障害の病態生理と評価・治療　第3章

8. 褥瘡

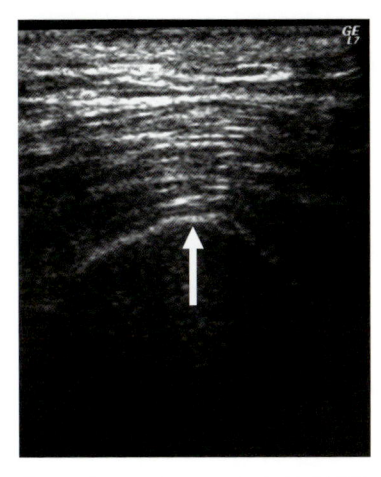

図1　Bモードエコーにおける正常皮下所見
坐骨から皮膚にかけて正常の筋層を認める（矢印は坐骨）．

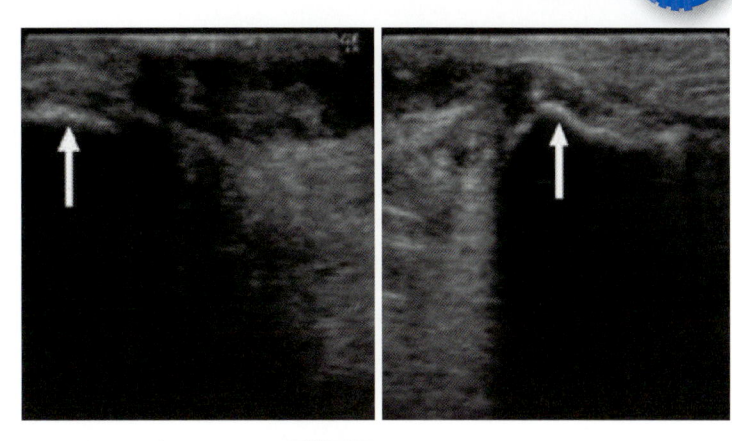

図2　Bモードエコーでの異常所見
左　視診・触診・エコーすべてで異常を認めたときのエコー像：坐骨上の筋層に乱れと坐骨右上に低エコー像を認める（矢印は坐骨）．
右　視診は正常であるが触診・エコーで異常を認めたときのエコー像：坐骨直上の筋層の乱れと低エコー像を認める（矢印は坐骨）．

　筆者らは，脊髄損傷者における褥瘡の長年の観察により，脊髄損傷者のほとんどの褥瘡はdeep tissue injuryの悪化によるものと考えられ，骨の直上で形成され，その後，皮膚表面に現れてくるbottom-to-top modelであることを報告している[10]．脊髄損傷者43名を対象とし，仙骨・左右坐骨の計129か所に対し，視診，触診による褥瘡評価に加えてBモードエコーによる皮下の状態（図1）をチェックした．この結果，視診および触診にて異常を認めた者は，Bモードエコーにおいて必ず皮下の異常所見が認められた（図2）．しかも，視診のみに異常（皮膚表面のみの異常）が認められた者は無く，Bモードエコーでのみ異常（皮下のみの異常）を認める者は存在した（図3）．以上のことより，褥瘡は皮下より形成され，その後，皮膚表面に現れてくると考えられる．つまり，褥瘡の深達度を評価するには，視診だけでは不可能であり，触診により皮下の状態（浮動感の有無）を評価し，さらにBモードエコーを用いて皮下の状態を評価することが重要である．

■ **予防**

　褥瘡は，その発生要因から障害をもった様々な患者に起こり得る，二次的合併症である．このため，発生予防のためにリハの果たさなければならない役割は大きい．
　疾病の急性期，意識障害や重度の機能障害のあ

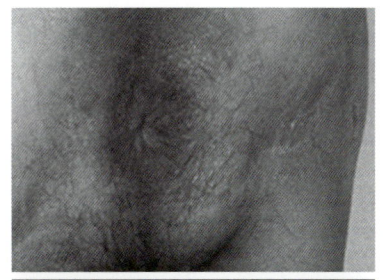

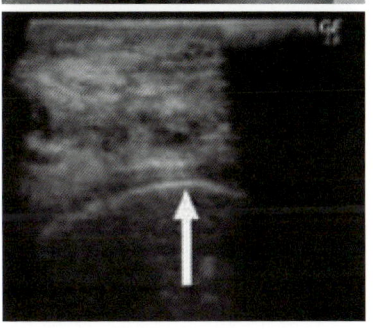

図3　Bモードエコーのみでの異常所見
触診・視診では異常所見はなくエコーでのみ坐骨直上の低エコー像と筋層の乱れを認める（矢印は右坐骨）．

る患者では，ベッド臥床による持続的外圧が原因となり褥瘡を発症することが多い．自力にて全く体動ができない患者には，褥瘡予防のため2時間おきの体位変換，体圧分散マットレスの使用，良肢位の確保なども重要であるが，リハ介入による離床も重要である．急性期の患者や脊髄損傷など

151

による重度の障害が残存している場合は，早期に離床を進め自力移動能力の改善を進めていく必要がある．例えば，脊髄損傷後の完全対麻痺患者に対しては，離床に向けたベッド上の寝返り動作，起き上がり動作，プッシュアップを利用した移動・移乗動作の習得を進める．また，意識障害のある患者に対しては，離床により座位・立位などの身体負荷をかけることが中枢神経に刺激を与え，意識改善を進め自力動作能力の改善にもつながる[11]．さらに，リハによる自力動作能力改善に向けた運動や筋力訓練が，筋萎縮の予防や改善にもつながり，褥瘡予防の一助ともなる．

関節拘縮があると，良肢位を保つことが難しくなり体の局所に外圧がかかりやすくなり，褥瘡を誘発しやすくなる．褥瘡予防のため，内的因子の一つである関節拘縮を予防するには，リハの介入が必要である．自動運動ができない患者に対しては，1日数回の徒手による可動域訓練を毎日続けることにより，基本的には関節可動域を維持することができる．ただし，筋に痙縮や固縮があるときは，徒手による可動域訓練のみでは関節可動域の維持は難しく関節拘縮を起こす場合が多い．関節拘縮を起こしたときは，装具などを用いた持続伸張が有効であるが，装具による褥瘡形成に注意が必要である．また，拘縮に作用している筋に対するフェノール神経ブロックやボツリヌス治療が関節拘縮改善に有効な場合もある．例えば，股関節の内転拘縮が良肢位の確保に悪影響を及ぼしているときは，フェノールによる閉鎖神経ブロックが有効である．

褥瘡の発生には，皮膚表面から受ける持続的外圧による外的因子に加え，低蛋白，浮腫，貧血，るい瘦，関節拘縮，皮膚状態などの内的因子が影響を与えている．このため，褥瘡予防のためには，栄養状態の改善，関節拘縮の予防，スキンケアによる皮膚の清潔維持など内的因子に対するアプローチも重要である．しかし，褥瘡は外的因子が無ければ発生することはなく，褥瘡予防には外的因子への対応が最も重要である．

さらに，褥瘡予防には，褥瘡の早期発見も重要である．ベッド臥床を余儀なくされている者や脊髄損傷者など，褥瘡の発症の危険性がある者に対

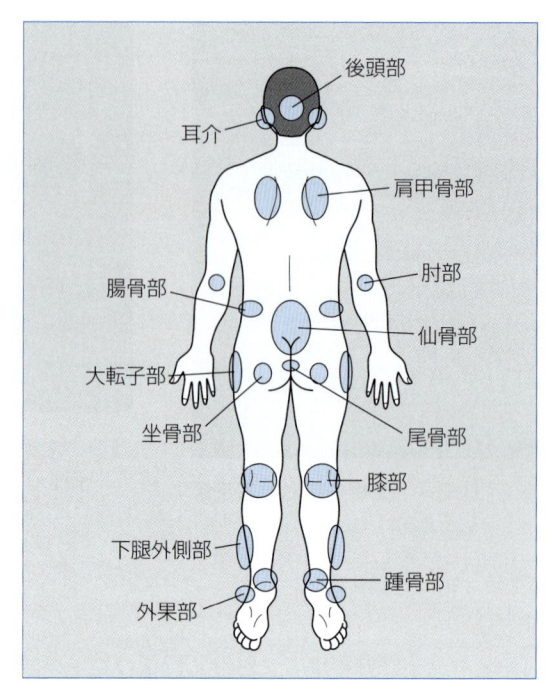

図4 褥瘡の好発部位

しては，褥瘡の好発部位（図4）を毎日チェックすることが重要である．例えば，臥床が続いている患者には仙骨部や踵骨部，脊髄損傷者には坐骨部のチェックを行う．皮膚のチェックは，前述したように視診のみではなく，触診によって確認することが重要である．皮膚表面に問題が無いか発赤程度であっても，皮下にすでに褥瘡ができている場合があり，触診にて浮動感が感じられた場合はBモードエコーにより皮下の状態を評価する．エコーにて，骨直上に低エコー域がある場合は褥瘡の可能性がある．

脊髄損傷者は，ほかの疾患に比べ褥瘡ができやすい状態にあることを考慮しておかなければならない．つまり，病状が安定し日常生活に戻った後も褥瘡の発生や再発予防に注意が必要である．日々の生活のなかでのプッシュアップ動作や殿部チェックの習慣を身につけるなど，しっかりとした自己管理を指導していくことが重要である．褥瘡は深部に発生している可能性があるため，殿部のチェックは見るだけでなく触るように指導することが重要であり，特に坐骨部を触って確かめるように指導する．また，褥瘡予防の一つとして，日常的な運動の重要性もあげられる．日常的に運

動をしている脊髄損傷者群と運動をしていない脊髄損傷者群を比較し，非運動群に褥瘡の発生率が高いことも報告されている[12]．おそらく，運動により心肺機能の向上，循環状態の改善，免疫能の改善などが起こり，褥瘡の予防や治癒に有効に働いているのではないかと思われる．また，日頃の運動は，自己管理意識という精神面にも良い影響があるのではないかと考えられる．

■ 治療

褥瘡が皮下の状態で留まっているときに発見すれば，除圧のみでの治癒が可能であるため除圧管理と指導が重要となる．体圧測定器を使用した様々な姿勢や体位における体圧分布の評価は，除圧管理と指導において客観的な評価ができ有益である．

褥瘡が表皮を越えて発生した場合は，除圧に加え創自体に対する局所治療が必要となる．まず，感染を合併している場合は，感染の温床となっている壊死組織（不良肉芽）を外科的に切除し，洗浄を繰り返し，感染をコントロールすることが重要である．感染がコントロールできれば，外用薬やドレッシング剤を使用し創部の適度な湿潤環境を保ちながら，創面の良性肉芽組織の形成を促進し，さらに，創の縮小を進め治療する．外用薬やドレッシング剤には様々なものがあり，その使用については創の状況に合わせて選択していくことが重要である．

また，ポケットを形成している場合は，ポケットが残存したまま創口が縮小してしまうとポケット内の治療が難しくなるため，外科的に切開することも考慮する．その他，創面が大きく保存的治療では時間を要する場合などに，皮弁術などの手術療法を考慮する場合もある．褥瘡の外科治療は，壊死組織を除去するデブリードマン，ポケットの切開，皮弁などの手術療法に分けられる．『褥瘡局所治療ガイドライン』[13]によると，"外科的デブリードマンは，壊死組織と周囲の健常組織との境界が明瞭となった時期，あるいは膿汁や悪臭を伴う感染創に行う．""ポケットの切開は，保存的治療を行っても改善しないとき考慮する．""手術療法は，深さが皮下組織以上に及ぶ時には考慮する．"とされている．しかし，これらの推奨度はすべてC1（行うことを考慮してもよいが，十分な根拠がない）であり，褥瘡の外科治療の適応については，十分なエビデンスが無いのが現状である[13]．外科治療の適応については，デブリードマンやポケットの切開については，上記ガイドラインの適応に従って進めてもそれほど問題は無い．なぜなら，これらの外科的処置は身体への侵襲が少なく，この処置自体がリハに及ぼす影響が少ないからである．しかし，手術療法については，身体への侵襲が大きく術後数週間の術創部の厳密な除圧が必要になり，リハや身体機能へ及ぼす影響が大きいため，治療適応は慎重に判断しなければならない．全身状態が手術侵襲に耐えられる状態であるかを考慮し，保存的治療に比べ早期の治癒が見込まれ，早期の離床が望める場合に手術療法を考慮すべきである．

おわりに

褥瘡そのものや褥瘡治療が，リハの阻害要因になるかという問題がある．しかし，リハにおいて関節拘縮の予防・改善を行うことや身体活動能力を改善することが，さらなる褥瘡形成を予防することは明らかであり，運動そのものが褥瘡改善に有効に働く可能性もある．このため，リハ的な視点から考えると，褥瘡が存在してもただベッド上で安静にさせるだけではなく，褥瘡部の除圧を保ちながらリハを続けることが，褥瘡の改善を早めることにつながると考えられる．例えば，仙骨部に褥瘡がある患者であれば，座位や立位をとらせることで仙骨部の除圧にもつながり，運動負荷を与えることが可能である．さらに，ベッド上で安静を続けることが，他の廃用症候群を誘発することにもなる．このことからも，褥瘡治療のためのベッド上安静期間は，可能な限り短くすることを心掛けなければならない．褥瘡そのものや褥瘡治療のために，更なる寝たきり患者を作ることは決して許されない．

（中村　健）

▶文献

1) 武田利明・他：療養場所別褥瘡有病率，褥瘡の部位・重症度（深さ）．褥瘡会誌，**13**（4）：625-632，2011．

2) 石川　治, 宮地良樹：褥瘡の治療ガイドラインと疫学：日米の比較. 褥瘡の予防・治療ガイドライン（厚生省老人保健福祉局老人福祉課監修）, 照林社, 1998, pp8-14.
3) Teasell RW et al. : Cardiovascular consequences of loss of supraspinal control of the sympathetic nervous system after spinal cord injury. Arch Phys Med Rehabil, **81** : 506-516, 2000.
4) Rodriguez GP et al. : Adrenergic receptors in insensitive skin of spinal cord injured patients. Arch Phys Med Rehabil, **67** : 177-180, 1986.
5) Cruse JM et al. : Review of immune function, healing of pressure ulcers, and nutritional status in patients with spinal cord injury. J Spinal Cord Med, **23** : 129-135, 2000.
6) 真柄　彰：褥瘡.（脊髄損傷のoutcome―日米のデータベースより―（住田幹男・他編））, 医歯薬出版, 2001, pp64-73.
7) Chen D et al. : Medical complications during acute rehabilitation following spinal cord injury—current experience of the model systems. Arch Phys Med Rehabil, **80** : 1397-1401, 1999.
8) Marklebust J, Margolis D : Pressure ulcers : Guidelines for Prevention and Nursing Management, 2nded, Springhouse Pub Co, the United States, 1996, pp 19-28.
9) Stekelenburg A et al. : Deep tissue injury : How deep is our understanding? Arch Phys Med Rehabil, **89** : 1410-1413, 2008.
10) Kanno N et al. : Low-echoic lesions underneath the skin in subjects with spinal-cord injury. Spinal Cord, **47** : 225-229, 2009.
11) Moriki T et al. : Sitting position improves consciousness level in patients with cerebral disorders. Open J Ther Rehabil, **1**（1）: 1-3, 2013.
12) 田島文博・他：脊椎脊髄損傷者のスポーツの適応と効果. 脊椎脊髄ジャーナル, **16**（4）: 493-500, 2003.
13) 日本褥瘡学会編：科学的根拠に基づく褥瘡局所治療ガイドライン. 照林社, 2005.

第3章 障害の病態生理と評価・治療

9. 痙縮・固縮

Summary

① 筋緊張は，筋が弛緩した状態で他動的伸展に対する抵抗（被動抵抗）として定義される．正常筋では体の構えや姿勢を保つために一定の緊張状態を呈している．このとき，伸張反射が重要で，筋緊張とは反射性に保持される持続性の筋の緊張状態と解釈される．
② 被動抵抗の異常亢進には主に痙縮（spasticity）と固縮（rigidity）があり，痙縮は速度依存性収縮反射，固縮は長さ依存性収縮反射の病的亢進状態と定義される．病態として，痙縮は動的γ運動神経，固縮は静的γ運動神経の亢進により生じると考えられている．
③ 上位運動ニューロン症候群には，陽性症状として脊髄反射の亢進，筋出力の亢進，同時収縮があり，陰性症状として筋力低下と運動制御の障害がある．狭義の痙縮は，上位運動ニューロン症候群の一部である．
④ 従来の評価には臨床的評価のほか，電気生理学的評価が主に用いられてきたが，近年痙縮の新たな客観的な評価法が開発されている．
⑤ 治療として薬物療法のほか，物理療法，運動療法，装具療法，神経ブロック療法，バクロフェン髄注療法，外科的治療などが利用される．近年ではボツリヌス毒素療法が保険適用となったことから，大幅に治療例が増加している．

概要

　脳血管障害，脊髄損傷，パーキンソン病などの中枢性疾患にみられる筋緊張（トーヌス，tonus）の異常は，リハビリテーション（以下リハ）においてきわめて重要な症状である．筋緊張の亢進は，一般的には随意運動や運動学習の障害となり，二次的に疼痛，拘縮等を発生させ，リハ上の阻害因子となる．筋緊張の亢進は，古くから痙縮（spasticity）と固縮（rigidity）に分けて理解されてきたが，それ以外にも種々の要素が含まれている．
　古典的な痙縮と固縮の鑑別点を**表1**[1]に示す．痙縮では深部腱反射は亢進，固縮では減弱し，筋を他動的に伸展するときの抵抗（被動抵抗）は，痙縮では折りたたみナイフ現象となり，固縮では鉛管現象や歯車現象を呈する．痙縮ではクローヌスや病的反射を伴っており，随意運動は固縮では困難となりやすく，痙縮では，姿勢や動作の影響を受ける[1]．
　臨床的には，痙縮は上位運動ニューロン症候群（痙性麻痺を含む）に，固縮はパーキンソン病に認められる．

古典的病態生理

　痙縮は筋の伸張の速さに比例する速度依存性収縮（相動性伸張）反射で，固縮は他動的にゆっくりとした伸張に対し，持続的に筋の収縮を示す長さ依存性収縮（緊張性伸張）反射である[2,3]（**図1**）．臨床的には痙縮は錐体路，固縮は錐体外路の障害により生ずるとされているが，この定義は必ずしも神経生理学的にあてはまらないとされている．また脳卒中や脊髄損傷などの上位運動ニューロン

表1 痙縮，固縮の比較[1]（一部改変）

検査項目など	痙縮	固縮
伸張反射	低閾値	高閾値
深部腱反射	亢進	減弱
病的反射	＋	−
クローヌス	＋	−
歯車現象	−	＋
鉛管現象	−	＋
折りたたみナイフ現象	＋	−
罹患筋	抗重力筋	重力筋
随意運動	できる	困難
姿勢・動作の影響	＋	−

障害には痙縮と固縮が合併して存在する固痙縮（rigidospasticity）の状態が多くみられる．

筋紡錘[4]の錘内線維の感受性を調整しているのはγ運動神経であり，動的γ運動神経と静的γ運動神経の2種類が知られている．錘内線維が伸張されると，Ⅰa線維とⅡ線維からの求心性インパルスが単シナプス性あるいは多シナプス性にαまたはγ運動神経に影響を与える（図2）[4]．動的γ運動神経の亢進により速度依存性収縮反射が亢進し，痙縮が出現しやすくなる．これに対し静的γ運動神経が亢進すると持続的な伸張反射が亢進し，固縮のような現象が現れるとされている[5]．

Ⅰa線維は同じ筋のα運動神経に単シナプス性に促通しており，拮抗筋のα運動神経には多シナプス性に抑制している（相反抑制）．Ⅱ線維は多シナプス性にⅠa線維とは反対の作用を与えている．また，ゴルジ腱器官からのⅠb線維は同じ筋に対し抑制的に作用する．折りたたみナイフ現象はⅡ線維とⅠb線維が関与している．

上位運動ニューロン症候群と痙縮

筋紡錘の感受性の亢進によって説明できる痙縮の症状は，速度依存性収縮などの一部の症状のみである．また，筋紡錘の感受性の亢進自体についても疑問がもたれている．そこで近年は，痙縮を上位運動ニューロン症候群の一症状として捉えている[6]．

上位運動ニューロン症候群は，脳卒中片麻痺や脊髄損傷による上位運動ニューロン障害の諸症状

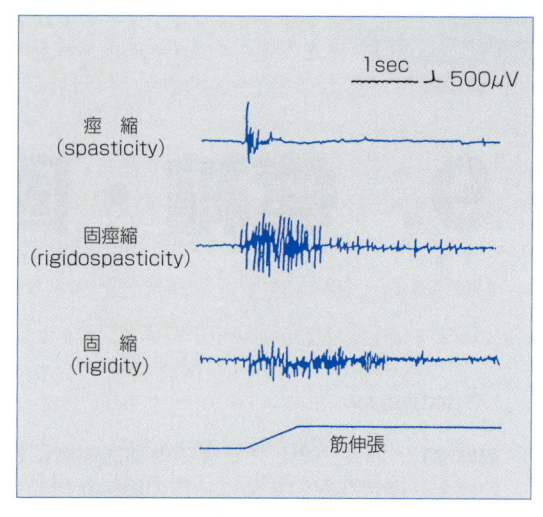

図1 伸張反射の筋電図

をまとめたもので，筋の過活動を特徴とする陽性症状と，活動低下を特徴とする陰性症状に分類される．陽性症状は，脊髄反射亢進，筋出力の亢進，同時収縮に分けられ，陰性症状には筋力低下と運動制御の障害が含まれる．

1）脊髄反射亢進

上位運動ニューロン障害により脊髄反射が亢進し，①正常反射の亢進，②原始反射の解放が起こる．正常反射の亢進症状として，固有受容器からの刺激による伸張反射閾値が低下し，深部腱反射が亢進する．深部腱反射亢進が著しくなるとクローヌスを生じる．これは速度依存性収縮，すなわち狭義の痙縮である．バビンスキー反射などの病的反射は，正常では抑制されているが，上位運動ニューロン障害により抑制が解除されて出現すると考えられる．

2）筋出力の亢進

上位運動ニューロン症候群における筋緊張亢進には，脊髄反射亢進以外にα運動ニューロン自体への入力増加が関与していると考えられている．これは古典的な痙縮の筋紡錘の感受性亢進のみでは説明できない症状を理解するのに有用な概念である．たとえば，脳卒中片麻痺にみられるWernicke-Mannの肢位は，α運動ニューロンへの持続的な入力による筋収縮の結果と考えられる．

脳卒中片麻痺の運動障害として知られる共同運動や連合反応は筋出力の異常として特徴づけるこ

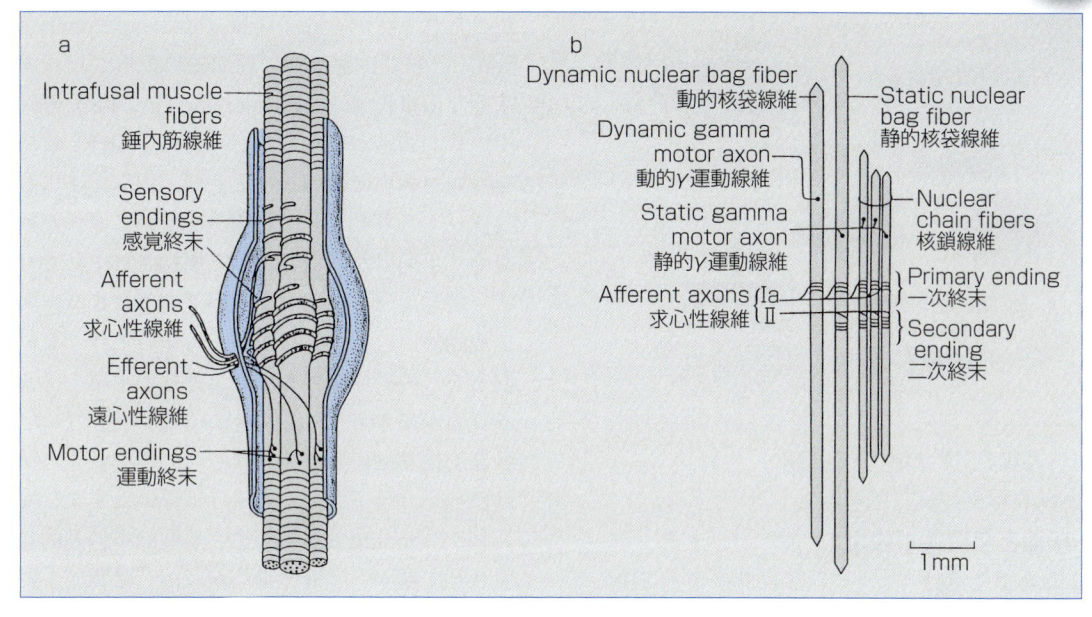

図2 筋紡錘の模式図[4]

筋紡錘の主な構成要素は，錘内線維，感覚終末，運動線維である．
　a：錘内線維は，特殊な筋線維である．その中心部は，収縮できない．錘内線維の中心部にあるらせんの感覚終末は，これらの線維の伸展に反応する．γ運動線維は錘内線維の収縮性のある，中心部からやや離れた局部を支配する．両端の収縮により中心部が引き伸ばされ，伸展に対する感覚終末の感受性が増大する．
　b：筋紡錘は3つのタイプの錘内線維を含む．それらは動的核袋線維，静的核袋線維，核鎖線維である．Ⅰa群線維は，3つの錘内線維すべてに一次終末を作っている．Ⅱ群線維は核鎖線維と静的核袋線維に二次終末を作る．また2つのタイプのγ運動線維が錘内線維を支配している．動的γ運動線維は動的核袋線維のみを，一方静的γ運動線維は核鎖線維と静的核袋線維を支配している．

とができる．正常の運動では，共同運動を適切に制御することで随意運動を制御しやすくしているが，脳卒中片麻痺では，共同運動が異常に出現してしまう．上位運動ニューロン障害によって共同運動に支配される状態は，異常な筋出力の亢進症状と捉えることができる．

3) 同時収縮

正常の随意運動では同時収縮を制御して，関節のかたさ（stiffness）を調節している．ところが，上位運動ニューロンの障害では，主動筋と同時に弛緩すべき拮抗筋も収縮してしまう場合があり，運動中の関節のかたさの亢進につながる．これは主動筋が収縮するときには拮抗筋が伸張されるため，脊髄レベルの速度依存性伸張反射の亢進による拮抗筋の収縮でも説明できるが，より中枢性レベルでの障害も関与している．

4) 筋出力の低下と運動制御の障害

上位運動ニューロン症候群では筋出力に必要な錐体路線維が減少すると，当然ながら筋力は低下する．したがって，共同運動に支配されているために筋力測定が行いにくい場合でも，一定の姿勢を保持するなどして筋力の評価が必要である．Motricity Indexなどの徒手筋力検査をもとにした片麻痺の評価も有用とされる．

また，運動制御の障害として，ぎこちなさ（巧緻性，あるいはなめらかさ）の問題がある．上位運動ニューロン症候群で運動が拙劣である理由は，脊髄レベルの速度依存性伸張反射の亢進，および脊髄を下降する運動指令の段階での障害のためである．錐体路線維の減少，伸張反射の亢進，その他の反射の出現等によって，一つの運動指令によって実現される運動は健常時とは全く異なっている．したがって，脳は正しい軌道を実現するための正しい運動制御を再学習によって生成しなければ，運動のぎこちなさを解決することはできない．

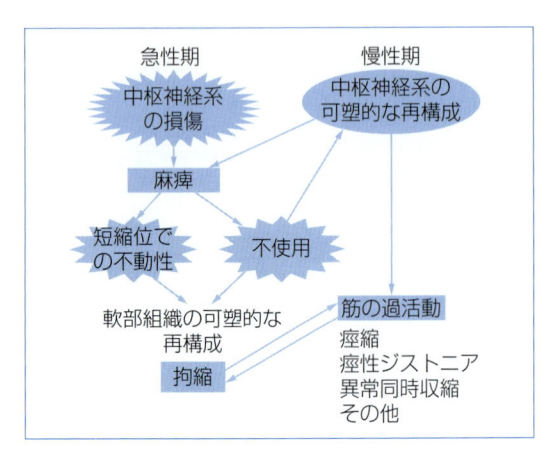

図3 痙縮の病態生理[8]（一部改変）

5）痙縮と学習性不使用

　これら上位運動ニューロン症候群によって生じる痙性麻痺は，以下の3段階によって引き起こされるとされる[7]．①運動単位の自発的動員の減少によって起こる麻痺，②短縮位でのポジショニングから生じる筋短縮や関節拘縮による麻痺肢の不動，③麻痺肢の慢性的な不使用による運動関連領域の可塑的な再組織化，である．このように痙縮の原因は，中枢神経の損傷だけに由来するものではなく，二次的な軟部組織の線維化や筋短縮，関節拘縮から骨格筋の弾性が失われ，錘内線維内の筋紡錘の興奮性が増大することにある．そのためわずかな伸張刺激により筋紡錘は過敏に反応し，深部腱反射の亢進として表れ，さらには異常な共同運動，同時収縮などの筋の過活動を招く．そして慢性期に移行すると，麻痺による不動が大脳レベルでの退行変容を引き起こし，麻痺肢の大脳皮質領域が縮小し，学習性不使用を招く．それがさらに麻痺肢の使用を妨げ，筋短縮や関節拘縮を引き起こすといった"負のスパイラル"を招き，筋の過活動を助長する（図3）[8]．

固縮と関連症状

　固縮はパーキンソン病などの錐体外路障害で生ずることが多いが，脳血管障害や脳外傷後，神経変性疾患などのパーキンソン症候群でも認められる．固縮の特徴として，他動的にゆっくりとした伸展に抵抗を示し，始めから終わりまで一様に抵抗がみられる状態を鉛管現象（lead pipe phenomenon）と呼び，歯車様の周期的に抵抗が増減する状態を歯車現象（cogwheel phenomenon）と呼んでいる．固縮が軽度でわかりにくい場合，机に肘をついた状態で前腕を挙上させ，手掌を下にしてリラックスさせても，手関節伸展筋に緊張が残るため，手関節が屈曲しないで保持されてしまう症状（信号現象）の確認が有用である．また，関節を他動的に屈伸させながら，対側の上肢でものを取るなどの動作をさせると，固縮の出現を感じとることができる（固化徴候）．頚部の固縮では，背臥位で他動的に頚部を屈曲させ，手を離すと頭部はゆっくり落下する，あるいは浮いたままになる（head dropping test）．また，足関節を他動的に背屈させて離すと，前脛骨筋が収縮して背屈したまま，なかなか戻らない現象がみられる〔ウェストファール（Westphal）現象〕．

　以上のほか，パーキンソン病でみられる症状として，無動，振戦，姿勢反応障害などが知られているが，固縮を含めた諸症状を緊張性伸張反射の亢進で説明できるわけではない．無動の機序として，淡蒼球内節の亢進が指摘されている．つまり，黒質変性によってドパミンが枯渇し，淡蒼球外節が抑制される結果，視床下核・淡蒼球内節が相対的に亢進し，視床・大脳皮質投射を過剰抑制して運動を抑制するに至るとされる．淡蒼球内節の亢進が，拮抗筋および反射性の筋収縮を抑制する脚橋核の機能を抑制することも固縮の出現と関連があるとされる．

評価（表2）

　痙縮，固縮ともに，四肢の手関節の背屈掌屈，前腕の回内回外，肘関節や足関節，膝関節などの他動的伸展（被動抵抗）を評価する．さらに深部腱反射，クローヌス，病的反射，関節可動域（range of motion：ROM），運動麻痺，姿勢時や動作時の肢位や筋緊張の変化，歩行や日常生活での影響などを評価する．痙縮の簡便な臨床的定性評価として，6段階のModified Ashworth Scale（MAS）（表3）[9]が広く利用されている．Stroke Impairment Assessment Set（SIAS）の筋緊張評

表2-a 痙縮の評価法

	方　法	評　価
臨床的評価	他動的伸展	・膝や肘を勢いよく伸展・屈曲する際の抵抗がある時点で最高となり，その後減弱（折りたたみナイフ現象） ・筋伸展の速さにより変化する（速度依存性収縮反射）
	Modified Ashworth scale	グレードを6段階に区分し，痙縮の程度を把握
	深部腱反射	亢進
	病的反射	しばしば認める
	Stroke Impairment Assessment Set	上下肢の深部腱反射および筋緊張を各々0～3で評価 （深部腱反射減弱および筋緊張低下をいずれも1Bとする点が特徴）
	姿勢・動作	姿勢・動作に影響を受ける 随意性の低下
電気生理学的評価	表面筋電図	・他動性伸展時の筋活動を調べる ・安静時および随意筋収縮を表面筋電図にて調べる
	H反射	・脊髄における伸張反射の興奮性を調べる ・H/M最大振幅比，H反射の回復曲線
	F波	・脊髄前角細胞の興奮性を調べる ・振幅，持続時間
	T波	・筋紡錘を介した伸張反射の興奮性を調べる ・T/M最大振幅比

表2-b 固縮の評価法

	方　法	評　価
臨床的評価	他動的伸展	・肘・膝の他動的伸展・屈曲のさいに抵抗を調べる（歯車現象，鉛管現象） ・速さにより抵抗が変化しない（長さ依存性収縮反射）
	Unified Parkinson's Disease Rating Scale	パーキンソン病患者の固縮に関して5段階の重症度評価を頸部・四肢に対し各々評価する．
電気生理学的評価	表面筋電図	・他動性伸展時の筋活動を調べる ・安静時および随意筋収縮を表面筋電図にて調べる

価項目は，深部腱反射と他動的筋緊張を別々に評価し，深部腱反射減弱および筋緊張低下を1Bとし評価する点が特徴である．固縮に関しては神経学的診察の他，パーキンソン病では表4のような統一スケール Unified Parkinson's Disease Rating Scale（UPDRS）[10]による頸部・四肢に関する固縮の重症度評価が行われている．

痙縮の電気生理学的評価として，H反射，F波，T波，表面筋電図などが用いられるが，いずれも客観的な評価法として確立されていない．固縮に関しても，表面筋電図を用いた評価が用いられる．

近年，新たな下肢痙縮評価法として，Chinoら[11]により足関節底屈筋痙性計測装置（Electric Spastic Ankle Measure：E-SAM）が開発された

表3　Modified Ashworth Scale[9]による痙縮評価法

グレード
0 ：筋緊張の増加なし．
1 ：罹患部位を伸展や屈曲したとき，可動域の終わりに引っ掛かるような感じやわずかの抵抗感を呈する軽度の筋緊張感の増加．
1+：可動域の1/2以下の範囲で引っ掛かるような感じの後にわずかの抵抗感を呈する軽度の筋緊張の増加．
2 ：緊張はより増加し可動域のほとんどを通して認められるが，罹患部位は容易に動かすことができる．
3 ：緊張の著しい増加で他動的に動かすことが困難．
4 ：罹患部位は屈曲や伸展を行っても固く動きがない状態．

表4 Unified Parkinson's Disease Rating Scale による固縮評価法[10]（一部改変）

患者は安静座位をとらせ，主要な関節で判断するが，歯車現象は無視する．
頸部・四肢で各々評価する．
0：ない．
1：軽微またはミラー・ムーブメント※ないしほかの運動で誘発できる程度．
2：軽度ないし中等度の固縮．
3：高度の固縮．しかし関節可動域は正常．
4：著明な固縮，関節可動域に制限あり．

※ミラー・ムーブメント：片側の肢を随意的に動かそうとしたときに反対側の肢も動いてしまう現象．

表5 痙縮の治療法

1．薬物療法
2．物理療法
3．運動療法
4．装具療法
5．神経ブロック療法
　a．フェノールブロック
　b．ボツリヌス毒素療法
6．バクロフェン髄注療法
7．外科的治療
　a．腱（筋）切断術
　b．神経切断術
　c．根切断術（前根，後根）
　d．脊髄切断術

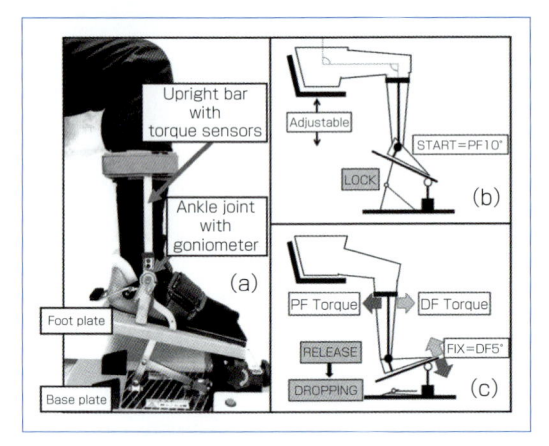

図4 足関節底屈筋痙性計測装置（E-SAM）による痙縮評価法[11]

（a）装置の各部の名称．（b）座位姿勢で足関節を背屈10°に固定する．（c）ロックバーの解除により足部は落下し，落下終了と同時に足関節は背屈5°で固定され，足部の底背屈トルクが継時的に記録される．

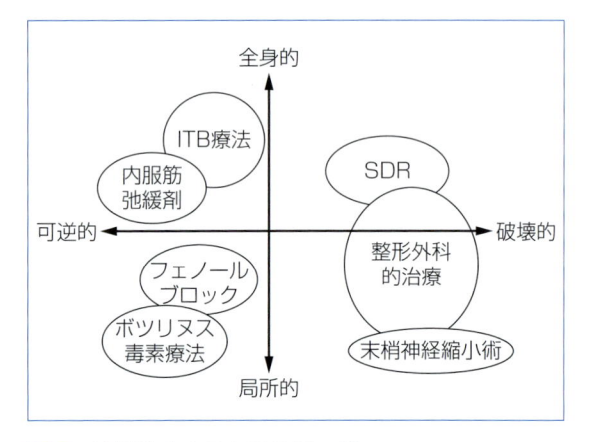

図5 痙縮治療のストラテジー[12]
ITB（Intrathecal baclofen therapy）；バクロフェン髄注療法，SDR（selective dorsal rhizotomy）；選択的脊髄後根遮断術

（図4）．E-SAM は足関節の急激な背屈に伴う足関節の角度変化と底背屈トルクを測定することができ，足関節底屈筋群の痙縮との関連が示唆されている．本装置は筋粘弾性などの非神経性要素と，伸張反射亢進による神経性要素の両者を含む客観的な定量的評価法として有用と考えられ，下肢痙縮の標準的な評価法として期待されている．

治療

1）痙縮に対する治療

痙縮に対する主な治療法を表5に，痙縮に対する治療ストラテジーを図5[12]に示す．軽度の全身的な痙縮には薬物療法を，局所の高度の痙縮に対しては，神経ブロック療法を第一選択にすべきである．全身性の高度の痙縮に対しては，バクロフェン髄注療法（Intrathecal baclofen therapy；ITB療法）も適応となり得る．痙縮の状態によって，これら様々な治療法を適切に選択する，あるいは併用することが重要である．しかし，上位運動ニューロン症候群を治療するためには，狭義の痙縮の抑制だけを問題にするのではなく，上位運動ニューロン症候群の症状全体を考慮する必要がある．この点で運動療法は治療の中心となる．

a）薬物療法

中枢性抗痙縮薬は，バクロフェン，チザニジン，ジアゼパムなどがあり，脊髄の単シナプス，多シナプス反射や γ 運動神経を抑制する．末梢性抗痙縮薬のダントロレンナトリウムは，筋小胞体から

表6 物理療法[13]（一部改変）

治療法		作用
温熱療法	痙縮筋 ホットパック，赤外線，パラフィン浴，極超短波，超音波	疼痛の軽減と筋トーヌスを低下させ痙性をやわらげる． 中枢→遠心性γ系の抑制．
寒冷療法	痙縮筋 氷水 コールドパック	長時間では，固有受容器や筋紡錘の求心性γ線維の抑制．
水治療法	全体 ハバードタンク 温泉療法	温熱的作用に加え，浮力，水圧などの静水力学的作用． 重力の軽減は痙性の抑制に有効で，抗重力筋に効果が大．
振動	拮抗筋 バイブレーター	痙性拮抗筋に相反性抑制を及ぼし痙性を軽減． 筋紡錘→GIa線維→脊髄後退→抑制介在シナプス→拮抗筋の抑制．
低周波 電気治療	痙縮筋拮抗筋 低周波	相反性抑制を行う．

のCaイオンの放出を抑制することによって，骨格筋を弛緩させるが，肝障害等の副作用に注意が必要である．これらの内服薬は全身に作用するため，脱力感，眠気などの副作用が出現しやすいので，注意を要する．

b）物理療法

物理療法により一時的に痙縮が抑制される．電気刺激は痙縮筋の拮抗筋を刺激し，相反性抑制による痙縮筋の過活動の軽減を期待する．例えば，下腿三頭筋の痙縮に対して，その拮抗筋を支配する腓骨神経刺激が有効である．その他，温熱療法，寒冷療法などがある（表6）[13]．

c）運動療法

痙縮筋の持続的伸張により痙縮が抑制されるが，これはIb線維やII線維への刺激がγ運動神経を抑制することによる．筋の短縮や拘縮を予防および改善するうえでも重要である．近年では重度の痙縮による痙性麻痺でも，他の痙縮治療と運動療法を併用することで機能改善する例も報告されており，今後も基本的な痙縮治療として積極的に運動療法は行われるべきである．

d）装具療法

拘縮の予防や変形の矯正に有効なだけでなく，持続的伸張による痙縮の抑制や，痙縮の抑制肢位の保持に用いられる．主に下肢痙縮の程度に応じて，プラスチックの厚さを調節したり，著しい下肢痙縮には支柱付き下肢装具を処方する．また，緊張性足趾屈曲反射が著しく槌趾をきたす場合，下肢装具内に中足骨骨頭除圧のためのパッドやtoe crestを作製して対応する．

e）神経ブロック療法

①フェノールブロック：フェノールブロックは運動点や運動神経をフェノールで破壊（化学的除神経）することにより，速やかに痙縮が改善する．対象となる筋は，下腿三頭筋が最も多く，ハムストリング，股関節内転筋，後脛骨筋などである．また，感覚線維のない閉鎖神経（筋枝）ブロックで股関節内転筋群の痙縮を治療することが多い．目標筋の筋腹に5％フェノールの注入を繰り返し，効果は通常3～6か月持続する．副作用として，感覚・運動混合神経に注入した際に感覚障害を生じることがある．

②ボツリヌス毒素療法：ボツリヌス毒素療法はボツリヌス毒素製剤を筋腹内に投与し，神経筋接合部でのアセチルコリン放出を阻害することで痙縮を軽減する．わが国では2010年に成人の上肢痙縮および下肢痙縮に対してA型ボツリヌス毒素の保険適用が承認され，治療例が大幅に増えつつある．本治療の利点は，フェノールブロックに比べて感覚障害の副作用がないことや，対象筋の筋腹内に投与すれば神経筋接合部まで浸潤するため手技的に簡便であることなどである．ボツリヌス毒素はα運動神経終末に作用して過活動を抑制するだけでなく，γ運動神経終末にも作用して筋紡錘を弛緩させるため，Ia線維活動を低下させることで痙縮を軽減すると考えられている．作用発

記憶システムには，時間的流れと貯蔵される情報の特性により，**表1**に示す複数の系が存在することが知られている．さらに長期記憶のモデルとして，**図1**に示すような区分がされている[3]．また自分自身の行動や経験に関する記憶である自伝的記憶と呼ばれるものも区分されており，**表2**のような特性を有している．

臨床的に頭部外傷や脳卒中を原因として記憶障害と診断される場合，通常はこのような長期記憶のなかのエピソード記憶の障害を指し，他の記憶システムは保持されていることが多い．そのために残存機能に依拠したリハをすすめることが記憶障害リハの理論的背景ともなる．しかし病変の局在によってエピソード記憶は正常で，意味記憶が障害される症例も認められる．そのため画像診断と，後述する神経心理検査，それに臨床症状を併せて分析する作業が必要となる．

■ 記憶障害の評価方法，重症度評価

記憶障害の診断，それにリハのプログラムをデザインするにあたり，記憶検査の実施とそれによる重症度評価，さらに他の認知機能の評価が求められる（**表3**）．

記憶障害の検査法として，日本版として標準化されているものには現在，リバーミード行動記憶検査（Rivermead behavioral memory test：RBMT）[5]と，ウェクスラー記憶検査（Wechsler memory test：WMS-R）[6]，さらに日本高次脳機能障害学会により2014年に作成された標準言語性対連合学習検査（Standard verbal paired-associated learning test：SPA）[7]がある．この3種類の神経心理検査は，記憶障害の診断と重症度評価，さらにリハによる改善をみる評価には必須の

表1 記憶システムの概要

記憶システム	特性
手続き記憶システム	動作に関する情報を保存するシステム，運動技能・スキルや認知技能（例，鏡像描写法），単純な条件づけ
知覚表象システム	無意識な知覚象徴を保存する，視覚単語形態や資格対象の構造特性などの無意識的同定に関係
意味記憶システム	物事の事実や概念に関する情報を保存，知識
短期記憶システム	数秒間保持される知覚的概念的情報の記憶
エピソード記憶システム	いつどこで何をしたかという時間的空間的に定位された個人的生活誌や社会的事象を保存

表2 自伝的記憶の特性

自己にとって重要で印象深いものに限定される	言語的情報だけではなく，あらゆるモダリティの情報が含まれる
重要な自伝的記憶は繰り返し想起され，想起の度に再構成され，再符号化される	自伝的記憶は意味化・概念化が促進され，長い年月を経た自伝的記憶は意味記憶に近い性質を持つ
自伝的記憶はエピソード記憶システムを中心として保存されるが，その内容により意味記憶システム・手続き記憶システムへと変容していく	前頭前野内側部，後部帯状回，下頭頂小葉などの正中線領域に集中（デフォルトモードネットワーク）

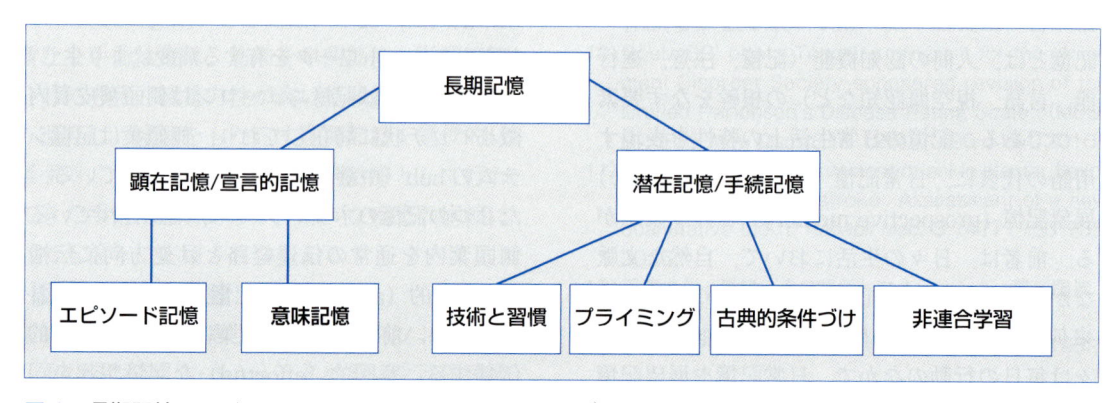

図1 長期記憶のモデル：model of long term memory[3]

10. 高次脳機能障害 1) 記憶障害，失行・失認

表3　記憶障害の重症度評価

行動観察
質問紙法（日常記憶チェックリスト；Everyday memory checklist：EMC）
リバーミード行動記憶検査（RBMT）
ウェクスラー記憶検査（WMS-R）
標準言語性対連合学習検査（Standard verbal paired-associated learning test：SPA）
WAIS-Ⅲ；作業記憶の下位項目
他の認知機能検査，遂行機能検査，注意検査

検査法となっている．

1) 標準言語性対連合学習検査

言語性対語検査として，三宅式記銘力検査（東大脳研式記銘力検査）における単語が現代社会にそぐわなくなっているなどの限界をふまえて作成された，新たな標準言語性対連合学習検査は，有関係対語，無関係対語それぞれ10対語記憶検査を3施行実施し言語性学習記憶を測定する．標準化の過程では16～84歳までのデータが分析されており，年齢別のパーセンタイル順位の評価が可能となっている．

2) RBMT

英国のWilson（1985）により作成された検査法であり，2002年に日本版が標準化された．日常記憶と展望記憶を反映する特性を有しており，日常生活上で記憶の側面が機能するシミュレーションを用いている．検査時間はおよそ30分であり，簡便に記憶障害の診断と重症度の評価が可能である．展望記憶，視覚的課題，言語的課題，空間的課題，それに近時記憶と遠隔記憶の内容を網羅している．スコアは標準プロフィール点に換算（24点満点，22点以上が正常）して表示する．標準プロフィール点にて数点の場合には，新しい情報の学習はかなり困難であり，病棟内では迷子（徘徊）の危険が生じる可能性がある．10点以上では通院・通学も独力で可能なレベル，18点前後では復職（後述）が可能なレベルと判断される．復職可否に関しても，このRBMTは有効な検査法であるとされており，週20時間以上の就労が可能な群と就労支援群とのカットオフ値がRBMT標準プロフィール点18.5であったことが報告されている[8]．

3) WMS-R

一般性記憶指標（これは言語性記憶指標と視覚性記憶指標から算定する），注意/集中指標，遅延再生指標の各スコアについて100を標準として換算して表現する．特に遅延再生指標は，難易度が高いものの，比較的軽症の記憶障害例の診断時には不可欠なスコアとなる．

さらに下位項目の素点（101点満点）の分析も不可欠であり，日常記憶に代表される記憶障害の存在と特性を鋭敏に評価することが可能となる．

その他に，Rey複雑図形の再生検査，意味記憶検査[9]，日常記憶チェックリスト（巻末付表3）[10]などがある．

日常記憶チェックリストは質問紙への回答を本人，家族（あるいは担当セラピストなど）により得る方法である．本人の回答結果は，自分の記憶障害をどのように認識しているか，つまり前述したメタ記憶の評価としても把握可能である．家族やセラピストとの評価スコアが近似してくれば，メタ記憶の改善として評価できる．

記憶障害のリハビリテーション

記憶障害のリハを含めた認知リハのEBMが明らかにされている．汎用されているものにはCiceroneのsystematic review（表4）[11]と，わが国では渡邉によるもの（表5）[12]がある．Ciceroneは高い推奨レベルの方法として記憶の内的ストラテジー（表6）と外的代償法を用いた記憶ストラテジー訓練をあげている．渡邉はメモリーノートの活用など，外的補助手段を使いこなす訓練をグレードAとしている．

表7には記憶リハの実際を示した[13]．まず記憶障害の重症度評価，他の認知機能を含めた残存機能の評価が実施される．次に重症度などに応じた自立度の目標設定を行う．そしてその達成のために，様々な確立された方法論〔環境調整，外言語化，補助具の活用，誤りをさせない学習法（errorless learning），間隔伸張法，PQRST法など〕を用いて，目標や自立度の達成，復職などの社会的再統合の援助をしていく．

1) 自立度の目標設定，能動性の誘発

記憶障害の重症度に応じて，患者の自立度を向上させる課題を設定していく．病棟内の道順の習

表4 記憶障害に対する訓練[11]

Intervention	Level of Recommendation
TBI後軽度記憶障害に対する内的ストラテジー（例：視覚イメージ法）と外的代償法（例：メモリーノート）の記憶ストラテジー訓練	Practice Standard (based on well-designed class I studies)
TBIと脳卒中による重度記憶に対する領域特異的な外的補助具の導入	Practice Guidelines (based on class I; methodological limitation, well-designed class II studies)
頭部外傷後の重症例に対しては，特定の技能や知識学習の誤りをさせない学習法（errorless learning），ただし新規課題や記憶全般の問題には限界	Practice Options (based on class II or class III studies)
TBI患者に対するグループ訓練での介入（Group-based intervention）	Practice Options (based on class II or class III studies)

表5 記憶障害に対する認知リハビリテーション[12]

Intervention	Level of Recommendation
外的補助手段を使いこなす訓練 ・メモやスケジュール管理，メモリーノートの活用，memory aidなど	グレードA
誤りをさせない学習法（Errorless learning） ・記憶障害者はerrorfull learningに比してerrorless learningの学習効果が優れている事実に依拠 ・道順学習，手順の学習など領域特異的知識の学習などに適用（例：徘徊の予防）	グレードB

表6 記憶の内的ストラテジー（internal strategy）

内的ストラテジー	具体的手法
視覚的ストラテジー	・視覚イメージ法（Visual imagery） ・ペグ法（Peg-type mnemonics）
言語的ストラテジー	・PQRST法 ・手がかり消去法（Vanishing cue method） ・語頭文字記憶術（First-letter mnemonics） ・脚韻法（Rhymes） ・物語作成法（Method of forming a story）
間隔伸張法（Spaced retrieval/Expanded retrieval practice）	・30秒後の再生より開始し，徐々に再生の時間間隔を延長する

表7 記憶障害のリハビリテーションの実際

項目	具体的には
重症度評価	RBMT，WMS-Rは必須，日常記憶チェックリストによる病識（メタ記憶）の評価，他の認知機能評価
領域特異的知識の習得	病棟内の道順，ナースコールの手順，離棟の手順，通院方法などの習得
自立度の目標設定	病棟内自立，院内自立，通院の自立，…，復学，復職
環境調整	学習すべき情報の認知を促進する環境調整，日付，場所，スケジュール，スタッフの名前，病歴…
見当識訓練	日付，場所，課題，スケジュールの学習，外言語化，俯瞰図を描く，…
記憶の補助具の習得	外的補助具：メモリーノート，アラーム，電子機器 内的ストラテジー：視覚イメージ法，PQRST法，…
間隔伸張法	学習すべき情報・行動の再生（想起）を30秒から開始し，徐々に再生時間を伸ばす，15〜60分後に想起できれば長期記憶に転送されたと評価

得，病棟内生活の自立，日課表の習得，記憶の補助具の習得，通院の自立，昼の独居を可能とすること，買い物の自立，通学，復学，さらに復職・就労などと段階的に目標を設定して患者に提示する．患者の能動性を引き出すことを主眼に，要望を聞き出すこと，目標設定とその達成のための課題に関する話し合いを重ねていく．

2）補助具の活用

記憶の補助具（memory aids）の使用を習得することは，記憶障害のリハ上，きわめて重要な意味を有している．つまり記憶の補助具としてのメモリーノート，システム手帳や電子機器（携帯電話，iPad，メモリーアシストなど）などが活用可能となることは，記憶すべき情報を外的に保持する代償システムを構築することになる．また前述したメタ記憶の改善にもつながる．こうした補助具は，記憶障害をはじめとする認知障害を有する患者にとり，「認知の補助具（cognitive prosthesis）」として位置づけられる[14]．メモリーノートの習得と活用は最初に取り組むリハ課題の一つとなる．まずは，スケジュールを参照して定時に確実に記入していくことから始める．メモリーノートを日常生活のなかでの自主的活用へと汎化させていくには，応用訓練など様々な状況を設定しての訓練をデザインする．定型化されたメモリーノートとして，「新記憶サポート帳」[22]，「M-メモリーノート」[23]があり，市販されている．

3）誤りをさせない学習法

誤りをさせない学習法（errorless learning）は，誤りを経験する学習法（errorful learning）に比して，記憶障害を有する有意に学習成績が向上するとの知見[17]により支持されている．健常者は誤りをおかしても，そのエピソードを学習しており，次の施行時には誤りを排除できる．しかし記憶障害者の場合には，誤りをおかしたというエピソードを記憶しておらず，逆に潜在記憶による学習効果が機能して，誤りを排除できない．例えば，重度の記憶障害者に対する病室からトイレ，食堂などへの道順学習に際しては，最初の施行から正しい道順が学習できるように援助する．最初の施行で誤った道順を学習すると，同じ誤りを繰り返し，それが迷子（徘徊）へとつながる．

4）間隔伸張法

間隔伸張法（spaced retrieval：SR法）は学習すべき情報や行動パターンを，再生時間を次第に延長することで長期記憶へと転送することを目的とする手法である．再生や再認の時間をまず1分から開始，成功したら2分，その後5分，10分へと延長していく．失敗した場合には成功する再生時間へ戻して施行を繰り返す．

5）自伝的ビデオ（reality orientation & self awareness movie：ROムービー）[15,16]

前脳基底核部健忘（TBI例や前交通動脈瘤術後症例などで認められる）では重度な記憶障害とともに，病識欠如，作話などが認められ，前述した記憶障害に対する認知リハでは限界が存在した．そのために現実見当識情報と患者自身の訓練場面を取り込んだムービーを作成して視聴させる訓練が，self awarenessと記憶障害の改善に有用であることが報告されている．残存している自伝的記憶を刺激することなどでメタ認知の改善を図る手法である．

■ 記憶障害患者の復職援助

記憶障害の診断がなされずにいて，就労・復職後あるいは転職を契機に初めて記憶障害のために一般就労が困難であることが判明することは少なくない．軽度の記憶障害であっても，適切な援助のない状況での一般就労は不可能となることが少なくない．記憶障害を有する患者の社会的再統合の重要な目標は，就労・復職であり，障害年金（障害基礎年金）の申請などの経済保障とともに，就労援助が求められる．重症度や年齢にも依拠するが，若年者において，就労意欲が高く，認知機能における評価として以下のような症例では一般就労・復職を目標として援助をすすめる．これまでの経験から神経心理検査としては，例えば，WAIS-RでのFIQ85以上，RBMTでは標準プロフィール点18点以上，注意・遂行機能検査上ではほぼ問題がないことなど，一定の認知レベルまでの医学的リハの成果が求められている[16]．

頭部外傷などに起因する記憶障害が残存しているという症状を患者自ら理解をしていること，そして，そのために職業リハ〔障害者職業センター，障害者総合支援法による就労移行支援など（表8）〕の専門職から就労のための評価と具体的指導を受けていくこと，さらにジョブコーチの介入により職場での代償的な方法を就労に先駆けて実施するなどのプロセスが必要となる．記憶障害患者にとり，就労・復職は一つのステップであり，決してゴールではない．就労後にも多くの問題が生じてきて，ジョブコーチによる継続的援助，さら

10. 高次脳機能障害 1）記憶障害，失行・失認

表8 障害者総合支援法 訓練等給付費に関するサービス

サービス名	サービス内容
就労移行支援 （利用契約）	就労を希望する，雇用されることが可能と見込まれる場合，一定の期間訓練の提供，求職活動に関する支援，就労後定着のための支援
就労継続支援A型 （雇用型）	雇用契約による就労の機会，訓練などの支援，最低賃金保障
就労継続支援B型 （非雇用型）	雇用契約による就労が困難な場合，生産活動などの機会の提供支援，利用契約での生活リズム形成援助など

表10 失行に対する訓練[11]（上），[12]（下）

Intervention	Level of Recommendation
左半球損傷後脳卒中後の失行に対する特異的なジェスチャーとストラテジーの訓練	Practice Standard (based on well-designed class Ⅰ studies)

Intervention	Level of Recommendation
障害のある行為に対し代償方法を習得する訓練（ストラテジー訓練） ・左大脳半球損傷の失行患者に対して，動作手順の言語化，記述での提示，図示を用いて障害代償方法を習得させる	グレードA

に医療スタッフによるストレス軽減などのアドバイスが必要となる．就労後にも認知機能の改善が得られる可能性（冗長性）をフォローしていく必要性がある．

失行・失認

失行のリハビリテーション

運動麻痺はないか，あっても軽度であるにもかかわらず何らかの運動パターンや行為の障害を呈する場合に失行症と診断される（表9）．失行に対するリハのEBMは比較的推奨レベルの高い評価がされている（表10）[11, 12]．道具の使用障害と定

表9 失行（行為の障害）例

失行	特性
観念失行	道具使用の障害（左大脳半球下頭頂小葉病変を含む脳血管障害）
観念運動失行	パントマイムの障害
肢節運動失行	大脳性拙劣症（中心回領域病変による）
着衣失行	着衣の障害

表11 観念失行のリハビリテーションのポイント[17]

・ADL場面における観察，動作分析，随伴症状（失語，depression, rejection などの心理面）の評価とそれへの対応
・改善をはかろうとするADL項目を設定して，同一のセラピストにより実生活場面で同一の手順で訓練，患者と同一の面に座って（立って）援助する
・患者が認識しやすい対象物品を準備する．難易度の低い物品使用から開始する．
・Errorless completion of the whole activities（誤りを生じないように，目的動作を完成させる援助）
・Training of details（細部の学習，対象物品を構成する細部を認識できるように，触れさせ，使用させて訓練する）
・動作訓練を実施した環境でのADLは改善するが，他の領域への汎化は期待できない．環境が異なることにより，障害は再顕在化する．

義される観念失行に対するリハ上の対応に関しては表11に示した内容が広く支持されている．

失認のリハビリテーション

失認には，視覚失認，同時失認，相貌失認，色彩失認，聴覚失認，触覚失認，自己身体部位失認などが知られている．しかしこと失認に対してリハのEBMとして支持されている方法は現在までには明らかになっていない．リハの方法論が提示されているいくつかを表12に提示した[18]．

視覚背側経路損傷による神経症状として，表13に提示した3つの視覚背側経路による臨床症状の説明がされている[19]．

Bálint-Holmes 症候群

頭頂後頭葉病変（両側性病変で生じる場合が多いとされる）では，同時失認（同時に複数の視覚的認知が困難な症状）や，バリント症候群などが認められる．

バリント症候群とは，Bálint（1909）により両側頭頂葉損傷例を報告した．精神性注視麻痺，視

覚性運動失調，視覚性注意障害の 3 徴候が認められ，視空間認知障害の最も重度な障害像であると言える．図 2 には左頭頂葉皮質下出血によりバリント症候群を呈した症例の頭部 CT と MRI 画像を提示したが，右頭頂葉にも陳旧性の病変が認められており，多くは両側頭頂葉病変により生じると理解される．

一方，視覚性距離判断の障害を呈する視覚性失見当識（visual disorientation）例を Holmes（1919）が報告しており，今日 Bálint-Holmes 症候群とし て取り扱われている場合がある．船山ら（2009）は Bálint-Holmes 症候群においては，視空間的短期記憶（visuospatial short-term memory）の障害が認められることを報告[20]しており，障害像の中核をなす症状である可能性が示唆されている．視空間的短期記憶の障害説は後述する Gerstmann 症候群における障害像の解明にも手がかりを与えている．

Gerstmann 症候群

Gerstmann（1924, 1930）により左頭頂-後頭葉背側移行部（角回）に病巣を有する症例報告がされたことにより，Gerstmann 症候群として，4 徴候（失算，失書，手指失認，左右障害）として周知されている．Gerstmann 症候群の中核的障害像

表 12　失認に対するリハビリテーション[18]

	Intervention
視覚失認 ・統覚型（模写・形の異同判断ができない） ・連合型（模写・形の異同判断が可能）	健常な他の感覚モダリティや言語を用いて，物品の名称，特性を学習させる
相貌失認 ・劣位半球後頭葉内側面（紡錘状回，舌状回）が重視されているが，両側性が重度の症状を示す	顔のみならず髪型，体型，服装などの視覚情報，声などの聴覚情報を動員して人物の同定ができるようにする
街並失認 ・熟知している建物や風景が何処であるかわからない ・右海馬傍回（後部）に病巣	建物の位置関係，看板の文字などの特性，特徴的な音などを手がかりとしてどこの場所であるか推定させる代償方法の訓練
道順障害 ・目的とする場所の方角定位と距離判断が困難 ・脳梁膨大部後域に病巣（頭頂葉内側部，後帯状皮質も関与）	言語的な学習などを用いた代償方法の訓練

表 13　視覚背側経路損傷による神経症状[19]

損傷経路	発現する症状
腹側経路（一次視覚野→側頭葉経路）	視覚失認
背側経路（一次視覚野→頭頂葉経路） ①腹背側経路：知覚や対象の意識化	頭頂側頭後頭接合部損傷→視覚性注意障害（visual inattention）
背側経路（一次視覚野→頭頂葉経路） ②背背側経路：対象物を意識化しないで処理して適切な行為を引き出す	内側頭頂間溝領域損傷→視覚性運動失調（visuomotor ataxia） 前部頭頂間溝領域損傷→視覚対象物を的確に把握できない「把握の障害」（impairment of prehension） 上頭頂小葉損傷→視覚対象物と自己身体軸を合わすことができない「自己身体定位障害」

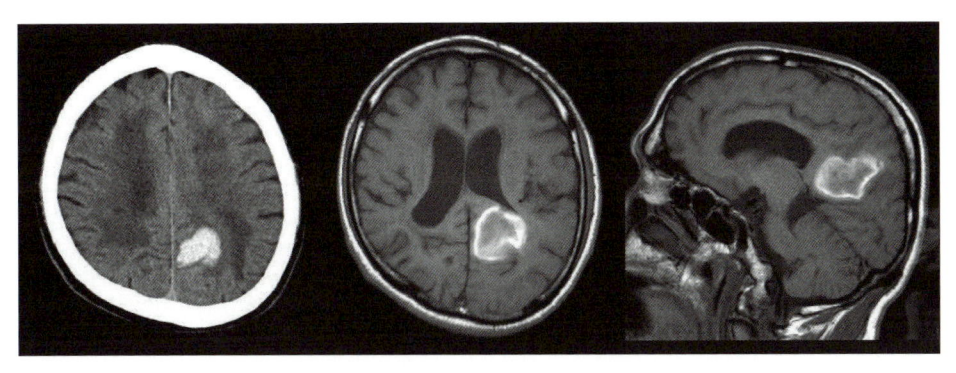

図 2　バリント症候群を呈した左頭頂葉皮質下出血例，頭部 CT と MRI（T1 image）

表14 Kohs立方体組み合わせテストにおける病巣別特性

病巣・病変	特性
前頭葉病変	・全体的な戦略を予め描くことができない，場当たり的 ・誤りを生じていても修正しない，手抜き（action slip） ・結果を検証しようとしない，内省しない ・ブロックのローテーションは問題ない
左頭頂葉病変	・個々のブロックのローテーションが障害されている ・手本を短時間に細部までイメージ化し記憶することができない ・具体的遂次的空間的操作が困難（四次元空間の失見当識）
右頭頂葉病変	・立体的空間的な認知が困難 ・手本のイメージそのものが崩壊 ・左右上下前後の空間的な把握，構成ができない
後頭葉病変	・前後関係，奥行き上下の感覚（三次元空間の位置関係）が把握できない

に関しての論争がされてきたが，「内的イメージ（心象，mental image）の操作障害」が本質的障害であることが明らかにされている[21]．それによりデジタル情報をアナログ化できない，電子機器の操作ができない，など多彩な神経心理症状が認められ，Gerstmann症候群例では就労・就学には困難をきたす．Kohs立方体組み合わせテストにおいては，個々のブロックのローテーションが困難であり，具体的逐次的空間的操作の障害という特性を認めることができる．リハは認知課題の改善を複合的に進めていく必要がある[17]（表14）．

（原　寛美）

▶文献

1) 渡邉　修・他：東京都における高次脳機能障害総数の推計. Jpn J Rehabili Med, **46**：118-125, 2009.
2) Miyashita Y：Cognitive memory：cellular and network machineries and their top-down control. Science, **306**：435-440, 2004
3) Squire LR, Knowlton BJ：Learning About Categories in the Absence of Memory. Proc Natl Acad Sci U S A, **92**（26）：12470-12474, 1995.
4) 加藤元一郎：デフォルトモードネットワークと注意. 注意と意欲の神経機構（日本高次脳機能障害学会 教育・研修委員会編），新興医学出版社，2014, pp201-210.
5) 綿森淑子・他：日本版リバーミード行動記憶検査. 千葉テストセンター，2002.
6) 杉下守弘：日本版ウェクスラー記憶検査法. 日本文化科学社，2001.
7) 日本高次脳機能障害学会 Brain Function Test 委員会新記憶検査作製小委員会：標準言語性対連合学習検査S-PA. 新興医学出版社，2014.
8) 小川圭太・他：高次の機能障害患者における就労状況の判断基準の検討. 第38回日本高次脳機能障害学会学術集会，2014（口演）．
9) 原　寛美・他：意味記憶障害のリハビリテーション. CR別冊　高次脳機能障害のリハビリテーション Ver.2（江藤文夫・他編），医歯薬出版，2004, pp242-246.
10) 数井裕光・他：日本版日常記憶チェックリストの有用性の検討. Brain and Nerve, **55**：317-325, 2003.
11) Cicerone KD, et al.：Evidence-Based Cognitive Rehabilitation：Updated Review of the Literature From 2003 Through 2008. Arch Phys Med Rehabil, **92**：519-530, 2011.
12) 渡邉　修：認知リハビリテーションのエビデンス. Jpn J Rehabil Med, **50**：530-535, 2013.
13) Turkstra LS：Treatment memory problems in adults with neurogenic communication disorderrs. Semin Speech Lang, **22**：147-155, 2001.
14) Wilson BA：Compensation for cognitive deficits following brain injury. Neuropsychological Review, **10**：233-243, 2000.
15) 穴水幸子・他：前脳基底核部健忘症例に対する「自伝的記憶ビデオ」を用いた認知リハビリテーション. 認知リハ, **2006**：129-136, 2006.
16) 大森智祐・他：前脳基底核部健忘症例に対する「reality orientation & self awareness movie」を用いた認知リハビリテーション. 認知リハ, **18**：50-59, 2013.
17) 原　寛美監修：高次脳機能ポケットマニュアル第3版. 医歯薬出版，2015.
18) 小野内健司，武田克彦：失認のリハビリテーション. 臨床リハ別冊/高次脳機能障害のリハビリテーションVer2. 医歯薬出版，2004, pp234-237.
19) 平山和美：視覚背側経路損傷による症状の概要. 第38回日本高次脳機能障害学会学術集会，2014（口演）．
20) 船山道隆：Bálint-Holmes症候群における距離判断とvisuospatial short-term memory. 第38回日本高次脳機能障害学会学術集会，2014（口演）．
21) Mayer E, et al.：A pure case of Gerstmann syndrome with a subangular lesion. Brain, **122**：1107-1120, 1999.
22) 安田　清：新記憶サポート帳. エスコアール，2013.
23) 独立行政法人高齢・障害者雇用支援機構　障害者職業総合センター：M-メモリーノート. エスコアール．

第3章 障害の病態生理と評価・治療

11. 高次脳機能障害
2) 失語・言語障害

Summary

① 失語症とは「大脳損傷によって生じる後天的な言語機能障害」と定義され，「聴く」「話す」「読む」「書く」のモダリティ（言語様式）すべてに影響が及ぶとされている．
② Lichtheim-Wernicke の失語図式を基とした古典的分類のほかに，言語情報処理モデルを仮定した認知神経学的アプローチがある．
③ 標準化された失語症の検査に標準失語症検査，日本語版 Western Aphasia Battery（WAB）失語症検査，Sophia Analysis of Language in Aphasia（SALA）失語症検査がある．
④ 治療には言語機能へのアプローチとして刺激法や遮断除去法，機能再編成法があり，コミュニケーションへのアプローチには promoting aphasic's communicative effectiveness（PACE）がある．

失語

病態生理

　失語症とは「大脳損傷によって生じる後天的な言語機能障害」と定義され，「聴く」「話す」「読む」「書く」のモダリティ（言語様式）すべてに影響が及ぶとされている．高次脳機能障害全国実態調査報告によれば，失語症の原因疾患は脳梗塞と脳出血が多く，両疾患を併せると 84.2% を超えていたとしている．言語野は，前頭葉下前頭回後部の弁蓋部（Brodmann の 44 野）と三角部（45 野）に相当している音韻操作のブローカ領野，側頭葉上側頭回（22 野）後部のウェルニッケ領野，頭頂葉後下部の角回（39 野）とされている．病巣と失語症状の関係については Boston 学派の古典的分類を参考にするとイメージしやすいだろう．Lichtheim-Wernicke の失語図式 (**図 1**)[1] から失語症のタイプを診断し，大脳の局在部位を対応付けている．しかし，左中前頭回の皮質と皮質下で単語

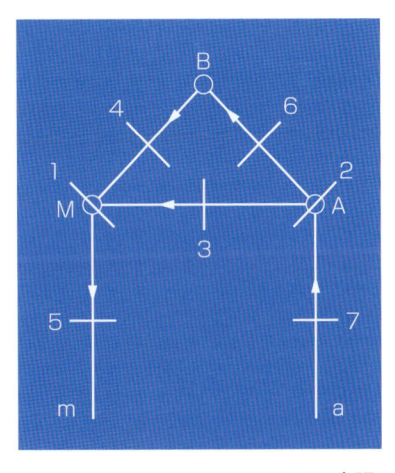

図 1 Lichtheim-Wernicke の失語図式[1]（Lichtheim, 1885）
　A：聴覚言語中枢，M：運動言語中枢，B：概念中枢
　1：皮質性運動失語，2：皮質性感覚失語，3：伝導失語，4：超皮質性運動失語，5：皮質下性運動失語，6：超皮質性感覚失語，7：皮質下性感覚失語

理解障害が生じたり，中側頭回を中心に側頭葉前部に広がる領域で喚語困難が生じたりすることも

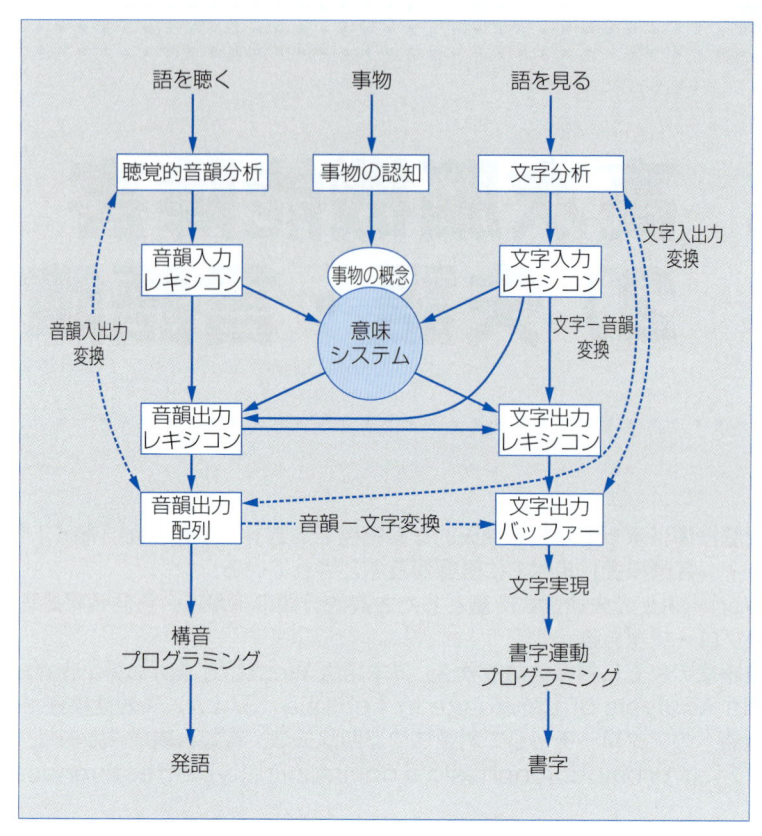

図2 言語情報処理モデル[2] (Whitworth ら, 2005)

あり，明確に分類できるものではないことは認識しておくべきである．失語症に対する認知神経心理学的なアプローチは近年，注目を浴びている．大脳機能レベルで認知機能を探求していく古典的な立場に対して，認知神経学的アプローチでは言語情報処理モデル (図2)[2] を仮定したうえで患者の言語症状を検討し，矛盾が生じればモデルの修正を加えていくという考え方である．意味システムを中心に聴理解・表出に関わる音韻情報の入出力と書字・読字に関わる文字情報の入出力が想定されており，それぞれの構成要素は連絡経路で結ばれている．言語症状は構成要素自体の減弱や消失，連絡経路の障害で説明される．

■ 評価

脳卒中の言語障害の場合は「舌が回らない」「言っていることがおかしい」などの訴えが多く，失語症 (aphasia) と運動性構音障害 (dysarthria) の鑑別診断が必要となる．症状の重症度によっては臨床において苦慮することがあるが，構音の歪

表1 古典的失語症分類

流暢性	復唱	聴理解	失語症分類
流暢	可	良好	健忘失語
		不良	超皮質性感覚失語
	不可	良好	伝導性失語
		不良	ウェルニッケ失語
非流暢	可	良好	超皮質性運動失語
		不良	超皮質性混合失語
	不可	良好	ブローカ失語
		不良	全失語

みにおける一貫性の有無が観察項目としてあげられる．失語症の全体的な障害像を把握するには，「古典的分類」が有用だろう．Lichtheim-Wernicke の失語症理論を基にした古典的分類は流暢性，復唱，聴覚的理解の3つの症状の組み合わせから8種の失語型に分類している (表1)．全体像を把握した後，標準化された総合的評価に入っていく．以下に代表的な検査をあげていく．

11. 高次脳機能障害 2) 失語・言語障害

表2 既成の掘り下げ検査

検査名	特徴
失語症語彙検査	認知神経心理学的モデルに基づき、語彙判断検査、名詞・動詞検査、類義語判断検査、意味カテゴリー別名詞検査が作成されている.
単語のモーラ分解・音韻抽出検査	音韻操作に関与する単語のモーラ分解および抽出能力の評価.
トークン・テスト（Token Test）	軽微な聴覚的言語理解による失語症の検出.
失語症構文検査	構文の理解および産生、ある階層性に基づいて、聴覚理解検査と読解検査で構成されている.
Communicative Abilities of Daily Living（CADL）	日常生活のシミュレーションのなかで、言語伝達に誤りや歪みがあっても、身振り手振りや指さし、描画などの非言語手段を用いても課題を遂行できればよく、言語学的な正確性よりも情報伝達の実用性を評価.
重度失語症検査	ほとんど評価の対象となりえない重度障害者の残存能力を評価. 導入部分（挨拶、名前、年齢、住所）と非言語性課題（やりとり、指さし、マッチング、身体動作の模倣など）、非言語性記号課題（物品使用、記号の理解、ジェスチャーの表出、描画、状況の意味理解など）、言語課題（聴理解、音読、発語、書字、復唱、数など）などから構成されている.

a) 標準失語症検査（Standard Language Test of Aphasia：SLTA）

日本失語症研究会（現日本高次脳機能障害学会）によって1975年に出版された. 「聴く」「話す」「読む」「書く」のモダリティと「計算」の5種の検査領域およびその下位検査が計26種類で構成されている. 1999年にはSLTA補助テスト（SLTA-ST）も作成され、「発声発語器官および構音の検査」「はい-いいえ応答」「金額および時間の計算」「まんがの説明」「長文の理解」「呼称」について軽度の症状も詳細に検査することができる.

b) Western Aphasia Battery（WAB）失語症検査

WABはKerteszが考案した失語症検査であり、日本語版は1986年に出版され、「自発話」「話し言葉の理解」「復唱」「呼称」「読み」「書字」「行為」「構成行為・視空間行為・計算」の8領域およびその下位検査が計31種類で構成されている. 日本語版WABでは、「自発話の流暢性、文法能力、錯語」「話し言葉の理解」「復唱」「呼称」の得点から全失語、ブローカ失語、ウェルニッケ失語、健忘失語のタイプ分類が可能である. また、「自発話」「話し言葉の理解」「復唱」「呼称」の得点を2倍して算出される失語指数Aphasia Quotient（AQ）は言語障害の重症度尺度として用いることができる. 「行為」「構成行為・視空間行為・計算」に失行や半側空間無視等の非言語性認知も評価に含まれており、すべての下位検査得点を合計（ただし「話し言葉の理解」の得点は2倍）して算出される大脳皮質指数（Cortical Quotient：CQ）は大脳皮質機能全体の重症度の指標として用いることができる.

c) SALA（Sophia Analysis of Language in Aphasia）失語症検査

上智大学とニューカッスル大学のメンバーによって共同開発され、2004年に発表された. 認知神経心理学的な考え方に基づいており、心理言語学的変数の影響も検証できる. 「聴覚的理解」「視覚的理解」「産生」「復唱」「音読」「書取」の6つの大項目と40の下位項目から構成されている.

総合的な検査の結果、さらに言語障害の特徴を明確にするために掘り下げ検査を行っていく. 既成の掘り下げ検査を表2に示す. また、上記の総合的な検査では十分に評価できない日常コミュニケーション能力や重度失語症患者に対する評価法も合わせて表2に示す.

■ 治療

脳機能画像の発展により、言語システムについての研究は進んでいるが未だ明らかになっておらず、失語症の言語治療技法は理論仮説に留まっている. 本稿では失語症治療の考え方を、言語機能へのアプローチとコミュニケーションへのアプローチに大きく分けて解説していく.

表3 Schuellの治療原則

強力な聴覚刺激の使用	言語獲得過程において聴覚刺激が基盤となっていることに由来する．聴覚刺激単独で不十分な場合は，文字や絵など他の刺激を併用する．
適切な言語刺激の使用	患者個々の症状に合わせて正反応が引き出せる程度の刺激が適切なレベルである．しかし，最近は正反応が引き出せなくても，誤りを自己修正，ヒントによる正答，不完全な正反応が引き出せるレベルであれば良いと考えられている．
感覚刺激の反復使用	1回の提示だけでは正反応が得られない刺激でも，繰り返すことにより有効になる
反応を生起させる刺激の使用	患者が注意を集中して適切に反応するような刺激が言語システム全体を働かせて回復につながる
強制や矯正を受けない反応の生起	誤反応を生じた場合は矯正をするのではなく，より適切な刺激を工夫することが重要である
最大限の反応の生起	刺激によって多くの正反応を得るようにする

1）言語機能へのアプローチ

a）刺激法

刺激法はWepmanによって提唱され，Schuellによって発展した治療法である．Schuellの治療原則を表3に示す．ほかにも，改善が認められたら積極的にフィードバックをすること，課題は平易で親密度の高い内容から多くの材料を使って刺激をすることも推奨している．Schuellは刺激法の適応を全失語以外の患者としている．

b）遮断除去法

遮断除去法はWeiglによって提唱された方法である．ほぼ能力が残存する言語様式を，「前刺激」として利用し，課題の前に与えておくと，能力低下が認められるモダリティの回路の遮断を除去してその語の使用が可能となり，正反応が生じたという結果に基づいている．刺激を加えて促通を得るという意味において刺激法と通じるところがあるが，刺激法が聴覚刺激の使用を根幹としているのに対して，遮断除去法は保たれている言語機能であれば良いという点で異なっている．

c）機能再編成法

機能再編成法はLuriaによって提唱された方法である．代表的な再編成法は，言語の獲得過程では全く利用しなかった言語システム以外の外的手段を用いる手法である．刺激法や遮断除去法が失語症を言語機能自体の障害ではなくアクセスが困難になると考えているのに対して，機能再編成法では言語機能自体が損傷を受けていると考えている点が異なっている．

2）コミュニケーション能力へのアプローチ

a）promoting aphasic's communicative effectiveness：PACE

PACEは，DavisとWilcoxによって提唱された方法であり，「新しい情報の交換」「会話における対等な役割」「コミュニケーション手段の自由な選択」「情報伝達の成功度に基づいたフィードバック」といった治療原則がある．

> **TOPIC** 反復性経頭蓋磁気刺激（repetitive transcranial magnetic stimulation：rTMS）と集中的言語聴覚療法の併用
>
> 反復性経頭蓋磁気刺激と集中的言語聴覚療法の併用は角田，安保によって提唱された治療プロトコールである[3]．rTMSを施行するにあたって，失語症のタイプを加味し，非流暢性優位の場合は下前頭回，流暢性優位の場合は上側頭回と前後に打ち分けているだけでなく，復唱課題を用いた脳機能画像の結果から，言語機能の改善に優位に働いている部位を同定して，左右大脳半球に打ち分けている．さらに集中的言語聴覚療法を併用することで，言語症状の改善を促進させるという方法で，SLTAやWAB失語症検査のスコアに改善を認めたと報告されている．

言語障害（運動性構音障害を中心に）

失語症以外の言語障害には口蓋裂や吃音などあるが，本稿では運動性構音障害（dysarthria）を中心に述べていく．

病態生理

運動性構音障害とは，「中枢から末梢に至る神

表4 運動性構音障害（dysarthria）の種類

種類	運動機能障害の原因
痙性構音障害	両側性上位運動ニューロン
弛緩性構音障害	下位運動ニューロン，神経筋接合部，筋
運動低下性構音障害	錐体外路（パーキンソン病等）
運動過多性構音障害	錐体外路（舞踏病・ジストニア等）
失調性構音障害	小脳（路）
混合性構音障害	複数の病変部位

表5 運動性構音障害（dysarthria）のスクリーニング評価の例

プロセス	診察内容
呼吸	最大吸気後，できるだけ長くそっと/s/の構えで呼出を持続させた時間
発声	最大吸気後，できるだけ長く/a/の発声を持続させた時間
共鳴	/a/の発声を持続させ，軟口蓋挙上の程度 /i/や/s/の持続発声時の呼気鼻漏出の有無
調音/構音	母音，両唇音/p/，歯茎音/t/，軟口蓋音/k/，交互運動 口唇，頬，舌の運動範囲
全体	声質の変化，発話の速さ，発話明瞭度

経・筋系病変に起因する運動機能障害によって生じるスピーチ生成のプロセス障害」と定義されている．スピーチは呼吸 ⇒ 発声 ⇒ 共鳴，調音/構音という過程によって生成される．狭義の構音障害とは，スピーチ生成の最終プロセスである調音/構音の障害であるが，本稿ではスピーチ生成の全過程における障害として運動性構音障害を用いる．スピーチ生成に関する上位運動ニューロンの中枢は，中心前回の下方，Brodmannの第4野の下面寄りに局在し，そこから皮質延髄路の一部として下行して，脳幹レベルで大部分が交差して対側の第5，7，9，10，12の脳神経核に達し，下位ニューロンとして末梢神経線維が各器官に分布していく．また協調運動については，小脳，Brodmannの第6野，大脳基底核が関与している．運動性構音障害は，運動機能障害された部位によってタイプ分類（表4）される．

■ 評価

呼吸 ⇒ 発声 ⇒ 共鳴，調音/構音という過程の障害像をおおまかに把握することが必要である．例として筆者が臨床においてベッドサイドで行っている診察項目を表5に示す．総合的な評価としては，標準ディサースリア検査（Assessment of Motor Speech for Dysarthria：AMSD）や運動性（麻痺性）構音障害（dysarthria）の検査法—第1次案がある．

■ 治療

1) 呼気調整へのアプローチ

a) 腹式呼吸指導

ファーラー位やセミファーラー位など患者の楽な姿勢をとる．患者の胸部と腹部にそれぞれ手を置いて呼吸をさせる．吸気時に胸部よりも腹部が膨らむように指導する．さらに腹部に重錘を置いて負荷をかける方法もある．

b) 呼吸介助法

患者の胸郭に手を当てて，呼気相に合わせて胸郭の運動方向に他動的な介助を加える．体幹や骨盤の前後屈運動を利用する方法もある．低流量の呼気持続を行うとともに，中途休止も含めることで呼気強弱のコントロールも訓練することができる．

2) 発声へのアプローチ

a) プッシング・プリング訓練

両手で壁を強く押しながら「エイッ」や「ア」と発声させたり，椅子座位で座面を持ち上げるようにしながら発声させたり，体の前で両手をつなぎ，肘を外に引きながら発声させたりすることで声帯の内転を促す．高血圧や心疾患がある患者には負荷がかかるため注意を要する．また強い内転を繰り返すと声帯を痛めることもあるため，訓練導入後，嗄声が生じた場合は中止する．

b) リラクゼーション

声帯が過緊張状態で努力性嗄声が認められる患者に対しては，頚部ストレッチやため息による有声音誘導によるリラクゼーションにより声帯を弛緩させることができる．

3) 共鳴へのアプローチ

a) ブローイング訓練

軟口蓋挙上不全により鼻咽腔閉鎖が不十分で開鼻声が認められる症例に対しては，コップに水を入れ，ストローでできるだけ長く吹かせる．簡単な場合はストローを太いものや長いものに替えると負荷を加えることができる．口唇閉鎖不良によ

りストローをくわえられない，指示理解不良により吹かずに水を飲んでしまうといった場合は，細く裂いたティッシュを静かに吹かせても良い．

4) 構音へのアプローチ
a) 構音訓練
まず各構音器官の粗大運動訓練として，口唇の開閉，下顎の挙上，舌の上下左右前後運動を保持も含めて行う．次に構音動作を獲得するために，母音や子音における構音器官の開始位置保持や動きの訓練を行う．構音は構音位置だけでなく，構音構造と有声・無声によっても分類されているため，各々への訓練が必要となる．最後に音の生成を目的として，単音節から無意味音節，有意味音節，文へ訓練をプロソディにも注意して進めていく．

（小林健太郎・安保雅博）

▶ 文 献

1) Lichtheim L：ON APHASIA. *Brain*, **7**：434-484, 1885.
2) Whitworth A, Howard D：A Congnitive Neuropsychological Approach to Assessment and Intervention in Aphagia：A clinician's guide, Psychology Press, 2005.
3) Abo M, et al.：Effectiveness of Low-Frequency rTMS and Intensive Speech Therapy in Poststroke Patients with Aphasia：A Pilot Study Based on Evaluation by fMRI in Relation to Type of Aphasia. *Eur Neurol*, **68**：199-208, 2012.

第3章 障害の病態生理と評価・治療

12. 高次脳機能障害
3) 注意障害・遂行機能障害

Summary
① 注意は，様々な高次脳機能を有効に働かせるために不可欠な神経機能である．
② 適切な事象への意識の集中，持続，移動の過程，ならびに，その準備と維持機能を注意と考える．
③ 注意障害には様々な側面の障害があり，検査法がどの側面を見ているかを考えて，評価と対応にあたりたい．
④ 空間性注意は，外界と個体との関係のなかで意識を適切な対象に集中し，また移動していく機能であり，その一側性（主に左側）の障害が半側空間無視である．
⑤ 遂行機能とは，答えや方法が1つではない課題において，目的を達成するために，様々な脳機能を使いこなして実行する「より高次な」機能である．
⑥ 遂行機能検査課題が何を評価しているかを考えて問題点を抽出し，環境調整を含めた対応を行いたい．

注意障害

病態生理

　注意（attention）は，対象の認知，言語，記憶，思考をはじめとする高次脳機能を有効に働かせるために不可欠な神経機能である．注意の包括的な定義としては，Mesulam[1]の概念がわかりやすい．覚醒状態において，個体は，外界からの多くの情報，ならびに記憶の想起，思考など内的な事象にさらされるが，一度に，また一定時間内に処理できる量は限られている．そこで，特定の外的・内的事象に意識を集中することが必要となる．どの事象を選択するかは，その物理的特性だけでなく，個体にとってその時点で何が重要であるかにも依存して，適切なものが選択される．また，経時的に変化する事象に応じて，意識の焦点を合理的かつ柔軟に移動させていかなければならない．このような，適切な事象への意識の集中，持続，移動の過程，ならびにその準備と維持機能を注意と考える．

　注意には様々な側面があり呼び方も様々であるが，alerting, orienting, executive control の3つの注意機能に分ける考え方[2]を紹介する．Alertingは，待機・警戒し機敏に反応する状態を維持する注意機能である．臨床的には，持続性注意（sustained attention）と反応時間（reaction time）の側面で測定される．Orientingは，複数の感覚情報への指向性・選択性である．Executive controlは，複数の属性または要素をもつ刺激に対して，競合あるいは抗争する反応パターンのうち，要求されているものを選択し遂行する機能である．古典的には，Stroopテストで評価される選択的注意機能がその代表である．この他，2つ以上の課題を並行して処理する機能を，注意の分配機能（divided attention）と呼ぶことがある．

　注意障害といっても，以上に述べたような様々な側面の障害があり，検査法がどの側面を見ているかを考えて評価にあたりたい．また，注意の神経ネットワークには，前頭葉，頭頂葉，視床，脳

177

幹などが幅広く関与しており，健常者の脳機能画像研究では注意課題に依存して賦活部位が異なる．また，注意障害の内容によって病巣部位も異なる．

空間性注意（spatial attention）は，外界と個体との関係のなかで意識を適切な対象に集中し，また移動していく機能であり，その一側性（主に左側）の障害が半側空間無視である[1]．半側空間無視にも，前述のような注意障害が合併していることが少なくないが，一側の見落としや探索障害が中核的障害であり，独立して取り上げられることが多い．空間性注意の神経ネットワークは，主に下頭頂小葉や下前頭回後部の皮質領域，視床，そしてこれらを連絡する白質路からなる．右半球のネットワークは左右の空間に注意を向けられるが，左半球のネットワークは主に右空間にしか注意を向けられないという空間性注意の右半球優位性があると考えられ，右半球の脳卒中で左半側空間無視となる場合が大半であることが説明される．

■ 評価

わが国で注意に特化した総合的テストバッテリーとしては標準注意検査法が唯一のものである．これ以外に，知能検査や記憶検査のなかで注意の側面を見ていると考えられる下位検査がある．

a）標準注意検査法（Clinical Assessment for Attention：CAT）

すべてを実施してプロフィールを見るほか，必要に応じてサブテストを選んで実施してもよい．注意機能には様々な側面が想定され呼び方も一定しないが，CATで検討される注意機能について**表1**に示す．

b）数唱・視覚性記憶範囲

注意集中力の簡便な指標となるのが数唱と視覚性記憶範囲である．WAIS-Ⅲまたはウエクスラー記憶検査 WMS-R の数唱，WMS-R の視覚性記憶範囲，CAT の数唱と視覚性スパンがこれにあたる．これらが良好な成績であれば注意集中力が大体良いと言える．ただし，これらの検査は即時記憶の検査としても捉えられる．なお，失語がある場合，数唱は難しく注意の指標とならない．

c）Serial 7s など

Mini-Mental State Examination（MMSE）に含

表1　標準注意検査法（CAT）で検討される機能

1	スパン（単純な注意の範囲や強度）—短期記憶
	1）数唱　　　　　順唱，逆唱
	2）視覚性スパン　同順序，逆順序
2	選択的注意
	1）視覚性入力　視覚性抹消課題
	2）聴覚性入力　聴覚性検出課題
3	注意の分配能力や変換能力，または，注意の制御能力
	ワーキングメモリの中央実行系，葛藤条件の監視機能
	1）Symbol Digit Modalities Test（SDMT）
	2）記憶更新検査
	3）Paced Auditory Serial Addition Test（PASAT）
	4）Position Stroop Test（上中下検査）
4	持続性注意
	Continuous Performance Test（CPT）

まれる serial 7s は，100 から繰り返し 7 を引いていく課題であり，失語や失演算がない場合は注意集中力の検査とみなすことができる．WMS-R の「精神統制」下位検査も類似の側面をみており，前述の数唱と視覚性スパンを併せて算出される注意集中力指標も参考になる．

d）Stroop テスト

一般的に注意を引きつける刺激・情報への反応傾向を抑制しつつ，比較的難しい処理を持続して行う「集中力」，あるいは，「葛藤条件の監視機能」を調べる代表的検査法である．色名の単語（赤，青，緑，黄など）をその単語の意味する色とは別な色で，多数，無作為順に印刷した検査用紙を用い，つい文字を読んでしまうという反応傾向を抑制して色を呼称していく課題である．

e）仮名ひろいテスト

浜松方式高次脳機能スケールに含まれる課題の1つであり，一種の選択的抹消課題である．テストⅠでは，無意味仮名文字綴りのなかから「あ・い・う・え・お」の5文字を2分間にできるだけたくさん○印をつける．テストⅡでは，物語文のなかから「あ・い・う・え・お」の5文字を2分間に文意を読み取りながら，見落とさないように○印をつける．テストⅡは注意の分配機能もみていると考えられる．

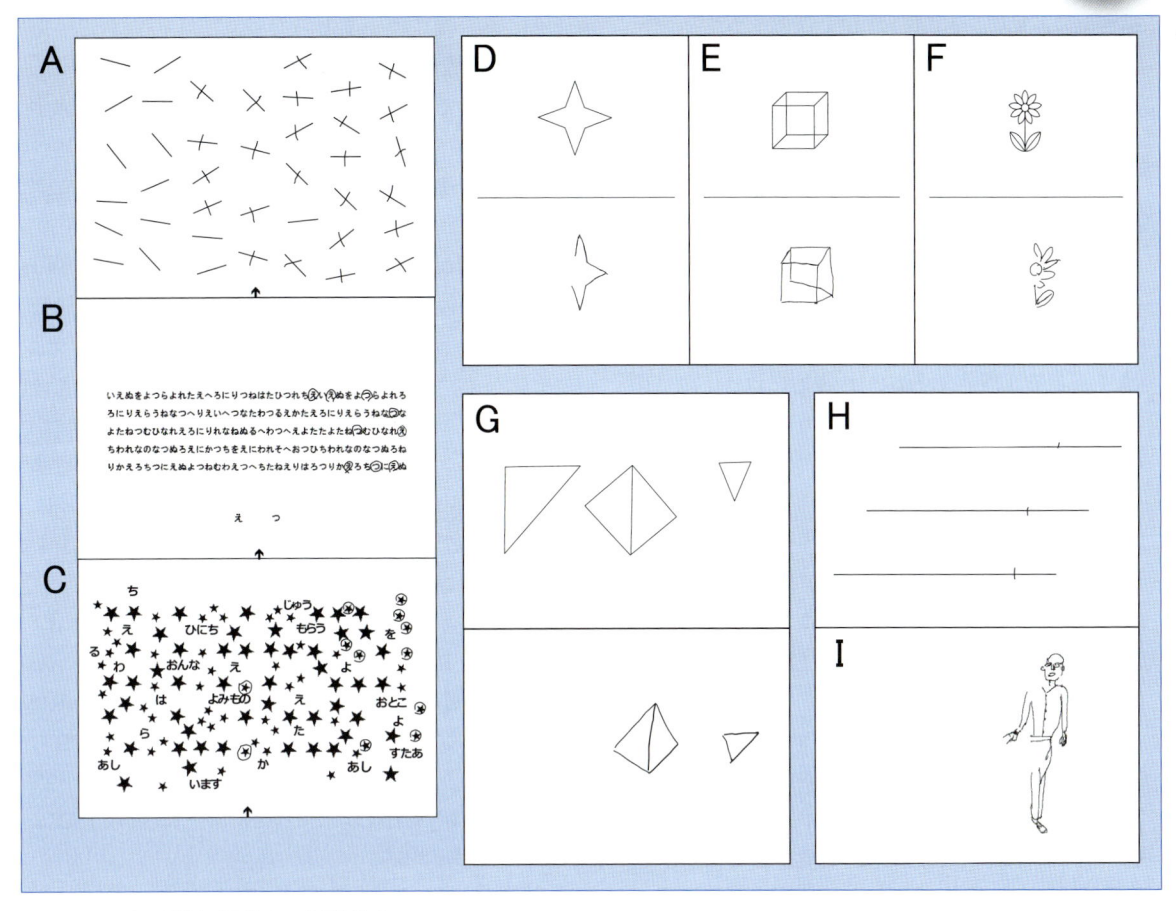

第3章 障害の病態生理と評価・治療

12. 高次脳機能障害 3) 注意障害・遂行機能障害

図1　BIT 行動性無視検査の通常検査
A：線分抹消試験，B：文字抹消試験，C：星印抹消試験，D：模写試験・星，E：同・立方体，F：同・花，G：同・図形，H：線分二等分試験，I：描画試験・人（時計と蝶は省略）

f）BIT 行動性無視検査

　半側空間無視の検査法である．半側空間無視は，病巣部位にもよるが患者によって症状が現れやすい課題が異なることが多い[2]．軽度の半側空間無視であっても，行動範囲が広がると行動面で障害や危険が生じる場合がある．BIT 行動性無視検査の通常検査は，線分抹消試験，文字抹消試験，星印抹消試験，模写試験，線分二等分試験，描画試験からなり**（図1）**，これらはすべて実施すべきである．行動検査は，日常場面を模した課題や読みの課題など通常検査とは異なる内容であり，できれば併せて実施したい．

■ 治療

　個々の症例に対して注意障害の評価を行って，適切な難易度と内容で段階的に訓練を進めることが重要である．訓練方法として評価が定まったものはないが，手順が定まった訓練法としては Attention Process Training（APT）または APT-Ⅱがある[3]．また，注意の障害側面別に焦点を当てた訓練を行うこともある．なお，処理速度を要求する注意課題の改善は難しい傾向があり，むしろ，時間的制約を避けてうまく対処する方法を学習する方が現実的といえる．

　半側空間無視の治療は，基準となる左側の位置に目印を付けて意識的に左側を確認する訓練，適切に走査しかつ持続性をもって行う視覚性探索訓練，半側空間無視があるなりに日常生活動作の自立度を高める訓練を実施するのが基本である．さらに，残存する感覚入力を生かして無意識的に注意の偏りを改善したり，視覚-運動協調に介入す

179

るプリズム順応を利用したりするボトムアップ治療を併用して，総合的なアプローチを行う．

遂行機能障害

■ 病態生理

　遂行機能（executive function）とは，答えや方法が1つではない課題において，目的を達成するために，様々な脳機能を使いこなして実行する「より高次な」機能である．具体的には，自ら目標を定め，計画性をもち，必要な方略を適宜用い，同時進行で起こる様々な出来事を処理し，自己と周囲の関係に配慮し，臨機応変に柔軟に対応し，長期的な展望で，持続性をもって行動する等の機能である[2]．遂行機能には，前頭葉の主に前頭前野に加えて基底核，視床をはじめとする皮質下構造を含む，より広範な神経回路が関与していると考えられる．

　遂行機能障害は，知能や記憶の障害を伴わずに起こり得る．そのため，入院中や退院後の在宅での生活なら問題なくこなせた者が社会生活に適応できないことから問題が発覚することもある．遂行機能は単一の機能ではなく，目標に到達するための認知機能の柔軟性，必要な情報と反応を選択する集中力ないしは選択的注意，自ら方略を見出し柔軟な思考で多くの要素を見出す発散性思考ないしは流暢性などの代表的な機能のほか，明確な概念となっていないものも多数ある．遂行機能障害は，このように多様かつ相当に高次な機能の障害であり，評価法がどのような側面をみているかをよく考えて障害内容を捉える必要がある．

■ 評価

　遂行機能検査は概して難しい課題である．そのため，純粋な遂行機能障害と判定するには，WAIS-Ⅲで測定したIQが少なくとも「平均の下」以上であることが必要である．また，WMS-Rにおいて，記憶指標や注意/集中力指標の明らかな低下がないことも確認しておく必要がある．これらを満たすには，もちろん失語もないことが前提となる．一方，WMS-Rの注意/集中力指標の下位検査よりも難しい注意機能に関しては，例えばStroopテストで測定される選択性注意などのように遂行機能の一部とみなされるものもある．

a）遂行機能障害症候群の行動評価（BADS）
　わが国で唯一標準化が行われた遂行機能に関するテストバッテリーである．ただし，以下に述べる検査が遂行機能のうちある程度特定の側面を測定しようとしているのとは異なる印象がある．

b）Wisconsin Card Sorting Test（WCST）
　新しい情報と以前の情報を頭にとどめて，適切な対象・判断を選択し，そのセット（set，構え）を維持し，更新される情報に従って転換（shift）していく「認知機能の柔軟性」をみる代表的検査法である．この機能は，前頭前野の主に背外側部が担っていると推定される．方法の概要を図2に示す．わが国では，試行回数の少ない慶應版がよく用いられる．パソコン版の「ウィスコンシンカードソーティングテスト，慶應F-S Version」が日本脳卒中データバンクのホームページ（アーカイブ）からダウンロードできる．成績は，達成カテゴリー数と誤反応の数・タイプによって評価する．慶應F-S Versionにおける達成カテゴリー数の正常値は，64歳以下では4以上，65歳以上では3以上とされる[4]．

c）Trail Making Test（TMT）
　Trail Aでは，1から25までの数字が散在した用紙で，1から25までの数字を順番に線で結んでいく．Trail Bでは，1から13までの数字と「あ，い，う…し」までの仮名12文字が散在した用紙で，1―あ―2―い―3―う…のように交互に結んでいく．2つの反応パターンを交互に切り替えることと，2つの系列の順番がどこまで進んでいるかを保持しておくことに加えて空間的探索能力が課題の迅速な遂行に必要である．中高年者の年齢別正常値としては安部ら[5]の報告が参考になる．前頭葉背外側部損傷でTrail Bの成績が低下する．

d）Stroopテスト
　注意障害の項ですでに述べた．一般的なStroopテストで，つい文字を読んでしまう反応傾向がStroop効果であり，前頭葉損傷と関連する．

e）語流暢性検査
　流暢性（fluency）とは，特定の基準に合う対象を自らの方略によって探索し，できるだけ多く表出する能力をさす．意味的カテゴリーや頭文字を

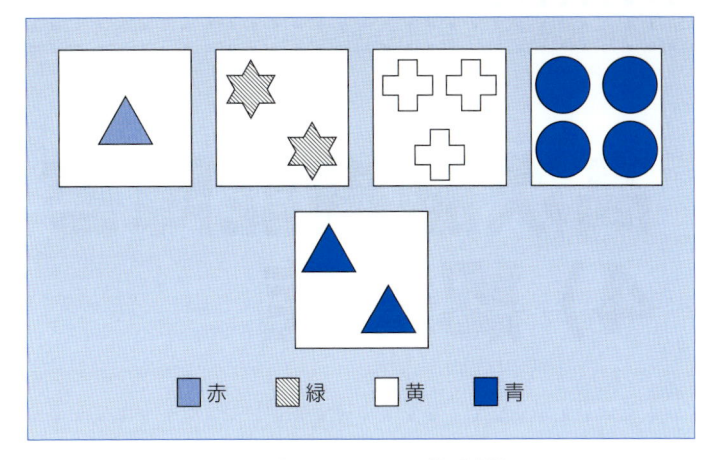

図2　Wisconsin Card Sorting Test（WCST）

上段のように4枚のカードが並べられており，下段のように1枚ずつ提示されるカードを色，形，数のいずれかで分類することを求められる．分類法は教えられず，正しいか間違っているかだけが知らされる．「間違いです」といわれた分類を覚えておき，頭を切り替えて別な分類を試みて正しい分類を探す．正しい分類を見つけたらそれを続ける．一定の回数正しい分類を続けると「達成カテゴリー」として採点され，予告なしに分類法が変わる．また，頭を切り替えて，正しい分類を見つけて，それを続ける．

指定して，制限時間内に，できるだけたくさんの語を思い出して言ってもらう「語流暢性」課題が代表的である．一定の正解に達するために解答を絞っていく「収束的思考」ではなく，「発散的思考」の能力を調べる．また，思考の柔軟さや同じ語の繰り返しを避けるためのワーキングメモリと自己監視の能力も反映すると考えられる．流暢性の低下は，WCSTと並んで古くから前頭葉損傷と関連付けられてきた．

■ **治療・対応** ■

失語，失行，失認，健忘などの一般的な高次脳機能障害が認められず，知能や記憶も保たれているケースでは，年齢にもよるが，復職が目標とされる．しかし，遂行機能障害があると，発症・受傷前の仕事をこなすのが難しいことが少なくない．入院中に遂行機能の評価も実施しておくことが望ましいが，退院後に明らかとなった問題点が遂行機能障害による可能性を探ることも重要である．遂行機能そのものの改善はなかなか難しいが，選択的注意ないしは集中力を向上させる試みや，遂行過程を言語性に構造化する試みなども行われる．また，複数の遂行機能検査の結果から問題が生じやすい場面を推定して，患者の行動範囲や行動パターンについて適切な助言を与えることが大切である．定期的な外来受診も重要であり，社会生活でうまくいかなかったことなどをメモして持ってきてもらい，失敗例を収集する．遂行機能検査の結果と失敗例との関連を検討し，対応策を助言し，遂行機能の負荷を減らす環境調整を行う．また，うまく行動，適応できないことについて，理由をわかりやすく説明して，患者と家族の不満や不安を軽減することも重要である．

（石合純夫）

▶ **文献**

1) Mesulam M-M：Attention, confusional states, and neglect. In：Mesulam M-M, editor, Principles of Behavioral Neurology. Philadelphia：FA Davis, 1985, pp125-168.
2) 石合純夫：高次脳機能障害学．第2版，医歯薬出版，2012．
3) 豊倉　穣：注意障害の臨床．高次脳機能障害研究，**28**：320-328，2008．
4) 小林祥泰：パソコンを利用した検査法．神経心理学，**18**：188-193，2002．
5) 安部光代・他：前頭葉機能検査における中高年健常日本人データの検討―Trail Making Test，語列挙，ウィスコンシンカード分類検査（慶応版）―．脳神経，**56**：567-574，2004．

第3章 障害の病態生理と評価・治療

13. 高次脳機能障害
4）認知症

Summary

① 認知症は，発達した知的機能が後天的な器質的な障害によって持続的に低下し，日常生活や社会生活に支障をきたす状態と定義される．
② 社会の急速な高齢化に伴う認知症患者の増加が問題となっており，現在400万人以上存在すると考えられている．
③ 認知症の診断では，現病や病歴，既往歴の聴取を行い，血液検査や神経画像検査などを併せて行い，認知症類似状態を鑑別し，さらに治療可能な認知症を鑑別し，原因疾患を明らかにする．
④ アルツハイマー病は認知症の原因疾患としては最も多く，大脳の変性に伴って記憶障害や視空間認知障害が出現し，さらに妄想や徘徊なども出現する．治療においては，薬物療法のみならず，非薬物療法やケアも重要である．
⑤ その他の認知症の原因疾患では，脳血管性認知症，レビー小体型認知症，前頭側頭型認知症などが多く，各々特徴的な症状を呈し，治療も異なるため注意が必要である．

はじめに―定義と用語

「認知症」は，以前に「痴呆」と呼ばれていた状態に対し，その用語が差別的な意味を含むという見解から，2004年に厚生労働省が新たに提唱し，定着した用語である．ただし，「認知」という人間の知的機能を表す概念を病名として用いると，意味が不明確で誤解が生じるという意見もある．

認知症にはいくつかの定義があるが，概して「発達した知的機能が後天的な器質的な障害によって持続的に低下し，日常生活や社会生活に支障をきたすようになった状態」というものである．すなわち，①記憶や実行機能，言語，視空間認知など複数の領域の知的機能の障害が認められ，②これらの障害は後天的なもので，③大脳の器質的な障害（物質的な異常）が背景に存在し，④障害は急性や一過性の状態ではなく一定期間以上持続し，⑤その結果，日常生活や社会生活に支障をきたす，という要件を満たす状態をもって認知症と診断する．

この状態と鑑別されるのが，加齢による正常な健忘，うつ状態による仮性認知症，せん妄（意識障害），薬剤による状態などであり，これらの状態を鑑別することが後述の認知症の診断の過程では重要である．また近年注目されている概念として軽度認知障害（mild cognitive impairment：MCI）がある．これは軽度の認知機能の低下があるが，日常生活は自立していて認知症の診断は満たさない状態と定義され，認知症の前駆段階を含めた概念とされる．

認知症の疫学

全世界における認知症の患者数は2001年時点で約2,400万人にのぼり，今後は年間400万～500

万人の割合で増え続け，2020年には約4,200万人に，2040年には8,100万人に増加すると推計されている[1]．また，今後は特に発展途上国における増加が顕著になると推定されている．

わが国においても，全人口における65歳以上の高齢者が占める割合が2割を超え，今後も高齢化が続くと考えられる．過去にも全国の様々な地域において疫学調査が行われたが，人口構成や調査方法，診断基準の違いなどのため，報告により結果は様々であった．最も新しい厚生労働省研究班による調査では，わが国における65歳以上の高齢者のうち認知症の割合は15％で，2012年時点で約462万人にのぼり，MCIの高齢者も約400万人いると推計された[2]．認知症の原因疾患の比率は報告によって異なるが，共通しているのはアルツハイマー病（Alzheimer's disease：以下AD）が最も多く半数以上を占めるという点であり，次いで脳血管性認知症（vascular dementia：以下VaD），レビー小体型認知症（dementia with Lewy bodies：以下DLB），前頭側頭型認知症（frontotemporal dementia：以下FTD）などが多い．これらの疾患は4大認知症と呼ばれる．

認知症の症状と診断

前述のように，認知症では記憶や実行機能，言語，視空間認知などの認知機能の障害が生じ，これらの症状は中核症状とも呼ばれる．ADでは記憶障害が主要な症状であるが，その他の疾患では必ずしも記憶障害が出現するわけではない．これらの認知機能障害や身体状況，環境変化などに伴って二次的に幻覚，妄想，不安，焦燥，抑うつ，徘徊，攻撃的言動，睡眠障害，食行動異常，介護抵抗など様々な精神症状や行動障害が出現する．これらはBPSD（behavioral and psychological symptoms of dementia：認知症の行動・心理症候），あるいは中核症状に対応して周辺症状と呼ばれる．BPSDの出現は患者や家族介護者に大きな負担をもたらし，生活の質を損なうため，治療やケアの目標となる．

認知症の診断は，現病歴，既往歴，現症，身体所見，神経心理学検査，血液検査，頭部CTまた

表1　認知症の原因となる疾患

(1) 脳血管障害
脳出血，脳梗塞，くも膜下出血，ほか
(2) 神経変性疾患
アルツハイマー病，レビー小体型認知症，パーキンソン病，前頭側頭葉変性症，進行性核上性麻痺，皮質基底核変性症，神経原線維変化型認知症，嗜銀顆粒性認知症，ハンチントン病，ほか
(3) 内分泌・代謝性疾患
甲状腺機能低下症，下垂体機能低下症，副腎皮質機能低下症，ビタミンB12欠乏症，葉酸欠乏症，ビタミンB1欠乏，肝性脳症，低酸素脳症，低血糖，アルコール脳症，金属中毒，薬物中毒など
(4) 自己免疫性疾患
多発性硬化症，急性散在性脳脊髄炎，神経ベーチェット病など
(5) 神経感染性疾患
クロイツフェルト・ヤコブ病，亜急性硬化性全脳炎，進行性多巣性白質脳症，各種脳炎，髄膜炎，進行麻痺（神経梅毒）など
(6) 腫瘍性疾患
脳腫瘍（原発性，続発性）など
(7) 外傷性疾患
慢性硬膜下血腫，頭部外傷後後遺症など
(8) その他
正常圧水頭症など

はMRIによる神経画像検査などの情報を集め，総合的に判断する．まずは前述の加齢による健忘（人の名前などは出てこなくても，エピソードそのものは覚えていることが多い），うつ状態（自らのもの忘れについて過度に訴えることが多い），せん妄（急性の経過であり，意識が変動しやすい），薬剤因性の状態（内服薬を確認し，抗コリン薬や安定剤などに注意する）といった認知症類似状態を鑑別する．その後に表1にあげられるような多くの疾患や病態のなかから，原因疾患を明らかにする．なかでも慢性硬膜下血腫や，脳炎による認知症などの治療可能な認知症（treatable dementia）の鑑別が重要である．正常圧水頭症は特徴的な歩行障害や失禁を呈し，頭部MRIとタップテストによる脳脊髄液の排出により診断が可能である．また甲状腺機能低下症やビタミンB12欠乏症，葉酸欠乏症などの血液検査によって鑑別が

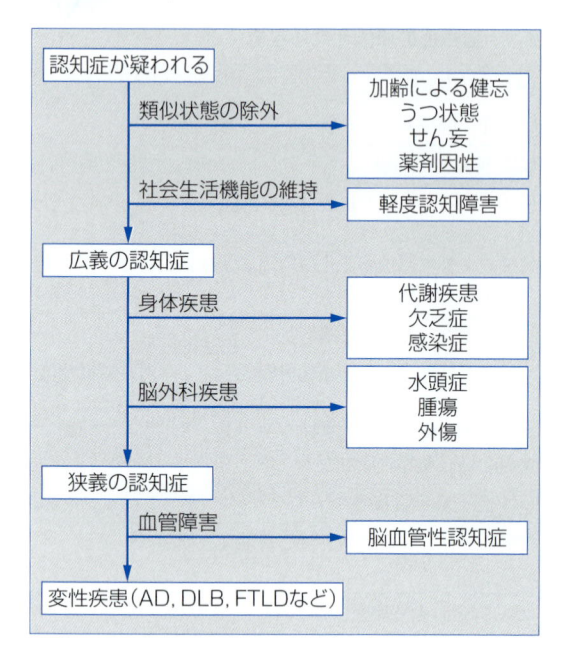

図1　認知症の鑑別手順

可能である状態も見落としてはならない．この認知症の鑑別の手順を図1に示す．このような手順で治療可能な認知症や身体疾患に伴う認知症を鑑別し，最後に変性疾患に伴う認知症や，脳血管性認知症などの原因疾患を特定する．

アルツハイマー病

1）アルツハイマー病の病態

ADは主として初老期以降に発症し，病理学的には，海馬，基底核，側頭葉，頭頂葉など広範囲の大脳における神経原線維変化（neurofibrillary tangle：以下NFT）と老人斑（senile plaques：SP），そして神経細胞の脱落が特徴である．ADの病態の仮説として有力なのが，アミロイド前駆体蛋白（APP）からAβ蛋白が切り出され，それが重合してSPとなり，その結果NFT形成を中心とする神経細胞の機能障害が発生し，神経細胞死に至るというアミロイド・カスケード仮説であり，多くの研究者に支持されている[3]．

孤発性のAD発症に関しては，様々な因子が関与すると考えられているが，決定的な発病要因は解明されてはいない．疫学研究においては，加齢と遺伝負因，ダウン症であること，頭部外傷の既往，女性であること，低い教育歴などが有力な危険因子とされている．遺伝的な危険因子としてはApoEが知られており，ε4多型を2つもつ場合（ε4/ε4）はAD発症の有力な危険因子である．

2）アルツハイマー病の経過と症状

発症および進行は緩徐で，10年ほどで病状が初期から中期，後期へと進行する．一般的には若年発症の方が進行は早く，認知機能の障害も多彩である．

ADでは病初期から記憶障害が顕著である．時間や場所の文脈を伴うエピソード記憶の障害が中心であり，新しい出来事の方が障害を受けやすい．物の置き場所を忘れることなどで顕在化し，重症化すると数分前の出来事すら再認できなくなる．また，視空間認知の障害も病初期から出現し，時間の見当識も障害される．言語面では「あれ」「これ」といった指示語が増加するといった，喚語困難が認められる．

このような認知機能障害に加え，妄想，不安，抑うつ，昼夜逆転，徘徊，せん妄などのBPSDが出現する．妄想はADのBPSDのなかでは頻度が高く，財布の場所がわからずに介護者が盗ったと訴えるような「もの盗られ妄想」が多い．中期以降にしばしば徘徊が認められ，主に視空間認知の障害と記憶障害に伴うものと考えられている．またADにせん妄が併発することもあり，夕刻から夜間にかけて多動型のせん妄が出現しやすく，注意の障害が生じ，感情が不安定になり妄想や不安を伴う．

病状の進行に伴って食欲不振が出現することもあり，最終的には食事摂取が困難になる．中期以降では失禁も出現しやすい．ADでは明確な神経所見を呈することは少ないが，末期においては失外套症候群を呈し，筋トーヌスの亢進，ミオクローヌス，把握反射などの原始反射が出現する．

3）アルツハイマー病の治療

ADに限らずすべての認知症の治療に共通して，認知症の治療は大きく薬物療法と非薬物的な心理・社会的アプローチに分けて考えることができる．薬物療法のみでADの治療が成立するわけではなく，適切なケアプランをたて患者の生活環境を整える．介護者教育を行い介護者の負担を軽

表2 現在わが国で用いられる認知症治療薬の比較

	コリンエステラーゼ阻害薬			NMDA受容体拮抗薬
一般名	ドネペジル塩酸塩	ガランタミン臭化水素塩	リバスチグミン	メマンチン塩酸塩
作用機序	アセチルコリンエステラーゼ阻害	アセチルコリンエステラーゼ阻害	アセチルコリンエステラーゼ阻害	NMDA受容体拮抗
		ニコチン性アセチルコリン受容体へのAPL作用	ブチルコリンエステラーゼ阻害	
半減期（時間）	70〜80	7	3〜4	70
わが国での発売	1999	2011	2011	2011
わが国での適応*	軽度〜高度	軽度〜中等度	軽度〜中等度	中等度〜高度
わが国での用量*（mg/日）	5〜10	8〜24	4.5〜18	20
わが国での剤形*	錠剤，OD錠，細粒，ゼリー	錠剤，OD錠，液剤	貼付	錠剤

＊2014年8月現在

減させる，といったトータル・マネージメントを行うことが大切である．疾患の特徴とその経過，薬物療法の効果と限界を介護者に理解してもらう必要がある．

アミロイド・カスケード仮説に基づく様々な薬剤が開発されたが，依然として，疾患自体を治療する薬剤は確立されていない．現時点でのADの薬物療法は認知機能に対するものとBPSDに対するものとに大別される．現在わが国で用いるADの認知機能に対する治療薬はコリンエステラーゼ阻害薬（cholinesterase inhibitors：以下ChEIs）であるドネペジル，ガランタミン，リバスチグミンと，NMDA受容体拮抗薬であるメマンチンである．AD患者において，アセチルコリン系の起始核であるマイネルト核にある神経細胞が変性・脱落していることが明らかになり，このアセチルコリン神経系の賦活を目的とした薬剤がChEIsである[4]．一方のメマンチンはグルタミン酸の興奮毒性が神経細胞死に関与するという興奮毒性仮説に基づいて開発された．現在わが国で用いられる治療薬4剤の比較を表2に示す．

BPSDに対する薬物療法は，本人あるいは介護者の負担を軽減することが目的である．環境要因や身体合併症などがBPSDを引き起こすこともあるため，環境調整などで効果が不十分な場合に薬物療法を行う．幻覚や妄想に対して抗精神病薬，不安や抑うつに対して抗うつ薬など症状に応じた治療を行うが，基本的に少量から使用すべきであり，漫然と投与することは避ける．わが国においてはいずれの薬剤も保険適用がない．

非薬物的に，心理・社会的アプローチによってADの生活機能の改善を目指す治療法としては，回想法，リアリティ・オリエンテーション，芸術療法などが知られている．これらの非薬物療法は，有効性について必ずしも十分なエビデンスが示されてはいない．いずれにせよ，非薬物的な介入も併用しながら，認知機能と身体機能の廃用性低下を減らし，活動性を維持することが大切である．

脳血管性認知症

VaDは脳血管障害に関連して出現する認知症の総称である．従来わが国では認知症の原因疾患として最も多いと考えられていたが，現在では認知症患者の約2割程度を占めると考えられている．ただし，病理学的にはADを合併することも多く，ADに脳血管障害を伴う例との鑑別は困難であり，連続性をもった病態であると言える．単一疾患ではなく，病因，病態，臨床症候は多様で

第3章 障害の病態生理と評価・治療

14. 加齢による障害（フレイル，老年症候群，サルコペニア）

Summary

① 加齢による障害は急激に変化をきたす要因がない限り，Robust→Prefrail→Frailty（フレイル）→Disability という過程で生じてくると考える．
② フレイルは高齢期に生理的予備能が低下することでストレスに対する脆弱性が亢進し，機能障害，要介護状態，死亡などの不幸な転機に陥りやすい状態とされる．
③ フレイルの状態は生理的な加齢変化と機能障害，要介護状態の間にある状態として理解され，これに疾患や老年症候群が加わり要介護状態となっていく．
④ 老年症候群（geriatric syndrome）とは，原因は様々であるが治療と同時に介護・ケアが重要である一連の症状，所見を指す．
⑤ 高齢者の要介護状態や老年症候群の評価には高齢者総合的機能評価（comprehensive geriatric assessment：CGA）が適している．
⑥ 老年症候群や要介護状態は CGA に基づいて，①高齢者疾患の正確な診断，治療可能な状況の早期発見，過剰な薬剤の整理，②治療効果判定，経時的な臨床的，機能的変化の把握，③セルフケア能力の低下に伴う疾病の増悪やさらなる障害発生の予防，④介護の必要性のスクリーニングと最適な介護環境の選択（退院支援，ケアマネジメント），を行うことが肝要である．

概要

　成熟期以後，加齢とともに各臓器の機能あるいはそれらを統合する機能が低下し，個体の恒常性を維持することが不可能となり，ついには死に至る過程を老化と呼ぶ．その老化の過程を身体の予備能力の点からみてみると，加齢が進むにつれて，予備力は低下し，一定以上に低下すると日常生活に介護が必要な身体機能障害（Disability）の状態となってくる（図1)[1]．多くの場合その経過のなかで，自立した生活ができるが要介護状態を引き起こしやすい，非常に危うい状態のグレーゾーンの時期が訪れる．この状態を老年医学ではフレイル（Frailty）と呼び，近年非常に重要視している[1]．なぜならばこのフレイルは年齢と独立して，健康障害や死亡の予測因子となることが明らかになったからである（図2)[2]．

　以上のようにフレイルは高齢期に生理的予備能が低下することでストレスに対する脆弱性が亢進し，機能障害，要介護状態，死亡などの不幸な転機に陥りやすい状態とされ，生理的な加齢変化と機能障害，要介護状態の間にある状態として理解されている一方，サルコペニアは1989年Rosenbergによって提唱された概念であり，加齢に伴って筋肉が減少する病態で，握力や歩行速度の低下など機能的な側面をも含めた概念である[1]．サルコペニアが進行すると転倒，活動度低下が生じやすく，フレイルが進行して要介護状態につながる可能性が高くなり，高齢者の運動機能，身体機能

第3章 障害の病態生理と評価・治療

14. 加齢による障害（フレイル，老年症候群，サルコペニア）

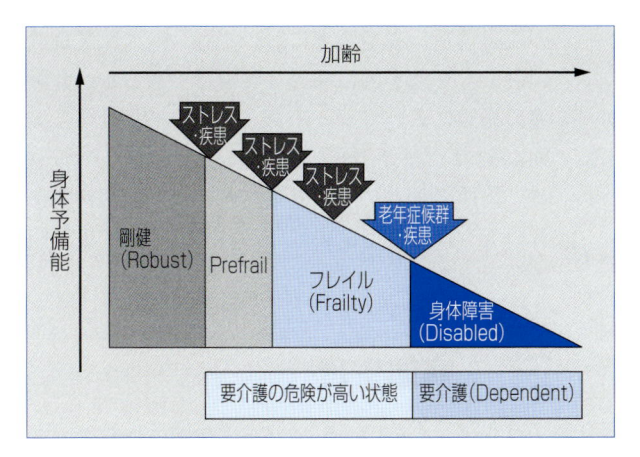

図1　身体予備能と加齢との関係におけるフレイルの位置付け[1]）

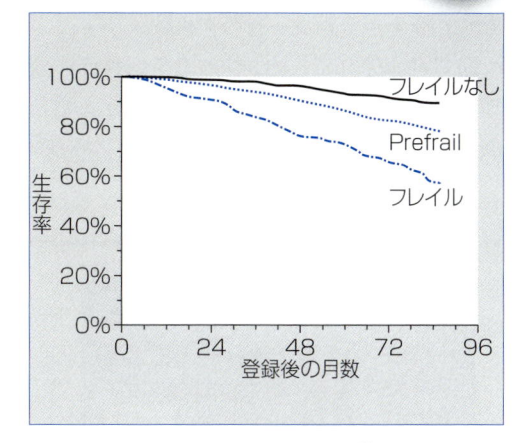

図2　フレイルと生存率との関係[2]）（一部改変）

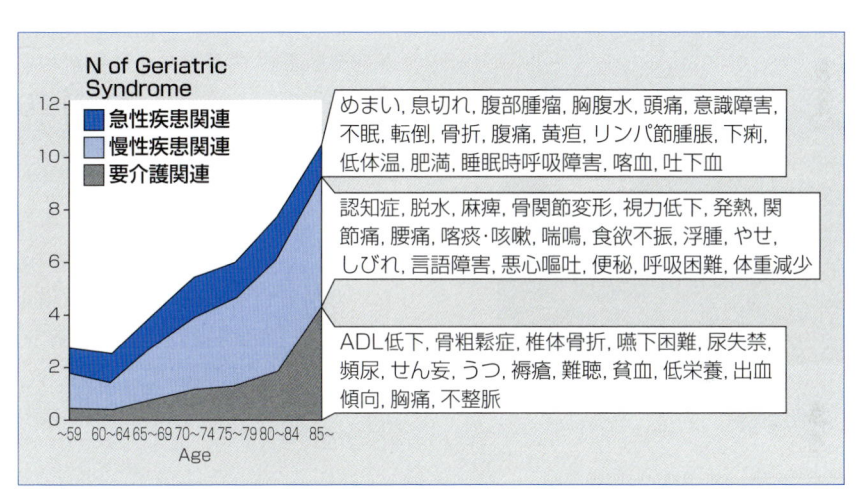

図3　疾患構造からみた老年症候群と年齢の関係[3]）（一部改変）

を低下させるばかりでなく，生命予後，日常生活活動（ADL）を低下させてしまう場合が多く，その対策が必要である．すなわち，サルコペニアはフレイルの一つの重要な要因である．

　加齢による障害は急激に変化をきたす要因がない限り，Robust→Prefrail→Frailty→Disability という過程で生じてくると考えるのが予後予測のうえで肝要である．フレイルの状態は，まだ障害者ではない状態と考えられ，これに疾患や老年症候群が加わり要介護状態となっていく．老年症候群（geriatric syndrome）とは，原因は様々であるが治療と同時に介護・ケアが重要である一連の症状，所見を指す．欧米では老年症候群には，この重要性から geriatric giant と呼ばれ，老年医学教育の初日に行われており，高齢者に接するうえでの最初の重要な手がかりと位置付けられる．例えば転倒・骨折は骨粗鬆症，脳血管障害，糖尿病による下肢血管障害，起立性低血圧などによる歩行不安定やめまいなどによって起きる．いったん骨折すると，寝たきりになり介護負担が発生することがある．

　老年症候群は大きく3つに分類される[3]）．①主に急性疾患に付随する症候で，若年者と同じくらいの頻度で起きるが，対処方法は高齢者では若年者と違って工夫が必要な症候群．②主に慢性疾患に付随する症候で，65歳以上の前期高齢者から徐々に増加する症候群．③75歳以上の後期高齢者に急増する症候で，ADLの低下と密接な関連を

もち，介護が重要な一連の症候群．

図3に示されるこの3つの老年症候群の分類と加齢変化は高齢者の複合的疾患構造を説明し，医療と介護が不可分であることの実証である[3]．この疾患構造は在宅医療においても，老人保健施設においても基本的に同じ3層構造であるが，介護型の施設においては，70歳より若い時期から，後期高齢者に多い老年症候群の頻度が多くみられる．後期高齢者に多い老年症候群は急性期病院においても，療養型病床群においても，自宅復帰阻害要因である．

病態生理

フレイルの成因としてはまず加齢による細胞老化，ミトコンドリア機能異常，DNA損傷，酸化ストレス，ホルモンの低下などが引き金となり，食欲低下，免疫能低下，種々の神経疾患，インスリン抵抗性，サルコペニア等が起こり，それらの結果としてフレイルとなる（図4）．

ここでサルコペニアとは加齢に伴う筋肉量の減少を指す概念として作られた言葉である．その後，筋肉量の減少のみならず，筋力や筋肉機能の低下を含む概念に変遷し，用語の定義に混乱がみられるようになった．そこで欧州4学会のワーキンググループ（The European Working Group on Sarcopenia in Older People：EWGSOP）が2010年にコンセンサスレポートを発表し，「筋量と筋

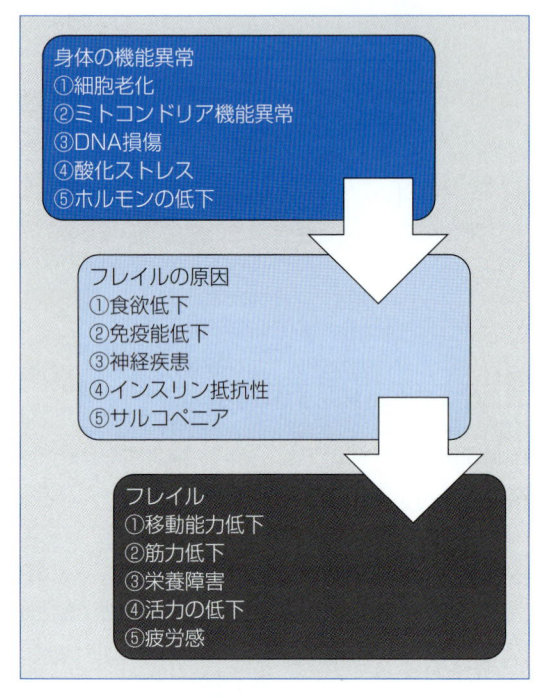

図4 フレイルの発生機序

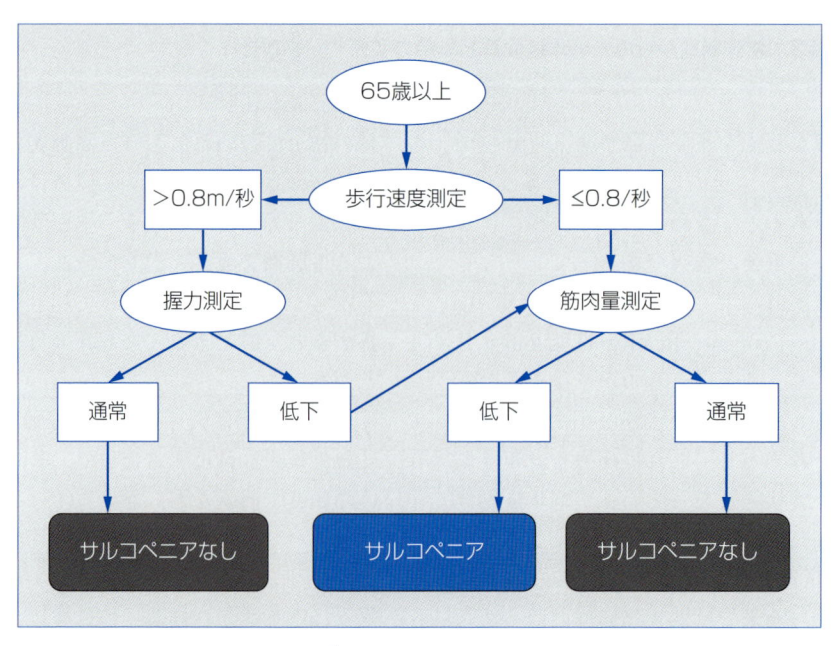

図5 サルコペニアの診断基準[4]（一部改変）

肉の進行性かつ全身性の減少に特徴付けられる症候群で，身体機能障害，QOL低下，死のリスクを伴うもの」と定められた[4]．図5に診断基準を示す．

EWGSOPでは，サルコペニアを加齢に伴って生じる原発性（一次性）サルコペニア，活動，栄養，疾患に伴って生じる二次性サルコペニアと分類している．

評価

米国の医師Fried LPはその優れた観察眼から，フレイルの特徴として現れる徴候は次の5つに集約されることを発表した．それは，①力が弱くなること，②倦怠感や日常生活がおっくうになること，③活動性が低下すること，④歩くのが遅くなること，⑤体重が減少すること，である．このうち1つもあてはまらなければ剛健（Robust），1つか2つあてはまるときはPrefrail，3つ以上あてはまったらフレイルと考えるのが適当としている[2]．

高齢者の要介護状態や老年症候群の評価にはCGAが適している．CGAとは，1935年，英国の医師ウォーレン（Wallen M）が，当時，捨て置かれた患者の状態を，医学的評価のみならずADL，ムード，コミュニケーションなどの評価も併せて判断し，評価結果に基づいて老人ホームに入所させたり，在院を続けさせたりといったサービスの提供を行った．こうした取り組みによって，多くの人の症状を改善させたのが，始まりとされている．その後，1984年，米国の医師ルーベンスタイン（Rubenstein LZ）は，CGAが生命予後や機能予後を改善するための評価手技であることを発表した．それ以来，北米にもこの考え方は急速に広がり，メタアナリシスを使ったCGAの成績が発表され[2]，CGAの利用が定着した．総合的機能評価は，開発時から退院支援の成果を得ており，さらにこの作業の過程で，新しいコメディカルの職種が誕生し，車椅子などの補助具も開発された．残存機能を活かした医療とケアのチーム体制がCGAによって自然に生まれていったのである．

CGAでは，高齢者を生活機能，精神機能，社会・環境の3つの面から捉える．それぞれに，簡単なスクリーニングツールが開発されている．問題点が整理できたら，それぞれの問題のスペシャリストにコンサルテーションし，ケア全体をコーディネートするのが重要である．その評価すべき項目としては，①（基本的）日常生活活動（activities of daily living：ADL），②手段的日常生活活動（instrumental ADL：IADL），③認知機能（cognitive function），④気分・情緒・幸福度（mood, quality of life），⑤コミュニケーション能力（視力・聴力・構音・言語・理解含む），⑥社会的環境（家庭環境・家族構成・人間関係・住居，介護者，支援体制含む），がある．

治療

■ 老年症候群や要介護状態に対する方策

老年症候群や要介護状態に対してはCGAに基づいて，①高齢者疾患の正確な診断，治療可能な状況の早期発見，過剰な薬剤の整理，②治療効果判定，経時的な臨床的，機能的変化の把握，③セルフケア能力の低下に伴う疾病の増悪やさらなる障害発生の予防，④介護の必要性のスクリーニングと最適な介護環境の選択（退院支援，ケアマネジメント），を行うことが第一歩である．それにより，生活機能の改善・生命予後の改善，入院日数の短縮，医療費の抑制，チーム医療・ケアの形成が期待される．それぞれのひっかかった項目に対する対応を以下に述べる．

1）ADLの障害を認めた場合の対応

まず，ADL障害の原因の追求を行う．そのために神経学的検査，四肢・脊椎の診察，内科的疾患の評価を行い，さらに視力障害，聴力障害，認知機能障害のチェックを行う．次にリハビリテーション（以下リハ）を考慮し，損なわれた心身機能の回復を目的とした機能回復訓練，日常的な生活行動の活性化による廃用性の運動機能低下の予防，行動しやすい生活環境の整備，損なわれた運動機能を補う自助具などの利用などを行う．さらにソーシャルワーク，ケアマネジメントを考慮し，家庭介護力の評価と社会資源の導入，早期からの退院援助等を行う．

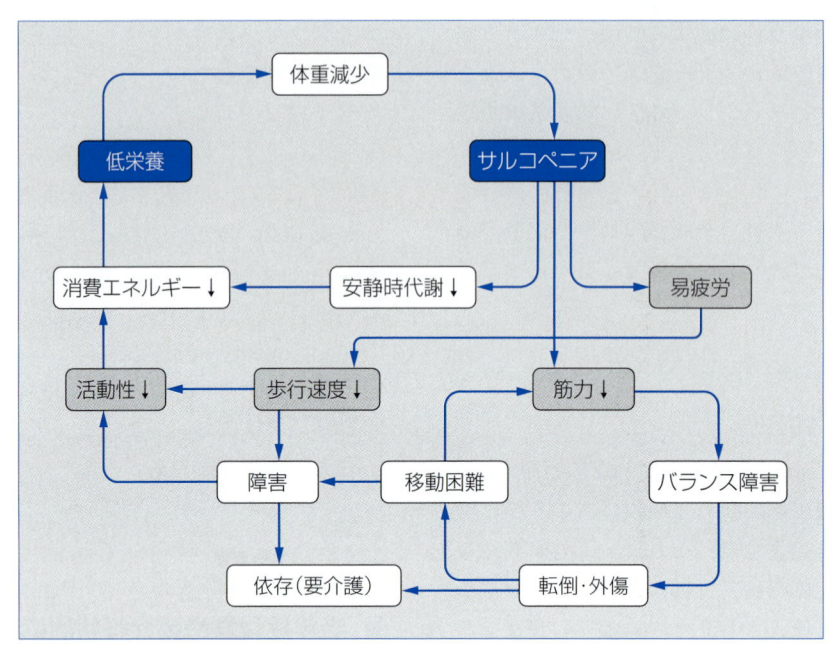

図6 フレイルの悪循環サイクル[2]（一部改変）

2) IADL低下を認めた場合の対応

まず原因の追求を行う．その際，本人の問題（認知機能の低下？ うつ？ 運動機能の低下？）なのか閉じこもり，ソーシャルネットワークの低下，家族の問題，経済的問題，家屋環境の問題なのか，等に留意する．それを踏まえ，家事などの仕事の簡略化と動作の効率化を図ったり，介護保険の申請，家事援助の利用や地域高齢者支援事業の利用を考慮する．具体的には生活支援（給食サービス），介護予防（運動指導，転倒予防），生きがい対策（スポーツ，就労），権利擁護（成年後見制度，地域福祉権利擁護制度）などがある．

3) 認知機能障害を認めた場合の対応

どのタイプの認知症なのかなど原因の追究を行う．そのために神経学的検査，神経心理学的検査，神経画像検査（頭部CT・MRI/SPECT/PET），神経生理学的検査（脳波），一般内科的検査（血液・尿検査，甲状腺機能，ビタミン，胸部X線，心電図），合併症の評価を行う．現在認知症の治療に対する薬物療法（塩酸ドネペジルなど）があるのでその使用を考慮する．リハ（回想法，現実見当識療法，運動療法）についても考慮し，栄養療法，治療環境の整備・介護方法の指導・介護保険申請・在宅か施設かなどにも気を配る．

4) うつを認めた場合の対応

うつ状態を呈する身体疾患（脳血管障害など脳疾患・内分泌疾患・薬物）の除外を行い，薬物療法（SSRI，SNRIなど）を考慮する．同時に環境調整や精神療法・作業療法・集団的レクリエーションなども考慮する．

■ フレイルやサルコペニアに対する方策

治療・予防において重要なことは障害があらわになる要介護状態になってから介入するより，前段階のフレイルの段階で介入することである．前項で述べた5つのフレイルの特徴・要素は，互いに関連しあって身体の悪化に拍車をかける（図6）．この悪循環はフレイルサイクルと呼ばれ，健康寿命を阻害する病態として注意が喚起されている[2]．そしてこのモデルのなかではサルコペニアと低栄養が悪循環の中核として位置付けられている．

フレイルの予防法は以下の6つがあげられる．
① 十分な蛋白質，ビタミン，ミネラルを含む食事摂取
② ストレッチ，ウォーキングなどを定期的に行う

③身体の活動量や認知機能を定期的にチェック
④感染予防（ワクチン接種を含む）
⑤手術後は栄養やリハなど適切なケアを受ける
⑥内服薬が多い人（6種類以上）は主治医と相談

また，サルコペニアは加齢に伴って，骨格筋の異化作用と同化作用のバランスが崩壊することに起因して発生することより，運動には骨格筋の同化作用を促進し，異化作用を抑制するような効果があるため，サルコペニアの予防・改善には重要な手段と考えられている．さらに，サルコペニアに対しては栄養面も重要であり，特に分岐鎖アミノ酸やビタミンDといった栄養素は骨格筋の同化作用を促進するような効果があるとされている．このように，運動や栄養にはサルコペニアを予防・改善させるような効果が報告されており，近年ではこれらを組み合わせたコンビネーション介入が最も有用であるといった知見も報告されている．

（海老原　覚・福田大空・大国生幸）

▶文献

1) 葛谷雅文：老年医学におけるSarcopenia & Frailtyの重要性．日本老年医学会雑誌, **46**：279-285, 2009.
2) Fried LP, et al.：Frailty in older adults：evidence for a phenotype. *J Gerontol A Biol Sci Med Sci*, **56**(3)：M146-157, 2001.
3) 鳥羽研二：老年症候群とは．老年医学系統講義テキスト（日本老年医学会編），西村書店, 2013, pp92-95.
4) Cruz-Jentoft AJ, et al.：Sarcopenia：European consensus on definition and diagnosis：Report of the European Working Group on Sarcopenia in Older People. *Age Ageing*, **39**(4)：412-423, 2010.

第3章 障害の病態生理と評価・治療

15. 発達障害

Summary

① DSM-5による改訂で，自閉スペクトラム症（ASD）の採用，精神遅滞や学習障害（LD）などに関しても診断基準や分類などについてかなり変更がみられる．
② 発達障害に関連しているとされる疾患や遺伝，病態に関して様々な報告があるが，不明な点も多い．
③ 発達障害の評価には知能検査，特にWISCがよく用いられる．これに加えて様々な行動評価ツールが有用である．
④ ASDの中核症状を対象にした薬物療法はないため，様々な療育を併用する必要がある．
⑤ 症例によって重症度が異なり，障害の重複例も珍しくないため，症例ごとに注意深く検討することが必要である．

概要[1～4]

＜発達障害＞という言葉は以前から使用されていたが，これは現在の比較的重度な＜精神運動発達遅滞＞という言葉とほぼ同義に使用されていたと考えられる．その後は注意欠陥/多動性障害（attention deficit/hyperactivity disorder：ADHD）や高機能自閉症（high functioning autism spectrum disorder：HFASD）などの一連を示す言葉として用いられるようになり，あるいは知的障害を伴う自閉症・高機能自閉症・アスペルガー症候群・特定不能の広汎性発達障害（pervasive developmental disorder：PDD）を含めて1つの連続体として＜自閉症スペクトラム＞とする考え方も出てきた．2008年の厚生労働省のパンフレットでは，発達障害は自閉症とアスペルガー症候群を含んだPDD，ADHD，学習障害（learning disorder：LD）を含み，知的障害はあいまいな形で重なる形となっている．

2013年になり，米国精神医学会が作成する精神障害の診断と統計のマニュアルである「DSM-Ⅳ-TR（Diagnostic and Statistical manual of mental disorders fourth edition text revision）」[7]が『DSM-5』[5,6]に改訂され，このなかでDSM-Ⅳ-TRでの精神遅滞，PDD，ADHDなどを含んだ＜通常，幼児期，小児期または青年期に初めて診断される障害＞が＜神経発達症群（neurodevelopmental disorders）＞として再定義された．そして新たに自閉性障害，アスペルガー障害，特定不能の広汎性発達障害を包含する概念として，自閉スペクトラム症（Autism Spectrum Disorder：ASD）が採用された．また，精神遅滞やLDなどに関しても診断基準や分類などがかなり変更されている．本稿では定義や診断については主にDSM-5[5,6]に合わせて記載したが，発表後の新しい基準に基づいた知見はまだ少ないため，それ以外の項目の多くはDSM-Ⅳ-TR以前の発表に拠った．用語が新旧混在しているためわかりにくい部分もあると思うが，ご容赦いただきたい．

病態生理[1~4]

原因

ある児に発達障害を認め，脳損傷を引き起こすことが知られている病態を認めた場合，その病態が発達障害に関連があるとされることが多い．ただし特定の疾患が原因であることは少ない．

・PDDとの関連性が報告されている疾患：染色体異常，結節性硬化症，フェニルケトン尿症，先天性風疹症候群，単純ヘルペスウイルス性脳炎，脆弱X症候群，神経線維腫症など．

・ADHDとの関連性が報告されている疾患：てんかん，低出生体重など．

・LDとの関連性が報告されている疾患：性染色体異常，てんかん，脳性麻痺，頭部への放射線照射，低出生体重など．

遺伝

前述のように，発達障害の多くは原因がはっきりしないものが多いが，家族内発生率は一般集団より高いとされている．一卵性双生児の一致率は，自閉症36～96%，ADHD 50～80%，LDの中核である読字障害68～100%，同胞では自閉症3～7%，ADHD 30%という報告がある．親子出現率は子どもがADHDの場合，父親の25～30%，母親の10～20%に同じ傾向が認められ，父親が読字障害の場合，男児で35～40%，女児で20%に認めるといわれている．症状については，発達障害＜そのもの＞が遺伝するのではなく，発達障害の＜症状＞が＜それぞれ別々に＞遺伝するという考え方が主流となってきている．例をあげるとADHDでは注意力障害と多動・衝動性はそれぞれ別の遺伝をしており，PDDでは社会性障害，コミュニケーション障害，固執性はそれぞれ独立して遺伝する可能性が高いといわれている．

病態

①PDD：前頭葉，海馬，扁桃体，小脳虫部などの形態異常が報告されているが，確定していない．他者の動作の真似をするときに活動するミラーニューロンの活動障害があるため，共感や他者の意図理解ができないという説がある．血液中のセロトニン濃度が上昇しているという報告もあるが，自閉症に特異的でない可能性がある．心理学的には心の理論障害説，中枢性統合能力の障害説などが提唱されているが，障害すべてを一元的に説明できる心理機制は現状では存在せず，複数の認知障害が存在しているという考え方が主流になっている．

②ADHD：右半球前頭前野，大脳基底核，小脳虫部の異常が報告されている．中枢神経刺激薬，セロトニン・ノルアドレナリン再取り込み阻害薬が有効であること，推定病変である前頭前野・大脳基底核の神経活動にドーパミンが関係していることから，ドーパミン，ノルアドレナリン，セロトニン活性の異常が推定される．心理学的には病態の一つとして実行（遂行）機能の障害があげられており，その説明として適切な行動をとるための複数の情報処理や，自己行動調整ができないことなどがいわれている．

③LD：左シルビウス裂周辺の前頭葉，側頭葉，頭頂葉の異常や，外側膝状体の大細胞層の神経細胞の大きさの異常などの報告がある．心理学的にはLDの中核である読字障害の説明としては，文字を音に変換することが障害されることにより，読むことができないという音韻処理障害説や，文字の形態情報の処理が障害され文字を認識できないことから読めないという視覚情報処理障害説などがあげられる．

評価[1~4]

認知検査

発達障害の評価の場合には，標準化され，測定された能力が下位項目に分けられ，能力間の個人内差や同年齢集団内での平均値からの偏移が測定できる知能検査が，よく使用されている．

①WISC-Ⅳ（Wechsler Intelligence Scale for Children-Fourth Edition）：児童を対象に開発された知能検査であり，知的な能力を分析的に測定することを目的としている．対象年齢は5歳0か月～16歳11か月である．検査は児童と検者が1対1で行い，施行時間は60～90分程度である．結果として知能指数（intelligence quotient：IQ），4指標得点，下位検査評価点が求められる．4指標

得点は言語理解（verbal comprehension index：VCI），知覚推理（perceptual reasoning index：PRI），ワーキングメモリ（working memory index：WMI），処理速度（processing speed index：PSI）である．VCIは結晶性知能，流動性推理を，PRIは視覚処理，非言語性推理を，WMIでは聴覚を通じて入力された情報のなかから必要なものを選別・保持・処理する能力を，PSIでは情報処理のスピードや筆記能力などを反映するとされている．評価としてはIQ，指標得点それぞれの水準から認知発達水準を推定し，指標得点間の個人内差や下位評価点間の差などから個人の認知特性の推定を行い，対応に役立てる．例をあげると，神経発達症群ではPSI，WMIが相対的に弱いとされている．

ほかに認知検査として使用される代表的なものとしてK-ABC Ⅱ，DN-CASがあげられるが，概要のみ記す．

②K-ABC Ⅱ（Kaufman Assessment Battery for Children Second Edition）：WISCと同様に児童を対象にした認知検査であり，2013年に改訂され，対象年齢は2歳6か月～18歳11か月である．構成として認知尺度と習得尺度に分かれ，認知尺度は継時尺度，同時尺度，学習尺度，計画尺度を，習得尺度は語彙尺度，読み尺度，書き尺度，算数尺度をそれぞれ含む．尺度の得点に加え，それぞれに付随した下位検査の得点が求められる．習得尺度で基礎的学力を測定できるようにはなったが，これのみで学力すべてを判断するのは難しいようである[8]．

③DN-CAS（Das-Naglieri Cognitive Assessment System）：同様に児童・生徒を対象にした検査であり，適用年齢は5歳0か月～17歳11か月である．全検査標準得点，PASS尺度標準得点，下位検査の得点が求められる．

■ 行動評価

臨床における行動評価の目的は，①スクリーニング，②個々の例の特徴（長所，短所）を評価し，治療につなげることである．臨床上，うつや不安などの併存症状や複数の発達障害の合併もよくみられるため，客観的な行動評価ツールを使用することが望ましい．

1）ASDの評価

2歳でほぼ正確な診断が可能と言われている．

①早期幼児期：遅れのあるASD児で1歳前半，遅れのないもので1歳後半に，親は違和感を感じ始めているようである．症状としては言葉の遅れ，同一パターンへのこだわり，一人遊び，情緒的な反応の乏しさなどの典型的なものから，かんしゃく，落ち着きのなさ，睡眠サイクルの乱れ，摂食障害などの非典型的なものまで幅広い．一般的なスクリーニングとしては乳幼児期自閉症チェックリスト（Checklist for Autism in Toddlers：CHAT）がある．CHATは，1歳6か月までに共同注意と見立て遊びが芽生えていないと自閉症と診断されるリスクが高いという仮説に基づいて開発されたスクリーニングテストであり，親からの聞き取り9項目と子どもの直接観察5項目よりなる．1歳6か月時点で興味の指さし（A7とBiv），視線追従（Bii），見立て遊び（A5とBiii）の5項目で不通過であればハイリスク，興味の指さしの2項目が不通過であれば中等度リスクとされている．これから派生したものにM-CHAT（Modified-CHAT）[9]，CHAT-J（CHATの日本語版）[10]があり，いずれも一定の信頼性と妥当性が示されている．

②児童期：国内外で小児自閉症評定尺度（Childhood Autism Rating Scale：CARS），日本（修正）版（CARS-JM）[11]がよく利用されている．CARSは人との関係，模倣，情緒反応など15項目に対してそれぞれ年齢相応：1点～重度の異常：4点まで，0.5点刻みに7段階の評価を与え，合計得点（0～60点）が30点以上の場合自閉症と判断する．日本語版ではASDのカットオフポイントはそれぞれ26点と30点が推奨されている．知的水準や年齢のバイアスがある．その他にも対人応答性尺度（social responsiveness scale：SRS）などがある．

③ライフステージ全般：日本自閉症協会版広汎性発達障害評定尺度（PDD-Autism Society Japan Rating Scales：PARS）は，わが国で開発されたASDの行動評価尺度であり，対人，コミュニケーション，こだわり，常同行動，困難性，過敏性の6領域，57項目よりなり，専門家が療育者に面接して各項目を0～2点で評価する．発達歴が得られる場合には幼児期のピーク時の行動を基にカット

オフポイントを9点としてASDの有無の評価を行う．

2）ADHDの行動評価

ADHD-Rating Scale-ⅣはADHDの行動観察を目的に米国で開発された評価尺度である．DSM-ⅣのADHDの診断基準を基に，不注意と多動性-衝動性の2つの領域の項目で編成されている．

3）LDの行動評価

LD判断のための調査票（Learning Disabilities Inventory Revised：LDI-R）はわが国で標準化された調査票である．基礎的学力は聞く，話す，読む，書く，計算する，推論する，英語，数学の8領域，行動・社会性は，行動，社会性の2領域から構成されており，小学生は英語，数学の2領域以外の8領域を，中学生は全10領域を評価する．数学（8項目）以外は12項目からなり，それぞれ＜ない＞～＜よくある＞の4段階で評価し，素点をプロフィール表にプロットすることで，つまずきなし，つまずきの疑い，つまずきありの3区分のいずれかに判断が導かれるように作成されている．

4）問題行動の評価

子どもの行動チェックリスト（Child Behavior Checklist：CBCL）は子どもの情緒や行動を包括的に評価する質問紙である．親が回答するCBCL，教師が回答するTRF（Teacher's Report Form），児自身が回答するYSR（Youth Self Report）の3バージョンがある．チェックリストは社会的能力尺度，問題行動尺度から構成され，これらの回答から，＜ひきこもり尺度＞＜身体的訴え尺度＞＜不安/抑うつ尺度＞＜社会性の問題尺度＞＜思考の問題尺度＞＜注意の問題尺度＞＜非行的行動尺度＞＜攻撃的行動尺度＞という8つの尺度得点が算出され，これをT得点に換算し母集団平均からの偏りが推定される．

対応[1～4)]

■ 薬物療法

ASDの中核症状を対象にした薬物療法は現時点では存在しないため，処方は二次障害や併存症状に対して行う．それに対してADHDでは病因として前頭葉の機能不全や前頭-線条体の機能不全が考えられており，根治ではないが，薬物的な対応がある程度可能である．ADHDの薬物療法の目的は，子どもが自分の良いところをみつけ，良い行動を身につけ，良好な社会生活を営むようにすることである．主に以下の2種類の薬物を使用することが多い．

1）ADHD症状に対する薬剤

①メチルフェニデート（コンサータ）：ドーパミントランスポーター，ノルアドレナリントランスポーターに結合し，モノアミンの再取り込みを阻害することで前頭前野におけるドーパミンとノルアドレナリンの濃度，側坐核におけるドーパミン濃度を上昇させ，実行機能と報酬系の機能を改善し，ADHDの多動性-衝動性，不注意を改善するとされる．徐放錠であり，1日1回の服用で良く，効果は約12時間持続する．70％のADHDに効果があるとされる．副作用は睡眠障害，食欲減退，頭痛などである．

②アトモキセチン（ストラテラ）：ノルアドレナリントランスポーターを阻害することで前頭前野におけるノルアドレナリンおよびドーパミンの濃度を上昇させ，実行機能を改善するとされ，メチルフェニデートとは異なる作用機序である．メチルフェニデートと同様に不注意，多動性，衝動性に効果がある．半減期が短く1日2回の服用を必要とする．副作用は食欲減退，腹痛，悪心などの消化器症状が主である．

ASDに対しては，前記以外に適応障害などの二次障害や合併精神神経疾患が対象になる．

2）不安緊張状態・抑うつ状態に使用する薬物

①抗精神病薬：リスペリドン（RIS）が第一選択である．自閉症の攻撃性，自傷行為，かんしゃく，気分の易刺激性などに投与されている．

②抗うつ薬：フルボキサミン，パロキセチンなどが使用される．抗うつ効果発現には数週間を要する．実際にはこだわりや強迫症に対して使用されることが多い．

3）攻撃的行動・衝動行動，情動不安定に使用する薬物

①抗精神病薬：RISに加え，レボメプロマジン，

アリピプラゾール，プロペリシアジンなどが使用される．問題行動の急速な沈静化には効果がある．

②**気分調整薬（mood stabilizer）**：カルバマゼピンやバルプロ酸などのてんかん発作を抑制する薬やリチウムなどが情動の安定化や衝動行動の抑制目的で使用される．

■ 療育

療育とは医療と育成を組み合わせた造語であり，現在では障害児に対する発達支援の意味で使用されるようになっている．内容は施設の方針，マンパワー，設備などによって異なるのが現状である．当院（東京都立小児総合医療センター）は急性期病院であり，療育施設ではないが，設立前の旧都立梅ヶ丘病院の医療資源をそのまま受け継いでおり，発達障害の医療にも積極的に取り組んでいる．この項では，就学前の児を対象とした幼児・学童デイケア（グループ療育）とその内容について簡潔に記す．

①**対象年齢**：3～6歳児（幼稚園相当齢）あるいは小学生．

②**対象疾患**：発達障害あるいはその疑いがある児．当院精神科医が外来診察して指示を出す必要がある．

③**訓練回数・期間**：週1回．幼稚園相当児は1年間．小学生は4か月．

児をそれぞれの状態に応じて6～8人のグループに分け，個人の症状，能力，特性を十分把握したうえで個別支援計画を作成する．計画に従ってTEACCHプログラム，行動療法，感覚統合療法，ソーシャルスキルトレーニングなどの理論を用いて支援を行う．家族には，担当スタッフが児の特性や具体的な対応方法を伝えることで支援していく．必要に応じて，在籍している幼稚園・保育園・小学校などとも連携している．

1) TEACCH (treatment and education of autistic and related communication-handicapped children and adults) プログラム

米国ノースカロライナ大学で開発されたプログラム・教育支援制度であり，全州規模で州政府が行った点に特徴がある．指導法，療育，学校教育，就労，居住など発達障害児・者を生涯にわたって支援するものである．自閉症スペクトラムは脳の障害であり，定型発達児・者とは情報処理が異なるという前提で，具体的な支援法を体系化した．代表的なものが＜構造化された指導＞であり，これは，①物理的構造化，②視覚化した個別スケジュール，③ワークシステム，④視覚的構造化からなり，自閉症スペクトラム児・者が不得意な，時間の組織化や抽象的な物事の理解，聴覚的な情報処理を助け，得意な視覚的・具体的な情報処理を活用していくものである．

2) 行動療法（応用行動分析；applied behavior analysis：ABA）

ヒトの行動の変容を目的として，様々なヒトや動物の行動の基本原理を用いて行われる心理・教育的アプローチの総称である．心理療法としての行動療法の基本は，先行刺激（きっかけ）-反応（行動）-後続刺激（結果）という分析枠で対象児の行動を検討することである．言い換えれば，先行・後続刺激をコントロールすることで適切な行動を増やし，不適切な行動を減らすことができるというものである．適切な行動を増やす方法としては，行動の直後にほうびを与える（例；宿題をやったらゲームをやってよい：強化），不適切な行動を減らす方法としては，行動の直後に何もほうびがない（例；ふざけていたら相手にしない：消去），行動の直後に強化子を一定量除去する（例；宿題をやらなかったので，ゲームの時間を短くする：レスポンスコスト）などがあげられる．

3) 感覚統合療法（sensory integration therapy：SI）

米国の作業療法士Ayresが開発した発達障害児のためのリハビリテーション・療育システムである．人間が社会生活を営むことが可能な能力を＜感覚統合＞の最終産物と考え，発達障害は＜感覚統合＞過程の障害がある可能性を指摘した．具体的なアプローチとしては，まず子どもの感覚統合障害を，①面接，情報収集，②行動観察，臨床観察，③標準検査（日本版ミラー幼児発達スクリーニング検査，南カリフォルニア感覚統合検査など）で評価し，次に触覚・前庭覚・固有感覚刺激による感覚入力を行う．訓練後に机上の訓練などに取り組むと，課題に取り組みやすく効果的で

ある．

4) ソーシャルスキルトレーニング（social skills training：SST）

ソーシャルスキルは社会生活や人間生活を営むために必要な技能・能力である．発達障害児は人の気持ちを推し量ること，自分の気持ちをコントロールすることなどが不得意なことや，場のルールを守れないなどで集団行動や対人関係で不適応を起こしやすいといわれている．このような児のために行う，ソーシャルスキルを指導する一連のアプローチ法をSSTと呼んでいる．低学年の児には，ゲームや遊びを通じて役割の交代や順番待ち，指示に従う訓練として行ったり，高学年の児には，ロールプレイングやグループでの話し合いを通して友人関係を築くことや，問題解決を目指す技術を学んでいくなどの方法がある．

発達障害各論[1〜7]

知的能力障害（intellectual disability）

1) 定義

DSM-5では知的能力障害を＜発達期に発症し，概念的，社会的，実用的領域における知的機能と適応機能両面の欠陥を含む障害＞とし，①全般的知能の欠陥，②年齢・性別・背景が同等の仲間と比べて日常の適応機能が障害され，③発症が発達期という3つの基準を満たす必要があるとしている．従来のようなIQによる分類は採用されず，概念的領域，社会的領域，実用的領域の3領域の障害の程度により，重症度を軽度，中等度，重度，最重度に分類する形となっている．

2) 疫学

一般小児において頻度は1.0％と推定され，男女比は1.5対1で男児が多い．

3) 病因

脳障害を生じる可能性がある疾患はすべて原因疾患となりうるため，病因は多数存在する．染色体異常が20％を占め，そのうちダウン症が単独疾患としては最も多いとされる．血族結婚，周産期異常などが危険因子として，保護者の育児能力の問題や社会からの隔離などが増悪因子としてあげられる．遺伝の影響は50〜70％とされる．

4) 症状

症状は言葉の遅れとして表面化することが多く，ほかには運動発達の遅れ，集団生活への不適応，指示理解の悪さ，学業不振などである．併存障害としての成長障害，筋緊張低下，てんかん，言語発達遅滞はIQ低下に比例して増加する．その他，聴覚・視覚障害，単純性肥満，問題行動（多動，衝動性，固執性），気分障害，退行現象などがあげられる．

5) 診断

知的障害であるかどうかの診断をまず知能検査で行い，次に原因疾患の同定を行うことが一般的である．個別の知能検査でIQが70以下（-2SD）の場合に知能の低下があると判断されることが多く，実際にはIQ 50〜70の軽度の障害が圧倒的に多い．並行して身体所見，奇形の有無を確認し，必要に応じて脳波や脳画像検査を行う．前述のごとく，今回のDSM-5では従来のようなIQによる分類は採用されず，概念的領域，社会的領域，実用的領域の3領域の障害の程度により重症度を軽度，中等度，重度，最重度に位置付ける形となっており，重症度の基準はあくまでIQ値ではなく必要となる支援のレベルであるとしている．

6) 治療

教育と訓練が第一選択となる．問題行動や気分障害などの併存疾患に対して，対症的に投薬を行う場合がある．

7) 予後

障害が軽度の場合は自立した生活が可能である．中等度以下の場合には生涯にわたって何らかの支援が必要である．

自閉スペクトラム症（ASD）

1) 定義

DSM-Ⅳ-TRにおいてPDDは，A）対人的相互反応の質的障害（社会性の障害），B）コミュニケーションの質的障害（コミュニケーションの障害），C）行動，興味および活動の限定された反復的で常同的な様式（イマジネーションの障害）を特徴とする障害と定義付けられ，PDDの中核群が自閉症であるとしていた．その場合DSM-Ⅳ-TRではA）から2つ以上，B）から1つ以上，C）から1つ以上を含む合計6項目以上が該当し，さ

らに3歳以前にA) B) C) のうち少なくとも1つにおける機能の遅れまたは異常が認められる必要があった．そして，DSM-IV-TRでは自閉性障害，アスペルガー障害，特定不能の広汎性発達障害，レット障害，小児期崩壊性障害がPDDとして分類されていたが，DSM-5では，レット障害および小児期崩壊性障害はそれぞれ遺伝子異常が明らかになったことや，診断的有用性の観点から除外され，新たに自閉性障害，アスペルガー障害，特定不能の広汎性発達障害を包含する概念として，ASDが採用された．ASDでは，①複数の状況における社会的コミュニケーションと対人相互作用の持続的障害と，②行動，興味，活動の限局的・反復的な様式という2つによって定義され，DSM-IV-TRにおけるA) B) が1つにまとめられた．3歳以前とされていた年齢制限は撤廃され，発達の早期に障害が認められれば良いこととなった．新規項目では②のなかに感覚過敏・鈍磨が加わり，特定用語として緊張病の有無についても記載できるようになった．重症度も必要な支援のレベルによってレベル1～3に分類可能となった．また，DSM-IV-TRでPDDの診断を受けた児童の相当数がASDの診断に該当しなくなるのではないかという懸念に対しては，以前自閉性障害，アスペルガー障害，特定不能のPDDと診断されていた者はこのカテゴリーに含まれるべきであるとして払拭している．

2) 疫学
以前は人口1万人当たり数人とされていたが，最近の報告では人口の1％以上という報告が多い．

3) 病因
以前は＜強迫的で冷たい保護者に育てられる＞という心因論もあったが，これは否定され，遺伝的要因，周産期要因，後天的要因の関与が検討されている．一卵性双生児では発病一致率が60～90％，二卵性では10～20％であることから，遺伝的関与が考えられている．周産期合併症の発生率が高いともいわれており，遺伝的要因に周産期要因が加わることで発症のリスクが高まるとされている．

4) 症状
定義とも重複するが，ASDの場合に認められる特徴的な症状をあげる．

①**感覚情報処理の問題**：感覚刺激に対して過敏，あるいは鈍感さがみられることがあり，いずれの症状も強い場合には日常生活に困難が生じる場合がある．聴覚に過敏があると，大人数の騒がしい教室にいることができなかったり，運動会の号砲で耳を塞いでしまい競技に参加できなかったりする．味覚に過敏があると，偏食になり低体重を健診で指摘されたりする場合がある．

②**実行機能障害**：物事を計画し，順序立てて実行する能力の障害である．この障害があると，後片付けができない，料理ができない，単位の履修ができないなどの困難が生じる．

③**中枢性統合能力の障害**：全体の状況を考慮して物事を理解する能力である．日常生活は多くの情報に満ちており，必要に応じて取捨選択し対応しなければならない．これがうまくいかない場合には，世間一般とは異なる対応をしてしまい，人間関係に不調和をきたすことになりかねない．

④**心の理論障害**：表情を読むのが苦手で，いわゆる阿吽の呼吸ができないため，ことに日本社会では生きにくい．その他にもてんかんの合併，運動が苦手，カタトニア，タイムスリップ，解離様体験，二次障害などがあげられる．

5) 診断
基本的にはDSM-5やICD-10を使用する．これに加え，前述したCARS, CHAT, SRS, PARSなどを補助診断として使用する場合がある．

6) 治療
ASDの中核症状を対象とした薬物療法は現時点では存在しない．二次障害や合併精神・神経疾患に対して投薬する場合がある．

7) 予後
ASDの特性は生涯にわたって持続するため，高機能（知的障害のない）のASDでも成人後に継続的な支援を要する場合が多いと考えられる．

■ 注意欠如・多動性障害（ADHD）

1) 定義
文字通り，注意集中の困難と多動性・衝動性の症状を示す疾患である．

2) 疫学
文部科学省の児童を対象とした調査（2002年）

では学童の2.5%であった．4～9：1で男児に多いとされている．国際的には子どもの約5%，成人の約2.5%という報告が多い．

3）病因

遺伝的要因の強い疾患と考えられる．妊娠中～出産後の感染，中毒，外傷などの関連性の報告があり，生物学的要因も重要である．

4）症状

不注意，多動性，衝動性を特徴とするが，似たような症状は定型発達児，知的障害，ASD，被虐待児などでも生じるため，詳細な問診が必要である．また，程度や持続期間なども子どもによって異なるので注意が必要である．

5）診断

対象児と家族から詳細な問診を行う．担任からの情報や通知表なども有用である．DSMでのADHDの診断基準は，不注意の9項目，多動性・衝動性の9項目があり，いずれかまたは両方とも6項目以上満たせばADHDの疑いがあるとするが，その他の項目，＜症状が6か月以上，2つ以上の場所でみられる＞，＜日常生活に著しい困難を引き起こす＞を満たさなければならない．DSM-5では，DSM-Ⅳ-TRと比べて不注意，多動性，衝動性の項目数は不変であったが，不注意において青年期後期および成人（17歳以上）では診断を満たす項目数が6から5に減り，不注意，多動性，衝動性の症状が認められる年齢が7歳以前から12歳以前に引き上げられた．前者は成人期のADHDに対しての，後者は集団行動を要求される年齢になって初めて確認されることが多いという現状に合わせた内容となった．また障害の程度に応じ，軽度，中等度，重度に分類されることとなった．しかし最大の変更点は，以前から指摘されていたASDとの併存が認められるようになったことである．

6）治療

根本的に治療する方法はない．環境調整や対応の工夫などを行い，必要に応じて症状改善目的に前述の薬物を使用する．

7）予後

多動そのものは思春期頃までに目立たなくなることが多い．衝動性は周囲の環境によることが多く，調整がうまくいかない場合は，素行障害などに発展する場合がある．不注意症状は成人になっても持続し，社会的適応がうまく図れない場合は自信を喪失し，うつ状態やひきこもりを引き起こす場合がある．

■ 限局性学習障害（specific learning disorder：SLD）

1）定義

学習障害（learning disabilities）は，教育用語であり，一般的には＜知的発達に遅れはなく，怠けているわけでもなく，生育・教育環境に問題があるわけでもないのに，知的能力から期待される文字の読み書きや計算などの習得に困難な状態＞をいう．DSMでは学習障害（learning disorders）と呼んでおり，教育用語とは定義が少し異なる．DSM-5では，DSM-Ⅳ-TRの学習障害（learning disorders）に，限局した（specific）を付け，読字の障害（with impairment in reading），算数の障害（with impairment in mathematics），書字表出の障害（with impairment in written expression）を含む形になっている．

2）疫学

わが国では学力を評価する標準化された検査がないので，正確な頻度は不明である．また，平仮名，カタカナ，漢字，アルファベットの学習が時期をずらして行われているという特殊な事情もあり，評価をいっそう困難にしている．読字障害に関しては3～4%，平仮名やカタカナの読字・書字障害は1%，漢字の読字障害は3%，書字障害は5%などという報告がある．国際的には学齢期の頻度は5～15%，成人期は約4%とされている．

3）病因

中枢神経に何らかの機能障害があると推定されているが，詳細は不明である．読字障害（dyslexia）を例にあげ音韻モジュール障害説で説明すると，読みは文字を音に直すdecodingと，読んだ内容を理解するcomprehensionの2つのプロセスがあるが，読字障害の基本的な病態はdecodingの障害とされる．

4）症状

前述のように，読み・書き・計算の基本症状に関連した症状が年齢に応じて出現する．就学前で

は話し言葉の遅れ，小学生では単語の発音の誤り，流暢に話せない，本を読むことを嫌がる，文字を書くことが苦手，1桁の足し算も指を折らないと計算できない，思春期以降では人名や地名の記憶・想起が苦手，本がすらすら読めない，試験で制限時間内に解答できないなどが認められる．

5）診断

DSM-5では，DSM-Ⅳ-TRの学習障害（learning disorders）に，限局した（specific）を付け，その領域に読字の障害，算数の障害，書字表出の障害を含み，診断の際にはそれぞれの障害に下位技能（読字の速度，流暢性など）の障害を記録する形となっている．DSM-Ⅳ-TRでは存在した，それぞれの（読み，書字，算数）障害に対応した定義や，IQレベルのコード番号はなくなり，学習の困難さや支援の必要度に応じて軽度，中等度，重度に重症度分類する形となった．診断ではA）学習の困難さ，B）学業的技能が年齢より著しく低く，学業や職業に障害を与えており，C）学齢期に困難が始まり，D）知的能力や視力・聴力などで説明されない，の4つの診断基準に加え，経歴・成績表・心理教育的評価などで総合的に判断する必要があるとしている．わが国では学習障害についての標準化された検査が存在しないため，診断の際にはまずは詳細なそれぞれの障害に関する発達歴を聴取することが重要である．いつから始まった（気付いた）のか，ほかの発達障害はないか（ADHDや協調運動障害など），実害（学業不振や意欲低下，不登校など）が生じていないかなどが重要になる．複数の障害を合併する例や，ADHD，ASDとの合併例も多いため，ほかの障害や特性がないのか必ず検討する必要がある．

6）治療

個々のケースによりつまずいている場所やレベルは様々であり，病歴聴取などで，どの段階でうまくいかないのか確認する必要がある．その後，原則的には，①環境調整（可能であれば，小学生では通級学級を利用し，学習時間やテスト時間を長くとれるように交渉する，筆記が困難な場合はレコーダー，DVD，パーソナルコンピュータなどを使用するなど），②困難な部分はスモールステップで達成感を感じながら学習を行う，などで対応する．知的に高くても一般のコースでは高等教育，就労からはじき出される可能性があるため，早期から就労を意識したカリキュラムを有した高校や専門学校への進学を勧める場合がある．

7）予後

前述のように，読み・書き・計算の障害が起きるため，学業不振，進学や就業の挫折などにつながることがある．

（和田勇治）

▶文献

1) 平岩幹男（編）：小児科臨床ピクシス2　発達障害の理解と対応，中山書店，2008.
2) 宮本信也，田中康夫（編）：子供の心の診療シリーズ2　発達障害とその周辺の問題，中山書店，2008.
3) 市川宏伸（編）：専門医のための精神科臨床リュミエール19—自閉症へのアプローチ，中山書店，2010.
4) 市川宏伸，鈴村俊介（編）．日常診療で出会う発達障害のみかた，中外医学社，2009.
5) American Psychiatric Association：Diagnostic and Statistical Manual of Mental Disorders：DSM-5. Amer Psychiatric Pub. 2013.
6) 髙橋三郎・他監訳：DSM-5®精神疾患の診断・統計マニュアル．医学書院，2014.
7) 髙橋三郎・他訳：DSM-Ⅳ-TR 精神疾患の診断・統計マニュアル．医学書院，2002.
8) 前川久男：K-ABCアセスメントと指導—解釈の進め方と指導の実際　第6版，丸善メイツ，2003.
9) B Robins DL, et al.：The Modified Checklist for Autism in Toddlers：an initial study investigating the early detection of autism and pervasive developmental disorders. *J Autism Dev Disord*, **31** (2)：131-144, 2001.
10) 小山智典・他：乳幼児期自閉症チェックリスト日本語版（CHAT-J）の有用性に関する予備的検討．臨床精神医，**34** (3)：349-355, 2005.
11) 栗田広他：小児自閉症評定尺度日本修正版（CARS-JM）その信頼性および妥当性．精神医学，**31** (9)：947-954, 1989.

第3章 障害の病態生理と評価・治療

16. 障害者の性機能（ED）

Summary

① 性とは男女を区別する言葉であるが，男性において健全な性が果たし得る役割として，「子孫繁栄」「夫婦の絆」「男であるというアイデンティティー（男としての自信）をもつことができる」「生き甲斐や仕事・芸術作品創作への意欲」など，精神面も含めた幅広い要素をあげることができる．
② これらに共通する性機能として健康な勃起能力がある．専門外来など臨床の場でも，勃起障害を訴える患者が80%以上と最も多く，男性性機能を扱ううえで勃起障害が最も重要なテーマである．
③ 脊髄損傷や脳血管障害の後遺症として性機能障害を認めるが，個々の症例で性欲の程度や勃起力回復への期待度には個人差が大きく，かつデリケートな面があり，個別的対応が必要である．
④ 男性性機能障害の概要および男性・女性脊髄損傷，脳血管障害，心疾患など障害別で，性機能障害の特徴や治療法について述べる．

■ 性機能障害の疫学

1） 性機能障害の定義

男性性機能障害あるいは広義のED（erectile dysfunction）とは，「性交を試み75%以上で性的満足が得られない状態」（WHOの定義）とし，狭義のEDを「性交に必要な陰茎の硬度および勃起の持続時間が得られない状態」と定義している．EDの和訳は勃起障害または勃起不全であるが，臨床の場では性欲低下や射精障害など勃起以外の性機能障害をも含めた広い意味で用いることがあり（広義のED），文脈で判断する．

2） 一連の男性性機能

①性欲（libido；異性に関心・興味をもつ），②勃起（erection；陰茎膨張），③膣挿入（insertion；陰茎を膣に挿入できる），④射精（ejaculation；精液の体外射出），⑤極致感（orgasm；快感）の5つがあげられる[1]．

3） ED患者数と年齢分布

わが国における潜在的ED患者数は推定1,130万人と言われ，これは男性6人に1人の割合であり，大変ポピュラーな疾患と言える．また，年齢に対するED罹患率や夫婦生活の実態調査結果をみると，年齢が上がるに従い勃起障害率の上昇，性交頻度の減少が認められる．特に40代後半から，線形に罹患率の増加がみられることから，EDは加齢現象の1つと考えられている[2]（図1）．その一方，性衝動や性的活動性，性機能能力に関しては個人差が大きく認められることから，単に年齢だけで個々の症例を論じるのではなく，臨床の現場では患者の希望や意思を十分に確認して対応する必要がある．

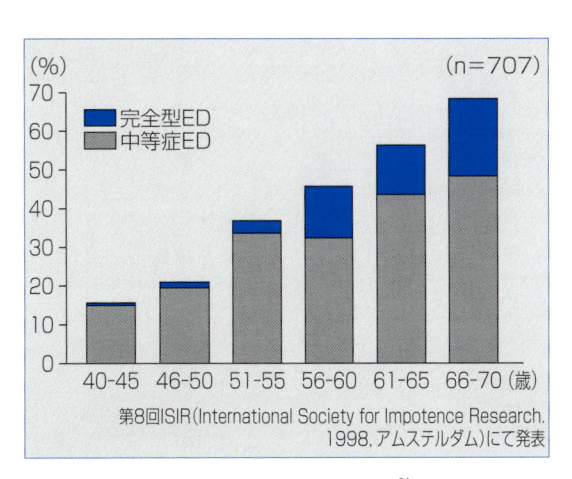

図1 日本における年齢別ED有病率[2]

EDの誘因として，生活習慣病，骨盤内手術，社会的ストレスなどがあげられる．近年，欧米化されたライフスタイルや食生活，超高齢社会に伴い，ED患者数は増加傾向にある．

4）男性性機能外来での主訴

ED外来受診時の患者主訴は，勃起障害関連（陰茎硬度・勃起持続時間・早朝勃起の問題）が全体の85％を占め，射精障害（12％），性欲低下（5％）がそれに続く．ED外来受診者は健常人がほとんどで，片麻痺や対麻痺の障害者受診率は，わずか0.02％という報告もあり，障害者の受診率は大変低いと思われる．

勃起と射精のメカニズム・障害分類

1）勃起・射精の神経支配

図2のように，勃起能には骨盤神経（別名勃起神経とも言われる）が，射精には交感神経系の下腹神経が大きく関与している．性的刺激を受けて反応した大脳の性中枢が，その情報を脊髄の交感・副交感神経系を介して勃起・射精の関連臓器に伝達することで，勃起・射精現象が招来される．

2）勃起のメカニズム

陰茎海綿体には，勃起現象に関与する特殊な解剖学的構造が2つ存在する．1つがラセン動脈〜海綿体洞の間にある「シャント機構」と，陰茎海綿体内の血液が海綿体外へ流出する際に通る貫通静脈が，白膜を直角に貫通している構造「静脈閉鎖機構」の2つである（図3）．

①非勃起時：血液還流は，内腸骨動脈から供給された動脈血が陰茎深動脈に入り，一般組織と同様に毛細血管網を介して白膜下静脈叢を通り，後海綿体小静脈を経て貫通静脈を過ぎ陰茎白膜の外に流出している（図3a）．

②勃起時：性的刺激により陰茎海綿体内で分泌されたNO（一酸化窒素；平滑筋弛緩作用）の働きで，海綿体内の動脈壁や海綿体洞周囲を取り巻く平滑筋は弛緩する．すると陰茎深動脈・ラセン動脈・海綿体洞および海綿体小柱は拡張し，陰茎海綿体内への流入血液量は一気に増加する．海綿体洞はシャント機構により，流入する多量の動脈血で拡張・緊満する．同時に陰茎白膜も伸展硬化し，それ自体で貫通静脈を物理的に圧迫・閉鎖する．

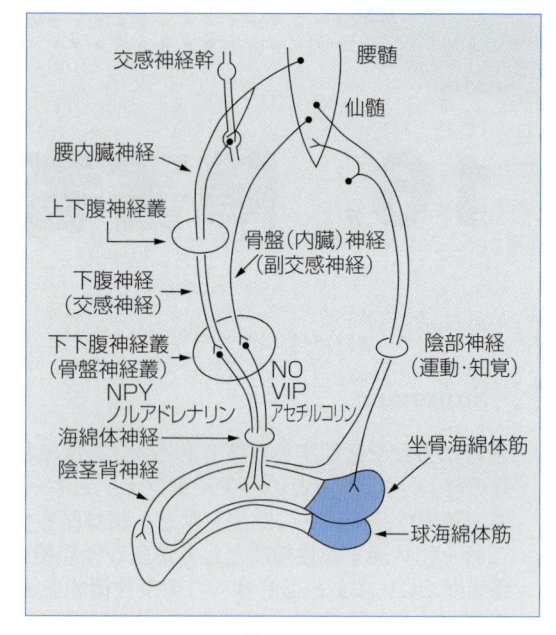

図2　陰茎の神経支配[2]（一部改変）
骨盤神経叢から出る海綿体神経が勃起をコントロールする．神経に含まれる信号物質はアセチルコリン，VIP，NOであり，勃起を消退させる場合はノルアドレナリンとNPYが使われる．

つまり流入動脈血は増加し，反対に流出静脈還流は著しく抑制され，結果として多量の動脈血が海綿体内に蓄積されることにより勃起が成立する．いったん勃起が完成してしまうと，以後この閉鎖機構の介在により，少ない流入血液量でも，勃起状態（full-erection）の維持が可能となる（図3b）．

③非勃起状態への復帰：復帰の経過は，射精・快感の後にNOの分泌は低下，さらにアドレナリン作動神経末端より分泌されるNA（ノルアドレナリン）の働きにより，海綿体内の動脈系は収斂，NO分泌は抑制され，陰茎は元の弛緩状態に復していく．

3）EDの分類

EDは機能性EDと器質性EDに大きく分けられる．

①**機能性ED**：勃起に関与する神経・血管系などに障害がなく，精神的・心因的な要因により勃起障害をきたしたEDである．例として，性行為に慣れていない青年で認められる「あせり」や「精神的プレッシャー」に起因するED例，交通事故

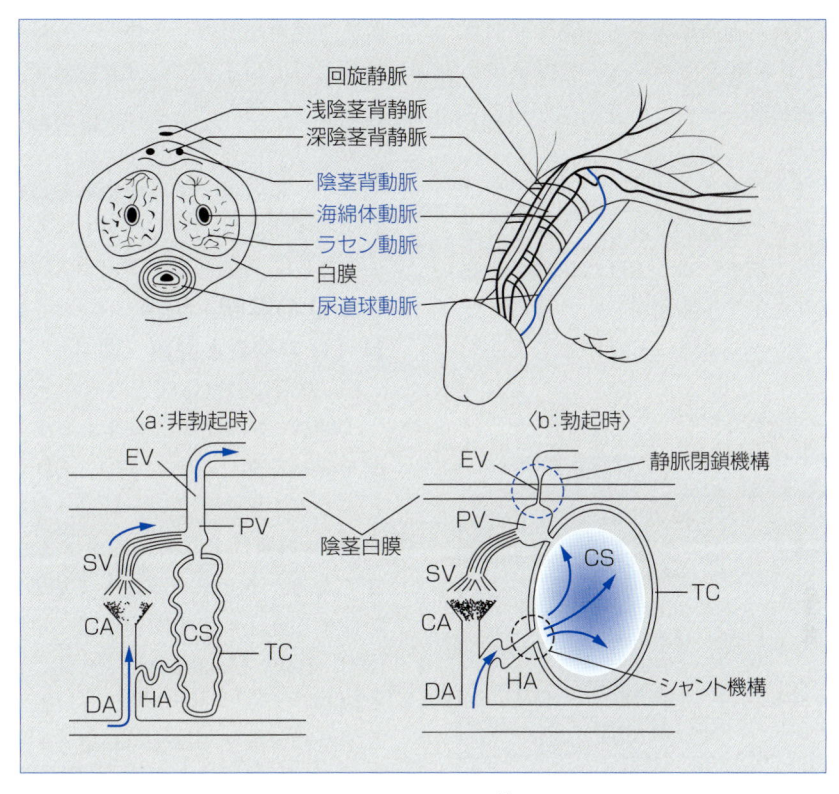

図3 陰茎の解剖学的構造および血流循環（文献[3]を参考に作図）
DA：陰茎深動脈，CS：陰茎海綿体洞，HA：ラセン動脈，TC：陰茎海綿体小柱，CA：毛細血管網，PV：後海綿体小静脈，SV：白膜下静脈叢，EV：貫通静脈

などを契機に発症し，示談成立後にEDの改善・消失を認める例などがある．診断にはED発症の時期や経過の詳しい問診が不可欠である．

②器質性ED：勃起に関与する神経・血管系の障害，性ホルモンの異常や陰茎の外傷・変形に起因するEDである．原因疾患として脊損，骨盤内術後，脳卒中，糖尿病，陰茎損傷，ペイロニー病などがあげられる．

しかし実際の臨床の場では，純粋な機能性EDまたは器質性EDの症例は少なく，むしろ双方の混在した混合型ED例を経験することが多い．

③その他のED：薬剤性EDが代表としてあげられる．特に降圧剤，向精神薬，前立腺肥大症治療薬の副作用としてEDが認められる場合があり，内服開始とED発症時期の関係など詳しい問診で診断できる場合が多い．

4）射精のメカニズムと障害分類[4]

①射精のメカニズム：大脳より発した性的興奮情報は，脊髄を下降して交感神経系である下腹神経（Th9〜L1）を介し，骨盤内の支配臓器へ伝達される（図2）．すると骨盤内の骨格筋が痙攣収縮し，同時に精管も蠕動運動を亢進させて精巣上体より精子移送を開始する．他方内尿道括約筋は強く収縮するため，精液（精嚢腺・前立腺液と精子の混合液）は精丘より尿道内へ向かう．さらに外尿道括約筋は弛緩，かつ会陰筋群の収縮が加わるため，精液は外尿道口より体外へ勢いよく射出される．

②射精障害の分類：病因から分類した射精障害を表1に示した[4]．

5）EDのリスクファクターと病態

EDのリスクファクターとして，加齢・喫煙・高血圧・糖尿病・脂質代謝異常・肥満や運動不足・うつ病・下部尿路症状・心血管疾患などがあげられる[5]．

これらのリスクファクターはうつ病を除き，最終的には陰茎海綿体内の血管系障害（内皮障害あるいは動脈硬化・狭窄）からEDを惹起するもの

である．よってこれら血管障害をもたらすリスクファクターを有する患者において，ED発症のオッズ比は，有意に高いという研究結果が報告されている[6]．

これらの報告をED側からみると，ED発症は全身の血管内皮障害の状態を反映し，それを自覚できる最初の症状であり，かつEDは単独で心血管疾患の最も優れた予後予測因子になり得ると認識されるようになってきた[7]．したがってEDを訴える患者を診察した場合，もはや勃起治療薬の投与だけで済ますことは許されず，心筋梗塞や脳梗塞などの潜在的危険性を予測し，負荷心電図などスクリーニング検査の実施が求められる時代になった．筆者は，「EDを極めるはセックスのみに非ず，予防医学の観点からEDを全身血管系障害の優良なる指標として活用するべし！」と考える．

■ EDの診断・治療

1) EDの検査と評価（図4）

ED外来における検査の流れを図に示した．

①問診：ED発症に関連する出来事や発症の状況を詳しく聞くことにより，EDの診断を下すことができる場合が多い．特に，早朝勃起の有無は機能性/器質性EDの鑑別をするうえで簡便な目安であるため，必ず確認している．また，EDに関係する既往疾患や喫煙習慣，常用薬物の有無，BMI（Body Mass Index）や運動習慣の状況も聞き取る．

②診察：陰部（陰茎・精巣など）の形態（形や大きさ），BCR（球海綿体反射；深部反射）の有無，

表1 射精障害の分類[4]

Ⅰ 機能的障害	Ⅱ 器質的障害
心因性 ・オーガズム障害 ・早漏 ・遅漏 症候性 ・精神病 ・糖尿病，腎不全など	神経損傷 ・脳損傷 ・脊損 ・末梢神経損傷 精路損傷 ・先天性 ・後天性
	Ⅲ その他
	・薬剤性など

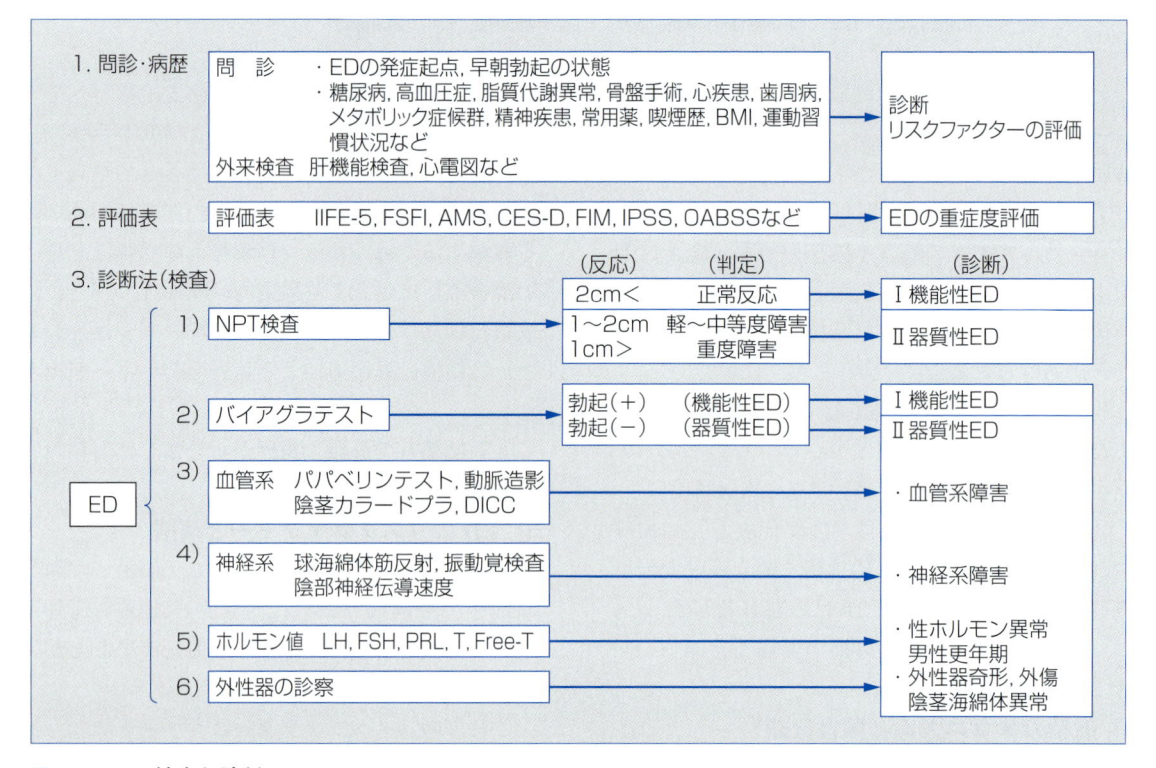

図4 EDの検査と診断
LH：黄体形成ホルモン，FSH：卵胞刺激ホルモン，PRL：プロラクチン，T：テストステロン，Free-T：遊離テストステロン

③採血：性ホルモンの検査，血液生化学検査（肝機能・腎機能・高脂血症の有無など）．

④心電図：心疾患有無の確認．

⑤種々の評価表の活用：ED 外来でよく使われる評価表を以下に紹介する．

◎国際勃起機能スコア（International Index of Erectile Function-5：IIEF-5）は，勃起の程度や維持時間，満足度など5項目をあげ，それぞれ数値化し合計点で ED の評価（25点満点で17点以下は ED と判断）が行える，最も一般的な ED 評価表である．

◎その他の評価表：射精障害評価として Rosen の MSHQ-EjD（Male Sexual Health Questionnaire for assessing Ejaculatory Dysfunction）short form が，女性の性機能評価として FSFI（Female Sexual Function of Index）がある．うつの評価には SDS（Self-rating Depression Scale）や CES-D（Center for Epidemiologic Studies Depression Scale）が，男性更年期の評価として AMS（The aging males' symptoms）Questionnaire がよく用いられている．また，心機能評価のプリンストン・コンセンサスパネル[8]は，6か月ごとに評価し，心疾患後の性生活再開の判定および安全な性行為を行うための指針として用いられる．

⑥夜間勃起（nocturnal penile tumescence：NPT）検査：ヒトは，睡眠中に REM 睡眠（夢を見ている睡眠）と Non-REM 睡眠を90分周期で交互に繰り返していると言われる．健康な男性ではこの REM 睡眠に一致して勃起現象が認められる．この REM 期勃起は，性的勃起現象とほぼ同様のメカニズムで起こると考えられており，この生理現象を検索することで機能性 ED・器質性 ED の鑑別および勃起障害の程度を知ることができる．NPT 検査にはリジスキャンや簡易 NPT バンドが用いられる．

⑦バイアグラテスト，パパベリンテスト：治療も兼ねて PDE-5 阻害剤内服または血管拡張剤の陰茎海面体内注射（後述）により，勃起誘発の程度を調べる．勃起発現が観察されない場合は，節後線維端末障害などの理由で C-GMP が十分産生されないか，産生されても動脈硬化などにより陰茎海面体内血管壁の弛緩不全が原因の，器質性

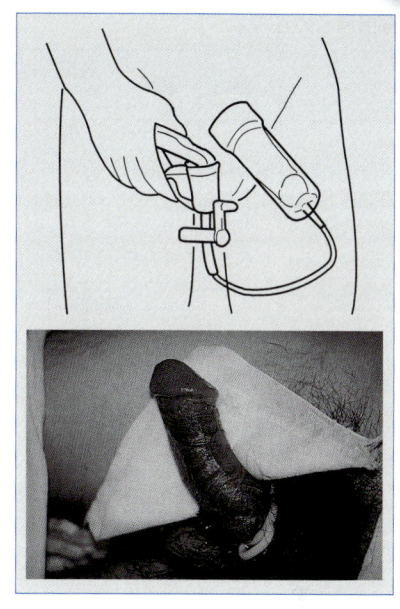

図5　陰圧式勃起補助具（上）と勃起誘発時の陰茎（下）

ED と判断される．

2）ED の治療法

①内服療法：PDE-5 阻害剤の内服．服用から40～60分後，性的刺激により容易に勃起完成・維持ができる．その薬理効果は，勃起の本体である C-GMP の分解酵素である PDE-5 を阻害し，C-GMP の蓄積を促すことで現れる．ニトログリセリン製剤との併用は禁忌である．

②陰圧式勃起補助具（external vacuum device：EVD）：器具は陰圧ポンプ・シリンダー・陰茎拘縮用バンドの3つからなり，陰茎に被せたシリンダー内を陰圧にすることで，陰茎海綿体内に血液を強制的に引き込み，勃起状態を完成させる．次いで陰茎根部をバンドで絞め，うっ血勃起状態を維持し性交につなげる(図5)．簡便であるがパートナーの理解・協力が必要である．

③陰茎海綿体内注射（intracavernous injection）：血管拡張剤である塩酸パパベリン（20～40 mg）または PGE1（20～40 μg）を陰茎海面体内に注入し勃起を誘発させる．持続勃起症や海綿体内結節形成に注意が必要．初回は，低用量から始めること，中和剤として血管収斂剤（極少量のアラミノンの陰茎海綿体内注入）を準備しておくとよい．

④陰茎プロスセーシス挿入術：左右の陰茎海面

表2 脊損患者の性機能[9]

	勃起	射精	性交可能	快感（極致感）
完全麻痺				
上位損傷群（51）	90.1%	7.8%	72.5%	0%
下位損傷群（26）	42.3%	15.3%	34.6%	3.8%
不全麻痺				
上位損傷群（15）	80%	66.6%	86.6%	66.6%
下位損傷群（22）	9%	72.7%	63.6%	59.1%

(n=114)

表3 男性脊損患者におけるPDE-5阻害剤の効果

	平均年齢	障害レベル	完全/不全	BCR+/-
ED改善（n=18）	37.8歳	頚損	4	2/2	4/0
		胸損	9	7/2	9/0
		腰損	5	2/3	5/0
ED無効（n=4）	45.5歳	頚損	0	—	—
		胸損	3	3/0	1/2
		腰損	1	1/0	0/1

BCR：球海綿体反射　　　　　　　　　　　　　　(n=22)

体内にシリコン製ロッドを挿入するもので，器質性EDの最終的治療法として施行される．

■ 障害者の性機能

リハビリテーション（以下リハ）施設で頻繁に経験する脊損患者（男女），脳卒中患者，心疾患後における性機能の問題点，高齢者における男性更年期や骨盤術後ED例の病態について述べる．

1）男性脊損患者の性機能

筆者の集計した114例の男性脊損患者の性機能障害を表2にまとめた[9]．

①**勃起障害**：上位損傷ほど反射性勃起を利用した性交可能例が多く（80～90%），反対に下位不全例が最も不良（9%）であった．上位・下位損傷ともに完全麻痺では射精障害・快感障害が大きく，射精能・快感の温存例は，不全麻痺例に限られている．

②**男性脊損患者22例（完全麻痺15例，不全麻痺7例）を対象としたPDE-5阻害剤投与**：良好な反応（81.8%）を認める．障害のレベル・程度・深部反射から，上位損傷・不全損傷・球海綿体反射（bulbocavernosus reflex：BCR）陽性例が，より良い結果を示していた（表3）．

男性脊損患者のEDは，神経路の障害に起因する器質性EDではあるが，血管系の障害は少なくPDE-5阻害剤の効果が十分発揮されるための血管系条件が整っていたことが理由の1つと考えられる．また，PDE-5阻害剤による勃起反応の良好な症例では，血管拡張剤を用いるパパベリンテストでも良好な勃起反応を示していた．2つ目に，BCR陽性例であることは，勃起に関与する骨盤神経路（仙髄排尿中枢～陰茎）の機能が担保されていることの現れとも考えられた．つまり，年齢が比較的若く（陰茎海綿体血管系の障害が少ない），かつ骨盤神経系の障害が少ない（BCR陽性）症例が，PDE-5阻害剤のよい適応であり，そのことを考慮すれば男性脊損患者のED治療において，PDE-5阻害剤の投与は，十分期待がもてる第一選択治療法であると言える．

③**その他のED治療法**：EVDの利用（図5）や血管拡張剤（PGE1や塩酸パパベリン）の陰茎海綿体内注入法がある．

④**一方感覚障害**：骨盤内および陰部の知覚麻痺に起因する快感（極致感）の喪失が最も大きな問題であった．この男性側の快感喪失が理由となり，例え性交が可能な状態であっても性欲の低下や夫婦関係が消極化を超えて拒否に向かうなど，深刻な問題に苦悩する男性脊損患者をしばしば経験する．難しいことではあるが，パートナーが満足することで自分も納得するように，アドバイスしている．Courtoisら[10]も，性別に関わりなく脊髄障害から派生する性機能の問題，セルフイメージの低下や精神面の問題，QOLの低下を指摘し，その対処法としてカウンセリングや生活指導の大切さを述べている．

⑤**妊孕性**：不全例に比べ完全麻痺例の方が，射精障害がより強く，かつ造精能低下や精液性状の劣化の進んでいる割合が高い．明らかな原因は不明であるが，精巣温度の上昇（+0.2度），前立腺炎など慢性尿路感染症の合併，抗精子抗体の存在など原因としてあげられる．それらを考慮し，挙児を希望する場合は，受傷後3年以内の対処を勧めている．

⑥**専門の不妊外来または生殖外来**：射精が誘発されない患者における採精法として，経直腸的電気刺激法や観血的に精巣より精子を採集するtesticular sperm extraction（TESE）にて精子を採

表4　女性脊損患者の性機能障害

性機能障害	VASの平均点
月経あり（順調）	8.33点
陰部の感覚消失の問題	7.17点
性交時の排泄問題	3.18点
腟湿潤・分泌障害	2.30点
下肢痙性・拘縮の問題	2.18点
代償性快感あり	6.27点

（VAS：0〜10点で評価）　　（n＝12）

表5　脳卒中後遺症としてのED[11]

発作後のED	基礎疾患罹患率（％）	ADL車椅子（％）	失語症率（％）例数/右麻痺例
完全ED群（5例）	HT：5例（100）	4例（80）	2/4例（50）
不全ED群（5例）	HT：2例, DM：1例（60）	3例（60）	1/3例（33.3）
EDなし群（2例）	HT：1例（50）	1例（50）	0/1例（0）

HT：高血圧症，DM：糖尿病　　（n＝12）

集し，その精子を用いて顕微授精（intracytoplasmic sperm injection：ICSIなど）に供している．

2）女性脊損患者の性機能問題

筆者の行った女性脊損患者（完全対麻痺・車椅子レベル）12例のアンケート結果を参考として紹介する．方法は，各設問に対しVAS（visual analogue scale：0〜10点評価）にて回答を得た．

①日常生活における障害度：排尿・排便障害が平均6.0点と最も問題となっており，以下，下肢の痙性・疼痛5.83点，ADL－運動障害5.66点，次に性機能障害5.33点があげられ，性機能の自覚的障害度としては中等度の負担と考えられた．

②女性脊損患者の性機能に関する問題点：多くの症例で月経は順調との回答を得た（10/11例）．男性例と同様に陰部の感覚消失の問題は最も大きかった（7.17点）．しかし男性脊損患者と大きく異なった点は，女性患者の場合は胸など他の性感帯での代償性快感を得ることができる点であった．次いで，性行為中の尿失禁・便失禁の問題，腟の湿潤不良や下肢痙性の問題が続いていたが，これらは事前の導尿や排便・体位の工夫，潤滑ジェリーの使用などにより，対処が可能との回答結果であった（表4）．

③分娩時の問題点：妊娠後半では，排尿管理の問題，下肢の浮腫増強，早期破水の危険性，および分娩時の陣痛不良が問題としてあげられる．よって，障害者分娩の経験豊かな専門産婦人科医による注意深い観察と，分娩に際しては経腟分娩を第一選択とし，必要に応じて帝王切開が選択される．

3）男性脳卒中患者の性機能障害

表5に，発作前の性機能に関し問題なしと回答した脳卒中患者12例について，発作後のEDについてまとめた[11]．発作後のED発症は10例（83.3％：完全EDは5例，不全ED5例）であった．発作後自覚されたEDの重症度とADL（activities of daily living）の低下（車椅子使用率），および失語症の併発率との間には，正の相関が認められた．また，性生活再開に向けての問題点として，①再発作への不安，②セルフイメージの低下など精神的負担，③身体的負担としての手指巧緻性の低下，関節痛・関節拘縮が性生活再開への障害因子としてあげられた．また，患者から「男として妻に満足を与えられなくなったことを負い目と感じる．その重荷が辛い．」との発言も聞かれ，このような例では，妻側のEDに対する理解や，夫へのいたわりなど精神的フォローの必要性を強く感じた．同様に，川平ら[12]も脳卒中患者の退院後調査を行い，生活指導の必要性を指摘している．

4）男性心疾患患者の評価法―発作後の性行為再開に関する判断基準

運動量としての性行為は3〜4Metsに相当すると言われる．最近まで心筋梗塞発症後など心疾患を有する患者において，治療後いつから性行為を再開しても安全なのか，医学的な判断基準が無かった．そのため，指針・評価法としてプリンストン・コンセンサスパネル[8]が作成された．このアルゴリズムに基づいて患者の状態を評価するとよい．なおこの心機能評価は，6か月ごとに繰り返し実施されることが勧められている．

5）高齢者の性機能障害

①男性更年期（partial androgen deficiency in aged men：PADAM）または，LOH症候群（Late Onset Hypogonadism syndrome）：従来の男性更

年期（壮年期以降に起こるこころとからだの不定愁訴により，生活の質が低下することを特徴とし，男性ホルモンの減少がその背景にある病態）を，最近では，LOH症候群（高齢男性において血清遊離テストステロンが8.5 ng/mL以下の低値を示し，かつ多臓器機能障害による症状を訴えてQOLの低下が認められる病態）のなかに含めて扱うようになった．

具体的病態として，①加齢に伴う男性ホルモンの低下した状態の高齢者において，②誘因として社会的（定年退職などに伴う生活環境の変化）あるいは精神的（身内の不幸や本人の罹病など）ストレスや出来事を契機に発症し，③様々な不定愁訴を訴え，④かつ多くの場合EDを伴うことが特徴である．また患者は無欲的あるいは消極的と，意欲低下を示す場合が多く，初老期うつ病との鑑別診断が必要である．

②評価：簡便な評価としてAMS（The aging males' symptoms）質問票が用いられる．

③治療法：アンドロゲン低下に起因する臓器機能低下や種々の精神的活動の低下を予防し，QOLの高い生活の維持を目的に，ホルモン補充療法が施行される．臨床では週2回のHCG自己注射療法または，テストステロンのデポ剤や経皮的塗布剤の投与などが施行される．治療が奏功すると，性機能の回復のみならず，物事に対する意欲の湧出やうつ的気分の解消など精神面での改善や他の不定愁訴の消失も，並行して認められる場合がある．

6) EDリハビリテーション

近年，前立腺癌の罹患頻度は増加傾向を示しており，その治療として行われる前立腺全摘術後の併発症として，EDは必発である．この骨盤内術後のEDに対し，術後早期から勃起治療薬であるPDF-5阻害剤の投与が行われ，明らかなエビデンスはないものの，勃起力の回復に効果が認められたとする症例もある．投薬は，陰茎海綿体の血管系廃用萎縮を抑制し，神経路のよりよい回復を期待して，週2回の服用を術後3か月間施行される．

その他少数例であるが高齢者ED例において，EVD療法を始めてから，徐々に勃起力が回復し，以後自然な勃起で性交自立する例を経験する．

これら機能面のみならず，取り組むべき課題として，精神面での対応（再発作不安に対するカウンセリング），性機能障害の正しい知識や情報の提供があげられる．

おわりに

①リハ医学において，勃起障害の意義は，全身の血管内皮の障害を最もよく反映している，優良な予後予測因子として捉えるべきである．

②障害者において，高齢であるほど，麻痺や障害の程度が重いほど，ED関連合併症を有するほど，EDの程度は重症化する．

③脊損者において，女性では代償性快感が認められるのに対し，男性脊損者では快感・感覚の回復が困難であるという，男女の差がある．

④EDリハとは，EDの正しい診断と適切な対応により，患者がEDを乗り越えて潤いのある生活を取り戻すことにある．

（高坂　哲）

▶文献

1) 金子栄寿：男性インポテンツ．鳳凰堂，1958，p7．
2) 白井将文・他：日本におけるインポテンス患者数の推計．*IMPOTENCE*，**2**（2）：67-93，1987．
3) 萬谷嘉明：陰茎血管の構造—特に勃起のメカニズムとの関連で．*IMPOTENCE*，**10**（3）：183-189，1995．
4) 木原和徳：性機能障害．排尿障害プラクティス，**10**（1）：50-55，2002．
5) 日本性機能学会（編）：ED診療のガイドライン．Blackwell Publishing，2008．
6) 高坂　哲：実践講座　性機能障害I　病理および診断・治療．総合リハ，**40**（1）：49-59，2012．
7) 辻村　晃：メンズヘルス　EDはメンズヘルスのSentinel disease．綜合臨床，**59**（7）：1528-1532，2010．
8) DeBusk R, et al：Management of sexual dysfunction in patients with cardiovascular disease：recommendations of the Princeton Consensus Panel．*Am J Cardiol*，**86**：175-181，2000．
9) 高坂　哲，宮嵜一興：脊損者の性機能に関する研究．日泌尿，**79**（5）：824-831，1988．
10) Courtois F, Charvier K：Sexual dysfunction in patients with spinal cord lesions．*Handb Clin Neurol*，**130**：225-245．2015
11) 高坂　哲（編）：性機能障害治療マニュアル．男性脳卒中者とED．*MB Med Reha*，**53**（1）：17-21，2005．
12) 川平和美，田中信行，竹迫賢一：男子脳卒中患者の性機能回復と生活指導について性機能障害と心理的側面の関連について．総合リハ，**13**（4）：283-287，1985．

第3章 障害の病態生理と評価・治療

17. 補装具（上肢・下肢・体幹装具,車椅子,シーティング）

Summary

① 補装具の処方に関わる医師，リハビリテーション（以下リハ）専門職として，補装具作製時に利用できる制度のことを熟知しておく必要がある．
② 補装具は治療が目的ではなく，生活，就学，就労で使用するものである．
③ 上肢装具，下肢装具，体幹装具，車椅子の処方にあたっては，使用者の身体機能・能力だけでなく生活スタイルや環境因子も評価して処方内容を決定する．
④ 車椅子の使用目的は歩行の代替手段としての移動だけではなく，作業時，就学時，生活時の姿勢確保（シーティング）も大切な目的であることを念頭に置く．
⑤ シーティングのポイントは，目的とする作業の効率が向上し，安楽で疲れにくい姿勢を保持することである．

概要

■ 補装具制度の理解

1) 補装具と治療用装具

補装具とは，障害者の生活や就労の能率向上を目的に処方し，「更生用装具」ともいわれ長期にわたって使用するものである．「治療用装具」は医療保険等各種社会保険制度，あるいは労働者災害補償制度の治療段階で作製し，疾病，外傷の治療経過において有期限で使用される．治療用装具が治療効果を求められるのに対し，補装具は障害の軽減，生活，就労の場での使用効果が求められる．

2) 利用できる制度の優先性

補装具支給の制度利用には，交通事故等損害賠償制度＞労働者災害補償制度（労災法）＞社会保険制度（医療保険など）＞介護保険制度＞社会福祉制度（障害者総合支援法）＞公的扶助制度（生活保護法）の順に優先性があり，それぞれの制度で支給できる種目も異なり，処方にあたってどの制度を利用すべきか考慮する必要がある[1]．

補装具の処方にあたり，まず考えるのは治療用装具か更生用装具かである．車椅子，電動車椅子，座位保持装置，歩行器，意思伝達装置などは治療材料として認められておらず治療用装具の対象にはならない．治療用装具の使用歴がなくはじめて作製する場合に，治療的要素がある場合には医療保険等で，生活上必要で永続して使用するものであれば障害者総合支援法での対応となる．

3) 介護保険制度との関係

車椅子，電動車椅子，歩行器，歩行補助杖などの介護保険制度の貸与種目の場合は，障害者総合支援法の支給より介護保険での貸与が優先される．例えば，車椅子が必要な介護保険の対象者（要介護2以上）であれば，まずは貸与を検討する．要介護1，要支援状態の者は原則として車椅子の貸与は認められないが，医学的に必要性があると判断される場合は認められることがある（例外給付）．また，介護保険の対象者であっても既製品ではサイズが合わない，特別な機能が必要である，

表1 補装具意見書作成のポイント

①傷病名，障害名（障害部位を記載：例　右上下肢機能障害，体幹機能障害など）を書く
②申請する補装具の必要性がわかるように書く
③使用目的，効果，使用場所，使用頻度など対象者の生活スタイルがわかるように書く
④補装具の処方に慣れていない場合は，リハスタッフ，義肢装具士等から情報を得てチームとして意見書・処方箋を作成する
⑤様々な機能，付属品などを付加する場合は，それぞれにつき医学的な見地，就労，就学，作業，生活などの社会的見地からの必要性を必ず明記する

表2 上肢装具の名称と適応

装具の名称	適応例
肩装具	肩関節脱臼，肩板断裂，骨折
肘装具	肘の変形，拘縮，骨折，炎症，動揺関節
手背屈装具	橈骨神経麻痺，脳卒中後片麻痺，関節リウマチ，屈曲肢位の矯正
長対立装具	正中，尺骨神経麻痺，頚髄損傷
短対立装具	正中神経麻痺，関節リウマチ
把持装具	頚髄損傷
MP屈曲・伸展装具（ナックルベンダー・逆ナックルベンダー）	MP関節屈曲障害，MP関節伸展障害，MP関節伸展拘縮，MP関節屈曲拘縮
指装具（指用ナックルベンダーおよび指用逆ナックルベンダー）	槌指変形，関節リウマチ，PIP関節伸展拘縮，PIP関節屈曲拘縮
BFO (Balanced Forearm Orthosis)	頚髄損傷，筋萎縮性側索硬化症，筋ジストロフィー

フレームが特殊になるなどオーダーメイド等により個別に製作する必要がある場合には，障害者総合支援法での対応が可能となる．

4）補装具と身体障害者手帳・難病

障害者総合支援法による補装具の支給には身体障害者手帳（以下身障手帳）の取得が前提となる．ただし，2013（平成25）年度から難病等厚生労働省が規定する130疾患（2015（平成27）年7月からは332疾患）については身障手帳がなくても申請が可能となった[2]．認定された障害の軽減，失われた機能を代替し，自立と社会参加を支援する目的で使用されるものが補装具である．したがって，身障手帳の認定障害部位と補装具の果たす機能，効果は一致している必要があるので注意が必要である．例えば，上肢装具を作製する場合は上肢機能障害の認定，右下肢装具の場合は右下肢機能障害の認定を受けている必要がある．

5）補装具意見書の役割

治療用装具の場合，主治医の診断書・意見書が各種保険機関で審査されるのと同様に，補装具の場合は，医師が作成した補装具意見書が身体障害者更生相談所（以下更生相談所）での判定資料，市町村での支給決定の根拠に利用される．更生相談所は全国の都道府県，政令指定都市に設置されている補装具判定の行政機関で，80か所ある（2014年4月現在）．

意見書が重要な情報源となるため，医師はこれらのことを十分に理解して意見書を作成する必要がある．主治医が補装具の処方に慣れていない場合は，担当しているリハスタッフ，義肢装具士等から情報を得てチームとして意見書・処方箋を作成すると良い．意見書には，傷病名，麻痺や関節の状態，疼痛の有無，皮膚の状態や除圧の必要性等，装具の名称と必要性に関する医療情報を記載する[3]（表1）．

病態・評価

装具の目的と分類

装具の目的は変形の矯正，関節の固定，麻痺に対する関節運動の制御（制限，制動，補助）である．その結果，疼痛の軽減，四肢，体幹の支持性が得られ運動効率が向上する．疾病，外傷，成長発達過程での治療，変形・拘縮予防の夜間使用（ナイト・スプリント）が目的となることもある．装具は装着する部位によって上肢装具，下肢装具，体幹装具に分類される．

上肢装具

1）上肢装具の適応と分類

上肢装具を処方するうえで知っておくべき名称と適応を示す（表2）．解剖学的部位による分類と機能による分類からなる．

上肢装具は手術後，外傷後，末梢神経障害，脳卒中回復期，関節リウマチなどに対して医療保険等で作製する治療用装具として処方されることが

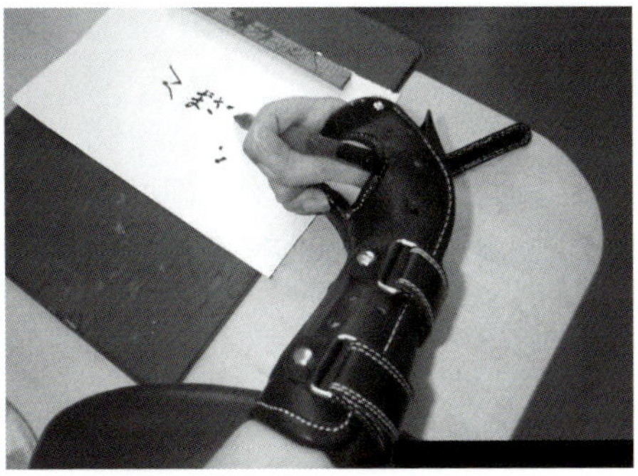

図1 脳性麻痺例に対する手背屈装具
背屈位矯正は不可能であるが、可能な限り手関節屈曲位を矯正することでペンによる書字が可能となった。屈曲位になっているが処方は手背屈装具となる。

表3 足継手の種類と処方目的

足継手の種類	処方目的
固定式	関節固定、不安定性の制御を目的に処方する。足継手としての完成用部品はなく、支持部を金属支柱で補強する。
遊動式	動作を完全に制限せず残存機能を活かす目的で処方する。関節可動域の制限を付ける場合と、機能を補助する場合がある。 ・制御式（制限付き）：可動範囲を調整できる。 ・制御式（補助付き）：バネ、ゴム、樹脂の弾性等で動作を補助する。補助する方向（屈曲、伸展）で1方向、2方向がある。小型油圧ダンパーで底屈制動機能のある継手も、分類としてはこの1方向に入る。樹脂、カーボン繊維板バネ（後方支柱）などの素材の弾性を活かして可動域を確保し、背屈補助や底屈制動効果をもたせたものもある。
プラスチック継手	熱可塑性樹脂の支持部のトリミングによって可撓性をもたせたものが一般的で、熱可塑性樹脂を成型したヒンジ継手もこれに含まれる。

多い。身障手帳取得のタイミングにも影響されるが障害者総合支援法による補装具としての作製は比較的少ない。例えば、脳性麻痺例の痙性手関節屈曲に対して手背屈装具を装着して生活のなかで上肢機能を補完する目的がある場合は、障害者総合支援法での作製となる**(図1)**。頸髄損傷、筋萎縮性側索硬化症、筋ジストロフィー等、上肢の弛緩性麻痺例に対してBFO（balanced forearm orthosis）いわゆるポータブルスプリングバランサー（PSB）を処方するときも生活機能の向上が目標であり、障害者総合支援法での作製となる。

■ **下肢装具**

1) 下肢装具の適応と分類

下肢装具は解剖学的部位による分類と機能による分類からなる。また、支持部の性状により両側支柱（両側に金属支柱、半月をもつ）、硬性（採型してモールドされ支持部が樹脂で作製されたもの）、軟性に分かれる。

股関節脱臼、先天性内反足の治療、脳卒中急性期～回復期の長下肢装具、疼痛緩和目的の足底装具などは医療保険等で治療用装具として処方されることが多い。障害者総合支援法で補装具として最も処方する機会が多い下肢装具は短下肢装具である。痙性麻痺では脳卒中片麻痺、痙直型脳性麻痺の内反尖足変形の矯正が適応となることが多い。弛緩性麻痺では末梢神経障害、二分脊椎など馬尾神経障害による下垂足や足部変形に対して処方する。また、ポリオによる下肢弛緩性麻痺例のうち大腿四頭筋力低下例には長下肢装具を処方する機会が多いが、軽量化に配慮する必要がある。

2) 短下肢装具（ankle foot orthosis：AFO）

下腿部より足底に及ぶ支持性、構造をもち、足関節の動きを制御する必要がある例に処方する。代表的な疾患は脳卒中片麻痺で、痙性麻痺による内反尖足の矯正、制御を行い、歩行能力の向上、支持性の獲得、移乗介助量軽減などを目的とする。歩行が不可能な例でも車椅子のフットサポートに足底部が全面接地して座位姿勢保持を目的に短下肢装具を作製することもある。

下腿軸に対する足部のアライメントが矯正可能か、変形を残したまま支持部を作製し、足底の補正でアライメントを調整するかを検討する。膝のコントロールの程度も勘案し、状態に応じて適切な足継手を選択する[4]**(表3)**。

3) 短下肢装具処方の適応と考え方

a) 痙性が強くない例

痙性がそれほど強くなく、足関節、足部の変形・拘縮がない症例には支持部が短く可撓性のあるプラスチック継手を用いた既製品や小型油圧ダンパーで底屈制動機能のある継手などが良い適応

である．特に後者は立脚相初期の踵接地時の足関節の底屈を制動し，膝のコントロール，踵ロッカーから前足部ロッカーに至る動きを補助し，より生理的な歩行が獲得できる．また，回復の段階に応じて底屈制動力を調整できるのも利点である[5]．

b）痙性が強い例

痙性が強く，支持性を高め足関節の制御を十分に行う必要がある症例には，支持部を採型モールドで作製する．足継手を固定，遊動，プラスチックのいずれにするかは膝のコントロール機能，歩行能力，生活スタイルに応じてケースバイケースである．

一般的には膝の随意性があり立脚相で膝折れの心配がない患者は足継手を遊動にした方が立ち上がりやすく，歩容，使用感が向上する．膝を伸展位ロックして支持性を獲得せざるを得ない患者には固定ないし可撓性を少なくしたプラスチック継手（シューホーン型）を処方する．立脚相における下腿軸の前傾を制限しすぎることが，かえって反張膝の出現を助長することがあるので注意を要する．

マジックバンドを追加しても支持部に踵が納まらないような患者は，支持部を底屈アライメントにして補高で立脚相における下腿軸のアライメントを調整するか，敷き革式補高で調整することもある．最終的にダイナミックアライメントを確認して，下腿軸の傾きや内外方向への膝のシフト，膝のコントロール状況に応じて補高，ソール・ウェッジ，フレア・ヒールの追加処方を行う．最近では，維持期の痙縮が強い例にボツリヌス療法を併用して良いアライメントで短下肢装具を作製する事例も増えている．

c）弛緩性麻痺例

弛緩性麻痺，下垂足例には軟性装具で対応できる場合もある．支持部が短く可撓性のあるプラスチック継手を用いた既製品や小型油圧ダンパーで底屈制動機能のある継手などを選択することもある．

d）外を歩く機会が多い例

外を歩く機会が多く，内反，尖足の矯正力をもたせつつ装具の重量に対応できる事例には両側支柱で継手を制御式（補助付き）とし，足部を靴型装具にする（クレンザック式足継手，靴型装具付き短下肢装具）こともある．内反矯正力を増す必要がある場合はTストラップを追加処方する．

e）ボディイメージに注意する例

脳性麻痺，ポリオ例には残存機能を活かすことに注意を払わなければならない．過度な制限，制御でこれまでの歩行パターン，ボディイメージを変えてしまうと歩行能力がかえって低下し，装具を使わなくなることもある．外反扁平足の矯正を目的としたアライメントや内側アーチの処方，適切な内張り，緩衝材による骨突出部や胼胝の除圧などが必要となる事例が多い．

4）長下肢装具（knee ankle foot orthosis：KAFO）

大腿部より足底に及ぶ支持性，構造をもち，膝関節と足関節の動きを制御する必要がある例に処方する．脳卒中急性期例の弛緩性麻痺，ポリオ，馬尾障害例など足関節に加え膝関節の支持性が不十分なケースが適応となる．脳卒中例の場合は，回復に合わせ長下肢装具を分離して短下肢装具に流用することも多い．最近では訓練用に使用するモジュラー式KAFOも開発されている．ポリオ例に対しては軽量化と支持性の向上を目的に，カーボン樹脂製の長下肢装具が作製されることもある．膝継手にはロック式，遊動式，多軸遊動式がある（表4）．

5）その他の下肢装具

a）膝装具

大腿部から下腿部に及ぶ支持性，構造をもち，膝関節の動きを制御する必要がある例に処方する．膝関節靱帯損傷による動揺関節の安定性向上，反張膝矯正，変形性膝関節症，関節リウマチの不安定性，疼痛改善などを目的に処方する．安定性を重視するには採型して支持部を樹脂で作製し，簡便さ，軽量化を目的にする場合は軟性装具を処方する．靱帯損傷用には既製品やセミオーダーの製品もあり，医療保険等での治療用装具として処方され，障害者総合支援法で対応することはまれである．

b）足底装具

外反扁平足，踵骨骨折後の足部変形に対する

表4　膝継手の種類と処方目的

膝継手の種類	処方目的
ロック式	膝関節を必要な角度で完全に固定，解除を行う必要がある例に処方する． ①輪止め式，ストッパー付き輪止め式：下腿支柱と大腿支柱をリング状の金具で随時に徒手でロック・解除する構造．シンプルな構造で処方頻度は高い． ②スイスロック式：内外側のロック・解除のバーをループでつないだ構造．徒手でのロック・解除が困難な事例では椅子の角にループを引っ掛けて行うことができる． ③横引き式：ロックの解除を大腿部横のワイヤーで行う構造． ④ステップロック：ロック解除は徒手で行うが，立ち上がるときに段階式に膝の屈曲角度に応じてロックがかかる構造． ⑤ダイヤルロック：円盤状の継手部でネジの位置で可動域制限の範囲が変更できる．リハビリテーションの過程で膝屈曲角度の制限が変化する事例が適応となる．
遊動式	①普通型：単軸ヒンジの通常のもの．膝屈伸方向の動作を制限する必要がない例，膝折れの心配のない例に処方する． ②オフセット式：継手軸中心が支柱線より後方にあることで膝伸展荷重時の安定性を図る目的で処方する． ③制限型：金具の噛み合わせで伸展制限を付けられ，金具の削り具合で角度が調整できる簡単な構造である．屈伸方向の可動範囲を残しながらも，膝折れの心配がなく伸展制限をつける必要がある例に処方する．
多軸遊動式	生体の膝関節運動（回転・転がり運動）に少しでも近付くように開発されたものである．変形性膝関節症用の膝装具にも使用される．

アーチの確保，変形性膝関節症に対する膝への負荷軽減（外側楔状足底板），関節リウマチ，有痛性胼胝例の疼痛対策，足部難治性潰瘍事例の除圧などを目的に処方する．屋内で使用する足底装具として作製する場合と足底挿板療法として靴のインソールとして処方する場合がある．生活のなかで使用する装具として障害者総合支援法の補装具として作製することもあるが，医療保険等による治療用装具として扱うことが多い．

c）靴型装具

靴の形状，構造を基本とする．内反足，外反偏平足，外反母趾，関節リウマチ，二分脊椎，糖尿病例などに対し，足部・足趾の変形矯正，足部の保護，除痛，胼胝・潰瘍部位の免荷などの結果，安定した足底接地が図られ立位，歩行機能を補完する目的で処方する．足関節の運動を制御する必要や安定性の向上を目的に側革の高さによって長靴（側革の高さが概ね下腿の3分の2までかかる靴），半長靴(側革の高さが果部を覆う靴)，チャッカ靴（側革の高さが果部までの靴），短靴（側革の高さが果部より低い靴）に分類される．

基本的には，採型して疾病，障害状況に合わせて個別に作製する．補高（靴の補高，敷き革式補高），月型の延長，トゥボックスの補強，ヒールの補正（ウェッジ・ヒール，カットオフ・ヒール，サッチ・ヒール，トーマス・ヒール，逆トーマス・ヒール，フレア・ヒールなど），足底の補正（ソール・ウェッジ，メタタルザル・バー，ローカー・バーなど）を必要に応じて処方する．

最近では様々な既製品の整形靴が販売されており，インソール部分を個別に作製し，靴本体は既製品を利用することもある．痛みや皮膚が治るまでなど治療目的の一時的な使用であれば医療保険等，生活のなかで長期に使用する目的であれば障害者総合支援法での作製となる．

d）免荷装具

下肢にかかる負荷を減少させる目的で処方する．骨折術後，関節固定術後の骨癒合が得られるまでの一時的使用，大腿骨頭無腐性壊死，偽関節など免荷を長期的に要する例が適応である．代表的な装具としてPTB式装具，坐骨支持式装具（トーマス型）がある．多くは医療保険等による治療用装具として処方する．

e）対麻痺用下肢装具

脊髄損傷例で歩行再建を目的に両長下肢装具から始まり，HGO（hip guidance orthosis），交互歩行装具RGO（reciprocating gait orthosis），Advanced RGO，Walkaboutなどに発展し，内側

股継手を有する長下肢装具（Prime Walk）が開発された．その後，機能的電気刺激（FES）との併用もなされ効果をあげている[6,7]．ただし，訓練用，治療用装具として処方され，生活で使用する補装具として障害者総合支援法での処方例はまれである．さらに，最近では歩行補助ロボットの研究もなされている．

■ 体幹装具

1) 体幹装具の目的と適応

脊椎外傷，脊椎手術後の安静・固定，脊柱側弯症矯正，疼痛対策など治療を目的とした体幹装具が医療保険等で治療用装具として処方されるが，リハ治療の対象となることはほとんどない．児童の側弯矯正装具は自立支援医療（育成医療）の適応となる．治療用装具として処方頻度が最も多いのは腰痛症に対する軟性腰椎装具（ダーメンコルセット）で，その効果は腹筋の機能を助け，腹圧の上昇による腰部保護である．障害者総合支援法での体幹装具作製はまれで，筋ジストロフィー，脳性麻痺例の座位姿勢保持目的で処方することがある．

2) 体幹装具の分類

体幹装具を処方するうえで知っておくべき名称を下記に示す．装着部位と機能による分類からなり，処方する場合の正式名称もこれらの分類に従い記載する．

> ・頚椎装具：肩甲骨から頭蓋に及ぶものを基本とするが，実際は下顎〜頚椎下部に及ぶものが多い．
> ・胸椎装具：骨盤から胸背部に及ぶもの．
> ・腰椎装具：骨盤から腰部に及ぶもの．
> ・仙腸装具：骨盤を含むもの．長下肢装具と組み合わせて作製することもある．
> ・側弯矯正装具：側弯症の矯正に用いるもの．

また，支持部の性状により金属枠，硬性（採型してモールドされたもの．熱硬化性樹脂，熱可塑性樹脂で作製），軟性に分類される．最近では脳性麻痺をはじめとする乳幼児の側弯矯正装具として支持部のたわみを活かしながら支持性を獲得する動的脊柱装具（dynamic spinal brace）も開発されている．

■ 車椅子・シーティング

1) 車椅子の目的と評価

車椅子の使用目的は歩行の代替手段としての移動だけではない．作業時，就学時，生活時の姿勢確保も大切な目的であることを念頭に置かねばならない．姿勢保持を目的とした補装具に座位保持装置があるが，最近の車椅子は姿勢保持に配慮した機能，構造のものが開発され，離床や社会参加の手段としても車椅子が重要な役割を占めている．

車椅子使用者の評価ポイントは，操作能力，姿勢保持能力の本人の医学的評価と環境因子に分けて総合的に評価する（表5）．これらを詳細にチェックすることで車椅子の型式，サイズや機能，背座角，姿勢変換機能などのフレーム構造，クッションの種類などの処方が決定できる．

2) 車椅子の種類

車椅子は駆動の可否で自走用と介助用（手押し型）に大きく分かれる．また，駆動方法に応じて普通型（大車輪が後方にあるもの），前方大車輪型，片手駆動型，レバー駆動型に分かれる．さらに，姿勢変換機能によってリクライニング式（座面の傾斜は一定のまま背座角を変えることができるもの），ティルト式（背座角を一定にしたまま座面の傾斜を変えることができるもの），リクライニング・ティルト式，手動リフト式があり，これらの組合せで名称が分類されている．対象者の身

表5　車椅子使用者のチェックポイント

操作能力	①車椅子のハンドリム操作 ②ブレーキ操作 ③安全面の認知機能 ④ベッド，便座等への移乗能力
姿勢保持能力	①座位の耐久性 ②自力での座り直し ③脊柱変形の有無 ④股関節可動域 ⑤骨盤のアライメント ⑥体幹筋，筋緊張の程度 ⑦不随意運動の有無 ⑧感覚障害，褥瘡の有無 ⑨起立性低血圧の有無 ⑩疼痛部位
環境因子	①使用場所，住環境 ②使用時間 ③介助者の有無

表6 車椅子の構造・機能と対象者の要件例

車椅子の構造・機能	対象者の要件例
車椅子全般共通	歩行障害があって，他の補装具によっても移動困難な者．
普通型	ハンドリム操作が可能な者．車椅子移動に伴う危険性などの認知能力がある者．適切な視力，判断力を有する者．プッシュアップや自力での座り直しが可能な者が望ましい．
手押し型	自力での車椅子駆動が不可能な者．介助による移動手段として車椅子を使用する目的がある者．
リクライニング式	起立性低血圧，呼吸苦，嚥下機能障害，易疲労などがあり，バックサポート角度を調整することで症状，状態の軽減につながる者．股関節の屈曲制限や痛みがあり，使用中に背座角を変える必要がある者．筋緊張が強く，背座角を変えることが緊張の調整になる者．座位保持が困難でフラットに近い角度で乗車せざるを得ない者．重度障害で着替え，オムツ交換，移乗など介助時にバックサポートを倒すことが頻回に必要な者．
ティルト式	褥瘡ができやすいなど姿勢を保持しながら体圧分散を図る必要がある者．姿勢を保持しながら活動時，休息時などに応じて体幹の角度を変換する必要がある者．
リクライニング・ティルト式	上記の要件を併せ持つ必要がある者．
張り調整式バックサポート	脊柱の高位に応じてバックサポートの張り具合，撓みを調整し，バックサポートのトータルコンタクトを図ることで座位が保持できる者．
バックサポート背折れ機構	車載に際し，この機構がないと車載ができない場合．
脱着式，跳ね上げ式，高さ調節式アームサポートなど	介助移乗時にアームサポートの位置を調整することで介助が容易になる者．
開閉・脱着式レッグサポート	本機能でベッド等へのアプローチが容易になる者．足で蹴って駆動する際にレッグサポートを外す必要がある者．
キャリパーブレーキ	使用場所の周辺などに坂道があり，手押しする介助者が安全に操作できるようにする必要がある場合．
フットブレーキ	自力でハンドブレーキ操作ができない者．

17．補装具（上肢・下肢・体幹装具，車椅子，シーティング）

体状況を勘案して適切な機能を選択して処方する（表6）．

3）シーティング・座位姿勢評価

シーティングとは，長時間座位を続ける方の心身機能や生活状況を考慮し，良好な座位姿勢が確保できるように，車椅子や椅子などを調整する技術である（日本車椅子シーティング協会）．疲れにくく快適に座る場所の提供という観点から，リハ技術職として車椅子，シーティングの知識は欠くことができない．

車椅子を処方する際に姿勢保持の戦略を同時に考えることが重要である．一番大切なことは，なるべく長い時間必要な姿勢を安楽に保持させることである．適切な座位姿勢は疲労も少なく，筋緊張も和らぐ．不良姿勢は筋緊張も高まり，姿勢が崩れる原因となる．無理な姿勢矯正は苦痛や皮膚トラブルにつながることもあるので逆効果となる．特に自分から苦痛の訴えができない重度心身障害児・者の場合には注意を要する．また，頭部コントロールの良くない場合，呼吸の問題を抱えている場合などは，呼吸や摂食，排気（げっぷ）が楽にできるように，両肩が水平になる位置に頭頸部がくるようにして気道を確保することに注意し，呼吸が楽な姿勢をみつけることが大切である[8]．車椅子座位姿勢のチェックポイントを表に示す（表7）．

（樫本　修）

▶文献

1) 樫本　修：障害者自立支援法による補装具費の支給．総合リハビリテーション，**35**：745-750，2007．
2) 厚生労働省社会・援護局通知：補装具費支給事務取扱指針について．平成25年3月15日 障発0315第4号．
3) 樫本　修：処方箋・意見書の書き方．義肢装具のチェックポイント（日本整形外科学会・日本リハビリテーション医学会監修），第7版，医学書院，2007，pp6-16．
4) 樫本　修：補装具と福祉用具．地域リハビリテーション　くらしを支える医療の実践（水間正澄編集），臨床リハ別冊，

表7　車椅子座位姿勢の基本的なチェックポイント

チェック部位	チェック項目	解釈
骨盤	骨盤が後傾していないか．仙骨座りになっていないか．バックサポートとの間に隙間（バックサポート上縁と背中だけで支えてトータルコンタクトになっていない）がないか．坐骨には左右均等に荷重されているか．	骨盤後傾，左右不均等は痛み，褥瘡の誘因となる．立位と同じように骨盤は中間位であると疲労もしにくい．
目線	目線や肩の線は水平か．	目線が水平であることはコミュニケーションの点からも重要である．
体幹の傾き	体幹は後傾か前傾か．脊柱側弯の有無．前方からチェックする場合，胸骨の傾きが参考になる．	目的に応じて体幹後傾（TBIP 従重力姿勢）から前傾（TFIP 抗重力姿勢）への変換を図る．
大腿部	大腿後面が座面に接触しているか．股関節内外転はほぼ中間位で左右差はないか．	大腿後面が座面に接触することで坐骨への負担が軽減する．
足部	足底がフットサポートに全面接触しているか．	足底が全面接触することで座位姿勢が安定する．
車軸との位置関係	上肢で駆動する際は，肩から上肢の直線上に車軸を置く．環境因子によって小回りが利くようにバックパイプより車軸を前方にずらす，後方に転倒しないように後方にずらすこともある．	静止，直立した座位姿勢で両上肢を下した直線状に車軸を置くとバランスが良い．

医歯薬出版，2013，pp77-86．
5) 山本澄子：歩行分析からみた継手付きプラスチック装具の役割．義装会誌，**19**：120-126，2003．
6) 越智光宏・他：脊髄損傷者の歩行再建．義装会誌，**21**：120-124，2005．
7) 島田洋一・他：FESを用いたHybrid装具．義装会誌，**21**：138-145，2005．
8) 繁成　剛・他：姿勢保持の概要．小児から高齢者までの姿勢保持（日本リハビリテーション工学協会SIG姿勢保持編集），第2版，医学書院，2012，pp16-36．

第4章
疾患とリハビリテーション

第4章 疾患とリハビリテーション

1. 脳血管障害
1）急性期

Summary

① 急性期に生じるリスクを怖がり過ぎる必要はない．
② マスキングされる症状に注意する．
③ 脳卒中の病型に特徴的なリスクを意識する．
④ 介入阻害因子を抽出・排除し廃用予防に努める．
⑤ 原則，発症24時間以内の離床を目指す．

はじめに

　リハビリテーション（以下リハ）において，急性期・回復期という区分に臨床的意義はない．リハとは絶え間なく続く1本道であり，すべての疾患にいえることだが，常にそのときの状態に合わせた適切な治療を遂行するのみである．ただし急性期に特に注意すべきポイントは存在する．
　急性期脳卒中に対しては「危険」というイメージがつきまとうであろう．脳卒中の死亡率は下がったとはいえ日本人の死亡原因の第4位であり，脳が損傷されたばかりのときに運動や認知の負荷をかけることに抵抗を感じるのも致し方ないかもしれない．しかし急性期リハに重要なのは，積極的な介入をするためにリスクを認識することであり，リスクを怖がるあまり消極的になってしまっては本末転倒である．
　ではどのようなリスクを認識すべきであろうか？　まず注意すべきはやはり生命へのリスクである．病巣によっては生命維持機能を直接損傷するし，二次性に心肺機能を障害する危険や，逆に脳卒中発症の基礎疾患自体が高いリスクを有する場合もある．次に注意すべきは脳卒中の進行・再発である．発症したからには原因があり，原因が残存している限りは進行・再発リスクは免れられない．そしてリハの支障となり得る阻害因子の抽出と排除には常に注意する必要がある．高血糖や電解質異常，低蛋白，褥瘡や人工呼吸器関連肺炎，気管切開や経鼻胃管留置に伴う嚥下障害など，急性期における管理は将来の能力獲得に大きく影響する．これらに注意し廃用を最小限に抑え，本格的なリハ介入を可能にする準備が脳卒中急性期リハの目的および意義である．

脳卒中の病型と急性期リスク

　急性期の定義とは，脳浮腫が改善されるまで，あるいは症候が落ち着くまでであり，多くの場合数日から2週間程度である．急性期は症状の変化が最も大きい時期であると同時にマスキングされる症状も多いために，評価には十分な注意を要する．例えば，同一大脳半球内での再発が生じたが麻痺側が同一のため変化に気付きにくい，新たに

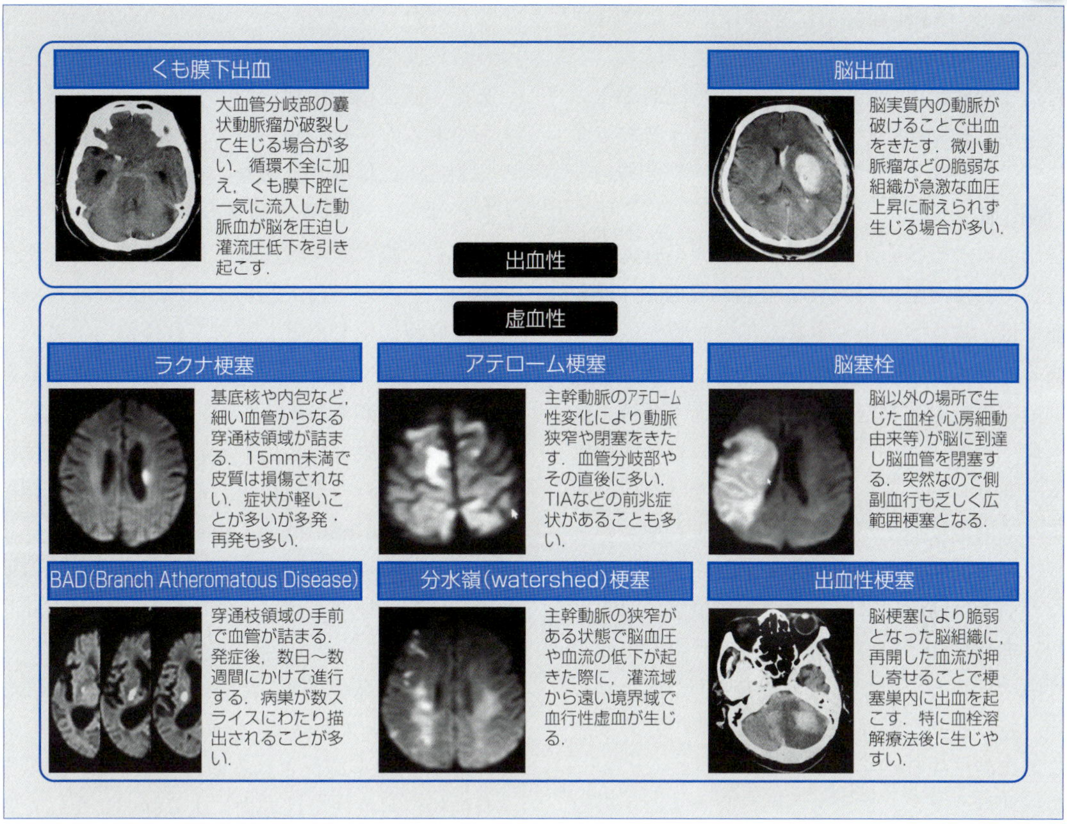

第4章 疾患とリハビリテーション

1. 脳血管障害
1）急性期

出血性

- **くも膜下出血**：大血管分岐部の嚢状動脈瘤が破裂して生じる場合が多い．循環不全に加え，くも膜下腔に一気に流入した動脈血が脳を圧迫し灌流圧低下を引き起こす．
- **脳出血**：脳実質内の動脈が破けることで出血をきたす．微小動脈瘤などの脆弱な組織が急激な血圧上昇に耐えられず生じる場合が多い．

虚血性

- **ラクナ梗塞**：基底核や内包など，細い血管からなる穿通枝領域が詰まる．15mm未満で皮質は損傷されない．症状が軽いことが多いが多発・再発も多い．
- **アテローム梗塞**：主幹動脈のアテローム性変化により動脈狭窄や閉塞をきたす．血管分岐部やその直後に多い．TIAなどの前兆症状があることも多い．
- **脳塞栓**：脳以外の場所で生じた血栓（心房細動由来等）が脳に到達し血管を閉塞する．突然なので側副血行も乏しく広範囲梗塞となる．
- **BAD（Branch Atheromatous Disease）**：穿通枝領域の手前で血管が詰まる．発症後，数日～数週間にかけて進行する．病巣が数スライスにわたり描出されることが多い．
- **分水嶺（watershed）梗塞**：主幹動脈の狭窄がある状態で脳血圧や血流の低下が起きた際に，灌流域から遠い境界域で血行性虚血が生じる．
- **出血性梗塞**：脳梗塞により脆弱となった脳組織に，再開した血流が押し寄せることで梗塞巣内に出血を起こす．特に血栓溶解療法後に生じやすい．

図1　脳卒中の様々な病型

出現した高次脳機能障害が新規症状なのか意識障害から脱した陽性化症状なのか判断しにくいといったようなことは日常的に経験される．患者が呈す症状を多面的に評価することで細かい変化にも気付きやすくなる．

こういった急性期における症状変化を見逃さないためには，脳卒中の病型に特徴的な急性期リスクを意識する姿勢も重要である．図1に脳卒中の病型とその特徴をあげる．

1）くも膜下出血

くも膜下出血（subarachnoid hemorrhage：SAH）はその80％以上が脳動脈瘤破裂に起因する．くも膜下腔への出血により急激に頭蓋内圧が亢進し，脳灌流圧低下による脳虚血や脳浮腫，脳ヘルニアなどを引き起こす．救命率が飛躍的に向上した脳卒中のなかでもSAHの急性期死亡率はまだまだ高く，意識障害も遷延しやすい．

最大の急性期リスクは再出血であり発症後24時間以内に多い．再出血した際の死亡率は非常に高いため，速やかなクリッピング術やコイリング術による再出血の予防がSAHの治療の基本となる．しかし原因脳動脈瘤特定が困難な症例も少なくなく，止血は得られていても手術不能～不十分な場合もある．再出血のリスクが高い場合には，例えベッドサイドにおける受動的関節運動であっても，無理な姿勢や疼痛から血圧上昇を惹起する可能性があるため厳重な注意が必要である．

発症後数日～2週間は脳血管攣縮期であり，高率に脳梗塞が合併する．SAHのみでは明確な巣症状を呈さない場合も多いが脳梗塞に発展すると麻痺などの巣症状が出現しやすい．ただし意識障害によりその巣症状もマスキングされやすいため，筋緊張や眼球運動等の左右差（laterality）を伴う症状出現に常に注意する．

また，急性期ではないが発症後数週～数か月後に正常圧水頭症（normal pressure hydrocephalus：NPH）を合併しやすい．NPHの3大症状は失禁・認知障害・歩行障害であるが症状出現は緩

221

徐であるし，NPH合併前にすでに十分な機能回復を獲得していればまだしも，回復過程においては新たな症状出現に気付きにくい．急性期から可及的早期に排尿機能や認知の評価を行うことで変化に気付きやすくなる．

2）脳出血

脳出血はその多くが高血圧による微小脳動脈瘤の破裂である．脳出血の70％を占める被殻・視床出血では，錐体路が集中する内包へ血腫が影響し対側の片麻痺が出現しやすい．さらに視床は感覚路や前頭葉投射系を抱合するため感覚や意識，認知も障害されやすい．病巣の部位により症状は様々であり，特に運動野を含む病巣ではその範囲によって麻痺重症度が身体各部で乖離しやすい．小脳出血では同側の失調症状が主となるが大脳と異なり血腫は両側に進展しやすく，虫部の血腫が脳幹に進展すれば麻痺も出現し得る．脳幹出血では呼吸中枢など生命維持に関わる障害が起こりやすい．特に起立性低血圧を起こしやすいため後述する離床時に注意が必要である．

急性期リスクとして重要なのは脳ヘルニアと急性水頭症である．特に脳梗塞や心疾患の既往があり抗血小板療法や抗凝固療法を受けている患者では，急速な血腫増大や急性期の再発を認めやすい．被殻，皮質下，小脳出血であれば出血量・部位・サイズなどにより血腫除去術の適応となるが，視床や脳幹は適応外である．視床出血脳室穿破による急性水頭症は脳室ドレナージ術の適応となる．

血腫除去術後も安心というわけではない．くも膜下出血と異なり脳出血の場合は血腫周囲に脳組織があるからこそ圧迫され自然止血もしやすいが，血腫を除去したことで圧迫が解除され再出血をきたすこともある．同じ理由で元々脳萎縮がある症例や脳室穿破した症例では出血が止まりにくい．

3）脳梗塞

脳梗塞は臨床上，ラクナ梗塞・Branch Atheromatous Disease（BAD）・アテローム血栓症，脳塞栓と病型が分かれ，発症機序としては血栓性・塞栓性・血行力学性に分かれる．いずれの場合も原因が残存している間は再発の可能性に常に注意しなければならないが，特にBADは発症してから数日間症状が進行することを念頭に置く必要がある．脳梗塞の症状は病巣部位やサイズにより多彩であるが，特に脳塞栓では塞栓より遠位の皮質まで広汎に損傷されるため重度症状が急速に完成しやすい．運動野は前大脳動脈領域皮質では下肢，中大脳動脈領域皮質ではその他の部位を受け持つ．そのため前大脳動脈領域に限局する脳梗塞では麻痺が生じたとしても下肢優位，上肢麻痺も近位帯優位である場合が多い．一方，中大脳動脈領域の脳梗塞では内包における錐体路の集束があるため，病巣部位と広がりにより麻痺症状は様々である．血行力学性に生じる脳梗塞は分水嶺梗塞（watershed infarction）が多く，前大脳動脈と中大脳動脈の境界，中大脳動脈と後大脳動脈の境界の遠位部で梗塞が生じるため皮質症状が限局しやすい．

近年では発症後4.5時間以内で様々な条件を満たせば組織プラスミノーゲンアクチベーター（tPA）治療を施行される症例も多いが，tPAを含む血栓溶解療法では虚血により脆弱になった脳組織に血流が再開されるために出血性梗塞をきたす場合がある．また血栓溶解療法施行時は大動脈瘤の存在等，常にほかの出血性疾患合併に注意が必要である．

くも膜下出血や脳出血と異なり，脳梗塞では新たに頭蓋内に物理的圧迫物が出現するわけではない．しかし病巣が大きければ脳浮腫自らが脳を圧迫することになる．重度であれば脳ヘルニアをきたし発症数日以内に外減圧術を要する場合もある．

脳卒中急性期リハ1： 初診時評価～ベッドサイド

前述した病型に特徴的なリスクを把握したうえでバイタルサイン，意識，麻痺，感覚，高次脳機能，嚥下機能などの評価を行う．大脳皮質各部位における機能局在（図2）を把握しCTやMRIなどから起こり得る症状を予想することはもちろん重要であるが，予想されない症状の確認も同様に重要である．診察しているのは目の前の患者であり脳画像ではない．「脳が損傷されているのだか

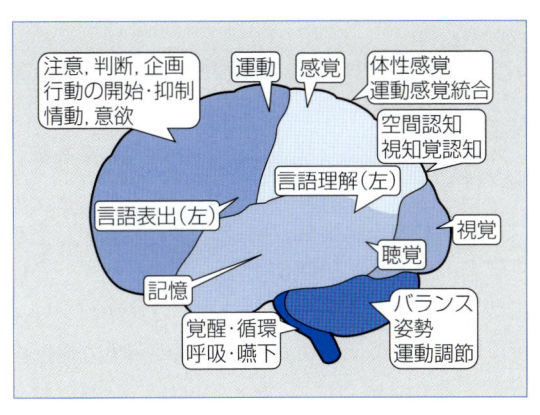

図2 脳のおおまかな機能局在

表1 Medical Research Council Scale (MRC score)[2]

5	正常筋力
5−	わずかにわかる脱力
4+	4と同じだがやや強い
4	筋肉は弱いが重力とある程度の抵抗の組み合わせに対して関節を動かすことができる
4−	4と同じだがやや弱い
3+	筋肉は一時的に抵抗することができるが突然に虚脱する
3	筋肉は抵抗に対しては動かすことができないが，重力に対しては完全に関節を動かすことができる．膝の伸展を除いて，関節は重力に対して機械的に完全な可動範囲で動かせなければならない．拘縮のために関節の運動に制限がある場合には，機械的な可動範囲とは拘縮が運動に対して明らかに抵抗をきたす肢位までを指す．
3−	筋肉は重力に対して関節を動かすことができるが，機械的な可動範囲すべてではない
2	筋肉は重力を除いてやれば関節を動かせる
1	わずかな運動が認められるか，筋肉の動きを触知できる
0	運動がない

1. 脳血管障害
1) 急性期

ら何でも起こり得る」というのはある意味で真実ではあるが，少なくとも症状の妥当性が見出せない場合は他の原因も検討しなければならない．

意識障害はリハにおける最大の阻害要因であり，再発や進行を知らせるサインでもある．Japan Coma Scale (JCS) や Glasgow Coma Scale (GCS) を用いるのが一般的であるが，微妙な変化が重要となる場合は Coma Recovery Scale-Revised (CRS-R) など，より細かな変化を捉えられる評価も有用である[1]．

麻痺は Brunnstrom Recovery Stage (BRS) を用いて評価するのが一般的であるが，変化を鋭敏に捉えにくい．また皮質下出血や分水嶺梗塞など錐体路が集束するより遠位の病巣では各部位の麻痺程度の差が大きく，BRS による評価が不適な場合もある．BRS と同時に各要素の運動性を Manual Muscle Test (MMT) で評価するなどの多面的評価も必要である．特に急性期重症者では ICU-acquired weakness (ICU-AW) と呼ばれる神経筋性の麻痺を合併する場合もあり，その診断で用いられる筋力評価指標は MMT をより詳細に 11 段階に変法した Medical Research Council Scale (MRC score) (表1) であるため，これを用いてもよい[2]．なお，近年急速に発展している脳卒中ニューロリハビリテーションに用いられる経頭蓋磁気刺激 (TMS) は急性期における麻痺の予後予測にも利用できることがわかっており，急性期に病巣側大脳皮質運動野の刺激で対側の運動が誘導できた場合は予後良好である．TMS を反復して行う rTMS が慢性期の脳卒中片麻痺症状を改善することは広く知られているが，近年急性期においても麻痺が改善することが確認されている[3,4]．

誤嚥性肺炎は急性期に頻発する大きなリハ遅延因子であるため，嚥下機能評価は可及的速やかに行う必要がある．意識障害が遷延していればその評価も困難ではあるが，少なくとも将来的な嚥下障害の予防に努めなければならない．特に注意すべきは臥床時の頚部ポジショニングである．何故か，急性期重症患者が低い枕で頚部後屈位の臥床を強いられている場面に遭遇することが多いように感じる．気道確保が必要ならば致し方ないが，挿管後や気管切開後に頚部後屈は不要であり，その姿勢の長期継続は頚部前屈制限・喉頭挙上制限を生じ重篤な嚥下障害の原因となる．中長期的な臥床が予想されるならば，枕を高くし急性期から頚部・嚥下器官の可動域維持を開始しなければならない．同じ理由で車椅子乗車を励行する際もヘッドレストに注意する．

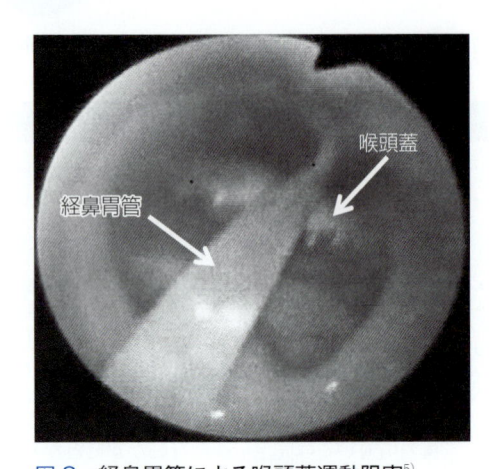

図3 経鼻胃管による喉頭蓋運動阻害[5]
喉頭蓋直上に太い経鼻胃管があることで喉頭蓋運動は抑えこまれる．唾液嚥下すら障害され痛みを訴える患者もいる．

また長期間の経鼻胃管挿入にも注意が必要である．胃管の径が太ければ喉頭蓋運動を著明に阻害するため（図3），挿入自体による誤嚥のリスクばかりでなく，喉頭蓋変形による物理的な重度嚥下障害の原因となる．半固形栄養剤を経鼻胃管から注入する場合でも12 Frの太さがあれば十分であり，消化器の脱気やドレナージ等の必要がない限りは細い径のものにしなければならない[5]．

麻痺を呈している場合の臥床時ポジショニングも重要である．脳からの抑制が失われ原始反射に支配される脳卒中片麻痺では典型的にはWernicke-Mann姿勢をとりやすい．すなわち，上肢は肘関節屈曲・前腕回内・手関節屈曲・手指屈曲，下肢は股関節伸展外転外旋・膝関節伸展・足関節内反尖足位となる（図4a）．本来幼少期に認める非対称性緊張性頚反射（ATNR）や対称性緊張性頚反射（STNR）も出現しやすくなるため，頚部回旋方向や枕の高さによっても筋緊張異常が誘発されやすい．異常筋緊張を放置すると関節拘縮の原因となるのはもちろんのこと，わずかな筋短縮であってもそれが定常状態になれば伸張反射惹起の閾値に影響するため，その後のリハ介入を著明に阻害する．図4bのようにクッションやタオル，装具などを用いて適切なポジショニングを行い，適切な筋緊張維持のために関節可動域（range of motion：ROM）訓練を急性期から積極的に行う必要がある[6]．

急性期の血圧管理については様々なガイドラインがあり見解が一定しない点もあるが，共通していえることは過剰な降圧は不適という点である．脳には身体の血圧の変動によらず脳血流量を一定に保とうとする脳血流自動調節能があるが，それが脳卒中急性期には機能不全に陥り，わずかな血圧低下でも脳血流量を著明に減少させかねない．特に脳梗塞では脳血流自動調節能の右下方偏位が顕著であり（図5），急性期の降圧は原則行わない[7]．そもそも脳卒中急性期における高血圧は脳損傷に伴う反応性の上昇をみている場合が多い．日本高血圧学会の『高血圧治療ガイドライン2014』において推奨される脳卒中後の血圧管理を表2に示す[8]．

脳卒中急性期リハ2：離床〜座位

脳卒中急性期リハのメインといえるのが離床〜座位開始である．早期離床の有効性は古くから提唱されているのにもかかわらず未だに不十分なのが現状であり，その理由は冒頭に述べた通りである．ではいつから離床すべきなのであろうか？現在までの報告によると発症24時間以内に開始してもリスクは上昇しないと考えられる．脳梗塞発症24時間以内に座位・立位リハを開始しても死亡率は変わらず，発症早期における機能的改善を得られることが示されており[9]，脳梗塞と脳出血を対象とした研究においても発症日から座位以上を負荷した群は3日間臥床群に比し7日後の体幹機能が改善し予後も良好で再発増加も認められなかったと報告されている[10]．ただしもちろんSAHで再出血リスクが高い場合はやはり安静を要するし，合併症により安静を要する場合もある．離床や座位に伴うリスクが強く予想されない限りは怖がり過ぎる必要はないという意味である．

現時点で一般的と思われる座位開始基準を表3に示す．過去には座位開始は意識清明〜JCSで1桁になってからというのが一般的であったため，より積極的な介入を推奨する基準になっている．さらにJCS100まで許可することを提唱する報告

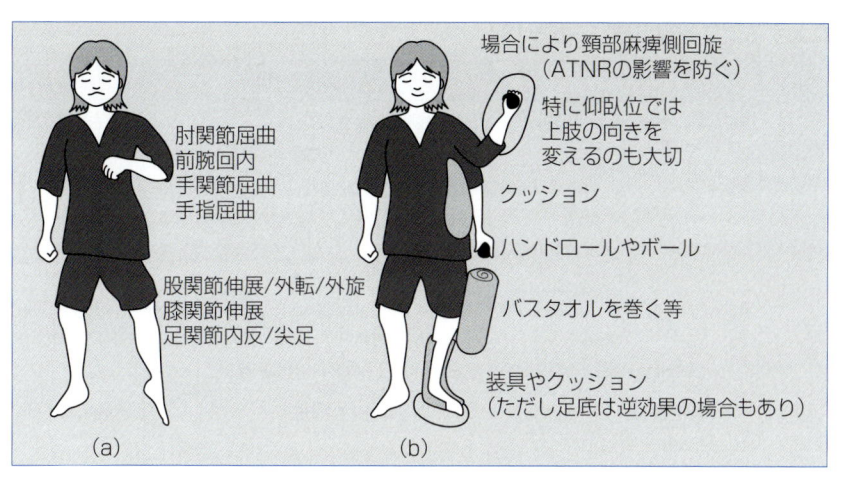

第4章 疾患とリハビリテーション

1. 脳血管障害 1) 急性期

図4 Wernicke-Mann肢位とその対応[6]

(a) 肘関節屈曲／前腕回内／手関節屈曲／手指屈曲、股関節伸展/外転/外旋／膝関節伸展／足関節内反/尖足

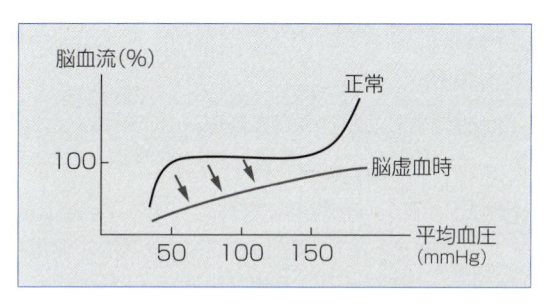

(b) 場合により頸部麻痺側回旋（ATNRの影響を防ぐ）、特に仰臥位では上肢の向きを変えるのも大切、クッション、ハンドロールやボール、バスタオルを巻く等、装具やクッション（ただし足底は逆効果の場合もあり）

図5 脳虚血時の脳血流自動調節能の障害[7]

脳血流を血圧によらず安定させる調節機能が障害され，わずかな血圧低下で急激な脳血流量低下をきたすようになる．

もある[11]．脳浮腫による意識低下や麻痺進行が危機的でない限りは離床を中止しなくてよい[12]．

前述のように急性期の過剰な降圧は不適である．そのため座位開始にあたっては，まずベッド上で30°ずつギャッジアップをかけながら血圧の変化を確認し，70〜90°で20〜30分程度経過しても血圧が下がり過ぎないことを確認したうえで車椅子に移行することが望ましい．ただしベッド上ギャッジアップと車椅子座位は全く同じではなく，車椅子座位時の下肢下垂により起立性低血圧をきたす場合も多いことに注意が必要である．必要に応じて弾性包帯や弾性ストッキング，大腿までの圧迫でも不十分であれば腹帯も使用する．離床〜座位開始はリハの時間のみでは不十分であるため病棟と協力して行う必要がある．

ベッド上臥床から車椅子移乗するようになった際に陥りがちなのが下肢のROM制限の増悪である．重心線と股関節・膝関節・足関節は絶妙な位置関係にあり立位時の筋活動を最小限に抑えているが，股関節・膝関節に屈曲拘縮があると立位はスクワット姿勢になり，足関節背屈制限はハイヒールなしの立位を不能とする．これらの制限が麻痺下肢に生じると将来得られる能力に大きく影響する（図6）．座位時間の延長は脳卒中リハの過程において重要かつ不可欠ではあるが，同時に股関節・膝関節屈曲姿勢を強いられる時間が長くなるため，ROM訓練も並行して十分に行う必要がある．

急性期における投薬治療

医師である以上，薬物療法には真剣に向き合う義務がある．特に意識・認知系の調整や痙縮治療はリハ効率を大きく左右するため，今後の転帰先（回復期病床転院を含め）を決めるうえでも急性期から積極的に行わなければならない．急性期においては副作用を危惧して用いないというよりは，副作用とのバランスを考慮しながら用いるというスタンスでちょうどよいと考える．

遷延性意識障害に対してはくも膜下出血であればプロチレリン酒石酸塩注射を行えるが，その他についてはLdopaやアマンタジンを用いる．ただし特に腎機能障害者ではアマンタジン蓄積による神経精神症状増悪もあるため注意が必要である．

225

表2 脳卒中に対する血圧管理目標[8]（一部改変）

		降圧治療対象	降圧目標
超急性期 （発症24時間以内）	脳梗塞　発症4.5時間以内	血栓溶解療法予定患者[*1] SBP＞185 mmHgまたはDBP＞110 mmHg	血栓溶解療法施行中および施行後24時間 ＜180/105 mmHg 前値の85～90%
	発症24時間以内	血栓溶解療法を行わない患者 SBP＞220 mmHgまたはDBP＞120 mmHg	
	脳出血	SBP＞180 mmHgまたはMBP＞130 mmHg SBP 150～180 mmHg	前値の80%[*2] SBP 140 mmHg程度
	くも膜下出血 （破裂脳動脈瘤で発症から脳動脈瘤処置まで）	SBP＞160 mmHg	前値の80%[*3]
急性期 （発症2週以内）	脳梗塞	SBP＞220 mmHgまたはDBP＞120 mmHg	前値の85～90%
	脳出血	SBP＞180 mmHgまたはMBP＞130 mmHg SBP 150～180 mmHg	前値の80%[*2] SBP 140 mmHg程度
亜急性期 （発症3～4週）	脳梗塞	SBP＞220 mmHgまたはDBP＞120 mmHg SBP 180～220 mmHgで頚動脈または脳主幹動脈に50%以上の狭窄のない患者	前値の85～90% 前値の85～90%
	脳出血	SBP＞180 mmHg　MBP＞130 mmHg SBP 150～180 mmHg	前値の80% SBP 140 mmHg程度
慢性期 （発症1か月以後）	脳梗塞	SBP≧140 mmHg	＜140/90 mmHg[*4]
	脳出血 くも膜下出血	SBP≧140 mmHg	＜140/90 mmHg[*5]

SBP：収縮期血圧，DBP：拡張期血圧，MBP：平均動脈血圧
[*1] 血栓回収療法予定患者については，血栓溶解療法に準じる．
[*2] 重症で頭蓋内圧亢進が予想される症例では血圧低下に伴い脳灌流圧が低下し，症状を悪化させるあるいは急性腎障害を併発する可能性があるので慎重に降圧する
[*3] 重症で頭蓋内圧亢進が予想される症例，急性期脳梗塞や脳血管攣縮の併発例では血圧低下に伴い脳灌流圧が低下し症状を悪化させる可能性があるので慎重に降圧する
[*4] 降圧は緩徐に行い，両側頚動脈高度狭窄，脳主幹動脈閉塞の場合には，特に下げ過ぎに注意する．ラクナ梗塞，抗血栓薬併用時の場合は，さらに低いレベル 130/80 mmHg 未満を目指す
[*5] 可能な症例は 130/80 mmHg 未満を目指す

Ldopaは軽度の意識障害や自発性低下であれば100~200 mgの内服で十分な場合が多いが，重度であれば1,000 mgまで上げてようやく効果が出てくる場合もある．しかしリスクの多い薬であるため投与量の増減・その速度については十分な注意が必要である．

不穏や脱抑制に対して安易に睡眠薬を処方してはいけない．リハをする以上寝かせてしまっては意味がなく，覚醒を保ったまま不穏状態や怒りの感情を抑えるのが治療の基本である．バルプロ酸ナトリウムは症候性てんかんにも頻用される薬であり使いやすいがアンモニア上昇の副作用があり定期的に検査すべきである．チアプリドやリスペリドンはもっと積極的に激しい感情を抑えたい場合に用いる．睡眠薬を使用する場合は，まず入眠障害なのか中途覚醒なのかを判断し，半減期を意

表3 脳卒中急性期離床開始基準[12]（一部改変）

一般原則	意識障害が軽度（Japan Coma Scaleにて10以下）であり，入院後24時間神経症状の増悪がなく，運動禁忌の心疾患のない場合には，離床開始とする．		
1．脳梗塞	入院2日までにMRI/MRAを用いて，病巣と病型の診断を行う．		
	①アテローム血栓性脳梗塞	MRI/MRAにて主幹動脈の閉塞ないし狭窄が確認された場合，進行型脳卒中（progressing stroke）へ移行する可能性があるために，発症から48時間は神経症状の増悪がないことを確認して離床開始する．	
	②ラクナ梗塞	診断日より離床開始する．	
	③心原性脳塞栓症	左房内血栓の有無，心機能を心エコーにてチェックし，左房内血栓と心不全の徴候がなければ離床開始とする．経過中には出血性梗塞の発現に注意する．	
2．脳出血	発症から24時間はCTにて血腫の増大と水頭症の発現をチェックし，それがみられなければ離床開始する．		
	脳出血手術例	術前でも意識障害が軽度であれば離床開始する．手術翌日から離床開始する．	

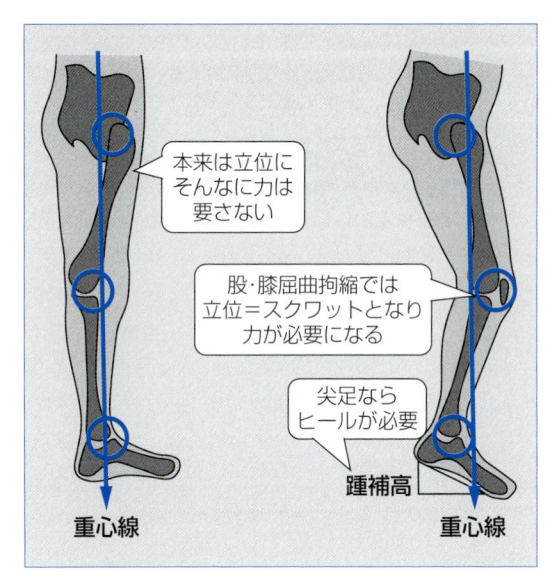

図6 関節拘縮による立位障害[5]

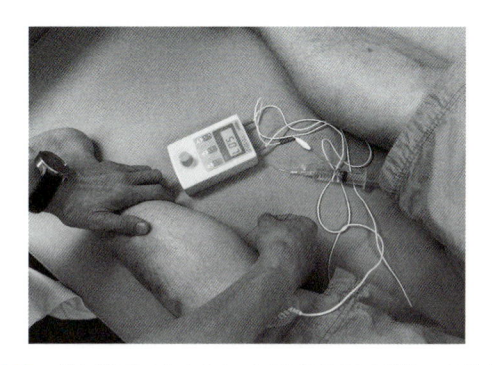

図7 ボツリヌストキシンA型毒素の下腿筋への注射

識してリハの妨げにならないように調節する．

認知症薬には大きく分けてドネペジル塩酸塩，ガランタミン臭化水素酸塩，リバスチグミンといった元気がない状態からプラス方向へ立ち上げる薬と，メマンチン塩酸塩のようにより重度な認知症状で元気があり過ぎる状態からマイナス方向へ落ち着かせる薬と2つのタイプがある．適応疾患名は当然必要であるが，状況に応じて適宜検討してよいと考える．

筋緊張のコントロールはリハ医が率先して行う薬物療法の一つである．従来のバクロフェン，ダントロレンナトリウム，ジアゼパムといった内服に加え2010年よりボツリヌストキシンA型毒素注射が上肢下肢痙縮に対し使用できるようになり，我々リハ医の治療の幅は一気に拡大した（図7）．ボツリヌストキシンA型毒素は回復期病床入院中の注射は許されていないため慢性期の痙縮に用いられるケースが一般的であるが，急性期の一般病床入院中にも使用できる．ただし急性期では症状がこれから大きく変化しうることを念頭に置く必要があるし，一度施注すると次回まで3か月以上空けなければならないことも意識しなければならない．急性期・回復期の症状変化を十分理解したうえで，どの程度の期間でどのような転帰に至るかを予想して使用を検討すべきである．

急性期から回復期リハへ

冒頭で述べたように急性期・回復期という区分に臨床的意義はないが，急性期における管理がそ

第4章 疾患とリハビリテーション

1．脳血管障害 1）急性期

の後のリハに大きく影響することは明らかである．本稿では省略するが，特に筋力強化を要するような病態であれば栄養的アプローチも急性期の異化期から回復期の同化期にかけて計画的に行う必要があるし，脳卒中後，特に SAH 後に起きる低 Na 血症（cerebral salt-wasting syndrome：CSWS）は意識や意欲に作用するためリハの阻害となる．脳卒中リハは長い道のりであるが，可塑性も高く最も変化し得る急性期に良いスタートをきり，最良の状態で回復期へバトンを渡さないと，到達すべきゴールは低く遠くなることを常に意識しなければならない．

（佐々木信幸）

▶文献

1) Lombardi F, et al.：The Italian version of the Coma Recovery Scale-Revised (CRS-R). *Funct Neurol*, **22**(1)：47-61, 2007.
2) Kress JP, Hall JB.：ICU-acquired weakness and recovery from critical illness. *N Engl J Med*, **370**(17)：1626-1635, 2014.
3) Sasaki N, Kakuda W, Abo M.：Bilateral high- and low-frequency rTMS in acute stroke patients with hemiparesis：A comparative study with unilateral high-frequency rTMS. *Brain Inj*, **20**：1-5, 2014.
4) Sasaki N, et al.：Comparison of the effects of high- and low-frequency repetitive transcranial magnetic stimulation on upper limb hemiparesis in the early phase of stroke. *J Stroke Cerebrovasc Dis*, **22**(4)：413-418, 2013.
5) 佐々木信幸：急性期重症患者に対するリハビリテーションと連携．総合リハ，**42**(10)：929-935, 2014.
6) 佐々木信幸：まずは体位変換とポジショニングから．*Brain*, **2**(8)：704-712, 2012.
7) 松本真林・他：脳卒中急性期の脳循環と全身循環の病態生理．血圧，**22**(8)：588-592, 2015.
8) 日本高血圧学会高血圧治療ガイドライン作成委員会編：高血圧治療ガイドライン 2014．日本高血圧学会，2014.
9) Di Lauro A, et al.：A randomized trial on the efficacy of intensive rehabilitation in the acute phase of ischemic stroke. *J Neurol*, **250**(10)：1206-1208, 2003.
10) 前田真治・他：発症当日からの脳内出血・脳梗塞リハビリテーション．リハ医学，**30**(3)：191-200, 1993.
11) 伊東秀樹・他：脳血管障害急性期リハビリテーションの開始時期．リハ医学，**34**(8)：564-572, 1997.
12) 森泉茂宏，石合純夫：脳卒中急性期リハビリテーションの進め方．脳卒中最前線（福井圀彦・他編），第 4 版，医歯薬出版，2009, pp72-76.

第4章 疾患とリハビリテーション

2. 脳血管障害
2) 回復期

Summary

① わが国においては脳卒中に対して，急性期は血栓溶解療法などで病変を最小限に食い止め，早期離床を促すための脳卒中ケアユニット，回復期は日常生活活動（ADL）を改善し，在宅復帰に導くための回復期リハビリテーション（以下リハ）病棟，生活期はADLを含む生活機能を維持・向上し，社会参加を高めるための介護保険を利用した通所・訪問サービスという形で，医療・介護が提供される．
② 回復期リハ病棟は，脳卒中の再発や合併症を予防しつつ，集中的なリハ・ケア介入でADLを向上させ，環境・介護保険サービスの設定をして在宅復帰に導く重要な役割を担っている．

はじめに

　脳卒中に対する回復期リハのほとんどはわが国の医療制度におけるユニークな「回復期リハ病棟」で展開されている．回復期リハ病棟は介護保険制度が施行された2000年に特定入院料として創設された．要介護状態に入る前に，リハ介入を十分に行って生活機能を高めるというリハ前置主義の考え方に基づいている．回復期リハ病棟の誕生は，療法士がリハ室で行う機能訓練中心の介入から，病棟も含めて多職種がチームで集中介入してADLを改善し，在宅復帰に導くという，リハ医療のパラダイムシフトをもたらした点が重要である．

脳卒中に対するリハの意義

　脳卒中は日本人の死因としては，2011年に肺炎について第4位となったが，高齢者の要介護状態の主要な原因疾患である．2013年国民生活基礎調査の概況（http://www.mhlw.go.jp/toukei/saikin/hw/k-tyosa/k-tyosa13/）によると，介護保険における要支援者の原因疾患は「関節疾患」が20.7％，「高齢による衰弱」が15.4％の順であるが，要介護者では「脳血管疾患（脳卒中）」が21.7％，「認知症」が21.4％となっている．特に介護度の高い患者では脳卒中が3割以上を占めている．このような脳卒中の社会的インパクトを軽減するためには，発症予防（危険因子の治療），発症後の早期治療（特に虚血性脳卒中に対する血栓溶解療法），リハ，再発予防が重要である．

脳卒中に対するリハの有効性のエビデンス

　脳卒中ユニットにおける，早期からの集中リハを含めた多職種チームによる医療介入が，脳卒中患者のADLや歩行能力を改善することには，国際的なコンセンサスがある[1,2]．チームによる医療介入の内容は，医師，看護師，理学療法士（PT），作業療法士（OT），言語聴覚士（ST），社会福祉士などが多角的チームを組むこと，脳卒中の合併症を熟知し予防が行われること，チームカンファレンスが定期的に行われ，問題点，治療方

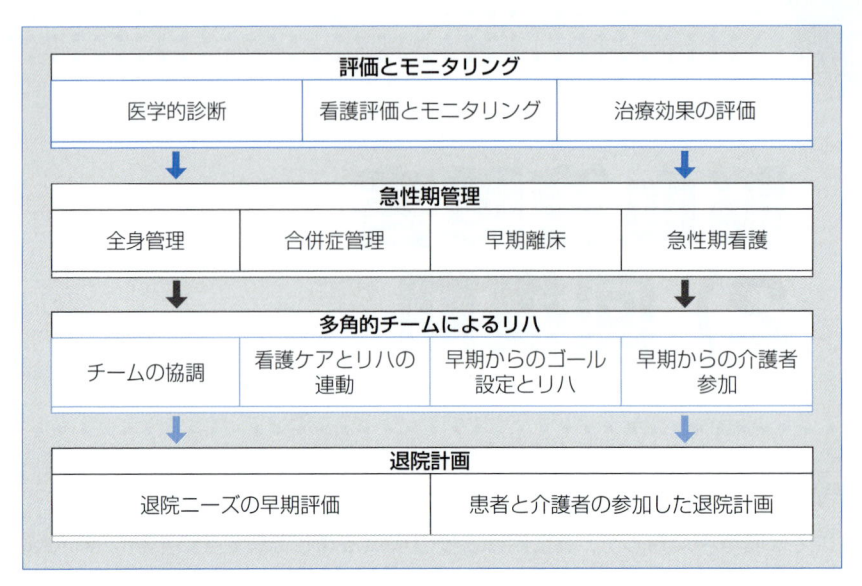

図1 脳卒中ユニット（Stroke Unit）の有効性を規定する要素[3]（一部改変）

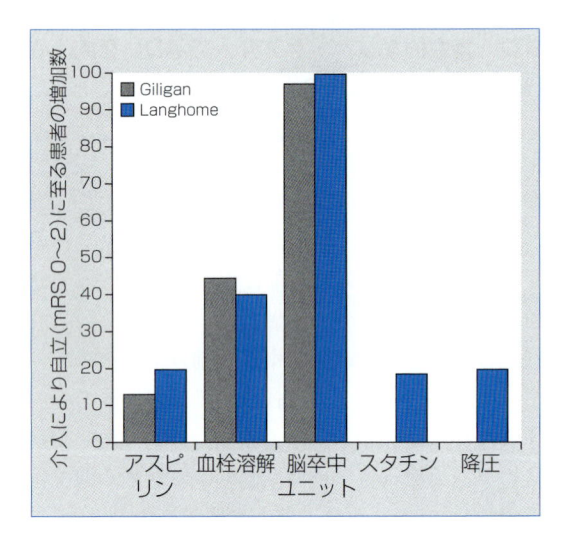

図2 脳卒中に対する介入が人口100万人に及ぼす影響[3]（一部改変）
新規発症が2,500人/年と仮定すると，脳卒中ユニットの介入は自立（mRS修正ランキンスケール0～2）に至る患者を約100人増加させると考えられる．その影響は血栓溶解単独の2倍である．

針，ゴール，在宅復帰のための環境設定や社会資源の活用などに共通の認識をもって取り組むこと，リハ室でのADLと病棟でのADLに差がないこと，家族指導も積極的に行われることなどが含まれる**（図1）**[3]．これらの介入の総体として血栓溶解療法単独と比べた場合でも，ADL自立に対して大きなインパクトがあるとされる**（図2）**[3]．

回復期リハ病棟の創設とその後の整備

わが国では，2000年に回復期リハビリテーション病棟入院料が「脳血管疾患又は大腿骨頚部骨折等の患者に対して，リハを集中的に行って，ADLの向上による寝たきりの防止と家庭復帰を実現する」ために導入された**（表1）**．従来の療法士が訓練室で行うリハから病棟で医師・看護師・療法士・社会福祉士らがチームとしてリハ・ケアを提供するという，脳卒中ユニットにおけるリハ介入のエッセンス実現の素地ができた**（表2）**．

回復期リハ病棟数は順調に増加したが，2004年に厚生労働省老人保健局内に設置された高齢者リハ研究会における検討では，リハに関する問題点として，①最も重点的に行われるべき急性期のリハ医療が十分行われていない，②長期にわたって効果の明らかでないリハ医療が行われている医療から介護への連続するシステムが機能していない，③リハとケアの境界が明確に区分されておらず，リハとケアが混在して提供されているものがある，④在宅におけるリハが十分でないという指摘がなされた．

そこで2006年には急性期治療を主眼とした脳卒中ケアユニット入院医療管理料が新設され，医

第4章 疾患とリハビリテーション

2. 脳血管障害 2) 回復期

表1 回復期リハビリテーション病棟入院料を算定できる疾患とその期間（2015年時点）

疾患	発症から入院	算定期間
①脳血管疾患，脊髄損傷，頭部外傷，くも膜下出血のシャント術後，脳腫瘍，脳炎，急性脳症，脊髄炎，多発性神経炎，多発性硬化症，腕神経叢損傷の発症または手術後，義肢装着訓練を要する状態	2か月以内	150日
高次脳機能障害を伴った重症脳血管障害，重度の頚髄損傷および頭部外傷を含む多部位外傷		180日
②大腿骨，骨盤，脊椎，股関節もしくは膝関節の骨折または二肢以上の多発骨折の発症後または手術後の状態	2か月以内	90日
③外科手術または肺炎等の治療時の安静により廃用症候群を有しており，手術後または発症後の状態	2か月以内	90日
④大腿骨，骨盤，脊椎，股関節または膝関節の神経，筋または靱帯損傷後の状態	1か月以内	60日
⑤股関節または膝関節の置換術後の状態	1か月以内	90日

表2 回復期リハビリテーション病棟入院料の要件（2014年度診療報酬改定）

入院料	体制強化加算	リハ科の医師	看護・看護補助	専従PT	専従OT	専従ST	社会福祉士	入院時重症患者の比率	入院時重症患者の回復	在宅復帰率	一日当たりの診療点数（1点=10円）
1	あり（200点）	専従1名以上	看護13:1 看護補助30:1	3名以上	2名以上	1名以上	専従1名以上	重症度，医療・看護必要度A項目[1] 1点以上が10%以上 および 日常生活機能評価[2] 10点以上が30%以上	4点以上改善が30%以上	70%以上	2,225
	なし	専任1名以上					専任1名以上				2,025
2			看護15:1 看護補助30:1	2名以上	1名以上	規定なし	規定なし	日常生活機能評価10点以上が20%以上	3点以上改善が30%以上	60%以上	1,811
3								規定なし	規定なし	規定なし	1,657

上位の基準ほど，専門職の専従配置，患者の重症度，回復度，在宅復帰率の基準が厳しくなる．体制強化加算は，基準1の病棟に専従のリハ医と社会福祉士を配置した場合に算定できる．

*1：重症度，医療・看護必要度A項目は 1）創傷処置，2）呼吸ケア（吸引除く），3）点滴ライン同時3本以上，4）心電図モニター，5）シリンジポンプの使用，6）輸血や血液製剤の使用，7）専門的な治療・処置，よりなる．
*2：日常生活機能評価は，1）床上安静の指示，2）どちらかの手を胸元まで持ち上げられる，3）寝返り，4）起き上がり，5）座位保持，6）移乗，7）移動，8）口腔清潔，9）食事摂取，10）衣服の着脱，11）他者への意思の伝達，12）診療・療養上の指示が通じる，13）危険行動よりなる．

師・看護師の常時配置，常勤のPTまたはOT 1名の配置が要件となった．同時に回復期リハ病棟におけるリハのカバーが1日6単位から9単位（医療保険では1単位が20分）になり，回復期までに医療資源を集中的に投下する体制ができた．一方，生活期のリハは介護保険でカバーしていく方向が示された（図3）．回復期リハ病棟数は2015年3月で，1,314病院，1,671病棟，74,508床，58床/人口10万に達し[4]，回復期リハ病棟の占める割合は8,485病院中15.5%，1,568,462病床中5.1%となり（2015年3月厚労省医療施設動態調査より），7万床を突破した（最新情報は回復期リハビリテーション病棟協会HP参照 http://www.rehabili.jp/）．回復期リハ病棟退院後の生活期に関しては2015年まで医療保険でのリハが月13単位まで可能であるが，今後介護保険への移行が進むことが見込まれる．

231

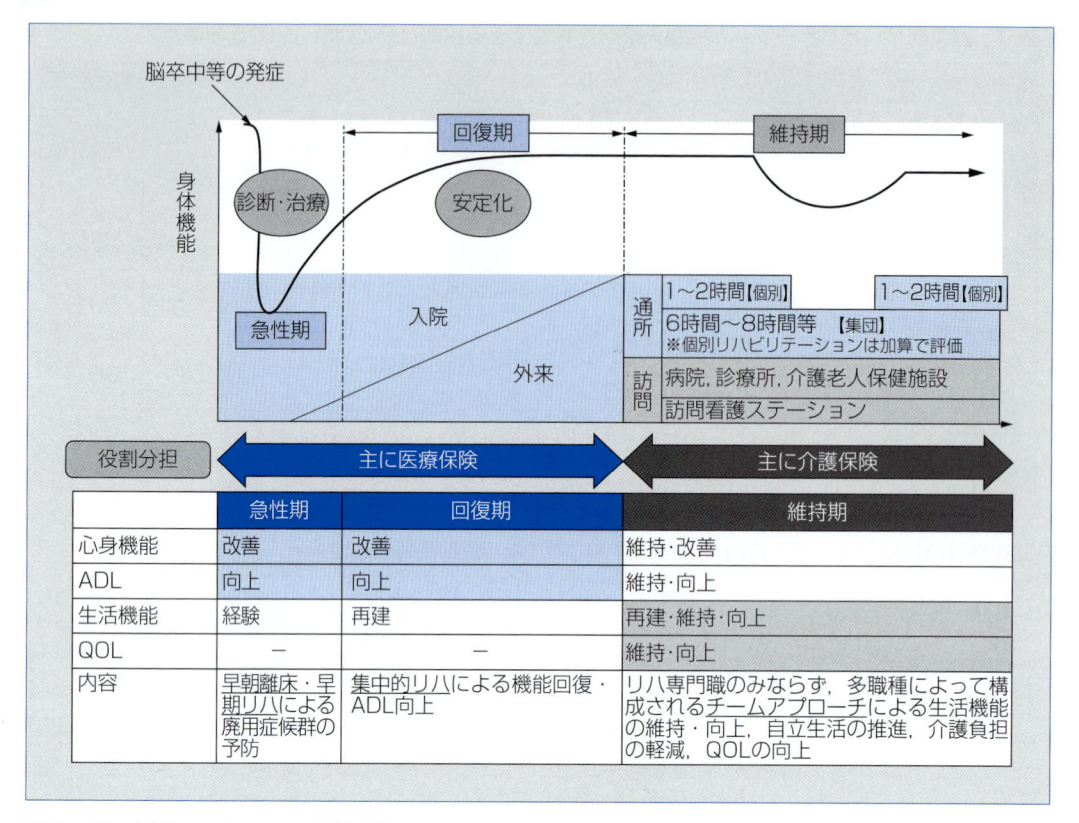

	急性期	回復期	維持期
心身機能	改善	改善	維持・改善
ADL	向上	向上	維持・向上
生活機能	経験	再建	再建・維持・向上
QOL	—	—	維持・向上
内容	早朝離床・早期リハによる廃用症候群の予防	集中的リハによる機能回復・ADL向上	リハ専門職のみならず，多職種によって構成されるチームアプローチによる生活機能の維持・向上，自立生活の推進，介護負担の軽減，QOLの向上

図3　リハビリテーションの役割分担（文献14）を基に厚生労働省老人保健課において作成）

　2006年には急性期治療を主眼とした脳卒中ケアユニット入院医療管理料が新設され，医師・看護師の常時配置，常勤のPTまたはOT 1名の配置が要件となった．同時に回復期リハ病棟におけるリハのカバーが1日6単位から9単位（医療保険では1単位が20分）になり，回復期までに医療資源を集中的に投下し，ADLを改善し在宅復帰に導く体制が整備された．一方，在宅復帰後の維持（生活）期のリハは介護保険でカバーしていく方向が示されたが，2015年時点で月13単位までは，医療保険でのリハが可能であり，今後介護保険へのさらなる移行が見込まれる．

回復期リハ病棟に対する質の評価の導入

　回復期リハ病棟では，リハ介入やその転帰の向上を図るために，2008年より診療報酬によりその質を規定するというユニークな取り組みがなされてきた．質の評価には，専門職配置などのストラクチャー指標，重症患者の受け入れやリハ供給量などのプロセス指標，ADL改善度や在宅復帰率といったアウトカム指標が含まれ，特に入院料の高い基準1の要件に反映されている．その目的は，急性期疾患後の重度障害者を医学的管理のもと，多職種チームによる集中リハ・ケアにより，ADLを改善し，在宅復帰に導く体制の充実である[5]．

　ストラクチャー指標として，当初より専従（当該病棟の業務のみに専念する）要件であったPT，OTに加えて，2012年にSTが加わり，看護師配置は15：1から13：1と手厚くされた．2014年にはリハ医と社会福祉士の専従配置が体制強化加算として評価され，チーム医療を推進するための多職種の専従配置が規定された．

　プロセス指標では，入院時の重度障害患者（日常生活機能評価という19点満点の指標が10点以上）の割合の要件が，2008，2010，2012年度にそれぞれ15％，20％，30％以上と引き上げられ，重度障害者の受け入れが求められた．2012年には医学的重症度の指標である「重症度・看護必要度」A項目（10点満点）1点以上の割合が15％以上という要件が加わり，2014年にはより厳格になった

「重症度，医療・看護必要度」A項目（8点満点）で1点以上の割合が10％以上と，より医学的管理の必要な患者の受け入れが求められた（表2）．リハ提供量も質の評価の対象となり，2010年度の休日リハ提供体制加算（365日のリハ提供），リハ充実加算（1日平均6単位以上）が導入され，2014年には休日リハ提供は基準1の要件となった．

アウトカム指標としては，日常生活機能評価の改善が2008，2012年度に重度障害患者の30％以上でそれぞれ3点，4点以上，在宅復帰率（自宅および居宅施設）が2008，2012年度にそれぞれ60％，70％以上と強化された．

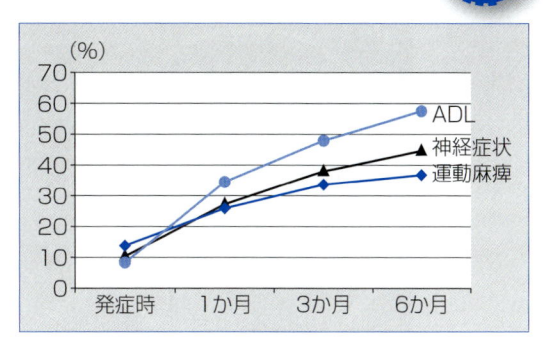

図4 脳卒中の機能回復曲線[6]（一部改変）
完全回復する割合を累積％で示している（n=459），脳卒中発症後1か月で，患者の1/4で神経症状は消失し，1/3でADLは完全自立する．すなわち急性期以降に約5～6割の患者が何らかの形でADLにおける後遺症を抱え，回復期リハ病棟に転院することとなる．

脳卒中の機能回復の特徴

脳卒中後の機能回復曲線は，急性期から回復期，生活期へと移行するにつれてなだらかになる．ドラマチックな変化は発症後の数週間以内に起こり，一次運動野とその下降路における浮腫軽減，圧迫減少，血流再開などによって規定される．病変部位や大きさ，急性期治療の成否の影響が大きく，回復は主として，運動麻痺や失語症などの神経症状（機能障害）の改善による．ベースの神経症状がある程度以上改善した患者については，早期離床やリハ介入によりADLが自立し，そのまま在宅復帰が可能となる．一般的に，脳卒中発症後1か月で，患者の1/4で神経症状は消失し，1/3でADLは完全自立する（図4）[6]．すなわち急性期以降に約5～6割の患者が何らかの形でADLにおける後遺症を抱え，回復期リハ病棟に転院することとなる．

回復期リハにおけるリハ・ケア介入

回復期リハで行う介入としては，機能障害（神経学的異常で運動麻痺や失語症など）に対する介入，機能障害に起因する能力低下（ADL障害）に対する包括的介入，および前二者で不十分な部分を補うための環境設定があげられる．

機能障害に対する介入は療法士が主体になる．運動麻痺や失調，構音・嚥下障害，失語，半側空間無視，記憶障害など高次脳機能障害などに関する介入がある．回復期における片麻痺などの機能障害の改善は，use-dependent plasticityに基づく神経ネットワークの機能的・構造的な再構築により生じる[7]．例えば，上肢の機能回復に伴って一次運動野内の手を支配する領域が拡大し，運動前野や補足運動野などの運動の準備や遂行に関わる運動関連領野の活動が増加する（図5）[8]．歩行機能回復においても同様な運動関連領野の活動増加が報告されている．したがって，麻痺肢を使用した課題指向型練習の繰り返しがその要点となる[9]．歩行に関しては，運動麻痺の回復が十分ではない場合は杖や装具などを用いて，早期に歩行練習の機会を増加させていく．

能力低下に対する介入としては，麻痺などによって生じた食事，移乗，整容，トイレ，入浴，移動，階段，更衣，排便，排尿などのADL動作の練習，コミュニケーション能力に関する練習が必要である．療法士と看護・介護職が役割を共有，分担しながら行う．家族など介護者もできるだけ早期から練習に参加し，療法士が行う9単位の個別リハ以外の時間の活動性をいかに高めるかが要点である．生活場面で，個別リハで獲得しつつある動作を復習し，運動学習（身体で覚える）が定着する．高齢者では心肺機能を高めるためのフィットネスも重要である[10]．また，特に摂食嚥下障害のある患者では，栄養評価に基づく栄養補給の方法や食形態の工夫などを通じて適切な栄養

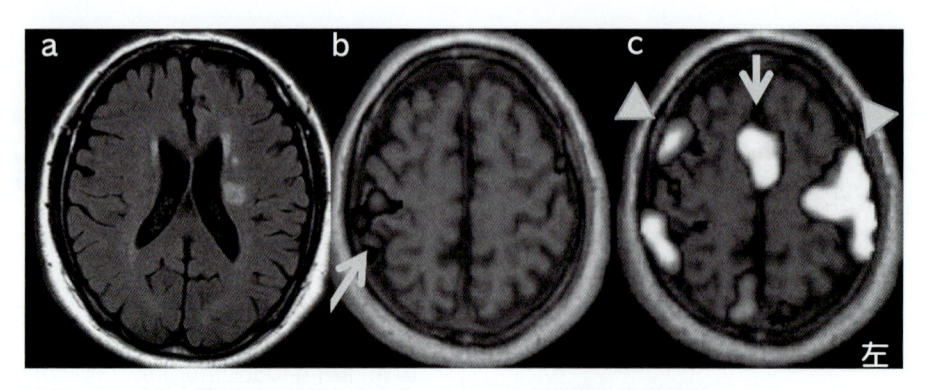

図5 脳卒中後の機能回復に伴う脳内ネットワークの再構成（自験例）
　a：左放線冠の脳梗塞により，右片麻痺を生じた60歳男性の手運動を課題とした機能的MRI像．回復期リハ後に，右麻痺は改善し，手指の分離した運動が可能になった．
　b：非麻痺手の把握運動では，一次運動野の手の領域にほぼ限局した賦活がみられる（長矢印）．
　c：麻痺手の把握運動では，両側の一次運動野に加えて，両側の運動前野（矢頭）や補足運動野（短矢印）の賦活がみられる．

管理を行う必要がある．

　環境設定に関しては，回復が十分でない部分を補うために，環境を患者の能力に近付けることで，在宅でのADL自立を可能にし，介護負担を軽減する．手すりの設置，段差解消，介護者の指導，介護者の負担軽減のための介護保険サービス利用の設定などである．社会福祉士がリハ・ケアの進捗を踏まえて，患者・家族に提案していく．患者の生活環境や形態に対応するためには，前述の機能障害，能力低下の評価に加えて，国際生活機能分類（ICF）の生活機能モデルが全体像を捉えるのに有用であり，疾患，障害，ADLに加えて，社会参加だけではなく，生活環境や患者の意向も含めて把握する．

　いずれも客観的な評価（2章，3章参照）に基づき，ゴールを設定したうえで，それを達成するためのリハプログラム，看護計画を策定，実行して再評価というPDCAサイクルを繰り返すわけであるが，医師がリーダーシップをとり全体を統括していく必要がある．

回復期リハにおける脳卒中の合併症および再発予防

　回復期リハ病棟に患者が転棟・転院する時期に遭遇する合併症は，発症後4週間以降では転倒，疼痛，うつ状態が主体である．前述のように早期転院が促進されているため，発症後2～4週間ではそれらに加えて脳卒中再発や深部静脈血栓症，誤嚥性肺炎や呼吸器感染症の予防，治療が重要になる．

　脳卒中の再発は1か月で3％，1年で11％で生じる[11]．ラクナ梗塞やアテローム血栓性脳梗塞の再発予防には，抗血小板薬の投与が推奨される．具体的にはアスピリン75～150 mg/日，クロピドグレル75 mg/日，シロスタゾール200 mg/日，チクロピジン200 mg/日である．同時に十分な血圧のコントロールを行う必要がある．弁膜症を伴わない心房細動（NVAF）のある脳梗塞または一過性脳虚血発作（TIA）では，トロンビン阻害薬であるダビガトラン，Xa因子阻害薬のリバロキサバン，アピキサバン，エドキサバン（いずれも2011年以降発売された新規経口抗凝固薬）およびワルファリンが推奨される．ワルファリン療法では，INRが2.0～3.0（70歳以上では1.6～2.6）に保つよう服用量の調整を行う．リウマチ性心臓病，拡張型心筋症，機械人工弁などの器質的心疾患をもつ患者の再発予防にはワルファリンが第一選択である．基礎疾患としての高血圧，糖尿病，脂質異常症の治療や禁煙も重要である．詳細に関しては『脳卒中治療ガイドライン2015』[12]を参照されたい．

　高血圧性脳出血では血圧のコントロール不良例の再発が多く，血圧を125～140/75～90 mmHg未

満にコントロールするよう勧められる．くも膜下出血については，急性期に行う動脈瘤の治療（クリッピングやコイル塞栓術）が再発予防でもある．

回復期リハ病棟におけるケアプロセス[13]

1）患者受け入れ

連携先の病院や院内の急性期病棟からの紹介患者の臨床的特徴として，機能障害や能力低下の把握以外にも，気管切開，胃管，胃瘻，尿道カテーテルなどの管理，危険行動や不穏を呈する患者への対応，老老介護や独居高齢者に対する入院早期からの取り組みなどに対して，チームとしてのコンセンサスを形成する．

2）初期評価とリハ・ケア計画

入院当日から多職種で患者を評価することが望ましい．障害やADLに関しては，Fugl Meyerスケール，徒手筋力検査（MMT），関節可動域（ROM）評価，FIM（Functional Independence Measure）など標準化された指標を用いて，定量的に評価する．重症例が増加するなか，リハのリスク管理，急性疾患への対応・合併症管理・再発予防にも留意する．初期評価の結果に基づいて，各専門職は速やかにリハ・ケア計画を立案し，入院早期に開催されるカンファレンスで協議する．その結果が，リハ総合実施計画書に反映され，医師から患者・家族に説明され，理解・同意を得る必要がある．

3）チームによるリハ・ケアの実践

初期評価・計画に基づいたリハ・ケア介入が入院当日から行われることが望ましい．リハ場面と（「できるADL」）とケア場面（「しているADL」）の介入に整合性があることが重要である．両者に乖離がある場合には，乖離を少なくするためのチームでの取り組みが行われていなければならない．病棟におけるケア場面においても，すべてのADLが介護でなく，練習の機会として活用されている必要がある．とりわけ早朝や夜間，休日などの人員配置を工夫するなどして，療法士・看護・介護職などが個々の患者に必要なリハ・ケアを提供していることが望まれる．看護・介護職による個別練習，自主練習，集団練習，レクリエーションなどを通じて，患者の活動性を高めるよう工夫したい．

4）チームカンファレンス

リハの進捗をチーム全体で把握し，できるだけ早期にADL改善や在宅復帰を実現するための検討の場がチームカンファレンスである．カンファレンスでは，患者の全体像や生活機能の把握，リスクの評価，課題の整理等が行われ，リハ・ケア計画や短期・長期の目標が見直されるべきである．さらにカンファレンスで見直された目標やリハ・ケア介入が多職種で共有され，実践されていることが重要である．

5）退院計画

リハ・ケアの進捗によるADL改善に応じて，在宅復帰を踏まえた介護者指導，家屋の環境調整，介護保険による社会資源の活用を計画・実施する．家屋評価は，リハ・ケア介入の妥当性を家族の介護力や家屋状況の観点から検証するために，障害が重度の場合には早期に行うことが望ましい．入院期間を含む退院計画に関する患者・家族への説明と同意に基づき，在宅復帰に患者・家族が主体的に取り組めるよう，チームで包括的に支援する．退院前の外出・外泊や訪問指導を通じて計画の妥当性を確認し，修正する．さらに退院後の在宅生活の維持のためには，患者の病状やニーズに基づき，自施設あるいは地域の在宅サービスと連携して，診療（基礎疾患や合併症などの治療と健康管理），リハ・ケアが継続的に提供されることが必要である．在宅サービスとの連携のためには，退院前カンファレンスや退院前訪問指導時に担当ケアマネジャー等在宅スタッフとの実効的なコミュニケーションが必要である．団塊の世代が75歳以上を迎える2025年に向かって，脳卒中においても，急性発症から機能回復し，在宅復帰するという単相性のシナリオから乖離するケースの割合が多くなる．再発例，認知症や複合的な疾患の合併などADL改善がより難しい例，ADL改善＝在宅復帰という図式が成立しない老々介護・逆介護や独居例の増加である．その解決のためには，地域包括ケア体制との双方向性の連動が必要である．回復期リハ病棟内の多職種チーム

に，地域の医療・介護スタッフをも包含する体制作りが問われるであろう．

（宮井一郎）

文献

1) Miyai I, Reding M. : Stroke Recovery and Rehabilitation. In Cerebrovascular Disease : Pathology, Diagnosis, and Management. Ginsberg MD, Bogousslavsky J Eds. Blackwell Scientific Publications, Malden, 1998, pp2043-2056.
2) Collaborative systematic review of the randomised trials of organised inpatient (stroke unit) care after stroke. Stroke unit trialists' collaboration. *BMJ*, **314** : 1151-1159, 1997.
3) Langhorne P, de Villiers L, Pandian JD : Applicability of stroke-unit care to low-income and middle-income countries. *Lancet Neurology*, **11** : 341-348, 2012.
4) 一般社団法人回復期リハビリテーション病棟協会：回復期リハビリテーション病棟の現状と課題に関する調査報告書，2014.
5) Miyai I, et al. : Results of new policies for inpatient rehabilitation coverage in Japan. *Neurorehabil Neural Repair*, **25** : 540-547, 2011.
6) Duncan PW, Lai SM, Keighley J. : Defining post-stroke recovery : Implications for design and interpretation of drug trials. *Neuropharmacology*, **39** : 835-841, 2000.
7) Nudo RJ, et al. : Neural substrates for the effects of rehabilitative training on motor recovery after ischemic infarct. *Science*, **272** : 1791-1794, 1996.
8) Weiller C, et al. : Functional reorganization of the brain in recovery from striatocapsular infarction in man. *Ann Neurol*, **31** : 463-472, 1992.
9) Miyai I, et al. Premotor cortex is involved in restoration of gait in stroke. *Ann Neurol*, **52** : 188-194, 2002.
10) Billinger SA, et al. Physical activity and exercise recommendations for stroke survivors : A statement for healthcare professionals from the american heart association/american stroke association. *Stroke*, **45** : 2532-2553, 2014.
11) Mohan KM, et al. : Risk and cumulative risk of stroke recurrence : A systematic review and meta-analysis. *Stroke ; a journal of cerebral circulation*, **42** : 1489-1494, 2011.
12) 日本脳卒中学会脳卒中ガイドライン委員会（小川　彰・他編）：脳卒中治療ガイドライン2015．協和企画，2015.
13) 宮井一郎：回復期リハビリテーション病棟の運営．*MB Med Reha*, **162** : 7-13, 2013.
14) 日本リハ病院・施設協会：高齢者リハビリテーション医療のグランドデザイン．青海社，2008.

第4章 疾患とリハビリテーション

3. 脳血管障害
3）維持期

Summary

① 「維持期」は，「急性期」「回復期」以降の長い時間を有する時期であり，「生活期」ともいわれている．
② 「維持期」においても，併存疾患や合併症に対する十分な医学的管理・評価，アプローチが必要である．
③ 「維持期」における機能障害・活動制限・参加制約などの評価は，実際に生活している場面に則した評価を行うことが重要である．
④ 「維持期」にみられる筋痙縮による関節拘縮・変形に対して，A型ボツリヌス毒素製剤や運動療法，装具療法などの併用による効果が注目されている．
⑤ 「維持期」においても，患者によっては長期的に機能・能力が向上する場合もあり，患者に合ったリハビリテーション（以下リハ）アプローチを展開する必要がある．
⑥ 「維持期」の障害者・高齢者の社会資源として地域包括ケアシステムが推進されている．

概論

　脳卒中リハを発病からの時間軸で分類すると，「急性期」「回復期」「維持期」に分類される．維持期は，発症から「急性期」治療を終え，「回復期」での集中的なリハを経て，脳卒中の病状が比較的安定し，在宅あるいは施設などに移行後の時期である．また，前の2つの時期が，併せて概ね6か月以内の定まった時間内で展開されるのに対して，「維持期」はそれ以降の時期であり，脳卒中による後遺障害をもちながら長い期間，生活をしていく時期であり，総合的かつ包括的なリハが必要とされる．「維持期」は，機能・能力の維持が優先される時期であり，維持さえすればよいとしばしば誤解を受けることから，最近では，「生活期」という言葉が使われることもある．

　維持期においては，脳卒中の病状は比較的安定した状態にあるが，併存疾患や合併症（表1）[1]）については，脳卒中再発や合併症の発症予防の観点から，引き続き医学的管理が必要である．また，脳卒中が引き起こす麻痺や感覚障害などの機能障害や，患者の起居・移動能力，日常生活活動（ADL）などの活動は，常に同じ状態ではなく，変化し得ることを念頭に入れ対応すべきである．例えば，筋痙縮の亢進によって，足部内反尖足が進み，装具の不適合から歩行能力低下，活動性が低下する症例はしばしば経験する．したがって，リハ科専門医による維持期の脳卒中患者の機能・能力に対する定期的な評価・アプローチは不可欠である．

　加えて，維持期においては，患者の日常生活について支援を行う必要がある．就学・就労の問題や在宅生活の問題，地域サービスの問題など地域社会と関連の深い分野であり，地域との連携を含めた包括的な対応が必要である．脳卒中によって障害をもった人のこれからの人生の生き方を患者本人や家族，周辺の地域の方々とともに一緒に考え構築し，障害をもった人が地域のなかでよりよく生きていくことができるようにサポートしていく地域リハ（表2）が重要である．

表1 脳卒中維持期における併存疾患と合併症[1]（一部改変）

併存疾患
脳卒中の危険因子 ・高血圧，脂質異常症，糖尿病，肥満 ・心臓疾患（不整脈，心筋梗塞，弁膜症，心内血栓） ・脳動静脈奇形，頸動脈狭窄など ・脳動脈瘤 ・多血症，血液凝固異常 脳卒中とは直接関係のない因子 ・循環器系疾患：狭心症，閉塞性動脈硬化症など ・呼吸器系疾患：慢性閉塞性肺疾患，肺線維症，陳旧性肺結核など ・骨関節疾患　：変形性関節症，骨粗鬆症，関節リウマチなど ・その他　　　：貧血，肝疾患，腎不全，悪性腫瘍，白内障，認知症など
合併症（二次的に生じる疾患群）
・排尿障害（頻尿・尿失禁・尿路感染） ・摂食嚥下障害（誤嚥性肺炎・脱水・栄養障害） ・遅発性痙攣 ・痙縮および痙縮に伴う関節拘縮・変形 ・抑うつ，意欲・自発性低下 ・廃用症候群　　　　　　　　　　　　など

表2 地域リハビリテーションの定義（日本リハビリテーション病院・施設協会）

『地域リハビリテーションとは，障害のある人々や高齢者およびその家族が，住み慣れたところで，そこに住む人々とともに，一生安全に，いきいきとした生活が送れるよう，医療や保健，福祉及び生活にかかわるあらゆる人々や機関・組織がリハビリテーションの立場から協力し合って行なう活動のすべてを言う.』

表3 リハビリテーション科の外来目的[3]

①健康管理・緊急事態への対応
②機能の維持・向上
③生活の維持・向上
④家族機能の維持・向上
⑤社会参加の促進

評価

維持期においては，患者の生活の場は，主に在宅や施設である場合が多い．ここでは，主に在宅生活を行っている患者評価のポイントについて述べる.

維持期の脳卒中患者の評価が行われる場所は，通院による外来診療，訪問による在宅診療，介護保険の施設と様々である．どの場所においても，リハ医療は，「病気や外傷の結果生じる障害を医学的に診断治療し，機能回復と社会復帰を総合的に提供する」[2]医療が基本であり，脳卒中から生じる身体的問題，併存疾患・合併症に対する評価を十分に行い，患者の機能障害・活動制限・参加制約を的確に評価したうえで，治療計画を立案し，総合的にアプローチを展開していくことが必要である．里宇[3]はリハ科の外来目的を，表3の5項目にまとめている.

医学的管理・評価

維持期脳卒中患者の医学的管理については，血圧・脈拍・呼吸・体温などのバイタルサイン，食欲，排便・排尿，睡眠状態などの全身状態の評価の他，服薬状況の確認など日々の健康状態・身体状況の評価（表4）[4]のみならず，併存疾患や合併症などに対する治療がどのように急性期・回復期から継続されて，現在なされているかを十分に把握し，現在の患者の身体状況に合わせて，治療内容の変更を含めて検討する．併存疾患とは，脳卒中を引き起こす原因となった疾患や脳卒中とは関係のない偶発的に有している疾患群をいう．脳卒中との因果関係が強いものに，高血圧，糖尿病，脂質異常症，肥満，心房細動などがあり，これら

表4　維持期脳卒中患者のチェック項目[4]（一部改変）

○健康状態・身体状況の評価
- 血圧・脈拍・呼吸状態などの把握
- 食欲・排泄・睡眠などの状況
- 疼痛の有無
- 体重の増減，浮腫の有無
- 自覚症状の有無
- 内服薬の管理状況
- 併存疾患の管理状況
- など

表5　脳卒中維持期に必要な機能評価法[1, 4]（一部改変）

1. 関節可動域（ROM）
2. 筋力（MMT）
3. 関節変形の評価
4. 基本的なリハ科的診察・評価法
   - National Institutes of Health Stroke Scale (NIHSS)
   - Japan Stroke Scale（JSS）
   - Brunnstrom stage
   - Modified Ashworth Scale（MAS）
   - Stroke Impairment Assessment Set（SIAS）

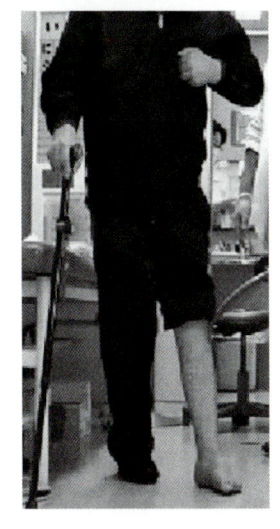

図1　Wernicke-Mann 肢位

図2　緊張性足趾屈曲反射による claw toe

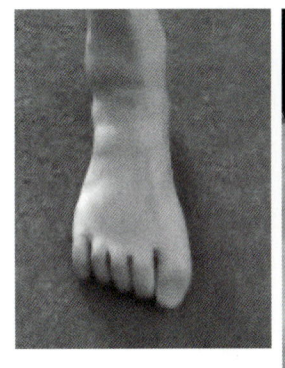

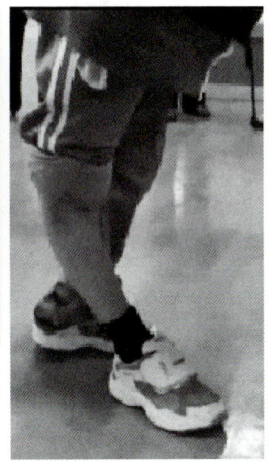

図3　反張膝

は脳卒中の再発を予防するためにも，治療を含めて十分に評価すべき疾患群である．

また，慢性閉塞性肺疾患（COPD）や狭心症・心筋梗塞などの心・肺系疾患や変形性関節症などの骨関節疾患，悪性腫瘍などの疾患群は，発症年齢が脳卒中と近いため，既往歴の確認や適切な検査などでその検出に努める必要がある．

一方，合併症とは，脳卒中発症後に二次的に出現する疾患をいい，この管理や新しい合併症の発見についても見落とさないように十分に注意する．特に維持期に多くみられる合併症として，筋痙縮による関節変形・拘縮（Wernicke-Mann 肢位，図1），排尿障害による膀胱炎や摂食嚥下障害による誤嚥性肺炎などの感染症，抑うつ，意欲・自発性低下，活動性低下（不動）による廃用症候群などがあげられる．また，歩行補助具や装具，自助具などを使用している患者は，関節変形や筋萎縮などによって不適合を生じ，疼痛や皮膚潰瘍などの二次的な合併症を生じる可能性もある．それらの発症を早期に発見し，適切な対処を行うことは重要である．

障害の評価

1）機能評価

維持期においても，身体機能の評価は重要である．四肢・体幹機能，高次脳機能，脳神経系などに対する一連の機能評価（表5）[1, 4]を行う．筋痙縮（MAS），関節可動域（ROM），筋力（MMT）などの基本的な評価に加えて，高次脳機能や認知機能の評価は重要である．また，維持期においては，筋痙縮変化に伴って，緊張性足趾屈曲反射（Tonic Toe Flexion Reflex：TTFR）による足趾関節の屈曲拘縮（claw toe, 図2）の出現や足部内反尖足，反張膝（図3）などの変形が生じやすいため，装具や靴，靴下を脱いだ状態で十分に観

察する必要がある．

2）活動・参加評価

維持期の活動性の評価においては，在宅や施設での寝返り，起き上がり，座位，立ち上がり，立位，歩行など基本動作の評価，杖・補装具，車椅子などの適合性，操作性などについて評価する．歩行が可能な患者に対しては，10 m歩行時間，6分間歩行テスト，TUG（time up and go）testなどの簡易にできる評価方法を用いると便利である．また，ふすまや玄関の段差，階段，屋外の障害物の乗り越えなどの評価を行う．また，食事，整容，トイレ，入浴，食事などのADLの評価については，Barthel indexやFIMなどの評価法を用いる場合も多い．また，脳卒中に特化したものではないが，高齢障害者に対して総合的に評価が可能な評価法として，高齢者総合的機能評価（CGA）[5]が提唱されている．ADLや認知機能，人的環境など7項目を総合的に評価する方法で，患者個人の個別性を重視したケアを選択する方法として利用されている．また，障害高齢者日常生活自立度判定基準（厚生労働省）は，日常での簡易的な活動量の評価として介護保険などでも用いられている．その他，就業への可能性を評価するために前職業的評価（障害者用就職レディネスチェックリスト；ERCDなど）や自動車運転技能評価なども，必要な場合もある．

また，それらに加えて維持期においては，患者の生活の場が在宅や施設であることが多いので，その環境や家族との関係などを含めた評価を行うべきである．評価表を用いた評価のみでなく，問診などによって患者の訴えや家族の話に傾聴し，日常生活での様子を総合的に捉える必要がある．その際，身の回りのADLから掃除，洗たく，食事の支度などの日常生活関連活動（activities parallel to daily living：APDL），散歩や買い物などの屋外での動作，地域活動，通勤・通学手段や職場・学校での様子などを聴取する．患者の身の回りのことから始まり，家，家の周辺，近隣地域，職場などへと徐々に範囲を拡大し，順序立てて聴取するように工夫する（**表6**）[4]．これによって，維持期脳卒中患者の活動範囲を類推することが可能である．

表6 日常生活活動の聴取[4]（一部改変）

- 身の回り動作
  - 更衣，食事，整容，排泄，入浴
- 家での動作
  - 食堂，トイレまでの移動，階段昇降
  - 掃除，洗たく，食事のしたく，後片付け
- 家屋周辺での動作
  - 庭の手入れ，散歩，買い物
- 地域での活動参加
  - 患者会への参加
  - デイケア・デイサービスの利用
  - 町内会への参加・地域イベントへの参加
- 職場・学校
  - 通勤・通学状況・仕事の内容（学校での様子）

リハビリテーションの実際

■ 医学的アプローチ

患者の健康状態や併存疾患・合併症に関して異常な所見（理学的所見・検査所見を含む）を認めた場合，それらに対して，プライマリーな対応で十分なのか，専門的な対応が必要なのかを判断することが重要である．併存疾患や合併症について，併診している診療科があればその診療科と協力して対応する．また，併診している診療科がない場合には，異常所見の原因を解明しながら，専門診療科に依頼することも含めて検討する．

ここでは，維持期にみられやすい脳卒中患者の合併症に対するリハ医学での医学的アプローチについて述べる．

1）排尿障害

脳卒中においては，神経因性膀胱による排尿障害が30〜40％にみられる[1]．留置尿道カテーテルによる長期間の持続的排尿は，尿路感染の誘発やカテーテル抜去困難の原因になるため早期に抜去を行い，間欠的導尿に切り替えると同時に排尿回数・時間や尿量測定，残尿測定，尿流動態検査による神経因性膀胱のタイプ分類を行い，的確な治療を行う．やむを得ずオムツの着用になる例もあるが，その場合でもトイレへの時間排泄誘導を行い，排尿を促すことも重要である．

2）摂食嚥下障害

誤嚥性肺炎の誘発，低栄養状態，脱水などの原

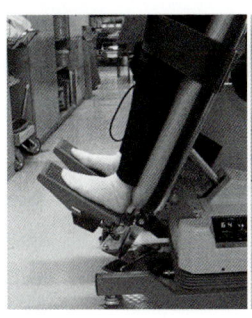

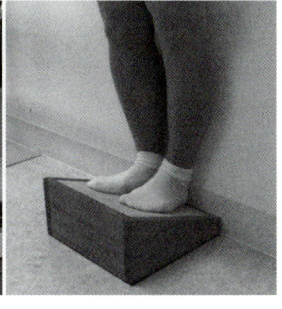

図4　アキレス腱などの持続的伸長訓練

図5　痙縮に対するアプローチ[6]（一部改変）

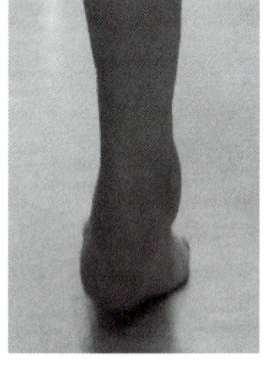

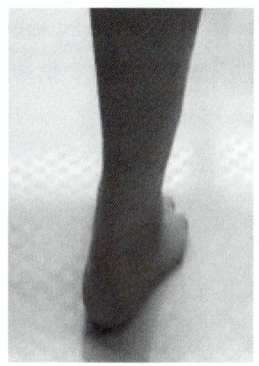

図6　A型ボツリヌス毒素製剤の下肢筋痙縮の効果（腓腹筋・ヒラメ筋・後脛骨筋への施注例）

因となり，在宅での活動性低下の誘引にもなる．摂食嚥下機能は，主に先行期，準備期，口腔期，咽頭期，食道期に分類されるが，どの時期に障害があるのか判断し，適切な対応が必要になる．嚥下造影検査や嚥下内視鏡検査などを用いて，咽頭での食物の貯留の状態，誤嚥の状態を把握し，適切な嚥下方法や嚥下食（食形態の工夫など）を処方し，誤嚥を予防する．また，食事前・後の口腔ケアの指導や嚥下準備運動・口腔内アイスマッサージ，食事時の姿勢保持（ポジショニング）などの指導を行う．

3）筋痙縮による関節変形・拘縮

維持期においても筋痙縮は変化し，関節拘縮，変形を生じる可能性があり，それによる合併症も生じやすい．斜台上に起立することによって，ヒラメ筋・腓腹筋，アキレス腱などに対する持続的伸長訓練（図4）や手指・肘・肩関節などの関節可動域訓練の指導は必要である．筋痙縮が強くなった場合には，経口抗痙縮薬の投与，温熱療法，装具療法，モーターポイントブロック（5%フェノール溶液）などが行われる（図5）[6]．2010年からはわが国でA型ボツリヌス毒素製剤の上肢筋・下肢筋痙縮への適応が承認された．この製剤は，標的筋に対して施注することによって，神経筋接合部のアセチルコリン分泌を抑制することで，運動神経の興奮を遮断し，痙縮を軽減することが可能である[7]（図6）．

脳卒中維持期におけるリハ

維持期リハの最大の目的は，患者の機能・能力を維持し，活動・参加を促すことである．麻痺側上肢・下肢の機能に関して，機能的電気刺激（FES）や麻痺側上肢強制使用（CI療法），経頭蓋反復磁気刺激（rTMS），ロボティック療法，免荷式動力型歩行補助装置を使用したトレッドミル訓練など多くの新しい訓練法が試みられており，一定の成果をあげている．しかし，すべての患者に有用ではなく，患者の適応判断を的確に行う必要がある[8]．

また，患者の体力，筋力，ADL，歩行能力に関して，長期のリハの介入によって向上したとの報告があるが，その介入方法については，ホームプログラム教育や訪問リハ，地域生活をベースにしたリハなど，報告によって様々であり一定していない[8]．維持期のリハにおいては，リハ専門職が，患者や家族に関わっていくことが重要であり，関わることによって，様々な問題点を詳細に評価・把握し，本人や家族，リハ専門職のスタッフやその関連職と十分に協議・検討し，アプローチを組み立てることが重要である．長期間のリハ・プロ

グラムを漫然と行うのではなく，患者自身の機能障害・活動制限・参加制約などの諸問題などを総合的に評価し，アプローチを行う必要がある．

また，維持期リハにおいては，地域におけるリハスタッフや保健師，介護職，福祉職など地域の関連職種とも連携しながら，場合によっては，その一員となって活動していくことが必要である．現在，わが国においては，団塊の世代が75歳以上となる2025年を目途に，重度な要介護状態となっても住み慣れた地域で自分らしい暮らしを人生の最後まで続けることができるよう，住まい・医療・介護・予防・生活支援が一体的に提供される地域包括ケアシステム[9]の構築を目指している．概ね30分以内に必要なサービスが提供される日常生活圏域（具体的には中学校区）を想定し，地域包括支援センターが中心となって，病院・介護保険施設・地域コミュニティが連携して維持期の脳卒中患者を含む地域在住の障害者・高齢者を支えていくシステムであり，新しい社会資源として充実していくように，リハ専門職の関与が強く望まれる．

（川手信行・水間正澄）

▶文献

1) 下堂園 恵，川平和美：1．脳血管障害―2）回復期・維持期―．最新リハビリテーション医学（米本恭三監），第2版，医歯薬出版，1999, pp219-227.
2) 公益法人日本リハビリテーション医学会ホームページ：リハ科専門医とは http://www.jarm.or.jp/civic/civic_specialist/（2014/10/20 閲覧）
3) 里宇明元：リハ外来の目的とリハ医の役割．臨床リハ別冊 脳卒中リハビリテーション外来診療（浅山 滉・他編），医歯薬出版，1997, pp196-204.
4) 川手信行：地域リハビリテーションの診療のポイント 外来診療 外来診療のポイント．臨床リハ別冊 地域リハビリテーション―くらしを支える医療の実践（水間正澄編），医歯薬出版，2013, pp7-14.
5) 鳥羽研二監修：高齢者総合的機能評価ガイドライン．厚生科学研究所，2003.
6) Ward AB : A summary of spasticity management-a treatment algorithm. *Euro J Neurol*, **9** : 48-52, 2002.
7) 木村彰男・他：A型ボツリヌス毒素製剤の脳卒中後の下肢痙縮に対する臨床評価―プラセボ対照二重盲検群間試験ならびにオープンラベル反復投与試験―．*Jpn J Rehab Med*, **47**（9）: 626-636, 2010.
8) 江藤文夫・他：Ⅶ主な障害・問題点に対するリハビリテーション．脳卒中治療ガイドライン2009（篠原幸人・他編），脳卒中合同ガイドライン委員会，2009, pp272-340.
9) 厚生労働省ホームページ：地域包括ケアシステムの実現に実現に向けて http://www.mhlw.go.jp/stf/seisakunitsuite/bunya/hukushi_kaigo/kaigo_koureisha/chiiki-houkatsu/（2014/10/20 閲覧）

第4章 疾患とリハビリテーション

4. 頭部外傷・低酸素脳症

Summary

① 頭部外傷の年齢層は20代と50代に2相性のピークを有し，前者では交通事故が，後者では転落・転倒事故が主な原因である．前頭葉，側頭葉に損傷をきたしやすい．
② 頭部外傷の分類は，Gennarelli らの分類をもとに行い，重症度は，受傷時の意識障害の程度で評価する．中等度から重度頭部外傷が全体の30%を占めている．
③ 低酸素脳症は，窒息，喘息，溺水，心肺停止，一酸化炭素中毒等で発生しやすく，脆弱性の高い大脳皮質（特に第3,5,6層），海馬のCA1領域，線条体，淡蒼球，視床，アンモン角，小脳プルキンエ細胞が損傷を受けやすい．
④ 障害像は，頭部外傷，低酸素脳症，いずれも損傷部位により異なる．高次脳機能障害として，前頭葉損傷では注意障害，遂行機能障害，社会的行動障害（自発性の低下，易怒性，病識の低下等）が，側頭葉損傷では記憶障害がみられやすい．
⑤ 認知リハビリテーション（以下リハ）は，環境調整，要素特異的訓練，代償的訓練，行動変容療法，全人的・包括的リハ，地域リハ，職業リハから成る．重度の高次脳機能障害例は，院内の回復期までのリハでは改善せず，地域の社会資源を活用した，医療・福祉・行政の連携体制が必要となる．

頭部外傷の概要

原因と疫学

Whyte ら[1]は，リハ医療で対象とする患者層は20代と50代に2相性のピークを有し，前者では交通事故が，後者では転落・転倒事故が主な原因であると報告している．わが国では，頭部外傷に関する包括的な疫学調査は熊本県で行われた[2]．県下の脳神経外科施設の協力のもとで行われ，その結果，1,503例の入院治療を行った頭部外傷のうち，搬送時グラスゴー・コーマ・スケール（Glasgow Coma Scale：GCS）が13〜15点の軽度頭部外傷がほぼ70%を占め，中等度頭部外傷がほぼ10%，重度頭部外傷が約20%を占めた．すなわち，頭部外傷の7割は軽症に相当し，後述する身体障害や神経心理学的障害等でリハを要する例は残りの3割程度と予想される．1,503例の約半数が交通事故であった．全体の転帰をみると，good recovery が67.3%，moderate disability が11.3%，severe disability が5.7%，persistent vegetative state が1.0%，dead が12.8%であった．熊本県の本調査の患者登録は県民10万人当たり27人前後となると報告している．地理的事情や交通事情は異なるが，この数値をわが国全体（人口約1億2,800万人）に換算すると，頭部外傷の発生者数は，年間34,560人となる．本結果は頭部外傷入院例を基礎にしているので，入院しない軽症例をいれるとさらに多い．

筆者らは，2008年に東京都内全病院（651病院）に対し調査票を配布し，初回の脳損傷に対し入院治療を受け，調査期間2週間中に退院した都内在住の脳損傷者を調べ，性別年齢別の平均余命に当該年齢の発生数を乗じ，これの合計を求めることで高次脳機能障害者総数を算出した[3]．その結果，都内の高次脳機能障害者総数は49,508人（男性

表1　外傷性脳損傷の分類

1) 頭蓋骨骨折 skull injury
　①円蓋部骨折 vault fracture
　　●線状骨折 linear fracture
　　●陥没骨折 depressed fracture
　②頭蓋底骨折 basiler fracture

2) 局所脳損傷 focal brain injury
　①急性硬膜外血腫 acute epidural hematoma：AEDH
　②急性硬膜下血腫 acute subdural hematoma：ASDH
　③脳挫傷 brain contusion
　④外傷性脳内血腫 traumatic intracerebral hematoma：TICH

3) びまん性脳損傷 diffuse brain injury：DBI
　①軽症脳震盪 mild concussion
　　一時的な神経機能障害（記憶障害）のみで意識障害なし．
　②古典的脳震盪 classical cerebral concussion
　　6時間以内の意識障害あり．
　③びまん性軸索損傷 diffuse axonal injury：DAI
　　mild DAI：　　　昏睡6〜24時間
　　moderate DAI：昏睡24時間以上，脳幹部障害なし．
　　severe DAI：　 昏睡24時間以上，脳幹部障害あり．

33,936人，女性15,572人）と報告した．このなかで，脳血管障害者は81.1％，頭部外傷者は12.6％を占めていたことから，都内で高次脳機能障害を有する頭部外傷者はおよそ6,000人（男性4,000人，女性2,000人）と推定された．したがって，わが国全体ではこの約10倍が存在することになる．

■ 受傷機転と分類（表1）

　脳への外力には主に2つの加わり方がある．1つは頭部打撲のように，直接に外力が直線的に加わる場合であり，もう1つは，外傷性頚部症候群の重症例のように，頭部が頚部，脳幹を基点として前後左右に加速，減速され，回転加速度が加わり，その直接的，間接的衝撃の結果，脳に外力が加わる場合である．

　外傷性脳損傷の分類として国際的に汎用されているGennarelliらの分類（表1）は，脳の損傷範囲を，局所性とびまん性に分類している[4]．局所脳損傷とは，主に，外力が直接に直線的に加わった場合に生じ，急性硬膜外血腫（acute epidural hematoma：AEDH），急性硬膜下血腫（acute subdural hematoma：ASDH），脳挫傷，外傷性脳内血腫を含む．ただし，急性硬膜下血腫は，回転加速度に因る例が多い．一方，びまん性脳損傷とは，脳へ回転加速度が加わった結果生じたもので，①軽症脳震盪，②古典的脳震盪，③びまん性軸索損傷（diffuse axonal injury：DAI）の3つに分類される．

　病態の理解につながるよう，典型的な受傷機転を説明する．

　a）局所脳損傷：外傷時，頭蓋に直接外力として，鈍器が頭蓋骨を激しく直撃したとき，その直下には，皮膚の裂創ができ，頭蓋骨の線状骨折もしくは陥没骨折が生じる．すると，その直下で頭蓋骨の内側を走行する中硬膜動脈が損傷を受け，頭蓋骨と硬膜の間，すなわち硬膜外腔に動脈性の出血が起きる．それが急性硬膜外血腫となり，大脳を急速に圧迫し始める．一方，頭蓋に加わった外力によって，髄液に浮かぶ大脳は外力の側に相対的に移動することで，外力の反対側の大脳と硬膜とを結ぶ橋静脈は引きちぎられる．すると，急性硬膜下血腫が生ずる．このとき，反対側の大脳と頭蓋骨の間には陰圧（vacuum phenomenon）が生じる．直接外力が加わったその大脳皮質および皮質下に直撃損傷（coup injury）が，その反対側の大脳皮質および皮質下に対側損傷（contrecoup injury）がみられる．その結果，<u>前頭葉先端部，底部，側頭葉に脳挫傷が生じやすい</u>．

　つまり，直接外力がかかった側に急性硬膜外血腫が，その反対側に急性硬膜下血腫が生じ，前頭葉，側頭葉（両側または片側）には脳挫傷が好発する．以上がすべて，一症例の中に出現することはまれだが，この受傷機転は，血腫の発現機序を知るうえで理解しやすい．

　b）びまん性脳損傷：重症度は，その外力の方向，大きさおよび速度で決定される．大脳の重心は，脳幹の長軸よりも前方にあるので，大脳半球が脳幹を軸に前後左右に加速，減速されると，吻側（大脳皮質）は尾側（白質，基底核，脳幹）に比し，より大きな回転を生じることから，脳内部にねじれ（shearing strain）を生ずる．その結果，病理学的に，<u>①脳幹，②大脳半球傍矢状面白質（帯

状回等），③脳梁，④大脳半球皮質白質境界域の神経軸索に広範な損傷を及ぼす．

びまん性軸索損傷とは，歴史的には，Strich が，頭蓋内に大きな血腫がなく，頭蓋内圧亢進の証拠もないにもかかわらず，外傷直後から意識障害を呈し，さらに遷延する例の剖検脳を検討した結果，こうした例では，shering strain を原因とする大脳白質の神経線維の断裂，多数の軸索の反応性局所的腫大があると報告し，"diffuse degeneration of the white matter"と表現したことに端を発する[5]．表1のように昏睡期間および脳幹部障害の有無によって，mild DAI, moderate DAI, severe DAI に分類される．これらのグレードは予後と密接に相関している．

前述のように，急性硬膜下血腫は，その生成機序からも推察できるように，頭部が前後左右に加速，減速され，脳が頭蓋内をシフトしたことを示唆し，明らかにびまん性に脳に外力が加わっておりDAIを合併していることが多い．Gennarelli らは，外傷性脳損傷の予後を不良にする要因として①硬膜下血腫の存在，②昏睡が24時間以上続く状態をあげ，この場合に死亡率が最も高いと述べている．

■ 急性期の管理

日本外傷学会および日本神経外傷学会は，共同で，表1の Gennarelli らの分類を基礎として頭部外傷分類を作成している[6]．そのなかで，びまん性脳損傷については，重症度を3段階に分け，軽症脳震盪を「軽症」として観察入院を，古典的脳震盪を「中等症」として入院して厳重な管理のもとに経過観察を，びまん性軸索損傷を「重症」として，外科的処置や頭蓋内圧モニター等集中治療を行うよう推奨している．

表2は，日本脳神経外科学会，日本脳神経外傷学会が監修している治療ガイドライン[7]の抜粋である．DAI そのものに対する外科的な治療法はなく，同ガイドラインでも，「保存的療法が原則」と述べている．

■ 障害像

前述の受傷機転から，身体障害と高次脳機能障害が後遺することが多い．

4. 頭部外傷・低酸素脳症

表2　重症頭部外傷の治療方針[7]（抜粋）

閉鎖性頭蓋骨陥没骨折	手術適応 ・1 cm 以上の陥没や高度に脳挫滅が存在した場合 ・審美的容認しがたい頭蓋骨変形 ・静脈洞を圧迫する場合
開放性頭蓋骨陥没骨折	手術適応 ・高度の汚染創が存在する場合 ・高度の挫滅創，粉砕骨折が存在する場合 ・脳脱，脳脊髄液の漏出など硬膜が損傷している場合
穿通外傷	全例がほぼ手術適応となる．
急性硬膜外血腫	手術適応 ・厚さ 1〜2 cm 以上の血腫，または20〜30 mL 以上の血腫 ・切迫ヘルニア所見があり神経症状が進行性に悪化する例
急性硬膜下血腫	手術適応 ・血腫が厚さ 1 cm 以上の場合，意識障害を呈し正中偏位が 5 cm 以上ある場合 ・明らかに mass effect があるもの，血腫による神経症状を呈する場合
脳内血腫，脳挫傷	手術を考慮する例 ・mass effect があり，神経症状が進行性に悪化する例 ・後頭蓋窩病変で第4脳室の変形・偏位，閉塞を認める例
びまん性軸索損傷	外科的治療の適応はない

1) 身体障害

受傷直後は，生命に関する問題が家族や医療スタッフの最大の関心事となる．生命の危険がなくなると，四肢の麻痺・失調・12脳神経の障害などの身体障害が問題となる．脳挫傷・硬膜下血腫・硬膜外血腫などが，直接あるいは圧迫によって，錐体路を損傷すると片麻痺が起きやすい．脳幹への損傷では，四肢不全麻痺を呈することがある．しかし純粋なびまん性軸索損傷例，すなわち血腫を伴わないびまん性損傷では片麻痺を呈することはまれである．重度の外傷例では，鑑別疾患として，脊髄損傷や腕神経叢損傷の合併も考慮しておく必要がある．一方，受傷時に，脳幹を基軸にして大脳半球が前後左右に加速・減速された場合，小脳から中脳に向かう上小脳脚が損傷され，四肢

や体幹の失調を呈しやすくなる．また12脳神経のなかでは，嗅神経が最も損傷を受けやすく，嗅覚障害は食事や調理などの際に問題となる．これらの様々な身体障害は，損傷範囲に一致してみられるが，重度の外傷でもADL動作は歩行も含めて自立する例が少なくない．したがって一見しただけでは障害が認知されづらい点も頭部外傷の特徴である．

2) 高次脳機能障害

大脳皮質あるいは皮質下の広範囲損傷は，知的機能に重大な障害を残しやすい．びまん性軸索損傷の場合も，前頭葉あるいは側頭葉機能の障害が主体である．その結果，頭部外傷者では知能，記憶力，注意集中力，遂行機能などの低下が問題になる．記憶力の低下は，重度の頭部外傷例のほぼ全例にみられる．エピソード記憶の障害や約束などの未来の記憶（展望記憶）の障害は，ADLやIADL（Instrumental ADL）の際に大きな問題となる．一方，頭蓋内血腫（硬膜外血腫・硬膜下血腫・脳内血腫）が，大脳半球の特定の部位を占拠あるいは圧迫すると，失語，失行，半側空間無視，地誌失認などのいわゆる巣症状を呈するが，脳卒中患者にみられるほど頻度は高くない．

3) 社会的行動障害

自発性の低下，非理性的行為（暴力，暴言，性的脱抑制など），自己中心的態度，他人への気遣いのなさ，柔軟性の低下，病識低下，病前性格の先鋭化などを含む．こうした症状は，①脳の器質的損傷，②自己の防衛などの精神反応，③受傷後の社会的環境の変化，④受傷前の性格など様々な要因が関与している．脳の器質的損傷として生ずる場合，高次脳機能障害として扱われる．この場合，前頭前野が一番の責任病巣と考えられている．

低酸素脳症の概要

■ 病態と原因

低酸素脳症（cerebral hypoxia, hypoxic-ischemic brain injury, hypoxic encephalopathy）とは，脳細胞への酸素供給が低下し，ある範囲にわたって細胞壊死をもたらした病態である．酸素供給が低下する病態には，主に以下の3つの原因がある[8]．

①低酸素性低酸素血症（hypoxic hypoxia）：酸素そのものが脳動脈血中に供給されない病態であり，呼吸器系の障害（ポリオによる胸郭の運動障害，気道閉塞，肺炎によるガス交換の障害，喘息発作，首吊り，溺水など）や先天性心疾患における右左シャントなどがある．

②貧血性低酸素血症（anemic hypoxia）：酸素を運搬するヘモグロビンの減少，あるいは機能不全で，外傷などの大量の出血や慢性貧血，一酸化炭素中毒などがある．

③虚血性低酸素血症（ischemic or stagnant hypoxia）：脳血流そのものの減少で，ショックやうっ血性心不全，心筋梗塞による心停止などがある．

一般に，窒息などの低酸素性低酸素血症になると，脳は血管を拡張し血流を増やすことで対応する．一方，脳梗塞などの局所脳血流の低下が起きた場合は，脳は酸素摂取率を高め，ウィリス動脈輪などの側副血行路で対応しようとする．しかし心肺停止例のように，脳全体の虚血をもたらす場合は，側副血行路などの代償もないため，重篤になるといわれている[9]．

■ 低酸素脳症後の遅発性神経症状

低酸素脳症に対し急性期病院で治療を受けている過程で，患者は回復を示していく．しかし，その後，発症の数日後から4週間程度の間に，意識障害，興奮，運動麻痺，筋緊張の亢進，失禁などの神経症状の悪化をみる現象が以前より報告されてきた．Custodioらのレビュー[10]によると，低酸素脳症1,000例に対し，1～28例の頻度でみられている．これらの症例の剖検では，浮腫はみられず，大脳半球白質の広範な脱髄や基底核の変性が確認されている．その予後は，神経症状の回復する例から死亡例までの報告があり一定しない．また，本現象を予測することはできないが，Custodioらは，低酸素脳症後に遅発性にパーキンソン症候群を呈した自験例をもとに，その対応として以下の3点を強調している．①本現象を早期に発見すること，②ドーパミン製剤などの早期投与，パーキンソン病に準じた運動療法（姿勢，歩行，バランス，筋緊張へのアプローチ）の早期開始．しかし，

本現象の原因として，回復過程における過剰な身体活動や精神的ストレスなども指摘され，安静臥床を勧めている報告もある．現状では確立された対応方法は見出されていない．

■ 障害像

脳全体が低酸素にさらされた場合，特に脆弱とされる部位は，大脳皮質（特に第3，5，6層），海馬のCA1領域，線条体，淡蒼球，視床，アンモン角，小脳プルキンエ細胞である．また，大脳皮質が損傷されずに，白質に障害がみられる例があり，これは，軽度の低酸素状態に繰り返しさらされた場合（低血圧や糖尿病などによる動脈硬化等）にみられ，分水嶺梗塞（watershed infarction）などとして臨床でみられる．以上の，脆弱とされる部位を責任病巣として，低酸素状態の性質，程度，時間，治療内容によって，症例ごとに異なる臨床症状が現れる．

1） 記憶障害

低酸素脳症に記憶障害が合併しやすいことは多くの文献で報告されてきた．前述したように海馬の選択的脆弱性に起因すると考えられ，特にエピソード記憶の障害が主体となる．一方，大脳皮質機能としての知能が保たれ，記憶障害のみが障害されている純粋健忘例も散見されるが，比較的少ない．

2） 視空間認知障害

全身の血圧低下による後頭頭頂葉領域の分水嶺梗塞として視空間認知障害がある．視覚情報の処理過程に問題を生じ，精神性注視麻痺・視覚失調・視覚性注視障害を三徴とするバリント症候群，視力を喪失するも自己の盲目を自覚せず，これを否認するアントン症候群，ヒトの顔を認識することが困難な相貌失認，視覚失認などがある．

3） 遂行機能障害

遂行機能とは，計画的，効果的な課題処理能力を意味し，一般に前頭前野の機能と考えられている．しかし作業の遂行には注意・集中力や自発性，視空間認知能力も必要となるので，遂行機能の評価は大脳の広い範囲をも評価していることになる．したがって，低酸素脳症で，びまん性に脳障害をきたした例では，遂行機能は低下しやすい．

4） 言語障害

低酸素脳症では，一般に言語障害は生じにくい．失語症に関する評価を行った報告では，記憶障害は指摘されても言語体系の損失に関する報告は少ない．しかしCaineらは，文献レビューより低酸素脳症者の9％に自発語の障害を報告している[11]．他の文献でも言語理解よりはむしろ適切な語句の産生など表出面での言語障害が報告されている．この責任病巣についてCaineらは，超運動性失語で問題となるブローカ野周辺領域が分水嶺梗塞に陥ったのではないかと述べている．

5） ランスアダムス症候群

LanceとAdamsが，外科的手術に伴う心肺停止からaction myoclonusを呈した4症例を報告した（1963年）[12]．action myoclonusとは，随意運動時に四肢・体幹の筋に部分的に，不規則，非律動的な収縮が生じるもので，触覚，聴覚，視覚刺激，疲労，感情変化などがこの症状を引き起こし，睡眠，不動，麻酔などで消失する．ミオクローヌスは，通常，低酸素にさらされ，意識障害が改善したあとから出現する．小脳から大脳への求心性入力を介在する視床に責任病巣を求める報告が多い．

6） 人格・行動変化

感情鈍磨，無関心，発動性の低下などの人格・行動変化がしばしば観察される．また，逆に脱抑制，暴力，暴言などの活動性過多として現れる場合もある．これらは主に前頭葉あるいは前頭葉と神経連絡を有す組織（扁桃体を主とする大脳辺縁系）の器質的損傷と考えられるが，一方，自己を含めた環境要因（例えば，発症前とは全く異なる自己の能力低下，社会的役割の喪失）に対する反応性変化，精神的反応としての表現型である可能性もある．この場合，患者への支持的対応や患者の情報処理能力に沿った作業内容の提供などの環境要因の工夫で，人格・行動変化を軽減できる可能性がある．

7） 意識障害

意識障害が遷延する例は，大脳皮質および白質全般の梗塞による失外套症候群あるいは植物症を呈している例が多い．睡眠と覚醒のリズムが戻り，嚥下運動が生じ，視覚的，聴覚的刺激に対す

る反応も現れる例がある．一般に，重度脳外傷による遷延性意識障害に比べ，その回復は不良とされているが，しかし意識障害は all or none ではなく，深さと広さに幅があり，何らかの形で意思表示が可能な例もある．まして，locked in syndrome（閉じ込め症候群）では，一見，失外套症候群のように見えるが，豊かな意志が保持されていることから，医療・福祉スタッフは，患者の意思表示の糸口がないかを詳細に観察し，障害を正しく認識する努力が求められる．

頭部外傷および低酸素脳症の評価

1) 重症度評価

　頭部外傷の重症度は，受傷時の意識障害の程度と強い相関があり，生命予後，機能予後を予測するうえで重要な目安となる．国際的には，意識障害の評価分類スケールとして，表3 に示した GCS が使用されている．開眼・言語・運動の3分野に分けて点数化し，その総点が13〜15点を軽度頭部外傷，9〜12点を中等度頭部外傷，8点以下を重度頭部外傷と分類している．臨床において，頭部外傷の診療にあたる場合，まず，以上の重症度を病歴から確認する．

　一方，低酸素脳症の重症度を推測するスケールは存在しないが，前述の臨床症状および ADL, IADL の自立度が予後を予測するうえで最も参考となる．

2) 身体障害の評価

　頭部外傷，低酸素脳症，いずれも前述の障害像で記述したように，運動麻痺，表在・深部知覚障害，失調症状，12脳神経障害，視覚，聴覚障害がみられる可能性がある．運動障害は，外見でわかりやすいが，感覚障害は，特に，高次脳機能障害を有する例や自覚症状の訴えが困難な例では，見落としてしまうことがある．治療は，潜在する障害の理解から始まるので，病歴や画像所見からこれらの障害の存在を推定する必要もある．身体障害の評価方法は，各々，本書の第2章，第3章を参照されたい．

表3　グラスゴー・コーマ・スケール

開眼	言語	運動
4 自発的に開眼	5 見当識あり	6 指示に従う
3 強く呼び掛けると開眼	4 やや混乱した会話	5 刺激を払いのける
2 痛み刺激で開眼	3 意味の通じない言葉	4 逃避屈曲
1 痛み刺激で開眼しない	2 意味のない発声	3 異常屈曲反応
	1 発声なし	2 異常伸展反応
		1 運動なし

3) 高次脳機能障害の評価

　高次脳機能障害の評価は，身体障害と同様に，病歴，臨床症状，神経心理学的検査および画像所見から総合的に行う．いずれもが万能ではないからである．

　病歴からは，まず発症機転を聴取し，昏睡に至るほどの意識障害を伴った場合は，脳損傷は重度と考えられ，高次脳機能障害が存在しうると推定する．この場合，高次脳機能障害として，注意障害，遂行機能障害，記憶障害，社会的行動障害（自発性の低下，易怒性，焦燥感，依存性，病識の低下等）が表出されやすい．発症以前の状態（既往歴）と比較することで，疾患による高次脳機能障害が浮き彫りにされる．

　臨床症状は，診察所見のみではなく，患者および家族からの訴えを傾聴する．高次脳機能障害は，生活面において露呈されやすいからである．また，入院中は顕著ではなく，退院してはじめて，高次脳機能障害の重さに気付かされることも多々ある．入院中は，病院の整然とした環境で，決められた生活行動やリハプログラムを受動的に患者はこなせばよいので，遂行機能障害や軽度の注意障害は現れにくいことがある．一方，家庭や社会環境は，ともすると，指示，監視のない場で，自ら ADL, IADL をこなさなければならない場となる．予期しない，複雑な情報も飛び込んでくる．高次脳機能障害について理解していない周囲の人々もいる．このような状況では，高次脳機能障害が露呈されやすい．また，患者と家族の訴えには往々にして隔たりがあり，患者は自己を過小評

第4章 疾患とリハビリテーション

4. 頭部外傷・低酸素脳症

表4 頭部外傷，低酸素脳症による高次脳機能障害に対する主な心理検査

障害	評価方法	目的
知能障害	MMSE（Mini-Mental State Examination） 長谷川式簡易知能評価スケール WAIS-Ⅲ（ウェクスラー成人知能検査第3版） コース立方体組み合わせテスト レーブン色彩マトリックス検査	全般性知能評価 失語症等言語機能の低下例に対する全般性知能評価
注意障害	標準注意検査法（日本高次脳機能障害学会） Trail Making Test（Part A, Part B）	注意評価
遂行機能障害	遂行機能障害症候群の行動評価 日本版（BADS）	遂行機能評価
記憶障害	改訂版ウェクスラー記憶検査（WMS-R） 日本版リバーミード行動記憶検査（日本版．RBMT） 三宅式記銘力検査 ベントン視覚記銘検査 Rey-Osterrieth の複雑図形の模写および再生	記憶能力評価
社会的行動障害	POMS（Profile of Mood States） AGS（Agitated behavior Scale） Beck Depression Inventry, Bech Anxiety Inventry PCRS（Patient Competency Rating Scale） 標準意欲評価法（日本高次脳機能障害学会）	6つの気分因子の状態把握 興奮状態の把握 うつ状態，不安状態の把握 障害の自己認識の評価 意欲，発動性の評価

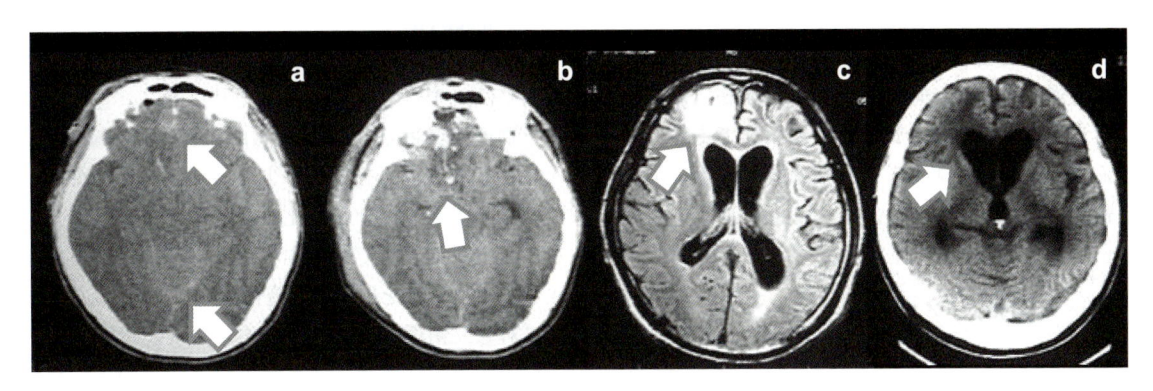

図1 重度頭部外傷の経過

価し，家族は障害を過大に評価する傾向がある．

高次脳機能障害の程度を定量的に評価するために，神経心理学的検査（表4）を行う．詳細は，本書の「第3章 高次脳機能障害」の項を参照されたい．

4）画像評価

損傷の程度を客観的に評価するためには，CT，MRI等の，「形態」を描出する画像が欠かせない．頭蓋内出血や挫傷が，脳のどの部位，範囲を傷つけているのかを同定する．

図1は，重度頭部外傷の経過を経時的にみている．図1-aは救急病院搬送直後で，昏睡状態で

あった．脳は全体に浮腫がみられ脳溝は消失し，両側前頭葉底面に挫傷が確認され，小脳テント周囲には外傷性くも膜下出血も認められる．図1-bは9時間後であるが，前頭葉の挫傷はやや増大している．図1-cは受傷後2か月後のMRI T2強調画像であるが，前頭葉には広い範囲で挫傷痕がみられる．図1-dは6か月後のCTで，特に前頭葉の脳溝は拡大し，脳室前角も拡大し，脳萎縮が歴然とした．重篤な高次脳機能障害が予想される．

図2は，転倒直後の頭部外傷例である．前頭骨直下の硬膜下血腫（矢印）の厚みはさほどではないが，大脳は血腫側から対側に正中偏位し，前頭

249

ブトレーニング等を通して、社会生活を行ううえでの技術を学習する。社会技能訓練にも不適切な行動や気分を変化させうるとするエビデンスの高い報告がある[18]。

5) 地域リハビリテーション

前述したように、脳損傷後の認知障害および社会的行動障害は、重度例であっても、時間をかけた、なだらかな回復を示す。したがって、回復期以後も地域との連携は欠かせない。すなわち、各個人のニーズ、高次脳機能障害の内容、将来の目標によって、適宜、高次脳機能障害拠点機関、福祉事務所、保健所、地域包括支援センター、保健福祉センター、作業所、授産施設、介護保険サービス機関、就労支援機関、相談支援事業所、患者家族会等と連携を図る。地域をベースとしたリハの効果は、入院でのリハと同程度の効果が期待されるとするエビデンスがある[19]。

6) 職業リハビリテーション

頭部外傷例も低酸素脳例も若年層で発症する例が少なくない。高次脳機能障害が軽度の場合、一般就労を目標とする例がある。筆者は、一般就労の可能性がある条件として、①病状が安定していること、②働きたいという強い意思があること（自発性）、③ADLが自立していること、④公共交通手段を自分で利用できること、⑤障害の自覚があること（病識）、⑥障害を補えること（代償能力）、⑦感情のコントロールができること（社会性）等が職業準備性として必要と考えている。このような例に対しては、各地域の就労支援機関を通して、就労能力評価や職業訓練、ジョブコーチの導入などが求められる。

（渡邉　修）

▶ 文献

1) Whyte J, et al. : Rehabilitation of the patient with traumatic brain injury. In : Delisa JA., Gans BM eds. Rehabilitation Medicine : Principles and Practice. Second Edition. Philadelphia : Lippincott-Raven Publishers, 1993, pp825-860.
2) 高村政志・他：熊本県頭部外傷データバンク—これまでの成果とこれからの課題—. 神経外傷, 21：118-124, 1998.
3) 渡邉　修・他：東京都における高次脳機能障害者総数の推計. リハ医学, 46：118-125, 2009.
4) Gennarelli TA, et al. : Influence of the type of intracranial lesion on outcome from severe head injury. J Neurosurg, 56：26-32, 1982.
5) Strich SJ : Diffuse degeneration of the cerebral white matter in severe dementia following head injury. J Neuro Neurosurg Psychiatry, 19：163, 1956.
6) 日本外傷学会, 日本神経外傷学会：頭部外傷分類　頭部外傷学会　http://www.jast-hp.org/zouki/toubu.html　平成21年
7) 重症頭部外傷治療・管理のガイドライン作成委員会編：重症頭部外傷治療・管理のガイドライン. 第3版, 医学書院, 2013.
8) Caronna JJ : Diagnosis, prognosis, and treatment of hypoxic coma. Advances in Neurology, 26：1-15, 1979.
9) Bass E : Cardiopulmonary arrest pathophysiology and neurologic complications. Annals of Internal Medicine, 103：920-927, 1985.
10) Custodio CM, et al. : Delayed postanoxic encephalopathy : A case report and literature review. Arch Phys Med Rehabil, 85：502-505, 2004.
11) Caine D, et al. : Neuropsychological sequelae of cerebral anoxia : a critical review. Journal of the International Neuropsychological Society, 6：86-99, 2000.
12) Lance JW, et al. : The syndrome of intension or action myoclonus as a sequel to hypoxic encephalopathy. Brain, 86：111-140, 1963.
13) Cicerone KD, et al. : Cognitive Rehabilitation for Traumatic Brain Injury and Stroke : Updated Review of the Literature from 1998 through 2002. Report of the Cognitive Rehabilitation Task Force, Brain Injury—Interdisciplinary Special Interest Group, American Congress Rehabilitation Medicine 2002.
14) British Society of Rehabilitation Medicine & Royal College of Physicians : Rehabilitation following acquired brain injury National clinical guidelines, Royal College of London, 2003.
15) Wehman P, et al. : Community integration : current issues in cognitive and vocational rehabilitation for individuals with ABI. J Rehabil Res Dev, 46 (6)：909-918, 2009.
16) Geurtsen GJ, et al. : Comprehensive rehabilitation programmes in the chronic phase after severe brain injury : a systematic review. J Rehabil Med, 42 (2)：97-110, 2010.
17) Tiersky LA, et al. : A trial of neuropsychologic rehabilitation in mild-spectrum traumatic brain injury. Arch Phys Med Rehabil, 86：1565-1574, 2005.
18) McDonald S, et al. : Social skills treatment for people with severe, chronic acquired brain injuries : a multicenter trial. Arch Phys Med Rehabil, 89：1648-1659, 2008.
19) Turner-Stokes L, et al. : Multi-disciplinary rehabilitation for acquired brain injury in adults of working age. Cochrane Database Syst Rev, 20 (3)：CD004170, 2005.

第4章 疾患とリハビリテーション

5. 脊髄損傷

Summary

① 脊髄損傷の機能障害は急性に発症する様々な程度の知覚運動麻痺と自律神経障害である．
② わが国では中高齢者の頚髄損傷，不完全麻痺が多いのが特徴で，人口高齢化に伴い増加の傾向にある．
③ 神経学的診断の国際標準は，ASIA ISNCSCI の評価法である．
④ 急性期は合併症防止を，回復期以降は麻痺レベルに応じた ADL（activities of daily living：日常生活活動）の獲得と合併症の予防をそれぞれ目標としてリハビリテーション（以下リハ）治療を実施する．
⑤ リハ治療は慢性期・維持期も障害・合併症の管理に関わっていく必要がある．
⑥ 住宅改修や学校・職場への配慮などの社会的対応と障害・合併症の自己管理が可能なことが円滑な社会復帰につながる．

概要

脊髄損傷（脊損）の発生の状況は 1990 年代の全国[1]と岡山県[2]における調査，および 2009 年以降の特定の県別の調査の報告がある[3,4]．これらから発生の状況は人口構成や社会情勢の変化に伴って大きく変化しつつあることがわかる．高齢化の進む地域では人口 100 万人当たり 160 人を超えると報告されている．また地域差も大きい．

ここでは，主に外傷性を対象に全国脊損データベースに登録された 2003～2012 年度の 2,420 例（平均年齢 52.5±18.7 歳）のデータを示す．

発生原因は，全体を通して転落 32%，交通事故 30%，歩行時の転倒 16%，スポーツ 7%，落下物の下敷き 4%，自殺企図 2% である．高齢者では転落・歩行時の転倒が多く，交通事故は若年に多い．スポーツによるものも 40 歳以下に多い．自殺企図は 20～40 歳に多い．

前半（2003～2007 年度 1,464 例：51.6±18.8 歳）と後半（2008～2012 年度 956 例：53.9±18.6 歳）の 5 年ごとの比較では歩行時の転倒が著明に増加している（図 1）．

発生年齢は 60 代に大きなピーク，20 代に小さなピークがある（図 2）．高齢者の割合の増加に伴

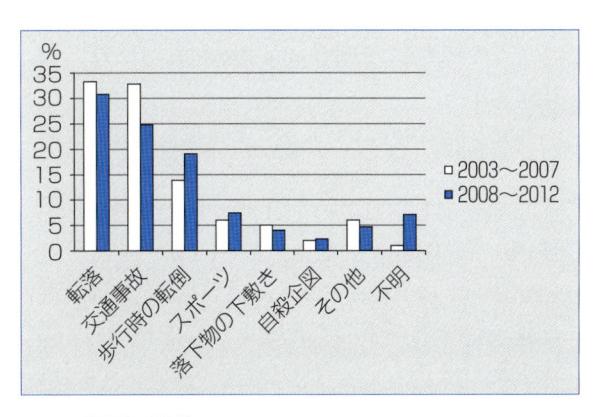

図 1　原因の推移

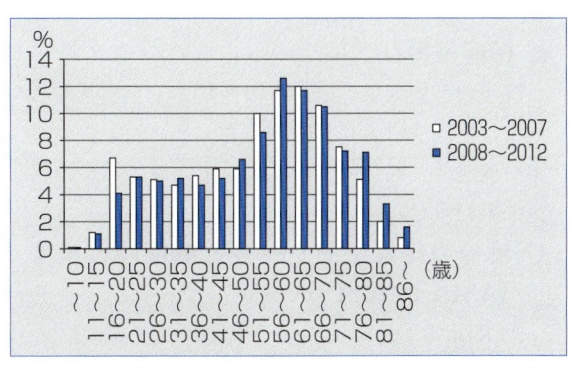

図 2　年齢分布の推移

253

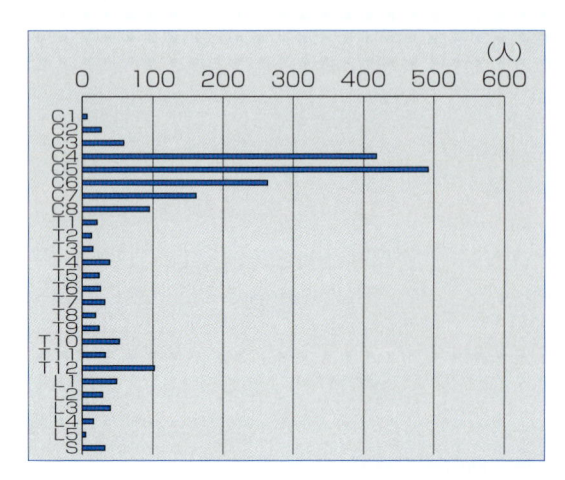

図3　麻痺レベルの分布

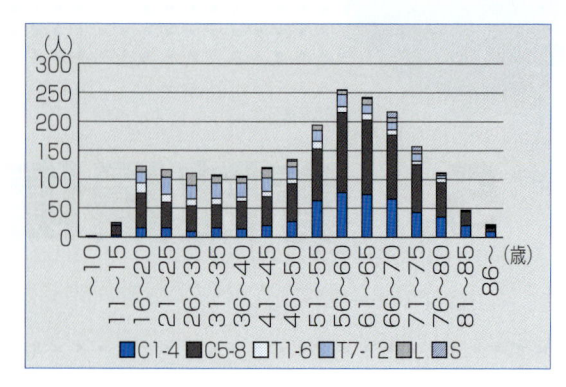

図4　年齢と麻痺レベル

い歩行時の転倒が多いことによる．81歳以上では約3分の1が歩行時の転倒による発症である．こうした傾向は今後も顕著になると思われる．

わが国では頚髄損傷（頚損）が多い特徴がある．損傷の神経学的レベル（後述）では圧倒的にC4，C5レベルが多く両群で43％になる．C1〜C8では全体の73％を占める（図3）．

年齢的には中高齢者では頚損が多い．その割合は60代では85％，70代以上では83％である（図4）．

機能障害尺度（後述）では頚損の割合の多いなか，高齢者ではASIA分類Dの不完全麻痺が多い傾向にある．

以上から，わが国の脊損のリハ治療は中高齢者の頚損が大きな対象で，なかでも不完全麻痺の占める割合が大きい．今後の人口高齢化に伴ってこの傾向もさらに顕著になると思われる．

障害の評価

■ 機能障害レベル

麻痺の評価は急性期から慢性期まで実施される重要な検査法であり，予後予測，リハ治療法の決定や機能的・社会的ゴールの設定，リハ結果の判定に用いられる．

1）麻痺の神経学的レベルと機能障害尺度（ASIA ISNCSCI）

American Spinal Injury Association（ASIA）の評価法であるInternational Standard for Neurological Classification of Spinal Cord Injury（ISNCSCI）が国際的な評価法として広く用いられている．現在は2013年版である（図5）[5]．これに従って麻痺の神経学的レベル（neurological level of injury），完全麻痺（complete）か不完全麻痺（incomplete）か，機能障害尺度（impairment scale）を決定していく．ASIAでは以下のように評価を決定していくように進めている．

a）知覚障害のレベル（sensory level）

知覚障害は，図で示された左右半身の各key sensory pointについて痛覚（pin prick）と触覚（light touch）をそれぞれ3段階に評価する．0は消失，1は変化・低下・障害・過敏など，2は正常である．評価できない場合はNTとする．痛覚検査は安全ピンの針の先端と丸くなった留め金の部分を使い，鋭・鈍の感覚をみる．触覚は綿棒の綿球を引き延ばした先端で軽く触れることで検査する．

第4〜5仙髄節のkey sensory pointは肛門粘膜皮膚移行部外側1 cm以内とされるが，深部肛門知覚だけが残存することがあるので肛門指診を行う．この結果を，Deep anal pressure（DAP）欄に記入する．

痛覚と触覚の双方が正常である最も尾側の皮膚節を知覚レベル（sensory level）と判定する．こうして評価した点数の合計が知覚スコアで，左（PPL）右（PPR）の痛覚，左（LTL）右（LTR）の触覚のそれぞれ合計点（56点満点）と両側合計点数（それぞれPPとLT total：112点満点）を記入する．

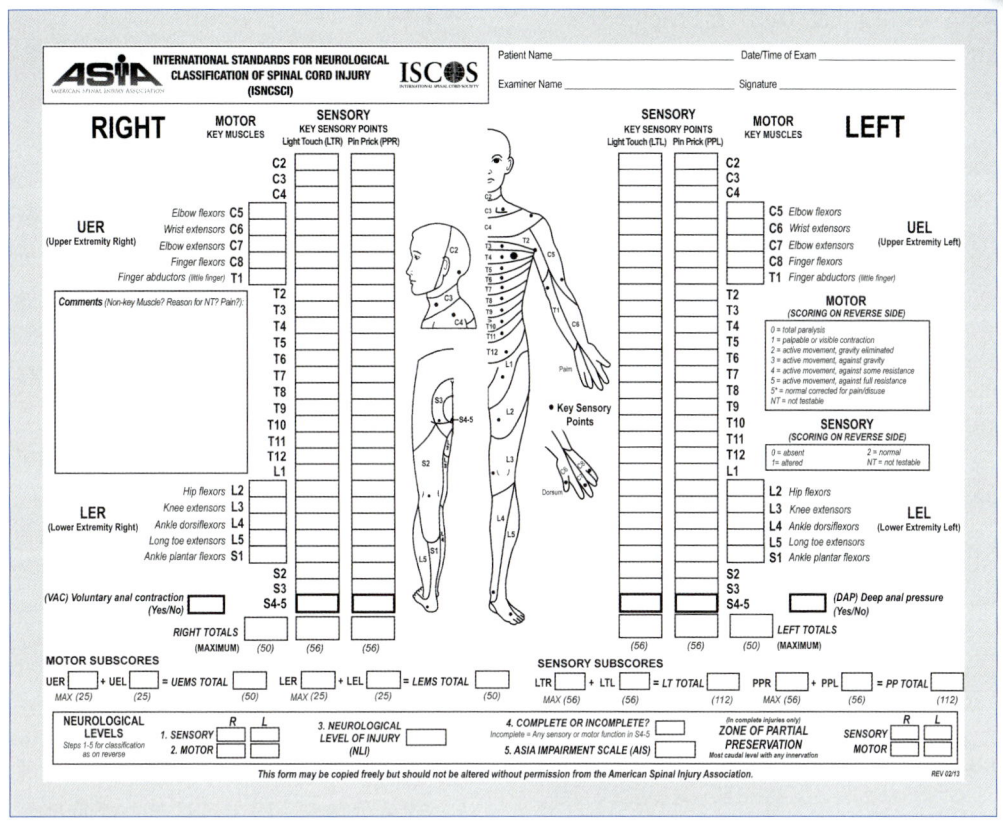

図5 機能障害尺度（ASIA ISNCSCI）[5]

b）運動障害のレベル（motor level）

運動障害は各髄節に応じた key muscle の筋力の6段階評価を左右側に実施して判定する．T2〜L1 間のように筋支配の髄節で決定できない領域では，それより頭側のレベルで筋力の評価が正常であれば，motor level は sensory level と同じとみなす．

肛門視診や指診によって括約筋の活動を確認し，Voluntary anal contraction（VAC）の欄に結果を記入する．

筋力3以上の最尾側の key muscle の属する髄節で，それより頭側の髄節の筋力が正常（筋力5）の場合，その髄節を motor level とする．

筋力の評価点数を運動スコア（motor score）として左右上肢（UEL・UER），左右下肢（LEL・LER）をそれぞれ記入し（25点満点），左右片側の上下肢点数の合計（right totals, left totals），さらに左右上肢点数の合計（UEMS total：50点満点）と左右下肢点数の合計（LEMS total：50点満点）を出す．

知覚スコアと運動スコアは麻痺の改善があった場合の指標として使用される．

c）損傷の神経学的レベル（neurological level of injury：NLI）

連続する頭側の知覚・運動機能が正常に保たれている場合，知覚が正常で，筋力が3以上である最尾側の髄節を損傷の神経学的レベルとする．

d）完全麻痺（complete）・不完全麻痺（incomplete）の決定

完全麻痺の定義は知覚・運動に関して第4〜5仙髄節の機能が残っていないもの（sacral sparing がないもの）である．sacral sparing があるものは不完全麻痺（incomplete）である．つまり，第4〜5仙髄節の知覚スコアが0で肛門圧覚がなく肛門括約筋の随意収縮がないときには，完全麻痺（complete），そうでなければ不完全麻痺（incomplete）と判定する．

表1　ASIA 機能障害尺度（AIS）と Frankel 分類

ASIA 機能障害尺度（ASIA impairment scale：AIS）

A	complete	仙髄節 S4〜5 領域に運動知覚機能がないもの
B	sensory incomplete	損傷レベル以下に運動機能消失，知覚は仙髄節 S4〜5 領域を含めて残存．運動機能は運動レベル以下両側に 3 髄節以上残存しない．
C	motor incomplete	運動機能が損傷レベル以下に残存．神経学的損傷レベル（NLI）以下の key muscle の半数以上が筋力 3 未満．
D	motor incomplete	運動機能が損傷レベル以下に残存．神経学的損傷レベル（NLI）以下の key muscle の半数・半数以上が筋力 3 以上．
E	normal	脊髄損傷の所見があったものを評価しすべてが正常であるもの

Frankel 分類（Frankel classification grading system）

Grade A	完全な神経損傷-損傷レベル以下に運動・知覚機能を認めない．
Grade B	知覚のみ残存-損傷レベル以下の運動機能消失，知覚機能残存．部分的残存がありうる（sacral sparing で知覚を証明）．
Grade C	非実用的運動機能残存-損傷レベル以下の運動機能残存するが，実用的動作にはつながらない．
Grade D	運動機能残存-損傷レベル以下の実用的運動機能残存，下肢の運動が可能で補助具使用を含めて歩行可能．歩行は異常歩行，あるいは筋力低下がある．
Grade E	正常運動-肛門括約筋は正常で，運動知覚障害を認めない．反射の異常や主観的な知覚異常があることもある．

e）機能障害尺度（ASIA impairment scale：AIS）（表1）

完全麻痺（complete）は AIS A である．

知覚不完全麻痺（incomplete）で運動障害が完全麻痺（complete）であれば AIS B である．

損傷の神経学的レベル（NLI）以下の key muscle の半数以上の筋力が 3 以上であれば，AIS D と判定する．そうでない場合は AIS C となる．

運動・知覚すべてが正常であれば，AIS E となるが，医学的に確認された脊髄の損傷があったのちに回復した患者のフォローアップに用いるものである．

完全麻痺 AIS A の場合には知覚・運動機能が残っている最尾側の髄節を ZPP（zone of partial preservation）として記録することがある．

以前は ASIA ISNCSCI 評価では臨床的症候群（clinical syndrome）として，中心性脊髄症候群（central cord syndrome），ブラウン・セカール症候群（Brown-Séquard syndrome），前脊髄症候群（anterior cord syndrome），脊髄円錐症候群（conus medullaris syndrome），馬尾症候群（cauda equina syndrome）があげられていた．このなかで中心性脊髄症候群は一般病院でも遭遇する頻度が多い．

一般には中心性頸損と呼ばれる中高齢者の頸髄に多い外傷で，第 4〜5 仙髄節の機能は残存，ほぼ対称性の不完全四肢麻痺で下肢よりも上肢に強い障害を呈し，様々な程度の知覚障害，膀胱直腸障害がある．

あくまで臨床的な症候群で，acute traumatic central cord syndrome（ATCCS）とも呼ばれ，Frankel 分類や AIS では C または D と評価される．経時的な運動知覚機能の ASIA ISNCSCI 評価が必要なことは同様である．

現在の ASIA ISNCSCI 評価では運動サブスコアとして，運動機能を上肢筋力の合計（UEMS total）と下肢筋力の合計（LEMS total）を記載する欄があり，この点数により中心性頸損かどうかの判断が可能になっている．

2）Zancolli 四肢麻痺上肢機能分類（表2）

もともとは慢性期の腱移行手術による上肢機能再建を目的とした頸損の髄節高位の評価法である．ASIA ISNCSCI 評価よりも C6 レベルの細かい評価が可能で，実生活で可能な ADL や手指の動作との関連があるため，リハ現場では現在でもよく用いられる．ASIA ISNCSCI 評価では C7 の key muscle である上腕三頭筋の機能があるものは C6B Ⅲ と呼ばれるなどの相違がある．

3）Frankel 分類と改良 Frankel 分類

Frankel 分類（表1）は，ASIA ISNCSCI 評価が一般的になるまで長く麻痺の質的評価として使用され，今日の ASIA ISNCSCI 評価の AIS 分類に発展した．AIS 分類が標準となった今日でも，

表2 Zancolliの四肢麻痺上肢機能分類（完全損傷）

グループ	機能髄節レベル	残存運動機能	サブグループ	分類
1 肘屈曲可能群	C5～C6	上腕二頭筋 上腕筋	A. 腕橈骨筋機能なし	C5A
			B. 腕橈骨筋機能あり	C5B
2 手関節伸展可能群	C6～C7	長・短橈側 手根伸筋	A. 手関節背屈力弱い	C6A
			B. 手関節背屈力強い	
			Ⅰ 円回内筋 橈側手根屈筋 ⎬ 機能なし 上腕三頭筋	C6BⅠ
			Ⅱ 円回内筋機能あり	C6BⅡ
			Ⅲ 円回内筋 橈側手根屈筋 ⎬ 機能あり 上腕三頭筋	C6BⅢ
3 手指伸展可能群	C7～C8	総指伸筋 小指伸筋 尺側手根伸筋	A. 尺側指完全伸展可能	C7A
			B. 全指伸展可能だが母指の伸展弱い	C7B
4 手指屈曲可能群	C8～Th1	固有示指伸筋 長母指伸筋 深指屈筋 尺側手根屈筋	A. 尺側指完全屈曲可能	C8A
			B. 全指完全屈曲可能	
			Ⅰ 浅指屈筋機能なし	C8BⅠ
			Ⅱ 浅指屈筋機能あり	C8BⅡ

大まかな麻痺の状態を示す目的で使用される．

改良Frankel分類は総合せき損センターの臨床経験をもとに予後予測に用いる目的でFrankel分類の項目BをB1～B3, CをC1～C2に細分したものである．

■ 活動レベル

脊損のリハ治療の進行度は経過中ADLの評価によって行う．評価法にはリハ一般に共通尺度として使用されるもの（FIMやBarthel indexなど）および脊損に特化したものがある．ここではFIM, Barthel indexは他章に譲り脊損に特化したものをあげる．

1) SCIM（Spinal Cord Independence Measure）

セルフケア（食事・入浴・更衣・整容），呼吸と括約筋（呼吸・排尿・排便・トイレ），室内およびトイレ移動（ベッド上褥瘡予防・ベッド車椅子間移動・車椅子トイレ浴槽間移動），屋内屋外移動（屋内移動・10～100 m 移動・室外100 m以上の移動・階段・車椅子自動車移乗）の合計16項目で行う．FIMよりも脊損の運動機能の変化に鋭敏な評価法として開発された．

2) QIF（Quadriplegia Index of Function）

特に頚損四肢麻痺の上肢機能に着眼したADLの評価である．リハ効果を鋭敏に捉える目的で開発された．評価項目は移乗・整容・入浴・更衣・食事・移動・ベッド上活動性・排尿・排便・パーソナルケアの知識の10項目，9項目は5段階法で，知識の項目はスキンケア・栄養・用品などの知識習得を問う選択肢法で評価する．より簡便なSF（short form）-QIFも提唱されている．

3) WISCI（Walking Index for Spinal Cord Injury）

歩行可能な不全麻痺脊損の歩行能力の評価法である．現在はWISCI-Ⅱが使用されている．歩行を立位保持ができない状態（レベル0）から，10 mを歩行補助具や補助なしで歩行できる状態（レベル20）までの21段階に分けて判定する．

■ 社会参加のレベル

WHOによる障害分類（ICIDH）では能力障害の総合的な結果としての社会的，経済的，文化的，環境的各側面の影響を社会的不利（handicap）としている．このレベルを評価する方法の代表的なものとしてCHARTがある．

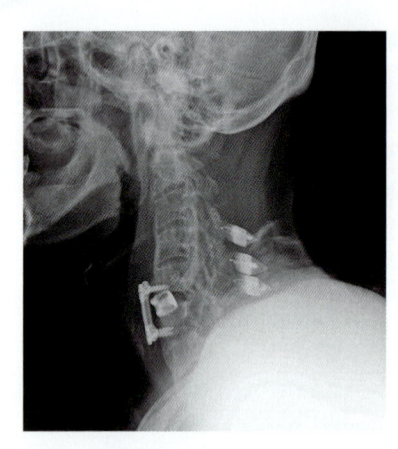

図6 頚損と嚥下障害の合併
前方固定プレートの突出により嚥下障害（食物通過障害）をきたしている

表3 脊損における各疾患の罹患率[8]

	脊髄損傷者（n=555）	健常者
高血圧	10.6%	0.58%
脳血管障害	0.4%	0.03%
心疾患	4.2%	0.20%
糖尿病	4.5%	0.19%
肝疾患	5.8%	0.09%

CHART（Craig Handicap Assessment and Reporting Technique）は開発段階では脊損を対象として研究されており，車椅子移動を前提とした脊損者には使用しやすい評価法であるとされる．短縮版のCHART-SFも開発されている．

合併症対策の重要性

脊損の合併症は多彩である．呼吸筋麻痺，神経因性膀胱直腸障害，自律神経障害，性機能障害などの脊髄に直接関係する受傷直後からの合併症の他，肺炎，褥瘡，尿路感染症や尿路結石，膀胱尿管逆流症，深部静脈血栓症，異所性骨化症，脊髄空洞症，うつ病等の精神疾患といった合併症にも対応せねばならない．

急性期

脊髄に起因する麻痺が急性に生じた場合脊髄ショック（spinal shock）が発生する．損傷部以下の運動・知覚・自律神経機能，反射がすべて消失し，24～48時間持続する．ショックの離脱の確認は，球海綿体反射や肛門反射が利用される．

急性期の脊損治療は，生命維持が最も重要であり，そのうえで特有な合併症を防ぎ心身ともに適切な状態で回復期リハを迎えられるようにすることである．

外傷性の脊損者では全身的外傷の合併が治療の進行を妨げることがある．また，最近では転倒などの軽微な外力による高齢者の頚損や，疾患による非外傷性の脊髄性麻痺が増えており，このような症例では内科的合併症や併存症，心肺機能低下も考慮しなければならない．

また，頚損では，頚部外傷による神経や筋群の損傷，挿管操作による声門の損傷や反回神経麻痺，咽頭・喉頭の粘膜損傷による感覚の低下，気管切開による気管と周囲組織との癒着や声門下圧の低下，損傷頚椎の固定による頚部の可動域制限，頚椎手術による局所の浮腫や血腫による神経の圧迫，外傷性脳損傷・低酸素脳症の合併や内固定器具などにより嚥下障害を合併している場合がある（図6）．特に急性期では栄養摂取方法が適切でないと重篤な呼吸器合併症の危険性があり，経口摂取開始前に嚥下評価を行う必要がある．人工呼吸器から離脱し，カフエアを除去してはじめて嚥下障害の存在に気付く場合もある．

回復期

回復期ではリハが円滑に進むよう合併症対策を行っていく．退院が近くなれば，退院後の生活に向けた合併症対策を再検討していく必要があり，自己管理に向けた教育も重要である．

慢性期・社会復帰後

退院して社会復帰後も脊損者は尿路感染や褥瘡が再入院の原因となりやすく，引き続き合併症の管理が重要である．また，脊損者では退院すると定期的な運動療法がなくなり，運動不足となりがちである．筋肉活動減少は生活習慣病の発症や免疫力低下につながりやすい（表3）．

若い脊損者では性機能障害が問題となってくる．パートナーとのコミュニケーションの問題や特に男性では不妊症，女性では妊娠出産期の問題が大きい．

表4 慢性期脊損者の換気障害（発症1年以上の完全麻痺）[9]

障害レベル	努力肺活量率
C4	45%
C7	62%
T4	79%
下位胸髄	100%

表5 呼吸筋と髄節支配[10]

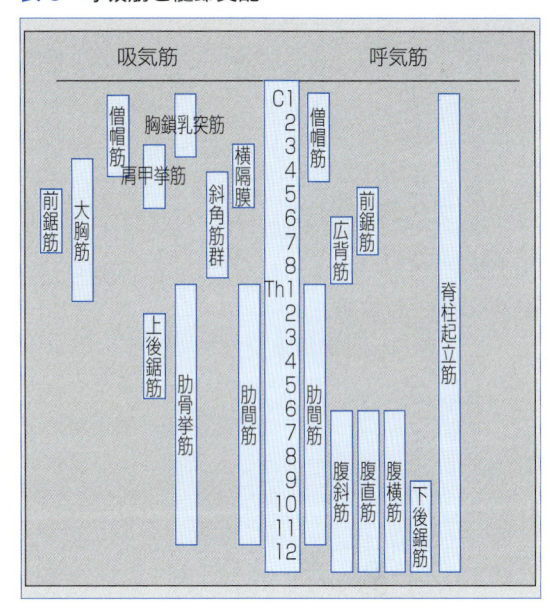

吸気筋		呼気筋
僧帽筋、胸鎖乳突筋、肩甲挙筋、前鋸筋、大胸筋、斜角筋群、横隔膜、上後鋸筋、肋骨挙筋、肋間筋	C1-Th12	僧帽筋、前鋸筋、広背筋、肋間筋、腹斜筋、腹直筋、腹横筋、下後鋸筋、脊柱起立筋

合併症の実際

1) 循環障害

a) 急性期

受傷後早期は脊髄ショックにより細動脈の律動的収縮が消失し末梢血管抵抗が低下し，また denervation diuresis による尿量増加が循環血漿量を減少させ血圧が低下する．第5〜6胸髄より高位の脊損では副交感神経優位となり徐脈傾向となる．

脊椎の安定性が得られれば早期に起座を開始し起立性低血圧症状の増悪を予防する．腹帯・弾性包帯の使用も有効である．α刺激薬を中心に，保険適応はないが必要に応じてドロキシドパ，ミネラルコルチコイドの内服も有効である．自律神経障害がある脊損者では食後，排尿排便後，入浴後は特に起立性低血圧症状に注意する必要がある．

深部静脈血栓症については別項で記載する．

b) 回復期〜慢性期

自律神経障害のある脊損者では起立性低血圧に加え，自律神経過反射（autonomic dysreflexia：AD）に注意していく必要がある．麻痺域への何らかの刺激があると腹部内臓器を支配する交感神経の過剰な興奮を起こし血圧上昇する．血圧の上昇を頚動脈の圧受容器が感知し脳幹から血圧調整のための反射として徐脈や顔面の血管拡張，鼻閉などが起こる．原因として最も多いのは膀胱や直腸などの骨盤臓器に関わるものである．

車椅子乗車時間が長いと静脈の循環障害により下肢末梢でチアノーゼをきたしやすい．浮腫も加わり末梢循環が大きく阻害され，冬場は凍傷様の症状を呈する症例もある．慢性閉塞性動脈硬化症（ASO：arteriosclerosis obliterans）の合併があっても判断がつきにくい．下肢の浮腫があると蜂窩織炎を発症しやすく，局所の褥瘡治療を難渋させる原因になる．

2) 呼吸障害

肺炎・無気肺等の呼吸器合併症は脊損者の死因第1位であり，特に注意を要する．

a) 急性期

胸髄損傷以上では損傷レベルに応じて呼吸筋が障害され拘束性肺機能障害が起こる．高位麻痺で横隔膜の障害まで起こると呼吸不全となる（**表4，5**）．横隔膜の障害がなくても，頚損者では初期に肋間筋麻痺による奇異呼吸が起こる．また，受傷後の脊髄の二次的障害（浮腫や出血等）により，麻痺が上昇し呼吸障害が悪化する可能性があるため注意が必要である．

副交感神経が優位となれば気道分泌が亢進し，気管支収縮による気道狭窄も生じる．さらに，循環障害により肺血流の低下，血管透過性亢進による肺水腫，および無気肺により換気血流不均衡が起こり呼吸機能障害を増悪させる．

急性期の呼吸管理の目的は，肺の換気能力を維持し排痰を促すことにより，肺合併症を予防することである．厳密な痰の管理が必要なため，超急性期は非侵襲的陽圧換気（non-invasive positive pressure ventilation：NIPPV）より気管挿管や気

管切開での人工呼吸器管理および肺理学療法の介入が望ましいと考えられる．

人工呼吸器関連合併症を防ぐためにもできるだけ早期の離脱を進める必要があり，特に慢性閉塞性肺疾患（chronic obstructive pulmonary disease：COPD）の合併がある症例では，陽圧呼吸が長期になるほど肺の気腫性病変が悪化しトラブルが発生しやすくなるため注意が必要である．

b）回復期～慢性期

人工呼吸器離脱が困難な症例では痰のコントロールができればNIPPVへの移行を考慮する．まずは気管カニューレで気管孔を残し導入開始する．これにより会話でのコミュニケーションが可能となる．

COPDや神経筋疾患同様，高位の頚損者では自発呼吸の人工呼吸への引き込み現象（phase locking）により自発呼吸が認められにくくなっていることもあるので，状況に応じて徐々に人工呼吸器のサポートを減らしてみることも必要である．脊損の呼吸障害は呼吸筋麻痺による換気障害が主体であるため漫然と酸素投与を行わない．

呼吸状態が安定し気管孔を閉鎖するかどうかはレティナ®等に変更し痰量や嚥下の状況を確認して行う．排痰がうまくいくかどうかはピークフローを目安にした方がよい．気道分泌物除去に必要な咳の最大流速（peak cough flow：PCF）は160 L/分以上といわれている[6]．上気道感染に伴い去痰困難に陥る可能性が高いのは270 L/分以下であるのに対し，頚損者の平均PCFはC4完全麻痺で170 L/分，C8完全麻痺で270 L/分と報告されていて，常にリスクを抱えていることになる．

頚損者では，肩の痛み等で側臥位になることも難しく，また痙縮や神経因性疼痛に対する薬剤使用などが重なり閉塞性睡眠時無呼吸症候群の合併もよくみられる．重度の障害であれば健常者と同様CPAP（持続陽圧気道圧：continuous positive airway pressure）を導入し日中活動の向上を目指す．

3）褥瘡等の皮膚軟部組織

褥瘡は脊損の最も普遍的な合併症である．特に急性期では麻痺領域の微小循環は強く障害されており，感覚の低下や脱失もあるためdeep tissue injury（DTI）の発生（図7）に注意していく必要がある．コルセットや頚椎カラーの接触による褥瘡にも注意を要する．

脊損者の褥瘡発生率は，全国脊髄損傷データベースの分析では28.0%にものぼっている．また脊損者では若い人ほど発生率が高い．四肢麻痺群（残存レベルがC8以上）より対麻痺群（残存レベルがTh1以下）の方が褥瘡発生率は有意に高く（対麻痺群34.3%，四肢麻痺群24.8%），手術が必要な重度の褥瘡が発生する割合も有意に高い．さらに対麻痺群では四肢麻痺群と比べ麻痺の機能障害尺度（AIS）群間で褥瘡発生の危険性の差が小さいこともわかっており，若くて活動性が高い脊損者でも褥瘡に要注意である．

脊損者での褥瘡好発部位は仙尾骨部で約70%を占める．仙尾骨部褥瘡は仰臥位で発生しやすいと思われがちだが，高位の脊損になるほど座位で褥瘡が発生しやすい．座位時に前後方向のバランスを保つため両坐骨と仙尾骨との3点支持となり，さらに痙縮が仙骨座り傾向を増加させるからである．離床してからも仙尾骨部褥瘡予防に十分注意していく必要がある．

予防策としては，2～3時間ごとの体位変換，および毎日の皮膚チェックが必要である．昔から脊損者の車椅子上での褥瘡予防として頻回のプッシュアップがいわれてきたが，最近では，数秒程度のプッシュアップでは坐骨部の除圧効果は低いことが証明されてきている．

皮膚チェックの際には，視診で傷ができていないことの確認だけでなく，局所的な皮膚色調の変化や腫脹の有無，触診して硬結がないかの確認も重要である．可能であればエコーでDTIによる筋層の乱れ等もチェックするのが望ましい．

また，座位移動・方向転換や移乗動作等のスキルがよくないと，仙尾骨や坐骨部，転子部に擦過創を作り，繰り返す坐骨部への強い剪断力は局所に滑液包を形成．これに無菌性もしくは細菌性の滑液包炎を発症し皮膚が破れて大きな潰瘍を形成する．殿部の不衛生で白癬菌感染を生じ炎症を繰り返すこともあれば，便失禁による接触性皮膚炎が創となることもある（図7）．現場ではこれらすべてを褥瘡として取り扱っていることが多いが，

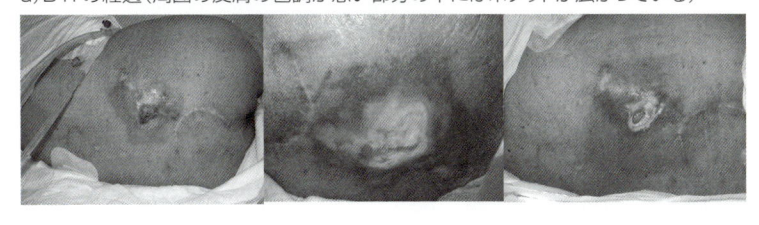

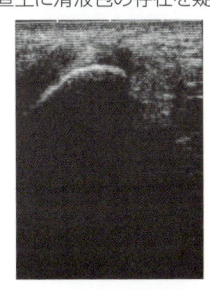

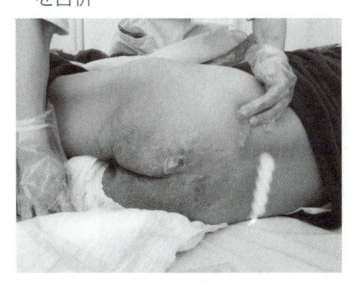

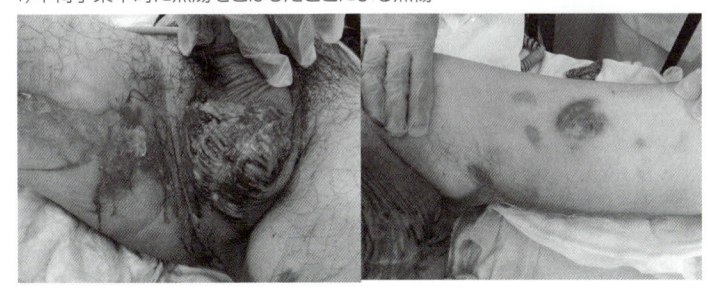

図7 褥瘡等の皮膚軟部組織合併症
a) DTIの経過（周囲の皮膚の色調が悪い部分の下にはポケットが広がっている）
b) 滑液包炎切開後（マークした部分が滑液包）
c) 坐骨直上に滑液包の存在を疑う
d) 白癬菌により仙尾骨部に表皮剥離を合併
e) オムツかぶれにより表皮剥離を合併
f) 車椅子乗車時に熱湯をこぼしたことによる熱傷

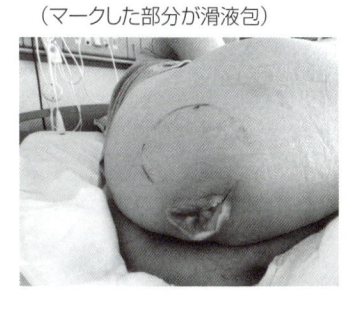

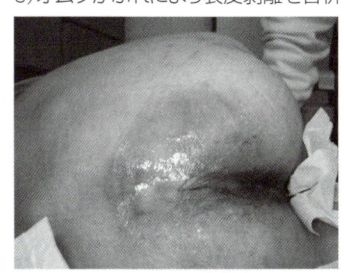

これらの皮膚軟部組織トラブルと褥瘡とが混在している場合もある．褥瘡を発生すると有意に入院期間が延長すると報告されており，発生や悪化の原因は何かをよく考え無意味な安静を避けるべきである．動作がスキルアップしない限り，同じところに創が発生し続ける場合がある．

さらに，麻痺領域では蜂窩織炎や陥入爪，熱傷（図7）等のトラブルも起こしやすい．

4) 消化管障害

a) 急性期

脊髄ショックの時期は胃腸反射の消失による蠕動運動低下により麻痺性イレウスを発症しやすい．鼓腸となると腹式呼吸ができなくなり換気障害となることもある．重症例では絶食させ，胃管を挿入し胃液を排出させる．

受傷初期はステロイド使用やストレス等により胃・十二指腸潰瘍を発症しやすい．麻痺があるため診断が困難である．肩への放散痛や貧血，血圧低下や頻脈で発見されることもある．

b) 回復期〜慢性期

脊髄ショックを脱すれば，完全麻痺の場合，週に2〜3回排便日を設け排便処置をする．失便があるとリハなどの時間を有効に使えないばかりか，殿部の皮膚トラブルの原因にもなる．ADがある脊損者では排便コントロールが血圧の変動にも影響するため，これらを考慮したリハ訓練と排便の時間の調整が必要である．脊損者では排便に30〜60分かかることが多い．復学や職業復帰が可能な患者では，退院後の生活に合わせ夜への排便調整の移行も必要となる．学校や職場での便失禁は精

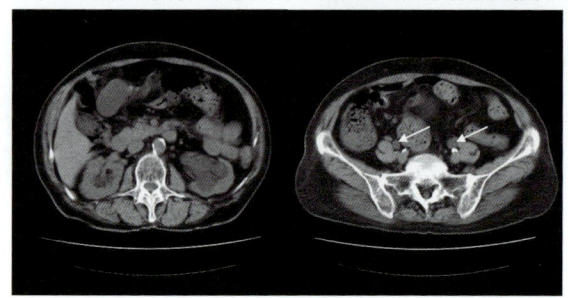

図8 神経因性膀胱と合併症

a1)膀胱変形 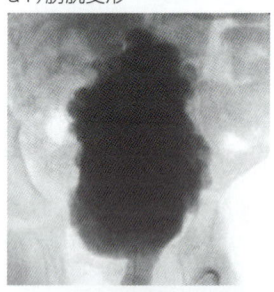
a2)CTでは膀胱壁の肥厚が認められやすい 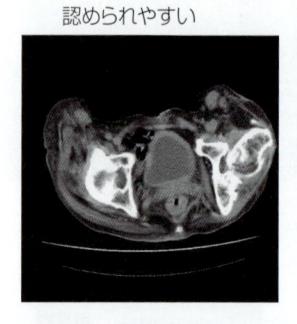
b1)膀胱造影で造影剤150mLの注入で両側とも明らかな逆流が認められる 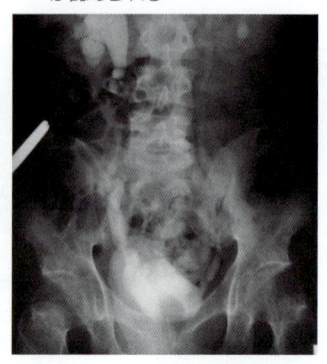
b2)左を主体に水腎，水尿管が認められる．結石等閉塞病変なし

神的ショックが大きいので，リハ期間での十分な対応が必要である．

5）神経因性膀胱

神経因性膀胱の管理の基本は，①下部尿路の高圧状態を避ける，②残尿を減らすことである．下部尿路の高圧状態が続くと膀胱変形や水尿管・水腎症，膀胱尿管逆流症（vesicoureteral reflux：VUR）等が認められるようになり（図8），最終的には腎後性や腎性の腎不全をきたすようになる．1972年にLapidesらにより導入された清潔間欠導尿（clean intermittent catheterization：CIC）が普及し，このようなトラブルは格段に減った．

a）急性期

脊髄ショックによる尿閉が出現するため留置カテーテルまたは無菌的間欠導尿が行われる．超急性期ではdenervation diuresisによる尿量増加もあるため留置カテーテルが望ましいと考えられる．

b）回復期〜慢性期

尿量が安定した段階で，自尿がなければできるだけ早期に間欠導尿へ移行すべきである．脊損者では排尿筋と括約筋が同時収縮する排尿筋括約筋協調不全（detrusor-sphincter dyssynergia：DSD）を合併していることも多く，高圧排尿となり，かつ残尿が多くなる．自尿があっても尿意がはっきりしない場合は導尿管理が基本である．尿流量動態検査（ウロダイナミクス）等で評価したうえで適切な排尿管理方法を決定する．

完全麻痺でも膀胱内圧の上昇に伴い痙縮やADが出現し代償尿意となる場合がある．代償尿意を利用し導尿時間をコントロールできる場合もある．逆に自律神経過反射を起こしているときに膀胱内を急に空にすると血圧が急激に下がることがあり注意が必要である．失禁が多い患者では抗コリン薬やβ刺激薬により膀胱容量拡大を図るが，緑内障のある患者では禁忌となる．

留置カテーテルを継続すると，尿路感染症や尿路結石等の合併症を起こしやすくなる．また膀胱の萎縮が起こって導尿管理を始めたときに高圧排尿や失禁の原因となる．リハ訓練や介護中に前立腺や尿道損傷の原因になることもあり，できるだ

け長期の留置は避けたい．

脊損者では抗利尿ホルモン（antidiuretic hormone：ADH）の分泌の日内変動消失や自律神経障害による血管運動障害等により夜間臥位で多尿になりやすい．この場合CICと間欠式バルーンカテーテルの併用を考慮する．朝の起立性低血圧が強い患者ではデスモプレシンの投与も考慮する．

また，心疾患等により利尿剤を内服している患者では，服用を夕食後や眠前に変更し夜間に間欠式バルーンカテーテルを利用することで導尿回数や失禁をコントロールできる利点もある．女性では解剖学的にベッド上もしくは便座に移動しないと自己導尿ができないため，外出時等に間欠式バルーンカテーテルを利用することが多い．

麻痺のレベルや認知等の問題から自己導尿手技ができない，もしくは適切に管理できない，局所の異常感覚等ありカテーテル挿入が苦痛である，前立腺肥大症等の存在によりカテーテル挿入困難がある，尿道出血や前立腺出血をきたしやすい，膀胱容量が非常に小さく尿失禁がコントロールできない，退院先が施設や療養型病院で介助での導尿管理は継続できないなどの状況であれば最終的な排尿方法の選択として膀胱瘻管理や尿道留置カテーテルを考える．男性では膀胱瘻管理の方が，尿道損傷（潰瘍や瘻孔形成）や生殖器への感染のリスクは防げる．以前薦められていたCrede/Valsalva排尿や反射性排尿は上部尿路障害を起こすリスクが高いので，現在では少なくとも単独治療としては薦められていない．

6) 深部静脈血栓症

深部静脈血栓症の出現に注意が必要である．受傷5日後より生じ21日までに発生頻度が最も高く90日までに生じやすい．深部静脈血栓症を発症すると抗凝固薬を服用することになり，これが原因となって局所の擦れ等により筋内血腫を起こすことを経験する．また，尿道カテーテル挿入時や摘便時も出血しやすくなるため注意を要する．

7) 骨代謝異常

a) 急性期〜回復期

①異所性骨化症

麻痺域の関節周囲に骨化が認められるようになるが原因は明らかではない．股関節，膝関節，肩関節の順に認められやすい．受傷時に大腿骨骨幹部の骨折があると，同側の股関節や膝関節に異所性骨化が，逆に骨折部の骨癒合遅延が出現した例がある（図9）．局所の腫脹や関節可動域（ROM）の減少が認められるようになればX線でチェックする．血液検査ではALPやCPKの上昇があれば疑うが，必ずしも全例で上昇しない．軽度のものは症状もなく，慢性期に偶然X線を撮影し発見される．

重度の異所性骨化はROMを著しく阻害し，移乗動作等のADLを制限する．また褥瘡発生の原因となることがある．

②高Ca血症

急性期〜回復期に骨への加重が少ない状態が続くと骨組織中のカルシウムが血液中に放出され，まれに高Ca血症をきたすことがある．教科書的には初期症状として便秘や嘔気・嘔吐，腹痛，食欲不振，多尿等が書かれてあるが，症状がなく血液検査で偶然発見されることが多い．

b) 慢性期

①骨粗鬆症

慢性期では骨粗鬆症が重度となる．軽微な外力で骨折がみられ，感覚もないため発見が遅れることも多い（図10）．リハで立位訓練を行う程度では予防することはできない．

8) 上位運動ニューロン症候群

脊髄ショックを脱すると痙縮を含む上位運動ニューロン症候群が問題となってくる．姿勢異常や筋萎縮，関節変形・拘縮が褥瘡発生の原因となる．褥瘡が発生するとそれ自体の刺激で痙縮がさらに悪化するという悪循環を招くこともある．

ADLも阻害され移乗や排便処置が困難となる．車椅子駆動ではハムストリングスの痙縮が強いと膝が屈曲，骨盤が後傾してしまい転落の危険がある．また，前方アプローチでの摘便・坐薬挿入・浣腸処置，女性の自己導尿では，股関節内転筋の痙縮が強いと開脚困難で手技が難しくなる．さらに腹筋に強い痙縮がある場合は呼吸困難感や食欲低下まで出現する．

痙縮は増強の原因が麻痺領域の疼痛刺激であれば，刺激の原因除去が第一の治療になる．

抗痙縮薬やフェノール神経ブロック，くも膜下

【症例1】術後約1年

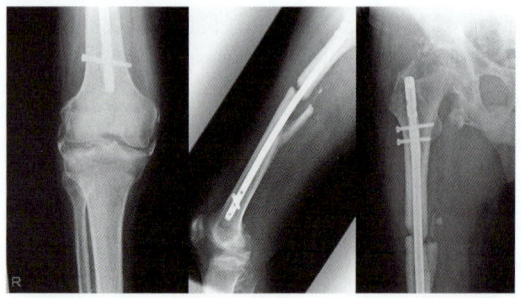

【症例2】術後1年

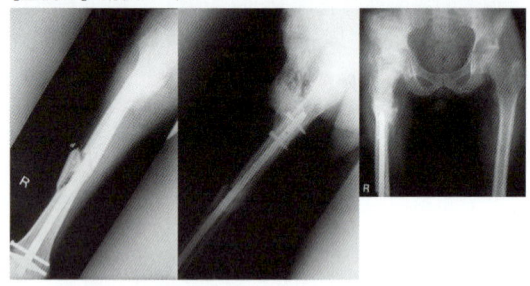

図9　大腿骨骨幹部骨折に同側の股・膝関節に異所性骨化を生じた例

a) 84歳，女性，第6胸髄節完全麻痺，受傷後6年．原因不明

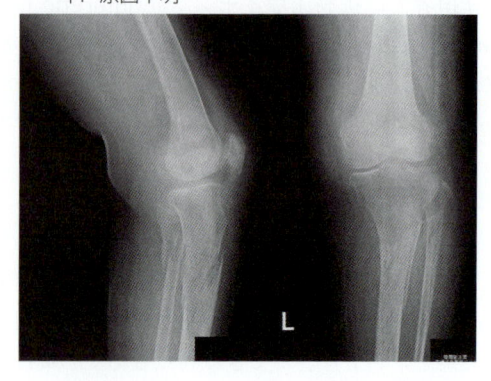

b) 66歳，男性，第2胸髄節完全麻痺，受傷後15年．入浴時に転倒しそうになり右大腿部に手をつき受傷

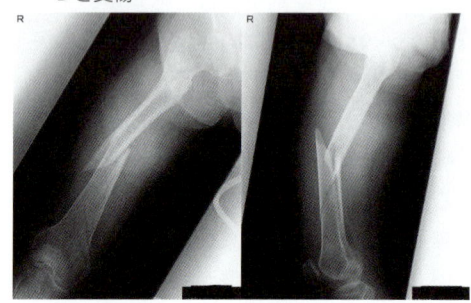

図10　骨粗鬆症による骨折

フェノールグリセリンブロックに加え，2005年よりバクロフェン髄注療法（intrathecal baclofen therapy：ITB療法）が，2010年10月よりボツリヌス治療も認可され治療の幅が広がった．しかしほかの疾患同様痙縮を利用して行っている動作もあり，単に痙縮を落とすことが患者にとって望ましくないことがある．十分な評価が必要である．

9）疼痛

神経因性疼痛に加え，侵害性・心因性の疼痛が複雑に絡み合い痛みや痺れの訴えが経過中に増強することがある．完全麻痺より不完全麻痺で訴えが強い．麻痺域と非麻痺域の境界部には「境界部痛」と呼ばれる強い痛みが出現しやすい．

その痛みが侵害性の刺激に対して再現性のある痛みであるかどうかに注意する．例えば褥瘡発生の過程では痛みがないが，褥瘡の洗浄処置を行うと強い痛みや痺れを感じる場合もある．麻痺領域の痛み刺激に伴い強い痛みを訴えることもある．

三環系抗うつ薬や麻薬性鎮痛薬等の抗コリン作用がある薬では排尿困難を悪化させる可能性があり，自尿可能な不完全麻痺の患者にはできるだけ避けた方がよい．

高位頚損の場合，リハ訓練が進み肩甲帯筋を使う機会が増えると体性痛である肩の痛みが増強することが多い．

10）体温調節障害

麻痺領域の発汗障害や血管運動障害のため，うつ熱をきたしやすい．うつ熱の場合は，熱中症に至らない限り基本的に食欲低下や悪寒等全身症状はみられない．室温やかけ物，衣服の調整，クーリングで対応していく．

11）脊髄空洞症

外傷性脊損では受傷後数か月～数年後に脳脊髄液の循環障害により脊髄空洞症をきたす場合がある．発生すると，まず解離性知覚障害として麻痺高位が上昇する．その後，運動麻痺の高位も上昇する．診断はMRIで容易に可能である（図11）．運動麻痺の高位が上昇すれば手術的治療の絶対適応となり空洞-くも膜下腔短絡術（SS shunt）を中心とした短絡術が行われる．

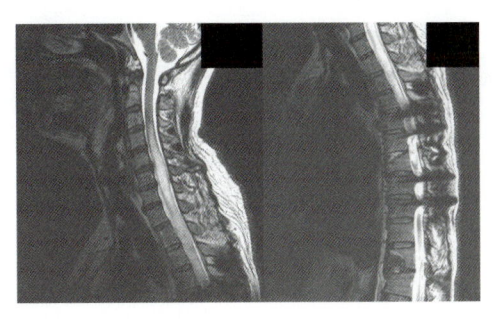

図11　脊髄空洞症

12) 性機能障害

男性は勃起障害により性行為そのものが難しくなり，オーガスムも得られにくい．自律神経障害がある高位脊損では性行為に伴うADも問題となってくる．また，勃起は可能でも射精不能であることが多い．

女性は性交そのものは可能だが，男性同様オーガスムは得られにくい．受精・妊娠・分娩能力は維持されるが，妊娠中は流産・早産，妊娠末期では子宮による胸腔圧迫のため呼吸機能障害等に注意が必要である．出産時には第10胸髄節より高位の損傷では子宮収縮を知覚できず陣痛にも気付きにくい．特にADがある脊損者では出産は帝王切開となりやすい．

リハビリテーション治療

脊損のリハは急性に発症した脊髄性の知覚・運動麻痺と自律神経障害をもつ対象者が可能な限り自立度を高め，介助量の減少を図り，社会的治療も含めた包括的なアプローチで地域社会に再統合，麻痺をもちながらの社会生活を維持する，またそれをサポートしてゆく過程である．

わが国では中高齢者の頚損，それも不完全麻痺が数的に多いが，ここではより多くの医療資源を必要とする完全麻痺を中心に述べる．

完全麻痺頚損では，残存高位により可能なADLが決まってくる(表6)．対麻痺では車椅子でのADL自立に向け積極的にリハを行っていく．脊損では脳卒中と違い両側の麻痺となるため，AIS Dレベルでも中心性損傷以外は実用的には車椅子移動が多い．職場復帰を果たした脊損者でも自宅では歩行しても，職場では車椅子を併用することが多い．その意味で車椅子でのADL自立訓練は脊損リハ治療の大きな部分を占める．

1) 機能的ゴールの設定

前述のように残存高位により獲得可能なADLが決まってくるが，合併症等の影響により実際のADLとは乖離することがある(表7)．機能的ゴールの設定はきわめて個別的で，また社会的要素が加わる社会的ゴールの設定もさらに個別的で包括性専門性を必要とする課題であるということができる．

2) 基本的訓練

a) 呼吸リハ

急性期では呼吸器合併症発症予防のため排痰訓練が特に重要である．脊椎の不安定性がある場合には体位変換に注意し，体位ドレナージ法を組み合わせていく．

呼吸不全が進行すると代償的に浅い頻呼吸となるため，リラクゼーションや深くゆっくりした腹式呼吸の指導が必要となる．さらに胸郭可動性の維持や呼吸筋筋力強化を行う．またC3以上では横隔膜が麻痺しているため僧帽筋，胸鎖乳突筋，斜角筋群の収縮により上部胸郭を挙上し吸気を行い，胸郭や肺の弾性復元力により呼気を行う．このような患者では基本的には呼吸器管理が必要となるが，呼吸器回路のトラブルがあった場合，いかに自力呼吸ができるかが生命維持に関わるため，上部胸郭呼吸補助筋の呼吸筋力増強や舌咽呼吸指導を行っていく．

b) 関節拘縮予防

頚損では麻痺レベルにより残存筋と麻痺筋のバランスの影響から起こしやすい拘縮肢位がある(表8)．受傷早期からROM訓練，ポジショニング，スプリント使用による不良肢位の予防を行う．脊髄ショックを脱し痙縮が出現し始めると特定の肢位をとりやすくなる．痙縮が強く，かつ重度な感覚障害がある部位では装具療法のみを行うと褥瘡を発生する可能性が高く避けた方がよい．

車椅子生活が主である脊損者では，慢性期になると，ハムストリングスや下腿三頭筋，後脛骨筋の短縮に加えて，大腿筋膜張筋や縫工筋の短縮が起こる．股関節外旋拘縮が生じると足関節外果部

表6 頚髄損傷の機能レベルと機能的予後

ASIA	C4	C5	C6	C7	C8
Zancolli		C5A～C6A	C6BⅠ～C6BⅡ	C6BⅢ～C7B	C8A～C8BⅡ
食事	食事支援ロボット使用にて自立 BFO，スプリングバランサー使用で一部可能	手関節固定装具＋把持機能を補うための自助具使用で自立	ユニバーサルカフ使用で自立	柄の太いスプーンやフォーク使用で自立	箸の使用も可能
車椅子駆動	チンコントロールでの操作可能．一部ハンドコントロールでの操作可能	平地ではハンドリムの工夫や滑り止め手袋使用し自走可能	悪路でなければハンドリムの工夫や滑り止め手袋使用し屋内外自走可能	ハンドリムの工夫や滑り止め手袋使用し屋内外自走可能	
車椅子ベッド間の移乗動作	不能	トランスファーボード等を用い，車椅子からベッドへの直角移乗可能．ベッドから車椅子への移乗は困難	トランスファーボード等を用い，直角移乗可能．一部では車椅子の固定により横移乗も可能	トランスファーボードを使用せず直角移乗可能．横移乗も実用的に可能	床からの移乗も可能
更衣	不能	上着はかぶり物であれば着脱可能．ズボンはC6Aでベロクロやファスナーに輪をつけることにより着脱可能	上着はボタンエイドを使用しボタン締めが可能 改良なしでのズボンの着脱が可能	端座位でのズボンの着脱が可能	自助具なしでボタンのあるシャツの着脱が可能．車椅子上でのズボンの着脱が可能
排尿	全介助	男性ではC5Bで延長チューブ付きセルフカテーテルを使用し自己導尿可能となってくる	女性ではC6BⅡで開唇器を使用し自己導尿可能となってくる	道具を使用せず自己導尿可能	失禁処理も可能
排便	全介助	多介助 C5Bで長便器への直角移乗が可能となってくる	座薬挿入器を用いた座薬挿入が可能となる C6B2で手すり付き洋式トイレへの移乗が可能となってくる	手すり付き洋式トイレでの排便可能	端座位での失禁処理が可能
入浴	全介助		環境設定が必要であり介助が必要		一般浴での端座位での入浴が可能
自動車運転	不能	運転は可能になる者もいる	トランスファーボード等利用し車への乗り込みも可能となる	車への乗り込み，車椅子の積み込み，運転すべて自立	

表7 機能的ゴールに影響する要因

- 麻痺の神経学的レベル，重症度
- 体型
- 脊椎の柔軟性，四肢関節の可動性・拘縮
- 痙性
- 合併損傷
- 年齢 性別
- 心理的状況
- リハ施設の特性，能力
- 時間的経過
- その他

肺炎や褥瘡の原因になりやすい．入院中にストレッチの自主・介助による訓練も指導しておく．

過伸張や暴力的なROM運動は異所性骨化の誘因となるとされ注意が必要である．

3）ADL・APDL（activities parallel to daily living）訓練

頚損者の上肢運動に関しては体幹に近い肩の運動機能が最も重要で，末梢の手関節の固定や手指

表8　損傷レベルによって生じやすい関節拘縮

C4	肩甲骨挙上位
C5	肩甲骨挙上位，肩関節外転位，肘関節屈曲位，前腕回外位
C6	肩関節外転外旋位，肘関節屈曲位，前腕回外位，手関節背屈位，手指屈曲位
C7	MP関節過伸展位
C8	MP関節過伸展位，IP関節屈曲位

の握る機能は装具で対応可能である．肘屈曲機能が十分残存していれば前腕の回外運動は保たれており，前腕回内機能がなくても肩の外転運動で代償される．

移乗動作に関してはベッド車椅子間だけでなく床車椅子間，浴槽の出入り等の応用訓練が積極的に実施される．

狭義のADL訓練が進行した段階では並行して広義のADLである日常生活関連活動（APDL）訓練も積極的に取り入れる．

4）社会復帰に向けたアプローチ

外傷性の頚損者では，脳損傷や呼吸障害による低酸素脳症を合併している場合がある．軽度の高次脳機能障害では入院中には気付かれず，職場復帰等の社会復帰を果たしてから問題が明確になることがある．入院中に高次脳機能も評価しておいた方がよい．

ゴールを復学や職業復帰に置くときは，通勤通学手段が問題になってくるため，車椅子の平地駆動だけでなく，キャスターをあげての段差昇降，屋外やスロープ走行等の訓練が必要となる．自動車への移乗動作や車椅子積載訓練も要求される．作製する車椅子のタイプの決定は，このような能力も評価したうえで行っていくべきであろう．

情報処理機器や通信ネットワークの急激な発展・普及により頚損者の職場復帰や社会交流の可能性が広がってきた．入院中からのIT機器操作訓練は重要性を増すと考える．頚損者ではコンピュータの操作能力を評価後，個々に適したデバイスを選択し，その操作訓練を行う．素手の状態であれば，電源操作・ポインティングデバイスはC6A，CD-ROMの操作は一側がC6Aもう一方がC6BⅠ，キーボードの操作は一側がC5Bもう一方

がC6BⅠの残存機能があれば課題が可能なことがある．

a）家庭復帰（住宅改修）

家庭復帰する脊損者では車椅子生活を考慮した住宅改修を行うことになる．高位頚損より車椅子使用の対麻痺患者の住環境整備が大規模になることが多い．高位頚損では，排便はベッド上介助で，排尿はカテーテル留置で管理し，入浴は介護サービスを利用することが可能である．基本的には一部屋と住宅への車椅子でのアクセスが得られれば在宅で生活可能となる．

逆に活動性の高い脊損者では，排尿は車椅子使用可能なトイレスペースが必要であるし，導尿カテーテル管理をする特殊な手洗いも必要である．入浴自立のため浴室にも手すりや台の設置・改修が必要となる．

また，高齢者ではリハ訓練で達成したADLが在宅でも継続・維持できるかを判断し改修を考える必要がある．家族とともに生活する患者では家族がともに利用できる改修が必要である．専門的判断のない住宅改修は，かえって患者のADLを阻害し資金と社会的資源の無駄遣いとなる可能性もある．

b）職業復帰

脊損者が職業復帰しやすい条件としては，教育レベルが高いこと，資格をもっていること，男性であること，受傷時年齢が若いこと，障害の重症度が低いこと，日常生活自立度が高いこと，好奇心が強いこと（thrill and adventure-seeking），うつ傾向がないことが報告されている．1997～2006年の10年間の脊損データベース[7]をみると，職業復帰率は最多の管理経営でも18.3％程度である．その他職業復帰率が高い職種として順に自由業16.1％，専門技術15.7％，事務14.5％，販売サービス10.4％があげられている．多くの場合，退院即職業復帰とはならないのが現実である．

また，企業に雇用されると職場のストレスは健常者と同様である．最低限の休憩で残業を強いられることも，定期的病院受診の休暇も取りにくい場合もあるだろう．脊損者の痛みの発症頻度をみても，復学50％，職業リハ48.5％，労災作業所62.5％に対して，職業復帰は75.6％と高い頻度で

あり心因性の疼痛の関与が推定される．職業をもつ脊損者は加齢による体力の低下やメンタルヘルスの問題に直面することをリハ関係者は知るべきである．

5）心理的・社会的対応

可能であれば発症後5〜6週目の訓練室出棟でリハ訓練が開始されるまでには患者に障害が残存することを，また予測されるADLゴールについて率直に伝え，社会復帰に向けた準備に取り組む意思をもたせるのがよい．患者および家族が何に力を注いで何を獲得すべきかを理解していなければ，患者はリハに麻痺の回復の過大な期待をもち，現実に直面すると混乱・停滞・退行・拒否する可能性がある．また，家族が患者を在宅に受け入れる準備も遅れる．

精神障害を基礎疾患にもつ患者や脊損をきっかけに精神疾患を発症する患者も存在する．この場合は精神科医の意見も参考に予後の告知・リハの説明を行う時期を決定していくのが望ましい．精神疾患の状況によっては専門的治療を優先し，リハプログラム・ゴール設定の変更等を行う必要性が出てくる．

6）社会復帰後のフォローアップ

リハ医療は脊損者の社会復帰後も達成した社会生活の維持に関わることになる．

体重増加や生活習慣病発症に注意する必要がある．

痙縮が時間経過とともに低下し回復期には獲得できなかった動作が社会復帰後に可能となる場合がある．また高位頸損者の移乗動作等が慢性期になってから確立してくる場合もある．ある程度の体幹や肩甲帯の拘縮が起こることで，一体化した効率のよい動作が可能となることによる．逆に，身体機能の低下でADLやAPDLに支障をきたし，褥瘡等の皮膚トラブルや不適切な尿路管理による尿路感染等のトラブルを繰り返すこともある．

定期的に障害の状態の見直しを行い，可能であれば必要に応じてブラッシュアップのための入院や，家庭環境や排尿管理等の再調整を行うことができると生活の質を保つことが可能となる．

脊損者は四肢の運動機能障害以外にも合併症が多数あるため，社会生活のなかである一定の制限を受けストレスが溜ることも多い．職業復帰のところでも述べたように，特に職業復帰を果たした患者では身体面だけでなくメンタルヘルスのチェックも必要だろう．

（池田篤志・德弘昭博）

文献

1) 新宮彦助：脊髄損傷の疫学．リハ医学，**21**(9)：738-742，1993．
2) Ide M, et al.：Spinal Cord Injuries in Okayama Prefecture：an epidemiological study '88-'89. *J. UOEH*, **15** (3)：209-215, 1993.
3) 田中康之，吉永勝訓：千葉県における脊髄損傷疫学調査（2012）．日本脊髄障害医学会雑誌，**27**（1），166-167，2014．
4) 時岡孝光，土井英之，小松原 将・他：高知県の外傷性脊髄損傷の疫学調査 2009年から2012年の連続4年間．日本脊髄障害医学会雑誌，**27**（1）：158-159，2014．
5) American Spinal Injury Association (ASIA)：http://www.asia-spinalinjury.org/
6) Bach JR, Saporito LR：Criteria for Extubation and Tracheostomy Tube Removal For Patients With Ventilatory Failure. *CHEST*, **110**：1566-1571, 1996.
7) 德弘昭博：職業復帰と社会的アウトカム（脊髄損傷の治療から社会復帰まで―全国脊髄損傷データベースの分析から―全国脊髄損傷データベース研究会編）．保健文化社，2010，pp116-129．
8) 内田竜生・他：脊髄損傷者の合併症に関する長期経過観察―多施設間前向きコホート研究―．日職災医誌，**50**：289-294，2002．
9) Linn WS et al.：Forced vital capacity in two large outpatient populations with chronic spinal cord injury. *Spinal Cord*, **39**：263-269, 2001.
10) Fugl-Meyer AR, Grimby G：Respiration in tetraplegia and in hemiplegia：a review. *Int Rehabil Med*, **6**：186-190, 1984.

第4章 疾患とリハビリテーション

6. 神経疾患
1）パーキンソン病・脊髄小脳変性症・多発性硬化症

Summary

① パーキンソン病（Parkinson's disease：PD）と脊髄小脳変性症（spinocerebellar degeneration：SCD）は中枢神経変性疾患であり進行性である．
② PD は振戦，固縮，無動，姿勢反射障害の四大徴候を認めるが，自律神経障害や精神症状などの非運動症状の合併を認め，包括的に対応する必要がある．
③ SCD は運動失調症状を主体とする．わが国では孤発性が全体の 2/3 で，他は遺伝性である．病型によっては，錐体外路症状，錐体路症状，自律神経障害，認知機能低下などが合併する．
④ 多発性硬化症（multiple sclerosis：MS）は中枢神経系の脱髄疾患で時間的，空間的に病変が多発する．自己免疫機序を介した炎症により発症する．MS のなかには視神経脊髄炎（neuromyelitis optica：NMO）が含まれていることが認識されてきている．
⑤ いずれの疾患においても，個々の病状に沿ったリハビリテーション（以下リハ）が必要であり，早期より適切なリハ指導が重要となる．

パーキンソン病

概要[1, 2]

パーキンソン病（Parkinson's disease：PD）は神経変性疾患のなかで最も多く，わが国における有病率は人口10万人当たり100～150人といわれ，高齢になるにつれて罹患率は増加している．病因は中脳黒質変性症のドパミン作動性神経の変性で，病変の細胞にはレヴィ小体といわれる蛋白質封入体を認める．この蛋白質分解の経路においての障害が病態機序に関わる．原因遺伝子のなかには α-synuclein があり，その産物のαシヌクレインが凝集し，神経変性となるといわれている．その他，酸化ストレスやミトコンドリアの異常が原因ともいわれている．症状は振戦，固縮，無動，姿勢反射障害の四大徴候が有名であるが，これら運動症候以外に，自律神経障害，精神症状，疼痛，疲労などの非運動症候がある．進行とともに，前傾姿勢やすくみ足が出現し，転倒のリスクが増える．抗パーキンソン病薬による薬物治療の効果は数年間は安定しているが，経過とともに，薬の効果が短くなる wearing-off 現象や，内服した時間に関係なく症状が良くなったり悪くなったりする on-off 現象がみられるようになる．そのため，早期より薬物治療だけでなくリハを組み合わせ，ADL，QOL の維持・向上を図ることが重要である．

1）主な症候

①振戦：安静時の 4～6 Hz の規則的な不随意運

動で，睡眠中には消失する．丸薬を丸める動作に似ていることから，丸薬丸め運動（pill-rolling movement）と呼ばれる．また，動作時にある姿勢をとったときに認める姿勢時振戦の合併もある．

②固縮：患者の筋を他動的に伸展する際に感じる抵抗で，持続性の抵抗を感じる鉛管様固縮と断続的な歯車様固縮がある．

③無動・動作緩慢：動作が緩慢で自発運動の減少として観察される．寝返りや起き上がりが困難となり，小声で表情は乏しく仮面様顔貌を呈する．歩行時など最初の一歩が出にくくなる，すくみ現象が徐々に出現する．すくみ足がある場合でも，障害物をまたぐことは可能で，この現象を矛盾運動（kinesie paradoxale）と呼ぶ．このような外部刺激（external cue）を利用すると歩行や動作練習が効果的であると報告されている．

④姿勢反射障害：進行とともに立ち上がりや方向転換時にバランスを崩すようになる．評価は，患者の背部に立ち，検者が患者の肩をもって後方へ引き（pull test），姿勢反射障害があると姿勢を支えきれずに後方へバランスを崩し，突進する（retropulsion）．

⑤歩行障害：歩幅が小さく，腕ふりがうまくできない．すくみ足や，歩行途中で加速歩行となり突進現象が観察されるようになる．

⑥姿勢異常：前傾姿勢が多い．ドパミンアゴニストの使用により胸椎下部で体幹が前屈する腰曲り（camptocormia）を認めることがある．その他，体幹側屈するピサ症候群（Pisa syndrome）や頚部が前屈する首下がり（dropped head syndrome）がある．

⑦自律神経症状：起立性低血圧や食事性低血圧がみられ，後者は食後30～60分に認められる．排尿障害は過活動膀胱による頻尿を訴えることが多い．便秘はほとんどの患者において認められ，ときにイレウスまできたしてしまうこともある．脂顔（oily face）は，発汗の分布が頚部より上に偏るために生じる．流涎や嚥下障害をきたすことがあり，食事中の湿性嗄声や，食後に疲労，食事時間の延長，体重減少を認めるときは嚥下障害を疑い，対策を検討する必要があり，誤嚥性肺炎のリスクは高くなる．

⑧睡眠障害：レム期に悪夢のなかで大声を出したり，手足をばたばたと動かしたりする異常行動のレム期睡眠行動異常症（REM sleep behavior disorder）を認めることがある．その他，足に異常知覚の生じるむずむず脚症候群があげられる．

⑨精神症状：うつや，アパシー（無感情），アンヘドニア（無快感），不安感などの合併がある．幻覚や妄想を認めることがあり，幻視（人物や小動物などがみえる）の訴えが多い．

⑩認知症：思考の緩慢さ，問題処理能力の低下など皮質下性認知症を認めることがある．

⑪疼痛：ジストニアによる疼痛，運動制限に伴う筋痛や関節痛，頚椎や腰椎の変形に伴う神経根痛や末梢神経障害によるもの，中枢性疼痛，アカシジアに伴うものなどがある．

⑫その他：嗅覚異常が早期より認められる．また，易疲労性があることも特徴の一つである．

2）治療

治療法としては，薬物療法，リハ，脳外科的手術療法がある．

薬物はレボドパ製剤，ドパミンアゴニスト，レボドパ作用増強薬，ドパミン作動療法補助薬等がある．表1に抗パーキンソン病薬の一覧を示す．

脳外科的手術療法は，視床破壊術・視床深部電気刺激療法，淡蒼球破壊術・淡蒼球深部電気刺激療法，視床下核深部電気刺激療法がある．対象となる症状は，振戦，固縮，無動，薬剤誘発性ジスキネジア等がある．

リハについては後述する．

■ 評価

Hoehn & Yahrの重症度分類やUPDRS（Unified Parkinson's Disease Rating Scale）がよく用いられている．前者については，modified Hoehn & Yahrの重症度分類を用いることもあり，表2に示した．以前のものと比較すると，1.5度，2.5度が追加されており，より詳細に評価できるようになっている．

UPDRSはpartⅠ（精神機能，行動および気分に関する部分），partⅡ（日常生活動作に関する部分），partⅢ（運動能力検査に関する部分），partⅣ（治療の合併症に関する部分）の4部門に分かれ，総合的な評価を行うことができ，治療の判定

6. 神経疾患 1) パーキンソン病・脊髄小脳変性症・多発性硬化症

表1 抗パーキンソン病薬

種類	一般名
レボドパ	単剤/レボドパ・カルビドパ配合剤/レボドパ・ベンセラジド配合剤
ドパミンアゴニスト	ブロモクリプチン・ペルゴリド・カベルゴリン・プラミペキソール・ロピニロール・ロチゴチン
MAO-B阻害薬	セレギリン
COMT阻害薬	エンタカポン
塩酸アマンタジン	アマンタジン塩酸塩
抗コリン薬	トリヘキシフェニジル塩酸塩
ドロキシドパ	ドロキシドパ
ゾニサミド	ゾニサミド
アデノシンA2_A受容体拮抗薬	イストラデフィリン

表2 modified Hoehn & Yahrの重症度分類

0度	パーキンソニズムなし
1度	一側性パーキンソニズム
1.5度	一側性パーキンソニズム＋体幹障害
2度	両側性パーキンソニズムだが平衡障害なし
2.5度	軽度両側性パーキンソニズム＋後方障害があるが自分で立ち直れる
3度	軽～中等度パーキンソニズム＋平衡障害，肉体的には介助不要
4度	高度のパーキンソニズム，歩行は介助なしでどうにか可能
5度	介助なしでは，車椅子またはベッドに寝たきり（介助でも歩行は困難）

表3 パーキンソニズムをきたす疾患

1	本態性パーキンソニズム
	パーキンソン病 若年性パーキンソン病
2	二次性パーキンソニズム（パーキンソン症候群）
	1) 中枢神経変性疾患 　進行性核上性麻痺 　多系統萎縮症 　大脳皮質基底核変性症 　汎発性レビィ小体病 　アルツハイマー病 　ピック病 　パーキンソン認知症複合 2) 脳血管性パーキンソニズム 3) 薬剤性パーキンソニズム 　抗精神病薬，抗うつ薬，制吐薬など 4) 中毒性パーキンソニズム 　一酸化炭素中毒，マンガン中毒，水銀中毒など 5) 脳炎後パーキンソニズム 6) その他中枢神経疾患によるパーキンソニズム 　正常圧水頭症，頭部外傷，脳腫瘍など

で用いられることが多い．最近はMovement Disorder Society-sponsored revision of the Unified Parkinson's Disease Rating Scale（MDS-UPDRS）による評価がなされることが増えている．

　運動機能の評価として，TUG（Timed up and go）testやBerg Balance Test, Functional Reach, 10m歩行速度・歩数や関節可動域（ROM）や筋力の評価などがある．必要に応じて，前頭葉機能の評価やうつに関する評価などを行う．また，ADLおよびIADLの評価は定期的に必要である．

■ 診断[1, 2]

　診断は振戦や動作のやりづらさの自覚的所見，特徴的な神経学的所見（振戦，固縮，無動，歩行障害）から判定される．初期は片側の症状から始まり，右手の振戦より発症した場合，徐々に右足→左手→左足へと進行がみられ，N字型もしくは逆N字型と表現されている．抗パーキンソン病薬の効果を認め，採血や頭部MRI等の画像検査より他の鑑別すべき疾患を除外する．頭部MRI画像では特徴的な所見はない．ただし，[123]I-MIBG心筋シンチグラムの心筋支配交感神経終末への取り込みの低下を認め，これは，他のパーキンソン症候群との鑑別に役立つ．鑑別すべき疾患については，表3に示した．

■ リハビリテーション[3, 4]

　『パーキンソン病治療ガイドライン2011』[5]に

て，「リハビリテーションは運動症状改善に有効か」という問いに対して，1) 運動療法が身体機能，健康関連QOL，筋力，バランス，歩行速度の改善に有効である（グレードA），2) 外部刺激，特に音刺激（音楽療法）による歩行訓練で歩行は改善する（グレードA），3) 運動療法により転倒の頻度が減少する（グレードB）と推奨されている．薬物治療だけでなく，リハを組み合わせることで身体機能およびADLやQOLの向上を図ることができると推測される．また，外部刺激を利用

表4 パーキンソン病の病期に合わせた目標と介入[7]

H-Y 1〜2.5	H-Y 2〜4	H-Y 5
治療目標 ・活動性低下予防 ・動作や転倒への不安予防 ・身体機能の維持・向上	追加治療目標 ・転倒予防 　コア領域の制限の減少 　→移乗，→姿勢，→リーチと把持，→バランス，→歩行	追加治療目標 ・生命機能維持 ・褥瘡予防 ・関節拘縮予防
介入 ・活動的なライフスタイルの奨励 ・身体機能の向上と活動性低下予防のための情報提供 ・バランス，筋力，関節可動域，有酸素容量を改善する積極的訓練 ・配偶者，介助者への指導	追加介入 ・自宅での動作を含んだ機能課題運動 ・一般的な戦略 ・パーキンソン病特有の戦略 　→認知運動戦略 　→キューをとりいれた戦略 ・複数の課題を同時に処理するための情報提供	追加介入 ・ベッド，車椅子での姿勢調整 ・介助下での動作訓練 ・関節拘縮と褥瘡予防のための情報提供

した報告はよくみられるようになった．PDにおける外部刺激（external cue）効果の機序としては，内発性ネットワークの基底核―補足運動野の低活動を補うよう，cerebello-parieto-premotor loops 外発性ネットワークを活性化させると説明されている[6]．音楽やリズム音などの聴覚からの外部刺激を利用し運動を行ったり，すくみ足の対策として，廊下に線を引いたり，目印をつけるなど視覚からの外部刺激を利用している．

　一般的に，リハでは，四肢・体幹のROM訓練，筋力訓練，バランス訓練，基本動作訓練，歩行訓練，external cue を利用した訓練などを行う．さらに，呼吸理学療法やADL訓練や生活指導および言語訓練，嚥下訓練，認知リハと多岐にわたる．PDは進行性疾患であるため，病期早期においては，教育的な指導や運動の習慣化を目標とし，進行するにつれて課題となっていることに対するアプローチが追加される．同時に環境調整も行う必要がある．すくみ足の対策として，床にテープを貼り，それをまたぐよう歩くことや，方向転換時には大きく弧を描くように歩くことなどがある．ADLでは歯を磨く動作がやりづらく，電動歯ブラシを使用することや，ベッド上で起き上がる際にはベッド柵を設けたり，浴槽へ安全に出入りするために浴槽に手すりを設置するなどの環境調整を行う．姿勢の問題および体幹回旋がやりづらくなるために早くから良姿勢の保持や体幹筋筋力低下の予防は重要である．ホームプログラムとしての指導は重要で，ふだんから訓練の習慣をつける

ことが大切である．早期より運動学習が低下していることがあり，理解しやすい適切な指導を心がける必要がある．表4に，PDの病期に合わせた目標と介入について示す[7]．早期の段階では活動性低下予防，動作や転倒への不安予防，身体機能の維持・向上をリハの目標とし，病期が進行するにつれて，転倒予防および姿勢やバランス，歩行およびADLの維持・向上を目的とし，臥床の状況となった時期においては，感染予防，褥瘡や関節拘縮予防を目的とする．

脊髄小脳変性症

概要[8]

　脊髄小脳変性症（spinocerebellar degeneration：SCD）は主として運動失調を呈する中枢神経変性疾患である．遺伝性と孤発性があり，運動失調症状が主体なものと，それに加えて，錐体路症候，錐体外路症候，自律神経症候，末梢神経症状等を伴うものがある．

　わが国では約3万人の患者がいるとされ，孤発性は2/3を占め，多系統萎縮症（multiple system atrophy：MSA）と皮質性小脳萎縮症（cortical cerebellar atrophy：CCA）に分かれ，MSAは孤発性のなかでも2/3を占めている．MSAは小脳性運動失調を主体とするMSA-Cとパーキンソニズムを主体とするMSA-Pがある．わが国ではMSA-Cの方が多く，2/3以上を占めている．また，MSAは失調症状，錐体外路症状のパーキン

表5 主要な遺伝性脊髄小脳変性症の特徴

疾患名	原因遺伝子	変異パターン	臨床症状
SCA1	ATXN1	CAG リピート伸長	小脳失調，錐体路徴候，錐体外路徴候，嚥下障害
SCA2	ATXN2	CAG リピート伸長	小脳失調，緩徐眼球運動，末梢神経障害，パーキンソニズム
SCA3/MJD	ATXN3	CAG リピート伸長	小脳失調，錐体路徴候，ジストニア，末梢神経障害，びっくり眼
SCA6	CACNA1A	CAG リピート伸長	小脳失調，眼振，頭位変換時めまい
DRPLA	ATN1	CAG リピート伸長	小脳失調，ミオクローヌス，てんかん，認知機能低下
SCA31	BEAN-TK2	TGGAA リピート伸長	小脳失調，高齢発症（50〜70歳代）

ソニズム，自律神経症状を認め，その他として不随意運動や，認知機能低下など多彩な症状を呈する．

遺伝性については，遺伝子研究の進歩により様々な原因遺伝子が同定され，およそ9割は常染色体優性遺伝といわれている．わが国での遺伝性SCDでは，SCA3（マシャド・ジョセフ病；MJD），SCA6，DRPLA，SCA31の4つのタイプが多いといわれ，その他として，SCA1，2，7，8，14，15，17，36なども知られる．表5にSCAの一部について，その特徴を示す．

■ 主な症候[8]

1) 運動失調症

明らかな筋力低下はないが，合目的な運動遂行が不可能になる状態である．

①構音障害：途切れ途切れのような話し方の断綴性言語（scanning speech），スムーズさがなくなり音節がつながってしまうような不明瞭言語（slurred speech），音節の開始が唐突な爆発性言語（explosive speech）がみられる．

②巧緻動作の障害：物をつかもうとする際に手が目的のところに円滑に持っていけず，いきすぎてしまう測定障害（dysmetria）や，左右上下にゆれてしまう decomposition を認め，指鼻試験や踵膝試験で検出できる．

③歩行障害：体幹がふらつき，歩行時は左右へ動揺する．立位時に歩隔を拡大し，重心を下げるようにして安定感を高めようとする．小脳性運動失調では，立位で閉眼をしても動揺はほぼ変化ないが，脊髄性運動失調では閉眼にて動揺は増悪する．この現象を Romberg 徴候陽性という．

2) その他の徴候

筋力低下，深部腱反射の出現など錐体路症候やパーキンソニズムなどの錐体外路症候の合併がみられることもある．自律神経障害はMSAで認めるが，発汗減少，起立性低血圧，食事性低血圧，便秘や排尿障害などの膀胱・直腸障害を認め，診察時には評価が必要である．さらに，経過とともに嚥下障害を認め，誤嚥や窒息のリスクは高まる．

■ 診断

病歴および家族歴を含め前述の臨床的特徴を診察し，MRIなどの頭部画像所見において小脳や脳幹部の萎縮を認め，脳血管障害，脳腫瘍，感染症，自己免疫疾患，栄養素欠乏，中毒などの二次性の運動失調症を否定できた場合，SCDの疑いが強くなる．遺伝子解析は保険適応ではなく，個々において検討が必要となる．

■ 評価

SCDは慢性進行性の経過をとる．そのため，経過や治療効果を判定するためにも評価は重要となる．小脳失調の評価として，International Cooperative Ataxia Rating Scale（ICARS）が用いられてきたが，信頼性は高いものの19項目と多く，そこから8項目（歩行，立位，座位，言語障害，指追い試験，鼻指試験，手の回内・回外運動，踵膝試験）にしぼられた scale for the assessment and rating of ataxia（SARA）という評価[9]法が用いられるようになった（www.nanbyou.or.jp/upload-files/sca-sara.pdf）．また，進行していく疾患であるため，ADLやIADLについての評価を行う．

■ 治療とリハビリテーション[8]

治療において，根本的な治療となるものはまだない．後述する薬物治療に加えて，リハは重要で，家屋指導や自宅における生活指導およびリハの指導を行う．

薬物治療としては，甲状腺刺激ホルモン放出ホ

ルモン（TRH）製剤が認可され，小脳失調症状に対して効果があるとされている．注射剤としてはヒルトニン®，内服薬としてはセレジスト®の2種類がある．失調症状に対して，足関節や足底への錘負荷や下肢への弾性包帯装着することで立位や歩行時の動揺を軽減させる効果がある．これらは求心性感覚入力を増強できるものと考えられている．また，単純な運動から複雑な運動へと反復練習を行うフレンケル体操や固有感覚入力を増強させて運動失調症状の改善を図る固有受容覚性神経筋促通法（proprioceptive neuromuscular facilitation：PNF）などがある．

一般的には静的バランス（四つ這い，閉脚立位，片脚立位），動的バランス（重心移動やステップ練習など），四つ這いで片側上肢と対側下肢の屈伸運動，などがある[10]．

錐体外路症状のパーキンソニズムに対しては抗パーキンソン病薬の投与や錐体路症状の痙縮に対しての経口筋弛緩剤の投与や，局所的な筋緊張の亢進がある場合にはボツリヌス療法の検討などを行う．自律神経症状の対応はリハを行ううえでも重要である．起立性低血圧に対しては，下肢への弾性包帯や弾性ストッキングの装着を試みたり，薬物治療としての昇圧薬（ドロキシドパ，α刺激薬など）の投与を検討する．神経因性膀胱を認める場合には，蓄尿障害や排出障害について評価を行い，副交感神経刺激剤，α交感神経遮断薬，抗コリン薬，交感神経作動薬等の投薬を検討し，残尿が多い場合には間欠的導尿の指導も必要となる．

SCDは徐々に進行するため，歩行が可能であった場合でも歩行器歩行，車椅子による移動レベルへと移行する．転倒の危険性が増し，筋力低下などの廃用の予防や歩行補助具の指導，環境調整を適切に行う必要がある．また，車椅子レベルであっても座位で可能な自主練習の指導を行うなど，個々に必要なリハ指導や生活指導を行う．

MiyaiらはSCDに4週間の集中リハを行い，歩行速度は終了後24週後もベースラインよりも改善していたと報告している[11]．運動学習を繰り返すことで小脳の可塑性を増強させることができるといえる．

多発性硬化症

概要[8, 12]

多発性硬化症（multiple sclerosis：MS）は，中枢神経細胞に時間的，空間的に多発性の脱髄を生じ，臨床症状としては視力障害，片麻痺，対麻痺，運動失調，感覚障害，膀胱直腸障害，高次脳機能障害，有痛性強直性痙攣など様々である．経過において，寛解と再発を繰り返し，再発寛解型（relapsing）MS，二次性進行型（secondary progressive）MS，一次性進行型（primary progressive）MSに分類されている．再発寛解型は急性増悪と寛解を繰り返し，日本人では約85％を占める．二次性進行型は，初期は再発寛解型を呈し，その後進行性となるタイプで，一次性進行型は発症時から持続的に進行していくタイプである．

MS発症の原因は明らかではないが，抗原特異的ヘルパーT細胞を中心とした細胞性免疫の関与が推定されている．感染，過労，ストレス等が発症や再発の誘因となることが多い．また，脱髄疾患のため，体温の上昇に伴って神経症状が悪化するというUhthoff（ウートフ）徴候が特徴である．わが国の有病率は人口10万人当たり8〜9人と考えられ，女性に多く，発症年齢は25歳前後が多い．

わが国では，視神経炎と脊髄病変を呈する視神経脊髄型MSが多くみられるが，その多くは視神経脊髄炎（neuromyelitis optica：NMO）が含まれていると考えられている．NMOはデビック病とも呼ばれ，MSの亜型と考えられていたが，自己抗体が発見され（NMO-IgGと命名された），MSとは異なる病態と考えられている．その後，NMO-IgGが認識する蛋白質がアストロサイトの足突起に高密度に発現する水チャンネルの分子の一つであるアクアポリン4（aquaporin-4：AQP4）であることが発見された．女性に多く，発症年齢は35歳前後が多い．初発症状としては，視神経炎が多いといわれている．脊髄炎としては横断性障害で強いしびれや痛み，時に有痛性筋痙攣を認める．

評価

評価としては，EDSS（expanded disability status scale）がある．MS および NMO は厚生労働省の指定難病で，その臨床調査個人票において，総合障害度 EDSS による評価が必要である．さらに，EDSS を判定するためには機能別障害度（functional systems：FS）による判定を行う．

リハにおける評価は片麻痺や運動失調，高次脳機能障害など，病巣の部位により様々な病態を呈するため，各々の症状にあった評価および ADL，IADL の評価が必要である．

■ 診断

MS では，MRI 画像において脱髄病変が空間的多発性にあるかを判断でき，また，ガドリニウム（Gd）造影効果のある病巣とない病変が同時に存在することで時間的多発性の評価が可能となる．また，MS では髄液中のオリゴクローナルバンド陽性，IgG index の上昇が，NMO では抗 AQP4 抗体が陽性を認めることが多い．

急性期治療は MS および NMO ともに，ステロイドパルス療法が有効とされ，無効例には血漿浄化療法を検討する．再発予防に対して，MS はインターフェロン β が有効とされているが，NMO では少量のステロイドや免疫抑制薬の内服を用いる．

■ リハビリテーション

片麻痺や運動失調，対麻痺など病巣部位により臨床症状は異なり，感覚障害，異常知覚を合併する．また，視覚障害を合併している者もおり，個々における対応が大切である．疲労しやすく，休憩を入れながら行う必要がある．運動により体熱が上昇すると症状が増強する可能性はあるが，安静時間を設けることで対応は可能である．

ROM 練習，筋力強化練習，基本動作練習を段階的に行い，片麻痺の場合は短下肢装具を装着したうえで歩行練習を行う．痙縮が高度である場合には，筋弛緩薬の内服やボツリヌス療法の適応を検討する．運動失調症状の場合は，弾性ストッキングや重錘バンドの装着での歩行練習を検討し，歩行器歩行練習を行うことも多い．重症度が高い場合は車椅子での移動となる．有酸素運動の有効性の報告もあり，EDSS が 7 点以下の場合において，中等度までの持久性の運動を行い，耐容能の向上，心理面への効果を認めたとの報告がある．

対麻痺を呈する場合，異常知覚や体幹を締め付けられるような girdle sensation が生じることがあり，疼痛コントロールが重要となる．薬物治療としてはカルバマゼピン，プレガバリン，三環系抗うつ薬などを検討する．膀胱直腸障害への対処も重要である．ステロイドを長期にわたり内服をする場合もあり，ステロイドミオパチーの合併や易感染性に陥っているため感染徴候の有無など定期的な診察を行い，加療や生活指導を行う．20〜30 代で発症することが多く，ADL だけでなく，家事や社会復帰などを考慮し，環境整備を適切に行う．また，高次脳機能障害を合併することがあり，時に，その運動機能では困難であろうと推測されることもできると感じ，多幸的な発言がみられ，注意が必要となる．

（中馬孝容）

▶文献

1) 中馬孝容編：パーキンソン病のリハビリテーションガイド．MB Med Reha，**76**，2007．
2) 山本光利編著：レジデントのためのパーキンソン病ハンドブック．中外医学社，2014．
3) 中馬孝容：パーキンソン病のリハビリテーション，パーキンソン病と運動異常（総編集：辻 省次，専門編集：髙橋良輔）．中山書店，2013，pp363-371．
4) 眞野行生編：ケアスタッフと患者・家族のためのパーキンソン病 疾病理解と障害克服の指針．医歯薬出版，2002．
5) 日本神経学会監，「パーキンソン病治療ガイドライン」作成委員会編：パーキンソン病治療ガイドライン2011．医学書院，2011．
6) Nieuwboer A, et al：Cueing training in the home improves gait-related mobility in Parkinson's disease：the RESCUE trial. J Neurol Neurosurg Psychiatry, **78**：134-140, 2007.
7) Keus SH, et al：Evidence-based analysis of physical therapy in Parkinson's disease with recommendations for practice and research. Mov Disord, **22**：451-460, 2007.
8) 江藤文夫，中馬孝容，葛原茂樹監：神経難病のリハビリテーション―症例を通して学ぶ．医歯薬出版，2012．
9) Schmitz HT, et al：Scale for the assessment and rating of ataxia：development of a new clinical scale. Neurology, **66**：1717-1720, 2006.
10) Ilg A, et al：Consensus paper：Management of degenerative cerebellar disorders. Cerebellum, **13**(2)：248-268, 2014.
11) 宮井一郎：脊髄小脳変性症の歩行障害の特徴とリハビリテーションアプローチの可能性（特集　神経・筋疾患による歩行障害へのアプローチ）．MB Med Reha, **171**：33-38, 2014.
12) 日本神経学会・日本神経免疫学会・日本神経治療学会監，「多発性硬化症治療ガイドライン」作成委員会編：多発性硬化症治療ガイドライン2010．医学書院，2010．

第4章 疾患とリハビリテーション

7. 神経疾患
2) ALS・PPS

筋萎縮性側索硬化症

Summary
① 筋萎縮性側索硬化症は進行性の運動ニューロン疾患であり，運動麻痺に加えて，球症状および呼吸筋麻痺が生命予後に関わる．
② リハビリテーション（以下リハ）はADLの維持，QOLの向上を目的として，病期に応じて対応する．
③ 個々のリハアプローチに加え，心理面への配慮が重要である．
④ 末期には，胃瘻造設，気管切開および人工呼吸器装着が必要となるため，本処置についてあらかじめ本人の意志を確認しておく．
⑤ 適切な医療福祉機器の導入や環境調整によって，自立して生活できる期間の延長を図る．

■ 概要

筋萎縮性側索硬化症（amyotrophic lateral sclerosis：ALS）は，代表的な運動ニューロン疾患であり，上位および下位運動ニューロンの変性をきたす．ALSの80％以上は孤発性であり，残りが遺伝性である．有病率は2〜7/10万人で，男女比は2：1で男性に多い．発症年齢は30〜80代にわたり，発症のピークは70代である．

臨床病型は，普通型（上位型），球型，偽性多発神経炎型（下位型）および混合型に分けられるが，このうち普通型および混合型の症例は下肢の痙性麻痺が前景に立つことがある．四肢に筋線維束攣縮を観察できる．根治療法はなく，一般には発症後5年以内に肺炎や呼吸不全などの呼吸器系疾患で死亡するため，長期療養や延命に対する対応が必要となる．

1) 主な症候
a) 上位運動ニューロン症状
痙縮や深部腱反射の亢進，バビンスキー徴候等の病的反射が出現する．

b) 下位運動ニューロン症状
脊髄前角細胞以下の麻痺で，筋緊張の低下，深部腱反射の減弱，筋萎縮をきたす弛緩性麻痺となる．

c) 球症状
第Ⅸ，Ⅹ，Ⅻ脳神経の障害により，舌，咽頭喉頭の筋の萎縮および筋力低下が出現する．構音障害や嚥下障害として観察される．

d) 呼吸筋麻痺
呼吸筋，特に肋間筋の筋力低下により，肺活量が減少，換気不全を生じる．

2) 診断
神経学的所見，筋電図などの臨床検査，他の類似疾患の鑑別に基づいて診断を行う．ALSでは，針筋電図において陽性鋭波や線維束攣縮などの脱神経所見，運動単位の脱落および高振幅・長持続時間運動単位電位などの特徴的な所見が認められる．発症初期には，感覚障害，外眼筋麻痺，膀胱

表1 ALSの評価

	運動麻痺	球症状	呼吸筋麻痺
初期	自覚的な軽い麻痺感,または細かい運動障害のみ	ないか,自覚的なしゃべりにくさ,時にはむせるが,日常生活上は問題にならない	ないか,呼吸機能検査上,以前の数値よりは劣っている程度
中間期(軽介助期)	ほとんど介助なしで日常生活ができるが,細かい運動はしにくい	しばしばむせる,食事を工夫することで栄養が維持できる.言葉は聞き取りにくい	呼吸機能検査上,正常下限程度.自覚症状はない
後期(重介助期)	介助がなければ,日常生活を行うことができない	強い嚥下障害があり,経管栄養が必要となる.言葉は聞き取れず,コミュニケーション機器が必要	呼吸機能検査上,肺活量の低下を認める.動作時の息切れを自覚するが,安静にしていれば自覚なし
終末期(全介助期)	自分では何もできない	嚥下不能で胃瘻が必要.機器を用いなければコミュニケーションも不能	安静にしていても呼吸困難を自覚.呼吸管理が必要

直腸障害,褥瘡はみられず,四大陰性徴候とも呼ばれている.しかし,長期経過例では陰性徴候へも障害が波及する.

3) 治療

現在,症状の進行を止める有効な薬物療法はない.診断が確定すれば,病名告知および予後説明を実施するが,心理面への十分な配慮が重要である.進行性疾患でありADLの維持,QOLの向上を目的として,病期に応じたリハを実施する.末期に嚥下障害・呼吸不全を生じるため,あらかじめ胃瘻造設,気管切開・人工呼吸器装着などの処置についての意思確認をする必要がある.

■ 評価

症状の分布は症例ごとに異なり,進行が早いため評価を頻回に行い残存機能をチェックする.幾つかのALS重症度分類があるが,運動麻痺,球症状,呼吸筋麻痺それぞれで重症度を分類し,患者の全身状態を把握する(表1).

■ リハビリテーション

リハは患者・家族のQOLを第一に考え,病期に応じてADLの維持に努める.これには,医師,理学療法士,作業療法士,言語聴覚士,看護師,管理栄養士,医療ソーシャルワーカー,介護福祉士などの多職種からなるチーム医療体制が必要である.

1) 運動麻痺

ADLが自立している時期は上下肢のROM訓練や筋力維持訓練,下肢の尖足に対する杖・装具,下垂足防止装具,手指筋力低下に対する短対立装具,自助具などを必要に応じて処方する.病状の進行による筋力低下により,使用していた短下肢装具が重くなりかえって歩行を阻害することがある.また,使い過ぎによる過用性筋力低下にも注意を払う.

介助が必要な時期になってくると,筋力維持訓練に加えて,歩行補助具や車椅子,頭部を支えるための頚椎カラー等の装具が必要となる.

全介助期になると,ROM訓練,残存能力維持訓練,さらに介護者に対して体位変換や移動の介助などの方法の教育が重要となる.

2) 球症状

球症状がいずれの時期から出現するかは症例ごとに異なるが,嚥下障害に対しては早期から嚥下機能維持訓練に加え,嚥下補助食品の紹介や食べやすい食事の教育などの栄養指導が必要である.食事摂取が不能となれば,経管栄養が必要となり胃瘻造設が実施される.また,構音障害の進行により発声が困難な場合には,スイッチ入力型のコミュニケーション機器の導入が必要となる.

3) 呼吸筋麻痺

診断が確定した時期より,定期的に呼吸機能検査を行い,呼吸筋麻痺の状況をチェックする.潜在的にでも呼吸筋麻痺が出現するようになれば,呼吸筋の筋力維持訓練,腹筋の訓練による腹式呼吸訓練が必要である.肺活量が減少し,残気量が増加してきた場合には,本人・家族と十分な話し

合いの後に気管切開術を実施することがある．この方法は侵襲的であるが，死腔量減少により，呼吸困難の改善に有効である．さらに進行した場合，人工呼吸器管理が必要となる．

▶文献

1) 日本神経学会治療ガイドライン　ALS治療ガイドライン作成小委員会：ALS治療ガイドライン2002．臨床神経，**42**：669-719，2002．
2) 荻野美恵子：神経難病とリハビリテーション：運動ニューロン病．総合リハ，**42**：507-513，2014．
3) 森若文雄：運動ニューロン疾患．今日のリハビリテーション指針（伊藤利之，江藤文夫，木村彰男編），医学書院，2013，pp96-101．

ポリオ後症候群

Summary

① ポリオ後症候群は，ポリオ罹患後数十年を経て新たに生じた遅発性二次障害であり，過用性筋力低下により症状が進行し，歩行やADLの低下をもたらす．
② 新たに生じる筋力低下が主要徴候であり，疲労，筋痛や関節痛，関節変形，側弯，耐久性低下，冷感など多彩な症状を呈する．
③ 治療法は確立されていないため，誘因となる過用や肥満などの危険因子を避けること，すなわち生活習慣の改善により発症予防に努める．
④ リハでは，低負荷高頻度反復訓練を原則とした筋力増強訓練を行うほか，時間をかけて補装具の調整，適合を図る．
⑤ 全国各地に患者会が作られ，会員相互の支援活動が積極的に行われている．

■ 概要

ポリオ（poliomyelitis；急性灰白髄炎）は，脊髄前角細胞や脳幹がポリオウイルスによって侵される疾患である．経口感染によって体内に入った腸管ウイルスであるポリオウイルスは，親和性が強い神経組織（脊髄前角細胞や脳幹部などの運動神経）を侵し，弛緩性運動麻痺や球麻痺をもたらすが，90％以上は何も症状がなく不顕性感染のみで終わる．四肢の麻痺は発症後3～4か月頃から回復を認め，筋力強化訓練に反応して少なくとも筋力は増加し，ほとんど正常に近い状態まで回復することもある．

ポリオワクチンの導入により，わが国では1960年代より新規のポリオ発症をほとんどみなくなった．しかし，ポリオ罹患後10～50年後の症状安定期を経て，新たな筋力低下，筋・関節痛，易疲労性，嚥下障害，呼吸機能障害など様々な症状が出現する病態が確認され，これをポリオ後症候群（post-polio syndrome：PPS）と呼んでいる．PPSの発症は，ポリオ罹患者の28～64％と報告されている．PPSはポリオ罹患者に生じる遅発性二次障害であり，過用性筋力低下により症状が進行し歩行やADLの低下をもたらし，職業生活や社会生活を大きく阻害する．

1）主な症候

PPSに関連する障害は主要症候である，新たな，あるいは，進行する筋力低下に特徴付けられる．その筋力低下速度は年間5～9％と，健常者の2倍以上の速さで進行する．PPS患者の筋力低下には，正反対の状態である廃用と過用が併存しているため，その誘因が廃用か過用かを判別することが重要となる．過用性筋力低下進展のメカニズムにおいて，廃用による筋力低下があれば，わずかな運動でも過負荷となり過用を生じることがあり，リハ実施において運動負荷量の設定が難しくなる．ポリオ罹患者は"頑張り気質（タイプA性格）"が多く，仕事熱心で手を抜くことができずに無理を強いる傾向にある．これがよりいっそう過

用を進行させる．

また，疲労および疼痛（筋痛，関節痛）の頻度が高く，関節変形，側弯，耐久性低下，冷感など多彩な症状を有しており，これらの症状がPPSの障害を形作る．疲労に関しては，PPS患者には中枢性と末梢性の2つのタイプが報告されており，中枢性疲労では何もできないほどの極度の全身性の疲労を訴え，集中力や記憶力の低下もみられる．

他の注意すべき症候として，呼吸器合併症，睡眠時無呼吸症候群，嚥下障害がある．潜在的な呼吸機能障害は，幼少期より四肢や体幹の麻痺により運動量が少なく隠されているが，中高年齢になって筋力が低下，あるいは，感冒など軽微な呼吸器感染症を契機に，もともとあった呼吸機能障害が顕在化することが多い．PPS患者の嚥下機能は比較的良好であるものの，一部に高度嚥下障害の合併もある．

2) 診断

PPSの診断基準は下記の通りであり，類似症状を示すニューロパチー，ミオパチーや脊柱管狭窄症などの疾患を鑑別することが重要である．下記に診断基準を示す．

①不顕性感染，麻痺性，非麻痺性ポリオにかかわらず，ポリオの既往があり，身体的所見や検査所見から確認できる．

②ポリオ発症から神経学的に回復した後，15年以上の神経学的・機能的に安定した期間がある．

③新たに全身倦怠感，筋力低下，筋疲労，筋萎縮が生じる他の疾患を除外できる．

3) 治療

現時点で，ポリオ罹患者におけるPPSの発症原因は不明であり，有効な治療法は確立されていない．しかし，発症の誘因となる要因として，加齢，過重労働，廃用，過用，体重増加などが報告されており，少なくともこれらの誘因に対する対策がPPS発症予防につながる．

■ 評価

ポリオ罹患者の主要な訴え（疲労感，息切れ，筋力低下，筋肉痛・関節痛，下肢冷感など）に応じて診察・評価を行う．理学的診察・評価の手順は，筋萎縮，側弯，脚長差の有無を観察し，上下肢主筋のMMT，さらに主関節のROMを測定し，立位・歩行を観察する．大・中殿筋は起立・歩行に重要であり必ずチェックする．立位姿勢と歩行の安定性を確認する．基本的ADLは自立している者が多いものの，手段的日常生活活動（IADL）や社会参加の制限を受けている場合が多く，これらに関する評価も実施する．

臨床検査のなかではCKが重要である．横紋筋融解を生じていればCK値が増加する．骨関節の変形性変化を判定する目的で四肢体幹のX線単純撮影を，球麻痺や体幹の麻痺の影響を判定する目的で肺機能検査，下位運動ニューロンの機能判定目的で筋電図を実施する．筋電図では，伝導検査，F波および針筋電図を実施する．前角細胞機能の一指標であるF波の出現率は低下，麻痺肢の針筋電図では収縮時多相性電位を認め，脱神経が持続していれば安静時電位の異常を認める．一見正常に見える部位にも，筋電図で異常を発見することがある．

■ リハビリテーション

a) 筋力増強訓練

PPS患者の運動強度の安全域は健常者に比べて大きく低下している（図1）．そのため，PPS患者に対する筋力増強訓練は，過用性筋力低下を避けるために"低負荷高頻度訓練"が基本となる．筋肉痛や筋疲労を生じない程度の軽い負荷で，多数回反復して実施するのが良い．

b) ROM訓練

弛緩性麻痺であり関節拘縮を生じにくいが，長年の歩行時の不良姿勢で下肢関節のROM制限をきたしていることがあり，当該関節に対して軽い力でゆっくりとした他動的ROM訓練を実施する．弛緩性麻痺であり，過度なストレッチは関節を痛めやすいので注意が必要である．

c) 補装具（下肢装具，杖，車椅子）の作製・調整

PPS患者は，残存能力や膝関節のロッキング機能を上手に利用して歩行しており，個々の能力に比して歩行能力が高いことが多い．装具に関しては，不足する機能を補助するのみでなく，残存する動きを妨げないことが重要である．また，使用者の希望を優先し，時には使用者のニーズに合わせて改良を重ねていくことが長年使用する装具につながっていく．軽量化を目指したカーボン繊維

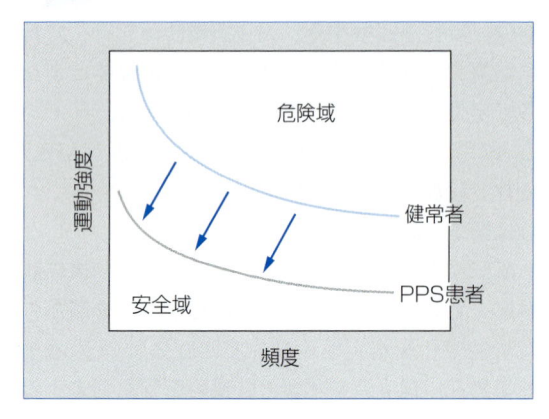

図1 運動強度と頻度との関係

強化プラスチック下肢装具が開発され装着されている．杖と装具での短距離歩行は可能であっても長距離移動が困難である場合，実用移動手段として車椅子を検討する．

d）歩行訓練

遠心性筋収縮はPPS患者の筋障害を生じやすいため，過度な階段昇降訓練やトレッドミルでの走行訓練は避ける．患者が好む快適速度での平地歩行訓練を，適宜休憩を入れながら実施する．歩行による有酸素運動は心肺機能維持にも有効である．温水プール内での歩行訓練は，患肢への荷重負荷を軽減し温熱の効果もあり非常によい．

e）生活指導（ホームエクササイズ指導）

前述したように筋力低下の原因が廃用か過用かによって対応が異なる．前者であれば，できるだけADLは自分で行い，散歩などの自主訓練を勧めるとともに社会参加を促して身体活動量を増加させる．後者であれば，現在のライフスタイルを見直し，過度な運動を避けるとともに十分な睡眠や休養をとるよう指導し，補装具の導入も検討する．

f）その他

ポリオ罹患者による患者会が全国各地に作られ，会員相互の交流，情報交換や障害に対するピアカウンセリングなどの支援活動を行っている．また，各地の大学病院診療科が患者会と共同で，PPS発症予防や障害管理を目的とした検診を実施している．

（佐伯　覚）

▶文献

1) 伊藤英明・他：ポストポリオ症候群のリハビリテーション．総合リハ，40：675-679，2012．
2) 佐伯　覚，松嶋康之，蜂須賀研二：神経筋疾患におけるoverwork weakness. Jpn J Rehabil Med, 50：795-798, 2013.
3) 佐伯　覚：ポリオ，今日のリハビリテーション指針（伊藤利之・他編），医学書院，2013，pp141-144．
4) Farbu E, et al.：EFNS guideline in diagnosis and management of post-polio syndrome. Report of an EFNS task force. Euro J Neurol, 13：796-801, 2006.
5) 蜂須賀研二：ポリオ後症候群の装具療法．リハビリテーション医学，41：292-295，2004．

第4章 疾患とリハビリテーション

8. リウマチ性疾患（関節リウマチ・全身性強皮症・多発性筋炎）

Summary

① 薬物治療の進歩とともに関節リウマチ（RA）の外科とリハビリテーション（リハ）は大きく変化した．
② RAのリハでは寛解導入までに関節破壊や変形を生じさせないための関節保護動作指導を含む患者教育やスプリント・装具療法が重要である．
③ 生物学的製剤による症状の改善は急速な身体活動量の増加につながり，結果として過用や誤用の危険性が高まる．そのため適正な身体活動量，日常生活活動（ADL）や手段的日常生活活動（IADL）の指導が必要である．
④ 長期罹病RA患者や高齢RA患者では合併症や障害により介護が必要な場合が多い．RAは介護保険の特定疾病であり，身体障害者手帳の交付や障害年金の受給も可能である．
⑤ RAには理学療法，作業療法だけでなく患者教育から住環境の整備，人的資源の導入，介護施設の利用も含むRA患者のADL/IADLを維持し，生活の質（QOL）を高めるための包括的なケアとリハアプローチが重要である．
⑥ 全身性強皮症（SSc）や多発性筋炎（PM）はRAと同じリウマチ性疾患に分類されるが，病態や治療法，障害モデルはRAと異なる．
⑦ SScは線維化病変と血管病変により運動機能ばかりでなく，呼吸・循環機能も低下しADL/IADLが制限される．一方，PMは筋力低下によりADL/IADLが障害されるだけでなく嚥下障害も合併することが多い．そのため，それぞれの障害モデルに応じたリハ対応が必要である．

関節リウマチ

疾患の概要

　関節リウマチ（rheumatoid arthritis：RA）は免疫異常を背景に滑膜に病変の主座を置く肉芽腫性関節炎であり，20～50歳代の女性に多く発症（男女比＝1：4）する．患者数は60～70万人（有病率0.6％）と推定され，以前は有効な治療法がなく，著しい関節炎，脊椎炎の結果生じる変形や脊髄障害により寝たきりになる患者も少なくなかった．そのため，RAのリハは二次障害を可及的に防ぎADL/IADL能力を少しでも維持することを目的に実施されてきた．
　しかし，近年，アンカードラッグ（要の薬）であるメトトレキサート（MTX）の早期投与や病態に関与する腫瘍壊死因子（TNF）やインターロイキン-6（IL-6），Tリンパ球に対する抗体製剤の導入によって，RAの治療は劇的に変化し，寛解導入を目標に薬物治療が行われるようになった．

臨床症状

　RAでは全身倦怠や食欲不振などの全身症状が先行することが少なくない．その後，手指のこわ

ばりや関節痛，腫脹などの関節炎症状が出現する．関節炎が遷延すると関節可動域（ROM）制限，廃用性筋力低下や関節周囲の骨萎縮がみられる．さらに増殖した関節滑膜（パンヌス）により関節が破壊され変形が生じる．また，腫脹に伴う関節周囲組織の弛緩，腱や靱帯の走行異常，筋力低下などが変形を増悪させる．一方，関節炎が鎮静化しても関節組織の線維化，癒着などは拘縮や強直の原因となり，RAでは関節症状以外に全身症状や貧血，呼吸器合併症や神経症状など多彩な関節外症状を呈することも少なくない（**表1**）．

■ 診断

RAの診断には米国リウマチ学会（ACR）1987年改訂分類基準が用いられてきたが，「6週間以上続く関節炎の存在」はRAの早期診断にそぐわなかった．その後，寛解導入が期待できる生物学的製剤が使用されるようになると，より早期にRAを診断するために2010年にACRと欧州リウマチ学会（EULAR）が合同で関節リウマチ分類基準[1]を発表し今日に至っている．

■ RAの臨床経過

生物学的製剤の導入により，RAはコントロール可能となり，関節炎症状がない臨床的寛解はいうまでもなく，関節破壊が止まる構造的寛解，ADL障害がない機能的寛解を目指して治療が行われるようになった．その結果，患者の多くは単周期型類似の経過をとるようになったが，生物学的製剤の導入が困難な場合，あるいは寛解に至っても二次無効や薬物中止後の再発など多周期型，進行型類似の経過をとるRA患者も少なくない．また，薬物治療の進歩に伴い，多関節破壊型やムチランス型，重度の頚椎病変を合併するRA患者は減少しているが，一方で長期罹病RA患者や複数の合併症をもつ高齢RA患者は増えている．

■ 評価

1）関節超音波エコー検査

薬物治療の進歩に伴い早期に滑膜炎を診断する必要性が高まり，関節超音波エコー検査が頻用されるようになった．関節超音波エコー検査は被曝の危険性がなく何度でも実施することが可能であ

表1　RAの症状

1. 全身症状
① 発熱（微熱が多い）
② 全身倦怠，食欲不振，易疲労
2. 貧血
3. リンパ節腫脹，脾腫
4. 皮膚
①皮下結節（リウマチ結節） 　（後頭部や肘頭など圧迫を受けやすい部位）
②皮膚潰瘍
③爪床周囲や指腹部の小梗塞
5. 心症状
①心外膜炎
②心筋炎
③虚血性心疾患
④伝導障害
6. 肺症状
①胸膜炎
②Caplan症候群（結節性肺病変を伴うRA）
③肺線維症，間質性肺炎（リウマチ肺）
④気道疾患（BOOPなどの閉塞性呼吸障害）
7. 神経症状
①多発性単神経炎（drop foot, drop hand）
②環軸関節亜脱臼による脊髄症状・根症状，脳底圧迫
③絞扼性神経障害
8. 眼症状
①上強膜炎，胸膜炎
②ぶどう膜炎
③眼乾燥症状・角膜潰瘍（シェーグレン症候群の合併）
9. その他
①腎障害（二次性アミロイドーシス，薬剤性）
②消化管障害（胃・十二指腸潰瘍など）

る．また，滑膜の腫脹だけでなく血流ドップラー検査により炎症滑膜内の血流を評価して滑膜炎の程度を判定できる．

2）X線評価

RA病期はX線像所見に基づいて判定される．
①関節近傍の骨萎縮（傍関節骨萎縮）
②関節裂隙の狭小化（関節軟骨の摩耗）
③関節辺縁（滑膜付着部）の骨びらん，侵食像（パンヌスによる関節破壊）
④関節や脊椎のアライメント（脱臼・亜脱臼）
⑤関節の線維性強直，骨性強直

頚椎X線像では，必ず，機能的撮影により前・

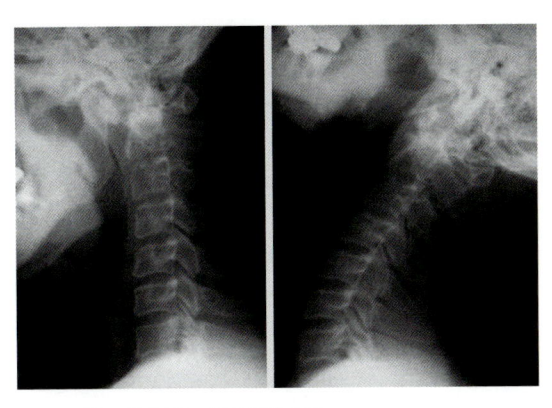

図1 前・後屈位の頚椎側面像
前屈位で環軸椎亜脱臼を認める.

後屈位の頚椎側面像を比較して環椎と軸椎の関係を評価する（**図1**）.

RAの関節外症状に間質性肺炎（リウマチ肺）があるが, MTXも間質性肺炎を惹起することがある. また, 生物学的製剤では結核やカリニ肺炎などの日和見感染症の発症リスクが高い. そのため, 血液検査に加えて胸部X線検査や胸部CT検査を適宜実施する.

X線検査は定期的に実施して変形や破壊の程度を確認する必要があり, 病期が進行していれば,「目標に基づいたRAの治療（Treat to Target：T2T）[2]」(**表2**) に則り, 薬物治療の強化を行うと同時にリハや装具療法を併用したり外科治療を追加したりする.

3）MRI評価

高磁場MRI装置と造影MRI検査により滑膜など関節組織の詳細な評価が可能となった.

4）病期の評価（表3）

RAの病期はACRのStage分類, Class分類を用いて評価される. Stage分類は関節のX線像所見により関節破壊の程度を4段階に分類, Class分類はADL障害の程度を4段階に分類する.

5）RAの活動性評価

臨床的寛解の指標として疾患活動性を評価する.

①ACRコアセット[3]：RAの薬物治療の効果判定などに広く用いられる. それぞれの治療前後での改善割合を算出しACR20, ACR50, ACR70と改善した%に応じて表記する.

②DAS28（**表4**）：EULARが提唱するDAS28 (http://www.das-score.nl/das28/en/) は圧痛関節数, 腫脹関節数, 疾患活動性, 炎症マーカーから疾患活動性を算出する. 計算値により寛解（2.6未満）, 低疾患活動性（2.6以上3.2以下）, 中疾患活動性（3.2より大きく5.1以下）, 高疾患活動性（5.1より大きい）に分けられる.

③SDAI/CDAI, Boolean寛解基準[4]（**表5**）：DAS28で寛解（2.6未満）と評価されても関節破

表2 RAに対する薬物治療の目標（Treat to Target：T2T）[2]

基本原則（Overarching principles）
1．RAの治療は, 患者とリウマチ医の合意に基づいて行われるべきである.
2．RAの主要な治療ゴールは, 症状のコントロール, 関節破壊などの構造的変化の抑制, 身体機能の正常化, 社会活動への参加を通じて, 患者の長期的QOLを最大限まで改善することである.
3．炎症を取り除くことが, 治療ゴールを達成するために最も重要である.
4．疾患活動性の評価に基づく治療の適正化による「目標達成に向けた治療（Treat to Target：T2T）」は, RAのアウトカム改善に最も効果的である.

推奨（Recommendations）
1．治療目標はまず臨床的寛解を達成することである.
2．臨床的寛解とは, 疾患活動性による臨床症状・徴候が消失した状態と定義する.
3．寛解を明確な治療目標とすべきであるが, 現時点では, 進行した患者や長期罹病患者は, 低疾患活動性が当面の目標となり得る.
4．治療目標が達成されるまで, 薬物治療は少なくとも3か月ごとに見直すべきである.
5．疾患活動性の評価は, 中～高疾患活動性の患者では毎月, 低疾患活動性または寛解が維持されている患者では3～6か月ごとに, 定期的に実施し記録しなければならない.
6．日常診療における治療方針の決定には, 関節所見を含む総合的疾患活動性指標を用いて評価する必要がある.
7．治療方針の決定には, 総合的疾患活動性の評価に加えて関節破壊などの構造的変化および身体機能障害も併せて考慮すべきである.
8．設定した治療目標は, 疾病の全経過を通じて維持すべきである.
9．疾患活動性指標の選択や治療目標値の設定には合併症, 患者要因, 薬剤関連リスクなどを考慮する.
10．患者は, リウマチ医の指導のもとに,「目標達成に向けた治療（T2T）」について適切に説明を受けるべきである.

表3 病期の評価

stage I 初期
*1. X線像上に骨破壊像はない.
2. X線像上骨萎縮はあってもよい.

stage II 中等期
*1. X線像上，軽度の軟骨下骨の破壊を伴う，あるいは伴わない骨萎縮がある．軽度の軟骨破壊はあってもよい．
*2. 関節運動は制限されてもよいが，関節変形はない．
3. 関節周辺の筋萎縮はある．
4. 結節および腱鞘炎類似の関節外軟骨組織の病変はあってもよい．

stage III 高度進行期
*1. 骨萎縮の他にX線像上，軟骨・骨の破壊がある．
*2. 亜脱臼，尺側偏位，あるいは過伸展のような関節変形がある．線維性または骨性強直を伴わない．
3. 強度の筋萎縮がある．
4. RA結節のような関節外組織病変はあってもよい．

stage IV 末期
*1. 線維性あるいは骨性強直がある．
2. それ以外はstege IIIの基準を満たす．

*印のある基準項目は，とくにその病期に患者を分類するためには必ずなければならない項目である．

表4 Disease activity score (DAS) 28

	R		L	
	腫脹(sw)	疼痛(t)	腫脹(sw)	疼痛(t)
肩関節	○	○	○	○
肘関節	○	○	○	○
手関節	○	○	○	○
MCP関節 (1-5)	○○○ ○○	○○○ ○○	○○○ ○○	○○○ ○○
PIP関節 (1-5)	○○○ ○○	○○○ ○○	○○○ ○○	○○○ ○○
膝関節	○	○	○	○

$DAS28(ESR)=0.56\times\sqrt{}(t28)+0.28\times\sqrt{}(sw28)+0.70\times Ln(ESR)+0.014\times VAS$

$DAS28(CRP)=0.56\times\sqrt{}(t28)+0.28\times\sqrt{}(sw28)+0.70\times Ln(CRP\times 10+1)+0.014\times VAS+0.96$

表5 Boolean寛解基準, SDAI/CDAI[4]

臨床試験での寛解基準	日常診療での寛解基準
1. Boolean寛解基準：4項目がすべて1以下 ・圧痛関節数（TJC） ・腫脹関節数（SJC） ・患者の全般的評価 ・CRP（mg/dL） 2. SDAI（simplified DAI）：3.3以下	1. Boolean寛解基準：3項目がすべて1以下 ・圧痛関節数（TJC） ・腫脹関節数（SJC） ・患者の全般的評価 2. CDAI(clinical DAI)：2.8以下

SDAI＝TJC＋SJC＋患者による全般的評価＋医師による全般的評価＋CRP

CDAI＝TJC＋SJC＋患者による全般的評価＋医師による全般的評価

壊が進行することから，より厳密な臨床的寛解の指標としてSDAI/CDAI，Boolean寛解基準が制定された．

6) 関節の変形（図2）

RAでは関節周囲組織の弛緩，靱帯や腱の断裂，関節の破壊により特有の変形をきたす．手指の変形では整容，食事などセルフケアを中心としたADL，掃除や炊事を含む家事動作であるIADLが障害される．一方，足部，下肢の変形では立ち上がりや歩行が障害される．

7) その他の機能障害の評価

RAの障害モデルは関節破壊，脊髄障害などの機能・形態異常とADL/IADLの制限，社会参加の制約である．RAに特化した機能障害の評価法はない．ただ，握力は手指変形のため握力計が使用困難であり，膨らませた血圧計のマンシェットで代用することも多い．

8) ADL/IADL，QOLの評価

疾患特異的なADL/QOL評価法にはHAQ[5]や簡易版mHAQ，AIMS2などがあり，一般的なQOL評価法としてSF-36やEQ-5Dが使用される．また最近，RAのADL/IADL評価法として，運動技能とプロセス技能による作業遂行の質と能力の評価を同時に行う観察型ADL/IADL評価法であるAMPSが注目されている．

9) RAの類縁疾患（いわゆるリウマチ性疾患）

①悪性関節リウマチ：RAに血管炎を合併し，関節外症状が強い．副腎皮質ステロイドと免疫抑制薬により治療される．RAに準じてリハを行う．

②若年性特発性関節炎（JIA）：免疫異常を背景に発症するが，RAとは異なる疾患として若年性特発性関節炎と呼ばれ，16歳以下の小児期に発症する原因不明の慢性関節炎と定義される．

臨床的に全身型，小関節型，多関節型など7病型に分類され，病型に応じて副腎皮質ステロイ

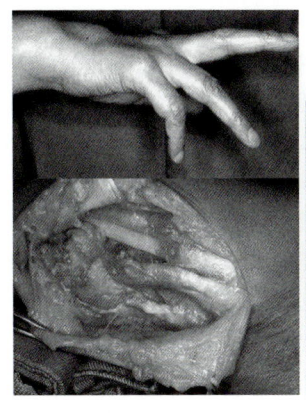

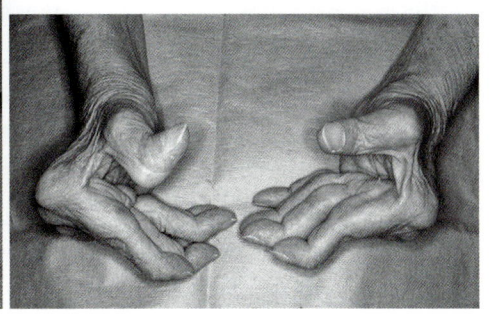

図2　指伸筋腱の断裂，手指，関節の変形
左：示指伸筋腱断裂による手指伸展不全
右：典型的なRA患者の手指変形

ド，MTX，生物学的製剤が投与される．リハはRAに準ずるが，疾患や薬物による成長障害や学業への参加，成人への移行期医療など小児慢性疾患特有の問題への対応も必要である．

③リウマチ性多発筋痛症（polymyalgia rheumatica：PMR）：50歳以上の高齢者に多く，四肢近位筋を中心に痛みや朝のこわばり，倦怠感を訴える炎症性疾患である．赤沈値やCRP値は高値となるが，RA因子は陰性でありRAとは異なる．

関節破壊や関節外症状を呈することはなく，副腎皮質ステロイドが著効する．PMRのリハは疼痛に伴う身体活動量の低下による運動器廃用を予防することに主眼を置いて実施する．

治療とリハ[6]

RA治療の4本柱は患者教育を含む基礎療法，薬物治療，外科治療，リハであるが，1998年の生物学的製剤の導入後の「薬物治療により寛解導入，あるいは治癒も可能である．」という治療概念の転換により，RAの外科治療およびリハの位置づけも大きく変わった．以前は病期の進行に応じて二次障害の発症を予防し，残存機能を最大限に発揮させることがリハの目標であったが，薬物治療によりRAの寛解導入が期待できるようになったので，これまでのリハアプローチに加えて，寛解導入までに関節破壊や変形を生じさせないための関節保護動作指導・患者教育や早期からのスプリント・装具療法が重要である．

薬物治療

薬物治療の目的は炎症の鎮静，疼痛の軽減，関節破壊の抑制である．薬物治療の推奨（リコメンデーション）とT2Tの基本原則に則り，臨床的寛解を目指す．そして，臨床的寛解に構造的寛解と機能的寛解を加えた完全寛解やドラッグフリー寛解，さらには治癒を目指す．

「関節リウマチ診療ガイドライン2014」[6]ではRA診療の限界を踏まえた「治療目標」と「治療方針」を定め，わが国の実情に合致するようにEULARリコメンデーション2013を一部修正して日常診療の具体的な指針を示している．

具体的には，RAと診断されれば間髪を容れずMTXあるいは抗リウマチ薬の投与を開始する．6か月後に治療目標を達成できなければ，予後不良因子の有無により生物学的製剤，あるいは抗リウマチ薬の併用療法へと移行する．

抗リウマチ薬や生物学的製剤には様々な副作用がある．MTXの副作用として肝機能障害，間質性肺炎，骨髄抑制が知られているが，間質性肺炎や骨髄抑制は対応を誤ると死に至る．また，MTX関連の悪性リンパ腫の発症も報告されている．一方，生物学的製剤は強い免疫抑制作用を示し結核やカリニ肺炎などの日和見感染症の発症リスクが高まる．副腎皮質ステロイドは長期・多量投与で肥満，糖尿病，骨粗鬆症，無腐性骨壊死，易感染性などの副作用を呈する．

■ リハビリテーション

RA治療の4本柱のなかで，患者教育を含む基礎療法とリハは，治療の両輪である薬物治療と外科治療が段差を越えて上手く転がっていくための道である．そのためRAのリハは理学療法，作業療法だけでなく，関節保護動作指導を含む患者教育・家族指導（基礎療法）やスプリント・装具療法，自助具の紹介，介護保険や障害者総合支援法などの医療福祉制度に基づく人的資源の利用，住宅改修などの環境整備，介護・福祉用具の導入，障害年金の受給など幅広い項目を含む．

1）理学療法

理学療法は物理療法と運動療法からなる．

①物理療法：RAに対する物理療法のエビデンスは明確ではない．

一般に関節炎急性期の腫脹や疼痛にはコールドパックなどの寒冷療法が適応となるが，RAでは朝のこわばりや疼痛の軽減を目的に温熱療法を処方する．また，運動療法実施前にも疼痛緩和や軟部組織の柔軟化を目的に温熱療法が行われる．

温熱療法の機序は痙縮や筋緊張の緩和，末梢血管拡張による血流改善，組織代謝の亢進などである．膝や肩，腰部など広範囲を温める場合は表面温熱であるホットパックが使い易い．一方，手指や足部など末梢部位ではパラフィン浴などが用いられる．関節内部など深部温熱にマイクロ波が用いられるが，人工関節など金属材料が使用されている部位への照射は禁忌である．

②運動療法[7]：運動療法は関節保護を念頭に実施する．炎症の強い関節には安静や負荷の軽減が重要であるが，関節の長期間の固定は拘縮を助長し廃用性筋力低下を惹起するので注意が必要である．

ROMを維持するためには疼痛のない範囲で全身の関節の自動ROM運動を毎日継続する必要がある．また，筋力維持を目的に関節への負担が少ない等尺性筋力強化練習を行う．次に，炎症が軽減してきた場合には自動介助運動も追加して可動範囲を拡げる．また，低〜中負荷の等張性運動も追加し，関節炎の程度に合わせて，自転車エルゴメータや水中運動など全身の体力強化を始める．

中等度までの疾患活動性や機能障害をもつRA患者の体力強化には，中等度以上の漸増負荷で行う水中運動，歩行，自転車エルゴメータなどの有酸素運動が有効である．また，筋力強化にはマシントレーニングやエクササイズボールを用いた漸増負荷運動が推奨される．

運動療法は下肢伸展挙上（SLR）練習やゴムバンドを用いた股関節周囲筋の筋力強化練習，足部内在筋を強化するタオルギャザー練習，下肢人工関節置換術後の水中歩行などを改善させたい機能に応じて組み合わせる．

水中では浮力により荷重負荷は軽減するが，力学的支点となる股関節などに運動時の抵抗が集中しやすいので，水中での早歩き練習などは避ける．

日本リウマチ友の会が提供するリウマチ体操（DVDあり）は関節への負担も少なく，筋力やROM維持を目的に自宅での自主練習に適している．

2）作業療法

RAの病期や活動性を考慮しセルフケアなどのADL練習と家事動作などのIADL練習を行うが，患者の趣味や楽しみをプログラムに反映させる．また，関節保護動作指導やスプリントの作製，自助具の活用なども重要な作業療法の一つである．

3）スプリント・装具療法，自助具[8]

①安静・固定・免荷，②変形の予防・矯正，③損なわれた機能の補助・補正を目的に処方される．病期・病態と目的に応じて，静的あるいは動的なスプリントや装具を適宜選択する．

RAでは薬物治療にかかわらず病期が進行する患者も少なくない．スプリント・装具療法は薬物治療や外科治療を補う治療であり，危惧される変形に対して計画的に行う．また，RA患者では罹病期間が長いため，変形の程度が酷くても手指機能が残存していることも多い．単に変形を矯正するだけではなく，ADL/IADL改善につながるスプリント・装具の処方，作製が大切である．

スプリントや装具は手指・手関節，肘，膝，足部・足関節，頚部に処方されることが多い．

手関節を機能肢位に固定することで疼痛が軽減し握力も回復，ADL/IADLが改善する．また，手指ではスワンネック変形，ボタン穴変形に対して様々なリングスプリントが処方される（図3）．

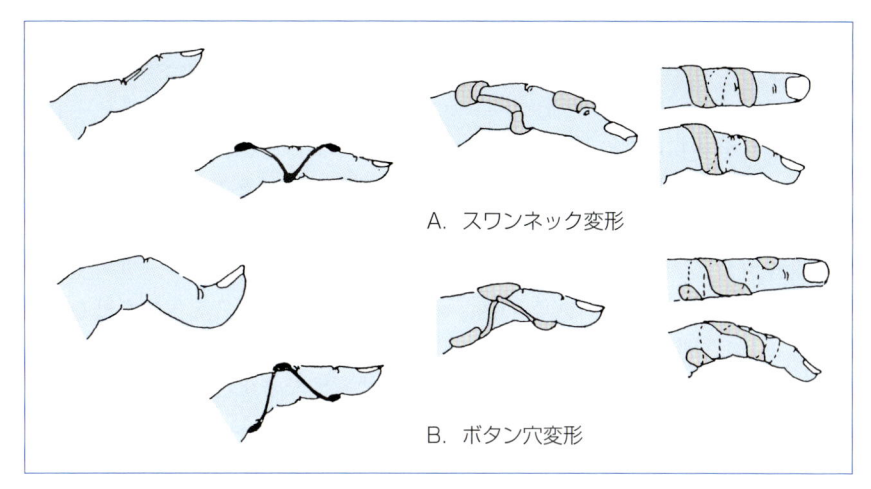

図3　指変形に対するリングスプリントの処方[11]

A. スワンネック変形
B. ボタン穴変形

表6　下肢装具と靴型装具などの処方[11]

足部変形		装具の治療目的	下肢装具・整形外科靴の処方
足関節・後足部	関節炎	関節運動の制限，局所の安静	チャッカ靴あるいは半長靴＋舟状底（ロッカーボトム）短下肢装具（軟性・硬性）の併用
	関節強直	踏み返しの確保	SACH踵，舟状底（ロッカーボトム）
	動揺関節	安定性の獲得	チャッカ靴あるいは半長靴 短下肢装具（軟性・硬性）
	下垂足	足部背屈位保持	短下肢装具（軟性・硬性）
	内反・尖足	荷重分散と足部の保持	チャッカ靴あるいは半長靴と補高，内側ウェッジ
	踵骨棘	疼痛部位の免荷	足底装具
中足部	扁平足	縦アーチの再建，支持	足底装具，UCBL，アーチサポート（踏まず支え）
	開張足	横アーチの再建，支持	足底装具，メタタルザルサポート（中足支え）
	凹足	荷重分散と足部の保持	高いアッパー，足底装具，アーチサポート
前足部・足趾	外反母趾	外反母趾の矯正，前足部の収納	足底装具，大きなトゥーボックス，幅広の靴
	強剛母趾	踏み返しの確保	足底装具，舟状底（ロッカーボトム）
	槌趾・鉤爪趾	変形矯正，疼痛軽減	大きなトゥーボックス，足底装具，爪先のパッド

　著しい動揺肘関節の場合，疼痛軽減や支持性再獲得を目的にヒンジ付き肘装具を処方する．
　膝や足関節は荷重関節であり障害されると歩行時痛を訴える．また，動揺関節を呈することも少なくないので，サポーターや支柱付き軟性膝装具，軟性あるいは硬性短下肢装具を処方する．
　足部では外反母趾や槌趾変形，外反扁平足が生じやすく，足底や足趾背側に有痛性胼胝や鶏眼ができる．市販の靴で痛む場合には足底装具や中敷きを補正した靴型装具を処方する（表6）．
　頚椎は上位頚椎の障害が多く環軸椎亜脱臼を生じやすい．後頭部痛を訴えることが多いが，転倒などの外力を契機に脊髄が圧迫されて脊髄症を呈することも少なくない．また，垂直脱臼では呼吸停止のリスクが高い．頚部の安静や固定を目的に頚椎カラーが処方されるが，脊髄症状などが出現している場合には外科治療を考慮する．
　自助具は損なわれたADLを補う目的で患者の希望と生活状況を考慮して作製する．歩行補助具ではRA患者の上肢障害を考慮した杖や歩行器の選択が大切である．車椅子などを利用する場合，40歳以上では介護保険を利用して，歩行器や車椅

子を導入する．また，上肢障害により自操が困難な場合には電動車椅子も考慮する．

4）外科治療

関節破壊や変形が高度で装具療法が無効であれば，関節機能再建を目的に適切なタイミングで外科治療を選択する．

上肢に対する外科治療の目的は除痛でありROM維持よりもADL/IADLの改善，QOLの向上を目指す．一方，下肢では疼痛軽減だけではなく，関節の支持性，安定性，可動性の維持，改善が必要であり，起居，移動能力の再獲得が目的となる．脊椎に対する外科治療の目的は除痛に加え，神経・脊髄圧迫の解除，頭部・体幹支持性の再獲得により運動麻痺を少しでも軽減し座位保持姿勢を確保することで寝たきりを予防することである．

材料の進歩，術式の改善などにより，人工関節置換術の臨床成績は非常に安定している．また，脊椎手術もより侵襲の少ない手術法が開発されている．生物学的製剤の導入後，下肢人工関節置換術や高度に破壊された頸椎病変に対する手術は減少傾向にあるが，変形の矯正，ADL/IADLやQOLの向上を目的とした手指・手関節，足趾・足部などの手術は増加傾向にある．

5）関節保護動作指導を含む患者教育

患者教育では病気とその経過，治療法，予後などについて患者および家族が理解できるように説明する．また，薬物治療の進歩に伴い，関節への機械的ストレスを軽減することにより関節変形の発症や進行を可及的に予防する試みである関節保護動作指導の重要性が増している．

動作指導にはテーピング固定，スプリント装着などの関節アプローチ，立ち上がりやセルフケアで関節にストレスを生じさせないための患者アプローチ，家具や椅子の高さ，家庭内動線の見直し，段差解消など生活環境アプローチがある．

まとめ

RAに対しては理学療法，作業療法といった医学的アプローチばかりでなく，発症早期の患者教育から住環境整備，介護保険制度に基づく介護ヘルパーなど人的資源の導入，介護施設の利用，身体障害者手帳に基づく福祉サービスの利用，障害年金の受給までADL/IADLを維持し生活の質（QOL）を高めるための包括的なケアとリハアプローチが重要である．RAのリハではRA患者を「RAに罹患した患者」ではなく「RAによって生活しづらくなった人間」と捉え，関節症状や機能障害だけでなく関節外症状や合併症，精神面にまで至る全人的アプローチを忘れてはならない．

全身性強皮症・多発性筋炎

疾患の概要とリハ

全身性強皮症（Systemic Scleroderma：SSc）や多発性筋炎（polymyositis：PM）はRAと同じリウマチ性疾患に分類されるが，病態や治療法，障害モデルはRAとは異なる．

SScは皮膚硬化や間質性肺炎などの線維化病変とレイノー現象や肺高血圧症に代表される血管病変によりADL/IADLが制限される．一方，PMは主に体幹や四肢近位筋の筋力低下により立ち上がりや移動，姿勢保持が障害されるだけでなく，嚥下筋の障害により誤嚥や窒息のリスクが高まる．

SScのリハ[9]は皮膚硬化によるROM制限（拘縮）や運動制限に対する筋力・体力低下の予防，リラクゼーション，ADL/IADL能力の維持・改善などを目的とした運動器リハ，拘束性呼吸障害に対する呼吸リハが実施される．一方，PMのリハ[10]は筋力・筋持久力の維持，向上を目的とした運動器リハと嚥下機能や呼吸機能の維持・改善を目的とした摂食機能療法・嚥下リハ，呼吸リハである．

SScでは皮膚の硬化，腫脹などのため局所および全身の安静や関節の不動化を余儀なくされ拘縮が生じる．マッサージやストレッチング，関節運動を継続し可及的に拘縮の増悪を防ぐ．また，四肢だけではなく顔面の皮膚硬化により開口制限や

仮面様顔貌が出現するので，顔面筋や口腔周囲の運動，マッサージも必要となる．皮膚，軟部組織の柔軟化を目的とした温熱療法の併用や入浴時・後の運動が有効である．手指機能改善を目的に手芸や工作を含む機能的作業療法も処方される．

手指の拘縮，変形が強くセルフケアが障害されているSSc患者もスプーンやフォーク，自助具を利用する．衣服は前開きのもの，ファスナーやマジックテープで開閉できるものなど，手関節・肘関節のROMや手指関節への負担を考慮して選ぶ．

間質性肺炎や肺線維症を合併すると拘束性換気障害をきたすので，頸部・体幹の過緊張を抑制し呼吸困難感を軽減するための全身・顔面のリラクゼーションや腹式呼吸や口すぼめ呼吸の練習などの肺理学療法を追加する．また，筋力低下に伴う嚥下障害には，嚥下筋や頸部の筋力強化を目的としたShaker法などの頭部挙上練習，舌筋群・口腔周囲筋群の筋力強化練習を行う．

PMでは筋力だけでなく，筋持久力も低下する．そのため障害を受けた筋を使いすぎるとかえって筋疲労が出現してしまうことがある（過用）ので，同じ動作でも使う筋を変えいくつかのパターンを用意しておく．体幹筋の筋力低下に対しては軟性コルセットなども考慮し，歩行補助具や車椅子なども障害の程度に合わせて導入する．

日常生活ではベッド，洋式トイレはいうまでもなく，手すりの設置などの環境整備，座面の高い椅子，立位での掃除や炊事など上下方向の運動を減らすような物品配置，動線，動作を考える．

血液中の筋酵素値の高い急性期は安静が重要であるが，必要最小限の筋力とROM維持を心がける．筋酵素値が十分に低下した後には，筋酵素値をモニターしながら筋力維持のための運動療法を検査データや症状を参考に段階的に行っていく．

PMでは高用量のステロイド薬投与によるステロイドミオパチーや骨粗鬆症の合併も多いので，腰椎圧迫骨折などにも留意が必要である．

（佐浦隆一）

▶文献

1) Aletaha D, et al. : 2010 Rheumatoid arthritis classification criteria : an American College of Rheumatology/European League Against Rheumatism collaborative *Arthritis Rheum*, **62** : 2569-2581, 2010.
2) de Wit MP, et al. : Treating rheumatoid arthritis to target : the patient version of the international recommendations. *Ann Rheum Dis*, **70** : 891-895, 2011.
3) Felson DT, et al. : The American College of Rheumatology preliminary core set of disease activity measures for rheumatoid arthritis clinical trials. The comittee on Outcome Measures in Rheumatoid Arthritis Clinical Trials. *Arthritis Rheum*, **36** : 729-740, 1993.
4) Shahouri SH, et al. : Remission of rheumatoid arthritis in clinical practice : application of the American College of Rheumatology/European League Against Rheumatism 2011 remission criteria. *Arthritis Rheum*, **63** : 3204-3215, 2011.
5) Fries JF, et al. : Measurement of patient outcome in arthritis. *Arthritis Rheum*, **23** : 137-145, 1980.
6) 日本リウマチ学会編集：関節リウマチ診療ガイドライン2014，メディカルレビュー社，2014.
7) Stenström CH, et al. : Evidence for the benefit of aerobic and strengthening exercise in rheumatoid arthritis. *Arthritis Rheum*, **49** : 428-434.2003.
8) Egan M, et al. : Splints and Orthosis for treating rheumatoid arthritis. The Cochrane Database of Systematic Reviews. 2003 ; CD004018.
9) 麦井直樹：強皮症のリハビリテーション．リウマチ科，**48**：434-441，2012.
10) 折口智樹：膠原病のリハビリテーションについて．保健学研究，**24**：1-8，2012.
11) 三上真弘：関節リウマチ．最新リハビリテーション医学　第2版，2005，p269.

第4章　疾患とリハビリテーション

9. 末梢神経障害

Summary

① 末梢神経障害は，髄鞘のみの変性，損傷（neurapraxia），神経の連続性は保たれるが，軸索の連続性が断たれた状態（axonotmesis），および神経の連続性が断たれた状態（neurotmesis）に分類され，その治療法が異なってくる．
② 末梢神経障害の原因としては，外傷などの物理的原因，中毒，炎症，膠原病，代謝異常，腫瘍，遺伝などがある．
③ 末梢神経障害に対するリハビリテーション（以下リハ）治療には，関節可動域訓練，筋再教育，感覚訓練，筋力増強訓練，物理療法，装具療法などがある．
④ 末梢神経の治癒過程では，中枢神経の可塑性が大きく関与する．
⑤ 末梢神経障害のリハ治療の基本は，末梢から中枢神経を刺激することで，早期に中枢神経の可塑性を引き出し，その可塑性により再生した末梢神経線維を成熟させることにある．

概要

末梢神経の解剖

末梢神経の最外層には，神経上膜が存在する．神経上膜は，毛細血管を含むlooseな結合組織から構築される．神経上膜の内面には，神経周膜に囲まれたいくつかの神経束が存在する．神経周膜は強靱な膜でblood nerve barrier機構をそなえ，内部にある神経線維の恒常性を維持する作用がある．神経線維は，神経内膜に囲まれた軸索が存在し，その周囲はシュワン（Schwann）細胞膜が取り囲むように存在する（無髄神経線維）．有髄線維では，シュワン細胞膜が何重にも軸索を取り囲み，髄鞘を形成している．髄鞘を形成するシュワン細胞とシュワン細胞の間には，神経内膜の露出した部分があり，ランビエ絞輪とよばれており，神経を伝達する電気的刺激は，そのランビエ絞輪間を跳躍して伝導する．このため有髄神経では，無髄神経に比較して神経伝導速度が飛躍的に向上

する（図1）[1]．

末梢神経損傷

Seddonは末梢神経障害を，①髄鞘のみの変性，損傷（neurapraxia），②神経の連続性は保たれるが，軸索の連続性が断たれた状態（axonotmesis），③神経の連続性が断たれた状態（neurotmesis）に分類している[2]．

髄鞘だけの損傷であれば，髄鞘さえ修復されれば神経麻痺は，ほぼ完全に自然回復する．軸索損傷のみで，神経内膜の連続性が保たれている場合は，ほぼ完全に神経麻痺は自然回復するが，神経内膜に損傷のある場合は，その損傷程度によって，回復の程度は，ほぼ完全に回復する場合から，部分神経麻痺の残存するもの，手術療法なしでは回復しないものまで様々である．Neurotmesisは原則神経縫合術の適応となる．神経が断裂してもその断端が近接し，その断端間に瘢痕組織が入り込まなければ，ある程度自然回復することもある．

末梢神経再生

神経内膜に連続性を欠く軸索損傷は，神経再生

9. 末梢神経障害

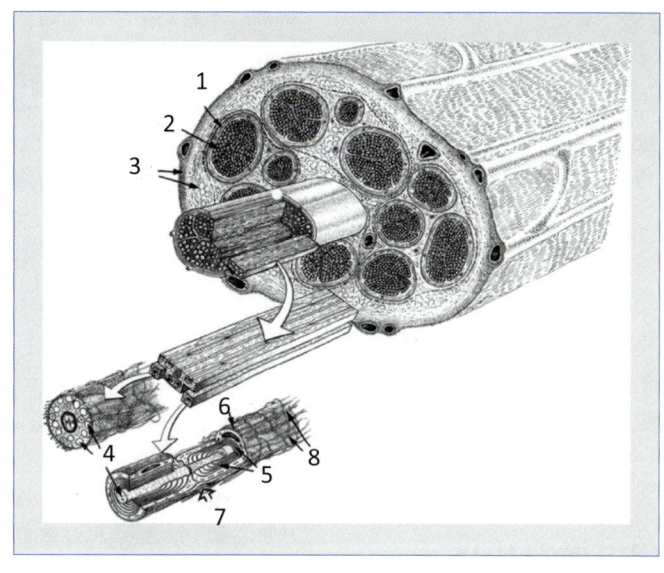

図1 末梢神経の構造[1]
1. 神経周膜, 2. 神経内膜, 3. 神経上膜, 4. 軸索, 5. Schwann細胞, 6. 髄鞘（ミエリン鞘）, 7. ランビエ絞輪, 8. 毛細血管

時にsproutingと呼ばれる軸索の分枝が発生し, そこから伸びた神経は, もともと結合していた神経筋移行部や知覚受容器以外の神経筋移行部や知覚受容器に到達するmismachingと呼ばれる現象が起こる場合もある. 新鮮神経損傷でも, 損傷神経に再生した軸索は, 神経内膜管（Brünger管）には入らず, 基底膜とシュワン細胞間に伸展し, そこに新たな神経内膜管（Brünger管）を作り出し, シュワン細胞の出す神経栄養因子や神経好性因子の影響を受けながら末梢神経内を標的器官に向け伸展する. 陳旧性の神経切断では, 切断された部分より末梢の神経は, Waller変性に陥る. Waller変性が起こるとシュワン細胞と線維芽細胞の爆発的増殖が起こる. Waller変性の状態を長期間放置すると神経内の線維化が次第に進行し, 神経縫合しても末梢に神経線維が伸展しにくくなる現象も起こる.

■ 末梢神経障害の原因

物理的原因, 中毒, 炎症, 膠原病, 代謝異常, 腫瘍, 遺伝があげられる**（表1）**.

■ 末梢神経障害の主な治療法

リハ治療（機能訓練, 物理療法, 装具・補助具による治療）, 手術療法, 血漿交換, 薬物療法などがある.

表1 末梢神経障害の原因による分類

1）物理的原因 　外傷, 圧迫, 阻害, 火傷, 放射線など
2）中　毒 　a. 金属（鉛, 砒素, タリウム, 水銀など） 　b. 化学物質（ノルマルヘキサンなど） 　c. 薬物（INH, エタンブトールなど）
3）炎　症 　a. 感染症（マイコプラズマ, らいなど） 　b. 感染症（Guillain-Barré症候群, 慢性脱髄性多発根ニューロパチー, 慢性再発性多発ニューロパチーなど）
4）膠原病　　結節性多発動脈炎, RA, SLE
5）代謝異常　糖尿病, 尿毒症, ビタミン欠乏など
6）腫　瘍
7）遺　伝 　a. 遺伝性運動感覚性ニューロパチー（HMSN） 　　・HMSN I型：Charcot-Marie-Tooth病 　　・HMSN II型：Charcot-Marie-Tooth病 　　・HMSN III型：Dejerine-Sottas病 　　・HMSN IV型：Refsum症候群 　　・HMSN V型：痙性麻痺を伴う 　　・HMSN VI型：視神経萎縮を伴う 　　・HMSN VII型：網膜色素変性症を伴う 　b. 遺伝性感覚自律神経性ニューロパチー（HSAN） 　c. ポルフィリンニューロパチー 　d. 家族性アミロイドニューロパチー 　e. その他

■ 末梢神経障害の症状
a）多発性神経炎
　糖尿病性神経障害に代表されるような四肢に対称性に手袋靴下型の麻痺症状を呈するタイプのものや神経痛性筋萎縮症のようにいくつかの神経根，神経幹・束，神経の麻痺症状を呈するものがある．
b）単神経炎
　特発性前骨間神経麻痺や外傷性神経障害のような単一神経の障害を呈する．神経麻痺症状としては，筋力低下，表在・深部感覚障害，異常感覚がある．

末梢神経障害後のリハ

1）局所安静
　末梢神経障害により麻痺の進行している時期は，炎症などの鎮静の目的で，また末梢神経縫合術を受けて，神経再生の起こっている初期段階では，神経縫合部の安静と神経再生を障害しないことを目的として，麻痺の回復がみられるまで少なくとも2～3週間シーネなどの固定装具で局所の安静を図る．

2）関節可動域訓練
　安静期間の間は，麻痺した四肢を良肢位に保つ．安静期間が長く続く場合は，補装具で良肢位を保ったり，拘縮予防の関節他動運動を，時間を決めて短時間行うようにする．安静期間が終了したら，徐々にゆっくりとした運動から麻痺関節の可動域訓練を開始する．可動域訓練は他動運動から開始し，麻痺の回復に応じて自動運動を追加する．このとき良肢位の保持と運動の補助のために適宜補装具を作製する．神経麻痺に対する補装具の作製時は，局所の表在知覚の障害を合併している場合が多いので，褥瘡予防に気をつける．

　訓練の目的として，以下が考えられる．

　1）関節拘縮を予防する（訓練開始時には温熱療法を併用する）．

　2）腱，筋紡錘からの知覚神経を経由して脳の刺激を行い，刺激された脳が末梢神経を刺激し，神経再生を促進させる効果が期待できる．

　3）筋紡錘からの刺激で反射を誘発し，脊髄前角細胞を刺激すると同時に，刺激された脊髄前角細胞が筋の収縮を促進させる効果を期待できる．

　4）関節駆動を視覚的に感知させ，脳を刺激し，刺激された脳は末梢神経を刺激して，末梢神経再生を促進させることを期待できる．

　5）筋の収縮を起こすことで，麻痺していた筋肉内の血流を良くし，代謝を改善する．

　6）筋の収縮運動に伴い深部感覚，位置覚を刺激し，良好な深部感覚，位置覚の獲得が期待できる．

　7）廃用予防に役立つ．

3）筋再教育
　神経麻痺の進行している状態や完全神経麻痺の状態を脱し，末梢神経障害の回復期，神経再建後の筋収縮が現れてきた時期に行われる．筋再教育は単に運動神経の回復のみならず，深部感覚の回復の意味をもつ．

a）バイオフィードバック法
　筋収縮のみられる筋肉に電極を設置し，筋収縮に伴う筋放電を聴覚などにフィードバックする器械を用いて筋収縮の学習を目的とする訓練である．

・目的

　1）筋力訓練としては，筋放電を聴覚などにフィードバックすることで，聴覚的に脳刺激を行い，刺激された脳が末梢神経を刺激して，末梢神経再生を成熟させる．

　2）筋収縮を音で実感でき，筋肉トレーニングへの意欲を引き出すという効果も期待できる．

　3）同時収縮（co-contraction）時の筋収縮の分離：末梢神経障害の修復過程で発生する作動筋と対立筋の同時収縮が発生した場合，対立筋上にバイオフィードバック機器を装着し，収縮音を鳴らさないように作動筋を自動収縮させたり，逆に作動筋上にバイオフィードバック機器を装着させ，収縮音を鳴らさないように対立筋を自動収縮させることにより，作動筋と対立筋の収縮を分離する練習をする．

b）Kenny法
　E Kennyがポリオの治療の経験のなかから考案した方法で，つぎの3段階から構成される[3]．

　①腱刺激：関節の他動運動を素早く繰り返し，拘縮防止と筋，腱，関節包内の深部感覚神経終末

Ib，Ⅱ線維の刺激を行うことにより，反射を誘発し筋収縮を促通すると同時に中枢神経の刺激を行う．

②筋肉収縮の回復：末梢神経の回復が起こり，麻痺が回復してくると，視覚，触覚，深部感覚を用いて，麻痺していた筋肉の収縮を実感させ，知覚神経，視覚刺激を通して脳刺激を行う．逆に脳レベルの刺激が末梢神経を刺激し，筋肉収縮や深部感覚を回復させる効果も期待する．

③筋肉機能の回復：末梢神経の回復に伴い筋活動が戻ってくるにつれて，患者自身が筋収縮させることにより，中枢神経から末梢神経を刺激し，より末梢神経再生を成熟させる．

4）感覚訓練
a）目的
感覚訓練の目的は，末梢神経障害後の未熟な神経再生を伴った末梢神経に，知覚刺激を加えることにより，脳レベルにcentral adaptabilityを形成させ，逆に中枢より末梢神経を刺激し，末梢神経再生をより成熟したレベルに促すことにある．リハ訓練としての感覚訓練では，深部感覚の回復と熱傷を回避させる温痛覚障害の回復が，患者ADLを向上させるために特に重要である．

b）訓練
完全知覚神経麻痺の状態から脱却し粗大触覚がわかるようになると，知覚回復部位への神経刺激による中枢神経刺激が大切である．皮膚に傷を作らないよう柔らかいブラシのようなもので，知覚回復部位に刺激を繰り返す．知覚がさらに回復してきたら，まず開眼で物体の位置，大きさ，形状を認識させ，触覚のみならず視覚を用いても大脳を刺激し，知覚神経機能の回復を促通させる．さらに知覚の回復が進んだら，閉眼にて物体の位置，大きさ，形状の認識訓練を行わせ，立体覚，位置覚などの深部感覚に加え表在覚の訓練も行い，回復不良な深部感覚は，表在覚で代償させることも考慮する[4]．未熟な末梢知覚受容器からの刺激で脳レベルを刺激し，刺激された中枢神経により末梢神経，および知覚受容器の成熟を促進させる．

5）筋力増強訓練
末梢神経障害では，たびたび過剰運動が障害を増悪させる．特に末梢神経再生時には，運動量が過度にならないように注意しなくてはならない．末梢神経再生時の早期筋力訓練は，未成熟な神経線維を過負荷状態にして神経細胞内や軸索内の代謝および軸索輸送を障害し，神経再生を阻害するとの報告がある[5]．経験的にもポリオ後遺症での過剰運動や，Guillain-Barré症候群の発症早期の激しい運動は，症状の増悪因子として知られている．以上の理由で筋力増強訓練は，その訓練しようとする筋力がMMT 4以上の回復が得られた状態で開始する．

筋力訓練と持久力訓練とが混同される場合が多いが，基本的に筋力訓練は，強い抵抗で少ない反復訓練を，持久力訓練は，軽い抵抗で多くに反復訓練が有効とされている[6]．

a）過活動訓練（hyperactivity）
若年者に適応があるとされ，神経麻痺から筋力回復が起こってきたら，次第に負荷を大きくしていって，筋力回復を図る．Hyperactivityは，軸索輸送を活発化し，軸索直径を増大させる作用があることが報告されている[7]．

b）漸増抵抗運動（DeLorme）
重錘を持たせて関節可動域全体にわたる運動を10回できる最大重錘量10RM（repetition maximum）を測定し，毎日10RMの50％，75％，100％と重錘の重さを増加させ，各重錘の重さで10回ずつ，計30回全関節可動域にわたる運動を行う．訓練は週5回行い毎週10RMを測定し，漸次重錘を重くしていく．

c）漸減抵抗運動
末梢神経再生には，筋肉の過負荷は良くないとされているので，負荷量を10RMより減少させる方法で，末梢神経の負荷量を減少させる運動である[6]．

6）物理療法
a）低周波電気刺激法
電気刺激には，神経再生や髄鞘の修復を促進させたり，軸索，髄鞘変性を予防する効果はなく，筋萎縮の予防，筋内代謝の促進の効果があるとされている．したがって完全にWaller変性に陥った神経には電気刺激の適応はない．電気刺激は，神経再生が起こり，筋収縮がみられるようになった

神経に対して実施する．経験的に，電気刺激は低頻度（5～10 Hz）で5分間をめどに1日2～3回行っている．しかしあまり長時間電気刺激をするとミトコンドリアのエネルギー代謝に影響を与え，筋の疎血をきたすという報告，電気刺激がかえって神経発芽を抑制するという論文もある[8,9]．

b）経皮的通電刺激法（Transcutaneous Electrical Nerve Stimulation：TENS）

痛みのある場所あるいは，そこから痛みを中枢に伝える末梢神経上の皮膚に一対の電極をおいて電気刺激する除痛法．10～100 Hzの比較的高頻度で刺激し，痛みの閾値以下の強さの電流を流す．腕神経叢引き抜き損傷や脊髄損傷後の疼痛の緩和にも用いられる．

7）装具療法

外傷に対する保護，安静，良肢位の保持，変形や拘縮の予防，機能の代償，運動訓練の介助の目的で作製される．末梢神経麻痺が固定化してしまった患者や神経麻痺からの回復訓練に，各患者の必要性に応じて，様々なパーツ，継ぎ手がつけられた機能的装具が作製される．

a）腓骨神経麻痺

足趾，足関節の背屈ができないため，遊脚期の爪先のクリアランスが不良になる．足趾，足関節を中間位まで持ち上げたshoehorn型下肢装具が一般的である．

b）脛骨神経麻痺

足趾，足関節屈曲ができないため，立脚期の足関節踏み返しが不良となる．足関節部に逆クレンザック型継ぎ手をつけた短下肢装具が適応になる．

c）橈骨神経麻痺

手関節背屈，母指，手指の伸展が不能となる．カックアップ型装具で手関節を背屈位に保つと，尺骨神経麻痺が合併していなければ，MP関節は屈曲するが，PIP関節，DIP関節の伸展が可能となる．母指のつまみ動作の改善に，母指にバネ状の継ぎ手をつけて，母指屈曲力を除くと母指が伸展位となる動的装具や，手関節にバネ継ぎ手をつけて，手関節背屈を可能とし，手関節掌屈位ではtenodesis効果により母指，手指を伸展させるflexor hinge splintが適応になる．

d）正中神経麻痺

正中神経麻痺には，対立機能再建が重要となる．主に母指球筋のみの麻痺が発生する低位正中神経麻痺には母指を対立位に固定する短対立装具が，手関節掌屈筋麻痺も合併した高位正中神経麻痺には，手関節を固定し母指を対立位に固定する長対立装具が適応になる．

e）尺骨神経麻痺

鷲手変形の矯正が目的となる．深指屈筋の麻痺を起こす高位尺骨神経麻痺では，鷲手変形は軽度であるが，深指屈筋の麻痺を合併しない低位尺骨神経麻痺では，高度の鷲手変形を呈する．ナックルベンダースプリントによりMP関節を屈曲位に保つと，伸筋腱のtenodesis効果によりPIP，DIP関節が伸展位をとることができ，つかみ動作等がしやすくなる．

8）末梢神経修復術と脳可塑性

外傷性末梢神経損傷に対しては，切断した神経の断端同士を縫合する神経縫合術が，切断部に神経組織の欠損があれば，採取してもあまり機能障害を起こさない神経を欠損部に移植して架橋する神経移植術が行われる．特殊例として，神経移植術の適応であっても，その移植神経の長さが長くなり，良好な神経再生が期待できない場合や腕神経引き抜き損傷で，損傷神経同士の修復が不可能である場合には，交差神経移行術が行われる．腕神経損傷で最も一般的に用いられる交差神経移行術が，筋皮神経麻痺に対する肋間神経移行術と部分尺骨神経移行術[10]である．

肋間神経の筋皮神経移行術は，以前のように2～3本の肋間神経をそのまま筋皮神経に移行することはせず，肋間神経を，運動神経線維の多い肋間神経本幹と知覚神経線維の多い外側枝に分けて採取し，筋皮神経も，運動枝である上腕二頭筋枝と知覚枝である外側前腕皮神経とに神経内剥離を行って分離し，肋間神経本幹を筋皮神経上腕二頭筋枝に，肋間神経外側枝を外側前腕皮神経に縫合することによって，筋皮神経の運動，知覚機能を再建する方法が行われている（図2）[11]．

肋間神経の筋皮神経移行術では，肘関節屈曲運動と呼吸運動の分離が比較的簡単に行われる．肋間神経の筋皮神経移行術後早期の時点では，肘関

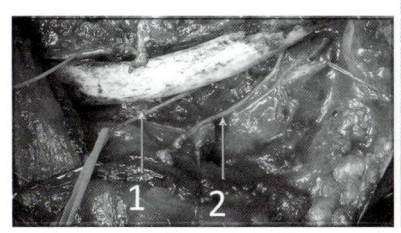

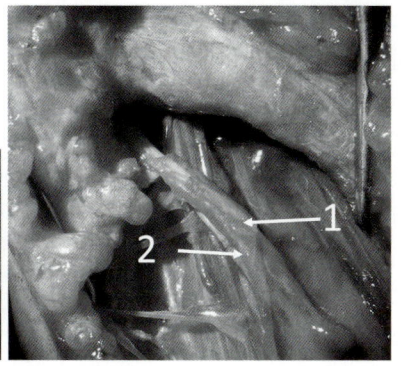

図2 肋間神経の筋皮神経移行術[11]
左：肋間神経（1：肋間神経本幹，2：肋間神経外側枝）
右：肋間神経と筋皮神経の縫合（1：2本の肋間神経外側枝と筋皮神経知覚枝の縫合，2：2本の肋間神経と筋皮神経上腕二頭筋枝の縫合）

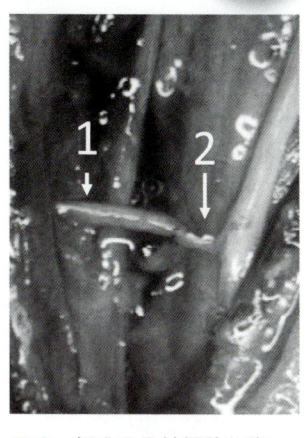

図3 部分尺骨神経移行術
1：筋皮神経上腕二頭筋枝，
2：移行した尺骨神経束

第4章 疾患とリハビリテーション

9. 末梢神経障害

節屈曲運動は，大きな呼吸運動に同期して発生するが，次第に肋間神経を採取された部分に力をいれるだけで肘関節屈曲が起こり，最終的には，意思のみで肘関節屈曲が可能となる．同様に肋間神経移行術で再建された筋皮神経の知覚枝の外側前腕皮神経においても，術後早期には外側前腕皮神経領域を刺激すると前胸部肋間神経採取部位での知覚と認識するが，次第に前腕外側の，もともと外側前腕皮神経が支配していた部位の刺激として認識するようになる．最近の脳科学でも，肋間神経の筋皮神経への移行術後，肘関節の筋力がMMT 4 レベルに回復してくると，肘関節屈曲時には，大脳皮質運動野の肋間神経支配領域ではなく，肘関節運動野が活動していることが示されている．日常生活において，上腕二頭筋を収縮させて物を持ち上げるときは，ほぼ同時に肋間筋などの体幹筋を収縮させ，体幹，肩を安定化させることが多く，大脳皮質の運動野では，肘関節運動支配野と肋間筋支配野の間に，もともとシナプスの結合があり，肋間神経の筋皮神経移行術後はこのシナプスの活動が顕在化するため，肘関節屈曲運動は比較的早期に呼吸運動と分離されるのではないかと考えられている[12]．

一方部分尺骨神経移行術は，上位型腕神経叢損傷患者の肘関節屈曲再建に対して1994年Oberlinら[10]により発表された．筋皮神経から上腕二頭筋枝が分岐するレベルで，損傷のない尺骨神経より断面積にして約10%に相当する2～3本の尺骨神経束を採取し，筋皮神経上腕二頭筋枝に直接縫合する方法である(図3)．神経縫合部より上腕二頭筋の神経筋移行部までの距離が短いため，神経再生が早期に起こり，筋皮神経より上腕二頭筋枝が分岐するレベルの尺骨神経内の神経束はまだ機能的に分離独立しておらず，例え2～3本の神経束を採取したとしてもほとんど尺骨神経に永続的な神経欠落症状は残らない[10]．

また筋皮神経の上腕二頭筋枝が分岐するレベルで部分神経を採取した場合，採取神経内は，運動神経線維と知覚神経線維が混在しているが，尺骨神経は正中神経に比較して，運動神経線維の含有率が高く，採取した神経束内に多くの運動神経線維が含まれるため，運動神経再建に適しているなどの長所がある．短所としては，この手術を受けた患者の肘関節屈曲運動は尺骨神経を使って行われるため，肘関節屈曲時に，尺側手根屈筋，環小指の深指屈筋腱，骨間筋を収縮させる．そのため手指運動と肘関節運動の分離が困難で，手指を完全に開いた肢位では肘関節が屈曲できないような期間が術後かなり長く続く[11]．これは，部分尺骨神経移行術では肋間神経移行術とは異なり，肘関節屈曲と尺骨神経が関連する運動は本来独立しているためと推察できる．大脳レベルでも，尺骨神経運動野と肘関節運動野には，もともとシナプス形成が乏しいのではないかと推定される．

295

この他,対側第7頸髄神経根移行術でも同様の脳可塑性が報告されている.最近の脳科学での脳活動可視化手法の発達に伴い,末梢神経障害後の神経再生過程では,大脳レベルでの変化を伴うことが明らかになってきた[13].今後,末梢神経障害のリハの対象は,ただ単に末梢神経レベルにとどまらず,中枢神経レベルにまで拡大され,末梢神経での変化に対し中枢神経の可塑性をいかに早期に引き出すかというような末梢神経,中枢神経をひとまとめにした包括的神経系リハを駆使したアプローチが必要になってくる.

〈柿木良介〉

文献

1) Lundborg G : Nerve Injury and Repair, New York, Churchill Livingston, 1988.
2) Seddon HJ : Surgical disorders of the peripheral nerve. Churchill Livingstone, Edinburgh and London, 1972.
3) Knapp ME : The contribution of Sister Elizabeth Kenny to the treatment of poliomyelitis. Arch Phys Med Rehab, **36** : 510-517, 1955.
4) 眞野行生,森本 茂,高柳哲也:足部接触の立位能への役割を認めた Friedreich 型運動失調症の一例.総合リハ, **14** : 679-681, 1986.
5) Andersson Y, Endstrom J : Motor hyperactivity resulting in diameter decrease of peripheral nerves. Acta Physiol Scand, **39** : 240-245, 1957.
6) Stillwell K : Rehabilitation procedures. In Dyck PJ, et al(ed) : Peripheral neuropathy Vol. Ⅱ. WB Saunders, Philadelphia, 1984, pp2303-2323.
7) Dahlstrom A, et al. : The influence of supraspinal activity on the intra-axonal transport of acetylcholine, choline acetyltransferase and acetylcholinesterase in rat motor neurons. Acta Physiol Scand, **103** : 308-319, 1978.
8) 長尾史博,伊藤真樹,富田泰子:正常ラットの骨格筋に対する低周波電気刺激の即時効果について.リハ医学, **23** : 109-114, 1986.
9) Brown MC, et al. : Suppression of motor nerve terminal sprouting in partially denervated mouse muscles. J Physiol, **272** : 70-71, 1977.
10) Oberlin C, et al. : Nerve transfer to biceps muscle using a part of ulnar nerve for C5-C6 avulsion of brachial plexus : Anatomical study and report of four cases. J Hand Surg, **19 A** : 232-237, 1994.
11) Kakinoki R, et al. : Comparison between partial ulnar and intercostal nerve transfers for reconstructing elbow flexion in patients with upper brachial plexus injuries. J Brachial Plex Periph Nerve Inj, **5(1)** : 4, 2010.
12) Sokki AM, et al. : Cortical Reorganization Following Neurotization : A diffusion Tensor Image and Functional Magnetic Resonance Imaging Study. Neurosug, **70(5)** : 1305-1311, 2012.
13) Zuo CT, et al. : Long-range plasticity between intact hemispheres after contralateral cervical nerve transfer in humans. J Neurosurg, **113(1)** : 133-140, 2010.

第4章 疾患とリハビリテーション

10. 下肢切断と義足

Summary

① 近年，下肢切断者を取り巻く環境は，過去と比べて以下のように大きく変化している．
② 第1は，生活様式の欧米化に伴い，糖尿病や動脈硬化といった末梢血行障害による下肢切断者が増加傾向にあり，そのほとんどが高齢者である．外傷性若年性切断者が減少し，下肢切断者のリハビリテーション（以下リハ）対象の多くは高齢切断者である．
③ 第2は，切断手術手技や術後管理方法の進歩や改良，さらには集学的治療の推進，膝関節温存に対する意識の高まりにより，末梢血行障害であっても膝関節を温存する下腿切断を成功させる可能性が高くなった．
④ 第3は，義肢学や材料学の進歩により軽量な骨格構造型義足やコンピュータ制御膝継手，エネルギー蓄積足部に代表されるような新しい義足のパーツが次々と開発され，実用化されている．
⑤ 第4は，切断者の意識が変化し，リクリエーション活動やスポーツ活動などQOL向上のための，義肢に対する様々なニーズが増加している．
⑥ 下肢切断者のリハに関わるこれらの諸問題に対していかにチームアプローチしていくかが，今後の課題である．

末梢血行障害による切断の増加と切断者の高齢化

■ 疫学

1）切断原因の変遷

わが国における下肢切断原因は近年著しく変化した．特に1980年代を境に外傷や腫瘍に起因した切断は減少し，末梢動脈疾患（peripheral arterial disease：PAD）や糖尿病による切断が増加傾向を示し，近年のわが国における下肢切断原因としてPADが全切断原因の60％以上を占めている．しかも切断時年齢は60歳以上が大半である．欧米における下肢切断の約70％は65歳以上で起こっており[3]，高齢人口における切断原因の90％はPADである[3,4]．わが国はすでに超高齢社会に入っており，65歳以上の高齢者が総人口に占める割合は2050年には30％を超えるとの試算がある．65歳以上の人口が25％を占める兵庫県淡路島における調査では[5]，切断原因の85.7％がPADであり，まさに欧米並みといえる．

2）切断者人口の変化

澤村らの報告によると1968～1992年における兵庫県下（神戸市を除く）での発生頻度は人口10万人当たり6.2人であり，そのなかで下肢切断者は1.6人である[1]．大峰らは2001～2005年の北九州市における発生頻度は人口10万人当たり6.9人であり，そのうち下肢切断者は5.8人である[2]．したがって，1960年代から現在までの間の総切断者の発生頻度はほぼ同じ傾向であるといえるが，特筆すべきは最近における総切断者に占める下肢切断者の割合の増加である．澤村らの報告[1]では，1993～1997年におけるPADを原因とする下肢切断が65％であり，大峰らの報告[2]では66％であった．したがって，増加した切断者の多くは高齢のPAD起因の下肢切断者で構成されることになる．

297

PAD起因の下腿・大腿切断者数を澤村らの報告したデータに基づいて試算すると，年間1,200人となる．大峰らのデータに基づけば年間4,100人となり，この十数年で3倍になった．

3）下腿切断者人口の増加

血管外科，形成外科，循環器科，整形外科，リハ科など関連診療科による集学的治療の実践，血行再建術の積極的な実施，フットケアの普及，さらには機能予後を考慮した膝関節温存の重要性の認識の高まりにより，大腿切断を回避し，膝関節を温存した下腿切断が成功する確率が著しく高くなった．その結果，PAD起因の下肢切断者に占める下腿切断数の増加がもたらされた．1980年代[6]と1990年代[7]の報告によると，PADにより大切断に至った患者の2/3は下腿切断者であった．しかし，わが国の現状はまだ欧米ほどの下腿切断者の増加には至っていない．

■ 予後
1）機能予後

いわゆる高齢下肢切断者のリハ成功率は専門病院からの報告[8~11]では，下腿切断で66~76％，大腿切断で46~53％である．一般病院におけるPAD起因の下肢切断者のリハの成功率は決して高くなく，大腿切断で9~20％，下腿切断で34~47.2％である[12~15]．きわめて厳しい成績である．

2）生命予後

PAD起因の下肢切断者5年生存率は，大腿切断で約26％，下腿切断は約38％である．わが国における高齢下肢切断者の切断術後の平均余命は3~4年である[16]．欧米の報告では，下肢切断者の生命予後は平均3年9か月であり，わが国の場合と大差ない．

下肢切断者のリハにおけるチームアプローチ

■ 下肢切断者のリハの流れ（図1）

下肢切断術前の患者，義足歩行訓練開始前の患者に対し，診察や評価を医師の指示の下に，それぞれの専門職種が行う．切断者ごとにチームカンファレンスを行い，各種情報を収集し，リハゴール設定や仮義足処方内容などのリハプログラムが

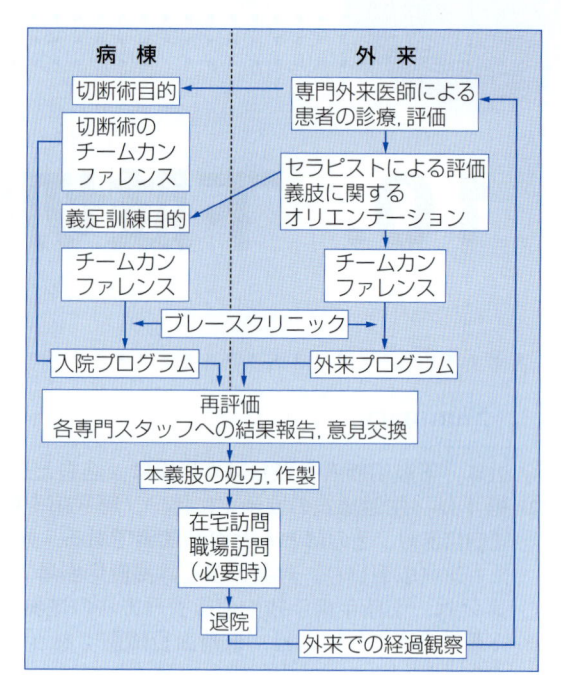

図1 下肢切断者のリハの流れ

決定される．そして所定のリハが終了し，最終的に本義足（場合により車椅子）が処方され，社会復帰となる．

■ 専門職種の役割
1）医師

切断術前，リハ前評価に始まり，義足処方やリハプログラムの決定と実行，さらには社会復帰までの全過程を通してチームリーダーとしての責任を全うしなければならない．他の専門職種の意見をまとめ，切断者本位のサービスが提供できるように心がけることが重要である．

2）義肢装具士

切断術前・リハ前評価の結果について常に医療スタッフと連携し，義足処方決定における重要なアドバイザーとしての役を担う．さらに，義足の作製や適合に責任を果たすことが必要である．そして，最新の義肢パーツの情報収集についてタイムリーであることが望まれる．

3）理学療法士

切断術前評価や訓練，さらに義足装着歩行訓練を担当する．切断者と接する時間が多い職種であり，心理的ケアに対しての役割を果たすことも少なくない．住宅改修や職場訪問など，切断者の社

会復帰に向けての支援も重要な職務の一つである．

4）看護師

切断術前後における心理的支援，さらに基礎疾患や合併症に対する医学的管理や指導，早期離床やADL支援など病棟における役割は大きい．さらに，断端ケアに対する指導も重要な職務の一つである．

5）医療ソーシャルワーカー（MSW）

切断者が生活するうえで必要な社会的資源の活用について支援，アドバイスすることが重要な役割である．例えば，義足の交付（あるいは車椅子の交付），在宅支援サービスや施設サービスの活用，介護保険制度の利用である．

6）リハエンジニア

切断者の様々なニーズに合致する義足パーツの研究開発が重要な職務である．ハイテクノロジーの進んだ今日では，彼らの協力なくして先導的なリハ医療は不可能であるといっても過言ではない．

切断術と術後断端ケア

切断術前評価と切断レベルの決定

1）下腿切断の重要性

下腿切断の利点は，①膝関節の温存，②義足歩行時エネルギー消費の軽減，③義足の着脱が容易，④歩行周期の改善，などである．近年増加している末梢血行障害による下肢切断者の多くは高齢者である．高齢切断者のリハを成功させるポイントは，いかにして膝関節を温存させるかにかかっている．

2）外傷性切断

切断者の機能予後を考えた場合，できるだけ長く下肢（切断端）を温存することを原則とすべきである．断端を長く残すための皮膚移植は積極的に行うべきである．

3）末梢血行障害による下肢切断

（1）補助診断：最初に行うべきことは触診である．皮膚の色調の変化（チアノーゼの有無），皮膚温度の低下，筋萎縮，動脈拍動の消失のチェックなどである．下肢虚血を示す検査所見としては，超音波ドプラ法による下肢血圧測定があり，足関節圧／上腕血圧比（ankle pressure index：API）を測定し，値が0.9以下で末梢血行不全を疑う．その他指尖容積脈波測定，サーモグラフィー，超音波血流測定，血管造影，radioactive tracerを用いた皮膚血流測定法などがある．しかし，最近では著しく信頼性の高い血流測定法が実用化されている．SPP（skin perfusion pressure；皮膚灌流圧）とTcPO$_2$（tissue oxygen pressure；経皮的酸素分圧）である．SPPはその値が30 mmHg以上であれば創傷治癒率が高いとされ，TcPO$_2$はその値が15 mmHg以下であると創傷治癒は期待できないとされている．

重症虚血肢の分類としては，Fontaine分類がよく用いられる．近年ではより客観的な病態把握のための虚血肢の重症度分類がなされている(表1)[17]．

（2）最終的切断レベルの決定：切断レベルの決定は，診察所見，各種補助診断法を参考とするが，最終的には手術時における皮膚よりの出血の程度，筋肉組織の活性により決定を行う．末梢血行障害による下肢切断部位の選択と治癒率については表2[18]に示したとおりである．

下肢切断術の原則

原則はできるだけ長い断端を残すように努力すべきである．切断術は良好な断端を形成し，歩行能力（移動能力）を再獲得するための機能再建手術である．良い断端の条件は，①痛みなく関節が動かせること，②十分な軟部組織により被覆されていること，③有痛性の神経腫がないこと，④十分な血流供給があることである．

1）断端の筋肉の処置（図2）[19]

（1）従来の方法：切断端で筋肉群を切り離したままで，筋膜同士のみを縫合する．この場合断端末の筋肉は萎縮し，良好な断端とならない．

（2）筋肉縫合法（myoplasty）：拮抗筋肉群同士を縫合し，骨端を覆う方法．

（3）筋肉固定法（myodesis）：骨端にドリル孔を形成し，その孔に筋肉群を固定する方法．

（4）筋肉縫合固定法（myoplastic myodesis）：筋肉群の末端の内層を骨端末にあけたドリル孔に固定し，さらに筋肉を縫合し骨端を覆う方法．

現在では（2）〜（4）の手技が推奨されている．

2）神経，血管の処置

止血は確実に行うことが大切である．術後に血

表1 虚血肢の重症度分類[17]

Fontaine分類	重症度	細分類	臨床症状	客観的基準
I	0	0	無症状	トレッドミル負荷試験正常
II	I	1	軽症間欠性跛行	トレッドミル負荷試験終了可能 負荷後AP＞50 mmHg 血圧一負荷後AP＜25 mmHg
		2 3	中等度の間欠性跛行 重症間欠性跛行	細分類1と3の間 トレッドミル負荷試験終了不能 負荷後AP＜50 mmHg
III	II	4	安静時疼痛	安静時AP＜40 mmHg 足関節・足背PVRほとんど平坦 TP＜30 mmHg
IV		5	小範囲の組織欠損： 足部全体の虚血に難治性 潰瘍，限局性壊死を伴う	安静時AP＜60 mmHg 足関節・足背PVRほとんど平坦 TP＜40 mmHg
	III	6	広範囲の組織欠損： 中足骨以上に伸展 足部の機能回復不可能	細分類5と同じ

AP (ankle pressure)：足関節圧，PVR (pulse volume recording)：容積脈波測定
TP (toe pressure)：趾動脈圧，トレッドミル負荷試験：12％勾配，3.6 km/時，5分

表2 末梢血行障害による下肢切断部位の選択と治癒率[18]（一部改変）

	適応	禁忌および注意	成功率 （ ）は報告者と症例数
下腿切断	①中足骨切断に失敗し，壊疽が足関節上方に及ぶ場合 ②ほとんどの足趾がMP関節を越えて壊死に陥り，健常部との明瞭な境界線のない場合 ③足趾の感染の広がりが著明で敗血症の恐れのある場合	下腿中央部で筋肉の変色が著明な場合，膝窩動脈，大腿動脈の脈拍を触れぬとき，また，血管造影で，膝上部で膝窩動脈の血行を認めない場合でも下腿切断の可能性は十分にある．Kihnらによると，膝窩動脈を触知しない190例に対し下腿切断を施行したところ51.5％は一次治癒し，最終的には72％が創治癒に至った．特に最近のギプスソケットの装着により成功率が高い	93％ (Silbert 183) 90％ (Hoar 100) 83％ (Pedersen 60) 91％ (Shumacker 58) 84％ (Kendrick 51) 80％ (Kelly 131) 85％ (Bradham 84) 71％ (Warren 121) 75％ (Burgess 145)
膝離断	下腿切断としての可能性がないが，大腿部の血行が良い場合	長い前方皮膚弁よりも，内外の皮膚弁や円孤状皮膚弁をもつ切開を用いる	50％ (Chilvers 22) 90％ (Baumgartner 72) （内外皮膚弁による）
大腿切断	①下腿部の壊疽と感染が広範囲で，膝離断が不能な場合 ②反対側が大腿切断などの障害があり，将来のゴールとして車椅子が考慮される場合 ③大腿動脈の閉塞が急性に起こった場合		84.4％ (Thompson 128) 100％ (Warren 41) 98％ (Shumacker 61) 98％ (Claugus 71) 96％ (Bradham 46)

腫が形成された場合，創の遷延治癒や感染の原因となるからである．太い血管は二重結紮を行う．神経は切断時には軽く引っ張り出し，鋭利なメスで切断する．太い神経（坐骨神経など）の場合，神経を結紮してから切断する．神経と伴走する血管からの出血を防止するためである．切断術後に

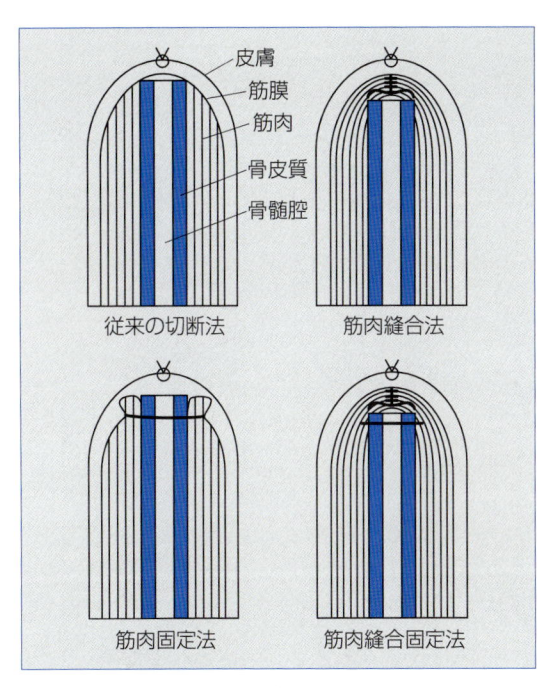

図2　断端筋肉の処置法[19]

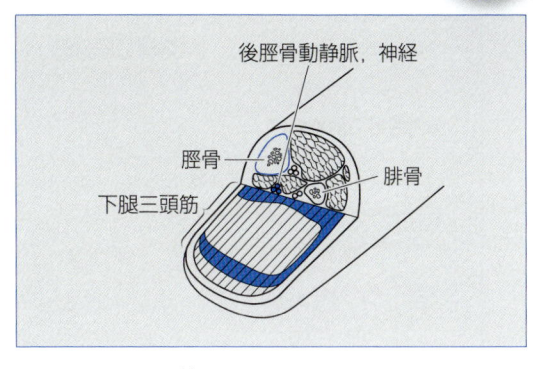

図3　Burgess法

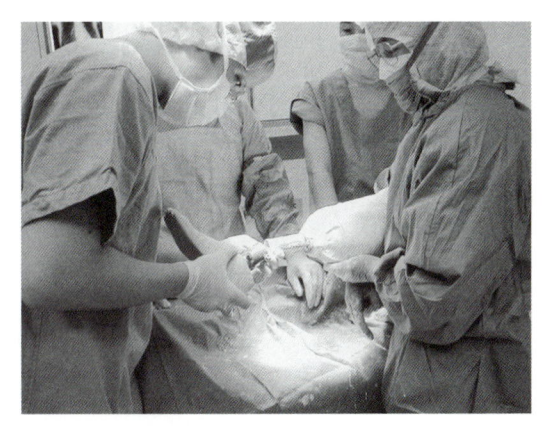

図4　術直後義肢装着法
切断後手術室にてギプスを巻き，仮義足を装着（下腿切断例）

は必ずドレーンを留置する．

3）骨の処置

　骨端末部は滑らかになるようにヤスリなどで丸くしておく．下腿切断の場合，脛骨前下端を斜めに切断することがソケットの適合上特に大切である．この処置がなおざりにされた場合，必ずといってよいほど義足装着後に断端前面に創を形成する．

4）末梢血行障害における切断術の留意点

　原則として駆血帯は使用しない．皮膚縫合時はピンセットを用いない．血行を保つため皮膚弁はできるだけ筋膜と一体とし，なるべく分離しないようにする．

　血行障害例に対してはBurgessの後方長皮弁法（以下Burgess法）が従来より好んで用いられている．この方法は下腿後方の皮膚，筋肉の血流が前方より良いことに基づいている（図3）．しかし，血行動態的にはむしろBurgess法は筋皮弁の血流は良くなく，Skewed Flap法の方が筋皮弁の血流が良い[20]．しかし，臨床成績をみた場合，両者は全くの同等である[21,22]．ある報告では[23]，Burgess法での創傷治癒率は80％と優れていた．

■ 切断術直後断端ケアの実際

　断端の早期成熟獲得と創痛，幻肢痛に対する予防を目的とした断端管理には，以下に述べる方法がある．

1）術直後義肢装着法

　1969年にBerlmont, Weiss[24]らによって報告された．生理学的切断術（筋肉固定，筋肉縫合固定術）を行った直後に，手術室にて切断端に滅菌断端袋をかぶせて，その上にギプス包帯を巻いてソケットをつくり（rigid dressing），仮義足を装着するものである（図4）．

2）術後早期義肢装着法

　切断端創の治癒が得られるまではギプス包帯による断端管理（rigid dressing）を行い，切断端創の治癒が得られたならば，できるだけ早期に仮義肢を装着し，訓練を行う方法である．外傷や腫瘍

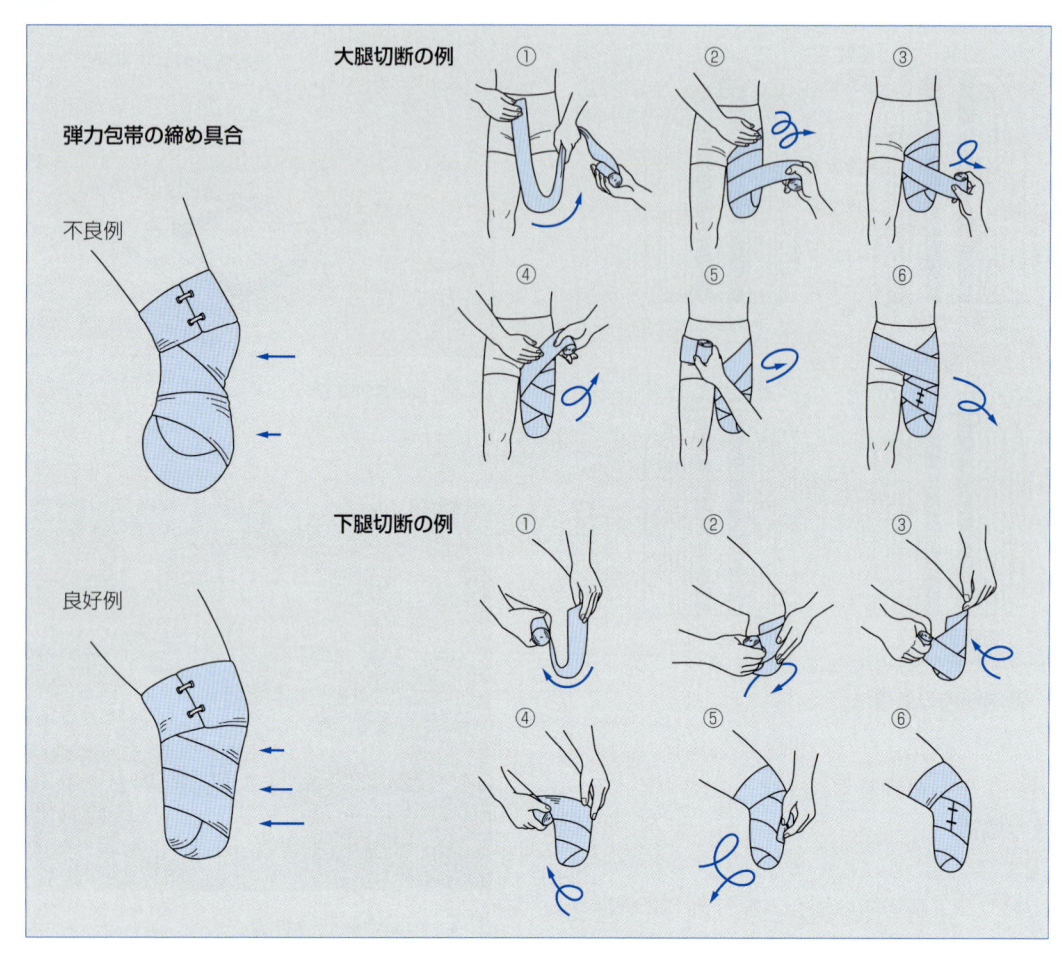

図5 弾力包帯の巻き方

など創の治癒が比較的良い場合には，切断術直後義肢装着法は優れた結果をもたらす．しかし，血行障害に起因した切断例では，早期荷重，負荷により創の治癒遷延がみられる．血行障害例では，創の治癒最優先とすべきであり，本法が第1選択となる．

1)と2)の長所は，①創の治癒や断端の成熟が早期に獲得できる，②術後の断端痛や幻肢痛が抑制される，③術後早期に離床，訓練が開始できることである．一方，短所は，①術後の創チェックができない，②義肢について専門的な知識と熟練した製作技術が必要であるため，切断前あるいは切断術直後より，チームアプローチが実施できる体制がないと成功しない．このため，弾力ソックスやairbagソケットを用いた断端管理を行っているところも多い．

3) 弾力包帯による方法

従来より行われている方法で，切断端にガーゼを重ねて，さらにその上から弾力包帯を巻いて圧迫するものである（soft dressing）．弾力包帯による圧迫は断端が成熟するまで行う．断端が成熟すれば，義足を作製し義足装着訓練を行う．

長所は比較的簡便であり，切断端創のチェックが容易なことである．短所は，①断端浮腫の予防効果が不十分，②断端の成熟が遷延する，③包帯を巻くのに熟練を要する，④切断後の断端痛，幻肢痛が強い，⑤弾力包帯の巻きなおしが頻回に必要なことである．弾力包帯の巻き方を図5に示す．

4) removable rigid dressingによる方法

通常のrigid dressingよりも短めに大腿部のギプスを巻くものである．場合によっては，義足足部を取り付けることもある．最大の利点は着脱が

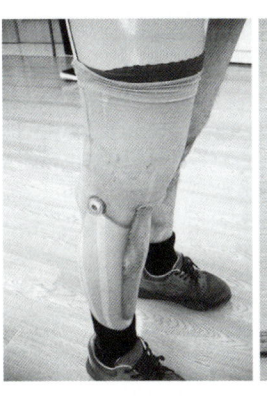

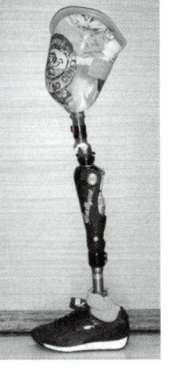

第4章 疾患とリハビリテーション

10．下肢切断と義足

図6 義足の構造
　左：殻構造型大腿義足，右：骨格構造型大腿義足

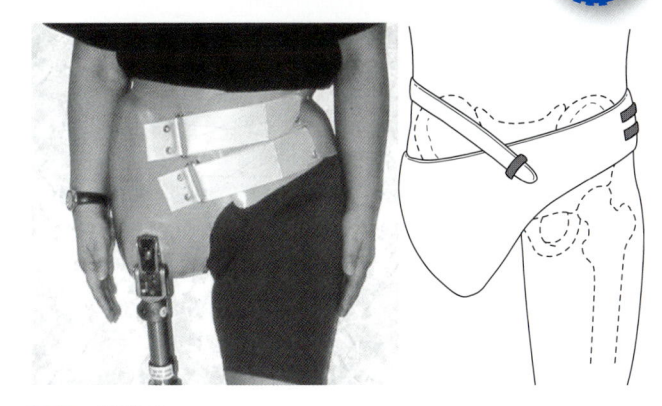

図7 股義足
　左：カナダ式ソケット，右：ダイアゴナルソケット（シェーマ）

可能で，創の確認がしやすいことである．今日では，様々なメーカーより既製品が販売されており利用可能である．血行障害性切断において soft dressing 法と removable rigid dressing 法を比較した報告では[25]，removable rigid dressing 法において早期の断端創の治癒傾向はみられたものの，義足作製までに要した時間やリハ期間に有意差はなかった．

5）シリコーンライナーを用いた方法

最近では，術後の断端ケアにシリコーンライナーが応用され，有効であるとの報告が散見される[26〜28]．筆者らも，術創が閉鎖してからシリコーンライナーを装着する早期義肢装着法を考案し実施している[29]．シリコーンライナーを使用した術後の断端ケアについては，現在までのところスタンダードな方法はないが，今後の断端ケアの新たな傾向であることは間違いない．

義足パーツ―最近の動向も含めて―

義足はその構造により，殻構造と骨格構造に分けられる（図6）．従来日本で普及していたものは殻構造と呼ばれていたもので，殻の形そのものが下肢の外観の形状再現と体重支持を担うものである．これに対し，近年では骨格構造型義足が主流となっている．これは体重支持をパイプのような金属部分で担い，外観は発泡樹脂やスポンジなど柔らかい材料を用いて再現する．部品がモジュラー化されており，ソケット以下の部品を組み立てる仕組みになっている．アライメントの調整が義足完成後も容易であり，何といっても軽量であることが最大の利点である．

■ソケット

ソケットに求められる役割は，断端の収納と体重支持，義足への力の伝達，懸垂機能である．

1）股義足

骨盤切断，解剖学的股離断，大腿切断（極短断端）に対して適応がある．最も普及しているのはカナダ式ソケットである（図7-左）．体重支持は坐骨結節および周辺の軟部組織で行う．ソケットは患側と健側の腸骨稜を覆い，懸垂機能をもたせている．その他，ダイアゴナルソケットがあり（図7-右），断端から健側の腸骨稜にかけて斜めに覆うもので，断端を覆う面積をなるべく小さくするような工夫がなされている．

2）大腿義足

（1）吸着式大腿四辺形ソケット（図8）[30]：ソケットの前後径が狭く，内外径が広い．前壁はスカルパの三角をおさえ，後壁には坐骨受けがある．坐骨支持タイプのソケットであり，最も普及しているソケットである．

（2）吸着式坐骨収納型ソケット（図8）：ソケット内外径が狭く，前後径が広く，坐骨結節と恥骨枝の一部がソケット内に入り込んだ格好をしている（骨ロック）．断端をソケット内で内転位に保持

303

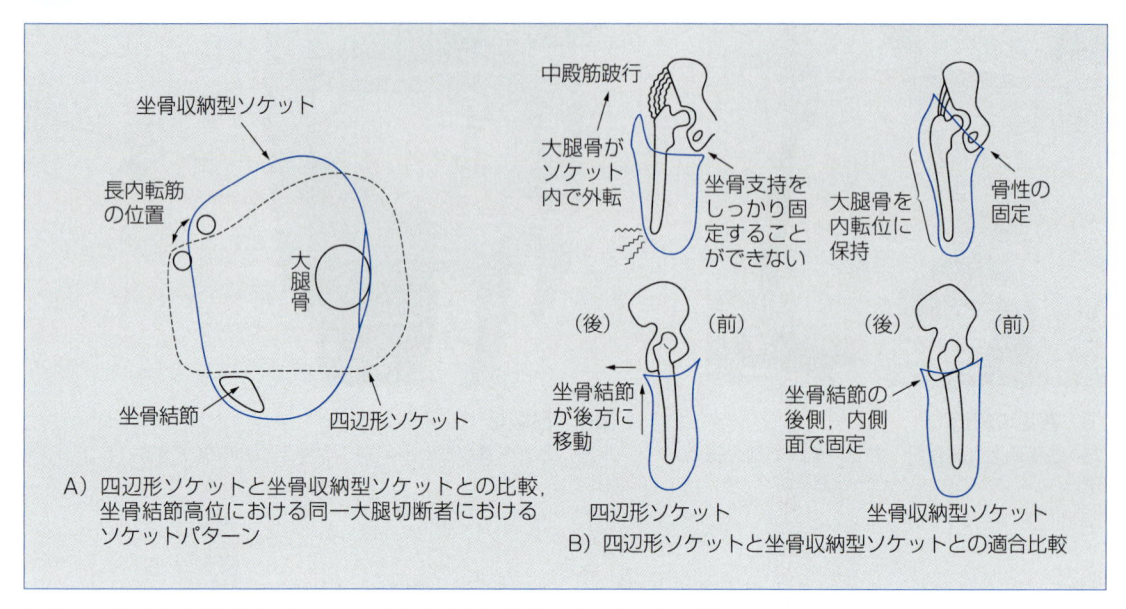

図8 吸着式大腿四辺形ソケットと吸着式坐骨収納型ソケットの比較[30]

A）四辺形ソケットと坐骨収納型ソケットとの比較，坐骨結節高位における同一大腿切断者におけるソケットパターン

B）四辺形ソケットと坐骨収納型ソケットとの適合比較

大腿切断，短断端

ロールオンによりライナーを装着

装着終了

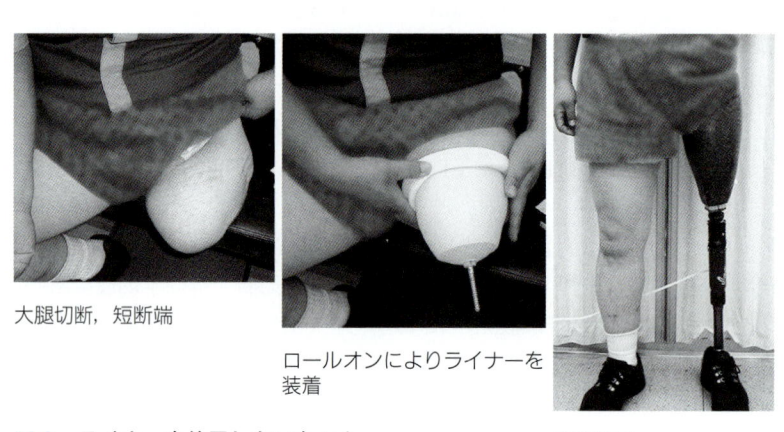

図9 ライナーを使用したソケット

しやすく，股外転筋不全をきたしにくい．そのため側方の安定性に優れている．

　(3) **ライナーを使用したソケット**：後述する下腿切断者用に開発されたライナーを大腿切断者に応用したものである．ライナーの装着はロールオン方式で行い，その先端のライナーロックピンでソケットとの接合を行う(図9)．ライナーロックアダプタースペースが必要なため，長断端では適応困難である．ライナーとソケットの間に断端袋を装着し，ある程度の断端ボリュームの変化に対応できる．適応は断端に問題さえなければすべての切断者に使用可能であると考える．しかし，ライナーを正確にロールオン装着できない症例（高齢者や手指機能障害を有する者）や断端の形状が特異で，ライナーと断端間が密着せず空気が入ってしまう場合は適さない．また，高温多湿な日本では，発汗対策など断端のケアに無頓着な者に対する処方は注意を要する．我々が現時点で考える良い適応は，他のソケットでは懸垂不良を生じてしまう職業上や日常生活に支障をきたす短断端である．

　(4) **差込みソケット**：断端に断端袋を装着し，そのままソケットに断端を入れるだけのものである．吸着作用がないため，懸垂のためのバンド（肩つり帯や腰つり帯）が必要である．

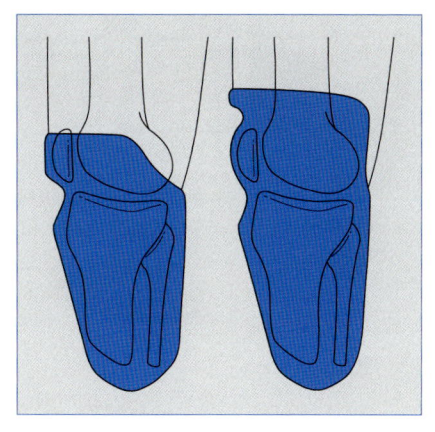

図 10　下腿義足
左：PTB 式ソケット，右：PTS 式ソケット

3) 下腿義足

（1） **PTB，PTS式ソケット（図10）**：PTB（patellar tendon bearing）は1959年米カリフォルニア大学で開発されたものであり，現在なお主流となっている．下腿切断の場合，断端荷重ができないため，体重支持を得るために膝蓋靱帯部と膝窩部，さらに脛骨内外側面に圧迫をかけてソケットを採型し，解剖学的適合を重視した陽性モデルに修正を加えたものである．体重支持部と非支持部が存在する．自己懸垂作用がないために膝カフが必要である．懸垂作用が不十分なため，ソケットと断端の間でピストン運動が生じ，皮膚のトラブルを生じることがある．膝カフを常時装着しているため，大腿四頭筋の萎縮を生じることも欠点である．

一方，PTS（prothese tibiale a emoitage supracondylien）はソケットデザインが大腿骨内・外顆部を包み込み，膝蓋骨を安全に覆い，適合面を広くして安定性をもたせているため，自己懸垂のためのカフは不要である．本ソケットは適合面が広いため，短断端例にはしばしば有効である．また，外観が良いため女性には有利であり，膝を屈曲させるにつれて断端がソケットより脱出し，膝の完全屈曲を可能とするため，和式の生活には利点がある．

（2） **TSB（total surface bearing）式ソケット**：PTB式ソケットとは異なり，体重支持を断端表面全体で分散させて行うものである．解剖学的形状を保つため陽性モデルに修正はほとんど加えない．通常は内ソケットとしてライナーを使用する．ライナーと断端が密着し懸垂作用を発揮する．ライナーはロールオン式で装着し，ロックピンを通してライナーとソケットを接合する．適応は，ソケット装着が可能な者であればよいと考える．ただし，ライナーロックアダプタースペースが必要なため，長断端には禁忌である．注意を要する症例は，未成熟断端，周径変動のある断端，過剰な軟部組織を有する断端などである．

（3） **吸着式ソケット**：吸着式ソケットは従来から大腿切断端に対し適用されていたが，下腿切断端にも応用され，実用化されている．懸垂方法は，ソケットに一方向性バルブを取り付け，ライナーを装着した断端を挿入し，ソケット内部の空気を排出する．そしてソケット近位から大腿部にかけてサスペンションスリーブで覆い密閉する．ロックピン付きライナーを用いた懸垂方法に比べ，断端のボリュームが維持され，発汗による影響が少ないとされている．

■ 膝継手

膝継手に求められる機能は，まず立脚相制御である．立脚期にいかに膝折れなく安定性を確保するかである．次に遊脚相制御である．いかにして下腿の振り出しをスムーズに行い，歩行速度に追随するかである．

1) 立脚相制御

（1） **アライメントスタビリティー**：立脚相中期において，荷重線を膝軸より前方に設定することにより，膝の安定性を確保するものである．

（2） **静的安定機構**：膝継手の角度を一定に保つことにより，膝折れを防止するものであり，固定膝や荷重ブレーキ膝が相当する．荷重ブレーキは体重をかけることにより膝軸の回りにブレーキがかかり，膝折れを防止するものである．

（3） **動的安定機構**：膝継手の角度の変化を許しながら，膝折れを防止するものである．bouncingやyieldingがその代表である．

① bouncing：立脚相初期に膝の軽度屈曲を許し，ある一定以上の角度の膝の屈曲を許さない機構である．健常者の歩行にみられるダブルニーアクションに近い動作を再現することにより，踵接

地時の衝撃を吸収し，重心の上下動を最小にし，歩行時エネルギー消費の軽減が期待できる．

② yielding：立脚相で義足に体重をかけていくと，油圧シリンダーの抵抗によりゆっくり膝が屈曲していく機構である．適切にこの機能を利用すると坂道を下りたり，階段を交互に下りたりすることが可能である．

2）遊脚相制御

今日，空圧，油圧シリンダーといった流体制御装置を用いたものがほとんどである．近年では，コンピュータを内蔵した膝継手が実用化している．

(1) インテリジェント義足：インテリジェント義足は，現在 Nabtesco 社（日本）と Blatchford 社（英国）のものがある．ここではわが国で主に使用されている Nabtesco 社が販売しているインテリジェント膝継手(図11-左)について述べる．

本義足は，遊脚相制御のため，膝継手に空気圧シリンダーを用いている．立脚相制御機能はなく，随意制御あるいは荷重ブレーキ，多軸機構によらねばならない．実際の歩行時には，膝部に取り付けられた近接スイッチで歩行速度を検出し，それに対応する最適の弁開度をコンピュータがプリセットされたメモリーから自動的に選択し，シリンダーヘッド内に内蔵されたステッピングモーターがピストン内のニードル弁をコントロールし，至適なシリンダーの反発力を調整する．

(2) C-Leg（図11-右）：ドイツ Otto Bock 社で製品化された，単軸膝継手である．本義足は，油圧シリンダーを用いており，遊脚相と立脚相ともに制御する．50分の1秒の間隔で，義足に内蔵されたひずみゲージが足関節部の床反力モーメントを，膝角度センサーが膝角度と角速度検知し，そのデータをマイクロプロセッサーへ送り，データが処理され，必要な油圧抵抗が計算され，油圧バルブがサーモモータによって開閉し，制御される機構となっている．

■ 足部

義足足部に求められる機能は，踵接地時の衝撃吸収（前脛骨筋の働きの代償），スムーズな体重移動，踏み切り期の前方への推進力（下腿三頭筋の働きの代償）である．

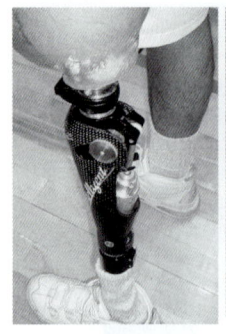

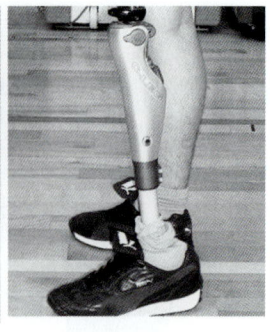

図11　膝継手
左：インテリジェント義足（Nabtesco 社，日本），右：C-Leg（Otto Bock 社，ドイツ）

1）エネルギー蓄積型足部

足部に内蔵されたバネなどの弾性体が立脚期に荷重により変形し，弾性体が元に戻ろうとする反発力を利用して前方への推進力を発揮するものである．すなわち，立脚相中期から踵離れ期に蓄積（吸収）したエネルギーを立脚相の踏み切り期に放出し，足継手が底屈方向に向かい元に戻ろうとする．もともとはスポーツ活動愛好家など活動量の多い切断者のニーズに応えて開発したものであるが，高齢者や体力虚弱者など低活動者に対してもより軽量な SACH（solid ankle cushion heel）系のエネルギー蓄積型足部が考慮されてよい．

2）その他の足部

単軸足部は距腿関節に当たる単軸の継手で，足関節の底背屈を行う．前方のバンパーで背屈を，後方のバンパーで底屈を制動する．安全に歩くことを最優先とした場合やわが国の生活様式を考慮した場合は最適の足部である．SACH 足部は継手をもたない．キールと合成ゴム製の足部，クッションをもった踵からなる．多軸足は底背屈，内外反や回旋の動きを伴ったものである．不整地の歩行に適している．

リハゴール設定と義足処方の実際

■ リハゴール設定の目安

1）リハゴール設定のための評価項目

(1) 内科的メディカルチェック：糖尿病，高血圧，心疾患など内科的基礎疾患のチェック，コン

トロールが必要である．

(2) **各種身体精神機能評価**：評価項目は，年齢，精神状態（意欲，訓練に対する理解力），非切断下肢の片脚起立能力，非切断下肢の血行状態（間欠性跛行の有無），股関節屈曲拘縮の有無，床（あるいは40 cm台）からの立ち上がり動作，体幹筋力，上肢機能などである．

(3) **運動負荷テスト（心肺フィットネスの評価）**：切断者（とくに高齢者）の義足歩行の成功を握る大きな鍵は体力である．体力の的確な評価は，リハゴール設定のためだけでなく，リハのリスク管理のうえでも重要である．ただし，身体条件の良い切断者に対しては必ずしも必要ではない．

(4) **義足歩行能力獲得に影響する因子の把握**：Steinbergの義足歩行障害因子は，認知症，重度の神経内科疾患，うっ血性心不全，重度の閉塞性肺疾患，高度の股関節屈曲拘縮である[8]．その他に重要な因子は，年齢（高齢ほど不利），切断レベル（高位ほど不利），併存疾患（多いほど不利），片脚起立能力，体力，意欲である[9, 31〜38]．

2) リハゴール設定の具体例

兵庫県立総合リハビリテーションセンターにおける切断部位別の歩行能力に関するゴールの設定の具体例を示す[39]．もちろん，意欲，年齢や重複障害の程度なども考慮に入れる必要がある．

(1) **片側股離断，片側大腿切断**：独歩あるいは杖歩行．

(2) **片側膝離断，片側下腿切断**：独歩あるいは1本杖歩行．

(3) **両大腿切断**：両杖あるいは両松葉杖歩行，車椅子の併用．

(4) **一側大腿切断と一側下腿切断**：1本杖あるいは2本杖歩行．

(5) **両下腿切断**：独歩あるいは1本杖歩行．

■ 義足処方の実際

主として片側切断者について述べる．また高齢高位下肢切断（大腿や股離断）者における当センターの処方のフローチャートを示す**(図12)**[39]．

1) 下腿切断

(1) **ソケット**：原則的にはPTBでよいと考える．ただし，短断端例ではPTS（+大腿コルセット）の考慮も必要である．ライナーを使用したソ

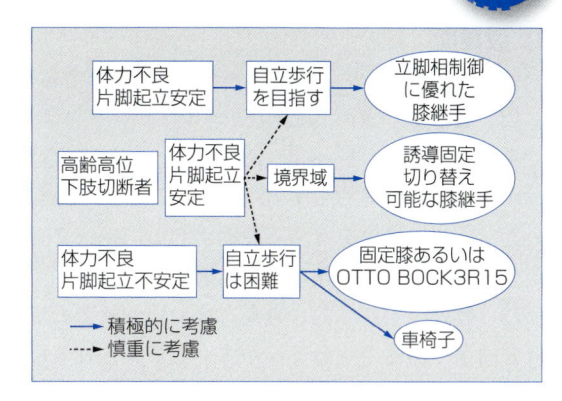

図12 高齢高位下肢切断者のリハゴールの設定と膝継手処方[39]

ケット（TSB）は，適応を慎重に判断して処方する．ライナーを使用したソケット（TSB）は高活動者に適していると思われるが，断端ケアに無頓着な者，高齢者や手指の障害で適切にロールオン装着できない者は要注意である．

(2) **足部**：エネルギー蓄積型足部が第1選択であると考える．ただし，高齢者の場合はSACH系の軽量なものを選択すべきである．わが国の生活様式を考えた場合は単軸足部もよい．

2) 大腿切断

(1) **ソケット**：吸着式ソケットが第1選択である．差込式ソケットは短断端で吸着不可の場合や上肢機能に問題があって装着できない場合に考慮すべきである．ソケットのデザイン（四辺形，坐骨収納型やライナーの使用）は，切断者個々のニーズに合わせて判断する．しかし，現在なお主流といえるのは吸着式大腿四辺形ソケットである．

(2) **膝継手**：身体条件が良く自立歩行が十分に見込める場合は，遊脚相制御機能を優先したものを選択すべきである．高齢切断者で自立歩行が可能な場合は，立脚相制御を重視したものを選択することが無難である．軽量な固定膝は，高齢者など体力虚弱例や安全に歩くことを最優先する場合には良い選択肢である．

(3) **足部**：高活動者にはエネルギー蓄積型足部が第1選択である．高齢者など体力虚弱者には，低活動者用の軽量なエネルギー蓄積型足部がよい．単軸足部も生活様式を考慮して処方すべきである．

3）股離断

(1) **ソケット**：カナダ式ソケットを原則とする．

(2) **股継手**：Otto Bock 7E7（スプリング付き）でよいと考える．VessaU-701（ストッパー付き）は現在市販されておらず，入手困難である．また，最近では空圧機構を有する股継手 Otto Bock 7E9 が登場し，高活動なユーザーに適している．

(3) **膝継手**：基本的な考え方は大腿切断者の場合と同様である．生命予後が悪いと予測される場合や早期の在宅復帰を希望する場合は，当初より軽量な固定膝を処方し，リハの短縮を図ることもある．

(4) **足部**：できるだけ軽量なエネルギー蓄積型足部がよい．単軸足部も生活様式を考慮して処方すべきである．

切断者に対するリハ

■ 義足装着前（切断術前）訓練

関節可動域（range of motion：ROM）訓練や全身状態の許す範囲内での筋力増強訓練を実施する．特に大腿切断では股関節の拘縮予防，下腿切断では膝関節の拘縮予防が重要である．さらに，ベッド上での起居動作やトイレへの移動，歩行補助具使用方法などについても指導を行う．

■ 義足の適合とチェック

医師，義肢装具士，理学療法士が責任をもって行う．ソケットの適合や義足のアライメントのチェックが中心である．

■ 異常歩行の原因と対策

1）切断者の身体条件に起因する場合

断端の屈曲外転拘縮や股関節外転筋力の低下，さらに断端の軟部組織の過剰が原因となりうる．このような場合，体幹の前屈や側屈，過度の腰椎の前弯，ぶん回し歩行，ホイップがみられる．対策としてはROM訓練や筋力訓練などの積極的なリハ，弾力包帯による断端ケアが重要である．

2）義足自体の不具合に起因する場合

ソケットの適合，初期屈曲角の設定，膝のアライメントや膝継手の調整，足継手の後方バンパーや踵のウェッジの硬さ具合，義足の長さなど，いずれの不備も原因となりうる．このような場合，体幹の側屈や外転歩行，過度の腰椎前弯，ホイップ，蹴り上げ不同，踵接地時の外旋，フットスラップ，伸び上がり歩行などがみられる．義足の再調整と修正を行うことで対応は可能である．

3）切断者の訓練不足に起因する場合

義足に十分体重をかけられない，膝折れの恐怖を克服できない，膝のコントロール（とくに屈曲不十分やつまずき）がうまくできないなどが主なものである．このような場合，ぶん回し歩行や伸び上がり歩行，歩幅の不同，膝のターミナルインパクトの誘因となりうる．対策は，体重移動訓練やバランス訓練などの基本訓練を十分に時間をかけてするほかない．すぐに義足の不具合に原因を求めず，まず訓練が適切に行われたかどうかを見直すことも重要である．

■ 義足歩行訓練

(1) **ソケットの装着訓練**：断端をソケットに収納する動作を指導する．特に吸着式ソケットやライナーを使用したソケットの場合である．

(2) **平行棒内での訓練**：義足側への体重負荷，立脚相における膝の安定性の確保，前後へのステップ訓練，交互膝屈曲訓練など．

(3) **平行棒外訓練**：必要に応じて各種歩行補助具を使用する．

(4) **日常生活動作訓練**：床よりの起居動作，階段や坂道などの応用歩行，衣服の着脱，車の運転など．

(5) **スポーツアクティビティへの対応**

（陳　隆明）

▶ **文献**

1) 陳　隆明, 澤村誠志：切断者の現況. 義肢装具のチェックポイント（日本リハビリテーション医学会・日本整形外科学会監修），第7版，医学書院，2007，pp42-44.
2) Ohmine S, et al.：Community-based survey of amputation derived from the physically disabled person's certification in Kitakyushu City, Japan. *Prosthet Orthot Int*, **36**：196-202, 2012.
3) Clark SG, Blue B, Bearer JB：Rehabilitation of the elderly amputee. *J Am Geriatr Soc*, **31**：439-448, 1983.
4) Brown PS：The geriatric amputee. *Phys Med Rehabil State Art Rev*, **4**：67-76, 1990.
5) 橋本圭祐：当科における上下肢切断者の発生状況. リハ医学, **36**：912, 1999.

6) Clark SG, Blue B, Bearer JB : Rehabilitation of the elderly amputee. *J Am Geriatr Soc*, **31** : 439-448, 1983.
7) McWhinnie DL, et al. : Rehabilitation outcome 5 years after 100 lower-limb amputations. *Br J Surg*, **81** : 1596-1599, 1994.
8) Steinberg FU, Sunwoo I, Roettger RF : Prosthetic rehabilitation of geriatric amputee patients : a follow-up study. *Arch Phys Med Rehabil*, **66** : 742-745, 1985.
9) Moore TJ, et al. : Prosthetic usage following major lower extremity amputation. *Clin Orthop relat Res*, **238** : 219-224, 1989.
10) Pohjolainen T, Alaranta H, Karkkainen M : Prosthetic use and functional and social outcome following major lower limb amputation. *Prosthet Orthot Int*, **14** : 75-79, 1990.
11) Campbell WB, Ridler BMF : Predicting the use of prostheses by vascular amputees. *Eur J Vasc Endovasc Surg*, **12** : 342-345, 1996.
12) Fletcher DD, et al. : Trends in rehabilitation after amputation for geriatric patients with vascular disease : implication for future health resource allocation. *Arch Phys Med Rehabil*, **83** : 1389-1393, 2002.
13) Norgen L, Hiatt WR (ed) : Inter-Society consensus for the management of peripheral arterial disease (TASCⅡ). *J Vasc Surg*, **45** (suppl. S) : S1-S67, 2007.
14) Peng CW, Tan SG : Perioperative and rehabilitative outcomes after amputation for ischemic leg gangrene. *Ann Acad Med Singapore*, **29** : 168-172, 2000.
15) Toursarkissian B, et al. : Major lower-extremity amputation : contemporary experience in a single Veterans Affairs institution. *Am Surg*, **68** : 606-610, 2002.
16) 藤田あをい・他：高齢下肢切断の最近の動向．MB Med Reha, **16** : 1-7, 2002.
17) 伊藤雅史, 三島好雄：四肢血行障害の診断と治療．慢性動脈閉塞症—閉塞性動脈硬化症と Buerger 氏病．呼と循, **44** (7)：719-724, 1996.
18) 陳　隆明, 澤村誠志：切断術．義肢装具のチェックポイント（日本整形外科学会, 日本リハビリテーション医学会　監修），第 6 版，医学書院, 2003, p54.
19) 陳　隆明：切断術直後の断端ケア．理学療法 MOOK 7 義肢装具（鶴見隆正, 畠中泰司　編），三輪書店, 2000, p2.
20) Humzah MD, Gilbert PM : *J Bone Joint Surg Br*, **79** (3)：441-443, 1997.
21) Ruckley CV, et al. : Skew flap versus long posterior flap in below-knee amputations ; multicenter trial. *J Vas Surg*, **13** (3)：423-427, 1991.
22) Harrison JD, et al. : *Br J Surg*, **74** : 930-931, 1987.
23) Allcock PA, Jain AS : *Br J Surg*, **88** : 683-686, 2001.
24) Weiss M, et al. : Physiologic amputation, immediate prosthesis and early ambulation. *Prosthetics International*, **3** : 38, 1969.
25) Deutsch A, et al. : Removable rigid dressings versus soft dressings : a randomized, controlled study with dysvascular, trans-tibial amputees. *Prosthet Orthot Int*, **29** : 193-200, 2005.
26) Vigier S, et al. : Healing of open stump wounds after vascular below knee amputation : plaster cast socket with silicon sleeve versus elastic compression. *Arch Phys med Rehabil*, **80** : 1327-1330, 1999.
27) Jahannesson A, Larsson GU, Oberg T : From major amputation to prosthetic outcome : a prospective study of 190 patients in a defined population. *Prosthet Orthot Int*, **28** : 9-21, 2004.
28) Jahannesson A, et al. : Comparison of Vacuum-formed removable rigid dressing with conventional rigid dressing after transtibial amputation. *Acta Orthopaedica*, **79** : 361-369, 2008.
29) 陳　隆明, 近藤潤侍, 幸野秀志：下腿切断者に対するシリコンライナーを用いた創治癒後断端マネージメントの経験—本法による病院間連携の提案—．臨床リハ, **17** : 405-409, 2008.
30) 澤村誠志：最近における義足の進歩．リハ医学, **31** : 565-577, 1994.
31) Reye RL, Leahey EB, Leahey EB Jr. : Elderly patients with lower extremity amputations : Three-year study in a rehabilitation setting. *Arch Phys Med Rehabil*, **58** : 116-123, 1977.
32) Moore TJ, Barron J, Hutchinson F (1989). Prosthetic usage following major lower extremity amputation. *Clin Orthop*, **238** : 219-224, 1989.
33) Kerstein MD, Zimmer H, Dugdale FE : What influence does age have on rehabilitation of amputee. *Geriatrics*, **30** : 67-71, 1975.
34) Beekman CE, Axtell LA : Prosthetic Use in Elderly Patients with Dysvascular Above-Knee and Through-Knee Amputations. *Phys Ther*, **67** : 1510-1516, 1987.
35) Dove HG, Schneider KC, Richardson F : Rehabilitaion of patients followinglower extremity amputation : an analysis of baseline, process and outcome. *Am Corr Ther J*, **36** : 94-102, 1982.
36) Munin MC, Guzman MCE, Boninger ML, Fitzgerald SG, Singh J : Predictive factors for successful early prosthetic ambulation among lower-limb amputees. *J Rehabil Res Dev*, **38** : 379-384, 2001.
37) Chin T, Sawamura S, Fujita H, Ojima I, Oyabu H, Nagakura Y, Otsuka H, Nakagawa A：%VO2 max as an indicator of prosthetic rehabilitation outcome after dysvascular amputation. *Prosthet Orthot Int*, **26** : 44-49, 2002.
38) 陳　隆明：高齢下肢切断の Prosthetic Rehabilitation Outcome に影響する因子．リハ医学, **40** (1)：13-17, 2003.
39) 陳　隆明：高齢下肢切断者のリハビリテーションゴールの設定と義足処方．MB Med Reha（陳　隆明　編）, No. 16, 全日本病院出版会, 2002, p33.

第4章 疾患とリハビリテーション

11. 上肢切断と義手

Summary

① 欠損した上肢を補うものとして義手があり，義手には用途に応じて装飾用義手，能動義手，作業用義手がある．
② 筋電義手は，断端の筋電位をスイッチとして利用し，モータによって手先具の開閉をする．屈筋，伸筋の分離収縮という訓練が必要になる．
③ 義手の基本構造は，ソケット，継手，支持部，手先具からなる．
④ 能動義手はケーブルを通じて上肢体幹の動きでケーブルを操作し，手先具の開閉を行う．
⑤ 上肢切断のリハビリテーション（以下リハ）は，義手なしで日常生活活動（ADL）を自立させることと，義手を使いこなして生活をすることの双方が求められる．

上肢切断

■ 疫学

2006年の厚生労働省「身体障害児・者実態調査」によれば，わが国における上肢切断者数（推計値）はおよそ82,000人である[1]．2001年の同調査によれば，上肢切断者数は98,000人，下肢切断者数は49,000人であり，下肢切断者数の増加に対し上肢切断者数は減少傾向にあるといえる[2]．国立障害者リハビリテーションセンターのデータによれば，下肢切断者数と上肢切断者数の推移は異なる傾向を示す(図1)．下肢切断者数は増加の傾向にあり，疾病を原因とする者の割合が増加し，その平均年齢も高齢化している[3]．一方，上肢切断は疾病を原因とする者の割合は変わらず，外傷による者がほとんどで，年齢も1990年代以降はほぼ変わらず，高齢化の傾向はない．

■ 切断部位と名称

1）切断と離断

肢節間で末梢を切離した場合を切断といい，関節で末梢を切離した場合を離断という(図2)[4]．

上腕遠位を切離した場合に上腕切断と呼び，手関節で切離した場合には手関節離断という．関節のごく遠位，近位で，切断した場合には離断に含める．上腕の場合，上腕骨近位が残存していてもその長さが腋窩を越えない場合には上腕としての機能（肩甲上腕関節の機能）はないので，肩関節離断に含める．

2）断端

末梢部分を切離された肢節を断端という．関節で離断された場合にはその関節を構成した近位の肢節を断端という．例えば前腕切断の場合には，肘関節以遠の残された前腕を断端といい，肘関節離断の場合には上腕部が断端となる．断端の長さが短いものを短断端，長いものを長断端という．明確な基準があるわけではないが，短断端の場合には義手の保持に困難を生じたり，長断端の場合には義手のパーツの取り付けに困難を生じることがある．

3）断端合併症

以下のような異常をきたすことがある．義手の装着や訓練に支障をきたす場合がある．

第4章 疾患とリハビリテーション

11. 上肢切断と義手

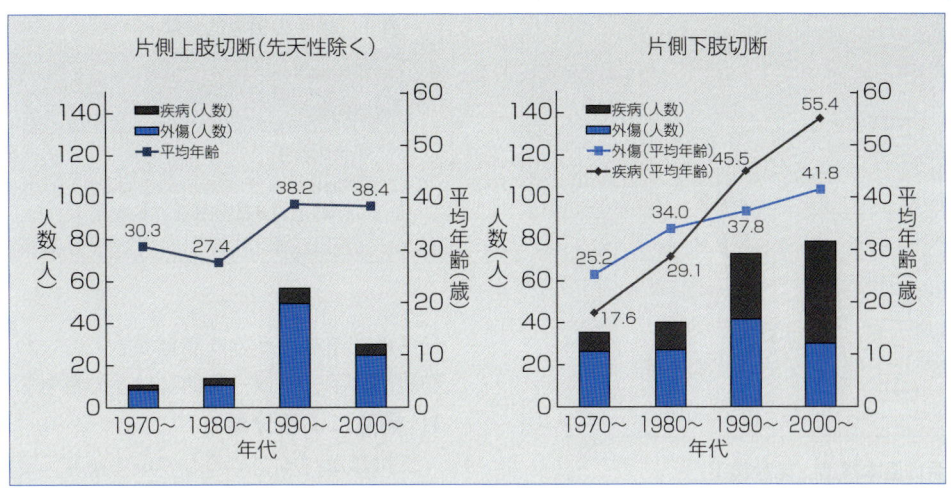

図1 片側上肢・下肢切断者の切断原因と平均年齢の推移[3]

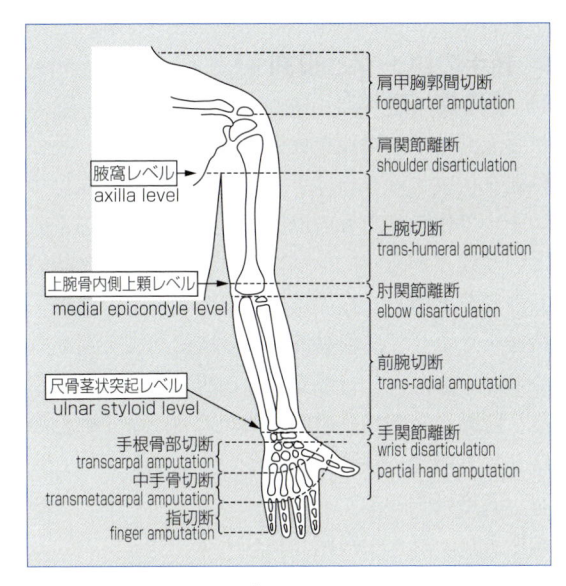

図2 切断部位と名称[4]

肩甲胸郭間切断 forequarter amputation
肩関節離断 shoulder disarticulation
腋窩レベル axilla level
上腕切断 trans-humeral amputation
上腕骨内側上顆レベル medial epicondyle level
肘関節離断 elbow disarticulation
前腕切断 trans-radial amputation
尺骨茎状突起レベル ulnar styloid level
手関節離断 wrist disarticulation
手根骨部切断 transcarpal amputation
部分手切断 partial hand amputation
中手骨切断 transmetacarpal amputation
指切断 finger amputation

a）断端神経腫

切断の際に神経も切断されるが，神経の断端に神経腫ができることがある．圧迫すると圧痛と末梢への放散痛を生じる．ソケットの装着に支障をきたすような場合には切除する．

b）断端痛

断端に痛みを生じることがある．断端神経腫の痛みとは異なり，部位は漠然としている．痛み，しびれ感を訴える．鎮痛剤等で対処する．

c）断端の冷感

冷感を訴えることがあり，循環不良の場合もあればそうでない場合もある．温めると軽減する場合もある．

d）幻肢・幻肢痛

切断した末梢部をあるかのように感ずることがあり，その部分を幻肢という．

幻肢に痛みを感じることがあり，幻肢痛という．

義手

■ 義手の基本構造

手に当たる部分（手先具），肢節（前腕，上腕）に当たる部分（支持部），関節に当たる部分（継手），断端を収納する部分（ソケット），義手を身体に着けておく（懸垂する）部分（懸垂装置），その他からなる（図3）[5]．

■ 義手の分類

1）切断部位による分類

肩甲胸郭間切断に対して使われる義手を肩甲胸郭間切断用義手という．肩関節離断に対する義手を肩義手という．前腕切断に使用する義手を前腕義手という．このように切断部位の名称でそれに対応する義手を命名する．原則的ではあるが紛らわしいものとして手関節離断に対するものを手義手，対して手部の切断に対するものを手部義手，手指の切断に対するものを手指義手という．

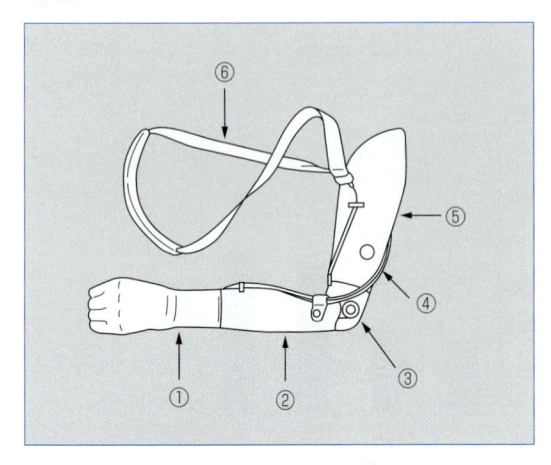

図3　義手の基本構造（能動義手）[5]
①手先具（能動ハンド）
②支持部（殻構造）
③肘継手（能動単軸肘ブロック継手）
④ケーブル
⑤ソケット
⑥ハーネス

表1　義手の機能的分類

装飾用義手
機能的義手
作業用義手
能動義手
体内力源式能動義手　　能動義手
体外力源式能動義手　　電動義手（筋電義手）

2）機能による分類

上肢機能には大きく分けて，①外観，②道具の使用，③摘まむ，放す，握るといった関節運動を使った動作，に分けられる．上肢機能は複雑であり，義手がそのすべてを代償することはできない．代償要素に応じて義手を分類する（表1）．

装飾用義手は外観を最優先にして作られる．手先具は手の形をしている．本人の皮膚の色や対側の手を基に作られる．摘まむ，放すなどの機能はない．しかし全体を使って，押さえる，ものをつり下げるということにも使われる．

作業用義手は作業に特化した義手で，鉤状の手先具でものを引っかける，引き寄せる，つり下げる，押す，固定するなどの作業ができたり，道具（労働，家事，趣味，スポーツ活動などのための道具）を固定できる留め金状の形状をしているものがある．

能動義手は，手先具が開閉して，掴む，放すという動作ができる義手である．残存する身体の関節運動によってコントロールケーブルを通じて手先具の開閉を行うものを体内力源式義手（能動義手）といい，力源を身体運動以外に求めるものを体外力源式義手という．体外の力源としては電気を使う電動義手が一般的で，筋電位を利用して手先具の開閉を行うので筋電義手ともいわれる．電動義手の手先具は一般的には手の形をしている．

3）構造による分類

支持部がパイプ状のものからなり，それに外装して外観を整えたものを骨格構造義手と呼ぶ．芯のない殻構造をしており，外観が腕の形状をしているとともに支持の役割も果たす義手を殻構造義手という．

■ 義手のパーツと役割

1）手先具（図4）[5]

手先具は手の機能を代償するものである．手の外観を代償するものは手の形をしている．塩化ビニールで作られたものは固く，汚れが落ちにくいという難点がある．シリコーン製のグローブ状のものに芯を詰めたものは，芯に当たる部分に継手機能をもたせて，他動的に指の関節角度を変えることができ，より自然な手を再現することができる．能動ハンドは手指の開閉ができ，かつ手の形をしたもので，外観と機能という2点を満足させる．筋電義手の手先具も手の形をしている．外観と摘まむ，放すの両機能を有する．

作業用手先具は，手先具そのものが道具である場合と手先具に道具を取り付けて使うものとがある．前者は鉤型をしており，それを使って，押さえる，引く，つり下げる等の動作を行う．後者は道具を固定するための留め金が付いており，道具に特化した角度，形状をしている．家事動作用としては，包丁等を取り付けて使ったり，スポーツ用としては，グローブを装着できるものや，ボウリングのボールを投げるためのものなどがある．その他，切断者の求めに応じて製作される．

フックタイプのものは能動義手に使われる．様々な場面を想定して作られており，形も様々である．机に置かれたコインのような平たいものを

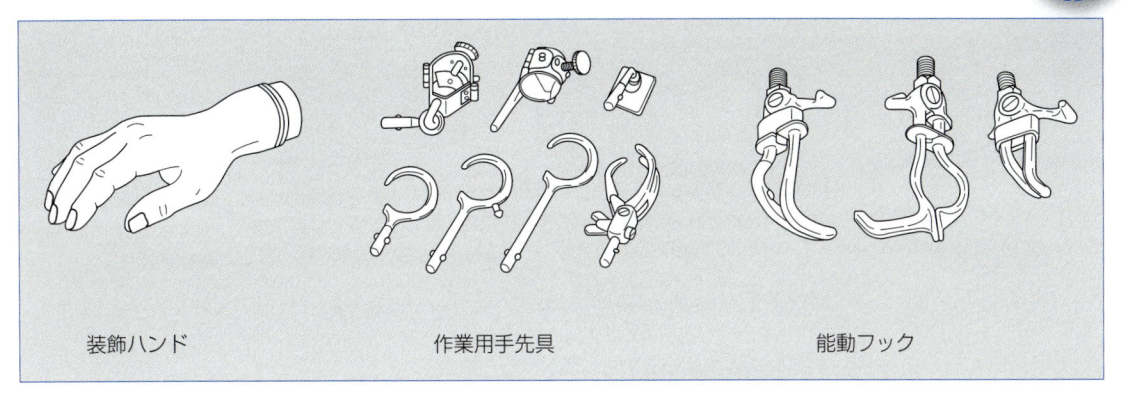

図4 手先具[5]

装飾ハンド　　作業用手先具　　能動フック

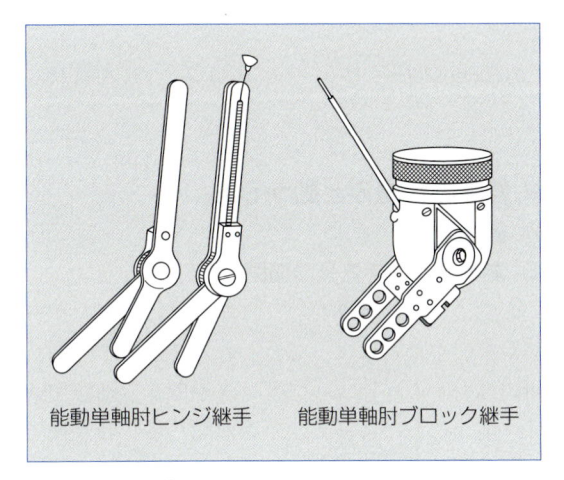

図5 肘継手[6]

能動単軸肘ヒンジ継手　　能動単軸肘ブロック継手

摘まむ，丸いものを摘まむ，滑りやすいものを摘まむ等の動作を想定している．能動ハンドや筋電義手の手先具では摘まみ上げるといった動作が十分ではない．

2) 継手

肩関節にあたる肩継手は外転を行える外転肩継手，外転と屈曲の行える屈曲外転肩継手，すべての動きが行えるユニバーサル肩継手がある．しかし動かす力源がないので，他動的に動かすことになる．

肘関節にあたる継手を肘継手という．肘関節は単軸の屈伸運動を行う関節であり，肘継手は単軸または多軸のヒンジ継手である（図5）[6]．肘関節を強く曲げると上腕，前腕の軟部組織が押されて潰れ，深い屈曲が可能となる．しかし義手の場合にはソケットが邪魔をして強い屈曲が得られない．とりわけ前腕短断端切断の場合には，屈曲角度が得られないので，倍動継手が使われる．上腕ソケットと前腕支持部をヒンジでつなぐタイプ（肘ヒンジ継手）の他，ブロック継手と呼ばれるものがあり，回転中心が上腕ソケット（または上腕支持部）にある．

手関節にあたるものとして手継手がある．手継手は前腕支持部と手先具をつなぐ．屈伸，橈尺屈の動きはない．前腕の回内外は他動的に手継手を前腕支持部に対し回旋させて行う．ある動作を行う前にまず適切な位置に手先具を回旋させ，その後手先具の操作を行う．

3) ソケット

ソケットは断端を収納するものである．同時に義手を懸垂し，断端の動きを義手に伝えるものである．義足のように体重を支持するわけではないが力の伝達，懸垂を考えると断端の形に適合することが必要である．

a) 前腕ソケット

前腕断端を差し込んで使うものを差し込み式ソケットという．懸垂性はない．

上腕骨顆上部までかぶせてソケットに懸垂性をもたせたものを顆上部支持式前腕ソケットという．ミュンスター式とノースウエスタン式がある（図6）[6]．後者は肘関節を伸展すると脱げてしまう．

b) 上腕切断のソケット

断端に対する固定性が悪く，そのため肩甲骨，上腕骨頭にかかるように作られる（図7）[6]．

11. 上肢切断と義手

第4章 疾患とリハビリテーション

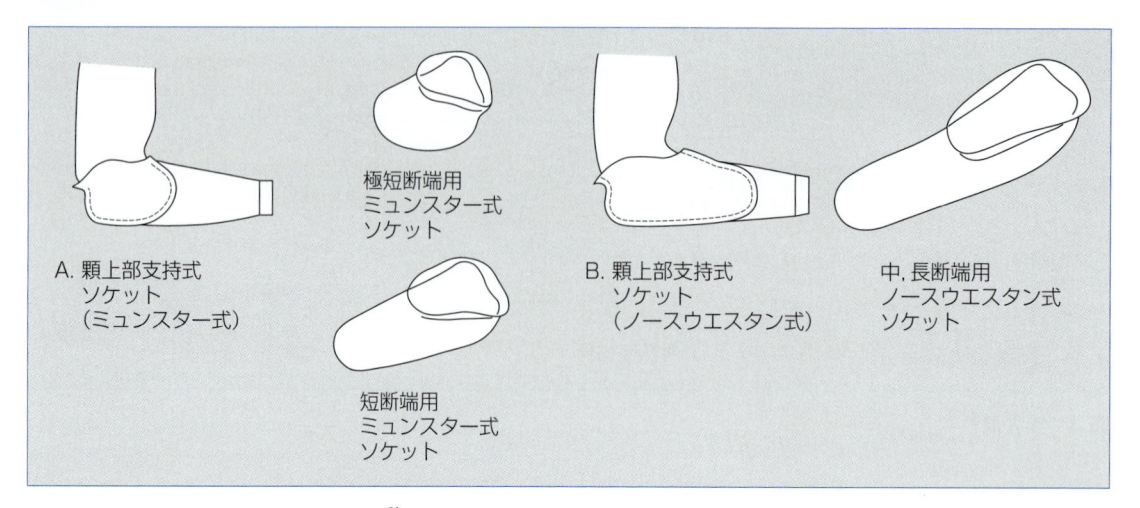

図6　前腕ソケット（顆上部支持式）[6]
　ミュンスター式は開口部が狭く，抜けづらい．短断端に適する．肘屈曲角度は浅くなる．ノースウエスタン式は開口部が広く抜けやすいが，より大きな肘屈曲が得られる

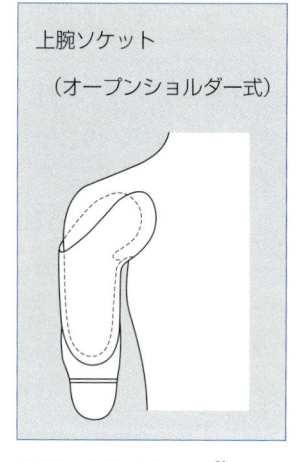

図7　上腕ソケット[6]
　ソケットで肩甲骨を前後から挟むことによって回旋を押さえる．上腕骨頭部分を開放することにより肩関節の外転を得やすくする．

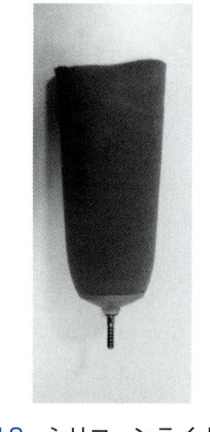

図8　シリコーンライナー
　先端のピンを義手ソケットに挿入固定することによってシリコーンライナーと義手を一体化する．ライナー内側に全面接触した断端とは摩擦によって固定される．

4）懸垂装置
　義手の懸垂はハーネスを使って行う（図4）．近年シリコーンライナーが発達してきたので，それを使って懸垂性と固定性を強化したものもある**（図8）**．シリコーンライナーと皮膚，ソケット内側の摩擦によってソケットを断端に固定する．ピン付きの場合には，ピンによってライナーが直接義手に固定される．

■ 義手の仕組みと動かし方
1）能動義手
a）能動義手の手先具の開閉
　能動フックの制御レバーに取り付けられたケーブルを引くことによって行われる**（図9）**[6]．随意開式は引くことによってフックが開き，随意閉式は，引くことによってフックが閉じる．わが国では多くが随意開式である．閉じる強さは両フックに渡されたゴムの強さで調整する．ゴムが強ければ閉まる力は強い．その代わり開けるときに力を要する（強くケーブルを引く必要がある）．随意開式の場合，ケーブルを引く力を加減することによって開き具合や，閉じる力の加減をすることができる．

b）ケーブルの引き方（図10）[5]
　手先具に接続されたケーブルは，前腕部の前方または外側を通り，上腕部後方で背側のハーネスに接続する．両肩甲骨を外転前方突出させ（猫背になる）かつ肩関節を屈曲させるとケーブルは近位に引かれる．肘継手を固定状態にしておけばケーブルは手先具の制御レバーを手前に引き，フックを開く（開式の場合）ことができる．肘が固定されていない状態では，同じ動作で肘の屈曲を行うことができる．

c）肘継手の任意角度における固定
　上腕義手の場合，肘継手の屈伸は肘継手ロック

11. 上肢切断と義手

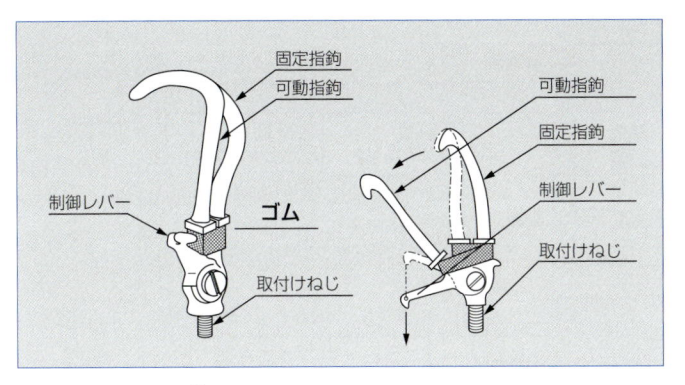

図9　能動フック[6]
制御レバーにケーブルが付き，ケーブルを引くことによって手先具が開く．ゴムの強さを調整することによってフックの閉じ具合を変える．強くすれば把持力は増すが，開きにくくなる．

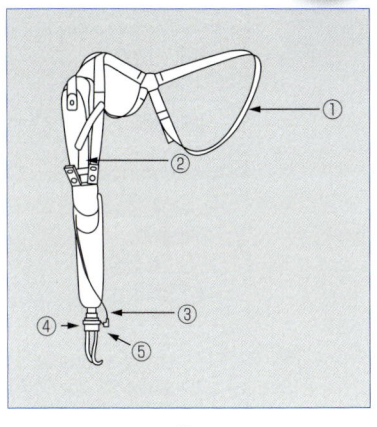

図10　能動義手[5]
①ハーネス：義手を懸垂するとともにケーブルを引く
②肘継手を屈曲させるケーブル
③ケーブル：制御バーを引くことによってフックを開く
④フックの把持力を調整するゴム：最初は弱いゴムで練習する
⑤手先具の制御バー

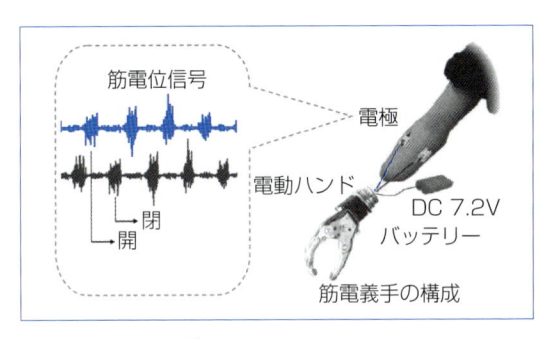

図11　筋電義手[7]

コントロールケーブルで行う．肩関節を屈曲し，ケーブルをゆるめ，その後肩関節を伸展してケーブルを引くと肘継手は屈曲する．任意の角度で再度ケーブルの引きを緩めると肘継手はロックされる．

2）筋電義手（図11）[7]

筋電義手の多くは前腕義手である．構成要素はバッテリー，手先具（電動ハンド），支持部とソケット，電極等からなる．

バッテリーを力源として，手先具に含まれるモータを動かし，手先具の開閉を行う．手先具は手の形をしており，手先具の開閉は，母指と示・中指による摘まむ・放す動作となる．切断者の随意の筋電位をソケット内部に取り付けられた表面電極が拾い，モータの駆動を制御する．制御法にはデジタル制御と比例制御がある．デジタル制御の場合には筋電位の大きさにかかわらず一定のスピードで開閉を行う．比例制御方式では，筋電位の大きさに比例してスピードが代わるものである．筋電位は，屈筋群を閉じに伸筋群を開きに割り付ける．

上肢切断のリハ

■ チームアプローチ（図12）

切断から，術後管理，リハ，義手の製作まで，多職種が関わり，治療時期によってその関わりの強さが変わる．

上肢切断の多くは外傷で，切断に時間があることは少ないが，一方，待機的手術の場合には，術前から作業療法士やリハ医，義肢装具士が義手に関する説明やリハの流れについて説明し，患者の不安を解消するように努力する．

周術期においては外科系医師が中心になり，手術，および術後管理が行われる．その時期からリハ医，作業療法士が加わってリハが開始される．義肢の製作は義肢装具士が行うが，断端の管理は患者教育を含めて，看護師，医師，作業療法士，義肢装具士がそれぞれの立場から関わる．本格的なリハが開始されるようになると，義肢の支給制度や社会復帰に関しMSW（医療ソーシャルワー

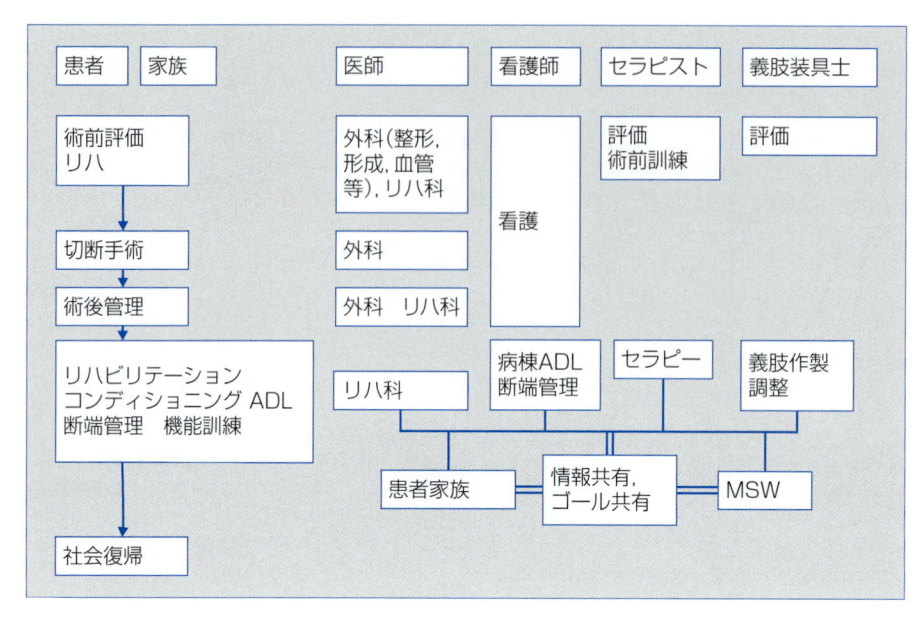

図12 切断リハビリテーションチームアプローチ

カー）が関わる．切断者は，身体の喪失という大きなショックを受けるので，その心のケアは全スタッフに求められる．

■ リハの流れ

リハのポイントとして，①断端管理，②義手なしのADL自立訓練，③能動義手訓練，④筋電義手訓練，⑤社会的自立生活，があげられる．

一方で，時間的流れにおいては，まずは断端の成熟が求められる．断端の成熟とは，断端の浮腫が軽減し，ソケットの作製が可能となることである．

断端管理とは，①断端の浮腫の軽減，②断端にありがちな異常感覚の軽減，③断端の清潔などである．断端の浮腫に関しては，断端に圧迫を加えることによって浮腫軽減の促進を図る．断端に触れられることをいやがる断端異常感覚がある場合には，断端に刺激を加える断端刺激法が行われる．苦痛が過大である場合には，患者は拒否を示すので，加減しながら行う必要がある．断端の清潔は，とりわけ②がある場合には困難を生じるが，負担が過大にならないように行う．

最初に作られる義手は仮義手と呼ばれ，医療保険における治療材料として扱われる．仮義手での訓練が終了する頃に入院リハは終了し，生活するなかで本義手の製作に取りかかる．本義手は，福祉制度からの援助が受けられる．

■ 義手訓練（図13）

1) 義手装着前訓練

義手なしのADL自立は重要である．一側切断の場合には片手でADLの自立は可能であり，それが逆に義手の拒否にもつながるので，早期からの能動義手の装着も必要になる．早期から能動義手を装着する一方で，義手なしのADL自立訓練を行う．

同時に能動義手を使いこなすためのコンディショニングを行う．具体的には，両肩甲骨の関節可動域（ROM）訓練，断端とその近位関節のROMエクササイズ，筋力強化，能動義手の装着とその慣れを目指す．

2) 断端管理

断端の浮腫を軽減し断端の周径が早期に一定となるようにする．それによって断端に適合したソケットの作製が可能となる．義足のように体重をかけるわけではないので，断端袋等での調整幅は大きい．浮腫の軽減のために弾性包帯による圧迫を行う．

断端に異常感覚がある場合には義手の装着に支障を生じるので，刺激による感作，温熱療法，投薬などを行う．

第4章 疾患とリハビリテーション

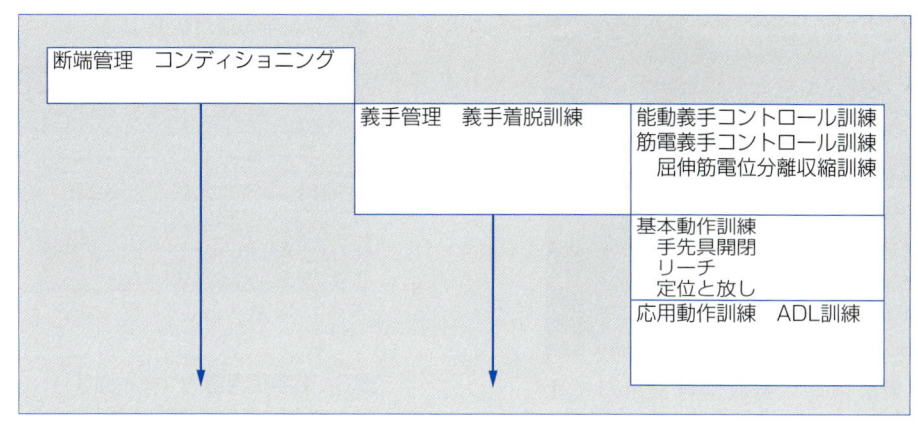

11. 上肢切断と義手

```
断端管理　コンディショニング
            │
            ▼
       義手管理　義手着脱訓練 ──→ 能動義手コントロール訓練
                                筋電義手コントロール訓練
                                屈伸筋電位分離収縮訓練

                                基本動作訓練
                                 手先具開閉
                                 リーチ
                                 定位と放し
                                応用動作訓練　ADL訓練
```

図13　義手訓練

3）能動義手訓練

訓練メニューとしては，①装着状態への慣れ，②義手着脱訓練，③フックの開閉訓練，④義手を使用したADL訓練がある．

a）義手装着への慣れ

能動義手訓練では，能動義手が便利なものであることを知ってもらうことが大切である．人は片手で大方のADLはでき，義手がなくとも生活することは可能である．能動義手の手先具に違和感を覚え，装着をいやがる切断者は多い．しかし能動義手を使えば両手動作が可能になり生活の幅は広がる．そのために当初から能動義手を装着し，それに慣れることと，使いこなす訓練を行う．院内においては早期に装着することによって切断者は装着した状態を比較的早期に受け入れる．

b）義手着脱訓練

上腕義手の場合には前開きの上着を着るときのように片側ずつハーネスに上肢を通す方法と，机上に反対向きに義手を置き，両ハーネスの輪に両上肢を入れて背中側に回す（被る）方法とがある．

c）フックの開閉訓練

フック開閉の基本動作訓練を行うが，ケーブルの引き具合は，肩関節，肘関節角度で異なる．様々な肢位で適切な手先具の開閉とその保持ができなければならない．その際には使用する能動義手が適正に作られているかどうかも重要なので，訓練と同時に義手の適合チェックも行われる[8]．

d）ADL訓練

c）の応用動作としてADL訓練がある．ADLに

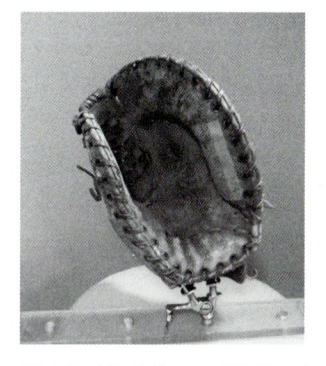

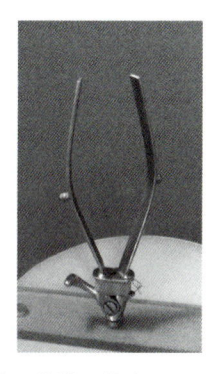

図14　野球グローブ装着のための作業用義手
左：グローブをかぶせて使う．
右：制御バーを引くとグローブが開く．ボールを受けたらグローブを閉じる．

おいては健側が主動手，義手側が補助手である．義手側の使い方としては引っかけた状態での固定，引っ張り等がある．衣服や道具に引っ張れるように輪を付けるなど，使いやすくする工夫もなされる．

4）作業用義手訓練

手先具そのものが道具である場合（鉤式）と，そこに道具を装着して使う場合とがある（図14）．本人のニーズにより，道具を装着して実際の動作を行い，道具の位置等を調整しながら習熟訓練を行う．

5）筋電義手訓練

筋電義手の手先具の開閉は前腕の筋肉の筋電位によって制御される．そのため伸筋群と屈筋群の分離収縮が重要となる．バイオフィードバック装置を使って分離収縮を可視化し，訓練を行う（図

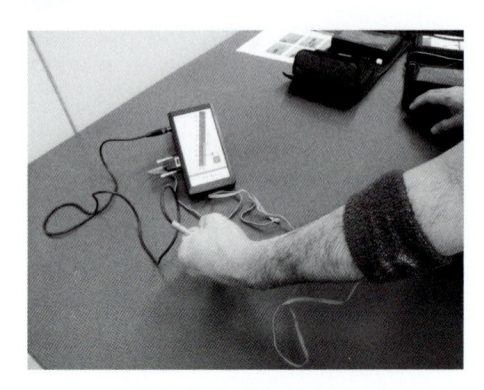

図15 屈筋伸筋分離収縮練習用バイオフィードバック装置

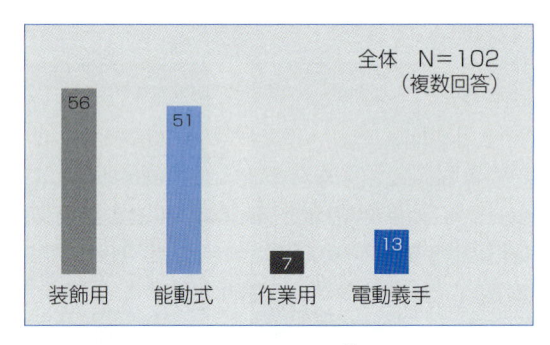

図16 使用している義手の種類[7]

全体 N=102（複数回答）
装飾用 56
能動式 51
作業用 7
電動義手 13

表2 義手の使用状況[7]

	自宅内		外出時	
	片側	両側	片側	両側
常 時	21	12	38	20
必要時	32	7	19	0
非使用	6	1	2	0
不 明	1	1	1	1

表3 義手使用目的（複数回答）[7]

	自宅内		外出時	
	片側	両側	片側	両側
家事	19	2	—	—
仕事	18	9	25	10
趣味活動	23	9	19	7
冠婚葬祭	—	—	17	7
その他	5	8	8	2

15）．きれいな分離収縮ができるようになり，手先具の開閉ができるようになったら，能動義手の訓練と同様に基本動作訓練，ADL訓練へと進む．

■ 義手と生活

義手は道具である．目的に応じた義手があり，上肢切断者は時と場合によって義手を使い分けている．

国立障害者リハビリテーションセンターで過去に義手を製作した279名にアンケート調査（図16）を行ったところ139名から回答があり，そのうち102名が義手を使用していた[7]．半数が能動義手を使用し，必要時に使用すると答えたものが比較的多かった（表2）．使用目的も家事，仕事，趣味等多岐にわたっていた（表3）．

このようにリハで行った能動義手訓練はきちんと習熟すれば切断者はその便利さに気付いて，生活のなかで使用する．

（飛松好子）

▶文 献

1) 厚生労働省：身体障害児・者実態調査 2006年．
2) 厚生労働省：身体障害児・者実態調査 2001年．
3) 中村 隆：補装具製作部における切断者の調査とその傾向―義肢装具士の製作記録から―．国立身体障害者リハビリテーションセンター研究紀要，28：93-103，2007．
4) 陳 隆明：第Ⅳ章 切断．義肢装具のチェックポイント（日本整形外科学会，日本リハビリテーション医学会監修），第8版，医学書院，2014, p52．
5) 飛松好子：Ⅲ―5 義肢装具療法．運動器リハビリテーションクルズス（岩谷 力・他編），南江堂，2008, p219．
6) JIS T0101．日本規格協会，1997．
7) 国立障害者リハビリテーションセンター研究所義肢装具技術研究部：初めての義手 http://www.rehab.go.jp/ri/hosougu/User.html#userpanf-upper

第4章 疾患とリハビリテーション

12. 内部障害
1）総論／腎臓疾患

Summary

① 内部障害には，心臓機能障害，腎臓機能障害，肝臓機能障害，呼吸器機能障害，膀胱・直腸機能障害，小腸機能障害，ヒト免疫不全ウイルスによる免疫機能障害がある．
② 内部障害者数は急増し，身体障害者総数の30％を超えた．特に最近の増加率は非常に高く，内部障害者増加分は身体障害者増加分の約92％を占めている．
③ 腎臓リハビリテーション（以下リハ）は，腎疾患や透析医療に基づく身体的・精神的影響を軽減させ，症状を調整し，生命予後を改善し，心理社会的ならびに職業的な状況を改善することを目的として，運動療法，食事療法と水分管理，薬物療法，教育，精神・心理的サポートなどを行う，長期にわたる包括的なプログラムである．
④ 腎臓リハの中核である運動療法は，透析患者の運動耐容能改善，MIA症候群改善，蛋白質異化抑制，QOL改善などをもたらす．
⑤ 保存期CKD患者においても，身体活動の低下は心血管疾患による死亡のリスクであり，合併症などの身体状況が許す限り，定期的施行が推奨される．

内部障害者とは

わが国の身体障害者福祉法では，身体障害は，視覚障害，聴覚・言語障害，肢体不自由，内部障害の4つに分類される．さらに，内部障害を，心臓機能障害，腎臓機能障害，肝臓機能障害（2010年より），呼吸器機能障害，膀胱・直腸機能障害，小腸機能障害，ヒト免疫不全ウイルスによる免疫機能障害の7つと規定している．

急増する内部障害者

わが国の身体障害者について，厚生労働省により実態調査が行われている．報告されている2006年調査によると，全国の18歳以上の身体障害者数（在宅）は348万3,000人と推計され，2001年の調査と比較して7.3％増加した（**図1，表1**）[1]．なかでも内部障害者数は急増し，2006年にはついに身体障害者総数の30％を突破し，肢体不自由者数と比較してその60％以上にも達した．特に最近5年間での増加率は，視覚障害，聴覚・言語障害，肢体不自由がほぼ横ばいであるのに対して，内部障害は26.0％と非常に高く，内部障害者増加分は身体障害者増加分の実に約92％を占めていることは特筆に値する．

2006年の内部障害者数は107万人であるが，その内訳は心臓機能障害が59万5,000人と過半数を占め，腎臓機能障害が23万4,000人，膀胱・直腸機能障害が13万5,000人，呼吸器機能障害が9万7,000人，小腸機能障害が8,000人，ヒト免疫不全ウイルスによる免疫機能障害が1,000人である[1]．内部障害者の年齢階級別の分布をみると，高齢者が占める割合が非常に高く[1]，近年，わが国での

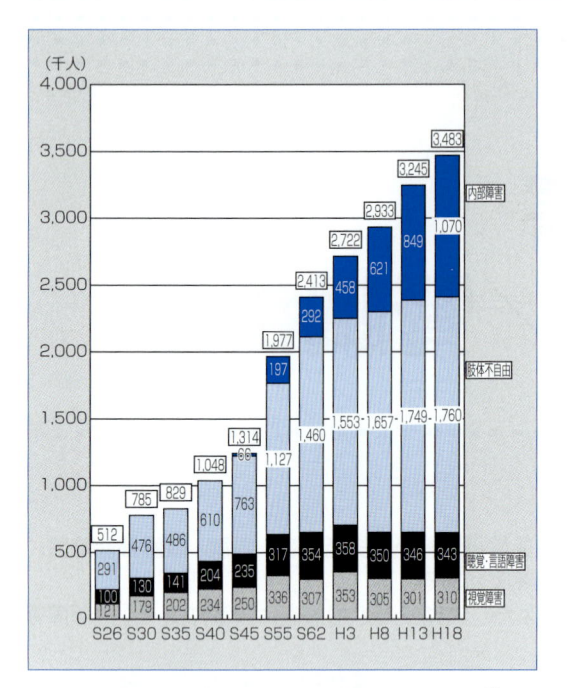

図1　障害の種類別にみた身体障害者数の推移[1]

人口の超高齢化の加速が内部障害者の増加の原因の一つと考えられる．さらにこれらの障害の危険因子となり得る糖尿病患者や脂質異常症患者などの増加も顕著であり，今後も内部障害者増加は続くことが予想される．例えば腎臓機能障害の代表である透析患者は2013年末で31万4,180人と，国民の約400人に1人の割合にまで増加している[2]．

また，内部障害の原因疾患のために肢体不自由障害になったり（脳卒中，末梢動脈疾患，糖尿病性壊疽など），肢体不自由障害者が内部障害を合併することも少なくない．事実，2006年の調査では，複数の障害を有する者（重複障害者）が77.1%と急増し，そのなかでも内部障害と肢体不自由の重複障害が最多であった[1]．これも超高齢化の加速や動脈硬化性疾患患者の増加によるものと考えられよう．

これらの点から，内部障害者が今後さらに増加することは想像に難くなく，内部障害リハが，今後，すべてのリハ関連職種が精通すべき基本領域になったといえる．

内部障害リハの概念

内部障害者は，長期の安静・臥床などにより身体・精神活動の抑制を強いられることが多く，その非活動性は能力低下をもたらし（廃用症候群），内部障害や運動機能障害がさらに悪化するという悪循環に陥りやすい．すなわち，廃用症候群は，全身臓器の機能低下や生活の質（quality of life：QOL）の悪化をもたらすのみならず，肥満・インスリン抵抗性・糖尿病・高コレステロール血症・動脈硬化につながり，新たに心血管系疾患などに罹患して寿命を短縮する．その悪循環を断ち切るために，積極的に運動を行い，フィットネスを維持・向上させる必要がある．

これまでの医療は平均余命の延長，言い換えれば"adding years to life"（生命予後の改善）を主目的に発展してきた．一方，リハ医療は，障害をもたらす疾患で生じた機能障害，能力低下，社会的不利のそれぞれに対する評価と介入を通じて，可能な限り障害を克服したり軽減したりすること，言い換えれば"adding life to years"（生活機能予後やQOLの改善）を主目的に発展してきた．このため，一般人のみならず医療関係者でさえも，リハといえば何となく「病気による機能低下や体力低下からの回復」というイメージを浮かべがちであった．

一方，内部障害に対して行われるリハは，運動療法・薬物療法・食事療法・患者教育・カウンセリングなどをセットにした包括的リハである．内部障害のリハにおいては，包括的リハに積極的に取り組むことで，生命予後の改善，生活機能予後の改善，QOLや不安・うつ状態の改善などの目覚ましい成果が達成されており，"adding life to years and years to life"が達成できる[3]．すなわち，従来のリハに「病気になる危険因子に対して包括的に取り組んでそれらの危険を軽減させる攻めの医療」という概念が加わって，リハに対する世間のイメージが大きく変貌してきたといえよう．

表1 障害の種類別にみた身体障害者数の推移[1]

年次	総数	視覚障害	聴覚・言語障害	肢体不自由	内部障害	(再掲)重複障害
推計数(単位:千人)							
昭和26年	512	121	100	291	—	—
30年	785	179	130	476	—	—
35年	829	202	141	486	—	44
40年	1,048	234	204	610	—	215
45年	1,314	250	235	763	66	121
55年	1,977	336	317	1,127	197	150
62年	2,413	307	354	1,460	292	156
平成3年	2,722	353	358	1,553	458	121
8年	2,933	305	350	1,657	621	179
13年	3,245	301	346	1,749	849	175
18年	3,483	310	343	1,760	1,070	310
構成比(単位:%)							
昭和26年	100.0	23.6	19.5	56.8	—	—
30年	100.0	22.8	16.6	60.6	—	—
35年	100.0	24.4	17.0	58.6	—	5.3
40年	100.0	22.3	19.5	58.2	—	20.5
45年	100.0	19.0	17.9	58.1	5.0	9.2
55年	100.0	17.0	16.0	57.0	10.0	7.6
62年	100.0	12.7	14.7	60.5	12.1	6.5
平成3年	100.0	13.0	13.2	57.1	16.8	4.4
8年	100.0	10.4	11.9	56.5	21.2	6.1
13年	100.0	9.3	10.7	53.9	26.2	5.4
18年	100.0	8.9	9.8	50.5	30.7	8.9
対前回比(単位:%)							
昭和26年	—	—	—	—	—	—
30年	153.3	147.9	130.0	163.6	—	—
35年	105.6	112.8	108.5	102.1	—	—
40年	126.4	115.8	144.7	125.5	—	488.6
45年	125.4	106.8	115.2	125.1	—	56.3
55年	150.5	134.4	134.9	147.7	298.5	124.0
62年	122.1	91.4	111.7	129.5	148.2	104.0
平成3年	112.8	115.0	101.1	106.4	156.8	77.6
8年	107.8	86.4	97.8	106.7	135.6	147.9
13年	110.6	98.7	98.9	105.6	136.7	97.8
18年	107.3	103.0	99.1	100.6	126.0	177.1

腎臓疾患

概要

日本腎臓学会の調査によると,わが国の成人人口における慢性腎臓病(chronic kidney disease:CKD)患者数は約1,330万人と推計される[4]. CKDでは尿異常から始まり,徐々に腎機能が低下して末期腎不全(end-stage kidney disease:ESKD)に進行する[4]. 腎機能障害は,心血管疾患(cardiovascular disease:CVD)の危険因子として重要である. CKDの進行に伴ってCVDの発症率は加速的に高まる(図2)[4].

超高齢社会を反映して,わが国の腎不全透析患者も年々高齢化し,2013年末の透析人口全体314,180人の平均年齢は67.2歳,2013年新規導入透析患者38,024人の平均年齢は68.7歳である. 透析導入患者を年齢層でみてみると,男女とも75〜

12. 内部障害 1)総論/腎臓疾患

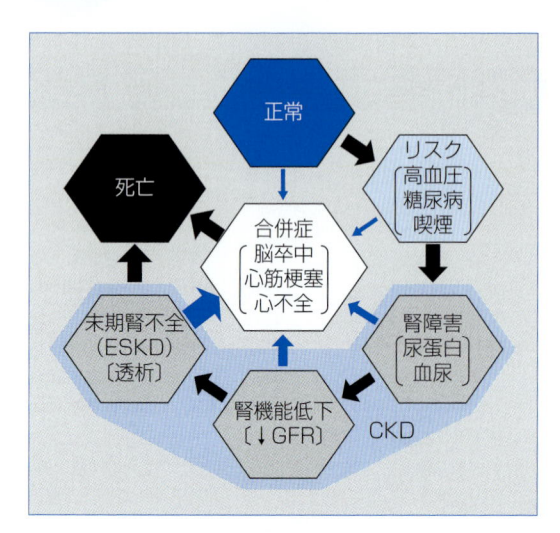

図2 CKDの発症と進行の概念[4]

表3 腎不全透析患者における運動療法の効果[5]

1	最大酸素摂取量の増加
2	左心室収縮能の亢進（安静時・運動時）
3	心臓副交感神経系の活性化
4	心臓交感神経過緊張の改善
5	MIA（低栄養・炎症・動脈硬化複合）症候群の改善
6	貧血の改善
7	睡眠の質の改善
8	不安・うつ・QOLの改善
9	ADLの改善
10	前腕静脈サイズの増加（特に等張性運動による）
11	透析効率の改善
12	死亡率の低下

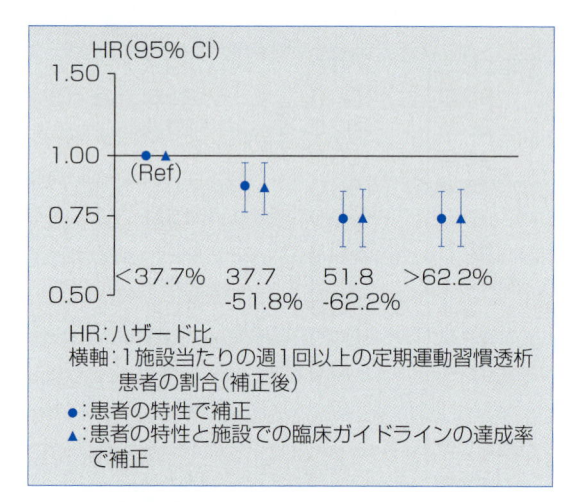

図3 1施設当たりの定期運動習慣透析患者の割合と患者死亡率の関係[6]

79歳が最も多い[2]．透析患者では，腎性貧血，MIA（低栄養・炎症・動脈硬化複合）症候群，骨格筋減少・筋力低下，骨格筋機能異常，運動耐容能低下，易疲労，活動量減少，QOL低下などが認められる[5]．

腎臓リハは，腎疾患や透析医療に基づく身体的・精神的影響を軽減させ，症状を調整し，生命予後を改善し，心理社会的ならびに職業的な状況を改善することを目的として，運動療法，食事療法と水分管理，薬物療法，教育，精神・心理的サポートなどを行う，長期にわたる包括的なプログラムである[5]．腎臓リハの中核である運動療法は，透析患者の運動耐容能改善，MIA症候群改善，蛋白質異化抑制，QOL改善などをもたらすことが明らかにされている(表3)[5]．

リハの適応患者は安定しているCKD透析患者や保存期CKD患者である．

定期的な運動習慣のある透析患者は，非運動患者に比較して明らかに生命予後が良いこと，週当たりの運動回数が多いほど生命予後が良いこと，定期的な運動習慣をもつ透析患者の割合が多い施設ほど，1施設当たりの患者死亡率が低いことが明らかにされている(図3)[6]．また透析患者の心血管疾患に対するK/DOQI臨床ガイドラインには，「医療関係者は透析患者の運動機能評価と運動の奨励を積極的に行う必要がある」と明記してある(表4)[7]．

保存期CKD患者での運動が悪影響がないとする報告の多くは，中等度の運動強度（5.0〜6.0 METs程度）での検討である．これ以上の運動強度に関してはエビデンスがない．急性に増悪しているCKDや，ネフローゼ症候群など高度蛋白尿を合併するCKDでの運動の是非に関しても，エビデンスはない．

■ 評価

腎臓リハを行うには，的確な患者の評価が前提となる．さらに，個人因子，環境因子，併存症の有無についての評価も重要である．以下，評価のポイントを解説する．

1）病歴

CKD発症あるいは腎障害進行のリスクファクター(表5)[4]を中心に，CKDの原因疾患，心不

表4　透析患者の心血管疾患に対するK/DOQI臨床ガイドライン[7]

14.1　すべての透析患者には，禁煙のカウンセリングおよび奨励を定期的に実施すべきである（A）．喫煙専門家への紹介が推奨される（C）．
　　14.1.a　運動能力が乏しい抑うつ状態にある患者では，禁煙を奨励する場合に特に注意を要する（C）．
14.2　すべての透析患者には，腎臓病・透析部門のスタッフが定期的にカウンセリングを実施して，その運動レベルを引き上げるように奨励すべきである（B）．
　　14.2.a　透析患者の運動にとくに問題となる点を特定し，患者を適当な部門（理学療法や心臓リハビリテーション部門）に紹介して，患者が運動処方を守れるようにする必要がある．このような問題点には，整形外科的/筋骨格系の可動制限，心血管系さらには動機づけの問題がある（C）．
14.3　運動機能の測定：
　　14.3.a　運動機能の評価および運動プログラムの再評価を少なくとも6か月ごとに実施すべきである（C）．
　　14.3.b　運動機能は運動能力検査や質問紙検査（SF-36など）で測定することができる（C）．
　　14.3.c　運動の実行を妨げる可能性がある条件を各患者で評価する（C）．
14.4　運動に関する勧告：
　　14.4.a　多くの透析患者は体力が非常に低下しているため，推奨された運動レベルを受け入れられるように体力と持久力を高めるには，理学療法部門への紹介が必要なことがある．
　　　14.4.a.ⅰ　心臓リハビリテーションに適格な患者は，その専門家に紹介する必要がある（C）．
　　　14.4.a.ⅱ　運動の目標として，毎日でなくとも週の大部分で，強度が中程度の心血管運動を1日30分間実施すべきである．現在，運動を積極的にしていない患者では，非常に低レベルで短い運動から始め，徐々にこの勧告レベルまで引き上げる必要がある（C）．
　　14.4.b　フォローアップ：
　　　14.4.b.ⅰ　患者の運動機能の評価および運動の奨励は，通常の患者ケアプランの一部とすべきである．定期的な再検討では，運動レベルおよび運動機能の変化の評価を含めなければならない（C）．
14.5　透析患者の抑うつ，不安および攻撃性，敵意を発見して治療すべきである（B）．
　　14.5.a　透析ソーシャルワーカーが，透析開始時と以後は少なくとも年に2回，すべての透析患者に面接を実施し，抑うつ，不安および攻撃性敵意の存在にとくに注意して，患者の精神状態を評価する必要がある（C）．
　　14.5.b　透析患者に抑うつ，不安および攻撃性敵意が存在する場合には，そのような精神状態を治療しなければならない（C）．

A：行うよう強く勧められる
B：行うよう勧められる
C：行うよう勧められるだけの根拠が明確でない
D：行わないよう勧められる

全や骨関節疾患の既往，家族歴，医療機関の受診歴，治療歴，透析のスケジュール，現時点での医学的問題，などを聴取する．臨床症状では，貧血症状，尿毒症症状として中枢神経症状（記銘力低下，意識障害など），消化器症状（悪心，嘔吐，食欲低下など），循環器症状（心不全，肺水腫などによる呼吸困難など），筋力低下，運動耐容量の低下，易疲労感などを聴き，それぞれの発現時期，性質，頻度，持続時間などを記録する．

2）身体所見

下腿浮腫，頻脈など心不全のサインの有無をチェックする．CKD患者には糖尿病の罹患率が高い．糖尿病合併症としての足病変，網膜症による視力障害，神経障害でみられる四肢末端の異常感覚，自律神経障害としての起立性低血圧など

は，患者のADLやQOLを大きく損なわせるとともに，リハ施行の障害になるので，これらの有無を十分にチェックする．

3）栄養状態

体重やBMIの変化，食事内容，尿素窒素（BUN），血清クレアチニン値（Scr），血清アルブミン，プレアルブミンなどを指標に，栄養状態を評価する．肥満を合併しているCKD患者では，末期腎不全に至るリスクが報告されており，肥満の回避も重要である．

尿毒症物質の蓄積やアシドーシスは，細胞のインスリン感受性を低下させ，糖の利用障害を生じ，その代償として筋蛋白の分解が起こる．炎症性サイトカインも筋肉を融解する．さらに，透析患者の場合には，透析による栄養素の喪失や様々

表5 CKD発症あるいは腎障害進行のリスクファクター[4]

・高血圧
・耐糖能異常，糖尿病
・肥満，脂質異常症，メタボリックシンドローム
・膠原病，全身性感染症
・尿路結石，尿路感染症，前立腺肥大
・慢性腎臓病の家族歴・低体重出産
・過去の健診での尿所見の異常や腎機能異常，腎の形態異常の指摘
・常用薬（特にNSAIDs），サプリメントなどの服用歴
・急性腎不全の既往
・喫煙
・高齢
・片腎，萎縮した小さい腎臓

表6 わが国の推計CKD患者数[4]（一部改変）

病期（ステージ）	進行度による分類 GFR mL/分/1.73 m²	推定患者数
1	≥90	605,313
2	60〜89	1,708,870
3	30〜59 [50〜59 40〜49 30〜39]	10,743,236 [7,809,261 2,363,987 569,988]
4	15〜29	191,045
5	<15	45,524

ステージ5には透析5D，腎移植5Tは含まれない．
CKDステージ1，2は尿蛋白陽性のみとして推計した．

な原因による摂食低下の影響も加わりエネルギー不足となりやすい．その結果，筋蛋白の崩壊が起こり，異化亢進状態となる．また，安静や活動性低下による廃用，尿毒症性ミオパチーやニューロパチーなどによってもサルコペニアをきたしやすい．

4）併存疾患

腎臓リハを行ううえでリスクとなりうる併存疾患および運動を行ううえでの制約をもたらしうる併存疾患を十分に評価する．心血管疾患，呼吸器疾患，骨関節疾患，神経筋疾患，肝疾患，糖尿病，電解質異常，精神疾患，認知障害，感染症，がんなどが重要である．

5）腎機能

CKDは，GFRで表される腎機能の低下があるか，もしくは腎臓の障害を示唆する所見（代表的なものは蛋白尿をはじめとする尿異常，片腎や多発性囊胞腎などの画像異常，血液異常，病理所見などの存在）が慢性的に持続するものすべてを包含する．具体的な診断基準は以下のごとくである．

① GFRの値にかかわらず，腎障害を示唆する所見（検尿異常，画像異常，血液異常，病理所見など）が3か月以上存在すること
② GFR 60 mL/分/1.73 m²未満が3か月以上持続すること

この片方または両方を満たす場合にCKDと診断される．

CKDの病期は推定GFRを用いて表6のように分類する[4]．CKD患者数の内訳はGFRが60 mL/分/1.73 m²未満のCKDステージ3〜5が約1,098万人，GFRは60 mL/分/1.73 m²以上だが蛋白尿が陽性となるCKDステージ1〜2が232万人である（表6)[4]．ハイリスク群のCKD患者では，CVDの発症率は高くなるが，CKDの進行に伴ってCVDの発症率は加速的に高まる（合併症に向かう矢印の太さで示した）（図2)[4]．ESKDに至るよりも心血管系の合併症で死亡する患者が多い（図2)[4]．すなわち，腎機能障害は，CVDの危険因子として重要である．

6）運動耐容能

6分間歩行距離，シャトルウォーキングテスト，トレッドミルあるいは自転車エルゴメータでの運動負荷試験が行われる．透析患者の運動耐容能は心不全患者や慢性閉塞性肺疾患（COPD）患者のものと同レベルまで低下している．透析合併症や超高齢化に伴う併存疾患や透析合併症による重複障害により安静を保つことで，運動耐容能はさらに低下し，廃用症候群に陥ってしまう．運動耐容能の低い透析患者や運動をしない透析患者では生命予後が悪く，透析患者が運動を行わないことは，低栄養や左室肥大と同程度に生命予後にマイナスに影響することが指摘されている[8]．

7）ADL（日常生活活動）

介助を要する透析患者の割合は脳卒中患者などに比較して少ない．透析患者で運動耐容能の低下

があるにもかかわらずADLが比較的保たれている要因として，透析患者は決して楽に動作を遂行しているわけではなく，ADL動作を不完全・不十分ながらも創意工夫して各々の方法で代償させ，何とか自立させているためと考えられる．この現象は，心不全やCOPDなど内部障害患者に共通にみられるものである．

8）社会的不利

透析治療でも，腹膜透析治療とそれ以外の血液透析は治療に要する時間が大きく異なる．腹膜透析以外の透析治療には，1回当たり5時間程度の治療を週に3回必要とする．これを反映して，腎臓機能障害の1級では，週2～3回の治療のための早退や時間内通院，透析日の残業免除，フレックスタイム，短時間勤務，重労働を避ける，時間外労働や夜勤等を制限することなどの配慮が行われている．事業所内での産業医・産業保健師等の常駐，健康管理室，診察室等の設置や相談員などの配置を行っている企業もみられる．透析者であっても交替勤務は可能であるが，長期出張が多い職場は定期的な透析を可能にするための病院の手配が必要となる．

身体障害者手帳の等級はADL制限の程度と腎臓機能検査などをもとに，「腎臓機能障害」は，1級，3級，4級に区分されている．

就労，雇用に影響を与える要因としては，社会的要因，身体的要因，精神的要因に分類される．社会的要因としては，会社での解雇，再就職の困難さ，給与の減額，地位の凍結，経済的不安，通院や送迎などの問題がある．身体的要因としては，ブラッドアクセス，運動耐容能低下，高齢化，貧血，糖尿病合併症，透析療法合併症（心循環器系合併症，骨関節合併症，視力障害，感染症，栄養障害，消化器合併症，出血傾向，続発性副甲状腺機能亢進症，食事管理，悪性腫瘍）などがある．精神的要因としては，長期延命の不安，死の恐怖，合併症やシャントトラブルの心配，医療スタッフとの人間関係，家庭内や社会からの孤立感，家族に対する役割や責任への自信喪失，生き甲斐や意欲の喪失，通院に対する時間的・経済的・身体的不安，加齢に伴う要介護への不安などがある．

9）QOL

腎臓病患者特有の問題点を評価することを目的として開発された疾患特異的尺度としてKidney Disease Quality of Life（KD-QOL™）がある．KD-QOL™は，包括的尺度項目としてSF-36と，腎疾患特異的尺度として血液透析患者に特異的な97項目を含む．腎疾患特異的尺度項目を43項目に減らしたバージョンも開発されている．

■ リハビリテーション

1）リハの実際

a）CKD透析患者

①運動療法の禁忌と中止基準

すべての透析患者に対して運動療法を奨励すべきであるが，整形外科的/筋骨格系の可動制限，心血管系さらには動機付けの問題があれば，その問題点を特定し，患者を適当な部門に紹介し，患者が運動処方を守れるようにする必要がある．

禁忌や中止基準については，「心血管疾患におけるリハビリテーションに関するガイドライン」[9]に示されている禁忌（表7）と生活習慣病に対する運動療法の適応と禁忌（表8）を適用することが勧められる．

②運動療法の標準メニュー

透析患者に対する運動療法の標準的なメニューは，非透析日に週3～5回，1回に20～60分の歩行や自転車エルゴメータなどの中強度（最大の60％未満）あるいはBorgスケール11（楽である）～13（ややきつい）での有酸素運動が中心となる．通常は運動施設か自宅で行う．また，運動前後のストレッチング，関節可動域維持訓練，低強度の筋力増強訓練を追加することが望ましい（表9）[10]．

③運動療法のタイミング

運動療法は，非透析日，透析日であれば透析前あるいは透析中に行う．透析直後に行うべきではない（表9）[10]．また，透析中に行うのであれば，低血圧反応を避けるために，その運動は透析の前半中（すなわち透析開始2時間以内）に行う（図4）[10]．週3回の透析の際に運動療法を行ってしまうことで，透析以外の時間帯に改めて長い運動時間を設定しなくて良い．退屈な透析時間をどう過ごすか悩んでいる透析患者にとっては，非常な朗

表10 各種腎不全モデルラットにおける長期的運動の効果[5]

モデル	5/6腎摘WKY慢性腎不全モデル	5/6腎摘SHR高血圧慢性腎不全モデル	Thy-1 1/2腎摘Wistar MPGNモデル	ADR1/2腎摘Wistarネフローゼ症候群モデル	1/2腎摘後藤-柿崎糖尿病性腎症モデル
運動法 強度 頻度 期間	トレッドミル 80〜90%peak$\dot{V}O_2$, 60分間/日 5回/日 12週間	トレッドミル 20 m/分, 60分間/日 5回/週 4週間	トレッドミル 20 m/分 60分間/日 5回/週 8週間	トレッドミル 20 m/分 60分間/日 5回/週 8週間	トレッドミル 75%peak$\dot{V}O_2$, 60分間/日 5回/日 12週間
腎機能	改善	改善傾向	増悪傾向	不変	不変
蛋白尿	改善	改善	増悪傾向	不変	改善
血圧	改善	改善傾向	増悪傾向	不変	不変
腎組織病変	糸球体硬化改善,皮質間質容積比改善	糸球体硬化改善	糸球体硬化増悪傾向	糸球体脂肪沈着減少,糸球体硬化と皮質間質容積比が改善傾向	糸球体硬化改善,皮質間質容積比改善
骨格筋組織	ヒラメ筋のタイプI線維比上昇と毛細血管密度増加	未検討	未検討	未検討	未検討
運動耐容能	未検討	未検討	未検討	未検討	運動負荷試験時の総走行距離延長
降圧薬との併用効果	エナラプリルの併用で腎組織病変改善効果が増強	エナラプリルまたはロサルタンの併用で有意な降圧と糸球体硬化改善	エナラプリルの併用で有意な降圧,蛋白尿減少,糸球体硬化改善	エナラプリルの併用で有意な降圧,腎皮質間質容積比の改善	ロサルタンの併用で糸球体硬化改善効果が増強,糸球体マクロファージ浸潤・線維芽細胞増殖・足細胞傷害抑制,メサンギウム細胞活性化

的・精神活動的な必要性も考慮し,個々に検討すべきである.

2）今後の展望

腎臓リハは新しい領域であり,腎臓疾患リハの名前ではまだ診療報酬収載されていない.このような患者は心不全や廃用症候群を伴うことが多く,さらにCKD透析患者の原因疾患は糖尿病が最多であり,糖尿病細小血管病（腎症）に加えて,糖尿病性大血管病（脳卒中,冠動脈疾患,末梢血管疾患）,糖尿病細小血管病（神経障害）,足病変のような合併症を引き起こしている症例が少なくない.したがって,冠動脈疾患,末梢血管疾患,「慢性心不全であって,左室駆出率40％以下,最高酸素摂取量が基準値80％以下またはヒト脳性ナトリウム利尿ペプチド（BNP）が80 pg/mL以上の状態のもの」であれば心大血管疾患リハ料として,また脳卒中,神経障害,足病変などを引き起こしている場合は脳血管疾患等リハ料,あるいは廃用症候群として施設基準を満たしていれば算定が可能である.

筆者らは長期的運動による腎への影響について検討してきたが,ある種のCKD動物モデルでは,長期的運動が腎保護作用を有することを見出した（**表10**）[5].また,長期的運動が心不全モデルラットの腎臓でのNO合成を亢進させて腎保護的に働くことも報告した[12].実際に肥満を伴うCKD患者や虚血性心疾患を有する保存期CKD患者に対する運動療法によりeGFRが改善するという報告も出てきた[13〜15].

おわりに

腎臓リハの有効性は明らかになっており,心大血管疾患発生予防や透析以降予防作用も期待され,国民医療費抑制に貢献する可能性も高まって

いる．2011年に腎臓リハのいっそうの普及・発展を目的として，職種を超えた学術団体である「日本腎臓リハビリテーション学会」が設立され[16]，テキストも出版された[5]．今後の腎臓リハの普及・発展を願うとともに，リハ関係者の積極的な参加を期待する．

（上月正博）

▶文献

1) 厚生労働省ホームページ：http://www.mhlw.go.jp/toukei/saikin/hw/shintai/06/dl/01.pdf
2) 社団法人日本透析医学会ホームページ：図説　わが国の慢性透析療法の現況．http://docs.jsdt.or.jp/overview/index.html
3) Kohzuki M : Paradigm shift in rehabiulitation : from "adding life to years" to "adding life to years and years to life". *Asian J Health Science*, **2** : 1-8, 2012.
4) 日本腎臓学会編：CKD診療ガイド2009，東京医学社，2009.
5) 上月正博：腎臓リハビリテーション（上月正博編著），医歯薬出版，2012.
6) Tentori F, et al. : Physical exercise among participants in the Dialysis Outcomes and Practice Patterns Study (DOPPS) : correlates and associated outcomes. *Nephrol Dial Transplant*, **25** : 3050-3062, 2010.
7) NKF-K/DOQI : K/DOQI Clinical Practice Guidelines for Cardiovascular Disease in Dialysis Patients. *Am J Kid Dis*, **45** (Suppl 3) : S1-S128, 2005.
8) O'Hare AM, et al. : Decreased survival among sedentary patients undergoing dialysis : results from the dialysis morbidity and mortality study wave 2. *Am J Kidney Dis*, **41** : 447-454, 2003.
9) 循環器病の診断と治療に関するガイドライン（2011年度合同研究班報告）：心血管疾患におけるリハビリテーションに関するガイドライン（2012年版）．http://www.j-circ.or.jp/guideline/pdf/JCS2012_nohara_h.pdf
10) ACSM's Guidelines for Exercise Testing and Prescription (Eighth Edition).
11) エビデンスに基づくCKD診療ガイドライン2009（日本腎臓学会編）：http://www.jsn.or.jp/ckd/ckd2009_764.php
12) Ito D, et al. : Exercise Training Upregulates Nitric Oxide Synthases in the Kidney of Rats with Chronic Heart Failure. *Clin Exp Pharmacol Physiol*, **40** : 617-25, 2013.
13) Baria F, et al. : Randomized controlled trial to evaluate the impact of aerobic exercise on visceral fat in overweight chronic kidney disease patients. *Nephrol Dial Transplant*, **29** : 857-864, 2014.
14) Toyama K, et al. : Exercise therapy correlates with improving renal function through modifying lipid metabolism in patients with cardiovascular disease and chronic kidney disease. *J Cardiol*, **56** : 142-146, 2010.
15) Takaya Y, et al. : Impact of cardiac rehabilitation on renal function in patients with and without chronic kidney disease after acute myocardial infarction. *Circ J*, **78** : 377-384, 2014.
16) 日本腎臓リハビリテーション学会ホームページ：http://jsrr.jimdo.com/
17) 昭和電機ホームページ：http://www.showadenki.co.jp/terasu/product/erugo/erugo2/

第4章 疾患とリハビリテーション

13. 内部障害
2）循環器疾患

Summary

① 心臓リハビリテーション（以下心リハ）は，危険因子是正による二次予防（再発予防）やQOL向上のための包括的（comprehensive）リハに変遷してきており，疾病管理が重要である．
② 急性心筋梗塞後の早期離床・早期退院が実現した一方で，高齢心不全患者や合併症のある心疾患患者が増加している．
③ 心リハ効果として，運動耐容能増加のほかに予後改善，冠動脈の動脈硬化退縮，血管内皮機能改善，自律神経機能改善や心理的効果等が認められている．
④ 運動処方に関しては，適応と禁忌を明確にして運動負荷試験の結果をもとに個別に作成することが重要である．
⑤ 心不全に対する運動療法やレジスタンストレーニングが注目されている．

はじめに

心臓リハビリテーション（心リハ）は，かつては離床とデコンディショニング予防が主たる目的であったが，急性期における再灌流療法や冠疾患集中治療室（coronary care unit：CCU）の普及，冠動脈バイパス術の進歩により早期離床・早期退院が可能となった．そのため危険因子是正による二次予防（再発予防）のための心リハへと目的が変わってきている．日本心臓リハビリテーション学会は，心リハの定義を「心臓リハビリテーションとは，心血管疾患患者の身体的・心理的・社会的・職業的状態を改善し，基礎にある動脈硬化や心不全の病態の進行を抑制あるいは軽減し，再発・再入院・死亡を減少させ，快適で活動的な生活を実現することをめざして，個々の患者の医学的評価・運動処方に基づく運動療法・冠危険因子是正・患者教育およびカウンセリング・最適薬物治療を多職種チームが協調して実践する長期にわたる多面的・包括的プログラムを指す．」としている[1]．このように考えると，心リハは単に運動療法のみを行っていれば事足りるものではなく，食事療法や禁煙指導を含めた包括的（comprehensive）リハを目指すことが求められる．この目的を達成するためには，医療専門職がチームワークで対処していかねばならない．さらに，患者のセルフコントロール支援のためには長期的な関与が重要で，急性期や回復期のみならず，維持期を含めた心リハシステムの構築が必要である．この場合心リハに関する知識を職種間で共有することが望ましく，日本心臓リハビリテーション学会では2000（平成12）年より心臓リハビリテーション指導士認定制度を発足した．2017（平成29）年の時点で全国で4,732名の指導士が試験に合格し登録されている．

一方，治療法の進歩は高齢患者や重症心不全患者の生存を可能とし，特に心不全に対するリハが重要となっている．今後は高齢の心不全患者や合併症をもつ心疾患患者が増加してくることが予想される．これらの患者の心リハゴールは，職業復

帰や活動的な日常生活を送るということよりも，症状を軽減し身体機能を改善することにより不安を解消し自信を獲得させ（QOLの向上），日常活動をできる限り自立させ，かつ疾病管理により疾患の増悪を予防して再入院を防ぐということが目標となる．

心筋梗塞

概要

わが国の虚血性心疾患の死亡率は，人口10万人対68.1（男性），52.2（女性）であり先進国のなかでも低いとされている[2]．欧米を例にあげるなら，米国は159.0（男性），142.0（女性），ドイツは174.2（男性），174.7（女性）であり，わが国は男女ともに低いが，その差は縮まる傾向にある．また，人口の高齢化に伴い，今後，虚血性心疾患（主に急性心筋梗塞）の死亡率の増加が予測されている．推計によるとわが国の本症の死亡者数は年間44,162人となり，急性期の致命率を30%とすると発症数は年間147,207人となる[3]．

急性心筋梗塞（acute myocardial infarction：AMI）は冠血流の途絶により心筋壊死を引き起こす病態である．脆弱で脂質に富んだ粥状硬化の進展した冠動脈部分に，血行力学的外力や冠スパズムが加わることにより粥腫が破綻し，その結果急速に血栓が形成され血管を閉塞する．閉塞した冠血管の末梢部分の心筋が虚血による壊死をきたす．瘢痕部分や非梗塞部の代償性肥大などにより心室の形態や容積が変化し収縮能に異常をきたす．これを心筋リモデリングと呼ぶ．したがって，急性期治療上の目標は早期再灌流による梗塞巣拡大予防と心筋リモデリング予防である．

評価・診断

心筋梗塞の症状には激しい胸痛，冷感，嘔吐などがある．胸痛は重たい石をのせたような，焼け火箸を突き刺されたようなどの表現があるが，左肩・頚部や下顎などに放散痛を伴うこともある．30分以上続き恐怖感を伴うことが通常である．しかし高齢者や糖尿病患者は時に痛みを感じない（無痛性心筋虚血）こともあり，心電図や血液検査をしないと診断がつかないことがある．心筋梗塞の診断は，症状，心電図，心エコー，心筋逸脱酵素（CK，CKMB，GOT，LDH，心筋トロポニンT，心筋ミオシン軽鎖Ⅰ）の上昇などで総合的に診断する．

急性期治療は，緊急冠動脈造影検査とそれに続いて行われる再灌流療法が一般的に行われる．再灌流療法は経皮的冠動脈インターベンション（percutaneous coronary intervention：PCI）と冠動脈バイパス術（coronary artery bypass grafting：CABG）があげられる．WHO MONICA Projectによると，急性心筋梗塞の平均致命率は50%と高率で，死亡例の8割以上が発症後2時間以内の死亡であり，このうち院外死亡が2/3であると報告している[4]．しかしわが国では，早期再灌流療法とCCUの普及により院内死亡は10%以下となっており，特にCCUでの不整脈死は激減し，その代わり補助循環治療や強心薬に反応しない心原性ショック，ポンプ失調による死亡が多くを占めている．心筋梗塞に伴う合併症をまとめると，不整脈，ポンプ失調（急性心不全，ショック），心破裂，心室中隔穿孔，乳頭筋断裂，僧帽弁閉鎖不全，心室瘤，梗塞後狭心症などがある．

リハビリテーションの実際[5]

日本循環器学会では，心リハの効果として**表1**のように報告している．要約すると，運動トレーニングにより最高酸素摂取量は15〜25%増加する．その機序は中枢性の効果よりも末梢循環や骨格筋機能改善などが主要因とされている．また最大下同一負荷強度に対する心臓二重積の減少は，心筋酸素消費量を低下させる．生命予後については，全死亡20%，心血管系死亡22%，そして致死的な再梗塞25%の減少が期待できる[6]．最近の研究では，冠動脈硬化退縮，自律神経機能改善，血管内皮機能改善や心理的効果が期待できるとされている．総合的にQOLの向上に寄与できるものと考えられる．

1）心臓リハビリテーションプログラム

心リハには，急性期（第1相），回復期（第2相），維持期（第3相）がありそれぞれ目標が決められている**（図1）**．有酸素運動を主体とする運動療法は入院中の前期回復期から開始し，退院後の後期回復期，維持期に至るまで継続することが望

表1 心リハの身体効果[5]

項目	内容	ランク
運動耐容能	最高酸素摂取量増加	A
	嫌気性代謝閾値増加	A
症状	心筋虚血閾値の上昇による狭心症発作の軽減	A
	同一労作時の心不全症状の軽減	A
呼吸	最大下同一負荷強度での換気量減少	A
心臓	最大下同一負荷強度での心拍数減少	A
	最大下同一負荷強度での心仕事量(心臓二重積)減少	A
	左室リモデリングの抑制	A
	左室収縮機能を増悪せず	A
	左室拡張機能改善	B
	心筋代謝改善	B
冠動脈	冠狭窄病変の進展抑制	A
	心筋灌流の改善	B
	冠動脈血管内皮依存性,非依存性拡張反応の改善	B
中心循環	最大動静脈酸素較差の増大	B
末梢循環	安静時,運動時の総末梢血管抵抗減少	B
	末梢動脈血管内皮機能の改善	B
炎症性指標	CRP,炎症性サイトカインの減少	B
骨格筋	ミトコンドリアの増加	B
	骨格筋酸化酵素活性の増大	B
	骨格筋毛細血管密度の増加	B
	Ⅱ型からⅠ型への筋線維型の変換	B
冠危険因子	収縮期血圧の低下	A
	HDLコレステロール増加,中性脂肪減少	A
	喫煙率減少	A
自律神経	交感神経緊張の低下	A
	副交感神経緊張亢進	B
	圧受容体反射感受性の改善	B
血液	血小板凝集能低下	B
	血液凝固能低下	B
予後	冠動脈性事故発生率の減少	A
	心不全増悪による入院の減少	A (CAD)
	生命予後の改善(全死亡,心臓死の減少)	A (CAD)

A:証拠が十分であるもの,B:報告の質は高いが報告数が十分でないもの,CAD:冠動脈疾患

ましい.また,心リハを進めて行くうえで循環系の評価は欠かせない.心機能,冠予備能,不整脈と冠危険因子に関して検査を行い,特に運動負荷により悪化をきたさないか,もしくはどの程度まで負荷が可能かを評価しリスクの層別化を行うことが重要である.

a) 急性期

CCUに入室するのは,発症後3〜6時間で,まだ致死的不整脈も多く出現しており,ポンプ失調もみられる危険性の高い時期である.合併症のない症例も1〜2日CCUで絶対安静とし,心血行動態が落ち着き,CKがピークを過ぎたら離床訓練を開始する.毎日の心リハについては,実施前に心電図モニターをつけ,血圧,脈拍,SpO_2(パルスオキシメーターによる酸素飽和度),RPE(自覚的運動強度)を運動療法前後ならびに運動中も数回測定して記録する.プログラム進行基準に従い負荷を徐々に増加させていく(段階的負荷).入院中の前期回復期では,入浴やシャワーが可能となり,廊下歩行500 mをクリアし,3〜4メッツ(metabolic equivalents:METs)の負荷に耐えられるようになれば退院となるが,この時期は本格的な有酸素トレーニングを導入する時期でもある.退院後の活動範囲の大きい症例には,階段昇降負荷も実施し安全が確認できた段階で退院となる.

b) 回復期・維持期

回復期の心リハは約3か月といわれている.この時期は家庭または職場復帰に向けての準備期にあたり,徐々に身体活動の範囲を広げていく.この時期の運動療法と身体機能評価は重要である.回復期心リハにおいて適応(表2)や禁忌を明確にして,運動により病態の悪化が懸念される症例を除いておくことが大切である.また適応症例も病態を安定させておくことが肝要である.職場復帰上の問題点,心理的な問題や食事指導もこの時期のリハに重要な要素を占めている.心筋梗塞患者の在院日数がさらに短縮化していくことを考えれば,外来における回復期心リハの果たす役割はいっそう重要となる.また維持期は社会復帰が行われた後,生涯にわたり良好な身体ならびに精神状態を維持していく時期である.二次予防のために運動療法の重要性はさらに増し,心臓病に対する正しい知識を身につけ実践していく時期でもある.

図1 心臓リハビリテーションの流れ

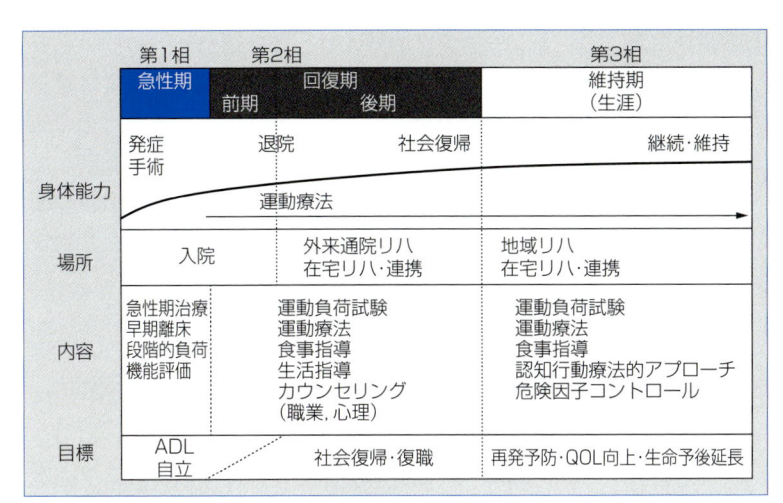

表2 回復期心リハの適応

1) 心筋梗塞・狭心症
2) 冠動脈バイパス術後
3) 弁膜症術後
4) 冠動脈形成術後
5) 大血管疾患
6) 末梢動脈疾患
7) 心不全
8) 心移植後
9) 補助人工心臓植込み
10) デバイス植込み (ペースメーカ, ICD, CRT-P, CRT-D)

ICD：植込み型除細動器，CRT：心室再同期療法

2) 運動負荷試験

　心リハを進めて行くうえで，運動負荷試験は必須である．運動負荷試験は様々な目的のために行われるが，心筋梗塞に対しては，心リハによって得られた運動耐容能の評価，梗塞後の残存虚血の有無確認があるが，運動処方を行ううえで負荷試験の結果は欠かせない．負荷試験は，マスター2階段試験，トレッドミル，自転車エルゴメータなどが一般的であるが，近年呼気ガス分析器を用いた心肺運動負荷試験 (cardio pulmonary exercise testing：CPX) が広く行われるようになってきている．これは，breath by breath による記録が可能となり，この結果運動中の心ポンプ機能や末梢のエネルギー代謝に関する情報が容易に得られることから，嫌気性代謝閾値もしくは無気的作業閾値 (anaerobic threshold：AT) を用いて運動耐容能を評価し運動処方に生かすことが臨床的に可能になったことが主な理由である．運動レベルが軽い場合は酸素が末梢に十分供給されているため有気的代謝が行われるが，ATを越えると酸素の供給が需要に追いつかなくなり，嫌気的代謝が加わり乳酸が過剰に産生されることから，体液が酸性に傾く．アシドーシス補正のため過換気となり呼気中の炭酸ガス排泄が増加を始める．このレベルから交感神経系も亢進し筋線維も速筋線維の参加が始まる．ATレベル以下の運動療法は安全かつ長時間運動可能で疲労が残らない．したがって，心筋梗塞や冠動脈バイパス術後などの安全性を重視する場合は，ATを基準として運動処方することが多い．

3) 運動処方 (表3)

　運動処方の構成要素は，①運動の種類，②運動の強度，③運動の時間，④運動の頻度，⑤運動の期間の5つがあげられる．運動処方は個別処方が原則であり，運動負荷試験の結果を基に，患者の危険因子の内容，個人の行動様式，運動の目的や好みに応じて患者と相談しながら作成すべきである．

　歩行や自転車こぎなどの大筋群を用いる動的な有酸素運動を，最高酸素摂取量あるいは心拍数予備能の40〜60％の運動強度で行う．この強度の運動を1日20〜40分間，週3回以上の頻度で3か月間継続して行うことにより望ましいトレーニング効果が認められる．

4) 退院指導

　急性心筋梗塞や不安定狭心症の患者は，発症初期の危機を乗り越え，重篤な合併症がなければ，院内において急性期心リハを一定期間行い退院する．しかし患者は，退院後の生活に関して様々な不安を抱くのが普通である．

　退院後の社会復帰や梗塞再発予防 (二次予防) のためには運動指導も含めた生活指導が重要である．退院前には虚血性心疾患の病態把握として，残存虚血 (冠予備能) の有無，心不全 (左室機能)

表3 急性心筋梗塞回復期後期以降の運動強度決定方法[5]

A. 心拍数予備能（＝最高HR－安静時HR）の40〜60%のレベル
　Karvonenの式：[最高HR－安静時HR]×k＋安静時HR
　k：通常（合併症のない若年AMIなど）0.6，高リスク例では0.4〜0.5，心不全は0.3〜0.5
B. ATレベルまたはpeak VO_2の40〜60%の心拍数
C. 自覚的運動強度：「ややつらいかその手前」（Borg指数：12〜13）のレベル
D. 簡便法：安静時HR＋30 bpm（β遮断薬投与例は安静時＋20 bpm）

ただし，高リスク患者［①低左心機能（LVEF＜40%），②左前下行枝の閉塞持続（再灌流療法不成功例），③重症3枝病変，④高齢者（70歳以上）］では低強度とする．

の有無と不整脈の程度を評価しておく必要がある．また冠危険因子の有無に関しても理解しておかねばならない．以上の医学的情報を考慮のうえ，患者の家庭環境，経済状態などを参考に，本人ならびに家族（キーパーソン）に復職指導や生活指導をしていく．

具体的な指導に関しては，日常生活の各労作や仕事の運動強度を客観的に把握することが大切である．それにはメッツに従って指導すると良い．日常生活の労作の区分として，動的運動（dynamic exercise）と静的運動（static exercise）に分けられる．動的運動は等張性運動といわれ，静的運動は等尺性運動ともいわれている．動的運動とは，歩行やジョギングに代表されるように，体の移動を伴う大筋群の収縮弛緩を繰り返す運動である．静的運動とは，重い物を持ち上げる動作のように筋収縮を持続させる運動である．動的運動は，酸素消費量と心拍数，血圧がおおよそ相関している．それに比べて静的運動は，酸素消費量や心拍数はさほど上がらないが，血圧の上昇が著しいため過大な心負荷をかけることがある．日常活動での指導においても基本的には，それぞれの労作でどちらの要素が多いのかを判断して，仕事・排便・入浴・性生活・運転・旅行などについて指導することが重要である．

5）レジスタンストレーニング

従来は禁忌とされていたレジスタンストレーニングであるが，心リハ領域におけるレジスタンストレーニングの意義は，特に運動能力の低い患者やデコンディショニングの影響の残る患者に対して作業能力を高めるとされている．また，その他の患者においては有酸素能力の増大には貢献しないものの，筋力がアップすることにより患者の社会復帰や日常活動性を高め，QOLを向上させる目的で実施されている[7]．

心不全

概要

心不全とは低心機能のために末梢組織に十分な酸素が供給されない病態で，息切れや疲労感を主症状とする臨床的な症候群であり，あらゆる心疾患の終末像である．また臨床現場で最もよく遭遇する疾患でもある．主に左室の収縮力が減退したものと表され，運動時の心拍出量の減少（重症の場合は安静時においても減少する），左室充満圧の上昇，代償的な左室容量負荷，肺動脈圧や中心静脈圧の上昇などをきたす．このような心臓における循環動態の異常は，二次的に組織，器官の変化を引き起こす．まず，骨格筋の代謝を狂わせ組織生化学的性状を変化させる．血管拡張能に障害を起こし，腎不全を招来し，その結果ナトリウムと水分の体内貯留を引き起こす．この結果としていわゆる臨床的心不全が起こり，患者は疲労感と息切れとともに運動耐容能が低下するのである．

また，最近では，心不全症状の出現に左室収縮機能障害とならび左室拡張機能障害が大きく寄与していることが明らかとなってきており，心筋収縮性は比較的保たれているにもかかわらず，心室拡張性の低下により心不全症状が出現する，いわゆる左室収縮性が保持された心不全の概念が確立されつつある．

評価・診断

症状や心臓や肺の聴診を含む身体所見から心不全が疑われた場合は，採血・検尿・心電図・胸部X線撮影等を行い診断する．心電図では心房細動等の不整脈やQRS幅拡大の有無を観察する．胸部X線写真にて肺うっ血・胸水・心陰影の大きさや形を確認する．血液検査では肝腎機能，貧血のほかに栄養状態の評価，電解質異常にも目を向け，

表4 心不全の運動療法の禁忌[5]

Ⅰ．絶対的禁忌	1)	過去1週間以内における心不全の自覚症状（呼吸困難，易疲労性など）の増悪
	2)	不安定狭心症または閾値の低い［平地ゆっくり歩行（2 METs）で誘発される］心筋虚血
	3)	手術適応のある重症弁膜症，特に大動脈弁狭窄症
	4)	重症の左室流出路狭窄（閉塞性肥大型心筋症）
	5)	未治療の運動誘発性重症不整脈（心室細動，持続性心室頻拍）
	6)	活動性の心筋炎
	7)	急性全身性疾患または発熱
	8)	運動療法が禁忌となるその他の疾患（中等症以上の大動脈瘤，重症高血圧，血栓性静脈炎，2週間以内の塞栓症，重篤な他臓器障害など）
Ⅱ．相対的禁忌	1)	NYHA Ⅳ度または静注強心薬投与中の心不全
	2)	過去1週間以内に体重が2 kg以上増加した心不全
	3)	運動により収縮期血圧が低下する例
	4)	中等症の左室流出路狭窄
	5)	運動誘発性の中等症不整脈（非持続性心室頻拍，頻脈性心房細動など）
	6)	高度房室ブロック
	7)	運動による自覚症状の悪化（疲労，めまい，発汗多量，呼吸困難など）
Ⅲ．禁忌とならないもの	1)	高齢
	2)	左室駆出率低下
	3)	補助人工心臓（LVAS）装着中の心不全
	4)	植込み型除細動器（ICD）装着例

さらに甲状腺機能検査も実施する．ジギタリス剤を服用している可能性のある患者に関しては，血中ジギタリス濃度を至急測定し，カリウム濃度のチェックも忘れない．特に注意を要する心電図所見は，不整脈，心筋虚血（狭心症，心筋梗塞）と心筋肥大（肥大型心筋症，高血圧性心肥大等）である．心拍数が多い場合はさらに心機能悪化を念頭に置かねばならない．心房細動患者が発熱や貧血によって心不全症状が悪化をきたすことはよく臨床で遭遇する．

心エコーは，手軽に行える非侵襲的検査で何回も測定可能であるため，循環器の診断法として非常に優れている．静的な形態診断（壁厚，心内腔の大きさ，弁の性状）のみならず，心筋や弁の動きがリアルタイムに描出でき，心機能の定量的評価が可能である．また，カラードップラー法の開発により，心内血流の状態を観察できるようになり，弁逆流，短絡の有無，圧較差や心内圧の推定までできるようになった．

心不全の程度や重症度を示す分類には自覚症状から判断するNYHA（New York Heart Association）心機能分類，急性心筋梗塞時には他覚所見に基づくKillip分類，血行動態指標によるForrester分類がある．Killip分類およびForrester分類とも病型の進行に伴い死亡率の増加が示されている．Nohria-Stevenson分類は末梢循環および肺聴診所見に基づいた心不全患者のリスクプロファイルとして優れている．

■ リハビリテーションの実際[5]

欧州心臓病学会や日本循環器学会では，慢性心不全患者の運動療法に関するプログラム[8]を提示している．まず運動療法の対象となるのは安定した心不全の患者であるので，禁忌事項（**表4**）を除いておくことが重要である．ここで注目すべきことは左室駆出率に関して適応基準の最低値は示されていないということである．そして心肺運動負荷試験を行い，その結果をもとに運動処方を行うことが望まれる．

各運動セッション前に症状と内服薬評価と身体的評価を行い，患者が血行力学的に安定している場合，低レベルの運動から開始される．運動プログラムの構成要素は全身調節運動，持久力トレーニング，低レベルのレジスタンストレーニングを含む．患者評価は，バイタルサイン，聴診，診察とRPE（主観的運動強度），酸素飽和度によって総合的に評価する．運動強度を低く保ち，そして

患者が慣れるに従い運動時間を段階的に延長する．健常な心臓での心拍の増加は収縮力の増加を伴うが，心不全では心拍の増加は拍出力が減少する可能性がある．β遮断薬投与例は，運動時の心拍増加に特に注意が必要である．ウォームアップとクールダウンを十分とることが勧められる．全身性のコンディショニング運動以外に軽い抵抗運動は，心不全患者のコンディショニングを整える運動として推奨される．レジスタンス運動として，セラバンドや弾性バンドまたは軽いウエイトは，中程度の上肢または下肢のレジスタンス運動に用いられる．心不全に対するリハの重要な機能評価は心肺運動負荷試験かまたは6分間歩行テストで行われる．

(牧田　茂)

▶文献

1) 特定非営利活動法人　日本心臓リハビリテーション学会ホームページ：
http://square.umin.ac.jp/jacr/statement/index.html
2) 厚生統計協会：国民衛生の動向　2011/2012年版，**58**(9)：414, 2011.
3) Goto Y et al. : Use of exercise cardiac rehabilitation after acute myocardial infarction-Comparison between health insurance-approved and non-approved hospitals in Japan-. *Circ J*, **67**：411, 2003.
4) Chambless L, et al. : Population versus clinical view of case fatality from acute coronary heart disease. Result from the WHO MONICA project 1985-1990. *Circulation*, **96**：38-49, 1997.
5) 野原隆司・他：心血管疾患におけるリハビリテーションに関するガイドライン（2012年改訂版）．日本循環器学会ホームページ
http://www.j-circ.or.jp/guideline/pdf/JCS2012_nohara_h.pdf
6) O'Conner GT, et al. : An overview of randomized trials of rehabilitation with exercise after myocardial infarction. *Circulation*, **80**：234-244, 1989.
7) American College of Sports Medicine Position Stand : The recommended quantity and quality of exercise for developing and maintaining cardiorespiratory and muscular fitness, and flexibility in healthy adults. *Med Sci Sports Exerc*, **30**：975, 1998.
8) Working group on cardiac rehabilitation and exercise physiology and working group on heart failure oh the European Society of Cardiology : Recommendation for exercise training in chronic heart failure patients. *Eur Heart J*, **22**：125-135, 2001.

第4章 疾患とリハビリテーション

14. 内部障害
3）呼吸器疾患

Summary

① 呼吸リハビリテーション（以下リハ）は大別すると，1）慢性呼吸不全などに対する包括的呼吸リハ，2）周術期の呼吸リハ，3）神経筋疾患，脊髄損傷などの呼吸筋麻痺による呼吸障害に対する呼吸リハに分類される．
② 呼吸リハを行うにあたって，病歴，身体所見，併存疾患，栄養状態，呼吸機能だけでなく，日常生活活動（ADL）や呼吸困難を伴う動作の聴取，運動耐用能，社会的不利，心理的問題，認知機能，QOL などの評価も重要である．
③ 呼吸リハプログラムは，1）コンディショニング，2）運動療法，3）ADL 訓練がある．
④ 包括的呼吸リハは，チームで行われる集学的医療である．教育，気道クリーニング，呼吸法訓練，呼吸筋訓練，酸素療法，心理社会的支持，運動療法，栄養管理などが含まれる．
⑤ 急性期・周術期の呼吸リハは合併症予防，早期離床において重要である．
⑥ 神経筋疾患などによる呼吸筋麻痺，胸郭変形による肺胞低換気に対しては，体幹変形の予防，徒手胸郭伸長，呼吸筋力の維持と効率的な呼吸法の習得，気道内分泌物の排出，気道感染の予防，カフマシーンによる排痰，人工呼吸器の導入・管理などが行われる．

概要

呼吸リハは大別すると，1）慢性呼吸不全などに対する包括的呼吸リハ，2）周術期の呼吸リハ，3）神経筋疾患，脊髄損傷などによる呼吸筋麻痺による呼吸障害に対する呼吸リハに分類される．表1[1])に呼吸リハの対象疾患を示す．

呼吸リハのポイントはチームによる的確な患者の評価，評価に基づく個別の目標の設定，目標を達成するためのプログラムの立案である．リハの流れとしてはいかなる疾患においても評価，適切なゴール設定，プログラムの作成・リハ処方という流れは共通である．

呼吸リハプログラムの内容としては，1）コンディショニング，2）運動療法，3）ADL 訓練がある．

評価[1])

1）病歴

病歴では，喫煙歴，化学物質への曝露，結核，副鼻腔炎，気道感染など呼吸器関連疾患や神経筋疾患，骨関節疾患の既往，家族歴，現時点での医学的問題，医療機関の受診歴，治療歴などを聴取する．臨床症状では，咳嗽，喀痰，呼吸困難，喘鳴，発熱，体重減少，浮腫，睡眠障害，ADL の制約，嚥下障害などを聞き，それぞれの発現時期，性質や量，頻度，持続時間を記録する．リハにおいては社会職業歴も重要で，職業歴，運動習慣の有無，支援してくれる家族の有無，居住環境（階段やエレベータの有無），息切れのためにできなくなった運動の趣味（ゴルフ，ハイキングなど）

337

表1 呼吸リハビリテーションの対象疾患[1]

慢性閉塞性肺疾患（COPD）
　慢性気管支炎
　肺気腫
他の呼吸器疾患
　気管支喘息
　気管支拡張症
　Cystic Fibrosis（嚢胞性線維症）
　肺結核後遺症
　間質性肺疾患（肺線維症, 塵肺など）
種々の原因による急性呼吸不全（肺炎, ARDS など）
慢性呼吸不全の急性増悪
手術前後（開胸・開腹術後）
呼吸器離脱
神経筋疾患（脊髄損傷, 筋ジストロフィー, ALS など）
側弯症
睡眠時呼吸障害
小児呼吸疾患
肺移植

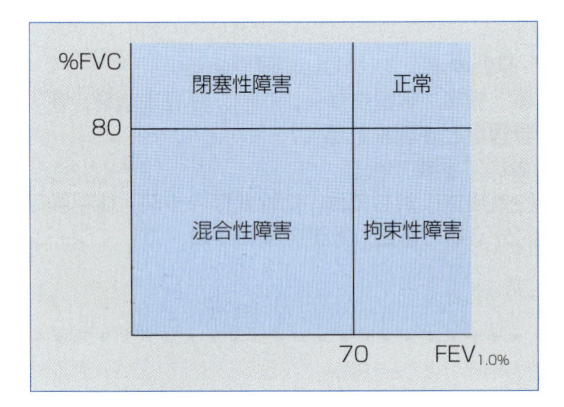

表2 修正 Borg scale

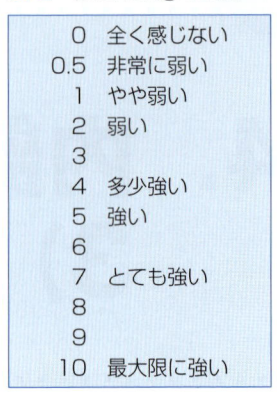

0	全く感じない
0.5	非常に弱い
1	やや弱い
2	弱い
3	
4	多少強い
5	強い
6	
7	とても強い
8	
9	
10	最大限に強い

図1 換気障害の型

などについても聴取する.

2）身体所見

バイタルサイン, 身長, 体重, 栄養状態, 脱水の有無, 呼吸パターン, 呼吸補助筋の利用, 胸部理学所見（胸郭変形, 横隔膜の位置, 心音, 呼吸音など）, 心不全徴候, ばち状指の有無, 四肢, 体幹筋力をみる.

握力は全身の筋力を反映する指標として用いられ, 測定も簡便であるため, 必ず測定しておくと良い. 同一患者の場合, 握力の推移をみることにより全身の筋力や体力の推移を大まかに捉えることができる. ただし, 測定時の握り幅は常に一定にしておくことが重要である.

3）栄養状態

慢性呼吸不全においては, 呼吸時のエネルギー消費が増すため, 栄養不良となりやすく, これは死亡の重要な予測因子となる. body mass index〔BMI＝(体重)^2/身長〕, 体重の変化, 食事内容, 血清アルブミン, プレアルブミンなどを指標に, 栄養状態を評価する.

4）併存疾患

呼吸リハや運動を行ううえで制約となりうる併存疾患を十分に評価する. 心疾患, 骨関節疾患, 糖尿病, 高血圧, 脳血管障害, 神経筋疾患, 認知症, 高次脳機能障害, 精神疾患, 腎不全, 透析の有無, 感染症, 肝疾患, 電解質異常などの併存疾患がある場合には評価を十分に行う. 悪性腫瘍などの場合には, 転移の有無も重要な点である.

5）臨床症状による評価

a）修正 Borg scale

息切れの程度を, 0：全く感じない～10：最大限に強いと評価(表2)する.

b）MRC 息切れスケール

日常生活のどのような動作で息切れを感じるかを Grade 0（息切れを感じない）～Grade 5（息切れがひどくて外出ができない, または衣服の着脱でも息切れがする）に分類する.

6）呼吸機能評価

a）スパイロメトリ

肺気量分画：％FVC（％肺活量）と FEV$_{1.0\%}$（1秒率％）の値から換気障害の型が分類される(図1).

b）経皮的酸素飽和度（SpO$_2$）

パルスオキシメーターを用いて, 歩行や動作時

の低酸素血症の有無を測定できる．訓練プログラムの立案において非常に有用である．また訓練時のモニターとしても有効である．基本的には$SpO_2>90\%$を目安とする．SpO_2の低下する動作に対する動作速度，動作と呼吸の調整など，ADL指導においても重要な指標となる．

c）**最大呼気流量（peak flow），最大咳嗽呼気流量（peak cough flow：PCF）**

peak flow，PCFの低下は頚髄損傷，神経筋疾患患者において，排痰困難による肺炎，無気肺などの呼吸器合併症の原因となる．peak flowの測定はできるだけ深く深呼吸した状態から，マウスピースを口にくわえ，唇を閉じてできるだけ強く，速く呼息させる．PCFの場合は咳嗽させて計測する．肺炎，無気肺のリスク増加を示唆する．開腹術後においても最大の呼気筋である腹筋群の筋力低下によりpeak flowは減少し，排痰困難となる．PCFが270 L/min以下では気道感染時の喀痰の喀出が困難となるとされており，160L/min以下では日常的に気道内分泌物の除去が困難となるとされている[2]．

d）**肺コンプライアンス**

圧変化に対する容積変化のことで，肺の弾性を示す．神経筋疾患などでは，肺のコンプライアンスの指標としてMIC（maximum insufflations capacity）が測定される．MICは最大吸気に合わせてアンビューバッグなどで強制吸気を行わせて肺活量を測定することによって測定される．胸郭変形などにより，胸郭が固くなることによりMICは減少し，肺活量自体も減少していく．

e）**呼吸筋力**

最大吸気努力ならびに最大呼気努力を行わせ，口腔内圧と肺気量を測定し，口腔内圧に補正を加えて発生圧を計算する．

f）**MVV（maximal voluntary ventilation）**

分時最大換気量で，いわゆる呼吸筋の持久力というかたちで換気能の指標として用いる．

7）**フィールド歩行試験**

a）**6分間歩行試験（6 minute walk test：6MWT）**

6分間で患者ができるだけ長く歩ける距離を測定する．

b）**シャトルウォーキング試験（shuttle walking test：SWT）**

漸増負荷シャトルウォーキング試験：9 mの間隔をCDからの発信音に合わせて往復歩行し，1分後ごとに速度を増加させる漸増負荷試験．

一定負荷シャトルウォーキング試験：一定の速度でどれだけ長く歩けるかを評価する一定負荷試験．

8）**ADL**

a）**一般的なADLの評価法**

Functional Independence Measure（FIM）．

b）**呼吸器疾患に特化したADL評価法**

Pulmonary functional status and dyspnea questionnaire（PFSDQ）は呼吸器疾患患者における質問紙形式の評価法であり，ADLおよびIADLの評価に重点がおかれている[3,4]．

呼吸リハビリテーション[5]

呼吸リハの内容は以下の3つがある．
1. コンディショニング（肺理学療法）
2. 運動療法
3. ADL訓練

■ コンディショニング

慢性の呼吸器疾患では呼吸運動パターンの異常，筋・関節の柔軟性の低下，姿勢の異常，筋力低下などの身体機能の低下（デコンディショニング）をきたす．コンディショニングとはこのデコンディショニングの状態を呼吸訓練，リラクセーション，胸郭可動域訓練，ストレッチング，排痰法などにより改善させるものである．

a）**呼吸訓練**

①口すぼめ呼吸：口をすぼめてゆっくり息を吐く．気道内圧の上昇により末梢気道の虚脱を防ぎ，呼気時間も延長するので呼気が十分に行われる．

②腹式呼吸（横隔膜呼吸）：臥位で抵抗を加えながら腹部を膨らませる．慣れてきたら，座位，立位，歩行時，ADL時にも行えるようにする．横隔膜の動きが増加し，呼吸補助筋の活動（上胸部の動き）が抑制される．

③舌咽呼吸：舌，咽頭，喉頭を用いて，空気を

飲み込み，肺に送る方法．

b）リラクセーション

　重症のCOPD（慢性閉塞性肺疾患）患者などではゆっくりとした横隔膜呼吸パターンが行われず，頸部や肩の呼吸補助筋を用いた浅く速い呼吸を行っている．呼吸補助筋は横隔膜と異なり，耐久性が低く，疲労しやすく，過緊張状態となる．

　また頸部の筋のみならず，広背筋，大胸筋，前鋸筋などの肩甲帯周囲筋の緊張は上部胸郭の運動を妨げる．上肢作業時には肘を置いて固定するなどで，頸部，肩甲帯周囲筋のリラックスが得られ，呼吸困難感が軽減できる．前傾座位は，肺機能の改善，呼吸困難の軽減，呼吸仕事量の低下，呼吸補助筋群の筋活動の減少など良好な影響が示されている．

c）胸郭可動域訓練

　COPDによる肺過膨張，神経筋疾患における呼吸筋麻痺，呼吸筋の短縮，胸郭を構成する各関節の可動性の低下は胸郭運動を制限し，呼吸運動に伴う酸素消費量を増大させ，疲労や呼吸困難を増悪させる．

　胸郭可動域訓練では呼吸介助法，徒手胸郭伸長法，関節モビライゼーション，ストレッチングなどの手技を用いる．呼吸筋麻痺を伴う疾患では，肺活量の低下により，進行性に胸郭可動域制限が進行していく．胸郭の他動可動域の評価としてMICがある．その測定は吸気に合わせてアンビューバッグなどで空気を送り込み，強制吸気をさせた後に息ごらえをさせ，空気を肺に保持させ，溜めた空気をすべて吐き出させ，スパイロメーターで測定を行う．他動的胸郭可動域訓練としても，エアスタッキング訓練として，この手技は用いられる．

d）排痰法

　気道内に貯留する分泌物の排出を促す手段であり，1日当たりの喀痰量が30 mL以上あるいは喀出困難な場合が適応となる．

　①咳嗽：十分な吸気から，閉鎖した声門を急激に開放することで生じる強い呼出．PCF 270L/min以下では気道感染時の喀痰排出が困難となり，160L/min以下では日常的に気道内分泌物の除去が困難となるとされている[1]．

頸髄損傷患者では最大の呼気筋である，腹筋群の麻痺のため咳嗽能力の低下をきたす．C5以下の患者では呼気補助筋として，大胸筋，前鋸筋，広背筋を用いて，呼気流量を増やすことが可能である[6]．

　②強制呼出手技・ハフィング（Forced expiratory technique）：口と声門を開いたまま強制的に呼出を行う．

　③アクティブサイクル呼吸法：リラックスした呼吸とゆっくりとした吸気の後3秒間呼吸を保持しリラックスした呼気や強制呼気を組み合わせる．

　④体位ドレナージ（図2）[7]：重力の作用により，気道内分泌物が貯留した末梢肺領域が高い位置に，中枢気道を相対的に低い位置になるように体位をとり，貯留分泌物の排出を図る．叩打法，振動を併用する．

　叩打法：カップ状にした手掌で胸壁上をリズミカルに叩く．体位ドレナージに併用される．急性期では循環動態への影響に注意が必要．

　振動：バイブレータや徒手的に振幅の少ない細かな振動を呼気に合わせて加える．

　⑤スクイージング：徒手的に呼気時に胸郭を圧迫し，吸気時に圧迫を開放する手技．呼吸補助の手法としても用いられる．

　⑥振動呼気陽圧療法：器具を用いる方法．呼気を器具へ吹き込むことにより，呼気に陽圧を伴った振動を生じさせ，気道内分泌物の移動を促す．

　⑦機械的な咳嗽介助：Mechanical in-exsufflator（MI-E，別名カフマシーン）は気道に陽圧を加えたあと，急激に陰圧にシフトさせることで，気管支や肺に貯留した分泌物を助けるもので，咳嗽の補助となる．圧の設定は＋40〜−40 cmH$_2$Oの間に設定するのが一般的である．

■ 運動療法

　運動療法の基本的な考え方は，1）運動に対する不安感，恐怖感の解消，2）日常生活上のニーズに基づく運動処方，3）下肢の運動を中心としたプログラムである．ただし，COPDなどではADL場面での上肢の労作による呼吸困難の増強を認めることが多いことから，上肢運動の重要性も指摘されている．

　処方・指導に際しては，頻度（Frequency），強

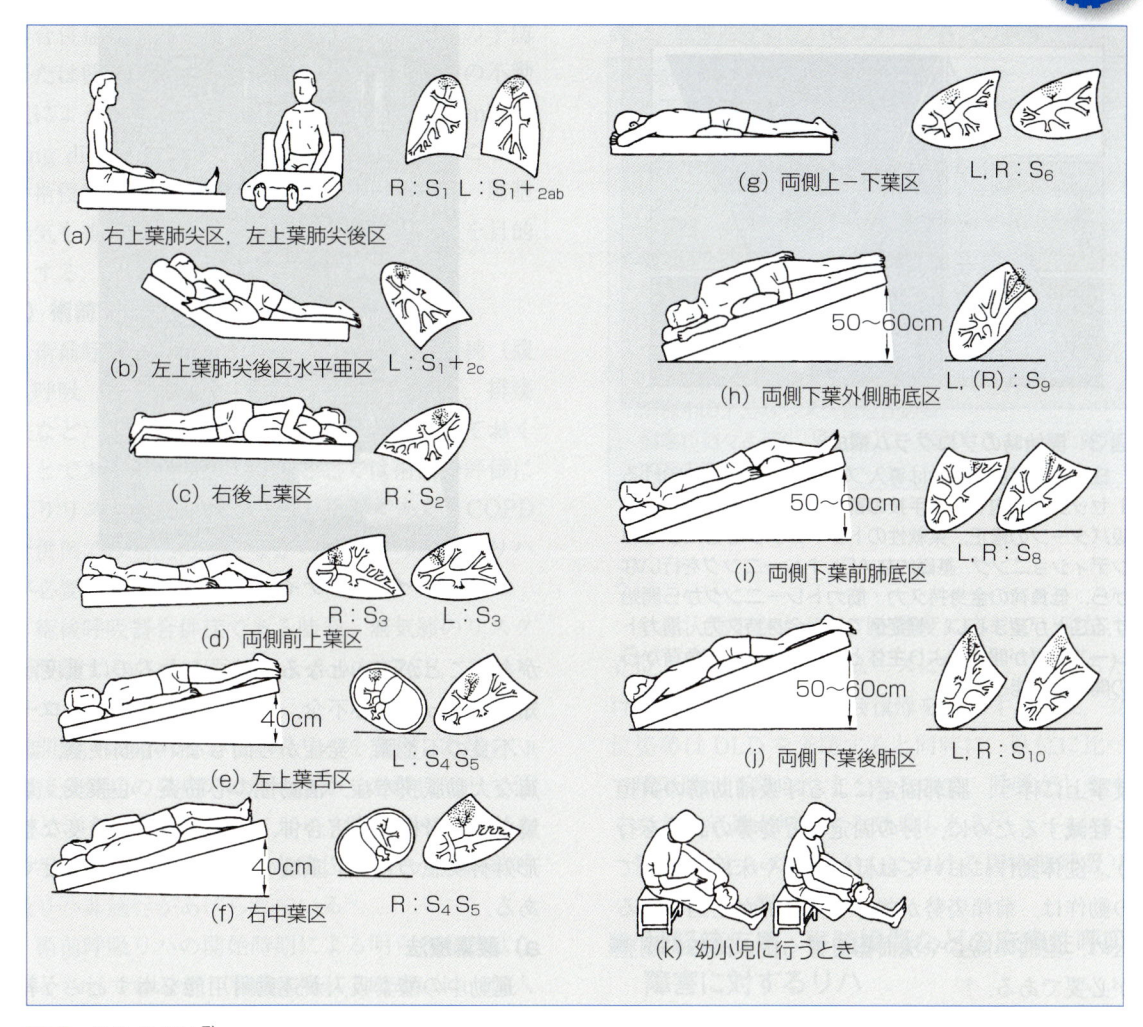

図2 体位排痰法[7]

- (a) 右上葉肺尖区, 左上葉肺尖後区 R:S₁ L:S₁₊₂ₐᵦ
- (b) 左上葉肺尖後区水平亜区 L:S₁₊₂c
- (c) 右後上葉区 R:S₂
- (d) 両側前上葉区 R:S₃ L:S₃
- (e) 左上葉舌区 L:S₄S₅
- (f) 右中葉区 R:S₄S₅
- (g) 両側上−下葉区 L,R:S₆
- (h) 両側下葉外側肺底区 L,(R):S₉
- (i) 両側下葉前肺底区 L,R:S₈
- (j) 両側下葉後肺区 L,R:S₁₀
- (k) 幼小児に行うとき

度（Intensity）, 持続時間（Time）, 種類（Type）のFITTを明らかに示す[5].

開始時のプログラム構成を図3に示す[5].

運動強度の指標としては修正Borg scaleの3〜4（多少強い）くらいのトレーニングが安全で効果的とされている.

全身持久力トレーニングには自転車エルゴメーター, トレッドミル, 上肢エルゴメーターなどが用いられる.

廃用などにより歩行機能の低下に対しては大腿四頭筋を, 上肢機能の低下には肩周囲筋, 肘関節筋群の筋力トレーニングを施行する.

呼吸筋の筋力改善目的にインセンティブスパイロメトリー（図4）などが用いられている. 周術期には容量型のものが推奨されている. 気胸などの広範囲肺虚脱, 動脈瘤やコントロール不良の高血圧などの血管性病変・循環器疾患は禁忌である.

ADL訓練

呼吸困難や筋力低下により困難となった日常生活での基本的な動作をトレーニングする.

速い上肢動作の繰り返しでは, 呼吸も浅く速くなり呼吸困難感を増強させやすい. 洗面, 洗髪, 歯磨き動作では上肢挙上を保つために呼吸補助筋を使用し, なおかつ周期的な動きに呼吸が同調するため, 運動負荷量としては少ない動作にもかかわらず呼吸困難が強いことに注意が必要であり, 動作の指導が必要. 動作中の息こらえを避け, 呼吸に合わせて上肢のスピードを調整する. また上

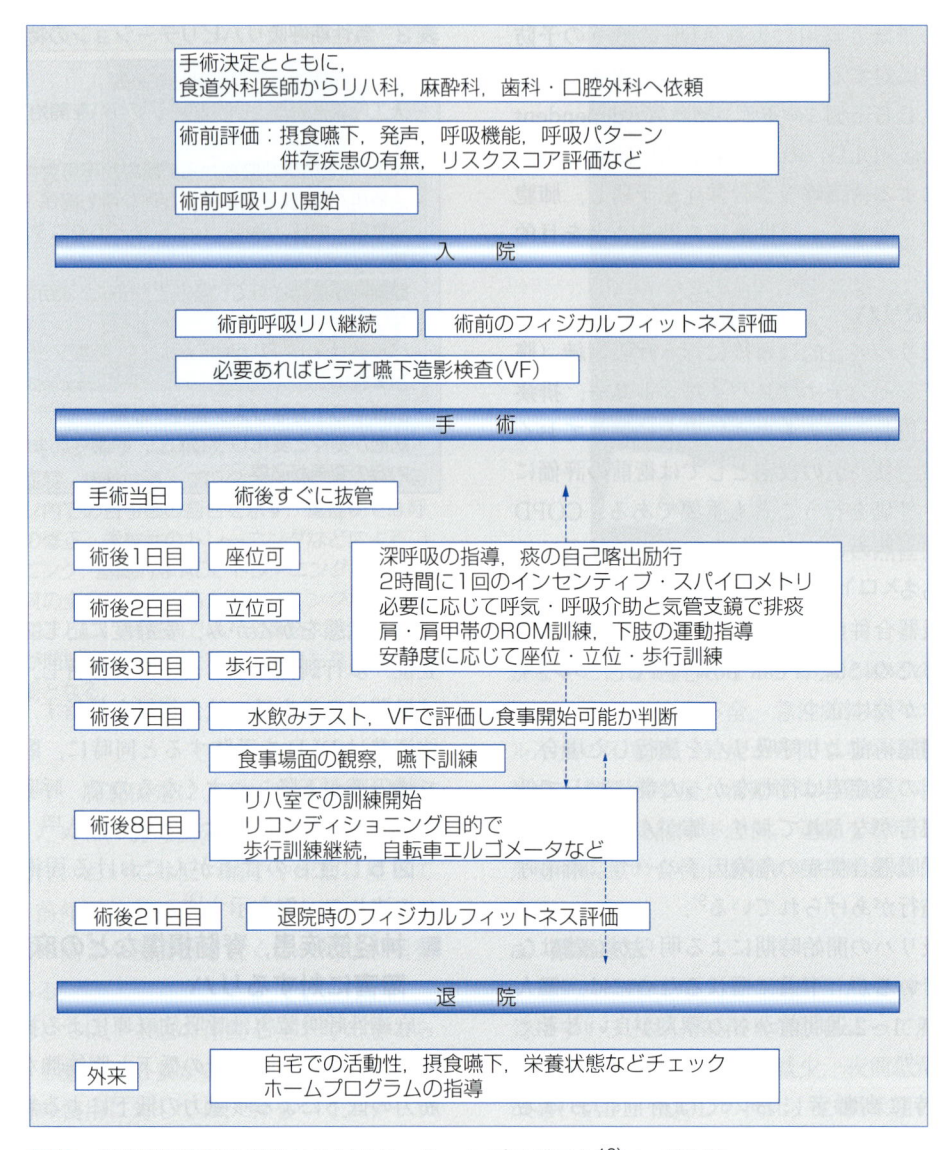

```
手術決定とともに，
食道外科医師からリハ科，麻酔科，歯科・口腔外科へ依頼

術前評価：摂食嚥下，発声，呼吸機能，呼吸パターン
           併存疾患の有無，リスクスコア評価など

術前呼吸リハ開始
```

━━━━━━━━━━━━━━━ 入　院 ━━━━━━━━━━━━━━━

```
術前呼吸リハ継続    術前のフィジカルフィットネス評価
必要あればビデオ嚥下造影検査（VF）
```

━━━━━━━━━━━━━━━ 手　術 ━━━━━━━━━━━━━━━

手術当日	術後すぐに抜管
術後1日目	座位可
術後2日目	立位可
術後3日目	歩行可

深呼吸の指導，痰の自己喀出励行
2時間に1回のインセンティブ・スパイロメトリ
必要に応じて呼気・呼吸介助と気管支鏡で排痰
肩・肩甲帯のROM訓練，下肢の運動指導
安静度に応じて座位・立位・歩行訓練

術後7日目	水飲みテスト，VFで評価し食事開始可能か判断
	食事場面の観察，嚥下訓練
術後8日目	リハ室での訓練開始 リコンディショニング目的で 歩行訓練継続，自転車エルゴメータなど
術後21日目	退院時のフィジカルフィットネス評価

━━━━━━━━━━━━━━━ 退　院 ━━━━━━━━━━━━━━━

外来	自宅での活動性，摂食嚥下，栄養状態などチェック ホームプログラムの指導

図5　食道癌周術期の呼吸リハビリテーションプログラム[13]（一部改変）

の評価を行い，排痰機能の維持に努める．肺活量の低下に対しては肺活量 1,500 mL 以下になれば MIC 測定に準じたエアスタッキング訓練を行う．PCF 270L/min 以下では気道感染時の喀痰排出が困難となるので咳嗽補助や上気道感染時の対応指導を行う．

（藤原俊之）

▶文献

1) 里宇明元：呼吸器疾患．最新リハビリテーション医学　第2版．医歯薬出版，2005，pp303-312．

2) Bach JR：The prevention of ventilatory failure due to inadequate pump function. Respiratory Care, **42**：403-413, 1997.

3) Lareau SC, Meek PM, Roos PJ：Development and testing of the modified version of the Pulmonary Functional Status and Dyspnea Questionnaire (PFSDQ-M). Heart Lung, **27**：159-168, 1998.

4) 牛場直子・他：慢性呼吸器疾患患者の日常生活動作（ADL）―Pulmonary Functional Status and Dyspnea Questionnaire Modified (PFSDQ-M) による予備的検討―．日本呼吸管理学会誌，**14**：240-245, 2004．

5) 日本理学療法士協会呼吸理学療法診療ガイドライン作成委員会編：呼吸リハビリテーションマニュアル―運動療法―．第2版，照林社，2012．

6) Fujiwara T, Hara Y, Chino N : Expiratory function in complete tetraplegics : study of spirometry, maximal expiratory pressure, and muscle sctivity of pectoralis major and latissimus dorsi muscles. *Am J Phys Med Rehabil*, **78** : 464-469, 1999.
7) 里宇明元：呼吸器疾患．リハビリテーションレジデントマニュアル（木村彰男編），第3版，医学書院，2010, pp378-383.
8) 里宇明元：レビュー：呼吸リハビリテーションの効果．臨床リハ，**7**：801-814, 1998.
9) 中村拓人・他：当院における周術期呼吸リハビリテーションの有効性と課題．みんなの理学療法，**21**：17-20, 2009.
10) 日本リハビリテーション医学会，がんのリハビリテーションガイドライン策定委員会：がんのリハビリテーションガイドライン．金原出版，2013, pp18-19
11) 石川愛子，里宇明元，木村彰男：術前・術後のリハビリテーション評価．総合リハ，**41**：417-423, 2013.
12) 辻　哲也：消化器系の癌．癌のリハビリテーション（辻　哲也・他編），金原出版，2011, pp216-229.
13) 辻　哲也，木村彰男，山口　建：悪性腫瘍（がん）のリハビリテーション―静岡がんセンターの取り組み．総合リハ，**31**（9）：843-849, 2003.

第4章 疾患とリハビリテーション

15. 骨折

Summary

① 骨折の治療の原則は整復，固定，後療法であるが，この後療法がリハビリテーション（以下リハ）に当たる．
② 早期社会復帰を視野に最適な保存的あるいは観血的治療法が選択され，その治療法に従ってリハプログラムが立てられる．
③ リハのポイントは骨癒合に有利なように骨折部を動かさないことを守りつつ，周囲の関節の拘縮を防ぎ，筋力低下を防止することである．
④ 骨癒合を最優先とするが，早期機能回復のために固定期間は必要最小限とし，早期より積極的なリハを行うことが重要である．
⑤ 高齢者に多い大腿骨近位部骨折は日常生活活動（ADL）自立を失わせ，寝たきり状態をもたらす原因となりやすく，リハの役割は非常に重要である．

骨折治療の原則

概要

骨折の治療は，骨折部位，骨折型，患者の年齢，活動性，合併症など（表1）により方針が決められるが，基本的にできるだけ早期の機能回復が可能となる治療法を選択する．リハはこの整形外科的治療方針に沿って，適切な手法を用いて，より早期の機能，能力の回復を図ることを目標とする．

骨折の治療は大きく保存的治療と観血的治療に分けられる．前者は手術に伴う麻酔などのリスクが避けられるがギプスなどによる外固定期間が長く，下肢骨折では荷重可能となるのが遅くなるため，特に高齢者で廃用性筋萎縮により移動の自立が失われる可能性がある．観血的治療では，一般に術後早期より関節運動，荷重が可能となる．骨折が起こると，骨折部周囲組織より様々な骨形成因子が放出され骨形成を促進する．保存的治療ではこの骨形成因子が局所にとどまるが，骨折部を直接開けてプレートなどで整復固定する方法では骨形成因子が手術時に流れ去ってしまう可能性がある．そこで近年は多くの骨幹部骨折に対して，骨折部を直接開けず整復固定する髄内釘手術などが行われるようになった．関節面に及ぶ骨折では正確な整復が必要なため，骨折部を開いて固定することが多いが，関節近傍は骨形成が盛んに行われるところなので，例え骨折部を開けても一般に骨癒合は良好である．いずれにしても，骨折に対する治療は骨折の局所の問題だけではなく，患者の年齢，活動性，社会生活などを総合して選択される．整形外科的治療によりリハの内容も決まってくるが，早期の社会復帰が目標である．

骨折治療の基本

骨折の治療は変形の増悪防止，疼痛軽減のため，まずシーネなどで外固定を行い，局所安静を図る．開放骨折など骨折部周囲に大きな皮膚損傷がみられる場合，ギプス固定は避け，鋼線牽引などにより常時牽引力を加えて，整復と骨折部の安静を図る．次に治療方針を決めるが，骨折部位や

15. 骨折

骨折型，転位の程度によって保存的治療か観血的治療かを決める．一日でも早く仕事やスポーツに復帰したい患者の場合は観血的治療が第一選択とされ，全身状態や合併症により手術のリスクを避ける必要があるときは保存的治療が選択される．大腿や下腿の骨折では，早期の歩行能力回復のため，手術が選択される場合が多い．

骨折に対する治療は解剖学的整復をして固定する．保存的に治療される場合は，適当な麻酔下にて徒手整復を行い，ギプスなどにより外固定し，整復位を保つ．適宜X線検査を行うことにより骨形成状態を確認して，固定が不要と判断されるまで外固定が行われる．骨形成の早さは骨により大きく異なり，手指骨や肋骨では3週程度で外固定が不要となる程度の仮骨がみられるが，大腿や下腿骨幹部骨折では2か月以上の固定が必要である[1]．外固定期間中は固定を要さない部位の関節可動域（range of motion：ROM）を維持する訓練が必要となる．観血的治療では粉砕骨折などを除き，術後，短期間の局所安静目的以外には原則として外固定は必要としない．関節可動域訓練は疼痛の許す範囲で術後早期から開始可能であり，荷重も早期から可能となるが荷重量はやはりX線像での骨形成により判断される．

■ 評価

骨折の評価は表2に示すように多角的に行われる．まず年齢，全身状態を考慮し，骨折部位，骨折型により治療方針が決定される．原則として早期回復を可能とする治療方針が選択される．骨折部周囲に広範な軟部組織の損傷がある場合，感染の危険が高く，早期の観血的治療は困難なため，骨折部から離れたところにピンを刺し，体外でピン同士を固定する創外固定が行われる．軟部組織の感染が避けられたら，二期的に観血的整復固定術が行われる．認知機能の低下がみられる場合は，局所の安静が保てず，免荷の指示も守られないなどの問題があるが，多少の機能低下があってもやむを得ないと考え，ギプス固定を行う場合もある．しかし観血的治療で局所安静や免荷を必要としない状況にできる場合は，積極的に手術を行うことも多い．

リハプログラムを作成する場合，ゴールの設定が必要だが，受傷前のADL，IADLの評価が重要である．原則として受傷前の状態への回復がゴールとなる．しかし高齢者の場合，本人の認知機能に問題がある場合，正確にわからないことがしばしばある．また，家族からの情報も必ずしも正確ではなく，特に同居していない家族の場合，かなり以前の能力の高い時期の状況を伝えることがあり，現在の受傷直前の状況と大きく食い違うことがあるので注意が必要である．

社会参加として職業については休職がどのくらい可能か，仕事内容により，下肢免荷やギプス固定中でも復職が可能かどうか，また職種によって復職が困難な場合は，ソーシャルワーカーの協力のもとに早急な対応が必要となる．一方，スポーツ復帰を目標とする場合は，骨癒合を最優先とする一般の治療と異なり，運動能力の低下を最小限とするため，早期から運動を再開する必要があり，多少のリスクを許容してリハを進めることに

表1 治療方針決定に関する事項

年齢
骨折部位
骨折型
骨強度（骨粗鬆症）
合併症
受傷前の運動能力：歩行可能かどうか
社会的活動：スポーツ，職業

表2 評価

1．心身機能・身体構造
一般的：年齢，全身状態（合併症），認知機能，筋力 骨折に特異的：骨折部位，骨折型，局所状態（循環，皮膚），感染
2．活動
受傷前のADL，IADL
3．社会参加
職業，スポーツ活動，経済状態
4．環境因子
家族構成，家屋環境，介護保険の利用状況

なる.

環境因子としては特に高齢者の場合，どの程度ADLが自立すれば在宅生活が可能となるかは，家族構成，家屋環境に大きく影響を受けることになる．高齢者でなくても，一人暮らしの場合，家事ができないと在宅生活が難しい場合もある．高齢者では介護保険によるサービスの導入で，早期よりの在宅生活が可能となりうるので，治療と並行して在宅復帰の計画を早期より立てる必要がある．

リハの具体的な内容

現在は骨折に対する治療法が進歩しており，重篤な多発外傷でない限り，臥床が必要とならないような治療法が選択され，長期の床上安静を必要とする症例はほとんどない．特に高齢者に関しては少なくとも車椅子移動が可能となるような治療法が選択される．そのため骨折のリハで床上リハは必要としないことが多いが，多発外傷やほかの合併症により床上安静を余儀なくされる場合は，床上での関節拘縮予防や呼吸器リハなどが必要となるが，これはほかの原因での床上安静のリハと同様である．

1）保存的治療

保存的治療はギプスなどによる外固定により，骨折部を固定し，骨癒合が得られるまで骨折部の動きを避ける必要がある．リハは，その状態で可能なことを行う．固定は骨折部の近位と遠位の関節まで行うのが原則なので，下腿骨折なら足関節，膝関節を固定する．そのうえで，患肢の股関節，足趾，健側肢のROM訓練を行う．筋力強化訓練に関しては健側肢で行うのは当然であるが，患肢も可能な範囲で行う．保存的治療における患肢の筋力強化訓練は患部に対しては上下の関節が固定されているため，等尺性収縮による強化訓練を行うとされるが，疼痛のため無理することはできない．特に患部周囲の筋収縮で疼痛が強い場合は，外固定を行っていても，骨折部で微小な動きを生じている可能性があるので，無理な筋力強化訓練を行うよりも局所安静を保つ方が骨癒合を得るためには安全である．一方，肋骨や中足骨骨折などでは外固定しなくても問題なく骨癒合が得られることが多いので，骨折したら外固定が必須と

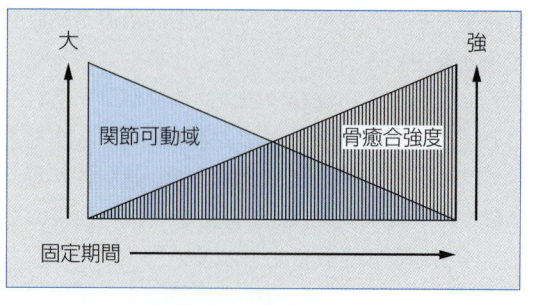

図1 骨折部の固定と関節可動域
骨折部をギプスなどで固定することにより骨癒合は進み，次第に骨癒合は強固になるが，外固定が長期化するに従い，骨折部近傍の関節固定部位の可動域制限が進行する．早期に固定を除去して関節可動域訓練を行うべきだが，早すぎると骨癒合を阻害するので最適なタイミングで固定を除去しなければならない．

いうわけではないことに注意する[2]．

患部以外の訓練で重要なのは，特に高齢者の場合，上肢骨折における下肢筋力強化訓練である．上腕骨骨折で疼痛のため，臥床気味となり，また伝い歩きが困難となるため，介助による車椅子移動となり，下肢筋萎縮がみられるようになる．これは頻度の高い橈骨遠位端骨折でも起こりうることで，歩行の安定している患者ならあまり問題を生じないが，受傷前に伝い歩きレベルの高齢者の場合，特に注意が必要である．

固定期間は骨折部位，骨折型により大体の基準があるが，X線像をチェックし，可能な限り早期より固定を除去し，ROM訓練を開始する（図1）．実際にいつまで固定するかは，骨折部とX線像上の仮骨形成で判断するが，いまだに経験的なものに基づいている．仮骨が形成されたがまだ強い外力には耐えられそうもない場合，リハ時のみギプスを外し，ROM訓練を行い，それ以外のときはギプスシーネとして固定を続け，1〜2週間程度様子をみて，骨折部の疼痛の発生，転位などがないことを確認して，完全に外固定を外すようにする．特に認知機能の低下がみられる場合，リハ時以外にも固定を除去すると予想外の負荷をかけてしまい，再骨折する危険があるので，固定期間を長めとせざるを得ないが，リハ時のみは外してROM訓練を行わないと，高度の関節拘縮をきたす危険がある．

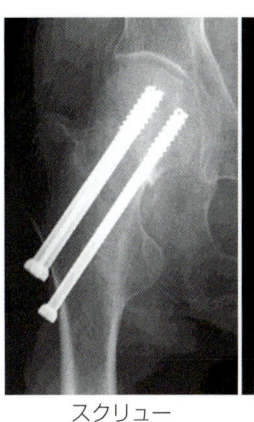

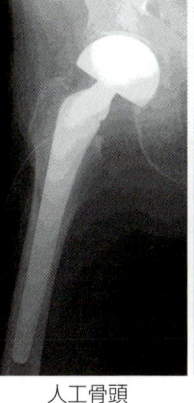

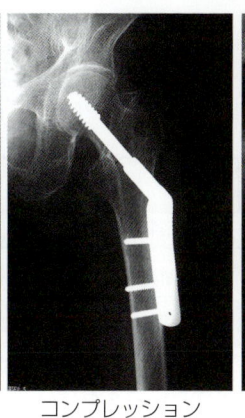

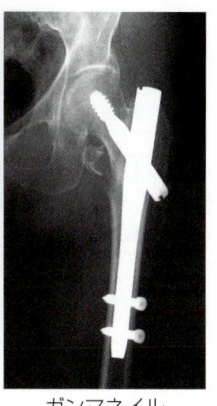

疾患とリハビリテーション 第4章

15. 骨折

スクリュー　　人工骨頭　　コンプレッション　　ガンマネイル
　　　　　　　　　　　　　　ヒップスクリュー

図2　大腿骨近位部骨折に対する各種手術法
　骨折部の粉砕や著しい骨粗鬆症などがなければ，多くの症例で術後早期より離床，患肢荷重が可能である．

2）観血的治療

　手術が行われた場合のリハは骨折の部位，骨折のタイプ，手術法，手術による固定性などで大きく内容が変わる．しかし一般的に著しい粉砕骨折などでなければ，手術後は外固定不要で，疼痛が許せばすぐにROM訓練が可能である．疼痛の自制内で可能な骨折部周囲のROM訓練を行う．また，下肢骨折では術後の荷重量のスケジュールを決める．基本はROM訓練，筋力強化訓練はできるだけ早期から積極的に行い，荷重に関しては安全をみて，あまり無理しない方が順調な骨癒合が得られる．しかし荷重が可能な状態であるのに，恐怖感から十分な荷重ができない場合は，よく説明し，安心させることにより積極的な荷重を促した方が早期回復へつながる．骨折のリハに限ったことではないが，あまり疼痛の強い状態で無理なROM訓練を行うと，かえって防御性の筋収縮がみられ，ROM改善を遅らせることがあるので注意が必要であるが，遅れれば遅れるほど可動域制限が強くなるので，疼痛が出ないようにうまくROM訓練を行う．

大腿骨近位部骨折

■ 概要

　骨折のなかでも頻度が高く，リハに携わる多くのスタッフの役割が大きいものに，大腿骨近位部骨折がある．この部位の骨折は高齢者に多く，骨粗鬆症があるため，尻もちをつく程度の軽い外力でも生じうるもので，高齢者が要介護状態となる原因の一つとして重要である[3]．患者の多くは高齢ということもあり様々な合併症を有していることが多く，手術のリスクも高い場合が多い．しかし手術をしない保存的治療の場合，骨癒合が得られるまで2か月以上を要するため，転位のない大腿骨頚部骨折以外は長期の床上安静を必要とする．長期床上安静により骨癒合は得られても，筋力低下により，歩行能力の再獲得が困難となってしまうことが多いので，本骨折では原則として観血的治療を行う．高齢だから手術を避けるのではなく，移動能力を回復するためにむしろ高齢だからこそ手術を行う必要がある．

　手術方法は骨折部位，転位の程度などにより決められるが，図2に示すような手術が行われる．骨折部の粉砕や，著しい骨粗鬆症がない限り，術後に免荷を必要としない程度の固定性が得られる場合が多いので，それに基づいてリハプログラムが立てられる．

■ リハビリテーション

　この20年ほどの間にわが国の高齢者大腿骨近位部骨折の治療体系，リハは大きく変わった（図3）．以前は骨折による入院から手術までに様々な理由から1週間近くの待機期間をとっていた施設が多く，この間床上安静となるため，褥瘡，肺

349

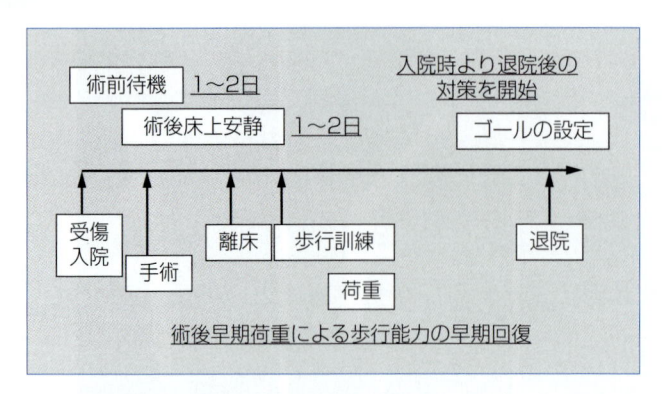

図3 高齢者の大腿骨近位部骨折に対するリハプログラム

入院より手術，手術より離床までの期間は最短とする．いずれもかつては1週間程度であったが，現在は重篤な合併症がない限り1〜2日程度である．手術時の固定性が良好であれば，術後は患肢免荷を必要としない．また手術の結果でリハプログラムが決まるので，その時点で退院の時期，退院先の検討を始める．地域連携パスが設定されている地域ではリハ開始後転院し，地域の様々な施設が連携して早期退院，在宅復帰を目指す．

表3 高齢者の歩行能力評価

・屋外杖なし歩行
・屋外杖歩行
・屋内歩行のみ自立
・伝い歩き
・介助歩行
・歩行不能

大腿骨近位部骨折後は十分なリハを行っても約1/3の患者で図のような分類で1段階程度，歩行能力の低下がみられる．

炎，尿路感染症などの合併症発生や廃用性筋萎縮が起こりうるため，積極的なROM訓練や呼吸リハが推奨されていた．しかしこの入院から手術までの床上安静は避けることが可能で，現在では入院当日か翌日には手術が行われる施設が増えている．手術自体が困難な合併症がある場合のみ，待機が必要である．さらに以前のリハプログラムでは術後の床上安静が1週間程度とられていた．古い教科書には術後，何日目に背もたれ30°，60°などの指示が書かれたものもあったが，最近では手術による骨折部の固定性が良好であれば，疼痛の許す限り術翌日に離床が可能で，全荷重も可能となるものが多い．術後床上安静が必要とされるものは，粉砕骨折や著しい骨粗鬆症のため，骨折部の固定性に不安がある場合のみで，むしろ少数である．根拠のない床上安静はリハの観点からは避けるべきである．

離床が早くても免荷期間が長くなると，やはり筋力の回復が遅れる傾向があるため，可能な限り早期荷重を行う方向でリハを進める．実際のリハの進め方は骨折部の固定性がしっかりしている場合，すぐに座位訓練，疼痛の許す範囲の荷重で立位訓練を開始する．立位が安定すれば平行棒内歩行訓練へ進める．固定性がしっかりしていれば，早期より全荷重が可能となるが，実際は疼痛と恐怖感からすぐには荷重できないことも多く，むしろ積極的に荷重を促した方が早期の回復につながる．荷重しても心配ないことを十分に説明し，安心させ，積極的に荷重させ，歩行訓練を行う．

最終的な歩行能力の回復に関しては多くの研究があるが，表3のごとく分類した場合，約1/3の症例で1段階程度歩行レベルが低下する[4]．したがって，あくまでもゴールは転倒前の歩行レベルであるが，ある程度能力低下が避けられない可能性があることを，本人および家族に事前に説明しておく必要がある．運動能力の回復を悪くする要因として様々なことが指摘されているが，年齢，受傷前の歩行能力，認知機能が大きく影響するとされている[5]．術後は骨折部の固定性などに基づいて，リハプログラムが作成されるが，近年はクリニカルパスに沿って，退院までのスケジュールが組まれている施設が多い[6]．手術直後に骨折部の固定性から，クリニカルパス通りに進めてよいかが判断できるので，その時点で最終的なゴールを設定して，術後早期から退院について本人や家族と具体的な話を進める必要がある．在宅復帰が可能か，施設入所になるかなど，環境要因を考慮して介護保険の活用なども積極的に検討していく必要がある．ゴールに達してから退院先を決めるのでは退院が先延ばしとなり，入院の必要がなく

なってもすぐに退院できない状況となってしまうので注意が必要である．

以上のように高齢者の大腿骨近位部骨折には多くの問題があり，骨折の手術からリハまで1つの病院で治療が完結しないことも多いため，いくつかの医療施設がチームを組み治療に当たる，いわゆる地域連携が進んでいる．特に2006年4月より大腿骨頸部骨折に対する地域連携パスの医療保険点数が算定されるようになり，骨折の手術からリハ，在宅調整あるいは施設入所を含む一連の流れが具体化されるようになった[7]．この地域連携パスにより，早期回復が図られ，同時に病院で必要のない入院が続くということが避けられるようになってきている．

（森田定雄）

▶文献

1) 岩本幸英編：第4章　B骨折．神中整形外科学　上巻，第23版，南山堂，2013　pp193-283．
2) S Charnley : The closed treatment of common fracture. Third Ed. Churchil Livingstone, 1961, pp80-87.
3) 厚生労働省：平成22年国民生活基礎調査の概況＞2　要介護者等の状況．http://www.mhlw.go.jp/toukei/saikin/hw/k-tyosa/k-tyosa10/4-2.html
4) 日本整形外科学会，日本骨折学会監修：大腿骨頸部／転子部骨折診療ガイドライン．改訂第2版，南山堂，2011，pp118-119，155-156．
5) 中山義人・他：高齢者の大腿骨頸部内側骨折の予後．東日臨整外会誌，8：13-17，1996．
6) 冬木寛義：大腿骨頸部骨折　臨床リハ別冊．リハビテーションクリニカルパス実例集（米本恭三・他編），医歯薬出版，2001，pp76-94．
7) 大腿骨頸部骨折シームレスケア研究会（野村一俊監修）：大腿骨近位部骨折　地域連携クリティカルパス．メディカルレビュー社，2008．

第4章 疾患とリハビリテーション

16. 骨粗鬆症

Summary

① 骨粗鬆症は骨折のリスクが増大する骨格疾患と定義され，骨折や腰背部痛などがなくても，骨強度が低下すれば骨粗鬆症と診断される．
② 骨折リスクは骨密度低下，脆弱性骨折の既往，加齢により上昇し，これらの要因はそれぞれ独立して骨折リスクに関連する．
③ 骨粗鬆症を治療する目的は骨折の予防で，食事療法，運動療法，薬物療法が治療の3本柱である．
④ 有酸素運動，荷重運動，筋力増強運動のいずれも骨密度の維持・増加に有効で，転倒が予防されることから運動療法には骨折予防効果があると考えられている．
⑤ 骨粗鬆症治療薬のうち高いエビデンスレベルでの骨折抑制効果が示されているのは窒素含有ビスホスホネート，SERM，抗ランクル抗体，副甲状腺ホルモン，活性型ビタミンD_3（エルデカルシトール）である．

■ 疾患概念と定義

骨粗鬆症は"骨強度の低下を特徴とし，骨折のリスクが増大する骨格疾患"と定義される〔2000年に米国国立衛生研究所（NIH）で開催されたコンセンサス会議〕[1]．これは骨粗鬆症は骨折を発生する以前に診断されるべきであるという考えに基づくもので，骨折はもちろんのこと，腰背部痛などが全くなくても骨強度が低下すれば骨粗鬆症と診断される．

「骨強度」は骨密度と骨質の2つの要因からなる．「骨質」とは強度を決定する骨密度以外の骨要因で，骨微細構造の変化，石灰化の変化，骨基質の劣化など種々の要因が関与すると考えられている．現時点では臨床的に骨質を評価することはできないため，骨粗鬆症の診断では骨密度に加えて骨密度以外の骨折リスクに関わる要因が用いられる．

骨粗鬆症は原発性骨粗鬆症（退行期骨粗鬆症）と続発性骨粗鬆症とに分類され，原発性骨粗鬆症は閉経後骨粗鬆症と男性における骨粗鬆症，特発性骨粗鬆症に分かれる（図1）[2]．わが国では約1,280万人（2005年時点）の骨粗鬆症患者が存在すると推計されている[2]．

■ 病態

1）原発性骨粗鬆症

骨はⅠ型コラーゲンを中心とした骨基質蛋白（類骨）に石灰化を生じたものである．骨粗鬆症は骨の量的な減少がみられるが石灰化は正常で，この点から石灰化が障害されて類骨の割合が増加する骨軟化症やくる病とは区別される．しかしながら実際には両者が混在する病態もみられる．

原発性骨粗鬆症は20代までに獲得する最大骨量が少ないこと，成人後の骨形成と骨吸収のインバランスによって骨量が減少することで発症する．最大骨量とは文字通り生涯のうちで最大となる骨量で，その獲得には遺伝的要因，成長期の栄養・運動，内分泌ホルモンなどが関与する（図2）．骨は生涯にわたって骨リモデリングと呼ばれる新陳代謝を繰り返している．リモデリングとはマクロでの骨の形態は変化しないで，顕微鏡的

16. 骨粗鬆症

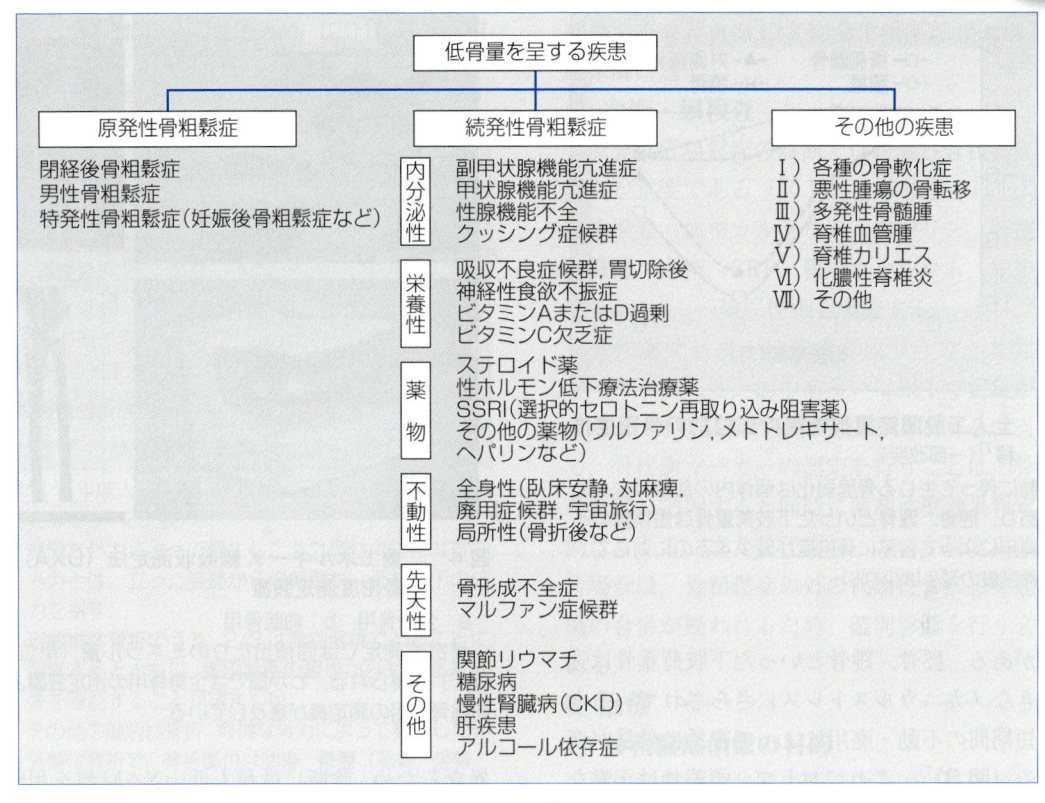

```
低骨量を呈する疾患
├─ 原発性骨粗鬆症
│   閉経後骨粗鬆症
│   男性骨粗鬆症
│   特発性骨粗鬆症（妊娠後骨粗鬆症など）
├─ 続発性骨粗鬆症
│   [内分泌性] 副甲状腺機能亢進症
│            甲状腺機能亢進症
│            性腺機能不全
│            クッシング症候群
│   [栄養性] 吸収不良症候群，胃切除後
│            神経性食欲不振症
│            ビタミンAまたはD過剰
│            ビタミンC欠乏症
│   [薬物]   ステロイド薬
│            性ホルモン低下療法治療薬
│            SSRI（選択的セロトニン再取り込み阻害薬）
│            その他の薬物（ワルファリン，メトトレキサート，
│            ヘパリンなど）
│   [不動性] 全身性（臥床安静，対麻痺，
│            廃用症候群，宇宙旅行）
│            局所性（骨折後など）
│   [先天性] 骨形成不全症
│            マルファン症候群
│   [その他] 関節リウマチ
│            糖尿病
│            慢性腎臓病（CKD）
│            肝疾患
│            アルコール依存症
└─ その他の疾患
    Ⅰ）各種の骨軟化症
    Ⅱ）悪性腫瘍の骨転移
    Ⅲ）多発性骨髄腫
    Ⅳ）脊椎血管腫
    Ⅴ）脊椎カリエス
    Ⅵ）化膿性脊椎炎
    Ⅶ）その他
```

図1　原発性骨粗鬆症とその他の低骨量を呈する疾患[2]

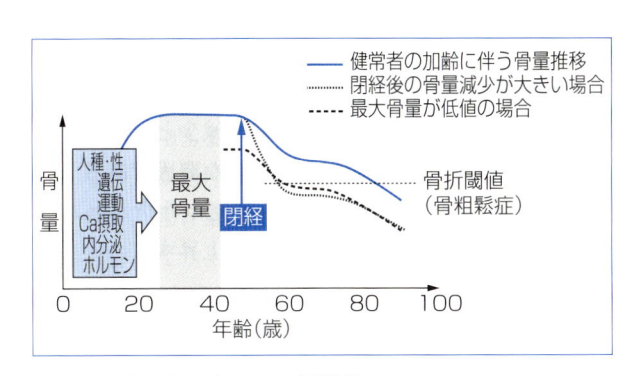

図2　最大骨量と生涯の骨量推移

20代までに獲得する最大骨量が少ないことと，成人後の骨形成と骨吸収のインバランスによって骨量が減少することによって原発性骨粗鬆症が発症する．最大骨量とは文字通り生涯のうちで最大となる骨量で，その獲得には遺伝的要因，成長期の栄養・運動，内分泌ホルモンなどが関与する

なレベルで，既存の古い骨が破骨細胞によって吸収され（骨吸収），その部位に骨芽細胞によって新しい骨が添加される変化（骨形成）を指す．閉経，加齢，運動不足などの原因でリモデリング時の骨形成と骨吸収にインバランスを生じると骨脆弱化が進行し骨粗鬆症が発症する．

2）続発性骨粗鬆症

種々の疾患や病態に伴って骨量低下や骨質劣化を生じた結果，骨脆弱化が生じる（図1）[2]．内分泌性，栄養性，薬物性，不動性，先天性，その他が骨粗鬆症の原因となる．

このうち不動による局所性・全身性の骨脆弱化はきわめて頻度が高い．脊髄損傷患者では受傷後最初の1年間に骨密度減少が大きく，その後15年以上減少が続く[3]．対麻痺や四肢麻痺では大腿骨近位部骨密度が最初の6か月には2%/月の減少を生じ，その後の6か月には1%/月程度減少する[4]．大腿骨に比べて脛骨での骨密度減少が大きく，全身骨も最初の1年間に12%以上減少する[5]．脳卒中後の片麻痺患者では患側骨密度減少は1年間で9%に達する[6]．

荷重や筋収縮により骨にメカニカルストレスが生じるとそれに反応して骨が形成される．不動によりメカニカルストレスが減少すると骨形成が低下し骨量が減少するが，これは個体内の部位によ

る[11]．有酸素運動，荷重運動，筋力増強運動のいずれも骨密度の維持・増加に有効である．しかしながら運動療法によって骨折発生率が低減したとする報告は，小規模の前向き試験に限られる[12]．一方で，運動療法により骨密度が改善し，転倒が予防されることから，運動療法には骨折予防効果があると考えられている．転倒予防にはバランス運動が有効で，開眼片足立ちや太極拳などにより転倒リスクが低減する[13,14]．

骨粗鬆症例は比較的若年で合併症がなく身体能力の高い症例から，高齢で多数の骨折を有してADL制限の著しい症例まで多彩である．したがって，運動処方の実施に当たっては個々の症例により運動能力や四肢機能障害の程度が異なることを理解し，それぞれに合った運動療法を考慮する必要がある．腰椎屈曲運動により有意に椎体骨折の増加が観察されたとする報告があり[15]，著しい骨粗鬆症化を有する例では注意が必要である．高齢患者では急激なストレスを加えずに四肢・体幹の筋力増加を図るために，臥位で運動を行い，脊柱の屈曲を避けて，等尺性運動を主に用いたプログラムが勧められる．

運動の前にはウォーミングアップやストレッチングを行い，運動後にはクーリングダウンを行う．運動療法は楽しみながら行う方法を取り入れるべきで，長期間にわたって継続できるような工夫も大切である．最初からは無理をせず，少しずつ回数（負荷）を増やしていき，少しずつでいいので毎日続けるように説明することも重要なポイントである．

4) 薬物療法

骨粗鬆症の治療に用いられる薬剤はその作用機序から，破骨細胞による骨吸収を抑制する骨吸収抑制剤と骨芽細胞により骨形成を促進する骨形成促進剤とに分類される．骨吸収抑制剤にはビスホスホネート（BP）（窒素含有BP：アレンドロネート，リセドロネート，ミノドロン酸，イバンドロネート，ゾレドロネート，窒素非含有BP：エチドロネート），カルシトニン，選択的エストロゲン受容体モジュレーター（selective estrogen receptor modulator：SERM）（塩酸ラロキシフェン，バゼドキシフェン酢酸塩），抗ランクル抗体（デノスマブ），女性ホルモンがある．骨形成促進剤には副甲状腺ホルモン（テリパラチド）がある．活性型ビタミンD_3（エルデカルシトール，アルファカルシドール，カルシトリオール）およびビタミンK_2（メナテトレノン）は骨吸収抑制剤，骨形成促進剤のいずれにも明確には分類されない．近年では活性型ビタミンD_3は骨吸収抑制剤へ分類される傾向にある．

これらの薬剤のうち高いエビデンスレベルでの骨折抑制効果が示されているのは窒素含有BP，SERM，抗ランクル抗体，副甲状腺ホルモン，活性型ビタミンD_3うちエルデカルシトールである．アレンドロネート，リセドロネート，ゾレドロネート，デノスマブは大腿骨近位部骨折の抑制のエビデンスを有する．

5) ヒッププロテクター

ヒッププロテクターは骨粗鬆症例の大腿骨近位部骨折予防を目的に，衝撃緩衝材を下着に装着したものである．施設入所者で骨折リスクの高い症例（高頻度転倒例，やせた症例）に対して，スタッフが十分に有用性を理解して装着継続率を高めると，骨折予防効果が得られるが，それ以外は有効ではない[15,16]．

（萩野　浩）

▶文献

1) NIH Consensus Development Panel on Osteoporosis Prevention, Diagnosis, and Therapy : Osteoporosis prevention, diagnosis, and therapy. *JAMA*, **285** : 785-795, 2001.
2) 骨粗鬆症の予防と治療ガイドライン作成委員会：骨粗鬆症の予防と治療ガイドライン2015年版．ライフサイエンス出版，2015．
3) de Bruin ED, et al. : Long-term changes in the tibia and radius bone mineral density following spinal cord injury. *Spinal Cord*, **43 (2)** : 96-101, 2005.
4) Vestergaard P, et al. : Fracture rates and risk factors for fractures in patients with spinal cord injury. *Spinal Cord*, **36 (11)** : 790-796, 1998.
5) Dauty M, et al. : Supralesional and sublesional bone mineral density in spinal cord-injured patients. *Bone*, **27 (2)** : 305-309, 2000.
6) Jorgensen L, Jacobsen BK : Changes in muscle mass, fat mass, and bone mineral content in the legs after stroke : a 1 year prospective study. *Bone*, **28 (6)** : 655-659, 2001.
7) Hirano Y, et al. : Longitudinal change in peripros-

thetic, peripheral, and axial bone mineral density after total hip arthroplasty, Mod Rheumatol, **11**: 217-221, 2001.
8) 宗圓　聰・他：原発性骨粗鬆症の診断基準（2012年度改訂版）．Osteoporosis Jpn, **21**（1）：9-21, 2013.
9) Suzuki Y, et al. : Guidelines on the management and treatment of glucocorticoid-induced osteoporosis of the Japanese Society for Bone and Mineral Research : 2014 update. J Bone Miner Metab, **32**: 337-350, 2014.
10) 広田孝子：骨粗鬆症患者のカルシウムとビタミンDの栄養状態と骨代謝．Osteoporos Jpn, **16**：165-169, 2008.
11) Howe TE, et al. : Exercise for preventing and treating osteoporosis in postmenopausal women. Cochrane Database Syst Rev, **(7)**: CD000333, 2011.
12) Sinaki, M, et al. : Stronger back muscles reduce the incidence of vertebral fractures : a prospective 10 year follow-up of postmenopausal women. Bone, **30**（6）: 836-841, 2002.
13) Gillespie LD, et al. : Interventions for preventing falls in older people living in the community. Cochrane Database Syst Rev, **9** : CD007146, 2012.
14) Sakamoto K, et al. : Why not use your own body weight to prevent falls? A randomized, controlled trial of balance therapy to prevent falls and fractures for elderly people who can stand on one leg for＜/＝15 s. J Orthop Sci, **18**（1）: 110-120, 2012.
15) Sinaki M : Postmenopausal spinal osteoporosis : flexion versus extension exercises. Arch Phys Med Rehabil, **65** : 593-596, 1984.
16) Santesso N, Carrasco-Labra A, Brignardello-Petersen R : Hip protectors for preventing hip fractures in older people, Cochrane Database Syst Rev, **3** : CD001255, 2014.

第4章 疾患とリハビリテーション

17. 頸部痛

Summary

① 頸部痛は日常診療で多くみられ，原因は多彩である．
② 頸部痛の原因に応じた治療計画を立てる．
③ 筋のアンバランスによる不良姿勢がしばしばみられる．
④ 薬物療法，理学療法を組み合わせた治療を行う．
⑤ 交通外傷や労災の場合は社会的な背景，問題を考慮する．

■ 概要

頸椎は腰椎，胸椎と比べ可動性が大きく，重い頭部を支えるという構造的，機能的特徴を有し，外力のほかに，体幹，肩甲帯，上肢の影響を受けやすい．項部には固有筋群のほかに肩甲帯を構成する僧帽筋，肩甲挙筋等が存在しており，頸部痛は頸椎疾患のほかに四肢体幹，特に肩甲帯，肩関節機能障害と関連が深い．

1）原因不明の項頸部痛，筋痛

原因を特定できない項頸筋の緊張，疼痛，違和感である．肩甲帯，肩関節疾患，腰背部痛，不良姿勢などに由来する場合もあり，原因の特定は困難である．X線像では器質的な病変はみられない機能的障害であり，運動療法，生活指導が適応となる．

2）外傷，頸椎捻挫

追突事故，転落事故，頭部外傷などの際に生じる頸椎捻挫，外傷性頸部症候群がこれにあたる．頸椎神経根症状，脊髄症状が認められれば脊髄損傷の範疇となる．頸椎捻挫は臨床症状に乏しいが頸椎の可動域制限，運動痛，圧痛のほかに頭痛，吐き気，めまいが認められることがある．環軸椎亜脱臼，頸椎すべり症，片側インターロッキングは神経症状を伴わない場合もあるが重篤な外傷であり，適切な外科的あるいは保存的治療を要する．

3）頸椎退行性病変，変形性脊椎症，頸椎症

頸椎には軟部組織として椎間板，前後縦走靱帯，黄色靱帯，Luschka関節，椎間関節などの安定装置があり加齢とともに退行性変化をきたす．初期にはX線像に変化を認めないが，進行すると前後像では椎間板狭小化，Luschka関節，椎体辺縁の骨棘形成，骨硬化（**図1**左），側方像では椎間板狭小化，椎間関節，椎体終板の硬化像，骨棘形成などがみられる（図1右）．椎間板[1]や椎間関節由来の痛み[2]は障害部位に対応した頭部，頸部，背部に放散するとされている．

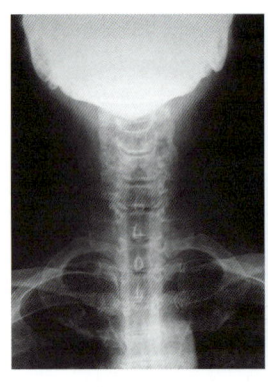

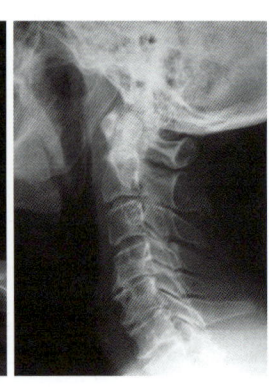

図1　頸椎の退行性変化
　左：前後像：第4～7頸椎に椎間板狭小化，椎体辺縁，Luschka関節の骨棘形成，骨硬化がみられる．
　右：側方像：椎間板狭小化，椎間関節，椎体終板の硬化，骨棘形成がみられる．

a．正常側方像　　b．なで肩・鎖骨の水平化　　c．なで肩の側方像　　d．生理的前弯の消失と後方角状変形

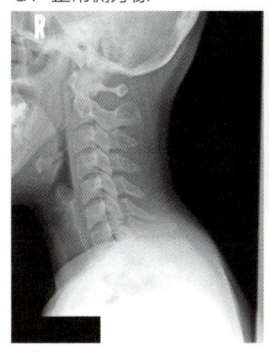

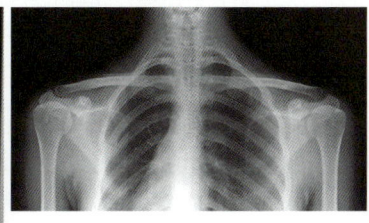

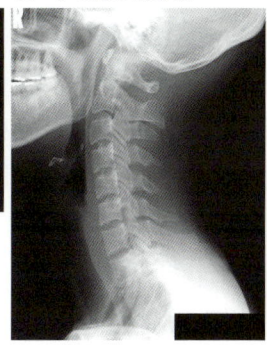

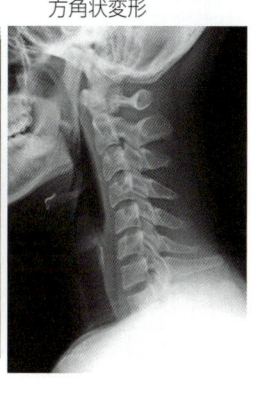

図2　なで肩・不良姿勢のX線像
a：生理的前側弯がみられる．b：鎖骨の水平化，肩甲骨の下垂がみられる．c：通常はみられない胸椎まで撮像される．d：生理的前弯の消失と後方角状変形がみられる．

■ 評価

1）姿勢・頚椎アライメント

脊柱の正常なアライメントは前額面では後方から後頭隆起，脊椎棘突起，殿裂が直線になる．矢状面では乳様突起，肩峰，大転子，足関節外果前方が垂直線になる．前額面での異常は機能的，構築的脊椎側弯症，斜頚などである．矢状面での異常は構築的なものの他に不良姿勢がある．筋のアンバランスによるやや前屈位で顎が前に出る不良姿勢はしばしばみられる変化で，体幹や肩甲帯の機能障害と連鎖する[3]．X線像では前後像で鎖骨の水平化，肩甲骨の下垂などいわゆる「なで肩」を示し，側方像では弯曲異常を認める場合がある（図2）．

2）筋力

筋力はMMT，あるいはハンドヘルドダイナモメーターで等尺性筋力を評価する．頚部痛がある場合には評価が困難である．

3）可動域

可動域は関節可動域表示および測定法（巻末付表1）に従い，屈曲，伸展，側屈，回旋を記載する．可動域は加齢とともに減少する．簡便には前屈では顎先端と胸骨との間の距離，回旋では顎の先端と肩峰との距離で表すことができる．

4）疼痛

部位と程度を評価する．疼痛の尺度はvisual analog scale（VAS）で評価する．運動痛があれば疼痛を誘発する動きの種類，方向，疼痛の部位，痛みの性状を確認する．

■ 診断

1）臨床所見

棘突起の叩打痛は当該の頚椎の病変を示唆する．椎間板炎，脊椎炎等の感染性病変，腫瘍性病変などの重篤な病変に注意する．頚部の腫脹や変形は膿瘍やリンパ節腫大によることがある．

髄膜炎やくも膜下出血にみられる髄膜刺激症状では頚椎の前屈が制限され，頭痛，項部痛，腰痛，発熱等がみられケルニッヒ徴候（Kernig's sign），SLRテスト（straight leg raising test）が陽性になる．

頭部が前屈する首下がり症状はパーキンソン病や神経難病等でみられる．

神経学的所見は四肢の感覚障害，運動麻痺，四肢腱反射，手の巧緻運動障害によって評価する．分節状の知覚障害，筋力低下が認められれば神経根症状であり，腱反射は低下し弛緩性麻痺となる．頚椎の根性疼痛を誘発する手技として，頚椎を後屈し頭部を圧迫するジャクソンテスト（Jackson's test），頭部を患側後側方に傾け，反対側に上肢を牽引するスパーリングテスト（Spurling test）がある．根症状が進行し，遷延すれば当該領域の筋萎縮をきたし，末梢神経障害との鑑別を要する．

巧緻障害，第5指徴候（finger escape sign），grasp and releaseの障害があれば上肢の脊髄症状が疑われ，障害部位以下の腱反射は亢進し痙性麻

17．頚部痛

痺をきたす．軽度の中枢神経障害では Barré 徴候が陽性になる．

めまい，耳鳴りなどの自律神経症状，視覚障害の愁訴は椎骨脳底動脈循環不全（Barré Liéou 症候群）の症状である．何らかの原因で交感神経が刺激され椎骨動脈の循環不全をきたすためとされている．

2）画像検査

頚椎のX線検査には通常は前後，側方の2方向撮影を行う．頚椎の不安定性が疑われる場合は側方機能撮影（前後屈）を行う．根症状がみられれば左右斜方向撮影を行う．上位頚椎の前後像は下顎と重なるので，環椎，軸椎の病変を疑えば開口位撮影を行う．

前後像では脊柱は直線をなす．弯曲があれば側弯症と診断される．椎間関節，Luschka 関節の退行性変化に注意する．

側方像では弯曲異常と脊柱管の前後径を評価する．椎体後面と棘突起の基部の間の距離が 12 mm 以下では脊柱管が狭いことを意味し，退行性変化とともに脊柱管狭窄症に陥りやすい．限局した前後径拡大があれば腫瘍等による圧排像（scalloping）が疑われる．

機能撮影側方像で前後屈による頚椎の不安定性（すべり症）を評価する．また上位頚椎では環椎の前弓後面と軸椎の軸突起前面との距離が前屈位で 2 mm 以上であれば環軸椎間の不安定性有りと診断され，外傷以外に関節リウマチでしばしば問題になる．

斜方向撮影では椎間孔の変化を評価する．頚椎症では狭小化し，砂時計腫（dumbbell tumor）などの占拠病変では椎間孔が拡大する．

頚椎開口位前後像では環軸椎関節の評価を行う．関節リウマチや先天異常は上位頚椎で障害を起こすことがある．

その他の神経症状がみられれば MRI，筋電図，血圧測定等による診断が必要である．頚部痛の部位から診断するためのフローチャートを表1[4])に示す．

■ リハビリテーションの実際

急性期の頚部痛には頭頚部の安静をとらせる．枕を低くして頚椎が軽度屈曲位となる位置で臥床させる．臥床時以外は装具を用いる．頚椎固定用の装具は簡便な頚椎カラーと，回旋まで制限させる硬性装具がある．

慢性期では可動域訓練，筋力訓練などの運動療法，生活指導，薬物療法，物理療法などが行われる．

頚椎手術は頚椎の不安定性などの頚椎機能に対して行われる場合と，神経症状の改善を目的として行われる場合がある．筋腱縫合，骨癒合，骨移植などの状況によって理学療法が処方されるが，頚椎機能よりも麻痺による障害の改善，予防が目的となる．通常は筋腱の修復に術後2週間以上，骨癒合には4週間以上，移植骨の生着には10週間以上を要する．

1）可動域訓練

可動域制限に対しては自動運動を行う．頚椎可動域制限による日常生活活動の支障は軽度であり，改善がなければ無意味な継続はしない．運動による痛みや痺れの増悪があれば直ちに中止する．徒手的な介入，他動運動は危険であり，特に脊髄症状，神経根症状があれば禁忌である．画像上で頚椎不安定性があれば可動域訓練は禁忌である．

2）筋力訓練・ストレッチ

頚椎体操により筋力強化を図る．頚部周囲筋群の強化で頚椎の安定性が高まるとされている．頚部痛の症例では特に伸展筋が低下する場合が多く等尺性筋収縮訓練を行う(図3)．項部の痛みは肩甲骨周囲の筋緊張や弛緩が原因であったり，反対に項部の筋緊張が肩甲骨周囲筋のスパスムをもたらす場合があり，体幹，肩甲帯のストレッチや筋力訓練も同時に行う．

3）牽引療法

牽引療法には脱臼を整復する目的で強力に牽引力を加える直達牽引と，筋の緊張緩和と安静を目的に下顎から後頭部にスリングを掛けて行う介達牽引がある．安静が目的の場合には7 kg程度の介達牽引を行う．牽引力よりも牽引する方向が重要で 20～40°以下の伸展位での介達牽引で筋の緊張が緩和される．

4）物理療法

慢性期の疼痛に対してはホットパックなどの温熱療法，マイクロウェーブ，低周波，超音波などの電気治療，マッサージなどの物理療法を行う．加

表1 頚部痛の部位から診断するためのフローチャート[4]

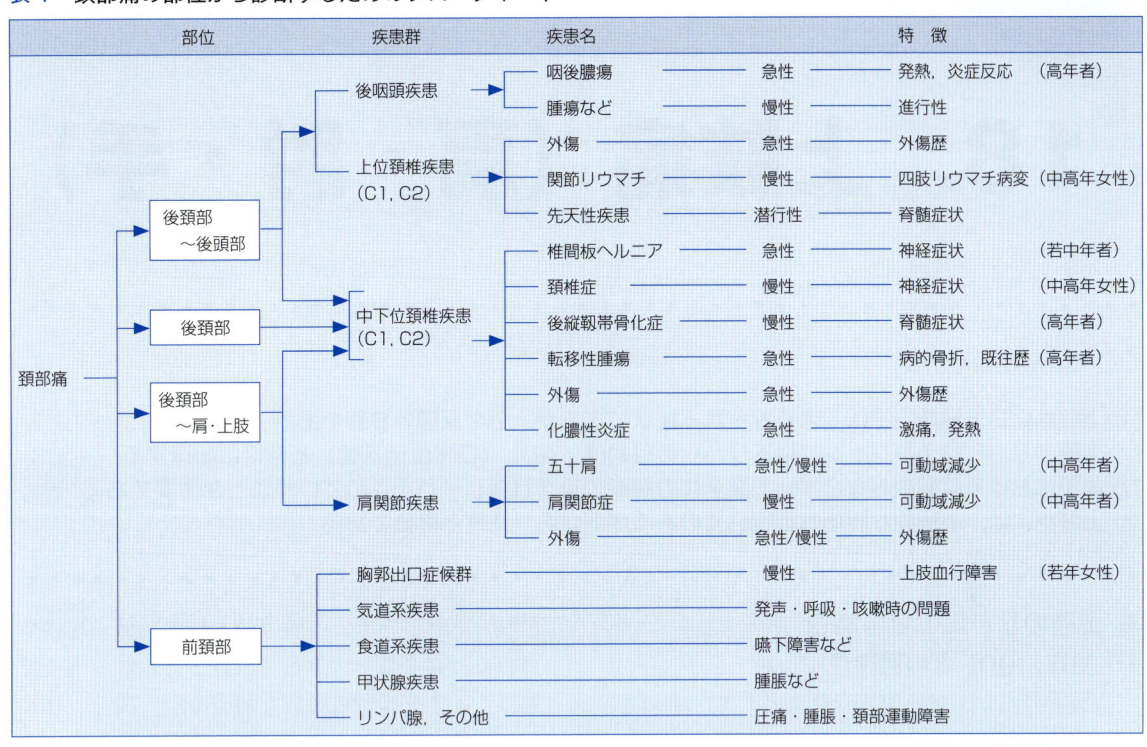

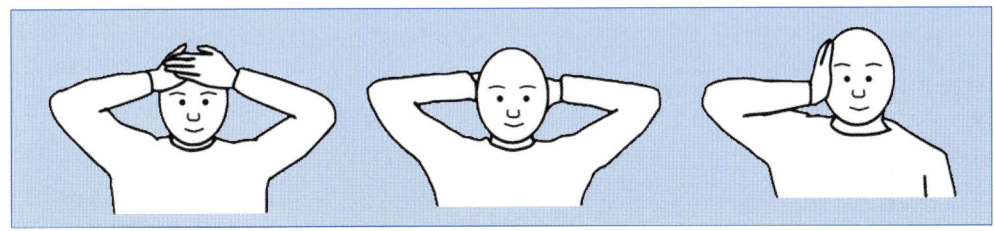

部位	疾患群	疾患名	特徴	
頚部痛 — 後頚部～後頭部	後咽頭疾患	咽後膿瘍	急性	発熱，炎症反応（高年者）
		腫瘍など	慢性	進行性
	上位頚椎疾患 (C1, C2)	外傷	急性	外傷歴
		関節リウマチ	慢性	四肢リウマチ病変（中高年女性）
		先天性疾患	潜行性	脊髄症状
後頚部 / 後頚部～肩・上肢	中下位頚椎疾患 (C1, C2)	椎間板ヘルニア	急性	神経症状（若中年者）
		頚椎症	慢性	神経症状（中高年女性）
		後縦靱帯骨化症	慢性	脊髄症状（高年者）
		転移性腫瘍	急性	病的骨折，既往歴（高年者）
		外傷	急性	外傷歴
		化膿性炎症	急性	激痛，発熱
	肩関節疾患	五十肩	急性/慢性	可動域減少（中高年者）
		肩関節症	慢性	可動域減少（中高年者）
		外傷	急性/慢性	外傷歴
前頚部	胸郭出口症候群		慢性	上肢血行障害（若年女性）
	気道系疾患			発声・呼吸・咳嗽時の問題
	食道系疾患			嚥下障害など
	甲状腺疾患			腫脹など
	リンパ腺，その他			圧痛・腫脹・頚部運動障害

図3 頚部筋力訓練
左：両手を額に当てて押し合う，中：両手を後頭部に当てて押し合う，右：片手を側頭部に当てて押し合う．

温や電気刺激により疼痛の緩和や筋緊張の緩和が得られる．物理療法は運動療法の補助として行う．

5）生活指導

生活指導では頚椎のみならず四肢体幹の良いアライメント，姿勢を獲得するための指導を行う．机，椅子の高さなど頚椎が自然な角度で作業が行われるように指導する．日常生活動作についても問題点を観察して改善を指導する．

6）薬物療法

運動療法とともに急性期には消炎鎮痛剤（NSAIDs），湿布などの外用剤を用いた薬物療法を行う．慢性期では消炎鎮痛剤のほかに，筋弛緩剤，ビタミン剤，末梢循環改善剤，神経障害性疼痛用の薬剤，湿布，トリガーポイント注射などを組み合わせて用いる．

（白倉賢二）

文献

1) Crubb SA, Kelly CK : Cervical discography : clinical implications from 12 years of experiense. Spine, 25 (11) : 1382-1389, 2000.
2) Dwyer A, Aprill C, Bogduk N : Cervical zygapophyseal joint pain patterns 1 : A study in normal volunteers. Spine, 15 (6) : 453-457, 1990.
3) Craig Liebenson：脊椎の痛みに筋，関節，神経系が果たす役割．脊椎のリハビリテーション臨床マニュアル上巻（Craig Libenson編，菊地真一監訳），産学社エンタープライズ出版部，2008，p39．
4) 頚部痛，外傷性頚部症候群と脳脊髄液減少症．運動器慢性痛診療の手引き（日本整形外科学会運動器疼痛対策委員会編），南江堂出版，2013，pp158-167．

第4章 疾患とリハビリテーション

18. 上肢痛（肩・肘・手）

Summary

① 上肢痛は日常診療上では，よくみられる症状であるが，その原因は多彩である．
② 上肢のリハビリテーション（以下リハ）の目的は，ADL（日常生活活動）と密接に関連する．
③ 局所における改善のみならず，上肢全体の機能改善を目指しリハを進めていくことが重要である．
④ 上肢痛には，心理的な評価も行う必要のある症例があり注意が必要である．

■ 上肢のリハにおける特色

1) ADL，QOLとの関連性

上肢のリハにおける大きな特色として，手のリハに代表されるように，その目標として，巧緻性の向上など繊細な動きを再獲得することがあげられる．さらに上肢の運動では上肢を構成する上腕，前腕，手，手指の動き方や長さなどから空間の広がりを把握し，そのうえで目と上肢の協調性を獲得する点など，非常に高度な作業を行いながら，リハを進めていくことになる．また，ADLの自立度が上肢機能に密接に関連することも特徴の一つであるため，リハの前後においてADL，QOLの評価を行い，その推移から治療効果を判定していくことが重要である．

2) 物理療法

物理療法が効果的に使用できることも上肢のリハにおける特色である．下肢などにおける物理療法では筋層の厚さなどの影響により，必ずしも効果的とはいえない面があるが，上肢では色々な種類の物理療法が多用でき，効果が得られやすい．

■ 肩関節

肩関節は，体幹と上肢を連結する位置にあり，狭義には肩甲上腕関節を指すが，広義には肩鎖関節，胸鎖関節と，機能的に関節様構造である肩甲胸郭関節，肩峰下関節を含んだ複合関節である．上肢は胸骨と連結する鎖骨の外側端と肩峰から懸垂した状態にある．骨性支持が他の関節に比べ小さいことにより，大きな可動性が得られる構造であり，その安定性は強固な靱帯や腱，関節包等による複雑な構造で支えられている．このため，その構成要素が損傷されると，容易に可動域制限や不安定性，痛み等が生じてくる．

1) 疾患の概要

肩関節の痛みを起こす疾患には退行変性，外傷後遺症，炎症など様々なものがあるが，日常診療でよく遭遇するものでは肩関節周囲炎や腱板断裂などがあげられる．

a) 肩関節周囲炎と石灰沈着性腱板炎

①肩関節周囲炎：肩関節に特に外傷や感染などの原因がなく，痛みと可動域制限が出現する疾患である．関節周囲組織の退行変性によるため中年以降に発生しやすく，腱板炎，肩峰下滑液包炎，石灰沈着性腱板炎，上腕二頭筋長頭腱腱鞘炎，いわゆる五十肩（凍結肩）などが含まれる．腱板炎や肩峰下滑液包炎などの炎症がさらに進展して癒着性関節包炎となり関節拘縮に至る．初期には放散痛や運動痛が強いが，癒着が生じてくる時期には，疼痛は軽減するものの，著明な運動制限をきたす．いずれの時期もX線所見では上腕骨頭の骨萎縮以外に特徴的なものはない．

②石灰沈着性腱板炎：腱板内に石灰が沈着する疾患で，退行変性を起こした腱に部分的変性壊死

が起こり，その治癒過程として石灰沈着が生じる．急性期の症状は著明な運動制限と激痛であり，単純X線像では腱板部に石灰沈着を認める．

③治療：肩関節周囲炎の治療目標は疼痛の軽減と肩関節可動域の改善にあり，急性期には消炎鎮痛薬の内服，外用や注射療法が主体となるが，慢性期ではリハなど保存療法が主体となる．注射は肩峰下滑液包内または肩関節内へ行い，局所麻酔剤とヒアルロン酸ナトリウムの混合液を使用するが，石灰沈着性腱板炎のように疼痛が著しい場合には，ヒアルロン酸ナトリウムの代わりにステロイドを混注する．疼痛が軽減してきたら，運動療法を中心に加療していく．

保存療法では効果のみられないようなごく限られた症例において，手術療法が行われることもある．疼痛が強ければ原因部位を特定したうえで，同部のデブリドマンや鏡視下肩峰下除圧などを行い，可動域制限が著明であれば，マニピュレーションや関節鏡視下での関節包切除が行われる．

b）腱板断裂

多くは外傷によって生じるが，退行変性による脆弱性があるため，ごくわずかな外力でも発症することがある．症状は運動時痛，夜間痛と上肢の挙上障害である．理学所見としては，有痛弧徴候（painful arc sign），drop arm sign，インピンジメント徴候などがある．有痛弧徴候とは，肩関節をゆっくり外転していくと可動域の60～120°の間で疼痛が生じるものの，その前後では疼痛を自覚しない現象である．drop arm signは他動的に上肢を約90°に外転，または挙上位から支持をしながら徐々に下降し，90°で支持をはずすと，上肢を支えられず急に下降するものである．

①評価：単純X線像では広範囲な断裂がある場合には，上腕骨頭の上方化により肩峰骨頭間距離が減少するがその他に特徴的なものはない．最近では，超音波やMRIにより断裂を診断することが多い．

②治療：保存療法が主体であり，その治療法選択には，年齢や日常生活状況，職業，利き腕かどうかなどの点が参考となる．急性期には局所の安静を目的として，三角巾を使用しながら，消炎鎮痛薬の内服や外用薬を処方する．炎症がなかなか治まらず疼痛が持続する場合は，注射療法を行うこともある．注射療法の目的は，断裂部を修復するのではなく，肩峰下滑液包や関節内の炎症を鎮静化することで，損傷していない他の腱板や上腕二頭筋長頭腱による代償運動により肩関節運動機能を改善することである．また注射により鎮痛が持続していた時間や，鎮痛効果の有無などの情報は，炎症部位を特定し，治療方針を決める際の参考となる．

これらの治療により，疼痛が軽減する傾向がみられた場合には，速やかにリハを開始する．

手術適応となるのは，広範囲あるいは複数腱に及ぶ断裂症例，肩甲下筋腱の断裂により上腕二頭筋長頭腱の脱臼などの不安定性を認める症例，保存療法が無効で疼痛が持続する症例，残存腱板の代償作用の認められない症例，局麻剤テストで疼痛の影響を除外しても著明なひっかかりを生じる症例などである．手術療法の目的は，断裂部の刺激による疼痛を改善し，断裂部の再建による機能回復を図ることである．手術療法としては，肩峰下面を切除して肩峰下面と腱板との衝突を解除する肩峰下除圧術と腱板断裂端を大結節に糸やアンカーで結紮固定する腱板修復術が主に行われ，広範囲断裂では，滑膜切除術や大腿筋膜を用いたパッチ法が選択される．最近では鏡視下腱板修復術が行われることが多い．

2）肩関節痛に対するリハの治療方針

肩関節周囲の筋緊張を和らげたうえで関節可動域（range of motion：ROM）の拡大を図ること，腱板および肩甲胸郭関節機能の向上とともに，安定性を獲得し，関節周囲筋の増強を図ることを目的とする．さらにいわゆる肩関節全体としての運動リズムの獲得も重要である．

急性期のリハでは，力を抜いた状態での運動を指導しリラクセーションを得ることにより，疼痛を軽減しながら不良姿勢の改善を進めていく．疼痛の改善に伴い，徐々にROM訓練を含めた運動療法を開始するが，亜急性期から慢性期のリハを開始するには，まずリラクセーションが得られていることが前提である．疼痛が強い場合には，三角巾を装着したまま肩を軽く前後に動かす方法や，振り子体操（Codman体操）が用いられる．

この運動は上肢の重さにより関節包のストレッチを行うことを目的としており，上肢の力を抜いた状態で体幹を前屈するだけの運動療法である．深呼吸による胸郭のストレッチなどでも効果が期待できる．自身の動きを鏡に映しながら運動を行うような視覚的な指導や，訓練前に温熱療法やマッサージを行うことも有効である．

腱板断裂の場合は，損傷腱以外の腱板や上腕二頭筋などによる代償機能を発揮できるような機能訓練を中心としていく．この際，個々の症例に応じた運動方法や負荷を選択する必要があり，不適切な方法や強い負荷を加えることにより，腱板のみならず肩甲骨周囲筋の筋緊張を増加させ疼痛を増強する，あるいは，損傷腱板の断裂を進行させる要因ともなりうるため注意が必要である．腱板機能訓練では，まず負荷をかけずに疼痛のない範囲で机上での回旋運動を実施し，その後，それぞれの機能低下の程度に応じて，腱板を構成する個々の筋に対する負荷量や肢位を考慮しリハをすすめていく．

a）肩甲胸郭関節機能訓練

肩甲胸郭関節機能は肩甲上腕関節機能に強く影響し，その運動制限は，胸椎や胸郭などの体幹運動に負荷をかける場合もあり，それにより引き起こされる不良な姿勢変化によって全身の運動にも影響することがあるので，早期からROM，機能訓練を行う必要がある．これらのROM訓練は胸郭のストレッチングとともに実施するが，さらに運動リズムの獲得へ進めていく．例えば，腱板断裂では肩甲骨の代償運動を大きくすることで，肩甲上腕関節にかかる負担を軽減させるような動きがみられるが，このような肩甲上腕リズムの破綻は，腱板などの組織にさらに過剰な負担をかけることになるので，肩甲上腕リズムの維持，獲得は重要な要素となる．

これらの運動を肩甲骨の動きを自覚しながら行わせることはなかなか困難であるため，介助により正確に指導実施することが重要である．

■ 肘関節

肘関節は上腕骨，尺骨，橈骨で構成され，腕尺関節，腕橈関節，近位橈尺関節の3つの関節が1つの関節包に包まれている．運動機能からみると，肘関節は2種類の異なった関節運動機能，すなわち，肘の屈曲伸展運動と前腕の回内外運動を行うことができる．これら2種類の運動はADLに大きく影響し，屈曲動作により手を顔に近付け，回内外運動により摂食，洗顔，書字動作などの運動を可能としている．

1）疾患の概要

肘の痛みの原因は，外傷とその他の疾患に大別される．外傷では，上腕骨顆上骨折，肘頭骨折，肘関節脱臼，肘関節靱帯損傷などがあり，その他の疾患としては，変形性頚椎症での神経根症や肘部管症候群など神経絞扼性疾患と，変形性肘関節症や日常診療でよく遭遇する上腕骨外側上顆炎，内側上顆炎などの炎症性疾患等がある．

①上腕骨外側上顆炎：テニス肘ともいわれ，外側上顆部の短橈側手根伸筋腱停止部に圧痛を認める．外側上顆で手関節の伸筋群にかかる張力などによって，牽引による骨膜や筋腱線維の断裂など小さな外傷を繰り返すことにより発症する．さらに牽引などによる外力が反復するため修復が妨げられ，治療にかかる経過が長くなる症例も少なくない．診断では，肘伸展位で手関節背屈に抵抗する際や肘伸展で中指伸展に抵抗する際，肘関節90°屈曲位で回外に抵抗する際に疼痛が誘発される．

②上腕骨内側上顆炎：上腕骨内側上顆炎も外側上顆炎と同様な機序によって発症し，内側上顆部周辺に疼痛を認める．野球，ゴルフ，バドミントンなどの競技で起きやすいが，上腕骨外側，内側上顆炎ともにほかのスポーツあるいは家事動作などでも頻繁に発生する．治療としては，湿布，軟膏など抗炎症薬の塗布，ステロイド薬などの薬物療法や局所麻酔薬の局所注射，装具療法を含むリハなど保存療法が主体である．装具療法では局所の安静を目的に運動を中止し，手関節を固定するcock up splintなども有効である．手術療法の適応は少ないが，①筋起始部の切離または剥離，②筋延長法，③滑液包や骨棘の切除などの方法がある．

2）肘関節痛に対するリハの治療方針

まずリラクセーションを図ったうえで，他動的屈伸からROM訓練を開始する．リラクセーションを得るための理学療法として20～30分水冷後のストレッチ（特に前腕伸筋・回外筋群），温熱療

法，半導体レーザー照射（圧痛点，経穴など）が有効である．また，装具療法として，テニス肘バンドの使用は，外側上顆に加わる収縮力を感じ，筋収縮効率を良くするので，リハの初期に用いると効果的である．

肘関節の拘縮は屈曲，伸展制限だけでなく，回内，回外制限もきたすため，ROM訓練は最も重要となる．ADLの点からみた場合，上肢運動機能に最低限必要となる摂食・排便動作に肘関節は重要な要素となるため，これらの動作獲得をリハの目標とする．肘関節は一般に日常生活で支障なく活動するためには，伸展－30°，屈曲130°，回内外50°程度の可動域が必要とされるが，肘関節のみならず隣接する関節（肩，手関節など）の評価も適切に行い，症例に応じたリハプログラムを組む必要がある．

関節可動域訓練の際に，肘関節周囲では，骨化性筋炎（骨が存在しない部位に骨形成が起こり拘縮などの症状を呈する）が起こりやすい部位であり，特に外傷後など強度な負荷がかからないように注意して行う．最近では早期からCPM（continuous passive motion）を使用することで，過剰な負荷を与えないようにする方法もとられている．

筋力の増強は，ゴムなどを利用した抵抗運動を指導し，伸展筋力の強化を図ると同時に屈筋群の筋力強化も行う．この際，上肢の個々の筋の機能解剖を考慮し，例えば前腕回外時の肘屈曲と中間位での肘屈曲で作用する筋が異なるなどの点を踏まえて，筋力強化を工夫する必要がある．

肘関節においては，患者自身が健側上肢を添えて行う自動介助運動は効率良く行えないため，特に可動域訓練ではセラピストによる他動的なリハが必須である．

■ 手関節および手

上肢のなかでも手関節は手根中央関節，橈骨手根関節，遠位橈尺関節の複合運動により，掌背屈，橈尺屈，回内外運動を行うことができる．これらの手関節の動きと前腕の複合した運動に加え，手，手指は単純な運動から精密かつ複雑な運動を行う機能をもつことにより，上肢は非常に複雑で精巧な運動が可能となる．手のもつアーチ構造も多くの手機能に関与する．例えば，物の形状に合わせて手の形を変え，物を包み込んで固定する，物の重さや引き離そうとする外力に抗して，強い力を発揮して握り続けることができるなど機能的な特徴を有する運動のみならず手にはきわめて鋭敏で繊細な感覚があることで，日常生活における細やかな作業が可能となる．これらの機能を発揮するために，手，手指には狭い範囲に腱，神経，血管，骨・関節などが密に存在していることや，手を使用する状況の特殊性から，外傷にさらされる危険性は大きく，さらに複合損傷を受ける場合が多いことも特徴の一つである．

1）疾患の概要

対象となる疾患では，外傷による骨折や脱臼，腱断裂，末梢神経断裂，軟部組織の挫滅といった損傷の修復や再建手術を行った手が最も多いが，外傷性腕神経叢損傷や分娩麻痺，頸髄損傷，脳梗塞や脳出血後などで生ずる麻痺手などがある．

2）評価

手の障害に対する治療目標を定め，その効果を判定するためには，適切な評価が必要であり，ROM，握力や把持力などの筋力測定，知覚検査など，機能や構造の障害を評価することに加えて，箸の使用，紐結び，書字といったADL評価を中心とした評価も行っておく必要がある．知覚の検査では，Semmes-Weinstein monofilaments test（SWT）や，2点識別テストなどがあり，上肢機能の評価としては簡易上肢機能テスト（Simple Test for Evaluating Hand Function：STEF）などが客観的な評価に用いられる．

ADLの評価では，Barthel indexやFIM（Functional Independence Measure）が有名であり，QOLの評価では，日本手の外科学会による日本語版DASH（Disability of the Arm, Shoulder and Hand）がよく用いられる．これらの評価を経時的に行い，リハの効果を判定する．

3）手の痛みに対するリハの治療方針

手のリハの方法としては，関節拘縮の予防や除去，ROMの獲得保持，筋力強化といった理学療法を中心としたアプローチと，手指の巧緻性訓練や知覚再教育といった作業療法的な方法の2つがある．この両者を融合したアプローチが手のリハには必要不可欠である．特に外傷に対しては高度

で専門的な手の外科治療が必要であると同時に，損傷の状態，治療方法，手術方法に合わせて作業療法を中心とするさらにきめ細かなリハが必要となる．手の外科医と緊密に連携し，早期にリハを開始することにより，浮腫の軽減や固定による二次的合併症（拘縮・筋萎縮・骨萎縮）を予防し，できるだけ短い治療期間で機能を回復，もしくは再獲得させ，ADLの改善を図る必要がある．リハにおける実際の方法として，拘縮に対してはまず，40℃前後のバイブラバスのなかで自動運動を行い，軟部組織の柔軟性を得たうえでセラピストによる他動的運動を行う．この際には，関節を遠位方向や回旋方向に牽引して，関節包や側副靱帯などにストレッチを加えてから屈伸運動を行う．浮腫や腫れに対しては手先から中枢へマッサージ，スクイージングなどを加えたり，空気圧を利用した浮腫除去のための装置（ハドマー）などを用いることがある．

また，手は鋭敏な感覚を有することから，例え小さな損傷でも他の部位に比べ疼痛が強く運動に与える影響は大きいため，頸部硬膜外ブロックや，局所静脈麻酔を併用して痛みを抑えた状態でリハを行うことも効果的である．

障害や外傷の程度によっては機能の再獲得ができない場合もあるが，可能な限り生活や仕事に役立つ補助手，いわゆる"使える手"を目指していく必要がある．この際に，手を使用する場所へ移動させ，手の動作に都合のよい位置にこれを保持し安定化させるために必要な肩，肘，手関節による上肢全体の働きを"使える手"として捉え，その機能を考える必要があり，手の機能を十分に発揮させるには手関節より近位の関節の機能も十分保持されていなければならないことを認識しておく必要がある．

①**スプリント療法**：手のリハにおいて，スプリント療法が用いられることが多い．スプリント療法の目的には，①関節を固定し安静を保つ，②不良肢位を予防する，③拘縮を解離する，④関節における拮抗筋の一方が麻痺する，あるいは腱が損傷された場合に腱のバランスが崩れ変形や拘縮を生ずるが，この予防と治療に用いる，⑤非可逆性の麻痺手について，腱固定効果を利用して手のつまみ動作や握り動作を代償させる，などがある．

それぞれの目的に応じて固定副子（static splint），ゴムや鋼線の弾力・コイルを利用した弾性副子（elastic splint），指屈筋腱動的固定副子（flexor hinge splint）などを処方するが，構造が簡単で患者が自分自身で着脱しやすいものを使用する．拘縮に対するスプリントの装着で効果が期待できるのは1～2か月ほどであり，この時期を過ぎてまだ強い拘縮が残存するようであれば手術的治療が必要となる．

②**機能的電気刺激療法**：機能的装具療法の代わりに，中枢神経障害による麻痺手に対して，変性のないニューロン支配筋に電極を埋め込み，コンピュータ制御下に手を動かそうとする機能的電気刺激装置（functional electrical stimulation：FES）等も使用することがある．片麻痺性肩関節亜脱臼に対して使用し，肩関節周囲の痛みが消失，亜脱臼の整復が得られ，三角筋筋力も増加が得られたなどの報告もあり，疼痛への効果も期待できる[1]．

③**心理療法**：上肢慢性疼痛を訴える患者では，器質的な障害の状態に比べて痛みの訴えが強い場合があり，心理的な評価も行う必要のある場合もある．このような場合，Cornell Medical Index（CMI）やSDS（Self-Rating Depression Scale）などで抑うつ症状を評価し，心理社会的，精神科的な評価に基づいて筋弛緩法，認知・行動療法などの心理療法を併用する．

物理療法にも心理的な効果も期待できるが，あくまでも補助的な治療法として採択されるものであり，患者自身の行動，活動性に主体をおき生活・就業動作指導や運動療法を中心としたリハの方向性を打ち出すことが重要であり，漫然と継続しないことである．

〔上野竜一〕

▶**文献**

1) 島田洋一：機能的電気刺激（FES）の現状と将来展望，秋田医学，**36**：1-7，2009．
2) Rene Cailliet 著，荻島秀男訳：カリエ軟部組織の痛みと機能障害，原著3版，医歯薬出版，1998．
3) 杉岡洋一・他：神中整形外科学（下巻），南山堂，2004．

第4章 疾患とリハビリテーション

19. 腰痛

Summary

① 腰痛を引き起こす原因は多様である．時に「腰痛症」と呼ばれるが，これは一つの疾患単位ではなく，腰痛を主訴とするすべての疾患を総称して呼ぶ疾患群である．
② 腰痛症は発症様式別に，急性（発症から4週以内），亜急性（発症から4週以降，3か月未満），慢性（発症から3か月以降）に分類される．
③ 悪性腫瘍の脊椎転移，化膿性椎間板炎，脊椎カリエスなどの感染症，圧迫骨折などの脊椎外傷・骨折，の三疾患・外傷は，腰痛診療における「red flags（危険信号）」と呼び，特に鑑別が必要である．
④ 具体的なリハビリテーション（以下リハ）として，患者指導（教育），薬物療法，物理療法，牽引療法，装具療法，運動療法などがあげられる．安静保持は，激烈な疼痛を伴う急性腰痛以外には適応とならない．
⑤ 患者教育では，姿勢と運動という，2つのキーワードを指導する「腰みがき」が重要である．
⑥ 運動療法は，EBMの観点からも，特に慢性腰痛に対して強い科学的根拠を有する治療法である．ストレッチングと体幹筋力増強訓練が基本である．

はじめに

腰痛を引き起こす原因は多様である．時に「腰痛症」と呼ばれるが，これは一つの疾患単位ではなく，腰痛を主訴とするすべての疾患を総称して呼ぶ疾患群である．腰痛の生涯罹患率は，総人口の約8割を占めるといわれ，きわめて頻度の高い疾患（症状）である．特に20〜50歳代の青壮年者，すなわち生産年齢に好発する．わが国においても，毎年労働基準局に報告される業務上疾病（いわゆる労災事故）の約6割が腰痛の患者である．腰痛症は発症様式別に，急性（発症から4週間未満），亜急性（発症から4週以降，3か月未満），慢性（発症から3か月以降）に分類される[1,2,5]．急性腰痛症の場合，ほとんどが1週間以内，長くとも2〜3か月以内に腰痛は軽減・消失する．3か月以上継続する，いわゆる慢性腰痛症の頻度は，従来それほど多いものではないとされてきた．しかし，現在では様々な疫学調査から，腰痛は時に悪化と軽減を繰り返し，慢性の経過を辿ることも少なくないことが明らかになっている．

腰痛の治療と予防に，リハは欠かせない．本項では，腰痛の診断と治療，特にリハを中心に紹介する．

腰痛の原因と診断

腰痛の発痛源は，椎間板，椎間関節，椎間関節包，椎骨，靱帯，体幹筋，筋膜などである．X線写真で，椎間板の狭小化，骨棘などをはじめとするいわゆる退行性の変性所見や，分離・すべりなどが観察されるが，全く所見のない場合もまれではない．MRIは，椎間板や神経根など軟部組織の描出に優れており，骨性要素の変化も早期に検出可能な優れた画像診断である．しかし，一般に画像上の退行性変化と，腰痛には相関のない場合が多く，腰痛の原因検索は時に困難である．すなわ

367

ち，各種画像検査がもたらす「病理的」所見と症状の間には時に大きな乖離がある．腰痛症の画像診断，すなわち病理学的側面の把握は多くの場合，困難である．

そのなかで，以下に述べる原因疾患としてのred flags（危険信号）の存在には，十分注意が必要である．

a）腰痛診療の red flags（危険信号）

以下に示すような腰痛をきたす明らかな基礎疾患がある場合，明確に腰痛症とは区別しなければならない．①悪性腫瘍の脊椎転移，②化膿性椎間板炎，脊椎カリエスなどの感染症，③圧迫骨折などの脊椎外傷・骨折，の三疾患・外傷が相当する．『腰痛診療ガイドライン2012』では，これらを腰痛診療における「red flags（危険信号）」と呼び，特に注意を喚起している[2]．

b）非特異的腰痛と特異的腰痛

前述したred flagsが見当たらず，同時に明らかな神経学的脱落所見を伴わない場合，一般に「腰痛症」あるいは「非特異的腰痛」と総称される．一般に，腰痛患者の約85％が，この非特異的腰痛の範疇に含まれるとされる．

c）変形性腰椎症

加齢による退行変性変化は，人体内のすべての関節に生じる．関節軟骨の変性と軟骨下骨の骨改変に始まり，進行するとそれらの破壊・変形をきたす．脊柱に生じた退行変性変化を変形性脊椎症という．腰椎では，変形性腰椎症となる．頻度的には，成人年齢人口の半数以上がいずれかの関節に変性変化があり，一般に，60歳以上では本症を有すると考えてよい．主たる症状は，腰痛であり，下肢症状は呈さない．神経学的脱落所見がなく，腰痛のみを訴えるために，前述した腰痛症の範疇に入れる場合もある．主病態は，椎間板および椎間関節に生じる変性変化である．

d）腰部変性後弯症

高齢者においては時に，多椎体に及ぶ圧迫骨折が生じる．これに椎間板の狭小化などが加わり，結果として慢性期に腰椎の後弯変形が進行する場合がある．この病態が腰部変性後弯症と定義される．腰部変性後弯症では，胸腰部背筋および大殿筋弱化が歩行時の前屈姿勢を引き起こす．脊柱の後弯変形を有する患者の多くは脊柱起立筋の筋力を利用し立位を保持することが困難となり，結果として「腰曲がり」を呈するようになる．腰痛や腰背部の鈍重感，日常動作への支障がみられるようになる．

腰痛のリハ

腰痛に対する保存的治療の最大の目的の一つは，疼痛の軽減・除去にある．しかし，その目的は疼痛に対してのみ向けられるべきではない．疼痛を有しながらも，いかに快適かつ円滑な生活・就労ができるか，生活の質（Quality of Life：QOL）をいかに上げるべきかを大きな目的の一つに据えるべきである．

上記観点を踏まえたうえで，腰痛に対するリハの実際は，安静，薬物，牽引，物理療法などのいわゆる受動的治療法（passive modalities）と，運動療法に代表される能動的治療法（active modalities）に大別される．急性期の腰痛に対しては，疼痛自体のコントロールを主目的に薬物療法やブロック療法などの受動的治療が行われる．これに対し，亜急性期や慢性期の腰痛においては，能動的治療，すなわち腰痛体操を代表とする運動療法を中心に対処すべきである．

■ 安静（bed rest）

疼痛の強い急性期においては局所の炎症や疼痛を軽減するためにも安静が必要となる．しかし，不必要，かつ長期間の安静を強いることは逆に疼痛を遷延化させ，患者の社会復帰を妨げる．現在のEBMでは，急性期の安静はむしろ有害とされる．Deyoらは，急性腰痛患者に対して7日間および2日間の安静期間を指示し，それぞれの群において3か月後の成績を比較した．その結果，障害の程度，柔軟性などの体幹機能は両群間で有意差がなかった[2]．しかし，職業への復帰は2日間のみの安静を指示した群でより有意に早かったことを報告した．過度の安静は，急性腰痛症に対して何ら有効なものではなく，むしろ腰痛の回復を遅延させる．安静を必要最小限とし，可能な限り通常の活動性を維持させることが，早期の回復，早期の職場復帰に有用である．慢性腰痛症に対し

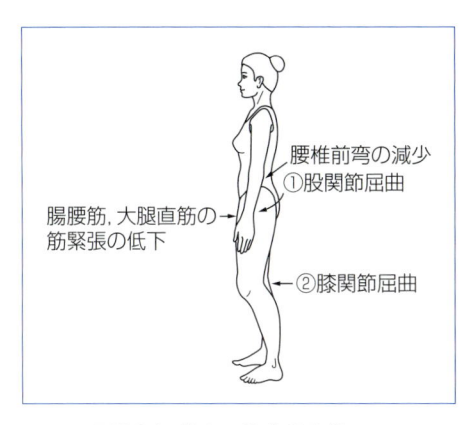

図1 腰椎を保護する基本的姿勢（ボディメカニクス）[7]

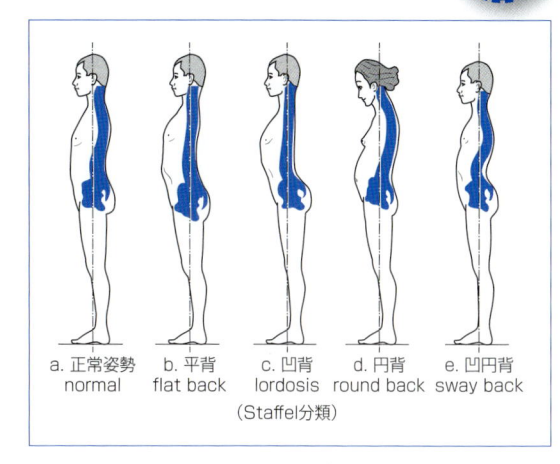

図2 腰痛を生じる不良姿勢[18]（一部改変）

ては，安静はむしろ禁忌である．

■ 患者指導（教育）[9, 12]

　腰痛症の発症・悪化予防には，日常生活の注意が重要であり，腰痛症の急性期から慢性期まで，時期を問わず指導すべきである．特に，「姿勢」と「体操」は，腰痛予防のための2つのキーワードとして患者に徹底的に指導し，啓発を図るべき事項である．筆者は，これを「腰みがき」の重要性と称して患者への啓発を図っている[6, 17]．これは，「歯みがき」からヒントを得た，筆者自身の造語である．つまり，虫歯の予防には毎日歯をみがく．食事の後必ず歯をみがく人では，毎日最低でも3回は歯をみがくことになる．この歯みがきが，「虫歯」という病気になるのを未然に防いでいるわけである．しかも，歯みがきは習慣として，ほとんど無意識に行っている動作である．腰痛に関しても，これと同様のことが該当する．ほんのちょっとしたことに注意し，「歯みがき」に匹敵することを行えば腰痛を予防することはある程度可能である．「腰みがき」の具体例が，腰痛を発症・悪化させる「姿勢」に気をつけ，腰椎を支持する「体幹筋・下肢筋」の「体操」を行うことに相当する．

　患者を集団で「教育」し，腰痛に対する患者自身の啓発を図る目的で行われるのが「腰痛学級Back School」である．この学級は，医師，理学・作業療法士等のチームによって運営される．内容は，脊椎の解剖と腰痛発生機序に関する講義および，腰痛体操や日常生活活動指導に大別される．筆者らは，「腰みがき」の概念を基本とした独自の腰痛学級を開発・実施し，過去に良好な成績を修めた[9]．時間的・空間的・人的な手間暇のかかる治療法であるが，腰痛症に対する有効な保存的治療の一つとして実施されるべき方法である．

具体的指導例

①立位での良肢位指導（図1，図2）

　立位はすべての姿勢の基本である．以下の4点を十分に指導する．

1. 背中を常に真っ直ぐにする：腰椎の生理的前弯の保持は，まず背中を真っ直ぐにすることから始まる．
2. 腹筋をいつも働かせる：日常生活活動に際しては，常に腹筋を収縮させる．腹腔内圧が高まり，腰椎が保護される．
3. 大殿筋をいつも働かせる：大殿筋を収縮させることにより，骨盤は後ろに傾く．これによって，腰椎前弯の増強は防止され，生理的な腰椎前弯が保持される．「お尻を窄める」という表現が患者に理解されやすい．
4. 膝を軽く曲げる：膝関節を軽く曲げることにより，腸腰筋およびハムストリングスといった筋肉の緊張がとれ，腰椎への負担が減少する．さらに，膝関節の屈曲により，膝関節が様々な動作中におけるショックアブソーバー（衝撃緩衝）の役割を果たす．

②各作業姿勢の指導（図3）

　腰椎に負担のかからない作業姿勢を常にとる．これを「歯みがき」のように無意識に行うことが

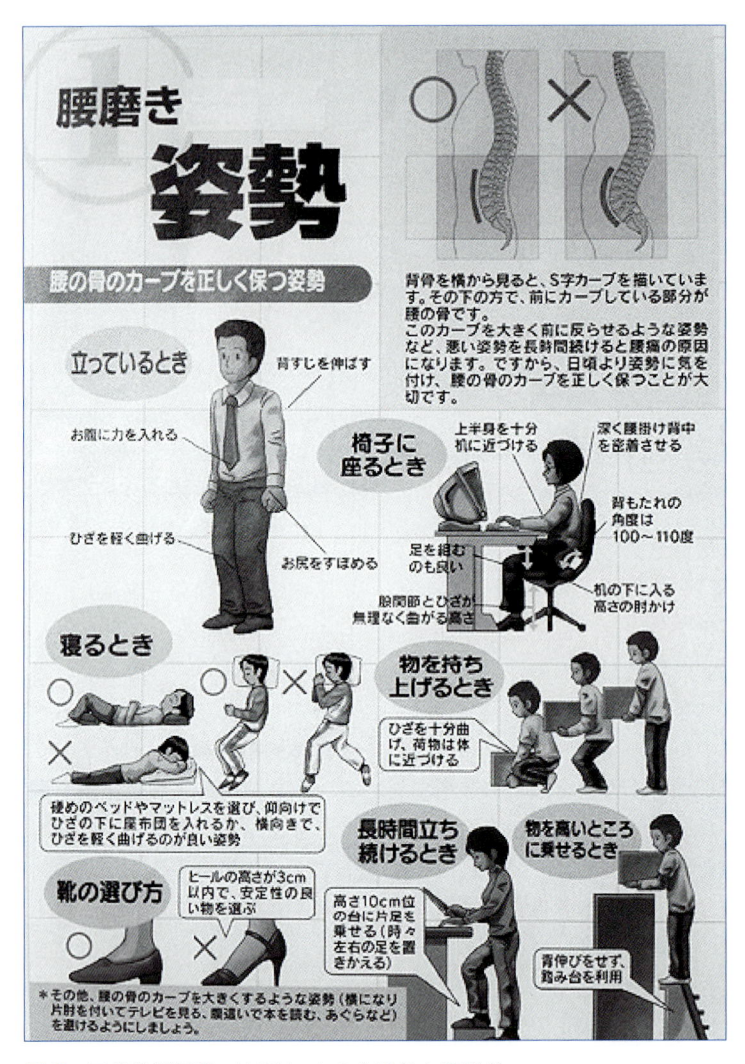

図3 日常生活活動（ADL）上の良肢位と悪肢位

できるように習慣付ける（「腰みがき」）．

■ 薬物療法

急性期で疼痛の強い時期には，非ステロイド性消炎鎮痛剤（Non-Steroidal Anti-Inflammatory Drug：NSAID）が有効である．しかし，胃炎等の消化器症状が時に大きな問題となる．この副作用を避けるために，Cox-2選択的阻害薬が有効であるといわれる．腰痛のために，傍脊柱筋の痙縮の強い症例には，筋弛緩剤を投与する．心理的要因の強い症例では，ごく少量の精神安定剤が有効である．急性および慢性腰痛症に対するNSAIDの効果に関しては，短時間であるものの，EBMの観点から有効性が証明されている[10]．欧米の腰痛に対する第一選択薬の一つにアセトアミノフェンがある．近年，わが国でも欧米と同じ投与量が新たに認可され，その使用が推進され始めている．その他，神経障害性疼痛に対する抗てんかん薬の使用が認可され，腰痛に対する治療薬剤としてもその有効性の確証が待たれるところである．慢性腰痛に対する薬物療法としては，弱オピオイドなどの有効性が推奨され始めている．しかし，いずれの薬物にせよ，長所，短所をしっかりと理解し，症状・病態に応じた適切な処方が重要である．

■ 物理療法

急性期の症例には，冷罨法として，局所の冷却が行われる．温熱療法としては，ホットパックが

一般的である．その有効性に高い科学的根拠はないものの，慢性腰痛症に処方される機会は多い．温熱療法の効果は，血液循環不全の改善，筋攣縮の緩和，有痛性代謝物除去，心理的効果などがある．本療法を主たる治療法とすべきではなく，運動療法を初めとする他の治療法を円滑に行うための補助的治療法と考えるべきである．腰痛のある部位に電気療法が行われる場合もある．

a）温熱療法

①**ホットパック**：湿熱（シリカゲルを利用した温水式），乾熱（電熱線を利用したもの）があり，通常10〜20分間温めるが，皮膚の発赤など火傷に気をつける．湿熱は施行後の残温感があり高齢者には好まれる．治療肢位は，患者にとって疼痛の軽減する姿勢で行う．代表的肢位として，股・膝関節を屈曲位にした肢位がある．この肢位は腸腰筋やハムストリングスを緩め，腰椎の前弯を減少させる良肢位である．

②**極超短波**：電磁エネルギーを利用した温熱療法である．ホットパックより深部まで浸透する．通常，照射体を照射部位より5〜10 cm離し，10〜15分間照射する．治療肢位は座位でも可能で被服の上より利用でき簡便である．しかし，患者の体動により照射体と照射部位の距離が変化してしまう欠点がある．

③**低出力レーザー治療**：深達性の高い波長帯の光を高エネルギー密度で照射すると，熱エネルギーに転換され，刺激感と温熱が得られる．治療点は圧痛点，神経走行に沿ったポイント，筋肉走行に沿ったポイントである．照射尖端のプローベは，照射部位に対して垂直に当て，照射時間は20分間前後とする．照射出力により照射時間・休息時間を設定する．

■ 牽引療法[14]

牽引療法の効果には，筋攣縮の緩和，腰椎前弯の減少，心理的効果などがある．本療法の目的は脊柱を「牽引」することではない．牽引による腰椎局所の安静や間欠牽引による局所マッサージ効果にある．実際に脊柱が牽引されるためには，かなりの重量が必要であるので，いたずらに牽引重量を増すことは無意味である．持続的牽引は局所の安静を保持し，炎症の鎮静化に役立ち，さらに

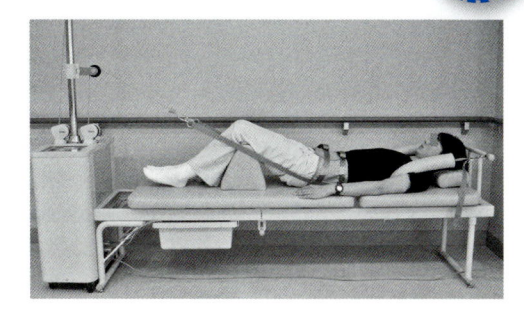

図4　骨盤牽引

は腰部のマッサージ効果により血流改善効果がある．EBMの観点からは，牽引療法の有効性には科学的根拠はないとされる．しかし，経験的には，牽引療法により腰痛の改善を訴える患者も多数おり，今後科学的研究の発展が望まれる分野である．

a）骨盤牽引の具体例（図4）

電動式牽引機器を使用する間欠的骨盤牽引が一般的である．患者は牽引台に背臥位となる．上半身は腋窩帯でフレームに固定し，下半身は骨盤帯で固定される．骨盤帯には，滑車とワイヤーを介して外力が加わり牽引される．牽引時の下肢の姿勢については，膝下に三角枕を置いて，股関節を軽度屈曲位に保つ方法（三角枕法）が使用されることが多い．この姿勢により，腸腰筋，ハムストリングスの緊張を和らげ，腰椎前弯を軽減させた状態で牽引することが肝要である．

牽引時間は，30秒から1分程度の牽引と数十秒程度の休止を交互に繰り返し行い，15〜20分程度で1クールとする．牽引の強さの目安としては，体重の1/2程度が限度であるが，患者の症状や体格に応じて調整することが大切である．また，牽引の際には，牽引力が強すぎたり，牽引時間が長すぎたりすると，症状を悪化させることがあるため，十分な注意・観察が必要である．

■ 装具療法[10, 11]

慢性腰痛症に使用される装具には大別して，体幹装具（軟性および硬性）と腰部固定帯（腰痛帯）がある．いずれも，発症後間もない急性期が良い適応である．急性期を過ぎた患者に，漫然と装着させると体幹筋の廃用性萎縮を促進させる．体幹装具の固定性に過度に頼ることは危険である．装具の作用機序として，心理的効果の関与も大き

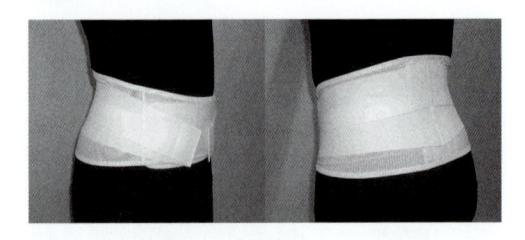

図5 腰部固定帯

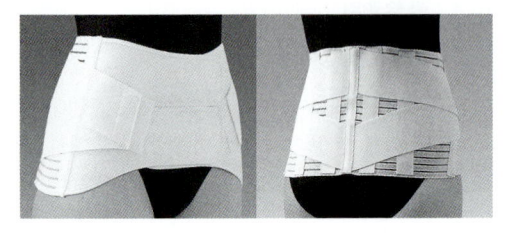

図6 腰痛帯

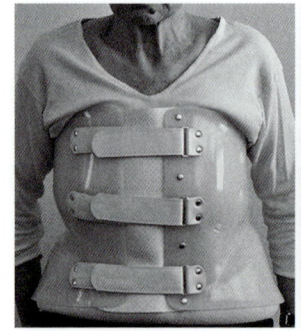

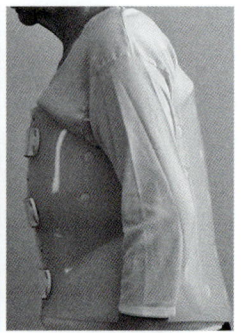

図7 硬性装具

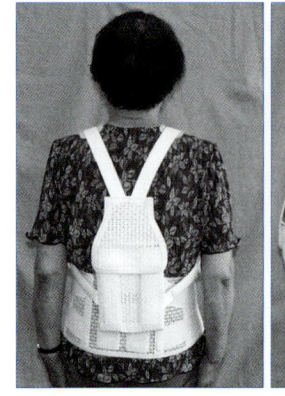

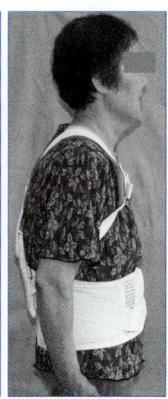

図8 リュックサック型装具

い．EBMでは，明らかな装具の効果は認められていない．

①**腰部固定帯（図5）・腰痛帯（図6）**：既製品であり，主に布製（ファブリック）の柔らかい体幹装具である．腰部固定帯は，主に病院などの医療機関で医師により処方されるものであり，従来の「包帯固定」を基盤に発達したものである．本体以外に，最小限の補強ベルトを備えるのみであり，基本的に非常にシンプルである．一方，腰痛帯は，ステー（支柱）なども加えられ，装着感を高めるなど，機能を重視したものである．主に，薬局やスポーツ店など医療機関以外で販売されている．

②**軟性コルセット**：義肢装具士が医師の処方のもとで作製するオーダーメイドの装具である．腰部固定帯・腰痛帯と同様に，主に布製であるが，金属製支柱などを付属し，装着には紐を使用するなど，装着感・固定性を高めるための工夫がされている．

③**硬性装具（図7）**：材質が主にポリプロピレンから成る．骨粗鬆症性圧迫骨折の急性期に使用される．

④**ウィリアムス型屈曲腰仙椎装具**[7]：背部に金属製の支柱を配置することにより，腰椎後屈を防止する作用を有する装具である．腰部脊柱管狭窄症患者で，後屈位により増強する下肢症状や間欠跛行の改善を目的とする．

⑤**リュックサック型装具（図8）**：構造は体幹装具部分と重錘を入れた背嚢（リュックサック）部分の2つにより構成されている．リュックサック内の重量は，装具装着の対象が高齢者であることを考慮すれば1〜2kg程度が適度な負荷量である．重錘の重量は，重すぎると苦痛や疲労，痛みを訴え，逆に軽すぎると，体幹を後方へ引く力が不足する．

■ **運動療法（腰痛体操）**[2〜4, 8, 13, 15, 16]

腰痛体操は，腰痛の予防のみならず，治療においても重要である．しかし，一般的に発症早期の急性期や亜急性期の腰痛に対する効果に関しては，エビデンスは少ない．慢性腰痛症に対して良い適応となる．腰痛の治癒した症例においても予防的見地から良い適応となる．慢性腰痛症患者では，長期に及ぶ活動性の減少や疼痛に対する生体の防御機構により，廃用性の筋力低下および椎間関節や靱帯，筋肉などの軟部組織の拘縮状態・柔

第4章 疾患とリハビリテーション

19. 腰痛

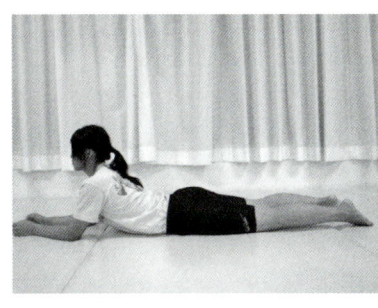

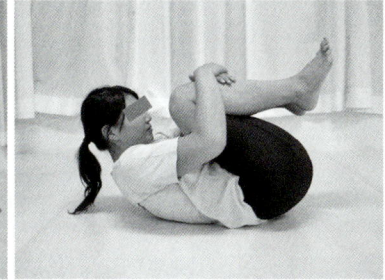

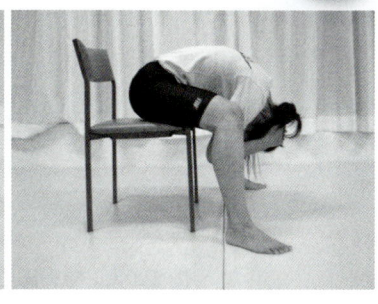

図9-A 腹直筋のストレッチング
　腹臥位となり，手は前方に置く．ゆっくりと上体を起こす．

図9-B 脊柱起立筋のストレッチング#1
　背臥位となり，ゆっくりと膝を抱え背中を丸める姿勢を保持する．

図9-C 脊柱起立筋のストレッチング#2
　背臥位が困難な場合，椅子に座り，手を後頭部に置き，ゆっくりと上体を前屈させる．

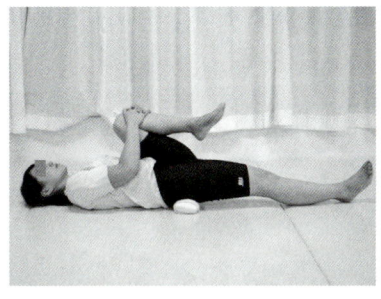

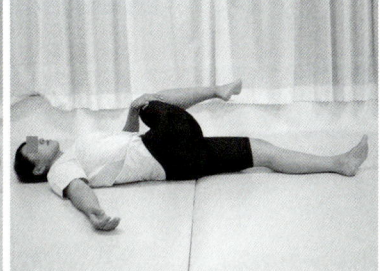

図9-D 腸腰筋のストレッチング
　床の上に背臥位となる．片側の下肢を伸ばした状態で，対側の膝をゆっくりと抱える．

図-9E 大殿筋のストレッチング
　背臥位となり，一側の股関節をゆっくりと屈曲し，対側に捻じる．

図9-F ハムストリングスのストレッチング
　床の上に座り，片側の膝を曲げる．対側の膝を伸ばしたまま，ゆっくりと上体を足趾の方へ倒していく．

軟性の低下が作り出されている．この改善が，運動療法の主たる目的である．したがって，体幹・下肢筋の筋力増強訓練が主たるプログラムの一つとなる．その他に，腰椎や骨盤に付着する筋，靱帯，関節包のストレッチングが有効である．

a) ストレッチング

　体幹・下肢のストレッチング（図9）：ストレッチングは，軟部組織の拘縮を取り除き，解剖学的および生体力学的に正しい椎間の動きを獲得し，腰椎全体の可動域を改善させるために重要である．特に，腰痛を有する患者においては，体幹・下肢の拘縮が少なからず存在する．腹筋や背筋などの体幹筋・筋膜のみならず，大殿筋，ハムストリングス，腓腹筋のストレッチングが肝要となる．動作自体の速度は，ゆっくりと，息を吐きながら行うのが大事である．決して無理をせず，強い痛みや不快感が生じた場合には，無理をしない．大体の目安として，一動作を約10秒間かけて行い，5秒間保持する．一日3セットを目安とし，できる限り継続して行わせる．

b) 筋力増強訓練

　①腹筋筋力増強訓練（図10-A）：まず背臥位をとる．このとき，膝および股関節を屈曲させることにより，腰椎前弯を減弱させることが肝要である．次に，この安静肢位から体幹を徐々に挙上させ，約45°の位置でその姿勢を5秒間保持する．その後，再び体幹を床上まで戻す．この一連の運動を1セットとし，適当な回数を実施する．腹筋力が弱く，体幹の挙上が困難な者では，可能な限り挙上の努力をすることによっても訓練の効果は得られる．

　②背筋筋力増強訓練（図10-B）：まず，腹臥位となる．同様に，腰椎前弯を減少させることを目的に，下腹部に枕などを置き，骨盤の後傾を図る．

373

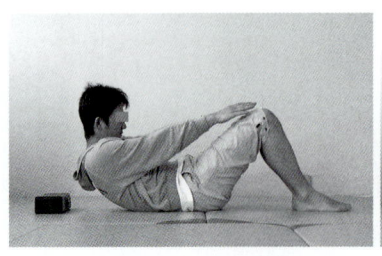

図 10-A　腹筋筋力増強訓練　　図 10-B　背筋筋力増強訓練

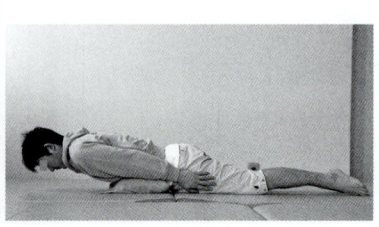

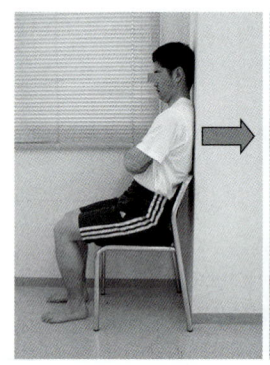

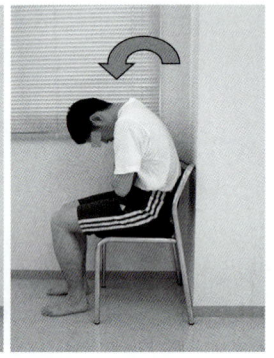

図 11　椅坐位での背筋増強およびストレッチングの同時訓練
左：壁を背もたれにするように椅子を設置し，顎を引き，吸気に合わせて約3～5秒間壁をゆっくりと押す．背筋強化訓練．
右：その後，呼気に合わせて，ゆっくりと可能な範囲で体幹前屈を行う．過渡の前屈は避ける．背筋ストレッチング運動．

この位置から，体幹を胸骨が床から離れるまで徐々に挙上し，その位置を保持する．体幹を過度に挙上することは腰椎前弯の増強につながるため，不要である．約5秒間保持後，再び，安静腹臥位に戻させる．同様に，適当な回数を実施する．腹筋・背筋いずれの訓練時にも，頸椎を最大前屈位とし（顎を可能な限り引く），体幹の挙上と同時に大殿筋を収縮させる（お尻を窄めるように意識する）ように注意することで，最大の体幹筋筋収縮が得られる．

③背筋筋力増強とストレッチングの同時訓練（図11）：壁を背もたれにするように椅子を設置し，顎を引き，吸気に合わせて約3～5秒間壁をゆっくりと押す（図11左）．これが背筋強化訓練となる．その後，呼気に合わせて，ゆっくりと可能な範囲で体幹前屈を行う．過渡の前屈は避ける（図11右）．これが，増強訓練に引き続く背筋ストレッチング運動となる．

おわりに

慢性腰痛は，deconditioning syndrome（身体調節機能不全症候群）の代表とされる病態である．運動療法は能動的治療法（active modalities）と呼ばれ，あくまで患者が主体となり行われる．これに対して，装具・牽引・物理療法などは医療側が「施す」受動的治療法（passive modalities）と呼ばれる．慢性腰痛の治療は，能動的治療法である運動療法を主体として実施されるべきである．運動療法は，EBMの分野でもその効果に高い科学的根拠を有することが判明している[14,15]．特に，腰痛を呈する疾患では運動療法主体のリハを行うべきである．

（白土　修）

▶文献

1) 白土　修，伊藤俊一：腰痛症・腰部障害（特集 新時代の運動器リハビリテーション）．整形外科，**56**：969-975, 2005.
2) 日本整形外科学会，日本腰痛学会監修：腰痛診療ガイドライン2015．南江堂，2012.
3) 白土　修：慢性腰痛症に対する運動療法の効果．臨整外，**41**：749-755, 2006.
4) 白土　修：B. 骨関節疾患，3. 腰椎疾患・腰痛．越智隆弘総編集：最新整形外科学体系，里宇明元編集：第4巻「リハビリテーション」，第5章 リハビリテーション各論，中山書店，2008, pp364-372.
5) Wadell G：The Back Pain Revolution. Churchill Livingstone, London, 1999.
6) 白土　修：腰が痛い患者の対処法―「腰磨き」の勧め―．糖尿病診療マスター，**3**：199-201, 2005.
7) 白土　修，伊藤俊一：腰部脊柱管狭窄症に対する保存療法―運動療法を中心に―．日整会誌，**81**：519-524, 2007.
8) Shirado O, et al.：A novel back school as multidisci-

plinary team approach featuring quantitative functional evaluation and therapeutic exercises for the patients with chronic low-back pain ; The Japanese experience in general setting. *Spine*, **30 (10)** : 1219-1225, 2005.
9) 白土　修：腰痛疾患の保存療法―日常動作指導，腰痛体操とBracing―．新版・図説臨床整形外科講座，メジカルビュー社，1995, pp62-74.
10) 白土　修，伊藤俊一：腰痛症に対する装具療法．運動・物理療法，**9** : 238-244, 1998.
11) 白土　修：体幹装具（脊柱側彎症装具を含む）．日本整形外科学会・日本リハビリテーション医学会監修：義肢装具のチェックポイント第7版，医学書院，2007, pp209-229.
12) Mayer TG, Mooney V, Gatchel RJ : Contemporary conservative care for painful spinal disorders. Lea & Febiger, 1991.
13) 白土　修・他：疾患特異的・患者立脚型慢性腰痛症患者機能評価尺度；JLEQ (Japan Low-back pain Evaluation Questionnaire). 日本腰痛学会誌，**13** : 225-235, 2007.
14) 桑澤安行，白土　修：第5章　治療：牽引療法．越智隆弘総編集，戸山芳昭専門編集：最新整形外科学体系　第12巻　胸腰椎・腰椎・仙椎，中山書店，2006, pp116-120.
15) Shirado O, et al. : An outcome measure for Japanese people with chronic low back pain : an introduction and validation study of Japan Low Back Pain Evaluation Questionnaire. *Spine*, **32** : 3052-3059, 2007.
16) Shirado O, et al. : A multicenter randomized controlled trial of the effectiveness of intensive home-based exercise in the treatment of chronic low back pain : Japan LET Study. *Spine*, **35** : E811-E819, 2010.
17) 白土　修：腰痛の予防―「腰磨き」しての腰痛体操のすすめ―．産婦人科治療，**92 (2)** : 162-168, 2006.
18) 奈良　勲　編集：理学療法のとらえかた．文光堂，2002, pp71-73.

第4章 疾患とリハビリテーション

20. 下肢痛（股・膝・足）

Summary

① 運動器疾患におけるリハビリテーション（以下リハ）は，保存療法の一つの柱であるが，手術適応などほかの治療選択肢に十分配慮する必要がある．
② 物理療法単独での有効性のエビデンスは低く，運動療法を中心としたリハが望ましい．
③ 股関節や膝関節では人工関節置換術がよく行われ，早期からの離床と起立歩行訓練が一般的である．
④ 股関節や膝関節における人工関節置換術は，深部静脈血栓症に対して高リスクに分類されており，十分な対策と注意が必要である．
⑤ 特に高齢者では転倒に十分注意する必要がある．

下肢の運動器疾患は，歩行の妨げとなり，特に高齢者では寝たきりの原因となるため，運動療法を中心としたリハの役割はきわめて大きい．下肢痛の原因となる骨関節疾患は多岐にわたるが，ここでは変形性股関節症，変形性膝関節症，外反母趾および扁平足と，人工関節置換術後のリハについて，ガイドラインの内容を踏まえて解説する．

■ 評価法

VAS（visual analogue scale）や face scale を用いた疼痛，関節可動域（range of motion：ROM），徒手筋力検査（manual muscle test：MMT）などによる筋力，下肢長や大腿・下腿周径などの形態計測，さらに歩容などが共通した評価項目である．膝関節や足関節では不安定性も評価が必要である．各関節における総合評価法として，股関節機能判定基準（表1），膝疾患治療成績判定基準，足部疾患治療成績判定基準など日本整形外科学会が制定した評価法（JOA score）が一般的に用いられている．また近年は治療成績の評価に患者自身の視点が大切であるとの観点から，患者立脚評価法も利用されている．日整会股関節疾患評価質問票（Japanese Orthopaedic Association Hip-Disease Evaluation Questionnaire：JHEQ），変形性膝関節症患者機能評価尺度（Japanese Knee Osteoarthritis Measure：JKOM），足部足関節評価質問票（Self-Administered Foot Evaluation Questionnaire：SAFE-Q）が公表されている．

病期や程度の評価には単純X線像を中心とした画像評価が重要である．部位や疾患に特徴的な視診や徒手検査法なども評価として常用される．それぞれについては整形外科学の成書に譲るが，荷重下の評価も大切である点を強調しておきたい．

■ 保存療法としてのリハ

1）変形性股関節症

確定した定義や診断基準は定まっていないが，「股関節に対する力学的あるいは生物学的な原因によって関節軟骨の変性が惹起され，引き続き関節周囲の骨変化および二次性の滑膜炎を生じて股関節の変形が徐々に進行するに伴い，疼痛，圧痛，可動域制限，関節水腫などの症状を生じる非炎症性疾患」との定義[1]は疾患の特徴を的確に表現している．わが国では寛骨臼形成不全に伴う二次性が多いが，主に高齢女性の片側股関節に発症し，発症時にはほぼ正常であった股関節が6～12か月の短期間に急速に破壊をきたす急速破壊型股関節症[2]の存在は念頭に置いておく必要がある．変形

表1 日本整形外科学会股関節機能判定基準[10]

疼痛		右	左	可動域		右	左	歩行能力		日常生活動作	容易	困難	不可
股関節に関する愁訴が全くない		40	40	屈曲		.	.	長距離歩行，速歩が可能，歩容は正常	20	腰かけ	4	2	0
				伸展		.	.						
不定愁訴（違和感，疲労感）があるが，痛みはない		35	35	外転		.	.	長距離歩行，速歩は可能であるが，軽度の跛行を伴うことがある	18	立ち仕事（家事を含む）注1)	4	2	0
				内転		.	.						
歩行時痛みはない（ただし歩行開始時あるいは長距離歩行後疼痛を伴うことがある）		30	30	点数注)	屈曲	.	.	杖なしで，約30分または2 km歩行可能である．跛行がある．日常の屋外活動にほとんど支障がない	15	しゃがみこみ・立ち上がり注2)	4	2	0
自発痛はない．歩行時疼痛はあるが，短時間の休息で消退する		20	20		外転	.	.	杖なしで10〜15分程度，あるいは約500 m歩行可能であるが，それ以上の場合1本杖が必要である．跛行がある	10	階段の昇り降り注3)	4	2	0
自発痛はときどきある．歩行時疼痛があるが，休息により軽快する		10	10	注) 関節角度を10°刻みとし，屈曲には1点，外転には2点与える．ただし屈曲120°以上はすべて12点，外転40°以上はすべて8点とする．屈曲拘縮のある場合にはこれを引き，可動域で評価する				屋内活動はできるが，屋外活動は困難である．屋外では2本杖を必要とする	5	車，バスなどの乗り降り	4	2	0
持続的に自発痛または夜間痛がある		0	0					ほとんど歩行不能	0	注1) 持続時間約30分．休息を要する場合困難とする．5分くらいしかできない場合，不能とする． 注2) 支持が必要な場合，困難とする． 注3) 手すりを要する場合は困難とする．			
具体的表現								具体的表現					

右左，各100点満点

20. 下肢痛（股・膝・足）

性股関節症の単純X線診断によるわが国での有病率は1.0〜4.3%で女性に多いとされ，発症年齢は平均40〜50歳とされる[3]．

薬物療法以外の保存療法として，体重コントロール，歩行支持具の使用，物理療法および運動療法がある．

物理療法については温泉を利用した温熱療法に対する有効性が報告されているが，温熱療法単独あるいは低周波療法単独での実施についてはガイドラインでは「考慮してもよい」との推奨度である．ただし，日常生活で保温に努めることは症状の緩和につながり意義がある[4]．

運動療法は関節拘縮の防止・改善や周囲筋力増強により機能障害の改善を図る目的で，ストレッチングを含むROM訓練と筋力増強訓練が実施される[5]．ROM訓練は関節拘縮が軽度な時期から継続して実施することが望まれる．筋力増強訓練では中殿筋，大殿筋，大腿四頭筋およびハムストリングが重要とされる．背臥位での下肢伸展挙上（straight leg raising：SLR）訓練，大腿四頭筋セッティング，側臥位での股関節外転などの開放運動連鎖（open kinetic chain：OKC）訓練（図1）に加え，より生理的で日常生活に反映されやすい運動として閉鎖運動連鎖（closed kinetic chain：CKC）訓練も実施することが望ましい（図2）．水中訓練は体重負荷の軽減と水の抵抗によって効

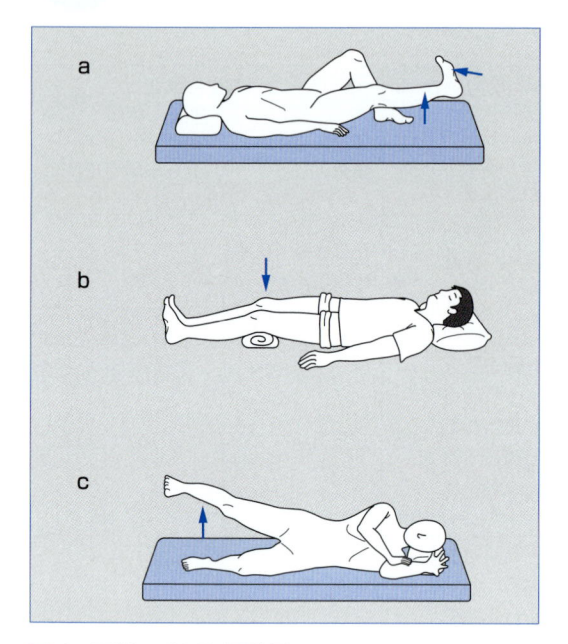

図1 下肢のOKC運動例
　a：SLRは，数秒間，下肢を20〜30 cm挙上するとともに足関節を背屈させる．
　b：大腿四頭筋セッティングは，仰臥位または座位で膝下に入れた丸めたタオルなどを数秒間押さえつける．
　c：股関節外転筋力訓練として，側臥位で数秒間下肢を外転させ，数秒間20〜30 cm挙上させる．

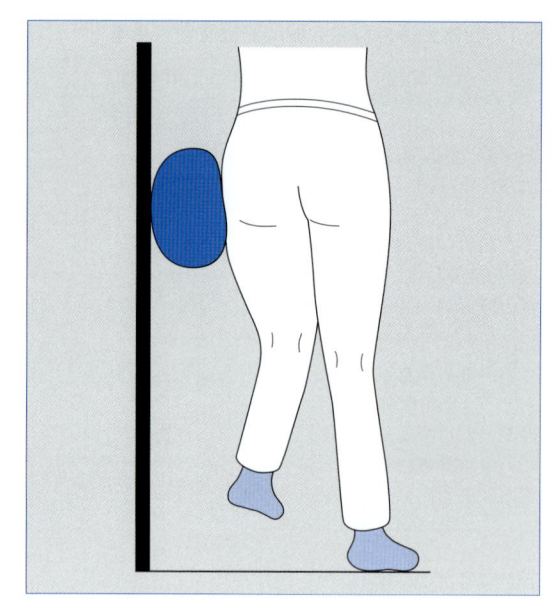

図2 中殿筋に対するCKC訓練の例
　立位で健側下肢を少し浮かせて，健側骨盤と壁との間のボールを押し付ける．

果的に筋力増強訓練が行え，進行した症例にも適応しやすい．関節への負荷が少なく簡便に行える方法としてjiggling（爪先をつけたまま踵を上下させる）が提唱されている[4]．

2）変形性膝関節症

　関節軟骨を中心とした関節構成体が変性・破壊されて生じる変性疾患で，中高年女性に多く，明らかな原因のない一次性が多い．内側型の頻度が高く，進行すると内反変形を生じる．初期症状として階段昇降や歩行開始時の疼痛および正座困難が一般的で，徐々に疼痛およびROM制限が進行する．関節水腫が認められることも多い．わが国において，疼痛を有する患者は1,000万人以上，X線学的な所見を有する人は3,000万人に及ぶともされる[6]．女性が男性の約4倍とされる．

　薬物療法以外の保存療法として，体重コントロール，歩行支持具の使用，装具療法，物理療法および運動療法がある．ガイドライン[7]では，体重過多の患者に対する減量，片側性では健側の杖/ステッキおよび両側性ではフレームまたは車輪付き歩行器の使用，運動療法として定期的な有酸素運動および在宅での大腿四頭筋訓練，ROM訓練を行うよう強く推奨されている．膝関節装具は軽度から中等度の内反または外反がみられる場合の疼痛緩和，安定性改善および転倒リスク低下に対して，外側楔状足底板（いわゆるアウターウェッジ）は内側型の症例に対して行うよう推奨されている．温熱療法や経皮的電気神経刺激療法（transcutaneous electrical nerve stimulation：TENS）については「行うことを考慮して良い」との推奨に留まっている．国内で行われた運動療法のエビデンスとして，下肢伸展挙上訓練について20回を1セットとし，午前午後各2セット8週間のホームエクササイズで消炎鎮痛薬の内服と同等以上の疼痛緩和効果がみられたとの報告がある[8]．水中訓練や自転車エルゴメータによる訓練も一般的によく用いられている．

3）外反母趾および扁平足

　足部は歩行時の荷重に耐える安定性とともに地表の形状に適応できる柔軟性を備えており，内側縦アーチ，外側縦アーチおよび横アーチからなるアーチ構造が重要である．縦アーチの維持には足

底腱膜と，外在筋である後脛骨筋の役割が大きい．

外反母趾は母趾中足足趾（metatarso-phalangeal：MTP）関節で母趾が外反した変形で，特徴として第1中足骨の内反，MTP関節部の突出（バニオン）および母趾の基節骨の外転・内旋変形があげられる[9]．前足部横アーチが広がった開帳足や縦アーチの低下である扁平足との関連も指摘されているが，断定できないとされている[9]．薬物療法以外の保存療法として，靴の指導，運動療法および装具療法が広く実施されるが，これらの効果に対するエビデンスは高いものではない．靴については，ハイヒールは発症や進行を助長するとされ，ヒールの高さは3cm以内が推奨されている．また，靴の前足部は足趾の運動が妨げられないこと，足が爪先にずれないよう足背を抑える構造のあるものが良いとされる．運動療法の目的の一つに母趾MTP関節外側関節包および母趾内転筋のストレッチがある．用手的または幅広のリング状のゴムを両側母趾にかけて広げる(図3a)などの方法がある．母趾外転筋の筋力増強訓練として母趾内反体操を指導する（図3b）．運動療法は軽度外反母趾に対しては若干の変形矯正効果が期待できるとされる．装具は夜間や歩行時に用いる矯正用装具およびアーチサポート付き足底挿板が用いられる．装具は除痛および装着時の変形矯正効果は期待できるが，装具非装着時にも矯正が維持できるかについては不明である[9]．

成人期の扁平足の原因として後脛骨筋腱機能不全が多い．軽度の症例に対しては，アーチサポート付き足底挿板の処方や，運動療法として足内在筋や外在筋の筋力強化訓練が指導される．内在筋に対しては足趾でタオルを摘み寄せるような運動（タオルギャザー）や母趾内反体操，外在筋に対しては爪先立ちなどが用いられる．また，アキレス腱のストレッチも大切とされる．

■ 人工関節置換術後のリハ

1) 術前評価

隣接関節（特に股関節では脊椎や骨盤傾斜を含む）の状態や下肢アライメント，筋力や関節可動域，形態計測に加えて，深部静脈血栓症に対するリスク評価も重要である．股関節や膝関節の人工関節手術は高リスクレベル，静脈血栓症の既往や

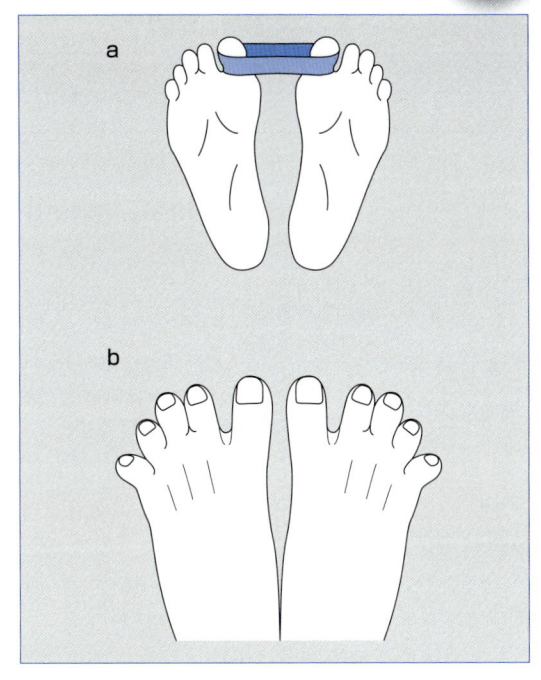

図3 外反母趾に対する運動療法
a：用手的または幅広のリング状のゴムを両側母趾にかけて広げる．
b：母趾外転筋の筋力増強訓練として母趾内反訓練を行わせる．この際，足趾の伸展および第5趾も広げるよう意識させる．

血栓性素因があれば最高リスクレベルとして対策が必要である(表2)．関節リウマチ患者では，上肢を含めた機能評価や疾患活動性の評価も重要となる．

2) 術前リハ

全身管理として呼吸訓練，喀痰排出訓練，ベッド上排尿訓練および深部静脈血栓症の予防のための足関節底背屈運動も指導しておく．大腿四頭筋や股関節周囲筋の等尺性運動および車椅子移乗や免荷歩行の訓練も必要である．人工股関節置換術の場合は，術後の脱臼肢位を避けるよう指導しておくことも大切である．

3) 術後リハ

術直後から深部静脈血栓症の予防目的で可及的に足関節底背屈自動運動を行わせる．肺塞栓症は初回体位変換時や離床開始直後に特に多く発生するとされ，息苦しさや胸痛には十分注意が必要である．各施設で作成されたリハプログラムを包括したクリニカルパスに従って，筋力訓練，ROM

表2 整形外科手術と深部静脈血栓症[11]

リスクレベル	整形外科手術	予防法
低リスク	上肢手術	早期離床および積極的な運動
中リスク	脊椎手術 骨盤・下肢手術 （股関節全置換術，股関節全置換術，股関節骨折手術を除く）	弾性ストッキング あるいは 間欠的空気圧迫法
高リスク	股関節全置換術 膝関節全置換術 股関節骨折手術	間欠的空気圧迫法 あるいは 低用量未分画ヘパリン
最高リスク	「高」リスクの手術を受ける患者に，静脈血栓塞栓症の既往，血栓性素因が存在する場合	低用量未分画ヘパリンと間欠的空気圧迫法の併用 あるいは 低用量未分画ヘパリンと弾性ストッキングの併用

訓練および歩行訓練等が実施されることが多いが，バリアンス要因の有無に注意しリハチーム全員が情報を共有しておくことが大切である．

人工股関節全置換術では手術アプローチに応じた脱臼肢位（後方侵入では股関節屈曲・内転・内旋での後方脱臼，前方アプローチでは伸展・外旋での前方脱臼）に留意が必要である．術中の脱臼肢位（角度）を把握しておく必要がある．通常は正座やしゃがむ動作を含め日常生活へは制限なく復帰が可能である．スポーツ復帰に関しては，American Association of Hip and Knee Surgeons（AAHKS）の勧告では，サッカー，野球，ジョギングなどは禁止だが，水泳やゴルフは術後3〜6か月で行ってよいとされる．

人工膝関節置換術後には，ドレーン抜去後早期から持続的他動運動（continuous passive motion：CPM）が用いられることが多い．術後の膝関節可動域は術前可動域と関係することが多く，正座が可能な場合もある．スポーツ復帰に関しては上記の人工股関節全置換術の場合と同等である．

なお，股関節や膝関節の人工関節置換術は回復期リハ病棟への入院適応疾患に含まれている（入院までの期間は術後1か月以内，病棟への入院期間は最大90日）．

（堀井基行・久保俊一）

▶文献

1) 加畑多文，久保俊一：変形性股関節症，疾患概念と定義．股関節学（久保俊一編著），金芳堂，2014，pp570-571.
2) 山本卓明，久保俊一：急速破壊型股関節症．股関節学（久保俊一編著），金芳堂，2014，pp851-853.
3) 日本整形外科学会診療ガイドライン委員会，変形性股関節症ガイドライン策定委員会：変形性股関節症診療ガイドライン．南江堂，2008.
4) 三谷 茂：保存療法．変形性股関節症 基本とUP TO DATE（久保俊一，杉山 肇編），2010，pp114-121.
5) 西井 孝，久保俊一：変形性股関節症 保存療法．股関節学（久保俊一編著），金芳堂，2014，pp606-613.
6) 厚生労働省介護予防の推進に向けた運動器疾患対策に関する検討会：介護予防の推進に向けた運動器疾患対策について報告書，2008．http://www.mhlw.go.jp/shingi/2008/07/dl/s0701-5a.pdf
7) 日本整形外科学会変形性膝関節症診療ガイドライン策定委員会：変形性股関節症の管理に関するOARSI勧告 OARSIによるエビデンスに基づくエキスパートコンセンサスガイドライン（日本整形外科学会変形性膝関節症診療ガイドライン策定委員会による適合化終了版）/Zhang W, Moskowitz RW, Nuki G et al：OARSI recommendations for the management of hip and knee osteoarthritis, Part II, Osteoarthritis and Cartilage, **16**：137-162, 2008.
8) 赤居正美・他：運動器疾患に対する運動療法の効果に関する実証研究 無作為化比較試験による変形性膝関節症に対する運動療法の効果．日整会誌，**80(5)**：316-320，2006.
9) 日本整形外科学会診療ガイドライン委員会，外反母趾ガイドライン策定委員会：外反母趾診療ガイドライン．南江堂，2008.
10) 井村慎一・他：JOAスコア（日本整形外科学会股関節機能判定基準）．日整会誌，**69**：860-867，1995.
11) 肺血栓塞栓症/深部静脈血栓症（静脈血栓塞栓症）予防ガイドライン作成委員会編：肺血栓塞栓症/深部静脈血栓症（静脈血栓塞栓症）予防ガイドライン（ダイジェスト版）．Medical Front International Limited；2004．http://www.jsth.org/committee/ssc07_03.html

第4章 疾患とリハビリテーション

21. スポーツ外傷・障害

Summary

① スポーツ外傷・障害の発生は，男性に多く，年齢別では，10代，10歳以下，40代の順に多く，下肢，上肢に多い．
② 現場での初期対応として，RICE療法が早期治癒や後遺症の軽減に重要である．
③ スポーツ外傷・障害のリハビリテーション（以下リハ）は，炎症および疼痛の除去，筋や関節機能の改善・統合および全身性要因の改善という治療順序ならびに局所と全身性要因に対し，運動連鎖を考慮したリハが重要である．
④ 外傷・障害を生じた種目特性に応じたリハと，予防や復帰のために個々ならびに種目特性を考慮したリハが重要である．
⑤ スポーツ復帰時期の決定は，選手の年齢，競技種目，競技レベル，試合時期，リハの進行状況などを考慮して総合的に判断すべきである．

疾患の概要

スポーツは，第2次世界大戦前まではごく一部の人が勝利を目的として行うものとされていた．しかし，戦後はスポーツ振興法やinternational council of sport and physical education（ICSPE）のスポーツ宣言によって，スポーツは生涯を通して行うものという理念が社会に広まり，スポーツ人口は近年増加の一途をたどっている．本来，「sport」の語義には「遊び，楽しみ」の意味があり，スポーツによる傷害（外傷・障害）は少ないものと捉えられがちである．「スポーツ」とは，ルールに則り競い合う運動とされている．スポーツ傷害（損傷とも呼ぶ）は，転倒や衝突など1回の外力により発症する外傷と反復性の負荷（オーバーユースやオーバーロード）により発症する障害に分類される．打撲，骨折や捻挫などは外傷であり，疲労骨折，離断性骨軟骨炎や関節炎などは障害である．

スポーツ外傷・障害の疫学に関し，損傷程度が様々なため真のデータがないのが現状である．全国規模の資料としてアマチュアが加入しているスポーツ安全協会からの報告がある[1]．スポーツ安全保険への加入者（2012年度）は9,496,249人で，少年を中心としたスポーツ団体や球技スポーツの加入者が多い．傷害保険支払件数は179,795件であり，発生率は1.89％であった．性別では男性（64.3％）に多く，年齢別では10代，10歳以下，40代の順に多い（図1）．傷害の月別発生状況では，4月から7月と9月，10月に多く発生していた．部位別では，下肢，上肢でほとんどを占めていた（図2）．また傷害の種類では，捻挫が最も多く，骨折，打撲の順であった．種目別の傷害発生率は，アメリカンフットボール，ドッジボール，ラグビー，柔道，バスケットボールの順であった．この調査は傷害保険金の支払いを受けた者が対象であり，重度のスポーツ外傷が多い．筆者らの調査によれば，症状を有するスポーツ愛好家は多く存在し[2]，スポーツ活動を行っている現場からの報告を鑑みれば，かなり多くのスポーツ外傷・障害が発生していると推察される．一般のスポー

傷害は，交通事故や労災事故の傷害と比較すれば軽度であるが，格闘技や接触のある球技などのコンタクトスポーツでは重症例も散見される．

日本体育協会の部位別代表的スポーツ外傷・障害を示す**(図3)**．文部省（現：文部科学省）の中学・高校生に対する傷害の調査によれば，成長期のスポーツ外傷は足関節捻挫や膝周囲の打撲，槌指が多く成人のそれと大差はないが，成長期のスポーツ障害は，Osgood-Schlatter病や野球肘，踵骨骨端症といった骨の成長に筋肉の発達が伴わないことに起因する骨端を中心とした骨・軟骨の障害が多いことが特徴である[3]（図3-右）．中高年のスポーツ外傷は，腱断裂や肉ばなれの発生頻度が若年者のそれと比較して多い．これは加齢に伴う筋，腱の弾性の低下など脆弱性に起因するものと考えられる．中高年のスポーツ障害は，筋，腱，靱帯の付着部炎，有痛性障害といったそれぞれのスポーツ特性による使いすぎ（オーバーユース）に起因するものや，成長期の骨・軟骨障害に続発する変形性関節症が多くなる．最近話題のスポーツ障害に，FAI（femoroacetabular impingement；大腿骨寛骨臼インピンジメント）がある．

評価

スポーツ傷害の評価は，社会背景や発症様式など病態の聴取に基づき身体所見としてアライメント，関節弛緩性，筋柔軟性，筋力や関節可動域（range of motion：ROM）を評価することは基本的事項である．関節弛緩性と関節靱帯損傷やQ-angle**(図4)**の異常と膝蓋骨脱臼には関連があり，静的アライメントの評価は重要である[4]．また動的アライメントとスポーツ傷害の関連もあり

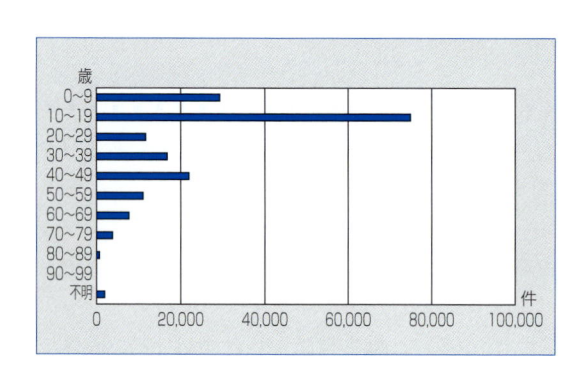

図1　スポーツ傷害の年齢別発生状況

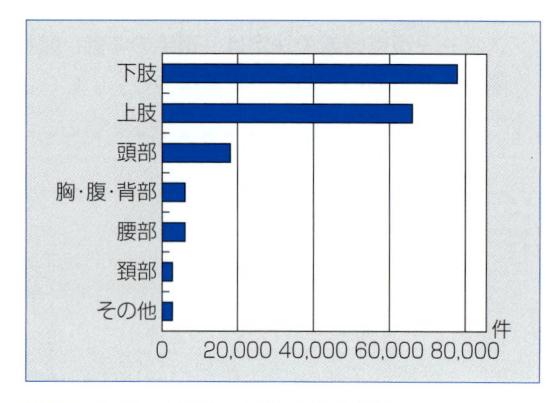

図2　スポーツ傷害の部位別発生頻度

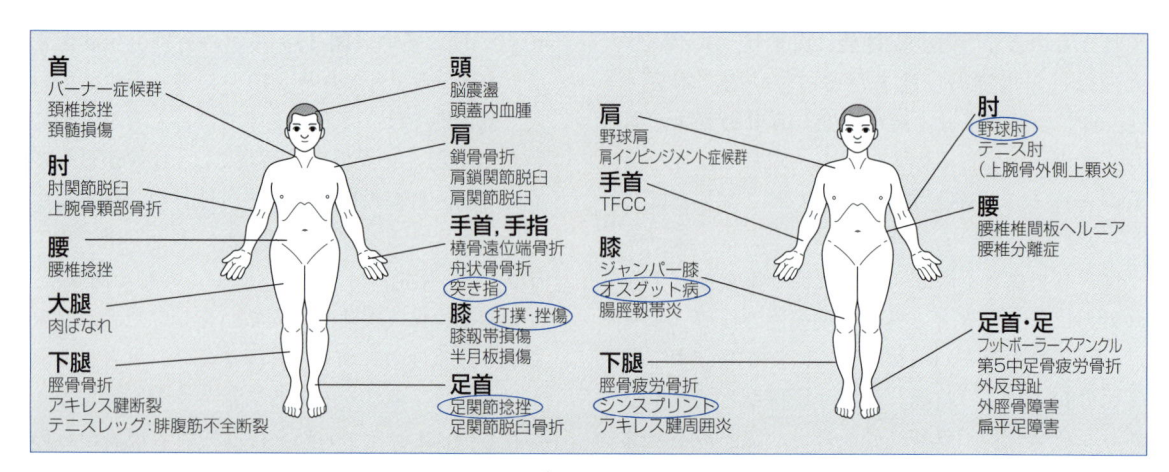

図3　部位別代表的スポーツ外傷（左）・障害（右）[13]（日本体育協会改変）
　　青丸：1週間以上練習を休んだスポーツ外傷・障害の発生頻度上位3疾患

（図5）．スポーツ傷害の再発防止の観点からも動的アライメントの評価も重要である．前十字靱帯（ACL）損傷に関し着地時や方向転換動作時の動的アライメントやバランス力の評価を基に予防法が推奨され，ACL損傷の予防につながっている．診断学の進歩には，MRI（magnetic resonance imaging），CT（computed tomography），US（ultrasound）が貢献している．不顕性骨折（骨折線が単純X線像では不明であるが，MRIやCTなどで顕性化される骨折）は，これらの機器の登場により診断可能となった．MRI検査の頸椎・腰椎椎間板ヘルニア，肩腱板損傷，野球肘，膝靱帯損傷，膝半月（板）損傷，足関節離断性骨軟骨炎などの早期診断に対する有用性は確立されている．三次元CTは，診断のみならず患者説明や治療法の決定に有用である．近年，超音波画像診断装置の進歩により，軟部組織や軟部組織病変の病態把握に加え治癒過程が簡便に評価可能となり，リハにも応用されている．

スポーツ選手に対するリハは，その目標がADLの復帰のみならず，スポーツ現場に復帰するという高いレベルに設定されるため，スポーツ種目，競技レベル，役割（ポジションなど），試合時期などまで詳しく聴取することが重要である．年齢や疾患が同じであっても，その選手の競技レベルや試合時期が異なれば，リハを含めた治療プログラムを個々に設定することが必要である．

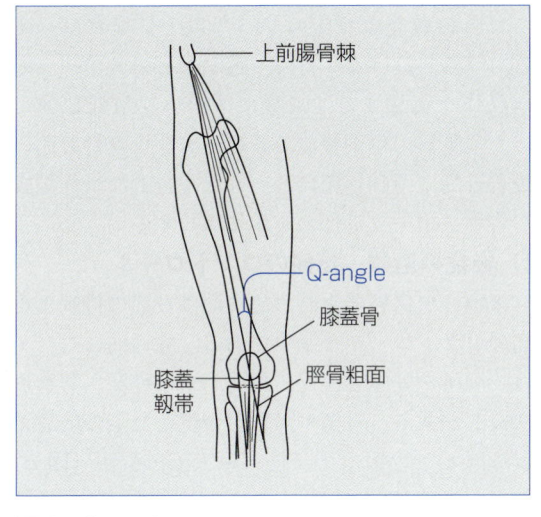

リハビリテーションの実際

リハとは，「身体的，精神的，社会的な障害をもつ人の機能，能力，社会生活の全人格的回復や促進をさせること」とされている．スポーツ医学でのリハは目標とする競技能力に応じて，ADLの自立や社会復帰を目標としたメディカルリハ，一般的なスポーツへの参加を目指すスポーツリハ，競技スポーツ選手やプロスポーツ選手として活躍できることを目標としたアスレティックリハとに

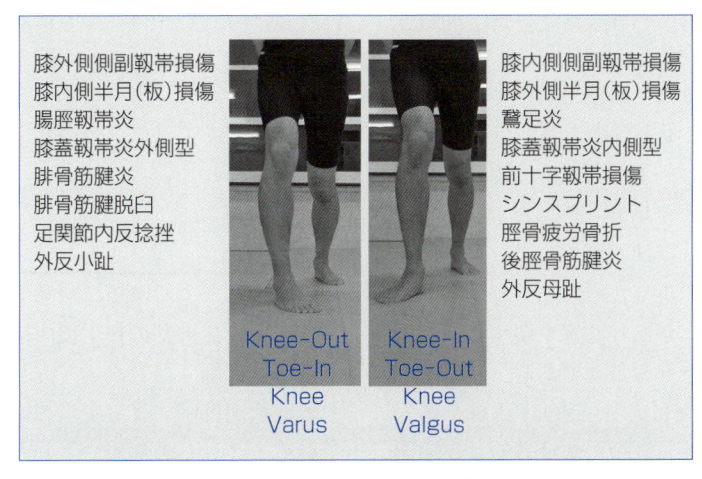

図4　Q-angle
上前腸骨棘と膝蓋骨の中心を結ぶ線（大腿四頭筋の牽引方向）と膝蓋骨中心と脛骨粗面を結ぶ線のなす角度．正常値は男性10〜15°，女性15〜20°．

図5　動的アライメントとスポーツ外傷・障害の関連

表1 スポーツ傷害の要因

内因性：遺伝	外因性：環境
➢ 素因 ➢ マルアライメント ➢ 筋力のアンバランス ➢ 柔軟性の欠如 ➢ 成長	➢ 誤ったトレーニング ➢ オーバーユース ➢ コンディショニング不良 ➢ 不適切なフォーム ➢ 未熟なスキル ➢ 筋力の不足・アンバランス ➢ 不適切な用具・靴 ➢ 実施場所の問題 ➢ 種目特性

表2 スポーツリハにおける治療順序

第1段階：炎症および疼痛の軽減除去
① 炎症の治療 ② 痛みのコントロール
第2段階：筋の個別機能の改善
③ ROM拡大および柔軟性改善 ④ 筋力維持増強 ⑤ 筋持久力改善 ⑥ 敏捷性および協調性改善
第3段階：筋の個別機能の統合および全身性要因の改善
⑦ 実際の各種スポーツの実施

分類される[5]．リハ医療は一般に医師，理学療法士，作業療法士，言語聴覚士，臨床心理士，医療ソーシャルワーカー，看護師などのチームアプローチによって実践されるが，スポーツ傷害のリハにはアスレティックトレーナーの関与も重要である．

スポーツ傷害のリハは部位や種目別に述べられていることが多く，これについては各専門書に譲ることとし，ここでは一般原則を述べる．スポーツ医学でのリハに要求されることは，受傷前にその選手が有していた競技能力をできる限り短期間で再び獲得し，再受傷しないような基本的動作能力の獲得や心身機能の維持・向上を図ること，スポーツ傷害の予防や再発の予防である．この目的を達成するためには，外傷・障害の要因を把握しその対策とリハを効率よく行う必要がある**（表1）**．トレーニングに関し，筋力強化では過負荷・漸進性・継続性の原則，個々の種目では個別性・特異性・意識性，運動や訓練では多様性，可塑性の原理を理解して実施する．

スポーツ傷害の治療は，病期に沿って実施する**（表2）**[6]．まず第1に優先させることは，炎症の抑制と疼痛のコントロールである．受傷後や術後で腫脹や疼痛が存在する場合，無理なROM訓練や動きを伴う筋力増強訓練の実施により，疼痛が増強するだけではなく炎症が増悪し，かえってリハ期間が長くなることがあり注意を要する．次に運動器の機能を改善させることである．筋・腱・骨軟骨それぞれの損傷に応じ，ROM訓練や筋力増強訓練，筋持久力改善訓練，敏捷性および協調性改善訓練を段階的または並行して行う．そして

これらの機能が一定のレベル以上になれば，走る，蹴る，投げる，打つ，跳ぶなどのスポーツ基本動作を実施する．最後にスポーツ復帰に向けて，運動器の個別機能の統合および全身性要因の改善目的に運動連鎖に基づいた複合的な動作訓練や各種スポーツ動作の実施に移行する．

1）炎症の治療・疼痛のコントロール

スポーツ傷害発生時の急性期は炎症の抑制と疼痛のコントロールが基本である．急性痛に対しては，局所の安静，固定，免荷，寒冷療法，薬物療法などがある．外傷や障害が発生した際の応急処置やスポーツ障害の予防にはRICE療法**（図6）**を行う[7]．局所の安静（rest）と冷却（icing）を行い，圧迫（compression），挙上（elevation）することで炎症の進行を抑制する．炎症を抑制することで治癒が促進され，早期治癒につながる．一方，初期治療が遅れると競技復帰までの期間が延長される．冷却の具体的な方法として，氷片で直接患部を冷却する，ビニール袋やペットボトルに砕いた氷片を入れて患部にあてる，アイスボックスに直接患部を入れる，コールドスプレーを用いるなどが行われている．アイスパック（サポーター付き）があり有用である．寒冷療法は急性炎症の48～72時間が適応時期であり，過度な冷却や長時間の冷却による凍傷に注意する必要がある．冷却による炎症抑制の作用機序は，血管収縮による内出血の抑制，血管浸透圧低下による浮腫の抑制，新陳代謝抑制による炎症の抑制などが考えられている．これらの作用により，炎症の抑制，血液循環の改善，鎮痛作用，筋スパズムの軽減などが期

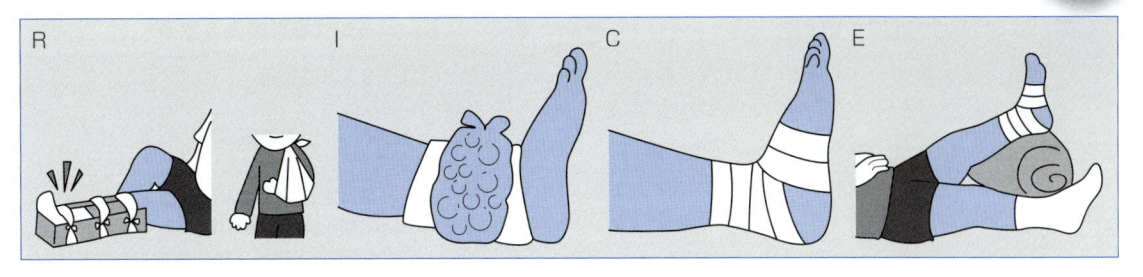

図6　RICE療法
R:「Rest」（安静）：受傷部位の安静・固定により腫脹などの炎症や出血を最小限にする
I:「Icing」（冷却）：冷却により炎症・出血の抑制と疼痛緩和
C:「Compression」（圧迫）：圧迫によりいっそう炎症・出血を抑制し回復を早くする．ただし冷却や圧迫が強すぎると凍傷や組織の壊死などをきたすので注意が必要
E:「Elevation」（挙上）：挙上により腫脹など炎症の軽減につながる

待される．また，一時的外傷損傷に対する対策のみでなく，損傷周囲の二次的低酸素症を防ぎ障害を最小限度にすることが可能となる．炎症が著しいときには非ステロイド系消炎鎮痛剤を投与するが消化器症状，肝・腎機能障害などの副作用に注意する．非ステロイド系抗炎症剤の長期使用による消化管潰瘍形成はよく知られており，選手の状態に応じ消化管障害の少ないCOX-2阻害薬の使用を考慮する．副腎皮質ステロイドを使用すれば疼痛を劇的に改善させることはできるが，連続使用によると考えられる腱・靱帯（膝蓋靱帯など）の競技中の断裂事故が報告されており，長期間の連続使用は避けるべきである．また，副腎皮質ステロイドの副作用に消化管障害，骨粗鬆症，易感染性，肥満や糖尿病などがある．さらに薬物の使用にあたっては，ドーピングへの配慮が必須である．疼痛は，一般には末梢の侵害受容器が何らかの刺激に反応し，脊髄後角，視床，大脳皮質などの中枢神経系に伝達され，痛みとして認知される．または内因性から発せられる有害な温熱性・化学性・機械的刺激を受け活性化されると，エネルギー変換によって活動電位を発生させ，求心性神経経路へと伝達される．痛みに対する治療の原則は，原因を解決することである．痛みの程度をコントロールすることで機能障害の改善，競技力の向上につながる．疼痛の発生によって神経生理学的，心理学的に感作されると，疼痛に対して過敏になり，慢性痛につながり，さらに疼痛を自覚したまま競技に復帰させると炎症の再燃を助長するばかりではなく，疼痛を自覚しない代償パターンでの技術が身についてしまう恐れがあるため，疼痛を感じる間は競技を中止させ，十分に治療を行う必要がある．固定にはテーピングや装具，免荷には杖や松葉杖がよく使用される．

慢性痛に対しては渦流浴，ホットパック，パラフィン浴などの各種温熱療法がよく用いられる．運動療法を施行する前に温熱療法を行うことにより，筋弛緩や疼痛の軽減が得られ，運動療法を効率的に進めることができる．急性・慢性痛に対し，早期復帰を目的として物理療法も併用される．

2）物理療法[8]

物理療法とは種々の形態のエネルギーを身体，特に運動神経，知覚神経，筋・腱や軟部組織に作用させ，この物理的影響を利用し治癒を促進させていく治療法である．物理療法の分類としては，①温熱療法，②牽引や水，音波，振動を利用した機械的刺激療法，③電磁気刺激療法に大別される．物理療法は炎症や循環機能障害の改善，創治癒の促進，疼痛緩和，筋力増強，軟部組織の伸長性亢進およびROM拡大などに用いられ，スポーツ傷害に対しては有効である．しかしながら，その効果・効能および効果的な使用法に関してはエビデンスが少ないため明確な指針が乏しい．したがって，臨床効果の検証が不十分なまま経験に基づき除痛目的のために漫然と用いられることが多かったが，近年では物理療法に対する基礎研究も進んできた．処方に際しては，自覚症状の改善に加え，ROM，柔軟性や筋力など客観的評価を考慮

のうえ，物理療法の継続や変更を行う．

代表的物理療法として，電気刺激療法，超音波療法，電磁波療法があり，2012年から体外衝撃波治療（Extracorporeal Shock-Wave Therapy：ESWT）が保険収載され，またマイクロカレント療法がスポーツ現場では普及している．詳細は各項に譲るが，それぞれの特徴，保険適用などを理解して併用する．

3）ROMの拡大および柔軟性の改善

ROMは関節構成要素である骨，軟骨，関節包，靱帯や関節周囲の筋，腱，皮膚の状態に影響を受ける．また，疼痛の存在もROMに影響を与える．ROMの改善を目的とした治療はその原因によって異なり，骨，軟骨に原因がある場合は外科的治療が必要になることがある．筋，腱に原因がある場合は湿性温熱療法とその後のストレッチング（ストレッチ）がよく行われる．また，受傷後早期から実施するROM訓練とスポーツ傷害予防のための柔軟性の獲得を含むROM訓練がある．浮腫のある場合には，患肢挙上やマッサージなどにより浮腫に対応し，拘縮の予防が必要である．ROM訓練は，疼痛や炎症により自動運動を行えない場合は他動運動や自動介助運動を行う．ROM訓練は反動をつけたり呼吸を止めたりせずに筋をゆっくりと伸張させ，疼痛を自覚しない程度に10～30秒間行うことで，過伸張による組織の損傷をしないように十分注意する**（表3）**[9]．これにより伸張反射を出現させることなく，より大きな効果が期待できる．疼痛が持続する場合は局所の変化の観察が必要になる．関節包を中心とした軟部組織の伸長は，各方向に行う．湿性温熱療法の併用により疼痛の閾値が上昇し，同じ強度で伸張させた場合は疼痛を自覚せず，効率のよい伸張が得られる．

ROM訓練は他動訓練，自己他動訓練，自動訓練に分類される．ROM訓練は，疼痛に注意しながら他動訓練から開始し，疼痛が軽度であれば自己他動訓練や自動訓練に移行する．

4）運動量の条件

運動の効果を最大限に得るためには，運動の強度，時間，頻度の3つの条件が重要である．健康のために行う運動・スポーツは，安全・効果的・楽しいことが大切であり，それに合わせて運動量

表3 ストレッチング施行時の注意点[9]

① 十分にリラックスさせる
② 体を温めてから行う
③ 呼吸を止めずに行い，呼気の際に伸張させる
④ 初めは緩やかに，徐々に強く，ゆっくりと行う
⑤ 不快な感覚を自覚しない程度に行う
⑥ 主動筋の拮抗筋を交互に伸張させる
⑦ 10～30秒間筋肉を伸張させた肢位で保持する

の条件を設定する．一方筋力などを増強させる場合は，負荷をあげる必要がある．一般に，運動強度は最大筋力や最大酸素摂取量（$\dot{V}O_2max$）を基に決定し，運動時間は，脂肪燃焼には，15～20分以上の有酸素運動が有効であり，筋力増加には基礎体力に依存するが，1日10分でも効果があるとされている．大切なことは継続である．運動頻度は，運動効果の点からは週2～3日は必要である．筋力増強のために適切な休息をいれて継続すること（超回復の原理）が重要であり，無理なトレーニングは身体的・精神的にも逆効果であることを認識しておく必要がある．

5）筋力訓練（回復・維持・増強）[10]

筋肉の収縮様式は等尺性，等張性，等運動性に大きく分けられ，筋肉の収縮時の形態変化に応じて求心性と遠心性収縮に細分される．筋力増強訓練は正常ROMの75％は確保されてから開始すべきであるが，等尺性訓練はROMには関係なく実施可能である．したがって，術後早期やギプス固定中も疼痛のない範囲で実施することで，可能な限り筋力低下を予防し早期筋力回復に努める．特に，スポーツ選手の場合，短期間に筋力を回復させる必要があり基本原則に則り行う必要がある．

筋力訓練は，筋特異性の原理から筋力増強は高強度，低回数で，筋持久力は低強度，高回数で，協調性改善は低強度，高回数で，運動速度の改善は目的動作の繰り返しで実施する．一般的な原則は過負荷の原則で，最大筋力の65％以上の負荷ならば筋力増強は可能であるが，30％以下では困難とされている．筋力増強運動は，歴史的にはDeLorme[11]の等張性収縮による漸増抵抗運動（progressive resistive exercise：PRE, heavy resistance exercise）とHettingerとMüllerらの等尺性収縮運動（isometric exercise）である．

表4 筋力訓練法の比較

	等尺性	等張性	等運動性
負荷の強さ	最大筋力の%	最大反復回数（RM）	ある速度でのトルク
筋の負荷変化	不変	変化	トルクは変化 常に最大筋力可能
持続時間	任意	短～中	範囲以内で任意
スキルの向上	少ない	ある	ある
所要時間	短	長	短
安全性	循環動態へ影響あり	安全	比較的安全
装置	簡単	簡単	特殊装置
至適負荷量	最大筋力の2/3以上 5, 6秒間	最大筋力の60～70%	低速度高負荷

DeLormeは，過負荷，漸進性，継続性に関し，筋力値を1RM（repetition maximum）とし，最大負荷を10RMとして抵抗運動を行い，10RMの1/2の負荷で10回の収縮，次に10RMの3/4の負荷で10回の収縮，そして10RMの負荷で10回の収縮と計30回行う．筋力の増強に応じて毎週10RMを再決定し，負荷量を調整する方法である．至適負荷量は最大筋力の60～70%とされている．Hettingerの方法は，等尺性に至適負荷量とされる1日5～6秒間の最大抵抗もしくはその2/3以上の負荷をかける方法である．抵抗は，2関節にまたがってかけないことと，運動軸に対して垂直にかけることが大切である．最大筋力の35%以上で増加，20%以下では維持は困難とされている．また，等張性訓練は全可動域を通して負荷を加えたり運動速度を一定にすることは不可能である．等尺性訓練はROMの改善は望めず，循環系に負荷を加えるため高血圧症に罹患している患者には注意する必要があった．Thistleらは前記の課題を解決し，効果的な筋力訓練として等運動性（等速性）筋収縮を発表した．等運動性筋力増強訓練では，訓練を行うには各種等運動性機器が必要であるが，遠心性筋収縮を用いた訓練はより効率的である．それぞれの訓練の特徴を示す **(表4, 図7)**．

前十字靱帯損傷膝の筋力増強は閉鎖運動連鎖（closed kinetic chain：CKC）動作が安全とされており，それぞれの外傷・障害に応じた安全なトレーニング方法を選択すべきである．

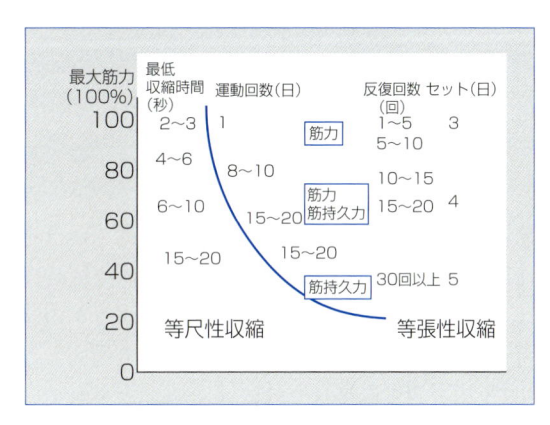

図7 運動負荷条件と筋力・筋持久力
運動強度・頻度・持続時間

6）筋持久力および全身持久力改善

持久力は局所的と全身的持久力および有酸素系と無酸素系持久力とに区別される．局所的持久力は筋持久力を表しており，反復回数や筋収縮持続時間で評価される（図7）．これに対して全身的持久力は呼吸器・循環器系との関連が強いため，有酸素系持久力の指標である最大酸素摂取量（$\dot{V}O_2max$）で評価される．筋持久力を改善するには，最大筋力の20～30%の運動強度で高頻度で，持続時間は運動強度にもよるが，筋疲労が生じるまで実施すれば効果が高いとされている．運動療法の実施頻度は，1日1回でも2日に1回でも効果はほとんど変わらないが，毎日行った方が運動を中止したあとの能力低下は緩やかとされている．実際には下肢伸展挙上運動や重錘を用いた膝伸展運動などがよく行われている．

表5 スポーツ復帰へのガイドライン[6]

① ROM制限がない
② 正常な筋力を有する
③ 神経学的な異常がない
④ 持続する腫脹がない
⑤ 関節の不安定性がない
⑥ 痛みなく走ることができる
⑦ 適切なウォーミングアップ,柔軟運動,筋力強化訓練を受けてきた
⑧ 適切な寒冷療法や温熱療法を受けてきた
⑨ 受傷部位の保護のための適切なテーピングや装具の使用を受けてきた
⑩ 運動後の痛みや腫脹が生じた場合に,スポーツ医やトレーナーやコーチに報告する
⑪ 副腎皮質ステロイドや蛋白同化ホルモンを使用していない
⑫ 今後,起きる可能性がある外傷や障害の危険性について知っている

全身持久力を高める運動強度としては,健常者では40~80%$\dot{V}O_2max$が有効とされているが,高齢者や低体力者は40~50%$\dot{V}O_2max$,あるいはそれ以下の運動強度が勧められる.運動持続時間は,ウォーミングアップとクーリングダウンの時間を除き,20~30分持続する運動が最も適当とされている.運動頻度は一般に週3~4回とされているが,高齢者や低体力者は週1~2回でもある程度の効果は期待できる.実際には,ウォーキングや自転車エルゴメーター,トレッドミル,階段型器具(ステップマシーン)を用いた訓練がよく行われている.無酸素性持久力訓練は,最大筋力の約80%の短時間の筋力訓練で,1~2分間の強い収縮を伴うインターバルトレーニングが有効である.

7) 敏捷性,協調性,平衡性の改善

ROMおよび筋力,さらに筋持久力や全身持久力が改善したら,スポーツ基本動作や各競技特有の動作を練習したり,傷害部位の平衡性,敏捷性,瞬発力,動作の協調性といった身体機能全般の向上を図る.具体的にはストップ,サイドステップ,ターン,ジャンプやそれぞれのスポーツ動作を積極的に取り入れる.バランスボードの使用は,固有知覚受容器の機能改善が期待され,下肢の外傷・障害後の訓練に有効とされている.ここで大切なことは,疼痛が残存していたり,筋力回復が不十分なまま実際のスポーツ動作を行えば,運動効率が低くまたスポーツ傷害を再発しやすい代償パターンでのスポーツ動作が出現する可能性があるので注意が必要である.

8) 実際の各種スポーツの実施

以上に述べてきた過程を経てスポーツ復帰となるわけであるが,その時期についてはいまだ不明な点が多い.前十字靱帯損傷膝のスキー選手の復帰条件として,等速性筋力で健側比(患側/健側)が70%でジョギング,80%でランニング,90%で種目練習,100%で試合出場とすることもあるが[12],術後の期間や症状,種目が異なれば,当然スポーツ復帰への時期も異なるものと推察される.スポーツ復帰への基本的なガイドライン(表5)を示す[6].実際にはその選手の年齢や競技レベル,外傷・障害の状況,リハの進行状況などを考慮しながら総合的に判断されるべきである.

(帖佐悦男)

▶文献

1) スポーツ安全協会:平成24年度 スポーツ安全保険の加入者及び各種事故の統計データ.スポーツ安全協会, 2014, pp17-21.
2) 田島直也:整形外科領域におけるスポーツ傷害について.宮崎医会誌, **1**:1-8, 1992.
3) 井形高明:子どものスポーツ外傷・障害の実態と予防のポイント.新・子どものスポーツ医学(井形高明,武藤芳照,浅井利夫編),南江堂, 1997, pp70-72.
4) Smith TO, et al.:An evaluation of the clinical tests and outcome measures used to assess patellar instability. *Knee*, **15**:255-262, 2008.
5) 中嶋寛之:スポーツ医学におけるリハビリテーションとは.臨床スポーツ医学, **10**:1-6, 1993.
6) Saal JA:General principles and guidelines for rehabilitation of injured athlete. *Physical Medicine and Rehabilitation*, **1**:523-536, 1987.
7) 帖佐悦男:学校での運動器(四肢・脊椎・骨盤)の外傷.学校保健, **285**:2-3, 2010.
8) 田島卓郎,帖佐悦男:スポーツ外傷・障害診療実践マニュアル 物理療法. *MB Orthop*, **23**(5):189-194, 2010.
9) 山際哲夫:ストレッチングの理論と実際.医学のあゆみ, **163**:445-449, 1992.
10) 浦辺幸夫:エクササイズ.アスレチックトレーナーのためのスポーツ医学(宮永 豊,河野一郎,白木 仁編),文光堂, 2007, pp202-212.
11) DeLorme TL, Watkins AL:Techniques of progressive resistance exercise. *Arch Phys Med Rehabil*, **29**:263-273, 1948.
12) 栗山節郎・他:スポーツ外傷後のリハビリテーション 再発の予防.総合リハビリテーション, **29**:637-645, 2001.
13) 文科省調査報告書:臨床スポーツ医学, **17**(8):2000.

第4章 疾患とリハビリテーション

22. 障がい者スポーツ

> **Summary**
> ① 障がい者スポーツはリハビリテーションスポーツから競技スポーツへと発展し，生涯スポーツとなっている．
> ② 共生社会の実現のための良い手段ともいえる．
> ③ 特徴としてクラス分けがあり，その理解が大切である．
> ④ 選手は身体障害のみならず，調節障害とも闘い，競技をしている．
> ⑤ リハビリテーション（以下リハ）科医は選手の障害の病態生理を理解し，メディカルチェックやアンチドーピングに寄与して欲しい．

はじめに

　障がい者スポーツは心身に障害をもつ者が参加するスポーツである．健常者と同じ種目の競技が中心だが，障害を前提にした競技や義足のように健常者が装着できない用具を使用する種目などがあり，障がい者に特に配慮されたスポーツといえる．

　障がい者スポーツは，①リハビリテーションスポーツ，②生涯スポーツ，③競技スポーツに分類される．①リハビリテーションスポーツは筋力，体力などの能力向上を目的とするのに対し，②生涯スポーツは楽しみ，仲間作り，社会参加を目的とする．③競技スポーツはパラリンピックに代表されるように，障がい者アスリートが，それぞれの障害が不利にならないようにクラスに分けられ，健常者の競技スポーツ同様最高のパフォーマンスを競うスポーツである．特に，競技スポーツは車椅子，義足等の機器も発展し，障がい者のアスリート化が進み，健常者と同様スポーツ傷害や疼痛の問題も起きている．

歴史と制度

　歴史的に，障がい者スポーツはリハの一環として生まれ，1948年ロンドンオリンピック開会式の日にルードウィヒ・グットマン卿が開催したストーク・マンデビル病院での脊髄損傷対麻痺者のスポーツ大会が起源とされている．わが国でも，第2次世界大戦以前から，戦傷軍人などによる身体障がい者の大会は行われていたようであるが，障がい者スポーツがわが国で有名になったのは，1964年11月の国際身体障害者スポーツ大会（後に第2回パラリンピック大会と呼ばれる）が契機である．これは，当時の厚生省が東京オリンピックに合わせ，財団法人国際身体障害者スポーツ大会運営委員会を設立し開催したものである．皇太子殿下を大会名誉総裁に推戴して開催し，成功した．この大会を通じて，身体の障害を克服し，力強く活躍し，実に明るく振舞う自信に満ちた姿を社会に見せた[1]．その結果，わが国でも日本身体障害者スポーツ協会を設立し，以後，身体障害者スポーツ大会を毎年の恒例行事とすることとなった．翌1965年国体が行われた岐阜県で，第1回の

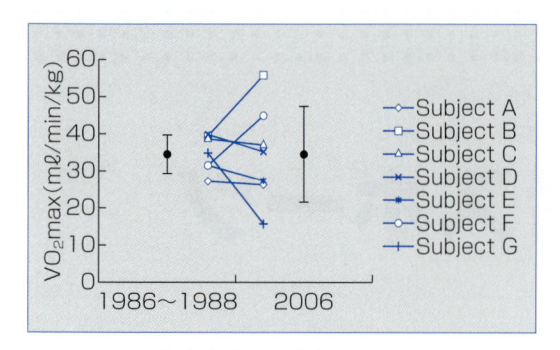

図1 最大酸素摂取量の長期追跡データ[2]

全国身体障害者スポーツ大会が行われたのを皮切りに，以来毎年この大会が行われている．

以後，パラリンピックにおける日本人選手の活躍が障がい者スポーツの発展を印象づけている．その契機となる1996年のアトランタ大会での日本人選手の活躍が国民に大きな感動を与えた．さらに，1998年の長野冬季パラリンピックでの競技の様子は一般のニュースとして伝えられるほどになった．競技以外でも，2020年東京オリンピック・パラリンピックの誘致で，パラリンピアンが活躍したことは記憶に新しい．もはや，障がい者スポーツは社会の常識となっている．

効果

障がい者スポーツの効果は数多く報告されている．合併症予防や健康維持・増進等の医学的効果に始まり，ADL改善や身体能力改善（筋力や最大酸素摂取量向上等），精神的効果，社会参加の機会増加などの社会的効果があげられる．障がい者自身に対するスポーツ参加の生理学的効果には目を見張る．例えば，大分国際車いすマラソン大会出場選手において最大酸素摂取量を20年間追跡したデータ（図1）[2]によると，脊髄損傷者が20歳年をとっても，ハーフマラソンを続けていた者は同レベルを維持しており，フルマラソンを続けていた2名は上昇している．残念ながらすべてのスポーツを止めた1名は半分以下に低下した．脊髄損傷者にとってのスポーツ活動は健常者以上の効果が期待される．

また，このような生理学的な意義よりも，社会そのものの改善につながる．あらゆる人が等しくスポーツに参加するようになることで，健常者のみの社会が障がい者も自然と構成員として受け入れるノーマライゼーション，さらには，社会が障害のある人を「仲間」とするインクルーシブ（共生）社会が実現する．つまり，社会そのものが進化を遂げる．

競技種目

「パラリンピック」の種目数は，夏季パラリンピックは20競技，冬季パラリンピックは5競技である．

夏季パラリンピックの競技20種目は，陸上競技，水泳，車椅子テニス，ボッチャ，卓球，柔道，セーリング，パワーリフティング，射撃，自転車，アーチェリー，馬術，ゴールボール，車椅子フェンシング，車椅子バスケットボール，視覚障害者5人制サッカー，脳性麻痺者7人制サッカー，ウィルチェアーラグビー，シッティングバレーボール，ボートである．

冬季パラリンピックの競技5種目は，アルペンスキー，クロスカントリースキー，バイアスロン，アイススレッジホッケー，車椅子カーリングである．

これらには，はじめて見る競技名も存在すると思う．一度，実際に観戦するとわかるが，かなり競技性の高いものばかりである．障がい者スポーツ観戦は一般の方にとっても感動すると思われるが，リハに携わった者にとっては，自然と目が潤むほど感激する．

器具の使用

障がい者スポーツでは器具を使用する種目が多い．特に座位で行うクラスの種目は特殊な器具を使用する．日常で使う車椅子から始まり，ボッチャにスポーツ医学や人間工学，材料工学などを駆使して最先端の器具に発展していった．例えば，車椅子バスケットボールやテニスなどでは，競技特性を考え，安定性と敏捷性をあげるため車椅子の逆キャンバー角を10°以上つけている．車

椅子マラソンをはじめとする陸上競技では，より早く前進駆動するために，キャスターの代わりに前に大きな前輪を1つだけつけたレーサーと呼ばれる車椅子が用いられる．さらに投てき種目では，車椅子では不安定なため，強固で動きにくい固定台が使用されるようになっている．

一方で，スポーツ用の義足に代表されるように器具の発展とともに記録が目覚ましく進歩し，走幅跳は義足で踏み切ることが好記録につながる．それに伴い器具が高額化し，さらにはそれを規制するためのルールの複雑化などの問題も起こっている．

これらは，いずれもオーダーメイドで製作がなされ，軽く，扱いやすく，体にフィットするようになっている．このため，これらの器具は高額になってしまい，購入できるのは経済的に豊かな選手のみであり，結果的に途上国よりも先進国の選手が有利になってしまいがちである．わが国でも，生活用義足は医療保険適用だが，スポーツ用は100万円超となり，選手の自己負担となるため，金銭的理由で出場を諦める選手もいる．国際ルールでは，このような不公平をなくすため，一般的でない器具の使用は原則として禁止されている．

クラス分け

クラス分けは障がい者スポーツの特徴の一つではあるが，障がい者に限ったものではない．一般の競技では男性と女性は別々に競技をする．レスリングやボクシング，柔道など体重別にクラスを分けて戦う競技がある．男女の体格や，体重による差は明らかであり容易に勝敗が予測できる．練習の成果や競技力そのもので勝負することが競技スポーツであり，これでは公平さがない．同様に，障害の重度な方と，軽度な方が競技をしたら軽度な方が有利なことは明白であり，競技スポーツとしては成り立たない．そのため，障害の程度ごとに，グループに分けて競技するシステムが作られた．このシステムがクラス分けであり，クラス分けの判定が成績に大きく影響する．

陸上競技であれば視覚障害，肢体不自由，知的障害などに大別され，肢体不自由でも原因が脳性麻痺であるか四肢の切断であるかなどで区分され，さらに障害の軽重により種目ごとに及ぼす影響で階級化される．例えば，肢体不自由などの障害の場合は，トラック競技やフィールド競技で「T/F」等と，競技ごとの記号，また，51や31など，2桁目は障害の種類，1桁目は重傷度を意味する数字で表す．現在は聴覚障害者・精神障害者の出場は不可であり，知的障害者に関しては参加可能となっている．

ロンドンパラリンピック（2012年）においては，陸上競技トラック種目（T）の階級は，T11〜T13は視覚障害，T32〜T38は脳原性麻痺，T42〜T46は切断・機能障害，T51〜T54は脳原性麻痺以外の車椅子使用者となっていた．さらに，T11およびT12の選手は伴走者（ガイドランナー）と競技を行うことができるなど細かいルールが定められている．一方，視覚障害者のみによる競技である柔道は障害によるクラス分けはなく，オリンピックと同様に体重別クラス分けのみとなっている．

運動生理学上の特徴

運動時の生体応答の主要な調節系として，呼吸・循環，体温，体液・電解質調節などがあげられる．障がい者ではこれらの調節系が障害されており，運動遂行が困難となる．ここでは，呼吸・循環調節と体温調節について簡単に説明し，選手がいかに病態生理と闘いながら競技をしているか理解して欲しい．

1）呼吸・循環調節

運動時，酸素摂取量が大きいほど運動筋への酸素供給が大きくなり，最大パフォーマンスの運動を継続できる．この酸素摂取量を決定する要因は，心拍数と1回拍出量であり，呼吸は肺機能と呼吸調節が正常である限り，酸素摂取量を左右する要因とはならない．しかし，頚髄損傷のような呼吸筋の麻痺や肺機能障害を有する障がい者は，1回換気量を増やせず，運動時の換気が不十分となる[3]．呼吸数で補填する練習や，胸郭のパラドキシカル運動をなくす工夫が必要である．また，運動時の心拍数の上昇には，交感神経活動の亢進

が必要である．自律神経障害のある頚髄損傷者では，健常者と比較して運動時の心拍数は低値を示し，酸素摂取量は低下することに留意する必要がある．そのため，心拍数の低下を補うようにトレーニングを積み重ね心肥大による1回心拍出量の増加が重要となる．

2）体温調節

運動時に筋収縮により産生されるエネルギーの多くが熱に変換され，莫大な量の熱が体内組織にもたらされ，容易に中枢温が40℃に上昇する[4]．健常者アスリートでは，発汗能力の向上や皮膚血流量の向上で代償できるが，自律神経障害のある脊髄損傷者や糖尿病患者などでは，代償が不可能である．このため，運動前の高体温の状態チェックは不可欠であり，実際の高体温時には，霧吹きや濡れタオルの使用，送風などがフィールドでの処置として推奨される．しかし，頚髄損傷者などでは皮膚温の低下により，反射性に中枢温が上昇するパラドキシカルなことが生じるので，注意が必要である[5]．

アンチドーピング・メディカルチェック

障がい者スポーツでは，競技者の多くが障害を有するに至った疾患や合併症を有するため，安全に，かつ多くの選手が参加できるような効果的なメディカルチェック体制が必要である．健常者のスポーツでは，各競技団体がチームドクターをもち，国立スポーツ科学センターがサポートするなど，メディカルチェック体制が構築されている．障がい者アスリートは，障害が前提となっており，生理学・医学的に健常者と異なる．また，その特徴に習熟した医師が不足していたこともあり，メディカルサポートが難しい．対策として，日本障がい者スポーツ協会が2004年から障害者スポーツ医制度を発足させた．障がい者スポーツでも，健常者同様各競技団体にチームドクターを配置する制度を開始した．ただし，海外選手派遣の場合，判断の責任の所在を明確にするために，日本障がい者スポーツ協会メディカルチェック委員会で可否の判断を行っている．

リハ科医への期待

リハにおいて，運動療法はその中核をなす．したがって，リハ科医はその運動学および運動生理学に精通している．同時に障がい者の病態生理も理解し，障がい者のかかりつけ医としての役割を果たしている．したがって，リハ科医は，治療および社会参加の一環として，障がい者スポーツを推進しやすい立場にいる．障がい者スポーツは障がい者のためのみならず，ひいては我々自身および社会全体に貢献する．

（田島文博）

▶文献

1) 緒方　甫監修，中村太郎編集：車椅子マラソン—大分から世界へのメッセージ．医療文化社，2004.
2) Shiba S, et al.：Longitudinal Changes in Physical Over 20 Years in Athletes With Spinal Cord Injury. *Arch Phys Med Rehabil*, **91**：1262-1266, 2010.
3) Tajima F, et al.：Cardiovascular, renal, and endocrine responses in male quadriplegics during head out water immersion. *Am J Physiol*, **258 (6 Pt 2)**：1424-1430, 1990.
4) Shibasaki M, et al.：The role of cardiac sympathetic innervation and skin thermoreceptors on cardiac responses during heat stress. *Am J Physiol Heart Circ Physiol*, **308 (11)**：H1336-1342, 2015
5) 本郷利憲，広重　力監修：標準生理学．第5版，医学書院，2000.

第4章 疾患とリハビリテーション

23. 複合性局所疼痛症候群（CRPS），RSD

Summary

① 通常，外傷などで局所の組織損傷が起こると，炎症を生じる．炎症物質は神経終末の種々の受容体を活性化し，受容体が刺激に過敏に反応するようになる（末梢性感作）．
② 複合性局所疼痛症候群（CRPS）では，まず炎症の持続あるいは末梢神経損傷により持続的に疼痛信号が脊髄を経て大脳に過剰に入力され続け（中枢性感作），大脳皮質の再構築が起こる．
③ そして大脳レベルで痛みの捉え方の異常（認知異常）をきたすと，体の不動化につながり，四肢末梢の腫脹や関節拘縮，発汗異常・皮膚色調の変化など様々な変化を生じ，さらに痛みに過敏になるという悪循環を生じる．このような末梢の変化は単純X線像やサーモグラフィーでも確認することができる．
④ 治療には急性期では薬物やブロック療法による鎮痛が有効なこともあるが，四肢末梢の腫脹・皮膚萎縮・関節拘縮を伴った段階では関節可動域訓練・筋力訓練などの運動療法，温冷交代浴・温熱療法などの理学療法，そしてミラー療法など痛みの認知を矯正する認知行動療法が有効である．

背景

1860年代，米国の南北戦争で兵士が四肢末梢神経の部分損傷後に焼けつくような激しい痛みを訴え，四肢末端の浮腫，皮膚の色調変化，発汗障害が生じ，また感覚障害や萎縮性変化が損傷された神経の支配領域を超えて発生している病態をWeir Mitchellは「カウザルギー」と報告した．1950年頃よりこのような病態は反射性交感神経性ジストロフィー（reflex sympathetic dystrophy：RSD）と呼ばれるようになった．本病態は，交感神経の関与が大きいという考えを根拠につけられた呼称であったが，1990年代になり，必ずしも交感神経が関与していない病態も明らかとなってきた[1]．

1994年に国際疼痛学会（International Association for Study of Pain：IASP）は複合性局所疼痛症候群（complex regional pain syndrome：CRPS）というより包括的な名称を提唱した．さらにCRPSはtype Iとtype IIに分類されている．明確な神経障害を認めず，骨折や軽度な外傷後，あるいはギプス固定後に症状が遷延するものをCRPS type I（従来，RSDと呼ばれていた），明確な神経障害に伴うものをCRPS type II（従来のカウザルギー）に分類される[2]．CRPS type IIは神経障害性疼痛の一疾患として末梢神経，中枢神経系での様々な病態が明らかになっている．

自然発生は3～11％と報告があるが，通常は外傷・手術・採血・静脈注射・穿刺を伴う検査や治療，心筋梗塞・脳卒中（肩手症候群）などに発症したものが報告されている[3]．

症状

■ 痛み

痛みの原因となった外傷や炎症の程度からは考えられないほど不釣り合いな重度の痛み（持続痛，

393

発作痛）の訴えがある．患者の訴えは「焼けるような」「電気が走るような（電撃痛）」「締め付けられるような（絞扼性）」など様々である．特徴的な症状として，風や少し触れただけで痛みを生じるというアロディニア（allodynia）やあらゆる痛覚刺激により激痛が生じるといった痛覚過敏（hyperpathia）がある[4]．痛覚過敏のためしばしば手袋や靴下を着用し，診察時に触るだけでも非常に痛がり診察を嫌がるときもある．

■ 腫脹

障害部位を中心に発生する．初期にはやわらかい浮腫，腫脹であるが，進行とともに硬い浮腫へと進行する[4]．

■ 関節拘縮

初期には疼痛による運動障害から始まり，次いで著明な腫脹により手の拘縮が進行していく[4]．長期間の不動が継続すると，非可逆的な組織の変性が生じ，拘縮から廃用手まで陥る場合もある[5]．

■ 自律神経症状

患肢の皮膚色調の変化，皮膚温の変化，過度の発汗で遠位部に有意に認められる[2]．発汗過多は病初期から多く認められる．経過とともに乾燥状態になることが多い．長期罹患患者では爪の変化，体毛の量・質の変化，皮膚の萎縮などが出現し，皮膚が茶色に変色する[2]．末期には指尖部は萎縮する．骨萎縮が発症後約3週間で始まり，約1年間進行し，単純X線像上，均一な萎縮像を認める[4]．

■ 運動障害

振戦，ジストニアなどの不随意運動，筋痙攣，罹患筋の筋力低下，易疲労性が認められることがある[2]．疼痛や外部からの抑制による不動を誘因として中枢の感覚運動系の統合性のバランスが破綻し，複雑な運動が困難であり，自動運動は不可能だが，他動運動は可能という特徴的な運動障害を示すことがある[2]．

病態生理

■ 筋骨格系末梢レベル（末梢性感作）

外傷や炎症により末梢組織が損傷されると，白血球や肥満細胞から炎症性サイトカイン〔インターロイキン-1β（IL-1β），インターロイキン2（IL-2），腫瘍壊死因子（TNF-α）など〕が放出される．炎症性サイトカインにより神経終末の受容体が刺激されると，同じ神経の軸索反射により末梢組織でカルシトニン遺伝子関連ペプチド（CGRP）やサブスタンスP（SP）という疼痛関連伝達物質が分泌される（図1)[2]．SPは末梢で血管を拡張，浮腫を生じさせ（神経原性炎症），骨吸収を促進する．またCGRPは発汗を増加させる[2]．また炎症によって刺激された神経線維は求心性に興奮を伝導し，脊髄後角細胞に向けてSPを放出する（図1)[2]．また局所の炎症は神経終末の種々の刺激に対する受容体の閾値を低下させ，刺激に対する過敏状態（末梢性感作）を生じる．近年，CRPS患者の末梢神経組織に対して自己抗体が発現していることが報告され，自己免疫の関与も示唆されている[6]．また自己抗体の存在から遺伝的素因の関連も考えられている[1]．

■ 脊髄上位レベル（中枢性感作）

末梢から持続的に疼痛信号が入力され続けると，中枢神経の可塑性により脊髄後角細胞も興奮性は増大し，疼痛信号（活動電位）を脊髄より上位へ過剰に発することになる(中枢性感作)．中枢性感作が進行すると，中脳ドーパミン系と下行性疼痛抑制系という脊髄レベルで疼痛信号の伝達を抑制する痛みのブレーキシステムが破綻し，さらに大脳皮質の再構築化を引き起こすと考えられている（図2）．その結果，痛覚過敏や異常知覚（アロディニア）が生じるとされている．

またCRPSの進行期になると，交感神経の機能障害による反射亢進，血管内皮細胞障害によりアセチルコリンに対する血管拡張性が障害され血管が収縮する[2]．その結果，局所の虚血が生じ，アシドーシスによる疼痛・痛覚過敏，フリーラジカルによる組織の病理学的変化が生じ，皮膚・骨・筋組織の萎縮，潰瘍形成が生じると考えられている[2]．

■ 痛みによる不動化と異常姿勢

CRPS患者は強い痛みやアロディニアにより四肢を動かすことすら不可能なこともある．上肢が疼痛部位である場合，上肢は周囲の刺激から守るように屈曲・内転肢位となることが指摘されてい

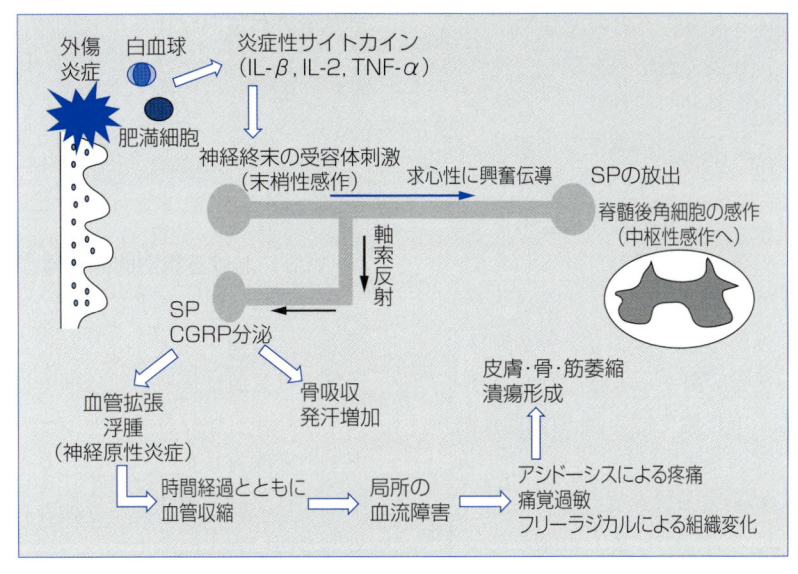

23. 複合性局所疼痛症候群（CRPS），RSD

図1 CRPSの病態生理（末梢レベル）[2]

外傷や炎症により白血球や肥満細胞から炎症性サイトカインが分泌され，神経終末の受容体を刺激する．神経終末の受容体は閾値が低下し，通常の刺激でも過敏に反応するようになる（末梢性感作）．疼痛信号は神経線維の中枢側に伝導し，脊髄後角細胞へSPを分泌する．また同時に，刺激された神経は，軸索反射により，末梢へSPやCGRPを分泌する．その結果，末梢組織に炎症が起こる（神経原性炎症）
（IL：インターロイキン，TNF-α：腫瘍壊死因子，SP：サブスタンスP，CGRP：カルシトニン遺伝子関連ペプチド）

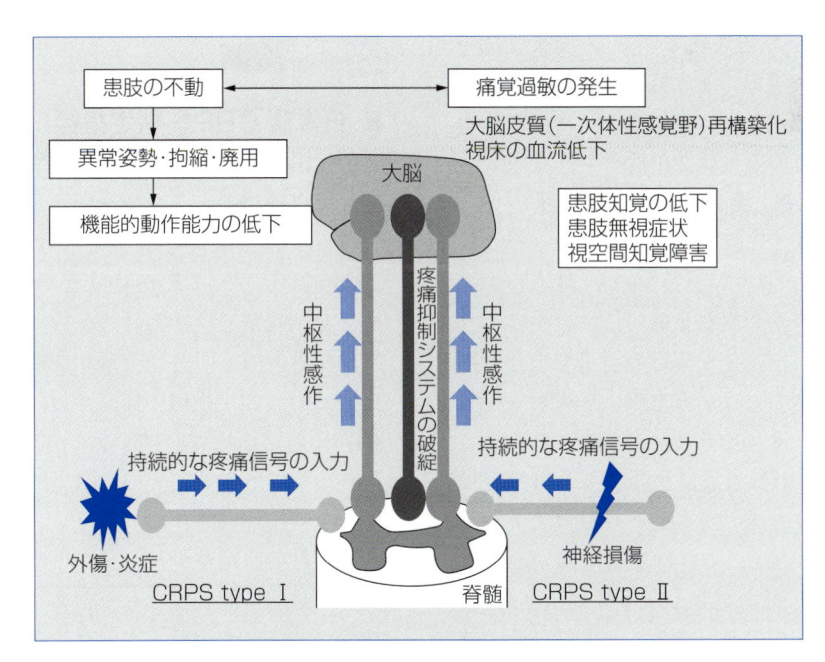

図2 CRPSの脊髄上位から大脳の病態生理（中枢レベル）

持続的な疼痛信号の入力があると，脊髄後角細胞の閾値が低下し，自発的に興奮するようになり，結果的に疼痛信号が大脳へ過剰に伝導することになる（中枢性感作）．そこで適切に痛みがコントロールされないと，疼痛抑制システム（中脳辺縁系ドーパミンシステムや下行性疼痛抑制系）の機能が破綻し，痛覚過敏を発生させる．

る[5,7]．これは屈筋・内転筋支配の運動神経が過剰興奮して屈筋・内転筋の過緊張を示し，逆に伸筋・外転筋の支配運動神経の活動低下した結果，主動作筋・共同筋・拮抗筋の強調さらに運動が阻害された状態といえる[5]．下肢CRPS患者では患肢への荷重を避けるように非対称性の姿勢を呈する．下肢の伸展・外転の自発運動が低下し立位バランスの低下を引き起こす[5]．その逃避姿勢が強くなると体幹が非患側へ逃げるような異常姿勢となり，このような異常姿勢から上肢を動かそうとすると肩に力が入る不自然な動き（非協調的運動）となり，肩周囲の筋過緊張を招いていく．さらに胸背部や腰部への筋過緊張に進展していく[7]．この全身の筋緊張状態の異常が日常生活で必要な体幹・四肢の多様な組み合わせを作り出せないことにつながり，機能的動作能力の低下を引き起こすことになる[5]．

大脳レベル（高次中枢神経レベル）

a）感覚低下，知覚過敏

疼痛がコントロールされず，持続的に大脳に入力され続けると，大脳の一次体性感覚野（S1）の患肢領域の体部位再現地図が健肢領域に比べて縮小していることが報告されている[2]．またCRPS type Iの患者では視床の血流低下も指摘され，これらが広範囲な知覚低下，痛覚過敏，自律神経機能異常に関与している可能性が指摘されている[2]．

b）手指失認・無視，身体イメージの変容

CRPS患者では「患肢は自分の身体の一部ではない」「自分の手のように感じない」「他人の手のように感じる」「誰かが異物を縫い付けた手のように感じる」といった身体帰属感の消失や患肢の無視症状（患肢を観察しながら過剰に意識を集中しないと患肢を動かせないこと）が認められることがある[8]．またCRPS患者は実際よりも自分の患肢の大きさを大きく感じるといった身体イメージの変容が認められる[8]．これは患肢の強い痛みのために，自動的に動かさなくなること（不動化）から体性感覚入力の遮断（減少）が生じ，その結果，一次体性感覚野の潜在性シナプス結合の顕在化（脱マスキング現象）や感覚運動野領域の皮質内抑制の破綻（一次体性感覚野の脱抑制）が起こることが原因と考えられている[8]．その結果，体性感覚野の不明瞭化が生じ患肢に表象されているニューロン総数が増大し，「身体が大きくなった」という拡大した身体イメージを抱くとされている[8,9]．さらに，この身体イメージの拡大はCRPS患者の痛みを拡大させていると考えられている[8,9]．

c）患肢における視空間知覚障害

住谷らはCRPS患者に眼前の提示された標的を指ささせるポインティング動作を行わせると，暗条件では患肢は健肢とほぼ同等に運動を正確に遂行できたが，明条件では明らかに運動が不正確であったと報告した[10]．このことからCRPS患者は暗所では正確に視空間を認知できるが，明所では患側方向に視空間が偏位していることが明らかになっている．このことは末梢神経の異常に起因するものではなく，中枢神経に起因することを強く示唆している[10]．このことはCRPS患者の運動障害は患肢の視覚情報と体性感覚情報の統合の障害によるものと考えられ，またこの統合の障害はCRPS患者の患肢の無視症状につながっていると考えられている[10]．

診断

日本版CRPS判定指標

CRPSが表す症状，所見が発生する病態生理については前述のような病態が考えられているが，CRPSの病態はまだ不明な部分が多い．そこで2005〜2007年にCRPSの疾患概念を確立するため，全国規模で疫学的研究を行うことを目的として厚生労働省CRPS研究班が組織され，わが国独自のCRPS判定指標の作成が行われた（巻末付表4）．これは医療者だけでなく，患者の間にも認められるCRPSの判定を巡る臨床的な混乱を収束させるために作成された．ただし，この判定指標は治療方針の決定や予後予測，専門医への紹介基準などを目的に作成したものであり，決して患者の病態の重症度や後遺障害の有無の判定指標ではないと明記されている[11]．

検査

a）サーモグラフィー

初期では患肢の皮膚温が上昇し，慢性期には皮

膚温が低下する．非接触型温度計で患側と健側の同じ部位の皮膚温を比較し，1.0℃以上の差があれば有意とする[2]．

b) 発汗テスト
ヨウ素ででんぷん反応を利用して発汗部位を変色させて同定する．患肢の発汗低下・亢進の程度を定性的ではあるが左右差を評価する[2]．

c) 単純X線検査
発症2週間程度から骨に斑状の脱灰像が認められる．進行するとびまん性の擦りガラス状となり，皮質のびらん像も呈するようになる[2]．

d) 神経伝導検査
神経障害が原因であるCRPS typeⅡでは有用である[2]．

治療

■ 治療の方針
CRPSは複合的な要素をもった症候群であり，疼痛を修飾する因子は機能障害，心理面での障害，社会的背景など多岐にわたる[1, 12]．米国では治療の主幹は機能障害に対する治療であるリハビリテーション（以下リハ）に置かれ，疼痛に対する治療はリハを促進する補助治療という位置付けがされている．またリハや疼痛に対する治療に並行して心理面に対する治療も同時に行うことが推奨されている[1]．したがって複数の医療従事者が連携し多面的アプローチをすることが必須である．

CRPSに対するリハの目的は疼痛に対するリハと機能障害に対するリハの2つに大別される[9]．疼痛に対する治療によりリハを進めやすくし，結果的に機能が改善することにより疼痛も軽減されていく．リハには以下の4段階が考えられている[2]．

第1段階：刺激に慣れさせる（脱感作）
第2段階：浮腫の改善．やさしく能動的な自動運動を促す．
第3段階：緩やかな可動域訓練，ストレッチ，物を運ぶなど負荷
第4段階：運動療法，職業訓練

■ 疼痛に対する治療

1) 薬物治療

a) 非ステロイド系抗炎症薬（NSAIDs）
NSAIDsは痛みの悪循環に陥る炎症発症の早期であれば有効であるが，通常，CRPSには無効である[3]．有効であっても，近年では，NSAIDsによる胃腸障害，心臓血管系障害，腎臓障害が多く報告され，高齢者やこれらの合併症のある患者に対する処方は慎重にすべきである．また投与期間もできるだけ短期間が望ましい．

b) 副腎皮質ホルモン
CRPSの早期症状は炎症であるので，ステロイドを発症早期に使用することは理にかなう．経口ではプレドニン換算で20〜30 mg/日を1週間投与し，無効な場合には適応としない．有効例では漸減しながら1か月前後で投与を終了する[4]．

c) ワクシニアウイルス接種家兎炎症皮膚抽出物質（ノイロトロピン®）
下行性疼痛抑制系を増強する効果がある．重篤な副作用は報告されていないため，長期処方も可能と考えられる[4]．

d) プレガバリン
神経障害性疼痛の治療における第1選択薬である．一次神経終末（近位側）のカルシウムチャネルをブロックし，神経伝達物質の放出を抑制する．めまい，ふらつきの副作用があり，高齢者には低用量（25 mg）から開始し漸増することが安全である．腎機能障害がある場合には投与量を減らす必要がある．

e) 抗うつ薬
神経障害性疼痛の治療では三環系抗うつ薬も第1選択である．下行性疼痛抑制系の機能を促進することで鎮痛作用を発揮する．

f) オピオイド
近年，オピオイドが慢性疼痛治療に認可され，頻用されてきている．CRPSは複合的に因子が関与する病態であり，使用する症例の選択には十分慎重であるべきである．また神経障害性疼痛の治療では第3選択薬であり，長期投与例のエビデンスが少ないわが国では，今後の検討が望まれる．

g) 大量ケタミン投与療法（ケタミンコーマ療法）
ケタミンは神経細胞に存在するNMDA受容体

の拮抗薬である．NMDA受容体は神経伝達物質のグルタミン酸が結合すると興奮する．したがってNMDA受容体をケタミンでブロックすることは神経の興奮性を抑制することになる．集中治療室でケタミン（1〜1.5 mg/kg）を全身麻酔管理下に投与することで痛みの軽減が得られるという報告がある．まだ実験的な段階である[6]．

2）神経ブロック
a）交感神経ブロック
交感神経が主に関与する症例では適応となる．星状神経節ブロック，腰部交感神経節ブロックがある[2]．

b）知覚神経ブロック
ロピバカイン，メピバカインなどの局所麻酔薬を使用する．硬膜外ブロック，腕神経叢ブロック，トリガーポイントブロックがある．トリガーポイントブロックはCRPS患者に二次性に筋膜性疼痛が合併した場合，その治療として有用である[2]．

3）ニューロモデュレーション（neuromodulation）
a）脊髄硬膜外電気刺激療法
硬膜外腔に刺激電極を埋め込み，硬膜を介して脊髄後索を電気刺激して疼痛を緩和する[2]．下行性疼痛抑制系，あるいは脊髄横断レベルでGABAニューロンを刺激して鎮痛効果を発揮していると考えられている．

b）反復的経頭蓋磁気刺激法
頭皮上に置いたコイルに通電し変動磁場を発生させ，頭蓋内に生じる誘起電流によって脳を電気刺激する．反復刺激によって脳に長期的な変化を与えるとされる[2]．

4）疼痛軽減（機能改善）のためのリハ
a）温冷交代浴
まず40〜42℃程度のお湯に約2分間浸す．その後10〜16℃程度の水に約30秒浸す．これを4〜6回繰り返す．お湯や水につけているときに，手を軽く動かさせると良い．最後は温浴で終了する．患者が疼痛の増強を訴えたときには中止する．リハはこの温冷交代浴を施行後に開始する[9]．

b）温熱・光線・電気刺激療法
①温熱療法：ホットパック，パラフィン浴，赤外線などがある[9]．

②光線療法：可視光線，赤外線，レーザー光線などがあるが，光線を患部に約5〜10分照射する．疼痛の軽減が施行後に認められるが，一次的に増悪する症例もある[9]．

③電気刺激療法：治療的電気刺激（therapeutic electrical stimulation：TES）を使用して廃用筋の改善，筋萎縮の予防，痙縮の抑制，鎮痛を目的としたものと，機能的電気刺激（functional electrical stimulation：FES）を用いて麻痺筋，運動神経の刺激による機能的運動を獲得するものがある[9]．

c）運動イメージプログラム
運動をイメージすることで脳に影響を与え，痛みを和らげていくリハの研究が進んでいる[7, 9]．痛みによって生じる異常な姿勢や運動から無理のない正常な運動を引き出す感覚運動を，得られた視覚をもとに正常な運動をイメージすることで，正常な感覚運動経験を再獲得し痛みを軽減させていく[7]．慢性脊髄損傷で完全麻痺の患者に足のイメージトレーニングを行っただけで，麻痺にもかかわらずfunctional MRI（機能的磁気共鳴画像）で運動に関わる被殻の活動の増強が捉えられたという報告もある[7]．また健常者を対象とした研究では，手や足の個別の動きでは脳の賦活範囲は狭いが，歩行するイメージでは，歩行時と同様の脳賦活が認められている．運動をイメージするだけで脳は賦活され，全身を動かす方がより賦活は大きいといわれている[7]．

d）ミラー療法
CRPS患者に対して触覚識別訓練を健肢の鏡面像を見ながら行うと疼痛が減少し，触覚も鋭敏となる．健側の鏡像を見ながら手指の屈伸，対立など運動課題を行う．異なるポーズの左右の手の写真を無作為に提示し，できるだけ早く右か左かを答えさせる．手の運動イメージは訓練側の異なったポーズの手の写真を見て同じポーズをまねる．さらにミラーボックスを使用し，いくつかの運動課題を健側の手の鏡像を見ながら訓練する．このミラー療法により疼痛が減少したとの報告がある[7, 9]．

e）CI療法（constraint induced movement therapy）
片麻痺患者で健肢を拘束，固定し患側のみを使

用することにより麻痺側の運動機能が回復する．同様にCRPS患者で矯正的に患肢を使用せざるを得ない環境で患肢のリハを行うと疼痛が軽減する．脳の可塑性を促進すると考えられている[7]．

■ 機能障害に対する治療（リハ）

1) 運動療法

CRPS患者は痛みによる全身の非対称な筋緊張，またそれによる異常姿勢も伴って日常生活に必要な機能的動作ができなくなっている．運動療法は，この機能的動作の獲得を目標に行う．まず目標として患者に必要な機能的動作を分析する．また正常運動から逸脱する姿勢運動パターンを評価する．多様な組み合わせパターンの感覚運動経験を積み重ねながらADLで患肢が参加できるように進める[5]．

①治療時間とその頻度：1回40分間の個別治療を行う．入院の場合，週5回，外来であれば週1～2回で行う[5]．

②運動療法の実際：疼痛による異常な姿勢運動パターンに注目し，全身的なパターンを分離し，識別的運動（分離・分節的運動）を行い，伸展・外転方向の分節的な自発運動を促す．ヒトが本来もっている，あるいは獲得していった正常な姿勢，反射や運動をうまく引き出し，その感覚運動経験を繰り返すことで機能的動作を獲得させてADLの向上に結び付けていく[7]．このような過程により運動の協調性，自発運動が改善し，機能的動作獲得につながると考えられる[5]．

2) ROM訓練

拘縮の予防・改善のために行う．理学療法士の介助下に行い，徐々に患者自身に自動運動させていく．マッサージ効果，術者と患者の接触による接触効果も見込まれる[4]．徒手的に疼痛を緩和しながらゆっくりと時間をかけて行うことが重要である[5]．

3) 筋力強化訓練

関節の炎症や運動時痛が強い場合には，関節を動かさない等尺性運動を行う．また徒手的に抵抗を加えたり，重錘や器械で抵抗を加えながら行う[9]．

4) 作業療法

日常生活のために必要な手指の動き，食事など動作を作業・訓練を行うことにより可能にしていく[9]．

5) 装具療法

関節の固定，支持で関節の負担を軽減し，固定した関節の疼痛，炎症を軽減し，ほかのROM訓練など施行しやすくする[9]．

■ 認知行動療法

心理学的療法の一つとして扱われている．患者自身が痛みに適切に対処して，できるだけ痛みに煩わされないようにする方法を身につけさせることを目標とする．慢性痛は患者自身が主体的にコントロールするものであることを患者によく理解させ，自己の認知と行動を意識的に修正（コーピング）させていく[6]．

（山田　圭・志波直人）

▶文献

1) 植松弘進，柴田政彦：複合性局所疼痛症候群―complex regional pain syndrome：CRPS―．臨床と研究，**89**：189-194，2012．
2) 丸山恵子，野寺裕之：複合性局所疼痛症候群．神経内科，**80**：426-435，2014．
3) 戸田克広：複合性局所疼痛症候群．整形外科，**63**：879-884，2012．
4) 越智健介，堀内信雄：複合性局所疼痛症候群（CRPS）．脊椎脊髄，**24**：550-556，2011．
5) 白井　誠：疼痛とリハビリテーション：慢性疼痛に対する運動療法．ペインクリニック，**35**：S13-S19，2014．
6) 眞下　節：CRPS/RSD・カウザルギーの治療．Brain Medical，**24**：73-79，2012．
7) 田邉　豊：神経障害性痛に対するリハビリテーション．医学のあゆみ，**247**：344-349，2013．
8) 大住倫弘，・他：複合性局所疼痛症候群の身体イメージの変容とリハビリテーション．Pain Rehabilitation，**3**：21-26，2013．
9) 有野浩司：CRPSのリハビリテーション．末梢神経，**25**：40-45，2014．
10) 住谷昌彦・他：Complex regional pain syndrome（CRPS）の中枢神経機能異常と新規治療．臨床脳波，**52**：549-555，2010．
11) 住谷昌彦・他：本邦におけるCRPSの判定指標．日臨麻会誌，**30**：420-428，2010．
12) 牛田享宏・他：CRPSの発症機序．器質面・心理社会的面からメカニズムを考える．日本医事新報，**4697**：40-44，2014．

第4章 疾患とリハビリテーション

24. 熱傷

Summary

① 重度熱傷の急性期治療は救命が最優先されるのはいうまでもない．
② 後遺障害を最小限にし社会復帰までの期間を短縮するため，できる限り早期にリハビリテーション（以下リハ）を開始する必要がある．
③ リハ医の役割は患者の障害評価と治療の進行状況に合わせたリハ処方をすることである．
④ リハ医は処方と同時に心理的サポートや多職種間の連携をとることも重要である．

■ 患者の評価

1) 熱傷の評価

a) 深達度分類と症状

古典的分類であるⅠ～Ⅲ度の分類と，現在用いられている分類とを対応させて表1[1]に示す．

b) 熱傷面積の評価

①熱傷面積：成人では，図1に示す「9の法則」により熱傷面積が全身体表面積の何％であるかを

表1　熱傷の分類[1]

分類	Ⅰ度	浅Ⅱ度	深Ⅱ度	Ⅲ度	
	superficial burn（表皮熱傷）	superficial partial thickness burn（皮膚浅部分熱傷）	deep partial thickness burn（皮膚深部分熱傷）	full thickness burn（皮膚全層熱傷）	subdermal burn（皮下熱傷）
障害組織	表皮に限局	表皮および真皮浅層	真皮深層まで	皮下組織の一部に及ぶ	筋・骨にまで達する
症状	紅斑を呈し，水疱はみられない．疼痛は受傷後遅れて生じる	破れていない水疱と著しい疼痛	赤色ないし光沢のある白色で，水疱は破れ，中等度の浮腫を伴う．神経が破壊されるため，疼痛は浅Ⅱ度よりも軽度	硬い．羊皮紙様の壊死組織が生じ，疼痛はほとんどない．感染を合併しやすい	
予後	3～10日で瘢痕を伴わずに治癒する	10～14日で治癒し，瘢痕は生じないか，わずかである	創基底面より皮膚が再生するが，治癒に3週間以上を要し，肥厚性瘢痕を生じる	再生組織は創傷辺縁からしか生じず，創傷面を被わないため，皮膚移植が必要である	広範囲にわたる壊死組織の除去が必要で，四肢では切断に至る場合もある

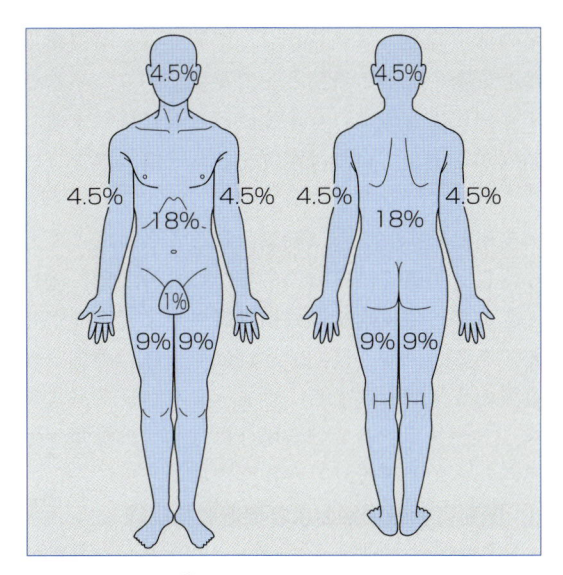

図1 9の法則[2)]

数字は%BSA（body surface area：体表面積）．会陰部が全体表面の1%で，残りは11等分割する（各部分は9%ずつとなる）．体幹は前面および後面がそれぞれ2つ分で18%，頭部，1上肢は各9%，下肢は前面と後面がそれぞれ9%と換算される

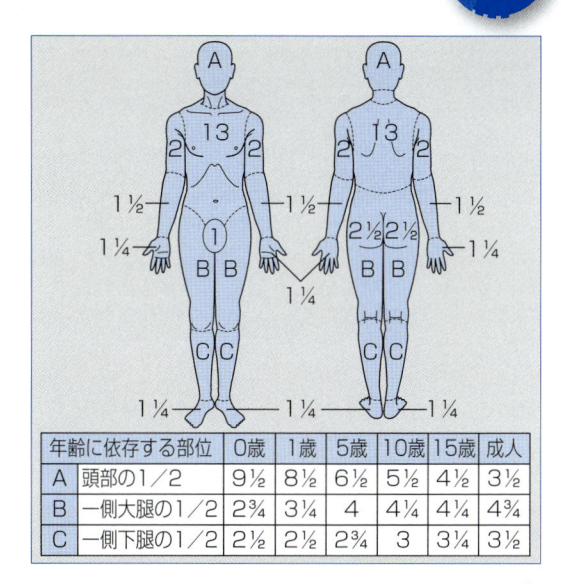

図2 Lund-Browderチャート（数字は%BSA）[2)]

概算する．小児も含めて，より正確な評価を行うには図2のLund-Browderチャートを用いる．成人で20%以上，小児・高齢者で10%以上ならば広範囲重度熱傷として全身管理が必要である．

②**熱傷指数（burn index）**：1/2×Ⅱ度熱傷面積（%）＋Ⅲ度熱傷面積（%）を熱傷指数という．熱傷指数10〜15は重傷で全身管理の対象となる．

2）呼吸機能

気管内挿管，機械的補助呼吸の有無，気道熱傷，肺炎，無気肺の有無，胸郭や肩の関節可動域（range of motion：ROM）制限，ウォーターベッドやエアベッド使用の有無などを確認しておく．

3）運動機能

a）関節可動域および筋力

熱傷部だけでなく非熱傷部のROMも含め評価する．また大きな筋群の筋力を把握しておく．骨折や動脈，神経および腱の損傷などはないか確認しておく．

4）精神状態

重傷の熱傷患者は創部の疼痛や感染による発熱などからリハに取り組む意欲がわかないことが多く，退行，不安，そして抑うつなどが出現する．

不安や興奮が強い場合は精神科治療を優先する．受傷原因が自殺企図の場合には，自殺企図以外が原因の熱傷に比べ重症度が有意に高く，患者に生きる意欲がないのでリハは思うように進まない．

5）その他の合併症および患者プロフィール

患者の既往歴について問診しておく．特に筋・骨格系の疾患，神経疾患の存在は重要である．患者の歩行歴，跛行の有無，杖が必要であったかなどの情報も得ておく．また患者の社会的環境，すなわち職業，生活状況，婚姻の有無，家族関係なども聴取しておく．

■ リハビリテーションの実際

Ⅰ度および浅Ⅱ度熱傷は2週間以内に瘢痕をほとんど生じることなく治癒する．積極的なリハの介入が必要になるのは植皮術の適応となる深Ⅱ度およびⅢ度の熱傷である．以下に急性期と急性期以後の長期リハ治療について述べる．

1）急性期のリハビリテーション

熱傷治療の初期または植皮術以前の期間におけるリハの目標は，①創閉鎖と感染予防の管理，②浮腫のコントロール，③関節と皮膚の可動性維持，④筋力と持久力の維持，⑤呼吸器合併症の予防，⑥患者と家族の治療への参加を促すことである．

a）浮腫のコントロール

熱傷の浮腫は炎症による細胞外液の増加と組織

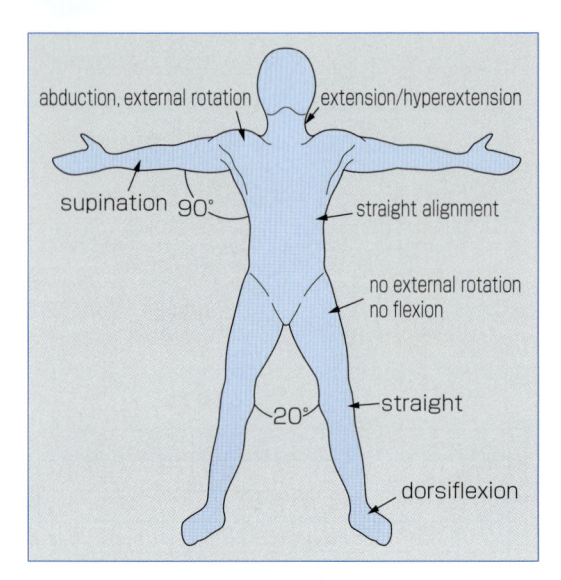

図3 重症熱傷患者の良肢位[4]

の損傷による循環不全に大きく起因するが，長時間の臥床や四肢の下垂によって助長される．また浮腫は組織の循環障害と線維化を助長することから，関節や瘢痕拘縮にも悪影響を及ぼす．したがって，浮腫の除去はできるだけ早期から対応しなくてはならない．急性期における治療法としては患側肢の挙上や体位変換（2時間に1回以上），圧迫包帯（遠位で強く，近位になるにつれて弱く巻く．1日に3回以上，当初は1回に10分程度から開始して，強度・時間とも増加させる）が施行され，成熟期にはボディスーツやストッキングなどの圧迫帯を使用する．

b）ポジショニング

熱傷患者は疼痛から逃れるために熱傷組織が伸展されない肢位をとろうと四肢，体幹を動かし屈曲，内転位をとろうとする．図3[3]に代表的ポジショニングを示す．

ウォーターベッドやエアベッドが使われることがあるが，これらのベッドは圧を分散させる効果はある一方，関節拘縮を助長する危険がある．なぜなら患者はベッド内に沈み込むことで円背が助長され胸郭拡張が制限されるからである．さらには肺活量の減少や股関節と膝関節の屈曲拘縮を引き起こす可能性があるので注意が必要である．

c）呼吸理学療法

機械的補助呼吸下の呼吸管理として，2時間ごとの体位変換，スクイージング等による喀痰排出は無気肺や肺炎の予防として重要であり，ネブライザーによるエアロゾル療法とともに施行する．循環が安定していれば座位をとらせ横隔膜を下げることでより効率のよい訓練を行うべきである．植皮術前の排痰手技は制限されることはほとんどなくⅢ度熱傷では疼痛は生じないため十分に施行できるが，植皮術後は移植皮膚生着まで安静が必要である．生着が確認できれば手術施行医師との協議のうえで再開する．ウォーターベッドやエアベッドが使用されている場合には胸郭の拡張が障害されるので呼吸リハが重要である．

d）関節可動域訓練および機能維持訓練

熱傷組織を伸張するにはゆっくりとした持続的な訓練の方が反復運動訓練よりも効果的である．訓練プログラムは1日に3～4回行う．また下肢の自動運動を筋力維持，血栓性静脈炎の予防のために行う．減張切開，人工皮膚の使用は訓練の禁忌とはならないが，関節近傍に植皮を行った場合は術後関連する部位の可動域訓練は中止する．Helmらは中断は術後3日間としているが[4]，わが国では植皮生着の時期からみて，5～10日訓練を中断するべきであるとされている[1,5]．体幹可動域訓練も頻発するロボット様姿勢などを予防するうえで重要である．

顔面熱傷では小口症や閉眼障害に注意する．口角や頬部の伸張（ストレッチ）には，すりこぎやシリンジなどの器具を用いる（図4）[6]．

e）歩行訓練

患者を歩行させるため必要があれば補装具を処方する．オーバーヘッドバー付き歩行器の使用は上肢熱傷患者に有用で，肩や肘関節の可動域を改善すると同時に浮腫を軽減する．足部の熱傷で深部切開や部分切断が必要な場合には中敷きを型取りした特殊な深さの靴を作製する．早期に適切な履物を処方することにより，膝・股関節の疼痛や背部痛といった二次的合併症を予防することができる．

f）装具療法

高齢者，意思疎通が困難な患者，もしくは小児で随意的ポジショニングが問題となる場合はスプリント（副子）による管理が重要である．ROMが

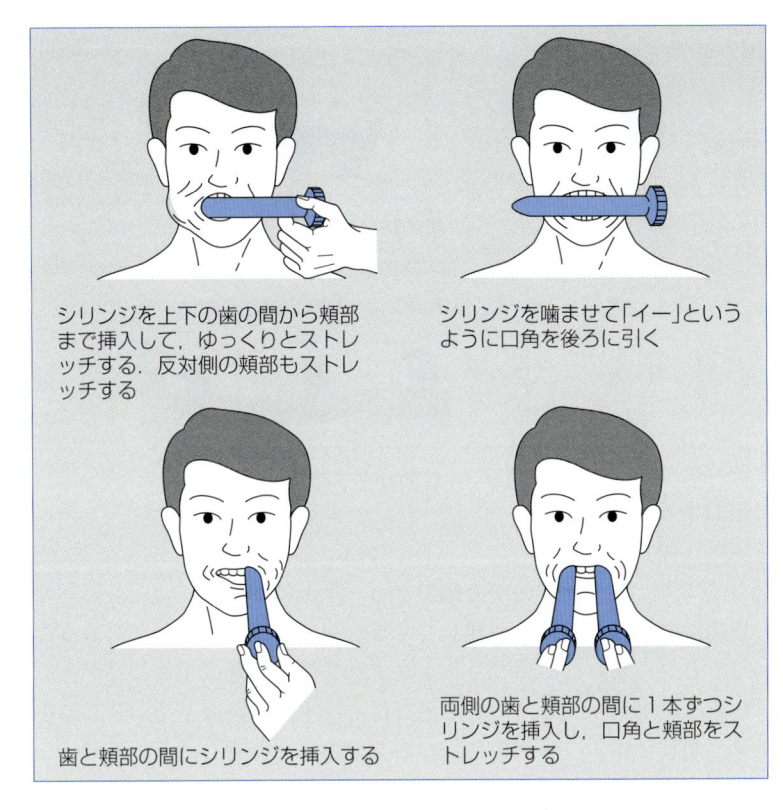

図4 顔面のストレッチ[6]
・1日4回以上行う
・顔面圧迫マスクをはずして行う
・食事と入浴に合わせて行うとき以外は10分以内とする
・1か所で1〜2分間シリンジを保持する

（図内キャプション）
- シリンジを上下の歯の間から頬部まで挿入して，ゆっくりとストレッチする．反対側の頬部もストレッチする
- シリンジを噛ませて「イー」というように口角を後ろに引く
- 歯と頬部の間にシリンジを挿入する
- 両側の歯と頬部の間に1本ずつシリンジを挿入し，口角と頬部をストレッチする

正常に維持されていればスプリントは必要ないが，露出した腱が断裂する危険がある場合には弛緩肢位に保持しておく必要がある．また関節が露出している場合には保護する目的でスプリントを処方する．逆にスプリントによる長期固定により変形が誘発される可能性もあるので可動域を頻回に評価する必要がある．急性期に使用する代表的なスプリントを図5[2]，図6に示す．

顔面圧迫マスクが，①正常な顔面の輪郭を保つ，②拘縮を予防する，③瘢痕組織の形成を抑制する，④乾燥を防ぐ目的で使用される．材質により弾性布マスク，シリコンマスク，透明プラスチックマスクの3種類があり，これらを組み合わせて使用する．まず作製が容易で適合を得やすいシリコンマスクを装着させ，その間に透明プラスチックマスクと弾性布マスクを作製する．1日20時間装着し，日中はプラスチックマスクを装着する．プラスチックマスクはわずかに位置がずれても圧分布が大きく変化するため，夜間はプラスチックマスクの下に弾性布マスクをして一定の圧迫力を維持する．1回1時間，1日4回マスクをはずしている間に食事あるいは入浴と顔面のマッサージを行う．小児では顔面全体を覆うマスクや顎ストラップあるいは下顎を下から支える頸椎装具の使用により骨成長の抑制を認めたという報告[8]があり，若年者では歯列矯正保持装置を装着することが望ましい．

g）手の熱傷

手の熱傷治療は患者が正常な機能回復を得るうえで非常に重要である．包括的・医学的・外科的な手の治療プロトコールにはスプリント，植皮後不動，指間スペーサー，圧迫手袋および温水やシリコンゲルの中での運動があり，良好な機能回復が得られ，再建術の必要を減らす[9]．

h）浮腫

手の浮腫は鷲手変形の主要な原因である．スプリントを用い手関節軽度背屈，中手指節関節60〜90°屈曲，近位および遠位指節間関節完全伸展，母指掌側外転位とする（図5）．スプリントの装着は浮腫が消失し，手を能動的に使えるようになるまで継続的に行う必要があるだろう．また浮腫は上肢挙上や自動運動によっても治療される．

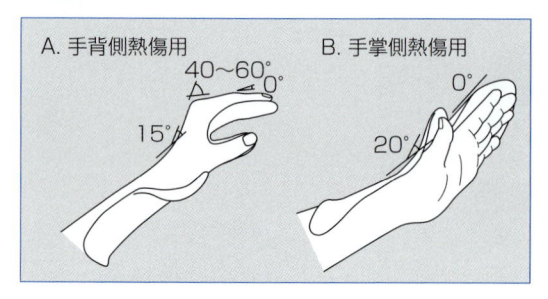

図5 一般的な手の急性期スプリント[2]

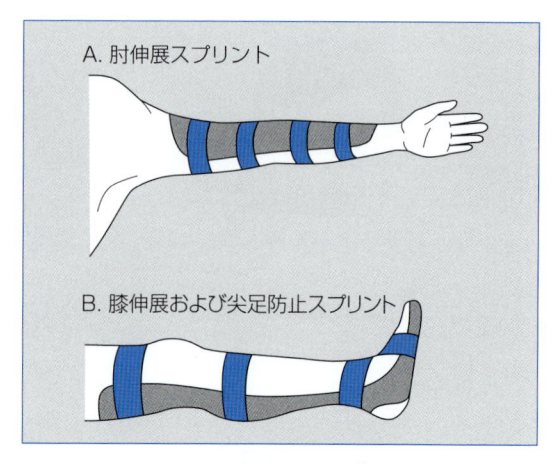

図6 一般的な上下肢スプリント[4]

i) 腱および関節の露出

急速な脱水，変性による腱断裂を防ぐために湿性ドレッシングを行い，創が完全に閉鎖するまで腱が弛緩する位置にスプリントで持続的に固定するべきである．dorsal hood 機構が露出した場合，創が閉鎖するまでスプリントを用い指節間関節伸展位とするべきである．その後ゆっくりとした自動運動を開始する．dorsal hood が断裂した場合は典型的ボタン穴変形を呈す．断裂後早急に手指を伸展位で6週間固定することで，瘢痕組織が指伸筋表面に形成され破綻した伸展機構を代替する．その後自動運動を開始する．

関節包が露出しているが破れていない場合はゆっくりとした自動運動を行い，保護するためスプリントを使用する．関節包が破れている，または排液している場合は自然強直が起こるので，機能的肢位をとるべきである．

j) 訓練

基本的には近位指節間関節を屈曲しつつ中手指節関節を過伸展することによって手内筋のストレッチを行う．関節を他動運動により牽引することによって靱帯を伸展する．

k) スプリント

通常，手の熱傷では個別のスプリントが必要になり，動的もしくは静的スプリントが使用される．静的スプリントは基本的には拘縮の起こった屈筋表面や手掌面に使用され，最大のテンションで装着し，拘縮が改善したら再び採型する．

動的スプリントにはネイルフック，皮製ループの付いたものがあり，伸展拘縮の動的ストレッチのために使用される．

小児の手のリハは大人のそれと異なり特別な配慮が必要である．小児の手は小さいため装具の適合が難しく，また屈曲肢位をとる傾向があるためスプリントがずれて潰瘍を形成することがある．手背の熱傷では，中手指節関節と指節間関節を伸展位に保つ必要がある．非協力的な小児ではシーネが有用である．

l) 感染予防

重症熱傷は免疫不全状態であり，易感染性のため接触性感染予防対策の徹底が不可欠である．反対に熱傷患者は院内水平感染の感染源ともなり得るためセラピストは感染伝播を防止するための策を徹底する必要がある．特に多剤耐性緑膿菌や多剤耐性アシネトバクターが検出された場合は個室管理を余儀なくされ伝播予防に細心の注意が必要．状況によってはリハの中断も検討する必要がある．

2) 長期リハビリテーション

急性期以後のリハ治療は急性期治療に比べ5～10倍長く時間がかかり，この期間に様々な身体的および精神的変化が生じる．一般にこの時期に患者と家族は身体に起こった事態がいかに過酷なものであるかを認識する．したがって，この時期には適切な精神的サポートが重要である．

a) 訓練

植皮術後または創治癒後の ROM を維持することは急性期よりも難しい．熱傷瘢痕は縮小し，帯状になり，厚さを増し可動域を減少させる．瘢痕組織内部で膠原線維が分解，堆積し，筋線維芽細

胞が活動している間であれば瘢痕を再形成することが可能である．一度瘢痕組織が成熟してしまうと拘縮した皮膚をストレッチしても効果は少ない．異所性骨化がみられた場合には痛みのない範囲で自動運動のみを行う．

最も有効な皮膚ストレッチの方法はゆっくりとした持続的なものである．ストレッチは重り，牽引，シーネを用いても行うことができる．治療部位にパラフィンを用い，30分持続的にストレッチする方法は可動域の改善に非常に有用であると同時に関節の違和感を軽減し皮膚の潤滑を良くする．パラフィンの温度は48℃以下とする．

もう一つのストレッチの原則は瘢痕全体をストレッチすることである．言い換えればもし1つの瘢痕が複数の関節にまたがってあるときは，関係するすべての関節を同時にストレッチするということである．

拘縮した関節を可動域全域にわたりストレッチできたとしても，それを維持するためには静的あるいは動的スプリントの助けを借りなければならない．よって個別に作製したスプリントなしでは訓練の効果は半減するであろう．

解剖学的に正常にみえるので機能を犠牲にして長期間スプリントの関節を完全伸展位としておくという間違いがしばしば起こる．特に伸展位に固定された肘関節においてよく起こるので注意が必要である．

回復期を通じて重要な治療対象となるのが手指である．特別なスプリントが必要となるのは手掌拘縮，手掌の杯状拘縮，小指屈曲拘縮，母指-示指間隙狭小化，extensor hood機構断裂，頸部屈曲拘縮，小児の股関節屈曲外転外旋位拘縮，足関節背屈拘縮である．

すべての患者は長期安静後，筋力強化訓練を行うべきである．拮抗筋群に対する抵抗運動訓練は関節拘縮の予防および治療に有用である．持久力や協調性改善を目的とした訓練も見落とされがちであるが不可欠なプログラムである．

b）物理療法

リハ治療で一般に使われている物理療法が熱傷合併症にも有用である．経皮的電気刺激（TENS）は疼痛治療に効果があり，長期の不完全なポジショニングによる肩の痛みに用いられる．

超音波は疼痛関節の治療や可動域訓練に対する耐久性を改善する目的で行われ，アイスマッサージと併用することにより瘢痕部疼痛を減少させるとされてきた．しかし超音波治療は熱傷による拘縮に対して効果がないという報告もあり[10]，その効果は確実ではない．

間欠的圧迫器，波動マッサージ器は四肢の浮腫を軽減するのに有用である．

持続的他動運動（continuous passive motion：CPM）はセラピストの手による可動域訓練には及ばないが，痛みによる恐怖から訓練に抵抗がある患者やCPMの方がリラックスできる小児などで適応がある．

おわりに

熱傷のリハは4～6か月継続し，改善に合わせて治療頻度を減らしていく．もし障害が重度であれば1年以上にわたって治療は継続される．医師は熱傷患者の恒久的障害（後遺症）を評価し，復職の可能性について判断するとき，熱傷患者の特異性について考慮する必要があり，それは熱・寒冷耐久性，太陽光感受性，疼痛，化学物質感受性，汗腺機能変化，巧緻動作性の低下，感覚障害，筋力低下，拘縮，美容的問題，精神的問題などである．

（鈴木大雅）

▶文献

1) 出江紳一：熱傷．リハビリテーション医学テキスト（三上真弘，石田 暉編），南江堂，1999，pp316-320．
2) 出江紳一：熱傷急性期のリハビリテーション．MB Med Reha，9：80-89，2001．
3) 齋藤大蔵・他：熱傷の急性期リハビリテーション．臨床リハ，9（2）：148-153，2000．
4) Helm PA, et al.：Burn injury：Rehabilitation management in 1982. Arch Phys Med Rehabil, 63：6-16, 1982.
5) Helm PA, Fisher SV, Cromes GF, Jr.：Burn Injury Rehabilitation. Rehabilitation Medicine：Principles and Practice（edited by DeLisa JA and Gans BM）, 3rd edition, Lippincott-Raven Publishers, Philadelphia, 1998, pp1575-1597.
6) Rivers EA, Fisher SV：Rehabilitation for Burn Patients. Kurusen's Handbook of Physical Medicine and Rehabilitation（edited by Kottke FJ and Lehm-

ann JF), 4th edition, Saunders, 1990, pp1070-1101.
7) Rivers EA, Strate RG, Solem LD : The transparent face mask. *Am J Occup Ther*, **33** : 108-113, 1979.
8) Fricke NB, et al. : Skeletal and dental disturbances after facial burns and pressure garments. *J Burn Care Rehabil*, **17** : 338-345, 1996.
9) Pegg SP, et al. : Results of early excision and grafting in hand burns. *Burns*, **11 (2)** : 99-103, 1984.
10) Ward RS, et al. : Evaluation of topical therapeutic ultrasound to improve response to physical therapy and lessen scar contracture after burn injury. *J Burn Care Rehabil*, **15 (1)** : 74-79, 1994.

第4章 疾患とリハビリテーション

25. 脳性麻痺

Summary

① 脳性麻痺の原因は周産期医療の進歩とともに変化し，早期産児・低出生体重児の低酸素性虚血性脳病変による脳室周囲白質軟化症が多くなっている．
② 脳性麻痺児（リ）ハビリテーション（以下リハ）の特徴は，四肢を動かすことで脳は発達し，広範な脳障害でもリハにより代償機能の向上がみられることである．
③ 早期診断・治療の重要性はいうまでもないが，適切な時期に子どもの意欲を高める適切な量と質のリハプログラムが必要となる．
④ リハ指導は日常生活に結びつく指導が重要であり，機能予後予測に基づいて日常で使える機能まで引き上げるために，外来通院頻度を増やす，入院集中訓練を繰り返し実施するなど利用者が選択できるリハプログラムが必要となる．
⑤ 社会参加，自立を目標とするが，自立困難例では人間らしい生活を目標に，ライフサイクルを通して生じる様々な問題・課題に対して支援・援助していく必要がある．
⑥ 痙縮の治療として整形外科手術，選択的脊髄後根切断術，ボツリヌス毒素注射，バクロフェン髄腔内投与など治療の選択肢が増えたが，相互の適応や役割分担などの見解はまだ一致しない部分もある．今後，自己臍帯血中の多能性幹細胞による脳神経の再生など再生医療の進歩が期待される．

■ 概要

1) 脳性麻痺の定義

わが国で広く用いられている定義は，厚生省脳性麻痺研究班（1968）によるもので，「受胎から新生児（生後4週以内）までの間に生じた，脳の非進行性病変に基づく，永続的な，しかし変化しうる運動および姿勢の異常である．その症状は満2歳までに発現する．進行性疾患や一過性運動障害，または将来正常化するであろうと思われる運動発達遅延は除外する．」というものである．国際的には2004年にBethesdaで開催された国際ワークショップでの定義が報告されている[1]．

■ 評価

従来，国際的に使用される標準化された評価がなく，施設間や訓練方法間の比較検討がなされてこなかった．近年，粗大運動能力分類システム（gross motor function classification system：GMFCS），粗大運動能力尺度（gross motor function measure：GMFM），子どものための機能的自立度評価法（Functional Independence Measure for Children：WeeFIM），こどもの能力低下評価法（Pediatric Evaluation of Disability Inventory：PEDI）などが使われ，国際的な比較も可能となった．しかし，重症例への介入による変化を捉えるには限界があるなどの課題は残されている．

■ 診断

1) 発生頻度と原因の歴史的変化[2]

発生頻度に関してわが国で大規模な疫学調査は行われていないが，各地域の報告から出生1,000に対して2人前後である．

脳性麻痺の危険因子としては多胎妊娠，哺乳障害，痙攣，低体温，反復する無呼吸発作，2,000g以下の低出生体重等があげられる．

脳性麻痺の原因は変化してきており，1960年代

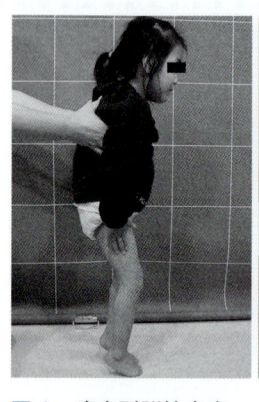

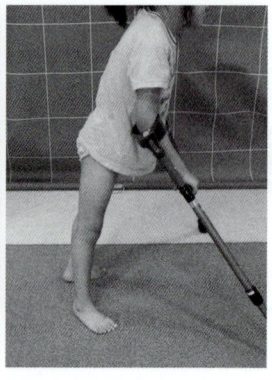

図1 痙直型脳性麻痺
左（5歳）：支持立位は屈曲姿勢となり，介助歩行で下肢は交差し歩行不能
右（7歳）：股関節周囲筋解離手術後入院集中訓練を繰り返し，屈曲姿勢が軽減し杖歩行が可能となった

頃までは，脳性麻痺の3大原因として出生時仮死，低出生体重，重症黄疸があげられていたが，1980年代以降人工換気医療の導入などの影響もあって，障害の重度重複化が進んだ．近年，脳性麻痺の原因として，在胎37週未満の早期産児に生じやすい低酸素性虚血性脳病変による脳室周囲白質軟化症（periventricular leukomalacia：PVL）がみられ，病変が錐体路および視放線を巻き込むため，痙直型両麻痺と視覚認知障害を生じることが多い．また，出生体重600 g未満の新生児死亡率が改善し，成育限界といわれる在胎22, 23週の生存率も50%を超えた．低出生体重と発達障害あるいは在胎34～36週の正期産に近い早期産児（late preterm児）と発達遅滞の関連が報告されている．

出生前原因としては遺伝子異常，染色体異常，脳形成異常，先天性感染症，胎児仮死，呼吸窮迫症候群などがある．周産期原因としては呼吸循環障害，仮死，黄疸，痙攣，低血糖などがあり，出生後原因としては中枢神経感染症，急性脳炎・脳症，低酸素脳症，痙攣重積，心停止，脳血管障害，頭部外傷などがある．近年，出生前の原因が多くみられ，原因と思われる項目が複数重複している例や原因が特定できない例もみられる．

2）病型と麻痺型分類

脳性麻痺の病型は，①痙直型（spastic type），②アテトーゼ型（athetotic type），③失調型（ataxic type），④低緊張型（hypotonic type），⑤混合型（mixed type）に分類される．ジストニア型（dystonic type）を分類に入れる場合もあるが，緊張性アテトーゼ（tension athetosis）としてアテトーゼ型に分類されることが多い．

a）痙直型（図1）

両麻痺，四肢麻痺では一般的に脳の広汎な部位の障害のため痙縮（spasticity）に固縮（rigidity）を伴っていることが多く，痙固縮（rigidospastic）の状態を呈している．片麻痺の原因としては脳出血が多くみられる．痙直型の特徴として，働筋と拮抗筋が同時に過剰収縮を起こす病的な同時収縮（co-contraction），痙縮の強い拮抗筋からの過剰な緊張性相反性抑制（tonic reciprocal inhibition）による働筋の機能不全がみられる．働筋の機能不全に対しては，拮抗筋に対する痙縮の治療と機能訓練による働筋の機能改善により運動機能の向上に結びつく例がある．その他，随意的な運動により，他の罹患部位に痙性が高まり，努力を要したときや精神的緊張により増強する連合反応（associated-reaction）がみられる．

b）アテトーゼ型

高ビリルビン血症により起こる脳障害で大脳基底核，視床，脳幹などの神経核が障害されて生ずる．しかし近年は，脳の広汎な障害に伴い混合型として不随意運動がみられることが多い．筋緊張は低緊張と過緊張の間を動揺し，上肢より下肢の機能が良い例が多い．知的障害は軽度あるいはない例もみられ，運動機能発達とのアンバランスが問題を生じる．随意的努力や，精神的緊張により不随意運動や筋緊張が増悪するため，入院などで母子分離が必要な場合には高熱症候群の発症などに注意が必要となる．

c）失調型

小脳の病変以外に，錐体路，錐体外路系，深部感覚に病変を併せ持つ例もある．純粋型失調と混合型があり，退行性疾患との鑑別が必要である．

d）低緊張型

筋緊張は低下し，知的障害や痙攣発作を合併することがある．神経，筋疾患との鑑別も必要になる．

麻痺型は罹患範囲により四肢麻痺（quadriple-

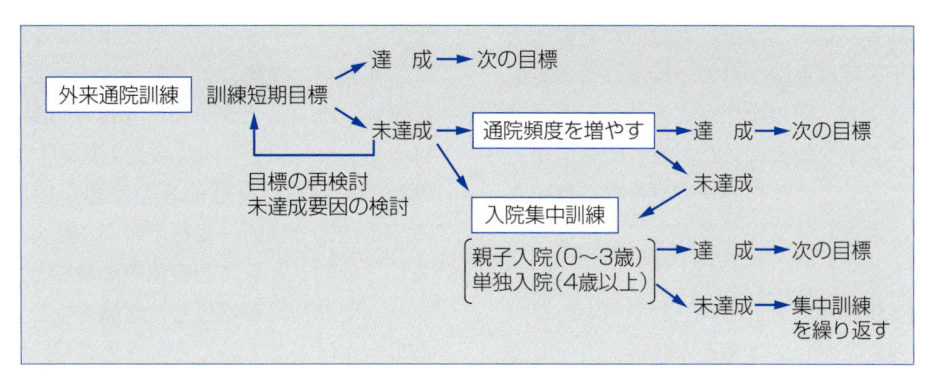

図2 発達期脳性麻痺児（リ）ハビリテーションの実際
訓練時間以外の対応を保護者や保育士，教師，療育スタッフに十分指導する

gia），両麻痺（diplegia），片麻痺（hemiplegia），三肢麻痺（triplegia），対麻痺（paraplegia），単麻痺（monoplegia）に分類される．三肢麻痺，対麻痺，単麻痺の頻度は少ない．

■ リハビリテーションの実際

1）（リ）ハビリテーションの特徴

脳性麻痺児に対する援助は，中途障害のように機能を失った状態での介入ではなく，新たに獲得していくための援助，いわゆるハビリテーション（以下ハビリ）である．発達期にある小児の脳は様々な感覚器を通して，適切な刺激により発達していくことが知られており，運動機能に関しても，四肢体幹を自ら動かすことで小児の脳は発達する．上肢機能が著しく障害されているアテトーゼ型の人が，一般の人より上手に足で作業する場面を見て驚かされることがあり，小児の脳の可塑性，代償性が科学的にも実証されている．

2）早期診断・訓練

脳性麻痺の早期診断では，①妊娠，周産期における原因となりうる疾患・状態の既往や複数の危険因子の存在，②発達，特に運動発達の遅れ，③新生児期の姿勢反射（原始反射）の残存，④特異な神経学的異常徴候（筋緊張の異常，深部反射の異常，病的反射など）の存在や脳の画像診断などが重要になる．しかし早期診断が困難な例や，脳の画像には異常のみられない例もある．早期診断の段階では様々な疾患が含まれてくることを念頭に置き，先天代謝異常など治療可能な疾患や退行性疾患との鑑別診断は重要である．

3）脳性麻痺児に対する（リ）ハビリテーションのあり方[3,4]

児のもっている能力を最大限発揮させることにより，身体的，精神的，社会的，職業的自立を図るものである．自立困難な重症例は社会の支援を受け，人間らしい生活が送れることを目標とする．

従来，施設入院が中心に行われてきたハビリは，在宅障害児を支援するシステムの充実へと変換してきている．しかし通院だけでは十分に能力を発揮しきれない例もあり，地域生活を支援するための親子入院や一定期間の入院集中訓練の意義は大きい[5]（図2）．

a）重症度別訓練指導のあり方

軽症例では歩容の改善，下肢の変形拘縮による歩行能力の低下を防ぐ．地域生活を続けるための精神的な援助，助言も重要である．中等症例では立位，歩行機能の向上する時期に適切な訓練治療（手術）を実施し，日常で使える運動レベルまで機能を高め，維持していくためにきめこまかな対応が必要になる．重症例では，生活リズム・体調の維持，合併症への対応，呼吸・摂食・快反応・意思表示・コミュニケーションの向上，介助を受けやすい状態の維持などである．

b）年齢別訓練指導のあり方

①新生児，乳児期：保護者は病名の告知を受け混乱する時期であるが，発達期にある脳に対するハビリの重要性を説明し，障害児を家族の一員として認識し育てるために適切な日常の対応（育児法）を指導する．この時期は外来通院指導訓練が行われるが，ケースによっては通院頻度を増や

す，あるいは入院集中訓練などの対応が必要となる．特に親子入院は療法士および母親による集中的な関わりにより，児の変化が実感できるだけでなく，療育スタッフや入院した保護者間の情報交換等を通じて保護者の精神的安定や療育に対する意欲や自信が得られ，家庭でできることが増える等の利点がある．

②幼児期：粗大運動の最も向上しやすい時期である．粗大運動に関しては発達の順序に沿って訓練指導が行われているが，座位困難例に適切な保持をして立位をとらせることにより体幹の支持性が向上し，座位保持も向上することはしばしば経験する．3歳頃までに座位は可能となったが，はさみ脚を呈し介助歩行で下肢が交差して歩行ができない程度の例は，就学に向けて立位歩行能力の向上は重要な課題となる（図1）．運動機能予後予測に則って痙縮の治療や目標に向けての通院・入院集中訓練プログラムを立てる必要がある．麻痺性股関節脱臼が増悪するのもこの時期であり，定期的な診断が必要になる．

③学童期：地域の普通学校へ就学した場合は，訓練指導の機会が少なくなる時期である．特に（杖）歩行に関しては学校では車椅子を余儀なくされ，週に何回か歩行訓練に通院している例もある．しかし支持歩行能力は日常で使えなければ，能力の向上維持は望めないだけでなく，10歳を過ぎると身長，体重の増加により下肢の変形拘縮が増悪し，能力が低下することが多い．生活基盤を地域に置き，地域で教育を受けながら児の能力を最大限発揮させ維持するため一定期間の入院集中訓練・治療を実施し，日常で使えるレベルまで引き上げる必要がある．入院集中訓練・治療により立位歩行能力が向上することで，座位，体幹の支持性が向上し，上肢が使いやすくなり，作業能力やADLが向上することはよくみられる．また地域の学校では他の児童との能力差や家庭での甘えの気持ちから，あらゆることが受身になってしまうことが多いが，入院による集団生活や併設特別支援学校での適切な指導により，意欲が向上し，自立心が高まる．視知覚を中心とした認知能力が向上し学習面の向上も期待できる．

④成人期：二次障害による機能低下の予防が重要となる．アテトーゼ型では頚部の不随意運動による頚髄症の増悪により歩行可能であった例が歩行不能になることがある．重度痙直型ではwind-blown deformity等四肢の変形拘縮，麻痺性股関節脱臼や麻痺性脊柱側弯の増悪が主な問題となる．重症例では同一姿勢で寝かされていることが多く，加齢とともにその他の姿勢をとらせにくくなり，変形拘縮が増悪し，疼痛を生じるとさらに筋緊張が増悪していくという悪循環に陥る．知的精神的問題により社会的適応障害を生じることもある．成長とともに運動機能が低下していく危険因子は，運動不足，肥満，疼痛，合併症の悪化，脆弱性骨折や病気による長期臥症，生活習慣病，環境の変化などによる筋緊張の増悪などである．医療的管理として，健康管理，（運動）機能の維持，二次障害の予防，心身のリフレッシュなどが重要である．

c）発達期脳性麻痺児ハビリの実際

短期目標を立て，外来通院訓練指導を実施し，目標が達成されれば次の目標に移る．未達成の場合は未達成要因を検討し，目標自体の再検討，通院頻度を増やす，入院集中訓練（親子入院，単独入院）を実施するなどの対応が必要になる（図2）．訓練効果を維持向上するためには訓練時間以外の対応を保護者や保育士，教師，療育スタッフに十分指導することが重要である．

訓練指導効果に影響する因子は障害の重症度，年齢，児・家庭の状況，筋緊張の程度，重度合併症の数，知的発達などであり，配慮する必要がある．入院集中訓練に関しては，その効果を疑問視する報告もみられるが，支持歩行能力は歩行予後予測により適応を選べば，10歳頃まで繰り返し入院集中訓練を実施することで階段状に向上しその意義は大きい．

4）痙縮の治療など

従来，痙縮の治療として，理学療法やギプスなどによる痙性筋のストレッチや薬物療法，低出力レーザーなどの物理療法，フェノールブロック，整形外科手術が行われている．近年になって選択的脊髄後根切断術，ボツリヌス毒素注射，バクロフェン髄腔内投与なども導入され治療の選択肢も増えた．しかし相互の適応や役割分担などの見解

はまだ一致しない部分もある．近い将来iPS細胞，骨髄幹細胞や自己臍帯血中の多能性幹細胞による脳神経の再生など再生医療の進歩が期待される．

（朝貝芳美）

▶文 献

1) Bax M, et al. : Proposed definition and classification of cerebral palsy, April 2005. *Dev Med Child Neurol*, 47 : 571-576, 2005.
2) 竹下研三：脳性麻痺の疫学．OTジャーナル，**24**：4-8，1990．
3) 朝貝芳美：痙直型脳性麻痺に対する整形外科手術とリハビリテーションのあり方―脳性麻痺児粗大運動の向上をめざして―．医学のあゆみ，**203**：795-800，2002．
4) 朝貝芳美：ライフサイクルからみた脳性麻痺―乳幼児期のみかた―．臨床リハ，**11**：692-697，2002．
5) 朝貝芳美，渡邉泰央：脳性麻痺児粗大運動に対する集中訓練の意義．リハビリテーション医学，**40**：833-838，2003．

第4章 疾患とリハビリテーション

26. 二分脊椎

Summary

① 二分脊椎には囊胞性二分脊椎と潜在性二分脊椎があり，下肢の運動麻痺，感覚障害，膀胱直腸障害などを示す．
② 二分脊椎，特に脊髄髄膜瘤では，多職種が関与するチームアプローチが必要である．
③ 移動能力には多くの因子が関与するが，なかでも運動麻痺レベルが最も大きく関係する．
④ 予測される移動能力に基づいて理学療法や装具治療を行うが，実用的な歩行が見込めない場合も，立位・歩行訓練を行うメリットがある．
⑤ 膀胱直腸障害や知的障害・認知障害の評価と管理も大切である．

■ 概要

二分脊椎とは，先天的に脊椎の後方要素が欠損している疾患で，無脳症とともに神経管閉鎖不全に含まれる．脊髄や馬尾神経が背側に脱出し瘤を形成する囊胞性二分脊椎では皮膚欠損を伴うことが多く，開放性二分脊椎と呼ばれる．囊胞性二分脊椎のうち囊胞内に神経組織を含むものを脊髄髄膜瘤（myelomeningocele），神経組織を含まないものを髄膜瘤（meningocele），脊髄の中心管が露出するものを脊髄披裂（myeloschisis）と呼ぶ．一方，脊椎後方要素の癒合不全のみで髄膜や神経組織に脱出を伴わないものを潜在性二分脊椎と呼び，神経症状を伴わない場合と，脊髄脂肪腫のように神経症状を伴う場合がある．二分脊椎は神経系の発生異常であり，特に囊胞性二分脊椎では水頭症，キアリ奇形，脊髄空洞症などの異常を伴うことがある．日本における二分脊椎の発生率は，1万出生当たり4～5人とされている．

■ 診断・評価

1）診断

囊胞性二分脊椎の診断は，出生時において腰背部の囊胞，下肢の運動麻痺や変形から容易に可能である．障害レベルに応じた下肢・体幹の運動・感覚障害や排泄（排尿・排便）障害を示す．潜在性二分脊椎では，二分脊椎を示す部位の皮膚に，皮膚洞，発毛などの異常を認めることがある．運動麻痺や排泄障害が明らかでないこともある．これら以外に中枢神経系の異常による症状として，知的障害，認知障害などを示す場合がある．二分脊椎そのものの画像検査として，単純X線，CT，MRIが行われる．

2）下肢・体幹の麻痺と移動機能の評価

二分脊椎における麻痺は，外傷性脊髄損傷と異なり神経系の形成異常に伴うものであり，椎弓の欠損や脊髄・馬尾神経の脊柱管外への脱出レベルのみでは適切に判定することができない．また感覚障害による評価も困難であり，主に運動麻痺を評価することになる．

下肢の運動麻痺レベルは，外傷性脊髄損傷と同様に，筋力が残存する（徒手筋力検査：MMTで[3]以上）最下位の髄節で表す．麻痺レベルに基づく分類法としてSharrard分類が古くから使われており，下肢筋の神経支配図（図1）に基づく麻痺レベルが胸髄レベルのものを1群，L1～L2レ

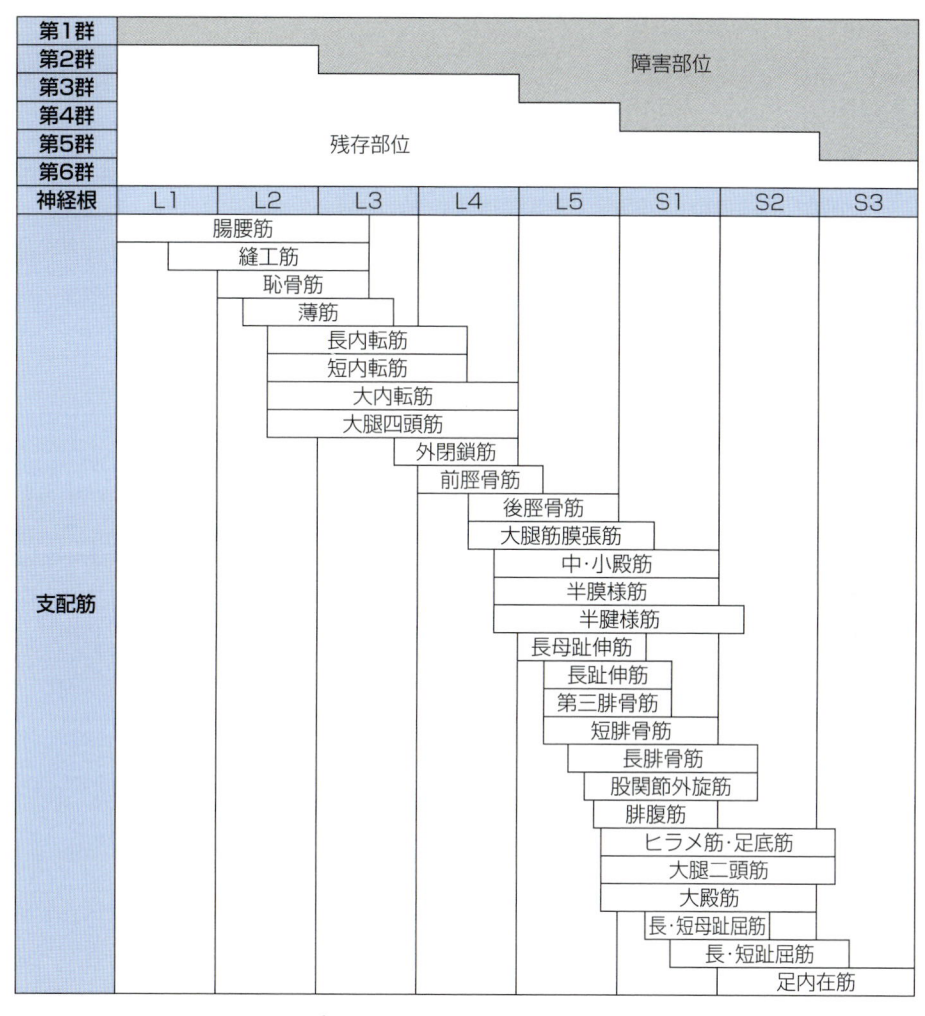

図1 Sharrardの神経支配図[5]（一部改変）

ベルを2群，L3～L4レベルを3群，L5レベルを4群，S1レベルを5群，運動麻痺のないものを6群としている．McDonaldら[4]は，Sharrardの神経支配図において中・小殿筋と同等のレベルとされる内側ハムストリングが，中・小殿筋やさらには前脛骨筋よりも高位の神経支配を受け，腸腰筋や大腿四頭筋の筋力とより関係が深いと述べている．

二分脊椎患者の移動能力には，下肢・体幹の筋力とこれらが影響する変形や拘縮，平衡機能，褥瘡，全身耐久性，知的能力など数多くの因子が関与する．これらのなかで運動麻痺レベルが移動能力に最も大きく関係し，L4レベルより下位の麻痺では実用歩行を獲得できるとされている．歩行機能の評価にはHoffer分類（表1）を用いる．Hoffer分類のcommunity ambulatorを杖使用の有無により2群に細分する考え方もある．

3）排泄機能の評価

泌尿器科的，小児外科的な各種検査が行われる．詳細な排尿機能の評価にはウロダイナミックスタディを行うが，侵襲的な検査であり，乳幼児では適応を慎重に考慮する必要がある．

4）知的障害・認知障害の評価

知的障害を評価するには，WISC，田中・ビネー知能検査など小児で一般的に用いられる評価法を利用する．認知障害に関しては，特に知覚統合や視覚認知の障害が日常生活に及ぼす影響が大きいとされ，評価の対象となる．

表1 Hoffer 分類[3]

Community ambulator	屋内外のほとんどの活動時に歩行するが，杖か装具，あるいは両者を必要とすることがある．長距離の旅行にのみ車椅子を用いる．
Household ambulator	屋内のみで杖・装具などを用いて歩行する．必要であるとしてもわずかな介助で椅子やベッドに座ったり，そこから立ち上がることができる．自宅や学校内の活動の一部と屋外のすべての活動に車椅子を使用する．
Non-functional ambulator	自宅，学校，病院でのリハビリテーション場面のみで歩行する．それ以外での移動には車椅子を用いる．
Non-ambulator	車椅子のみを用いるが，そこからベッドへの移乗はできる．

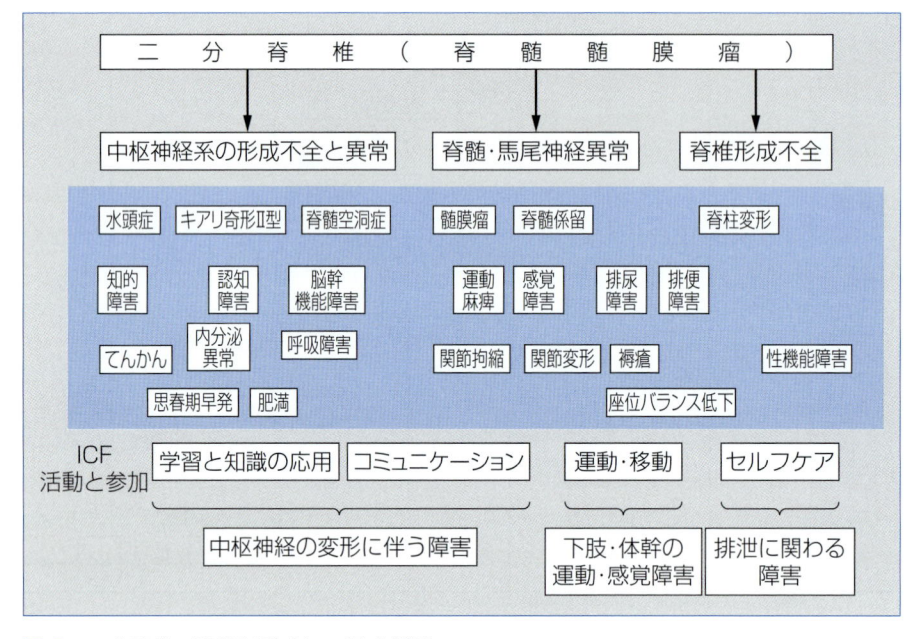

図2 二分脊椎（脊髄髄膜瘤）の障害構造

■ リハビリテーションの実際

二分脊椎，特に脊髄髄膜瘤では，中枢神経系の形成不全と異常，脊髄・馬尾神経異常，脊椎形成不全から多様な症状を示し，学習と知識の応用，コミュニケーション，運動・移動，セルフケアに障害を生じる(図2)．したがってその診療には，小児科，リハビリテーション（以下リハ）科，小児外科，脳神経外科，整形外科，泌尿器科といった診療科，さらには看護，心理といった多職種が関与するチームアプローチが必要である．排泄障害に対しては，自己間欠導尿の導入に当たり理学療法や作業療法が適応になることがあり，また知的障害や認知障害に対しては，作業療法や心理的アプローチが求められている．しかしリハの中心は移動機能の獲得に向けた理学療法である．

新生児期から乳児期には，関節拘縮や変形に対して関節可動域訓練や徒手矯正を行い，これと並行して，ポジショニングやハンドリングを行う．定頚が得られ，寝返りができるようになったら，引き続いて座位・立位を促す理学療法を行い，左右差のない交互性のある動きを身につける．

Sharrard 1, 2群の高位麻痺では，将来の実用的な移動手段は車椅子となることが多い．高位麻痺に対して立位・歩行訓練を行う必要性に対しては，異なる意見もあるが，将来的に移動の自立が得られることが多く，骨折や褥瘡が少ないとの報告もあり，1歳以降に定頚が得られたらスタビライザーを用いて立位訓練を行う．歩行訓練には骨

盤帯付き長下肢装具やRGO（reciprocating gait orthosis）を用いる．

　Sharrard 3群以下の低位麻痺では，実用的な歩行を目指して理学療法を行う．座位が安定したら，立位・歩行に向けたリハを開始するが，立位のアライメントと下肢の筋力を評価し，適切な装具を選択する．すなわち膝関節の伸展および屈曲筋力が十分で，立位で膝関節が安定していれば短下肢装具を，そうでなければ長下肢装具を処方する．足関節の底背屈筋力が十分で足部変形もなければ装具は不要である．

　二分脊椎では，脊椎そのものの形成不全，体幹筋力の低下に加えて，股関節脱臼やそれに伴う骨盤傾斜なども加わって脊柱変形を示すことが多い．体幹変形は立位・座位バランスに影響を与え，難治性の褥瘡形成につながることもある．一方で，二分脊椎に伴う脊柱変形の治療は困難であり，進行の予防を心掛ける必要がある．これには，乳児期からの脊柱アライメントの保持，ストレッチなどによる脊柱可動性の維持，適切な座位・立位姿勢の指導，脊柱アライメントを考慮した車椅子などが含まれる．装具治療は，進行予防の効果が不明であること，装具による褥瘡形成のリスクがあることから広くは行われていないが，考慮して良い．

（芳賀信彦）

▶文献

1) 井川靖彦・他：二分脊椎症に伴う下部尿路機能障害の診療ガイドライン．日排尿会誌，**16**：260-269，2005．
2) 芳賀信彦：二分脊椎児に対するリハビリテーションの現況．*Jpn J Rehabil Med*，**46**（11）：711-720，2009．
3) Hoffer MM, et al.：Functional ambulation in patients with myelomeningocele. *J Bone Joint Surg Am*, **55**：137-148, 1973.
4) McDonald CM, et al.：Modifications to the traditional description of neurosegmental innervation in myelomeningocele. *Dev Med Child Neurol*, **33**：473-481, 1991.
5) Sharrard WJW：Posterior iliopsoas transplantation in the treatment of paralytic dislocation of the hip. *J Bone Joint Surg Br*, **46**：426-444, 1964.

第4章 疾患とリハビリテーション

27. 筋ジストロフィー

Summary

① 人工呼吸器療法の普及やその他の治療法，管理法の進歩によりデュシェンヌ型筋ジストロフィー（以下DMD）の平均寿命は人工呼吸器療法導入以前に比べ10年延びたとされている．
② DMDではその障害の進行は一定のパターンに従うことが多く，近位筋優位に四肢体幹の筋力が進行性に低下し，筋・腱の短縮，関節拘縮，脊柱変形が起こってくる．また，知的問題も存在することが少なくない．
③ 歩行可能な時期より拘縮予防は重要であり，腸脛靱帯とアキレス腱の伸張などを欠かさず行うようにする．
④ 歩行不能になれば車椅子が処方されるが，この頃より脊柱変形が急激に進行しその対応が必要となることが多い．
⑤ 呼吸障害に対しては系統的なリハビリテーション（以下リハ）を導入すべきである．

■ 疾患の概要

筋ジストロフィーはミオパチーの一分類であり，「骨格筋の変性，壊死を主病変とし，臨床的には進行性の筋力低下をみる遺伝性の疾患である」とされている．筋ジストロフィーは従来，遺伝型や臨床症状から病型として分類されてきたが，遺伝子解析の進歩により，原因遺伝子がほぼ解明され，疾患単位は遺伝子の異常により規定されるようになっている（表1）．

ここでは，小児期に発症するもので最も発症率が高いデュシェンヌ型筋ジストロフィー（Duchenne muscular dystrophy：DMD）について述べる．DMDは伴性劣性遺伝であるがその約1/3は突然変異であるといわれる．発症率は，男児出生100万人当たり140～390人といわれる．1980年代に原因遺伝子が発見され，この遺伝子によりコードされている蛋白にジストロフィンという名前が与えられた．DMDはジストロフィンの完全欠損であり，異常なジストロフィン蛋白の発現はBecker型になるとされている．

発症時期を特定するのは困難であるが，処女歩行はやや遅れるものの1歳6か月頃までに歩行可能となる．下腿筋の仮性肥大に2歳頃より気付かれる．登攀性起立（Gowers徴候）や動揺性歩行（waddling gait）など近位筋優位の筋力低下を示す徴候が出現する．その後，階段歩行困難となり，平均9歳で歩行不能となる．その後は，四つ這い，座位での床上移動か車椅子移動となり，平均15歳で座位保持困難となり移動は電動車椅子となる．筋力低下は，下肢から上肢，近位筋から遠位筋へと進むため，手指の機能は比較的保たれ，箸の使用などは歩行不能となってからも可能なことが多い．自然経過では，平均20歳で呼吸不全や心不全で死亡するとされる．現在は呼吸不全に対する非侵襲的人工呼吸療法を含む呼吸リハ，心筋症の治療により平均生存年齢は30歳くらいまでに延長しているとの報告がある．伴性劣性遺伝であるため基本的に男児にのみ発症するが，変異遺伝子を有する女性である保因者が成人以降に進行性筋力低下や心筋症を生じる場合がある．

表1 筋ジストロフィーの病型分類（文献1を参考に作成）

遺伝形式	従来の分類		新分類
伴性劣性	Duchenne 型		DMD*
	Becker 型		BMD*
	Emery-Dreifuss 型		EDMD
常染色体優性	筋強直性ジストロフィー		DM1, DM2
	肢帯型		LGMD1A〜F
	顔面肩甲上腕型		FSHMD1
	眼咽頭型		OPMD
常染色体劣性		肢帯型	LGMD2A〜J
	先天性	福山型先天性	FCMD
		非福山型先天性	MDC1A〜D
		筋眼脳病	MEB
		Walker-Warburg 症候群	
		Ullrich 型先天性	

＊DMD, BMD は同一遺伝子による疾患である

表2 筋ジストロフィー機能障害度の厚生省分類[5]

Stage I	階段昇降可能
a.	手の介助なし
b.	手の膝押さえ
Stage II	階段昇降可能
a.	片手手すり
b.	片手手すり膝手
c.	両手手すり
Stage III	椅子から起立可能
Stage IV	歩行可能
a.	独歩で5m以上
b.	一人では歩けないが物につかまれば歩ける ⅰ）歩行器 ⅱ）手すり ⅲ）手びき
Stage V	起立歩行は不可能であるが四つ這いは可能
Stage VI	四つ這いも不可能であるがいざり這行は可能
Stage VII	いざり這行も不可能であるが座位の保持は可能
Stage VIII	座位の保持も不能であり，常時臥床状態

診断・評価

診断にあたっては，まず臨床症状，家族歴，検査所見などにより病型を絞り込む．検査では，血清クレアチンキナーゼの異常高値が特徴的である．その後，遺伝子診断，筋組織のジストロフィン免疫染色などで確定される．遺伝子診断では該当部位の遺伝子異常が示されれば確実であるが，異常が確認できない場合も少なくない．診断に際しては，遺伝相談などにより正しい疾患の認識を与えることが重要である．

鑑別診断として，多発性筋炎などのミオパチー，脊髄性筋萎縮症などの神経疾患，その他の小児発症の中枢神経疾患があげられる．多発性筋炎はいかなる年齢層にも出現すること，ステロイド療法に反応することよりその鑑別は重要である．

DMD では，四肢筋の侵される順序がほぼ一定であることから，進行度のステージ分類が行われてきた（表2）．これは，次に起こる日常生活活動（ADL）低下を予測するうえで有用である．

四肢の評価としてはまず筋力の評価が行われる．また，DMD では筋・腱の短縮が特徴的であり，ハムストリングス，腓腹筋，腸腰筋，足内反筋の短縮の有無，程度を評価する．体幹筋は早期に筋力低下をきたし，脊柱変形は徐々に進行する．脊柱変形には，前弯を呈し側弯がめだたないタイプと，後弯を呈し側弯の進行が速いタイプとがある．座位バランスが低下してきた際には座位保持が重要な問題となるので，静的，動的な座位につき評価する．ジストロフィンは脳にも分布するとされ，DMD では平均して IQ が 10 程度低いといわれる．

DMD の呼吸障害の本態は慢性肺胞低換気であり，まず睡眠時の換気低下がみられるようになる．評価としては，慢性肺胞低換気の症状や徴候の有無をチェックするが，移動能力を失っている場合は労作性呼吸困難でなく非特異的な症状が多い．また，外来ないしベッドサイドでできる検査として，肺活量（vital capacity：VC），咳のピークフロー（cough peak flow：CPF），最大強制吸気量（maximum insufflation capacity：MIC），酸素飽和度（SpO_2），経皮または呼気終末炭酸ガス分圧（transcutaneous CO_2 tension：$TcCO_2$，または end-tidal CO_2 tension：$EtCO_2$）が必要とされている．CPF が低値の場合は徒手による咳介助の際の CPF を測定する．$TcCO_2$ または $EtCO_2$ の測定が困難な場合は，動脈血ガス検査が行われる．DMD では，骨格筋機能障害の程度とは無関係に拡張型心筋症に類似した病態が生じる．移動能力が失われた後には，労作性の症状がみられないた

め，自覚症状を伴わないまま心機能障害が進行していく．したがって通常，心不全症状出現時にはすでに心機能障害がかなり高度となっている．最近では薬物治療の進歩により心不全の予後は改善しており，適切な時期に治療を開始するために定期的な検査は欠かせない．

リハビリテーション

筋ジストロフィー患者のリハの目的は，障害の進行に応じて可能な最大限のADLを維持するとともに，機能障害の進行を極力予防することにある．以下，時期に応じたリハの概略を述べる．

1) 歩行可能期（ステージⅠ～Ⅳ）

短縮の起こりやすい筋のストレッチを行い，ホームプログラムとして指導する．DMDのなかには知的障害がみられる症例もあるが，身体的な面に配慮すれば普通学級に通学できる児童・生徒は多く，状況に応じて適切な教育を受けられるよう配慮が必要である．

2) 車椅子期（ステージⅤ～Ⅶ）

転倒が頻回になれば，長下肢装具による起立・歩行訓練を検討するが，すでに起こっている関節拘縮に合わせたアライメントの装具の作製が必要なこと，筋力低下に伴い介助量が増加することより適応は慎重に決定する．アキレス腱延長術と腸脛靱帯解離術が歩行期間延長のために行われることがある．この手術はまだ歩行可能なうちに行われる．

実用歩行不能になれば車椅子を処方する．この頃より脊柱変形が進行するため，良い座位姿勢を保つことが必要である．脊柱変形，骨盤傾斜，筋力，日常生活での動きに応じて座位保持部分の要素を工夫する必要がある．脊柱変形矯正のため脊椎インストルメンテーションが行われることがあるが，その場合呼吸機能と側弯の進行度を考慮し時期を失しないことが肝要である．車椅子駆動が困難となれば，移動手段として電動車椅子を処方する．

3) 呼吸不全期

呼吸不全に対して人工呼吸療法が行われるが，これは患者の意思による．呼吸困難を訴えなくても，上気道感染などで呼吸不全を呈し，気管挿管され抜管困難に陥ることもあるため，人工呼吸器装着の是非について前もって十分な説明がなされた後に意思を確認しておくべきである．なお，可能な限り鼻マスクやマウスピースを介した非侵襲的陽圧換気を用いることが，合併症やQOLの点で望ましいとされている．そのためには，胸郭・肺のコンプライアンスの維持のための救急蘇生バッグなどを用いたエアスタックの習得ならびに去痰困難に対する徒手または機械による咳介助などの手技を患者・家族が習得し，ふだんより行っていることが必要である．

四肢・体幹の筋力低下や変形が進行しても手指などの残存機能を生かして電動車椅子の操作，食事などのADLを維持する．さらに進行しADLがすべて介助となっても，入力手段を工夫した環境制御装置などが有効な場合がある．

（花山耕三）

▶文献

1) 川井　充：筋ジストロフィーの研究の進歩と臨床への応用．*MB Med Reha*, **51**：1-8, 2005.
2) 花山耕三：進行性筋ジストロフィー症のリハビリテーション，内科医のためのリハビリテーション．診断と治療, **90**：129-136, 2002.
3) Bach JR（大澤真木子監訳）：神経筋疾患の評価とマネジメントガイド．診断と治療社，1999.
4) 公益社団法人日本リハビリテーション医学会（監修）：神経筋疾患・脊髄損傷の呼吸リハビリテーションガイドライン．金原出版，2014, pp24-71.
5) 平成7年度厚生省精神・神経疾患研究委託費筋ジストロフィーの療養と看護に関する臨床的，社会学的研究：研究成果報告書．

第4章 疾患とリハビリテーション

28. 精神疾患

Summary

① 「うつ」には，a「脳の病気」としての内因性うつ病，b「悩める障害者」としての反応性うつ病とがある．bに対しては適度の励ましと適切なリハビリテーション（以下リハ）によりADLを向上させることで，気分が改善しうる．抑うつ気分が存在しない脳卒中者の場合，cアパシー（発動性低下）の可能性があり，この場合リハで活動を賦活することが必要である．

② 言語での疎通が難しい失語症者のうつ病は，冴えない表情，視線が合うのを避けること，朝悪く午後〜夕方になると少し良くなる日内変動，食欲低下，中途覚醒があることから診断する．機能評価やリハの進行を急がないことが必要である．

③ 統合失調症合併例のリハでは，リハ構造の理解が必要．安心感と現実感（健康な自我への働きかけ）を与えること，健康な自我を通して幻覚や妄想について話題にすること，あいまいな態度をとらないことが大切である．引きこもりや意欲低下が著しい場合には忍耐と時間が必要である．

④ 変換症/転換性障害にリハチームで対応する場合には，スタッフ側にゴールの設定や治療の目的などをめぐって各スタッフの意見の違いや混乱が生じやすいので，構造化されたカンファランスを開き，治療構造を固めていくことが必要である．また，さらなる疾病利得や退行を招かないよう，スタッフ自身の逆転移，陰性感情，陽性感情について点検が必要である．

抑うつ障害群と発動性低下

■ はじめに

何をもって抑うつ（depression）とするか，あるいは調査時期によって出現頻度は様々であるが，うつ病学会治療ガイドライン[1]によれば，大うつ病（はっきりとしたうつ病，「うつ病（DSM-5)」に該当）を併発する頻度は，脳血管障害14〜19％，悪性腫瘍22〜29％，慢性疼痛を伴う身体疾患30〜54％という．抑うつは脳卒中後によくある合併症であり1/3の患者にみられ，機能回復に負の影響を与える[2]．リハの適切な進行という観点から，あるいは自殺予防の観点から，早期発見，早期介入が望まれる．

■ リハにおける抑うつ障害群（表1）

リハにおけるうつは，a原因が不明である「了解不能」な抑うつ（いわば「脳の病気」としての内因性うつ病）と，b心理的原因が明らかな「了解可能」な抑うつ（いわば「悩める障害者」としての反応性うつ病）と分類するとわかりやすい．a内因性うつ病の場合，自分を責めるばかりで，周囲に他罰的に不満を訴えることは少ない（自罰的うつ）．一方，b反応性うつ病の場合，うつは周囲の援助や慰めの言葉によって，一時的にでも軽快する．あるいは，周囲に不満や苦悶を自ら訴える（他罰的うつ）．

aに対しては一般的な内因性うつ病に準じた対応，すなわち無理のないリハと抗うつ薬の投与である．一般的には，内因性うつは未治療であっても通常は数か月で自然回復しうるが，抗うつ薬投与により早い回復を期待できる*．一方bに対しては，（傾聴や信頼により良い関係性が築かれているなかでの）適度の励ましと適切なリハにより

表1 リハにおける「うつ」に見える状態

鑑　別	対　応
a 「内因性うつ病」 　（自罰的うつ）	無理のないリハと抗う つ薬の投与
b 「反応性うつ病」 　（他罰的うつ）	適度の励ましと適切な リハによる ADL 拡大
c アパシー（発動性低下） 　（抑うつ気分が存在しない）	活動を賦活
d 情動表出の低下 　（右脳損傷由来）	周囲の理解

他に，心理的な拒絶，意識障害（低活動性のせん妄など）を鑑別することが必要

ADL を向上させることで，気分が改善することを経験する．認知行動療法も効果が期待できる．少量の抗うつ薬内服は，睡眠の質を改善し，あるいは日中の不安焦燥感を緩和することで b の場合にもしばしば効果がある．実際の臨床では，a，b が区別しにくい．あるいは当初 b であっても a に移行しうる．

なお，b の類型で，抑うつ症状の自覚が強く，しかし制止はまれで，日によって抑うつ気分がひどいときと，比較的軽減しているときと，変動する状態が 2 年以上続いている場合には持続性抑うつ障害（気分変調症，Dysthymia）という．本来は不安障害圏の病態である．

■ リハにおけるうつ病の鑑別

うつ病の症状は，精神症状と身体症状とに分けられる．精神症状は，抑うつ気分，悲哀感，自信欠如，不安，焦燥，罪責感，自分は無価値であるという感覚，将来に対する希望のない悲観的な見方，希死念慮の他に，①精神活動の抑制（リハに取り組む意欲の減退），②思考力や集中力の減退である．2 週間以上持続することをもってうつ病と診断する（一過性の悲嘆は正常な反応である）．このうち①②は，前頭葉損傷や意欲の回路の損傷に直接由来する c アパシー（発動性低下）の場合にも観察される．この場合には抑うつ気分は確認

できない．抗うつ薬の効果は乏しく，安静よりは活動を賦活することが必要なため，鑑別が大切である（後述）．低活動性のせん妄などの，意識障害の鑑別も必要である．

うつ病の身体症状は，中途覚醒（「夜中未明に目が覚めて，もう眠れない」という早朝覚醒が多い），時に過眠，熟睡感の欠如，食欲減退（「味がしない，砂をかんでいるよう」），性欲減退，③易疲労性，④全身倦怠感や痛みがある．このうち③④はうつ病を併発していない慢性疾患一般や脳卒中者でもしばしばみられる．うつ病の場合の①～④は，朝悪く午後～夕方になると症状が少し軽減する日内変動が，毎日同じパターンで観察されることが多い．

特に高齢者では身体不調の訴え（不定愁訴）が多くなり，時に微小妄想（罪業妄想の例「今までの天罰がくだった」，貧困妄想の例「貯金がすべてなくなった」，心気妄想の例「まだ病気が隠れている」）が確認できる．さらに重篤で思考が制止すると，意思や動作の発動ができない昏迷状態になり，四肢体幹が廃用症候群に至り，リハが必要になる．

■ 失語症者のうつ病をどのようにしてみつけるか，どう対応するか

言葉やうなずきで正確な意思の疎通が得られない場合には，冴えない表情（打ちひしがれたようで，生き生きした感じがない），心的エネルギーが枯渇した雰囲気（何かしようとする感じがない，治療にのってこない），視線が合うのを避ける（下を向き，視線の動きが乏しい）により，抑うつの状態であることを疑う．さらに，日内変動，食欲低下，身体愁訴，早朝覚醒，熟睡感の欠如，身の置き所がない焦燥がみられる場合，脳の病気としての抑うつ障害群である可能性が高い．自殺の予防という観点からも，内因性うつ病の治療に則った対応が望ましい．

言語評価は，できないことを強く自覚させ，否定的な自動思考とも相まって，抑うつを増長させうる．機能評価やリハの進行を急がないことも場合によっては必要である．リハを一時中止とする場合には，見捨てられ感を抱かせないよう，抑うつ症状は自然経過でやがて軽快することを説明

*ただし，SSRI（Selective Serotonin Reuptake Inhibitors 選択的セロトニン再取り込み阻害薬）は焦燥や不安，衝動を高める場合がある．また抗うつ薬の効果は，軽症のうつ病にはプラセボと比較して優越性はないという報告もあり，絶対的なものではない．

し，いつでも訓練を再開できる旨の約束をとりかわし，その後定期的に声をかける配慮が必要である．言葉は通じなくても，左脳損傷者の場合には感情のやりとりに関する機能は保たれている．

■ アパシー（発動性低下）

発動性低下は，抑うつ感情が本人には自覚されない，という点でa，bのうつ病とは異なる（表1）．脳の広汎な損傷・機能不全（多発性脳梗塞，大梗塞，認知症など）による発動性の低下が頻度としては多い．同時に，下記の脳局所部位の損傷，機能不全でも生じることが知られている[3]．

1）前頭葉関連の発動性低下

前帯状回は辺縁系の構成物で，高度な行動の発動に関係している．前帯状回回路を含む「前頭葉内側面」の損傷により，無気力，発動性低下や無感情が生じる．一方「背外側前頭前皮質」回路の損傷では，複雑な判断や，目標を設定しそれに向かって計画を立て実行する能力が損なわれる．あるいはワーキングメモリーの障害により遂行能力が低下し，結果として無気力がみられる．また「外側眼窩皮質」回路の障害では，辺縁系の情動が適切に喚起されず，結果として無気力がみられうる．

2）基底核関連の発動性低下

パーキンソン病にみられる，情動の発露がない仮面様の顔貌や無動は，基底核の障害に由来している．尾状核，被殻，淡蒼球の部位の脳卒中者は，時に無気力である．

3）視床関連の発動性低下

視床は，辺縁系を含む脳各部位と密接に連絡していて，大脳皮質が担う機能のすべてに深く関与している．視床傍正中動脈の閉塞にて両側性に視床背内側部が損傷されると，記銘力障害と同時に，発動性低下，情動活動の変化（児戯など）が生じる．

■ 情動表出の低下

右脳半球損傷者では，しばしばd情動の表出（表1）に障害が生じる．特に側頭・頭頂部の損傷により，声の抑揚によって感情を表現することが不得手になる．また，右脳半球損傷者では，言語の抑揚や顔の表情を利用して，感情を適切に表現することが苦手である．この表出の障害は，感情の抑揚，プロソディの理解に障害がなくても，し

ばしば認められる．一般に，右脳半球損傷者にみられる，生き生きした表情がない，外界の出来事に無関心にさえみえる様子は，しばしば，うつ病でもアパシーでもなく，感情を適切に表出できないことに由来している．ちなみにICD-10ではこの右半球器質性感情障害を「F07.8 脳の疾患，損傷及び機能不全によるその他の器質性の人格及び行動の障害」の一例としてあげている．

統合失調症合併例の身体リハ

■ リハの構造と統合失調症

当初精神症状は比較的落ち着いていたのにもかかわらず，リハが始まると抗精神病薬の増量にもかかわらず不安感や被害関係妄想が目立ち始め，リハを中断せざるをえないことを経験する．これは，以下の①〜⑤のリハ構造の特殊性によるところが大きい．すなわちリハでは，①評価のためにあえてできないことに直面させる．また，②リハ自体が新規学習であり，患者にとってそれまで未知のものである．③自己管理についての様々な技能取得（例；自己導尿やプッシュアップなど）の目標や過程が，精神的負荷となりやすい．さらに，④通常の医療では一つの病棟内で，主に医師と看護者の二者との関わり合いだけであるのに対して，リハでは通常，病棟外のオープンスペースである訓練室に移動し，多くの患者のいるなかでPT，OT，STなど様々な訓練スタッフが入れ替わり関わる．⑤リハは身体的密着度が高い．自我障害のある統合失調者にとっては身体的密着による安心感は同時に，自分への侵入の恐怖になりうる．

①〜⑤のために統合失調症者では，ストレスがかかり，混乱し被害的になりやすい．諸動作獲得のため指示や激励を与え能動的にリハを行わせることと，精神的安定を保つために無理な刺激や働きかけから遠ざけることのバランスが難しい．

■ リハの難しさと具体的な対応法

精神症状が消退している例では，何ら健常者と変わらない．しかしその一方で，自己管理が困難であったり，病識がなかったり，失敗を恐れ自発的な訓練は行わない者もいる．基本的には個別訓練で対応し，患者同士切磋琢磨して行うようなこ

とをしないのが安全である．無理のない負荷で，簡単な反復動作の訓練は指示どおりに真面目に行う場合には，エルゴメータや四肢筋訓練器など各種運動器具を利用する．

リハスタッフとしては，①健康な自我の部分（例えば，「歩けるようになりたい」「家に帰りたい」といった通常人と共通した思いの部分）に働きかける，②ゆったりとした一定のペースで接し安心感を与える，③一定の心理的距離をとり，安全で侵入がないことを保障する，④落ち着かない雰囲気で不特定多数の人が出入りする訓練室での訓練は避ける，⑤場合によっては目標やペースを落とし，到達可能な具体的な目標を提示し，達成感を得やすくする，⑥自己充足感を補充する関わり合いをする，といった配慮が必要である．なお，これら①〜⑥の事柄は，広く一般人を対象とするリハにおけるスタッフの心得ともいえる．

■ リハ対応にあたってのポイント

1) 安心感と現実感を与える

段階的なリハ訓練計画を，不用意に一度に提示すると，時として，処理しきれない情報に混乱し，緊張や混乱をまねき精神症状が悪化し，あるいは自閉を増長させリハにのらなくなる．したがって，リハ計画を示す場合には，本人が安心できる雰囲気のなかで，現在行っている治療を中心に，具体的に簡潔に説明することが安全である．

2) 幻覚妄想，自殺についての話題はしてよい

健康な自我の部分から異常体験を聞く（「○○なので辛いですね」；○○には異常体験が入る）こと，医療者は幻覚妄想そのものに関心があるのではなく，幻覚妄想により困っている本人のつらい気持ち（健康な自我の部分）の方に関心があることを示すこと，が大切である．

また統合失調症者に限らず，自殺未遂直後の場合，自殺企図したこと，方法，あるいは現在の自殺念慮の程度について，本人のプライバシーが守られる環境にて（本人の心情を理解し共有したいという傾聴の態度で）包み隠さず話題にしても，患者を刺激することは通常ない．また，自殺念慮がなくなった患者に，厭世観や自殺念慮の有無を尋ねて，刺激して自殺念慮を再び引き起こすということもない．困難さを理解してくれていると感じさせることによって，患者の孤独感を緩和する．

3) 引きこもりや意欲低下が著しい場合には忍耐と時間が必要である

自閉や無為，拒絶は，現実に直面したり，対人関係にて混乱したりするのを避けるための，ぎりぎりの選択の結果と考えなくてはならない．したがって医療者が一方的に叱咤激励，指導，威圧しても，事態は解決しない．自閉が目立つ患者には，まず安心感を与え，対人的距離をとりながら，本人の自閉を保障しつつ，リハに導入する．

4) 不意打ちをしない，あいまいな態度をとらない

想定していなかったことが突発的に起こると，混乱する．また，あいまいな態度，含みがある言葉や態度によって不安定になる．彼らは「（周りの人は）知っていて，隠している」との自動思考に陥りやすい．誠実で隠しだてのない明快で率直な，一定の態度で接することが必要である．

以上，様々な場面を想定して述べてきたが，多くの統合失調症者において，通常人と変わらぬリハが可能なことを最後に記しておきたい．

その他の障害

1) 変換症／転換性障害（機能性神経症状症）（DSM-5）

「ヒステリー」という用語は様々な意味をもち誤解も多いため，最近はあまり使用しない．リハで遭遇することが多いのは転換性障害であるが，同時に解離性障害を伴うこともしばしばあり両者の理解が必要である．

変換症／転換性障害（conversion disorder）（機能性神経症状症）とは，葛藤が抑圧されて身体症状に置き換えられて（転換されて）症状が出現しているものをいう．意識的に疾病に逃避しているのではない点で，詐病（いわゆる仮病）とは異なる．身体症状として，失立，失歩，失声，痙攣発作などが広く知られている．確定診断にあたっては，可能性のある器質的な疾患をすべて除外することが必要である．通常は，神経学的診察所見にて症状の不自然さ（例えば，腱反射が正常で病的反射もみられない，歩行障害の程度の重さに比べ

て筋力低下が軽度，麻痺があるにもかかわらず筋萎縮がない，筋の収縮を命じると拮抗筋も同時収縮する，知覚障害では解剖学的な神経分布と訴えが一致しない，訴えが動揺する傾向が大きい，周囲の患者の症状を取り入れて症状が変化していく，など）や特異な徴候（Drop test；麻痺側の上肢を顔面に落としても顔に落ちない，Hoover test；背臥位で患側下肢を伸展挙上してもらっても健側の踵に圧がかからない）と，画像診断，電気生理検査（誘発電位，筋電図，磁気刺激など）にて症状を裏づけるに足る所見がみられないことから判断する．

リハでは，機能的電気刺激，バイオフィードバック療法，装具療法などを用いて，疾病利得の呪縛から解放される過程を援助する．理論的には，言語的に，あるいは非言語的に，健康な形で葛藤を感情表出できれば機能回復につながる．しかし実際には，心理的葛藤は心理面接を繰り返しても明らかにならないことがしばしばである．また，本人自身の内省によることなく，治療者が推定した心理的問題や疾病利得を本人につきつけても，症状は改善しない．

リハチームの各スタッフ間で，ゴールの設定や訓練の目的などをめぐって意見の違いや混乱が生じやすいので，構造化されたカンファレンスを定期的に開き，治療構造を固めていくことが大切である．またリハにあたっては，さらなる疾病利得（例；運動障害があることによって皆が優しく接してくれ，現実に直面し葛藤を解決しなくてすむ）や退行（例；できなくなるほど代わってやってくれるので，運動障害がひどくなっていく，子ども返りしていく）を招かないよう，依存とスタッフ自身の逆転移，陰性感情，陽性感情について点検が必要である[3]．

なお米国精神医学会発刊の『DSM-5 精神疾患の診断・統計マニュアル』[4]では「身体症状症および関連症群」として，「身体症状症」（＝従来の身体表現性障害や疼痛性障害も含む），「病気不安症」（＝従来の心気症も含む），この「変換症／転換性障害（機能性神経症状症）」，そして「作為症／虚偽性障害」（＝従来の詐病）を分類している．

2）身体症状症（DSM-5），身体表現性障害（ICD-10）

身体症状を反復して深刻に訴えるものの，それに対応する医学的な根拠が十分には見出せない病態をいう．しばしば症状を非常に誇張してわざとらしく訴える．しかし本人にとってみると身体症状が実際に存在しているのであり，詐病とは異なる．検査で身体的異常がないと説明しても症状は持続する．心理的な原因によることを話し合うことには抵抗する．この身体表現性障害（ICD-10）は，いくつかの疾患をまとめた疾患群である．後述する持続性身体表現性疼痛障害（疼痛性障害）（ICD-10）もここに含まれる．

a. 身体化障害（様々な身体的訴えを繰り返し行い，訴えの箇所や内容は次々に変わるが，どこかの症状を慢性的に訴え続ける）と b. 心気障害（些細な感覚の異常を捉えて，何か重大な病気が隠れているのではないかと，執拗に身体の病気の心配をする）に代表される．a. 身体化障害では様々な症状自体が重大な関心事項であるのに対し，b. 心気障害では症状の元になっている臓器や器官の病気を探索することを求める．

3）疼痛を主症状とする身体症状症（DSM-5），持続性身体表現性疼痛障害（疼痛性障害）（ICD-10）

1か所あるいは数か所の身体部位に痛みが持続し，その痛みが身体の異常では十分な説明ができない場合をいう．すべての苦悩は痛みから生じていると捉え，この痛みがなければどんなに幸せであるかと考える．心理的要因，社会的要因が痛みの発現に関与していることが多い．

治療は，薬物療法，認知行動療法や適度な運動療法を併用する．自分の気持ちの表現をせず抑えてしまうために，陰性感情や攻撃性が発散されずにストレスが蓄積している場合が多い．この場合，気持ちを外に出すことが症状の改善につながることがある．

4）解離症（DSM-5），解離性障害

葛藤が抑圧されて，意識や記憶，自我同一性などの面に破綻や不連続が出現するもの．生活上きわめて困難なことに直面したとき，解離という心理的作用が働いて，記憶や意識を失うことによっ

て，困難からさしあたって遠ざかり自我を守ることができる．ある特定の出来事や時間の想起不能，あるいは意識障害などが生じる．痙攣や四肢硬直といった転換型の症状を合併（偽発作，心因性非てんかん性発作）しうる．解離性障害の場合，各種反射は正常で，てんかん性放電はみられず，間代発作様の上肢の常同運動が不自然に持続する．なお，脳損傷があると（器質的に）解離が起こりやすい．

5）適応障害（DSM-5）

ストレス（例としては，脊髄損傷による四肢麻痺，あるいは失語症発症による言語コミュニケーション能力の喪失など，あらゆる事例が原因となりうる）に反応して，情緒や行動の障害（抑うつ，不安，自暴自棄，攻撃，引きこもり）が生じるものをいう．そのため，社会生活が著しく障害される．ただし，他の精神疾患（抑うつ障害群など）の診断がつく場合は，そちらの診断名となる．

6）心的外傷後ストレス障害（DSM-5）（post-traumatic stress disorder：PTSD）

誰もが耐えられない心理的ストレス直後は症状が乏しかったのにもかかわらず，通常は数週～数か月の潜伏期間を経て，以下の，特異な症状がそろい，1か月以上持続する．すなわち，災害や暴行などの心理的な外傷体験の情景が，覚醒時にも夢のなかにも，当時の感情や身体感覚を伴って，突然ありありと再現される（フラッシュバック）．このような再体験を侵入的に頻回に経験するために，イライラや不眠，過覚醒，そして倦怠，気分の落ち込み，無為が常時みられるようになる．米国ベトナム戦争帰還兵の後遺症として知られ，阪神大震災後に日本でも世間一般に知られるようになった．

DSM-Ⅲ（1980年）では「ほとんど誰にでもはっきりとした苦悩を引き起こすような明白なストレス」の存在が前提とされていた（戦闘，ホロコーストなど）．DSM-Ⅳ（1994年）からは，出来事は些細であっても，本人にとってトラウマであって，一定の時期をおいて過覚醒，回避，侵入などの症状が引き起こされれば，PTSDと診断しうるようになり，DSM-5（2013年）に引き継がれている．当事者の救済，補償問題の根拠にこの概念が多用されるがゆえに，PTSDの概念の範囲がやや恣意的に広く取り扱われるようになってきたという事情がある．

リハでは交通事故，労働災害，自然災害例にて時に遭遇する[3]．米国では，受傷時を想起できない外傷性脳損傷例でも多用されている．そしてDSM-5のマニュアル[4]では，「以前に脳震盪後と呼ばれた症状（例：頭痛，めまい，光，または音への過敏性，いらいら，集中困難）は脳損傷を受けた人にも受けなかった人にも出現しうるものであり，なかにはPTSDを呈する人もいる」と記載している．これは戦場という特殊状況下での出来事も含まれるという事情もある．

7）外傷性脳損傷による認知症（DSM-5）または外傷性脳損傷による軽度認知障害（DSM-5）

DSM-5[4]には，外傷性脳損傷の合併しうる障害として，情動機能の障害（例：易怒性，欲求不満傾向，緊張と不安，感情の不安定性）や人格変化（例：脱抑制，アパシー，疑い深さ，攻撃性）が，身体症状や神経学的症状とともに列記されている．

（先﨑　章）

▶文献

1) 日本うつ病学会 気分障害ガイドライン作成委員会：日本うつ病学会治療ガイドライン　Ⅱ．大うつ病性障害　2013 Ver1.1, 2013.
http://www.secretariat.ne.jp/jsmd/mood_disorder/img/130924.pdf（2015年9月28日アクセス）
2) Salter K, et al.：Post Stroke Depression, EBRSR[Evidence-Based Review of Stroke Rehabilitation] Last Updated：August 2013.
http://www.ebrsr.com（2015年9月28日アクセス）
3) 先﨑　章：精神医学・心理学的対応リハビリテーション．医歯薬出版，2011.
4) 米国精神医学会（APA），（日本精神神経学会（日本語版用語監修），髙橋三郎，大野　裕（監訳））：DSM-5 精神疾患の診断・統計マニュアル．医学書院，2014.

第4章 疾患とリハビリテーション

29. 視覚障害

Summary

① 視覚障害の原因となる主な眼疾患は緑内障（21.0%），糖尿病網膜症（15.6%），網膜色素変性症（12.0%）である．
② 視覚障害の等級は，視力障害と視野障害で別々に評価された後，総合的に判定される．
③ 視覚領域における医学的リハビリテーション（以下リハ）には，①光学的視覚補助具の選定，②視能訓練，③開眼治療がある．
④ 視覚障害者の自立訓練では，点字教育と白杖歩行に加え，パソコン訓練，日常生活訓練などを行う．
⑤ 企業の社員が視覚に障害を負った場合，職業訓練を行ったのち，ヘルスキーパーとして復職するという場合がある．

■ 視覚障害の原因眼疾患

1) 疾患頻度

2007〜2010年の視覚障害認定者を対象に行った実態調査によると，表1のように最多は緑内障（21.0%），第2位は糖尿病網膜症（15.6%），第3位は網膜色素変性症（12.0%），そして第4位が黄斑変性（9.5%），第5位が脈絡網膜萎縮（8.4%）であった[1]．

2) 緑内障

わが国での緑内障の有病率は，40歳以上の20人に1人ときわめて高い．全体数が多く，高齢者ほど発症しやすいことから視覚障害の原因眼疾患として現在最多となっている．従来，緑内障は房水の出納バランスが崩れ眼圧が上昇することで生じると考えられていたが，わが国で行われた多治見スタディという疫学調査により，眼圧が正常範囲でも緑内障が生じ，むしろこのタイプが多いということがわかった．現在，その診断基準から高眼圧は除外されたが，視野検査などにより緑内障と診断された場合，眼圧下降剤等による適正な眼圧管理により，その進行が緩徐になることがわかっている．すなわち，緑内障の治療戦略は，早

表1 視覚障害の原因となる主な眼疾患[1]（一部改変）

1	緑内障（21.0%）
2	糖尿病網膜症（15.6%）
3	網膜色素変性症（12.0%）
4	黄斑変性（9.5%）
5	脈絡網膜萎縮（8.4%）
6	視神経萎縮（5.4%）
7	白内障（4.8%）
8	角膜疾患（3.5%）
9	脳卒中（2.8%）
10	強度近視（2.5%）

期発見早期治療である．

3) 糖尿病網膜症

わが国の糖尿病人口は，予備軍を入れると2,000万人を超える．そして，毎年そのうちの3,000人以上が慢性合併症として糖尿病網膜症を発症している．糖尿病網膜症は，網膜の細動脈の閉塞から生じた血流障害が神経組織の虚血を生み，その結果，血管内皮増殖因子（vascular endothelial growth factor：VEGF）の放出を促進し，新生血管を生じさせる．硝子体内に侵入した新生血管からの出血は硝子体出血となり，前房隅角に

表2　視覚障害程度等級表

等級	視覚障害
1級	両眼の視力の和が0.01以下のもの
2級	1　両眼の視力の和が0.02以上0.04以下のもの 2　両眼の視野がそれぞれ10度以内でかつ両眼による視野について視能率による損失率が95%以上のもの
3級	1　両眼の視力の和が0.05以上0.08以下のもの 2　両眼の視野がそれぞれ10度以内でかつ両眼による視野について視能率による損失率が90%以上のもの
4級	1　両眼の視力の和が0.09以上0.12以下のもの 2　両眼の視野がそれぞれ10度以内のもの
5級	1　両眼の視力の和が0.13以上0.2以下のもの 2　両眼による視野の2分の1以上が欠けているもの
6級	一眼の視力が0.02以下，他眼の視力が0.6以下のもので両眼の視力の和が0.2を超えるもの

(身体障害者福祉法施行規則別表第5号から抜粋)

発生した新生血管により続発性緑内障が発症する．糖尿病治療の開始が遅れると血糖コントロールが良好であっても網膜症の進行を止めることができない場合もある．眼科的治療としてレーザーによる光凝固術と硝子体手術が発展し，高齢化と生活習慣の変化に伴って増加する糖尿病患者数とは裏腹に，糖尿病網膜症による失明数は減少傾向にある．

4) 網膜色素変性症

わが国における網膜色素変性症の有病率は3,000～8,000人に1人であるが，ほかの疾患に比べ，そのうち失明に至る割合が大きい．網膜の視細胞または色素上皮細胞内で作用する酵素や構造蛋白を規定するDNAの問題が数多く報告されている．視細胞のうち杆体が錐体に比して早期から障害される場合が多く，この場合は，早期から夜盲をきたし，視野の中間帯が損なわれる輪状暗点をきたす．中心視野は保有される場合が多いが，進行して全盲に至る場合もある．眼科領域の遺伝子治療と再生医療の最も重要な対象として多くの研究が行われているが，実用的な治療法はまだない．

5) 黄斑変性・脈絡網膜萎縮

高齢化と生活習慣の変化は，加齢黄斑変性の発症率を増加させているといわれているが，この疾患で完全に視覚が失われるということはきわめて少なく，中心視野の欠損である中心暗点を生じ視力は低下するが，周辺視野は温存される．黄斑部の網膜色素上皮細胞-ブルッフ膜-脈絡毛細血管板の機能障害による老廃物の沈着とその近傍の血管新生がその原因である．光線力学療法や抗VEGF抗体製剤による治療が開始され，また，iPS細胞の世界初の臨床応用として網膜色素上皮細胞移植が行われるなど注目を集めているが，その治療効果は完全ではない．また，強度近視に伴う脈絡網膜萎縮はわが国に多く，無視できない存在である．

■ 視覚障害の診断と程度評価

視覚障害による生活の困難さを判定するために，現在，視力と視野という2つのスケールを使用する．視力検査で評価された視力値は，視覚による対象認知の評価に直結する．また，視野検査の結果は，視覚による空間認知の評価の手掛かりになる．したがって，視覚障害の身体障害者手帳の等級認定は，この両者によってそれぞれ視力障害（1～6級）と視野障害（2～5級）という別の障害として規定され（表2），これらを得点化・加算されて総合的な視覚障害の等級が決定される（表3）．身体障害者福祉法が施行された昭和25年から長期にわたって視力障害のみで評価されていたが，平成5年の改定により視野障害がこれに加わった．視力障害の程度判定に両眼の矯正視力の和を用いている点は理解されにくいが，これにより，片眼失明の者に対する配慮がされていると考えることもできる．

■ 視覚リハビリテーション

視覚リハには，医学的リハのほか，生活を支援する自立訓練（機能訓練）と経済力を身につけるための職業訓練・復職支援がある．しかし，これらはそれぞれ独立して機能するものではなく，時間的にも重なり合いそして連携して進められるべ

表3　等級と指数

視力障害，視野障害		視覚障害	
1級	18	1級	18以上
2級	11	2級	11〜17
3級	7	3級	7〜10
4級	4	4級	4〜6
5級	2	5級	2〜3
6級	1		

視力障害と視野障害の等級をそれぞれ指数化し，これらを加算し，得られた指数に応じて総合的な視覚障害としての等級を決定する．例えば，視力障害が3級，視野障害が4級であれば，7＋4＝11で，視覚障害としては2級になる．

きことである．

1）医学的リハビリテーション

視覚領域における医学的リハには，①光学的視覚補助具の選定，②視能訓練，③開眼治療がある．光学的視覚補助具の代表は，矯正眼鏡，遮光眼鏡と弱視眼鏡である．これらは，保有する視機能を最大限に引き出すための補助具といえる．近年は，これに準じるものとしてスマートフォンやタブレットPCによって，視対象を拡大し，コントラストを上げ，明暗を調整して見たり，音声による入出力を文字や画像の補助として利用できるようになった．視能訓練には，現在のところ，視力を引き上げ視野を拡大するというものはない．しかし，中心暗点で視線方向が見えにくい者にあえて周辺視野を活用することを訓練することにより，それまで見えなかった大きさのものが見えるようになる場合がある．現在，開眼手術と呼ぶべきものは，人工視覚や再生医療を用いたものと考えられる．これらは，まだ端緒についたばかりであるが，手術そのものだけでなく術後の訓練も含め，今後の医学的視覚リハの重要な要素と考えられる．そして，これらに加え，医学領域で行うべき重要な支援に，④心理的サポートと⑤自立訓練・職業訓練への橋渡しがある．特に受障直後は，眼科臨床の場にいることがほとんどであるため，ここでの対応が重要であり，ほかの支援への橋渡しそのものが心理的サポートにもなりうることを認識しておかなければならない．

2）自立訓練（機能訓練）

自立訓練の2本柱といえば，点字教育と白杖歩行である．これらはそれぞれ，対象認知と空間認知の触覚による感覚代行といえる．しかしこれらは，全盲支援の方策であって，ロービジョン者・児のなかには，これらを必ずしも必要としない者も存在する．

近年，パーソナルコンピュータ（以下PC）と携帯電話が，点字教育の必要性を減じている．これらでは，文字を拡大し，画面を白黒反転し，さらに音声によるサポートを受けることができる．キーボード操作さえ習得できれば，PCで電子化された文字情報を取り扱うことが可能になる．これができるかどうかは，現在では視覚障害があっても仕事を続けられるかどうかの決め手になる場合が少なくない．そういう意味では，現代の自立訓練には点字とともにPCの習得が重要と考えられる．また，情報収集という意味では，かつてのテープ図書は，DAISY（デジタル録音図書システム）という使い勝手を重視した規格のディスクとその再生装置に移行されている．PCで対応しにくいアナログ情報に対しては，ルーペや拡大読書器などの拡大機器がロービジョン者・児にとって必須であり，これらの活用訓練も重要な自立訓練である．

一方，白杖歩行の必要性は今も変わらないが，この使用法を体系的に指導する施設はきわめて少なく，自治体も白杖をただ手渡しだけでおしまいと考えているところが少なくない．単に持っているというだけでも他者への注意喚起を促すことができ，安全性の向上につながる場合もある．しかしこれだけでは，その本来の機能を発揮できず，使用すること自体への心理的抵抗もあって使用せず，外出も控えるようになり，結果として家に引きこもる視覚障害者が少なくない．白杖操作の本格的な訓練は，入所施設で集中的にトレーニングすることが望ましく，期間も半年以上を要する．しかし，週に数回の通所訓練や訓練士が訪問して行う訪問訓練によってもその基本操作は習得でき，これを行うだけでも歩行の安全性は格段に増し活動範囲を拡大できる．また，白杖に代わる移動支援としてしばしば注目される盲導犬の活用により，歩行スピードは速くなる．しかし，盲導犬の数はきわめて少なく，犬との共同生活が誰で

29. 視覚障害

もできるとは限らない．通常，自宅内での移動には白杖や盲導犬は不要であるが，基本的な安全姿勢・確認動作，室内でのものの配置に関する知識は必須であり，受障時にはこれらを指導する必要がある．

自立訓練のなかでは日常生活訓練も行う．日常生活訓練では，洗面・歯磨き・入浴などの整容動作，トイレの使用法，身だしなみの整え方，食事動作をはじめ，調理，洗濯，掃除，電話などの生活に必要な動作法について指導する．そして，様々な便利グッズの紹介をこれに合わせて行う．また，自立訓練では，サウンド・テーブルテニスやフロアーバレーボールなどのスポーツ指導を行ったり，ハイキングや卓上ゲームなどのレクリエーションを行うこともある．

3）職業訓練と復職支援

障害者にとって取り戻すべき主たる目標は，所得と所属と生き甲斐である．職業をもつことは，これらすべてを同時に満たすことを可能とする．視覚障害は多くの場合，復職を困難にする．障害児の場合は，それが学習ということになるが，学習のゴールも就労であるので，失われたことによって生じる結果は同様である．障害が軽度であれば，ロービジョンエイドを利用して原職復帰が可能な場合もあり，これが目標になる．しかし，原職復帰が不可能な場合，職場内の異動で可能な職種を探すことになる．

わが国には，あんま・鍼灸という伝統的な視覚障害者のための職業が発達してきている．江戸時代には，視覚障害者支援政策として晴眼者がこれを営むことが禁じられていたが，近代の平等思想の名のもとに，視覚障害者はこの独占を剥奪された．その結果，現時点で視覚障害者は例えその国家資格を取得しても，その業務につけるとは限らない状況になっている．全国の視覚障害特別支援学校（盲学校）と一部の専門施設が，この養成コースを有しており，この国家試験を受ける資格をもつ卒業生を輩出している．しかし，その数は年々減少している．

障害者の雇用の促進等に関する法律では，平成25年4月より障害者雇用率が，一般事業者において2.0％（公務員では2.3％）に引き上げられた．しかし，実際はこの枠は視覚障害以外の障害者が埋めている場合がほとんどである．このことは，視覚障害がいかに企業内で敬遠されているかということを暗示している．そのようななかで，大きな企業にはヘルスキーパーという職種を設けているところがある．これは，社員を対象としたあんま・鍼灸業務である．社員が視覚に障害を負った場合，特別支援学校などでの職業訓練を行ったのち，ヘルスキーパーとして復職するという道は，そのような境遇にある当事者にとっては選択肢の一つとなる．

全国のハローワーク，地域障害者職業センター，障害者就業・生活支援センターでは，障害者の状況に応じた職業の紹介だけでなく就労継続に向けた支援をも行っている．しかし，このような枠組みのなかで，視覚障害は全身体障害の1割に満たないため，全障害を対象とするこのような施設におけるサポートに対して，視覚障害者がもつ不全感が募っている．その結果実際には，視覚障害特別支援学校や視覚障害者の自立訓練を行う施設における就労支援が，現時点での拠点とならざるをえない状況である．

〈仲泊　聡〉

▶文献

1）若生里奈・他：日本における視覚障害の原因と現状．日本眼科学会雑誌，**118**：495-501，2014．

第4章 疾患とリハビリテーション

30. 平衡障害・聴覚障害

Summary

① 平衡障害の特徴的症状に眼振やロンベルグ試験陽性がある．
② リハビリテーション（以下リハ）治療では視覚の代償を利用する方法がある．
③ めまいや嘔吐の症状の強いときには，なるべく症状を引き起こさないような姿勢での機能訓練を行う．
④ 聴覚障害では補聴器の音圧を上げるだけでは対応できないこともあるため，調整のための評価をする．
⑤ 人工内耳の埋め込みによる入力信号は符号化されているため，会話が可能となるには弁別のためのリハが必要となる．

平衡障害

概要

　平衡機能は前庭系，視覚，深部感覚（後索系）に脳幹，小脳などの機能が関与しあって保たれている．麻痺や筋力低下がなくても立位バランスの不良，失調性歩行がみられ，バランスをとろうとして両足を開いて支持基底を広げるように立つ．
　前庭系の受容器である半規管，球形嚢，卵形嚢は内耳で蝸牛と連結しており，前庭神経と蝸牛神経は併走しているため，平衡障害と聴覚障害が同時に起こることもある．前庭系障害では自分あるいは周囲が回転しているように感じる回転性めまい（vertigo），眼振を特徴とし，悪心，嘔吐もみられる．前庭系の障害部位として，延髄と橋の移行部にある前庭神経核までの末梢性の障害と，それより中枢の障害があるが，中枢側では眼球運動に関わる内側縦束や小脳への投射がみられる．
　後索系は，筋，腱，関節からの深部感覚が脊髄後索を通り延髄の楔状束核，薄束核に至る経路で，さらに情報は視床へと伝導される．深部感覚が障害されると，支配領域の身体部位の位置や運動が視覚で確認しないとわからなくなるため，下肢では閉眼での立位姿勢の保持が困難となる．このような状態を感覚性運動失調という．

評価

　前庭系の評価として眼振がある．眼振の緩急相のうち緩徐相が刺激症状で急速相はもとに戻る動きである．急速相を眼振方向としている．一般的に末梢性の障害では，眼振は一方向性でめまいは重度である．中枢性の前庭系障害では多様な眼振がみられ，ほかの脳神経症状や麻痺が随伴することがある．
　視覚を遮断しても姿勢の保持が可能かどうかをみる方法としてロンベルグ（Romberg）試験がある．まず開眼で立位姿勢をとり，閉眼で倒れるようであればロンベルグ徴候陽性となる．健常人では陰性であるが，小脳性運動失調のように開眼していても立位保持ができない場合も陰性となる．
　図1は重心動揺計での重心軌跡を示しており，開眼と閉眼での差を客観的に評価でき，経過を追うことができる．両足をそろえた立位でふらつきの症状がはっきりしないときは，左右の足の踵と爪先を接するように縦に並べて立つMannテストを行う．さらに，片脚起立時間の測定で左右差をみることができる．
　下肢の偏倚検査では，両上肢を前方にあげたま

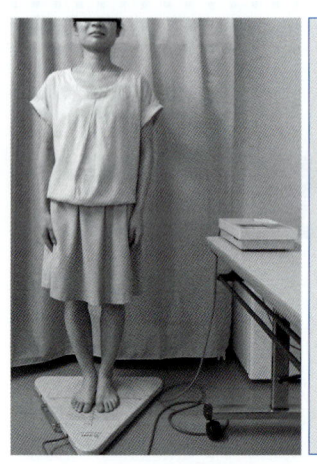

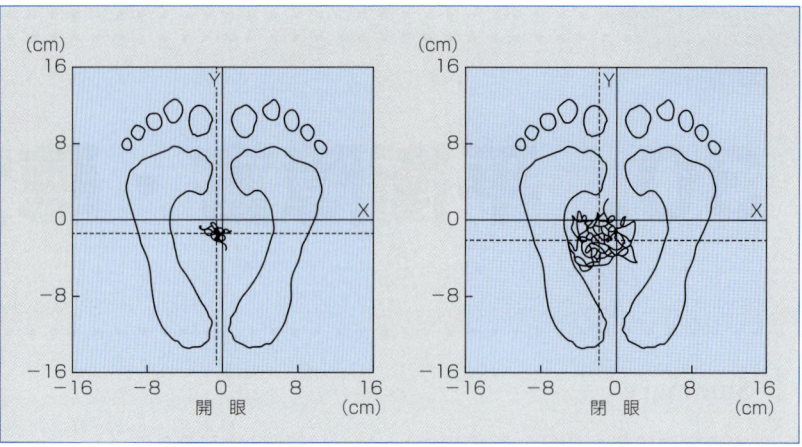

図1 重心動揺計検査および軌跡
重心動揺計のプレート上に立ち，開眼と閉眼の軌跡について面積や軌跡長として表示することができる．機種によっては正常値との差も示される（本人より掲載許諾）．

表1 平衡障害の機能的鑑別診断

起因部位		眼振	ロンベルグ試験	随伴症状
前庭系	末梢性	一方向性	陽性	めまい，悪心，嘔吐
	中枢性	多様	陽性	その他の脳幹症状
後索系	末梢性	なし	陽性	深部感覚障害，腱反射の消失
	脊髄	なし	陽性	深部感覚障害
小脳性失調		認めることもある	陰性	四肢協調性障害，失調性構音障害

ま閉眼で50回以上足踏みをさせてずれの方向をみる．前庭系障害では一方向にずれていく様子が観察される．

■ **診断（表1）**

前庭系障害の疾患として，メニエール病は30〜40代の女性に多く，原因不明の内耳での内リンパ水腫により突然回転性めまいが発症する．同時に難聴，耳鳴を伴い，治療が遅れると症状の悪化を繰り返し回復が困難となる．良性発作性頭位めまい症は頭部を動かすことにより短時間の回転性めまいを生じるが，難聴や耳鳴は認めない．予後は良好であまり安静を必要としない．前庭神経炎では難聴，耳鳴を伴わない回転性めまい発作が1回生じ，数日から1週間で回復する．めまいが改善しても数か月ふらつきが残存することがある．小脳橋角部腫瘍や血流の還流障害による外側延髄症候群（Wallenberg's syndrome）でも，めまい，平衡障害，難聴，耳鳴が認められる．

後索系疾患として末梢性の障害では，末梢神経支配領域の深部感覚障害がみられる．また，同領域の表在感覚障害，運動麻痺，腱反射の消失をみることがある．原因は多様で，糖尿病や化学療法中の末梢性ニューロパチーでもみられることがある．脊髄における後索系障害の疾患として脊髄癆のほか，血管障害，腫瘍，外傷などがあげられる．これらの後索系障害では，下肢筋力は正常でも深部感覚の入力の低下により静止立位の保持が困難となり，足踏みをすることにより立位を保とうとすることがあり，これを竹馬徴候という．竹馬に乗って動かずにバランスをとることは難しいが，随意的にバランスを移動させることにより倒れないようにするのと同様の動きで，このような患者ではこちらから指示しなくても自然に足踏みをしながら立っているのが観察される．

30. 平衡障害・聴覚障害

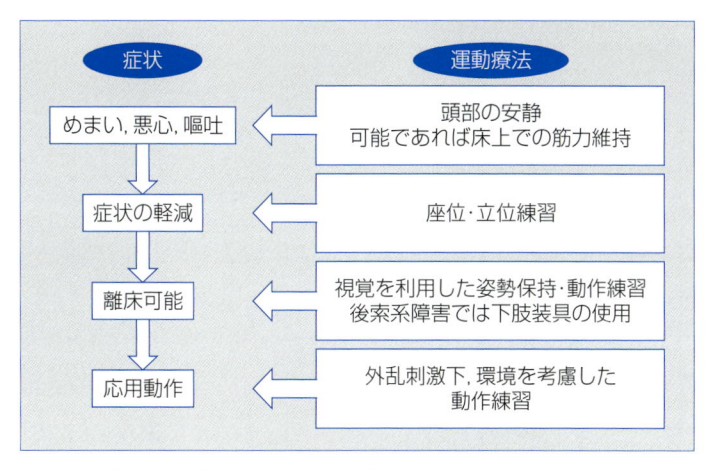

図2 平衡障害に対する運動療法の進め方
改善が得られないときは，転倒に対する環境整備が必要．

鑑別診断として小脳性失調があるが，小脳の画像診断や四肢の協調性障害，失調性構音障害などで診断される．

リハビリテーションの実際

前庭系障害の症状が強く，悪心や嘔吐を伴う場合は安静を基本とし，頭部の位置を動かすような運動療法を無理に行わない(図2)．嘔吐は突然起こるので，なるべく食後の機能訓練は避けるようにする．めまいなどの症状が軽減し，座位や立位が可能となってきたら，ゆっくりとしたスピードで起き上がるようにする．ロンベルグ試験が陽性の場合，視覚による姿勢保持の代償が期待できるため，足元を見ながらの歩行や鏡などの利用による学習を試みる．また，視覚代償の効かない閉眼での洗顔姿勢，暗所での移動，階段を降りる動作には注意が必要で，倒れない姿勢の工夫やつかまる場所の確保を行う．

後索系の障害では，残存する深部感覚を利用する方法として短下肢装具や長靴の使用があげられる．これは，足部からの入力を下腿部に伝え，足部の状況をより広い部位で感知できるようにする方法である．また，視覚の代償による運動学習は前庭系障害に準じる．ある程度バランスがとれるようになってきたら，少しずつ外乱刺激を加えながら姿勢の保持ができるように練習する．もしも平衡障害が改善しない場合は，学習の習得期間を考慮して数か月はリハを行うが，得られた能力に応じて家屋などの環境整備が必要となる．さらに，行動範囲の制限による二次性の筋力低下にも留意する．

聴覚障害

概要

外耳道，鼓膜，耳小骨を原因とする難聴は伝音難聴となり，蝸牛（内耳性）またはより中枢側の聴覚神経路や聴覚中枢（後迷路性）の異常では感音難聴となる．伝音難聴の代表的疾患として中耳炎や鼓膜損傷がある．感音難聴の原因には内耳性では感染症，薬剤性，原因不明など様々であり，後迷路性では脳血管障害，脳腫瘍などがある．老人性難聴は感音難聴である．

評価

一般的な聴力検査として標準純音聴力検査があり，オージオメータを使用し125～8,000 Hzの7つの周波数で聞こえる音の大きさ（可聴閾値）を調べる．伝音難聴では気導聴力のみ低下し，感音難聴では気導，骨導聴力ともに低下する．伝音難聴では両耳の聴力低下が41 dB以上で補聴器が推奨される（WHOによる）．老人性難聴における感音難聴は高周波数の音から聴力が低下するという特徴があり(図3)，補聴器の調整により聞き取りが良くなる．身体障害者手帳の等級では補聴器のない状態で両耳の聴力レベルが70 dB以上で6級，

431

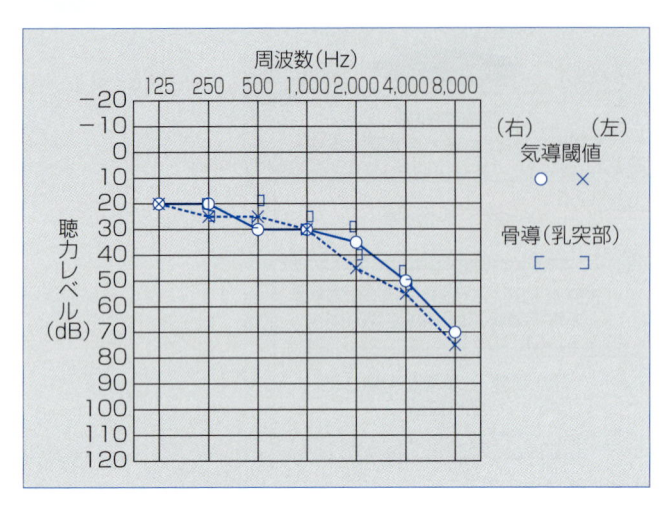

図3　老人性難聴のオージオグラム
高音域での気導，骨導聴力ともに低下している．

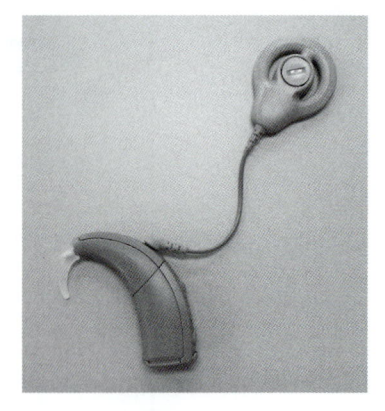

図4　人工内耳体外部
フリーダム（日本コクレア社）．丸い部分は送信コイルである．

100 dB 以上で2級となる．

　語音聴力検査は言葉の聞き取り検査で，感音難聴があると正答率が低下し，伝音難聴では音圧を上げることにより語音明瞭度を上げることができる．数字の聞き取りをする読音聴取閾値，単音節の聞き取りをする語音弁別測定があり，標準純音聴力検査よりも日常生活上の聴力を反映する．語音明瞭度が50％以下で身体障害者手帳の等級が4級となる．

　聴性脳幹反応検査（ABR）は脳波を利用するため，対象者の協力が得られない場合でも客観的評価が可能である．

　特別な機器を要しない検査として音叉を用いる方法がある．外耳孔での気導時間が乳様突起での骨導時間より短い場合リンネ試験陰性となり，伝音難聴を疑う．ウェーバー試験では音叉を前額部正中に当てるが，伝音難聴では患側に，感音難聴は健側に響く．

■ 診断

　耳鼻咽喉科では様々な難聴についての診断，加療を行っているが，ここではリハに関わることのある疾患について取り上げる．まず，突発性難聴であるが，原因は不明であり通常50～60代をピークに突然一側性の感音難聴が1回生じる．発作を繰り返すことはない．回転性めまいや耳鳴を伴うこともある．約1/3は完治，1/3は難聴を残して回復，1/3は改善しない．有効な治療法は明らかでなく，回復するものは1か月の間に急速に改善する．回転性めまいを伴うものは回復が悪くなる傾向がある．

　聴覚障害の症状が繰り返し生じる場合，外リンパ瘻，メニエール病，聴神経腫瘍などが考えられる．聴神経腫瘍では聴覚障害とめまいが徐々に進行し，腫瘍摘出術が必要となる．脳血管障害も含めて画像診断が行われる．

■ リハビリテーションの実際

　聴覚障害者とコミュニケーションをとるには，相手の顔の正面でゆっくりと口を開けて話す，または聞こえやすい方の耳元で低音で話すなどの工夫をする．特に老人性難聴の場合，女性の高音の言葉が聞き取りにくくなるので注意が必要である．感音難聴への補聴器の利用であるが，内耳性難聴では音圧を少し上げただけで異常に音が大きく聞こえる補充現象が起こる．また，後迷路性難聴では聴覚中枢としての皮質に障害があると，音圧を上げても聞き取りができないという問題がある．

　重度の内耳性難聴に対して行われる人工内耳手術は，残存する聴神経に受信アンテナの付いた電極を埋め込むものである．音声は体外のマイクロホンから電気刺激として送信コイルに送られ（図4），頭皮を介して皮下の受信アンテナに伝えられる（図5）．この電気信号は直接語音として聞こえるのではなく符号化されているため，術後には入力信号が弁別可能な音声として知覚できるよ

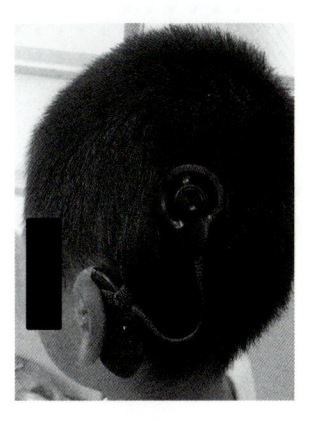

図5 人工内耳の装用
送信コイルのある部位の皮下に受信アンテナが埋め込まれている．
（本人および保護者より掲載許諾）

う，言語聴覚士によるリハが数か月行われる．個人差はあるが，口元が見えるようにゆっくり話しかける（読話）を併用すると会話が可能となる．術後成績は言語習得期後失聴では良好であるが，先天聾では幼小児期の人工内耳手術と早期リハが必要となる．

（染矢富士子）

▶文 献

1) 水野美邦，栗原照幸編：標準神経病学．医学書院，2000，pp482-484．
2) 上田まり・他：竹馬徴候を呈した脊髄性進行性筋萎縮症の一症例：プラスチック短下肢装具の検討．リハビリテーション医学，**31**（5）：346-349，1994．
3) 水間正澄・他編：リハビリテーションのための疾患ガイド．医歯薬出版，2012，pp319-327．
4) 廣瀬 肇編：言語聴覚リハビリテーション．21世紀耳鼻咽喉科領域の臨床11，中山書店，2000，pp177-251．

第4章 疾患とリハビリテーション

31. 悪性腫瘍（がん）

Summary

① 悪性腫瘍（以下がん）とは遺伝子の構造あるいは機能発現の異常が引き起こす病気である．がんは，造血器由来，上皮細胞由来（癌腫）および非上皮性細胞由来（肉腫）に分類される．
② がんリハビリテーション（以下リハ）の対象となる障害は，がんそのものによるものと，その治療過程において生じた障害とに分けられる．がんリハは，予防や機能回復から余命の限られたがん患者の機能の維持，緩和まで，あらゆる病期において役割をもつ．
③ リハの実施にあたっては，原疾患の進行に伴う機能障害の増悪，精神心理面，二次的障害，生命予後等に特別の配慮が必要である．
④ 原発巣・治療目的・病期により，多彩な障害をきたしうる．がんの進行度や治療計画に応じて，個々のニーズに応じたアプローチをしていく必要がある．
⑤ リハを進めるうえで，全身状態，がんの進行度，がん治療の経過について把握し，リスク管理を行うことは重要である．リスクには，精神心理的問題，骨髄抑制，化学療法中・後の運動負荷，血栓・塞栓症，胸水・腹水などがある．

はじめに

がんは人類を悩ます共通かつ最強の敵ともいうべき疾患である．わが国でも疾病対策上の最重要課題として対策が進められ，2003年から2005年にがんと診断された人の5年相対生存率は男性55.4％，女性62.9％と，少なくとも半数以上の方が長期生存可能な時代となった[1]．がんが"不治の病"であった時代から，"がんと共存"する時代になりつつある．

患者にとっては，がん自体に対する不安は当然大きいが，がんの直接的影響や手術・化学療法・放射線治療などによる身体障害に対する不安も同じくらい大きい．がん自体に対する治療のみならず，症状緩和や心理・身体面のケアから療養支援，復職などの社会的な側面にもしっかり対応していく，"がんと共存する時代"の新しい医療のあり方が求められている．

悪性腫瘍（がん）の概要

1）概念

がんとは遺伝子の構造あるいは機能発現の異常が引き起こす病気である．そのメカニズムとして，がん化を促進する遺伝子の活性化，逆にがん化を抑制するがん抑制遺伝子の不活化が考えられている．発がんの原因としては，アスベストやタバコの煙に含まれる様々な発がん物質の摂取，ウイルス感染，慢性炎症の持続，生活様式（食生活など），遺伝など，いくつかの要因が複合して関与している[2]．

2）種類

がんは造血器由来，上皮細胞由来（癌腫）および非上皮性細胞由来（肉腫）に大きく分類される（表1）．造血器由来のもの以外の癌腫と肉腫を併せて固形がんと呼ぶこともある．

3）疫学

1981年以来，がんは日本人の死亡原因の第1位である．2013年のがんによる死亡者数は364,872

例で，年間死亡者数の約1/3に達する．死亡数が多い部位は，男性では肺，胃，大腸，女性では大腸，肺，胃の順である[3]．

一方，2010年に新たに診断されたがん（がん罹患数）は805,236例であった．がんの罹患者数は人口の高齢化とともに年々増加している．

4）がん悪液質

がんが進行すると多臓器不全を生じ，例えば，肺がんや肺転移により呼吸機能が低下し低酸素血症となったり，肝臓がんや肝転移による肝性脳症や脳腫瘍・脳転移による意識障害の結果，死に至る．他方では，食欲が低下し体重が減少し，身体の衰弱により死に至る．この状態を，がん悪液質（カヘキシア：cachexia）という．がん悪液質は，がん死因の約20%を占め，生命予後やQOLに多大な影響を与える．

がん悪液質は，「筋肉量の減少によって特徴付けられる複合的代謝性疾患」である[4]．単なる飢餓状態では脂肪組織の減少が主であり，骨格筋の大きな喪失を伴わないが，がん悪液質では，脂肪組織のみならず骨格筋の多大な喪失を呈する．がん悪液質は単なる栄養学的異常ではなく，代謝，免疫，神経化学的異常によって引き起こされる病態であると考えられており，関連する炎症性サイトカインや腫瘍由来物質の同定と食欲，脂肪，筋肉などに対する作用が解明されつつある（図1）[5]．

がん悪液質により，食欲の低下，全身倦怠感，発熱などの自覚症状とともに，高カルシウム血症，高窒素血症，低ナトリウム血症，高カリウム血症が生じ，意識障害をきたしたり，心機能・腎機能に影響を与えたりして，最終的には死に至る．

がんリハの概要

1）目的

がんリハは，「がん患者の生活機能とQOLの改善を目的とする医療ケアであり，がんとその治療による制限を受けたなかで，患者に最大限の身体的，社会的，心理的，職業的活動を実現させるこ

表1　悪性腫瘍（がん）の種類

造血器由来	白血病，悪性リンパ腫，多発性骨髄腫など
上皮細胞由来（癌腫）	肺がん，乳がん，胃がん，大腸がん，子宮がん，卵巣がん，舌がんなど
非上皮性細胞由来（肉腫）	骨肉腫，軟骨肉腫，横紋筋肉腫，平滑筋肉腫など

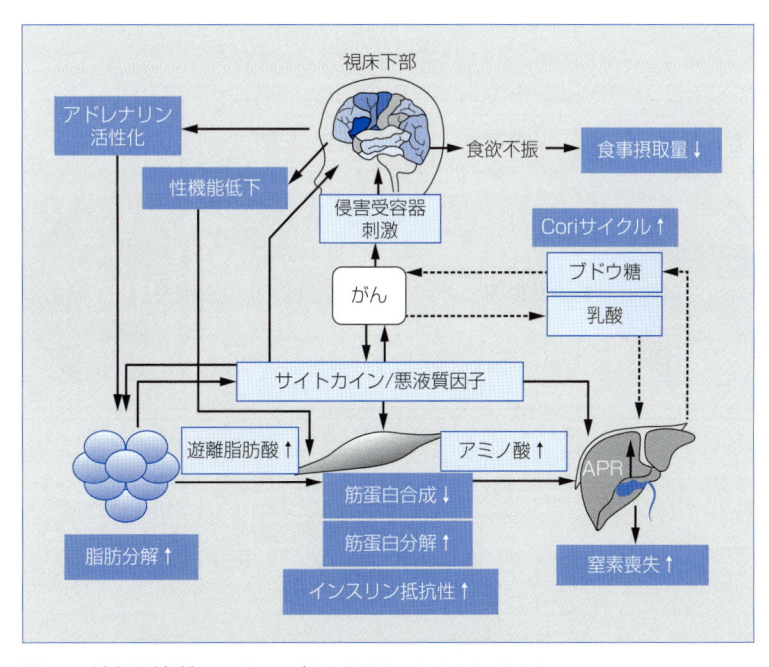

図1　がん悪液質のメカニズム（文献5を参考に作図）
APR：acute phase reactant，急性期反応物質，例：CRP

表2 リハビリテーションの対象となる障害の種類[7]

1. がんそのものによる障害
1) がんの直接的影響 　骨転移 　脳腫瘍（脳転移）に伴う片麻痺, 失語症など 　脊髄・脊椎腫瘍（脊髄・脊椎転移）に伴う四肢麻痺, 対麻痺など 　腫瘍の直接浸潤による神経障害（腕神経叢麻痺, 腰仙部神経叢麻痺, 神経根症） 　疼痛 2) がんの間接的影響（遠隔効果） 　がん性末梢神経炎（運動性・感覚性多発性末梢神経炎） 　悪性腫瘍随伴症候群（小脳性運動失調, 筋炎に伴う筋力低下など）
2. 主に治療の過程において起こりうる障害
1) 全身性の機能低下, 廃用症候群 　化学・放射線療法, 造血幹細胞移植後 2) 手術 　骨・軟部腫瘍術後（患肢温存術後, 四肢切断術後） 　乳がん術後の肩関節拘縮 　乳がん・子宮がん手術（腋窩・骨盤内リンパ節郭清）後のリンパ浮腫 　頭頸部がん術後の嚥下・構音障害, 発声障害 　頸部リンパ節郭清後の肩甲周囲の運動障害 　開胸・開腹術後の呼吸器合併症 3) 化学療法 　末梢神経障害など 4) 放射線療法 　横断性脊髄炎, 腕神経叢麻痺, 嚥下障害など

と」と定義される[6]. がん患者は, がんの進行もしくはその治療の過程で, 認知障害, 嚥下障害, 発声障害, 運動麻痺, 筋力低下, 拘縮, しびれや神経因性疼痛, 四肢長管骨や脊椎の病的骨折, 上肢や下肢の浮腫など様々な機能障害が生じ, それらの障害によって, 移乗動作, 歩行やADLに制限を生じ, QOLの低下をきたしてしまう. がんリハでは, これらの問題に対して, 二次的障害を予防し, 機能や生活能力の維持・改善を図る.

2) 対象となる障害

がんリハの対象となる障害を表2に示す[7]. がんそのものによるものと, その治療過程において生じた障害とに分けられる.

3) 病期による分類

がんリハは, 予防的, 回復的, 維持的および緩和的リハの4つの段階に分けられる (図2)[8,9]. 合併症や後遺症の予防や治療中・後の機能回復のためのリハ, 再発・転移により治療が継続されている時期のリハ, そして, 余命の限られた緩和ケア主体の時期のリハまで, あらゆる病期において役割を担う.

4) 身体機能評価

身体機能の評価はがんリハの効果の評価のみならず, 生存期間の予測因子としても重要である.

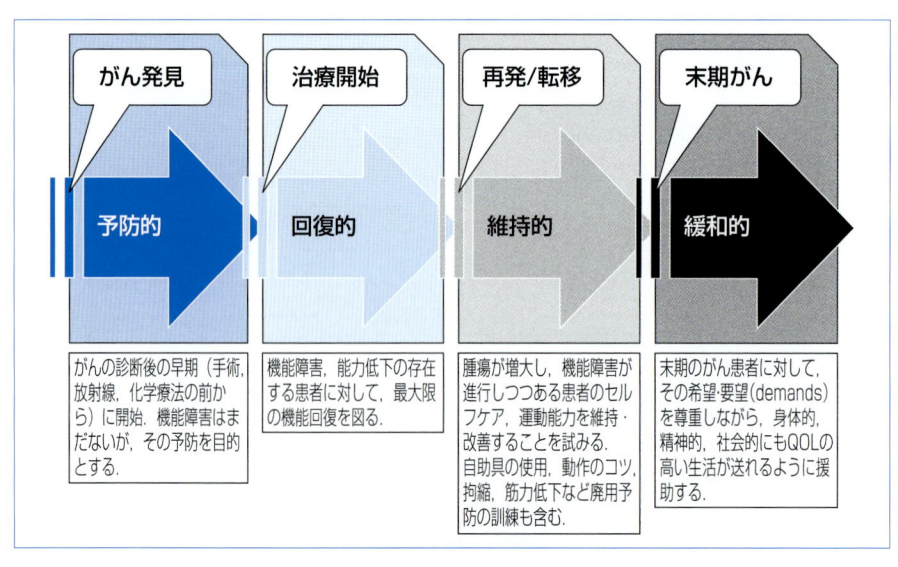

がん発見	治療開始	再発/転移	末期がん
予防的	回復的	維持的	緩和的
がんの診断後の早期（手術, 放射線, 化学療法の前から）に開始. 機能障害はまだないが, その予防を目的とする.	機能障害, 能力低下の存在する患者に対して, 最大限の機能回復を図る.	腫瘍が増大し, 機能障害が進行しつつある患者のセルフケア, 運動能力を維持・改善することを試みる. 自助具の使用, 動作のコツ, 拘縮, 筋力低下など廃用予防の訓練も含む.	末期のがん患者に対して, その希望・要望（demands）を尊重しながら, 身体的, 精神的, 社会的にもQOLの高い生活が送れるように援助する.

図2　がんリハビリテーションの病期別の目的 （文献8, 9を参考に作図）
本図はがんリハの流れを示すものでWHOの緩和ケア定義とは異なることに注意（2002年のWHOの定義では緩和ケアは末期がんに限定されない）.

しかし，病的骨折や運動麻痺などの機能障害のために活動性が制限されている場合には，例え全身状態が良好であっても低いグレードになってしまい，必ずしも全身状態を示すことにはならないことに注意が必要である．

a）ECOG の Performance Status Scale (PS)（表 3）

ECOG（Eastern Cooperative Oncology Group, USA）の Performance Status Scale[10]，いわゆる PS は，主に化学療法など積極的治療期における全身状態の評価のために，わが国のがん医療の現場で一般的に用いられている．

b）Karnofsky Performance Status (KPS)（表 4）

1948 年に初めて報告された評価法であるが，現在でも ECOG と並んで世界的に広く用いられている[11]．11 段階で採点を行うため，PS よりも詳細な評価が可能である．

がんリハの実際

1）リハビリテーションプログラムの立て方

基本的なリハの方針・内容は，がん以外の患者と同様であるが，がん患者においては，がんの告知の問題，原疾患の進行に伴う機能障害の増悪，精神心理面，二次的障害，生命予後には特別の配慮が必要である．治療のスケジュールを把握し，治療に伴う安静度や容態の変化をある程度予測しつつ，生命予後や QOL の観点から患者の状態に見合ったプログラムを立てていくことが原則である．

告知に関しては，がん専門病院では，「いかに事実を伝え，その後どのように患者に対応し援助していくか」という告知の質を考えていく時期にきている．しかし，一般病院ではまだ100％告知には至っておらず，その対応には注意が必要である．また，例えば，原発巣である乳がんは告知されていても，骨転移や脳転移については告知をされていないこともあるので，告知の内容についても注意を払う必要がある．

表 3　ECOG の Performance Status Scale (PS)[10]

Score	定義
0	全く問題なく活動できる．発病前と同じ日常生活が制限なく行える．
1	肉体的に激しい活動は制限されるが，歩行可能で，軽作業や座っての作業は行うことができる．例：軽い家事，事務作業
2	歩行可能で自分の身の回りのことはすべて可能だが作業はできない．日中の50％以上はベッド外で過ごす．
3	限られた自分の身の回りのことしかできない．日中の50％以上をベッドか椅子で過ごす．
4	全く動けない．自分の身の回りのことは全くできない．完全にベッドか椅子で過ごす．

表 4　Karnofsky Performance Status (KPS)[11]（一部改変）

%	症状	介助の要，不要
100	正常，臨床症状なし	正常な活動可能，特別のケアを要していない
90	軽い臨床症状があるが正常の活動可能	
80	かなりの臨床症状があるが努力して正常の活動可能	
70	自分自身の世話はできるが正常の活動・労働は不可能	労働不可能，家庭での療養可能，日常の行動の大部分に病状に応じて介助が必要
60	自分に必要なことはできるが時々介助が必要	
50	病状を考慮した看護および定期的な医療行為が必要	
40	動けず，適切な医療および看護が必要	自分自身のことをすることが不可能，入院治療が必要，疾患が急速に進行していく時期
30	全く動けず入院が必要だが死はさしせまっていない	
20	非常に重症，入院が必要で精力的な治療が必要	
10	死期が切迫している	
0	死	

表5 主な周術期リハビリテーションプログラム[12]

■周術期（手術前後の）呼吸リハ
・食道がん：開胸開腹手術症例では全例が対象．摂食嚥下障害に対する対応も行う．
・肺がん・縦隔腫瘍：開胸手術症例では全例が対象．
・消化器系のがん（胃がん，肝がん，胆嚢がん，大腸がんなど）：開腹手術では高リスク例が対象．
■頭頸部がんの周術期リハ
・舌がんなどの口腔がん，咽頭がん：術後の摂食嚥下障害，構音障害に対するアプローチ．
・喉頭がん：喉頭摘出術の症例に対する代用音声（電気喉頭，食道発声）訓練．
・頸部リンパ節郭清術後：副神経麻痺による肩運動障害（僧帽筋筋力低下）に対する対応．
■乳がん・婦人科がんの周術期リハ
・乳がん：術後の肩運動障害への対応，腋窩リンパ節郭清術後のリンパ浮腫への対応．
・子宮がんなど婦人科がん：骨盤内リンパ節郭清後のリンパ浮腫への対応．
■骨・軟部腫瘍の周術期リハ
・患肢温存術・切断術施行：術前の杖歩行練習と術後のリハ．義足や義手の作製．
・骨転移（四肢長管骨，脊椎・骨盤など）：放射線照射中の安静臥床時は廃用症候群の予防，以後は安静度に応じた対応．長幹骨手術（人工関節，骨接合）後のリハ．
■脳腫瘍の周術期リハ
・原発性・転移性脳腫瘍：手術前後の失語症や空間失認など高次脳機能障害，運動麻痺や失調症などの運動障害，ADLや歩行能力について対応．必要あれば，術後の全脳照射・化学療法中も対応を継続．

2）リハビリテーションの進め方

　がん専門病院ではリハと並行してがんに対する治療が行われる．治療に伴う様々な副作用でリハが中断することもしばしばみられるので，臨機応変な対応が必要である．リハ専門職は，治療担当科の医師，病棟スタッフとカンファレンス（キャンサーボード）などを通じて，緊密にコミュニケーションをとっていくことが求められる．また，自宅療養中の場合には地域の医療・福祉スタッフと連携をとり，原病の進行や治療の内容，リハを行ううえでのリスクなどについて十分な情報共有を行い，患者の病状の変化に対応する必要がある．

a）周術期

　表5に主な周術期リハプログラムを示した[12]．リハの目的は，術前および術後早期からの介入により，術後の合併症を予防し，後遺症を最小限にして，スムーズな術後の回復を図ることである．通常，術後に合併症や何らかの障害が生じてからリハが開始されることが多いが，リハチームの術前や術後早期からの積極的な関わりが望まれる．

　術前の患者は手術とともに術後の障害の種類・程度，日常生活や社会復帰についても不安を抱いていることが多いので，術前にリハの立場から説明することによりその不安を取り除くことができる．術前に患者と担当療法士が面識をもち，術後のリハの進め方や必要性を説明したり，術後のリハの方法を前もって指導しておくことは，術後のリハを高い意欲をもってスムーズに進めるうえでも有益である．

b）放射線や化学療法中・後

　放射線や化学療法中・後のがん患者では，体力（全身性の筋力や心肺機能）の低下が多くみられる．その原因としては，治療による様々な有害事象や疼痛，睡眠障害や精神心理的要因により引き起こされる「がん関連倦怠感（cancer-related fatigue：CRF）」が身体活動を制限し，二次的に体力低下が生じていることが多い[13]．また，前述のがん悪液質は骨格筋に影響を及ぼす．腫瘍産生因子である proteolysis-inducing factor（PIF），腫瘍壊死因子（tumor necrosis factor：TNF）などが筋蛋白を分解し，骨格筋は萎縮し筋力や筋持久力の低下を引き起こす．両者があいまって，歩行や起居動作の能力が低下，活動性が低下するという悪循環を生じてしまう．また，がん患者の体力低下は，早期がんであっても多くの例で認められることが報告されている[14]．

　がん患者における体力低下は，治療法の選択・生命予後・活動能力・QOLに関わる重要な課題であるが，放射線や化学療法中・後の運動療法（有

酸素運動や抵抗運動）を定期的に行うことで，心肺系・筋骨格系機能の改善だけでなく，CRF の改善，精神心理面への効果も報告されている[13]．

c）緩和ケア主体の時期

緩和ケア主体の時期におけるリハの目的は，「余命の長さにかかわらず，患者とその家族の希望・要望を十分に把握したうえで，その時期におけるできる限り可能な最高の ADL を実現すること」に集約される．余命の限られた状況においては，患者・家族の希望・要望をしっかり受け止めてチームで対応策を検討する必要がある．

生命予後が月単位と推定される場合には，潜在的な能力が生かされず，能力以下の ADL となっていることが多い．この時期には機能の回復は難しいが，リハの介入により，動作のコツや適切な補装具を利用し，痛みや筋力低下をカバーする方法を指導するなどして，残存する能力をうまく活用して ADL 拡大を図る．持久力に乏しい体力消耗状態の患者では，短時間で低負荷の訓練を頻回に行うようにする．

一方，生命予後が週・日単位と推定される場合には，症状緩和や精神心理面のサポートが主体となる．すなわち，楽に休めるように，疼痛，呼吸困難感，疲労などの症状の緩和や「治療がまだ続けられている」という心理支持的な援助も含まれる[15]．

■ リスク管理

リハを進めるうえで，全身状態，がんの進行度，がん治療の経過について把握し，リスク管理を行うことは重要である．表6はがん患者が安全にリハを行えるかどうかの目安である[16]．現実的には，これらの所見をすべて満たしていなくとも，必要な訓練は継続するが，訓練時の全身状態の観察を注意深く行い，問題のあるときには躊躇せずリハを中断する．表7にリスク管理のポイントをまとめた．

■ 原発巣・治療目的別のリハ

1）脳腫瘍（脳転移）

周術期には高次脳機能障害，摂食嚥下障害，片麻痺，失調症などの運動障害などに対して，機能回復，社会復帰を目的としてリハを行う．再発や腫瘍の増大に伴い神経症状が悪化しつつある症例

表6 がん患者におけるリハビリテーションの中止基準[16]

1. 血液所見：ヘモグロビン 7.5 g/dL 以下，血小板 50,000/μL 以下，白血球 3,000/μL 以下
2. 骨皮質の 50％以上の浸潤，骨中心部に向かう骨びらん，大腿骨の 3 cm 以上の病変などを有する長管骨の転移所見
3. 有腔内臓，血管，脊髄の圧迫
4. 疼痛，呼吸困難，運動制限を伴う胸膜，心嚢，腹膜，後腹膜への浸出液貯留
5. 中枢神経系の機能低下，意識障害，頭蓋内圧亢進
6. 低・高カリウム血症，低ナトリウム血症，低・高カルシウム血症
7. 起立性低血圧，160/100 mmHg 以上の高血圧
8. 110/分以上の頻脈，心室性不整脈

では，脳浮腫の悪化，腫瘍からの出血，痙攣発作，水頭症などで意識状態や神経症状の変動がしばしばみられるため，リハを行う際には注意が必要である．

2）脊髄腫瘍（脊髄・脊椎転移，髄膜播種）

悪性腫瘍に伴う脊髄損傷（四肢麻痺・対麻痺・膀胱直腸障害）のリハは，外傷性脊髄損傷のプログラムに準じて行われる．麻痺が増悪し歩行不能となり ADL が低下することは患者にとって大きな不安であるので，心理的なサポートも重要である．原発巣や他臓器転移に対する治療が継続されている場合には安静度や治療計画を踏まえた対応が必要である．再発や腫瘍の増大に伴い神経症状が悪化しつつある場合には，全身状態や症状をみながら短期ゴールを設定しリハを進める．

3）悪性腫瘍随伴症候群

亜急性小脳変性症（paraneoplastic subacute cerebellar degeneration：PSCD），末梢神経炎，筋炎，神経筋接合部疾患が含まれる．

がん性末梢神経炎は，原発巣によって生じる末梢神経炎の種類（運動性・感覚性・混合性）は多彩である．感覚障害（異常感覚，感覚低下）や運動障害（下垂足などの運動麻痺）を生じる．

小脳変性症による失調症は，肺がん，乳がん，卵巣がんでみられることがある．Shy-Drager 症候群は肺がん（小細胞がん）で認める．がん患者でみられる近位筋の筋力低下（ミオパチー）は，炎症性筋炎（皮膚筋炎），カルチノイド筋炎，ステ

表7 リスク管理のポイント

精神心理的問題	①がん患者では，何らかの精神心理的問題を抱えていることが多い．頻度の高いものとして，適応障害，うつ病，せん妄がある． ②適応障害とは，「心理・社会的ストレスによって起こる不安・抑うつであり，それにより日常生活に何らかの支障を生じるか，または予測されるより反応の程度が強いもの」である．リハが心理支持的に働き良い効果をもたらすこともあるが，逆にリハ中に不安や焦燥感が表出され，意欲の低下からうまくリハが進まなくなったりする場合もあるので注意が必要である． ③うつ病やせん妄に関しては，原則として治療が優先されるが，リハが必要あるいは有効と考えられる場合には患者の状態を考慮しつつ，精神腫瘍科医や臨床心理士と連携をとって慎重に進める．
骨髄抑制	①化学療法中や放射線治療中は骨髄抑制を生じる可能性があるので，常に血液所見に注意を払う必要がある． ②白血球が減少すると易感染性が問題となる．好中球が 500/μL 以下の場合は感染のリスクが高く，顆粒球コロニー刺激因子（granulocyte colony stimulating factor：G-CSF）や予防的な抗生物質投与，クリーンルーム管理などの感染予防の対策が必要となる．必要に応じて血小板輸血・赤血球輸血が行われる． ③ヘモグロビン量が 10 g/dL 未満に減少している場合には，運動時の貧血症状（心拍数・呼吸数増加，動悸，息切れ，めまい，耳鳴り，倦怠感，頭痛など）に留意する． ④血小板に関しては出血のリスクに注意する必要がある．血小板は 3万/μL 以上であれば運動の制限は必要ないが，2万〜3万/μL ではセルフケア，低負荷での自動・他動関節可動域（range of motion：ROM）訓練，基本動作を主体とし，2万/μL 未満では担当科医師からの許可の下，必要最低限の注意深い運動，歩行，ADL 動作に留める．
化学療法中・後	①化学療法後には，臥床に伴う心肺系・筋骨格系の廃用，ヘモグロビン値の低下，多量の水分負荷もしくは心毒性に伴う心機能の軽度低下などが原因で，安静時に頻脈となることが多い． ②運動負荷の目安については，動悸，息切れなどの自覚症状に注意しながら，安静時よりも 10〜20 多い心拍数を目安に少しずつ負荷量を増加させていくことが現実的である．
血栓・塞栓症	①進行したがん患者では凝固・線溶系の異常をきたしている場合があり，安静臥床もあいまって血栓・塞栓症を生じるリスクが高い． ②下肢の深部静脈血栓（deep venous thrombosis：DVT）の臨床症候は，局所浮腫，発赤，腓腹部の疼痛，熱感，Homans 徴候（腓腹部の把握痛，足関節の他動的背屈により腓腹部に痛みが出現）である．DVT により，静脈系に生じた血栓が塞栓子となって肺動脈につまり閉塞すると，肺血栓塞栓症（pulmonary thromboembolism：PTE）を生じ，完全に閉塞すると肺組織の壊死が起こり，肺梗塞をきたす．突然のショック症状で発症する場合も多く，注意を要する． ③DVT が発見されれば，抗凝固療法を開始し，静脈瘤や浮腫などの血栓後症候群（post thrombotic syndrome：PTS）予防のために，弾性ストッキングの装着を要する．リスクが高い場合には下大静脈フィルターを挿入し，肺塞栓症の予防に努める．四肢ドレナージやマッサージは禁忌である．
胸水・腹水	①がん性胸膜炎によって胸水が貯留している患者で安静時に呼吸苦を生じている場合には，呼吸法の指導やベッド上の体位の工夫が有効である．また，安静時には酸素化に問題がなくとも，軽度の動作によってすぐに動脈血酸素飽和度が下がってしまうことがある．このような場合にはできるだけ少ないエネルギーで動作を遂行できるように指導する必要がある．呼吸困難のため補助呼吸筋を使用している場合には，上肢動作により補助呼吸筋の使用が妨げられ，呼吸困難を悪化させてしまうので注意を要する． ②四肢に浮腫がみられる患者で胸水や腹水が貯留している場合には，圧迫やドレナージによって胸水や腹水が増悪することがあり注意が必要である．このような場合には，呼吸困難感や腹部膨満感といった自覚症状の悪化，動脈血酸素飽和度の低下などに注意しながら対処していく．特に，尿量が少ない場合には慎重な対応が求められる．

ロイド筋炎，がん悪液質による筋力低下などによる．皮膚筋炎患者では高率にがんを合併する．重症筋無力症は胸腺腫に合併し，筋無力症候群（Lambert-Eaton 症候群）は肺がん（小細胞がん）で生じる．

4）頭頸部がん

a）口腔・咽頭がん

　舌がんをはじめとする口腔がんの術後には，舌の運動障害により，構音障害や嚥下障害（食塊の咀嚼・形成・咽頭への移送困難）を生じる．がんが中咽頭に及ぶと，鼻咽腔閉鎖不全，喉頭挙上障害や輪状咽頭筋の弛緩不全などの咽頭期の障害に

よって誤嚥を生じる．ビデオ嚥下内視鏡検査や嚥下造影検査で評価し，経口摂取へ向けて嚥下リハを進める．

b) 喉頭がん

喉頭がんによる喉頭摘出術後には，声帯を除去され失声状態となるので，代用音声を獲得するためのリハが必要となる．術後に頸部創が安定した後，導入が容易な電気喉頭から開始する．退院時にほとんどの患者が，実用レベルに達する．

食道発声の習得には時間を要するため，退院後に外来訓練に移行し継続する．

肺からの呼気を駆動源とするシャント発声は食道発声よりも習得が容易である．気管食道瘻に一方向弁の voice prosthesis（Provox®，アトスメディカル社，スウェーデン）を挿入する方法は手術手技が比較的簡単で誤嚥も少ない．手術費用や付属品の定期的な購入などで費用負担を要するが，欧米では主流の方法であり，今後わが国でも普及が予想される．

c) 頸部郭清術

全頸部郭清術（radical neck dissection：RND）により胸鎖乳突筋，副神経が合併切除されると僧帽筋が麻痺し，肩関節の屈曲・外転障害・翼状肩甲をきたし，症状として上肢の挙上障害，頸・肩甲帯のしめつけ感を伴う疼痛などを生じ，そのまま不動の状態が持続すると二次的な肩関節の炎症や拘縮，いわゆる癒着性関節包炎を生じてしまう．リハでは，肩に負担のかからない日常生活の指導，肩甲周囲や頸部の温熱，肩・肩甲骨・頸部の関節可動域（range of motion：ROM）訓練，肩甲周囲の代償筋の筋力増強訓練を行う．

保存的頸部郭清術（modified radical neck dissection：MRND）や選択的頸部郭清術（selective radical neck dissection：SND）にて副神経が温存された場合でも，術中の副神経の長時間の牽引や圧迫などにより，副神経の脱髄や軸索変性をきたし，僧帽筋の完全もしくは不全麻痺に陥ることがしばしばみられる．神経の回復には半年から1年程度を要する．

5) 開胸・開腹術（肺がん，食道がん，胃がん，大腸がんなど）

リハの目的は，開胸・開腹術の手術侵襲による術後の呼吸器合併症を予防し，肺胞換気を維持・改善すること，患者の不動化により生じる下側（荷重側）肺障害（dependent lung disease：DLD）の発生を未然に防ぐこと，早期離床を図ることである．

術前には患者に呼吸リハの必要性を説明し，患者自身の協力が得られるようにする．そのうえで，術後の肺胞虚脱，無気肺の予防のための腹式（横隔膜）呼吸や最大吸気持続法すなわちインセンティブ・スパイロメトリー（incentive spirometry：IS）を練習する．咳嗽（ハフィング）や胸郭伸長運動（ストレッチ）の指導を行う．

術後早期にはまた，自己排痰を促し，腹式呼吸を励行させ，ISを1～2時間に1回行う．また，体位変換を繰り返し（ターニング），DLDを予防する．術後の経過が順調であれば，端座位，立位，歩行へと早期離床を進める．立位，歩行などの運動により局所の換気が増大し，換気と血流の不均等が改善する．呼気流量が増えて運動による気管支の拡張も生じて，排痰が促進する．

食道がんに対する開胸開腹術は，胸部操作（開胸・食道切除・縦隔リンパ節郭清），腹部操作（開腹・腹部リンパ節郭清，胃管形成），頸部操作（頸部リンパ節郭清，食道胃管吻合）が行われるため，身体への侵襲が大きく，肺合併症を中心とした術後合併症を起こす頻度も高率であるため，術前および術後早期からのリハの積極的な介入が望まれる．前頸筋群の切離や反回神経麻痺により嚥下障害を生じ，誤嚥性肺炎を併発したり，十分な経口摂取が困難となる恐れがあるので，嚥下リハや栄養面の介入を要する．また，体力（全身筋力や心肺機能）低下に対する対策も重要である．

6) 乳がん

手術後に際しては，前胸部の軟部組織切除よりも腋窩部の皮膚切開が，運動制限に対して影響が大きいため，腋窩リンパ節郭清実施時には肩の運動障害を生じやすい．動作時の疼痛のため肩の不動が続くと，癒着性関節包炎を生じ，回復には長期間のリハを要するので，その予防のためのROM訓練は重要である．

術後のROM訓練の開始時期については，メタ分析の結果から創部が治癒する前に動かしすぎ

と，創部の漿液腫やドレーンからの廃液量が増加してしまうことが示されているので[13]，創部のドレーンが抜去されるまでは原則として自動ROM訓練のみ行い，屈曲90°，外転45°までとし，ドレーン抜去後から積極的に他動・自動ROM訓練を行う．

退院時に肩ROMがほぼ正常であっても，腋窩ウェブ症候群（axillary web syndrome：AWS）が出現することがある．AWSとは，腋窩リンパ節切除により，リンパ・静脈系の障害やうっ滞・凝固亢進状態が生じ脈管内に生じた血栓が線維化し，前胸部や腋窩・上腕部から前腕の方向に索状に線維束を触れ，同部のひきつれや痛みを生じることである．術後8週間以内の早期に生じ，2～3か月で軽快する例が多い．その間に癒着性関節包炎を生じさせないように，温熱により疼痛緩和を図りつつ，ROM訓練・ストレッチを継続する．肘屈曲位にすると線維がゆるみ肩運動時の痛みが軽減する．

7）骨・軟部腫瘍術後（四肢切断術後，患肢温存術後）

骨腫瘍による切断後には，断端管理から義肢装着訓練・義足歩行訓練へと進めるが，術後の化学療法によって訓練を中断せざるをえなかったり，創治癒が遅延し断端体積に変動が起こりやすく，ソケットの適合調整などに時間を要したりすることから，リハプログラムは個別性が高く，また，通常よりも時間がかかる．

下肢骨腫瘍による患肢温存術後には，患肢完全免荷での立位，平行棒内歩行から両松葉杖歩行へと進める．手術の術式と創部の治癒の具合により，荷重の時期は決定される．下肢の軟部腫瘍切除後では，早期から患肢の荷重が可能である．

8）骨転移

脊髄転移は，肺がん，乳がん，前立腺がん，腎がんで頻度が多い．好発部位は脊椎，骨盤や大腿骨，上腕骨近位部に好発し，初発症状として罹患部位の疼痛を生じることが多い．がん患者が四肢，体幹の痛みを訴えた場合には常に骨転移を念頭に，骨シンチグラフィー，CT，PET-CT，MRI，単純X線などの検査でその有無をチェックする．初期に病変をみつけ対処しないと病的骨折を生

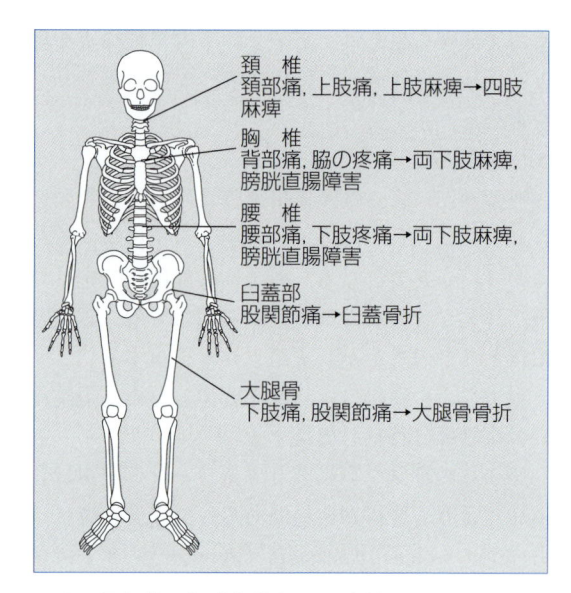

図3 骨転移の好発部位とその症状

じ，様々な障害を引き起こし，余命の間のQOLは著しく低下してしまう（図3）．

骨転移の治療方針は，腫瘍の放射線感受性，骨転移発生部位と患者の生命予後などにより決定される．多くの場合，放射線照射が第1選択となるが，大腿骨や上腕骨などの長管骨転移では手術の適応となることも少なくない．脊椎においては，椎弓根や椎間関節など中部を含む後外側部に進展すると不安定性は急激に亢進し，病的骨折のリスクが高まる．また，脊柱管腔へ進展すると脊髄圧迫のリスクとなるので，放射線治療や手術などの早急な対応が必要である．

また，デノスマブ（ランマーク®）やゾレドロネート（ゾメタ®）などの骨修飾薬には骨転移の進行抑制効果があり，骨関連事象（skeletal related events：SRE）である，①病的骨折，②脊髄圧迫症状，③高カルシウム血症，④整形外科的手術，⑤放射線療法の頻度を軽減する[17]．

リハの内容は，骨転移の罹患部位と治療方法，原発巣の治療経過，全身状態によって大きく異なるが，リハの目的は，切迫骨折状態にある骨転移を早期に把握し，ハイリスク状態であることを患者にも十分に理解させ，疼痛の軽減や病的骨折を避けるための基本動作・歩行訓練および日常生活活動（ADL）訓練を行うことが基本である．長幹

骨や骨盤の病変であれば松葉杖や歩行器などによる免荷歩行を指導し，頸椎，上位胸椎病変には頸椎装具，下位胸椎から腰椎の病変には胸腰椎コルセットの装着を検討する．

リハに際しては全身の骨転移の有無，病的骨折や神経障害の程度を評価，骨折のリスクを認識し，原発巣治療科医，腫瘍専門整形外科医，放射線治療医などと情報交換を行い，訓練プログラムを組み立てる必要がある．骨転移カンファレンス（骨転移キャンサーボード）の定期的な開催は，骨転移患者の治療方針とリハの方向性を決定するうえで有用な手段である[17]．

9) リンパ浮腫

リンパ浮腫とはリンパ管やリンパ節の先天性の発育不全，または二次性の圧迫，狭窄，閉塞などによって，リンパ流の阻害と減少のために生じた浮腫である．がん治療後の続発性リンパ浮腫は，全リンパ浮腫患者の80％以上を占める．原因となる疾患は，乳がん，婦人科がんが多いため大多数は女性である（図4）．

国際リンパ学会のコンセンサス文書[18]では，リンパ浮腫の保存的治療の中心は複合的理学療法（complex physical therapy：CPT）であると提言されている．CPTはスキンケア，圧迫療法，圧迫下での運動，用手的リンパドレナージを包括的に行うことにより，患肢にうっ滞した過剰なリンパ液の排液を行う治療法である．CPTの集中的排液期には，連日の集中的な治療が必要であるため，入院が前提となる．

患肢はリンパ流の低下がみられ易感染性であるので，スキンケア（皮膚の清潔保持，乾燥予防，傷つけないように注意）を行い，急性炎症性変化（蜂窩織炎やリンパ管炎）を予防する．急性炎症性変化をきたした場合には患肢の安静・挙上・冷却を行い，抗生物質を投与する．

圧迫療法には多層包帯法と弾性着衣がある．多層包帯法では，患肢全体に筒状包帯を着用後，指（趾）にガーゼ包帯を巻き，患肢全体に綿包帯を巻いた後，非伸縮性の弾性包帯を巻きあげていく．一方，弾性着衣には，上肢用の弾性スリーブやグローブ，下肢用の弾性ストッキング，下腹部用の弾性ガードル等があるので，浮腫の状態に応じて選択する．

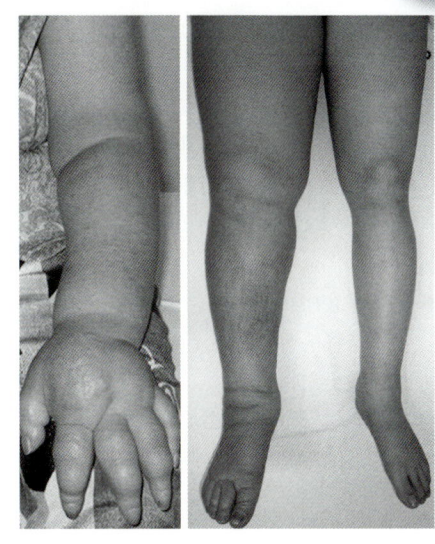

また，圧迫下で運動を行うことにより，筋肉の収縮・弛緩による筋ポンプ作用が増強，リンパ還流が刺激され，リンパの運搬能力を高めることができる．四肢の自動運動や散歩など，患肢の筋収縮を促すような運動を行う．

現在，わが国でリンパ浮腫の入院治療を行える施設は数少ないため，現実にはCPTに準じた治療法を外来通院で実施していることが多い．外来では，CPTのみでは不十分であり，患肢の負担を避けるように日常生活での指導を行うことが重要である．したがって，わが国においては，CPTに日常生活指導を加えた「複合的治療」または「CPTを中心とする保存的治療」がリンパ浮腫に対する標準的治療として推奨される[19]．

10) 造血幹細胞移植

白血病，多発性骨髄腫，悪性リンパ腫などで，造血幹細胞移植が実施される場合には，前処置として実施される全身放射線照射や超大量化学療法に伴う副作用の影響とともに移植後の移植片対宿主病（graft versus host disease：GVHD）などの合併症を生じる可能性がある．また，隔離病棟滞在が長期にわたり活動が制限され，不活動の状態

図4　リンパ浮腫
左：乳がん術後（左乳房切除，腋窩リンパ節郭清あり）リンパ浮腫
右：子宮体がん術後（広汎子宮全摘術，骨盤内リンパ節郭清あり）右下肢リンパ浮腫

となる機会が多いので，心肺系・筋骨格系の廃用症候群を予防しコンディションを維持することが必要である．移植前には移植後の運動の必要性を説明し体力評価を行い，移植後は体調に合わせてROM訓練，軽負荷での抵抗運動，自転車エルゴメータや散歩のような有酸素運動を体調に合わせて実施する．

隔離病棟滞在中には，孤立感や先行き不安もあいまって，精神心理的な問題も生じやすいが，運動は体力の向上だけでなく，全身倦怠感，精神心理面およびQOLにも良い効果をもたらす[13]．

（辻　哲也）

▶文献

1) 全国がん罹患モニタリング集計 2003-2005年生存率報告（独立行政法人国立がん研究センターがん対策情報センター，2013）．独立行政法人国立がん研究センターがん研究開発費「地域がん登録精度向上と活用に関する研究」平成22年度報告書．
2) 辻　哲也：がんの基礎的理解．がんのリハビリテーションマニュアル（辻　哲也編），医学書院，2011，pp12-22．
3) 国立がん研究センターがん対策情報センター
4) Fearon K, et al.: Definition and classification of cancer cachexia : an international consensus. Lancet Oncol, 12 : 489-495, 2011.
5) Fearon KC, et al.: Cancer cachexia : mediators, signaling, and metabolic pathways. Cell Metab, 16(2) : 153-166, 2012.
6) Fialka-Moser V, et al.: Cancer rehabilitation : particularly with aspects on physical impairments. J Rehabil Med, 35 : 153-162, 2003.
7) 辻　哲也：悪性腫瘍（がん）．現代リハビリテーション医学（千野直一編），第3版，金原出版，2009，pp493-505．
8) 辻　哲也：がんのリハビリテーション．日本医師会雑誌，140 : 55-59, 2011.
9) Dietz JH : Rehabilitation oncology. John Wiley & Sons, New York, USA, 1981.
10) Oken MM, et al.: Toxicity and response criteria of the Eastern Cooperative Oncology Group. Am J Clin Oncol, 5 : 649-655, 1982.
11) Karnofsky DA, et al.: The use of nitrogen mustard in the palliative treatment of carcinoma. Cancer, 1 : 634-656, 1948.
12) 辻　哲也：がんの周術期リハビリテーションの重要性．日本医事新報，4563 : 73-81, 2011.
13) 日本リハビリテーション医学会がんのリハビリテーション策定委員会（編著）：がんのリハビリテーションガイドライン．金原出版，2013．
14) Schwarz AL : Physical activity after a cancer diagnosis. Cancer Invest, 22 : 82-92, 2004.
15) Tunkel RS, et al.: Rehabilitative medicine. Principles and practice of palliative care and supportive oncology (ed by Berger AM, Portenoy RK, Weissman DE), 2nd edition, Lippincott Williams & Wilkins, Philadelphia, 2002, pp968-979.
16) Gerber LH, et al.: Rehabilitation for patients with cancer diagnoses. Rehabilitation Medicine : Principles and Practice (ed by DeLisa JA, et al), 3rd edition, Lippincott-Raven Publishers, Philadelphia, 1998, pp1293-1317.
17) 高木辰哉：転移性骨腫瘍の治療戦略．骨転移の診療とリハビリテーション（大森まい子，辻　哲也，高木辰哉編），医歯薬出版，2014，pp28-29．
18) 2013 Consensus Document of the International Society of Lymphology : The Diagnosis and Treatment of Peripheral Lymphedema. Lymphology, 46 : 1-11, 2013.
19) 財団法人ライフプランニングセンター：リンパ浮腫研修委員会における合意事項 http://www.lpc.or.jp/reha/modules/newlymph/（2015年1月4日引用）

付表

付表1　関節可動域表示ならびに測定法

(リハ医学　32：207-217, 1995，一部改変)（日本整形外科学会，日本リハビリテーション医学会，1995）

I. 関節可動域表示ならびに測定法の原則

1. 関節可動域表示ならびに測定法の目的

日本整形外科学会と日本リハビリテーション医学会が制定する関節可動域表示ならびに測定法は整形外科医，リハビリテーション医ばかりでなく，医療，福祉，行政その他の関連職種の人々をも含めて，関節可動域を共通の基盤で理解するためのものである．従って，実用的で分かりやすいことが重要であり，高い精度が要求される計測，特殊な臨床評価，詳細な研究のためにはそれぞれの目的に応じた測定方法を検討する必要がある．

2. 基本肢位

Neutral Zero Methodを採用しているので，Neutral Zero Starting Positionが基本肢位であり，概ね解剖学的肢位と一致する．ただし，肩関節水平屈曲・伸展については肩関節外転90°の肢位，肩関節外旋・内旋については肩関節外転0°で肘関節90°屈曲位，前腕の回外・回内については手掌面が矢状面にある肢位，股関節外旋・内旋については股関節屈曲90°で膝関節屈曲90°の肢位をそれぞれ基本肢位とする．

3. 関節の運動

1）関節の運動は直交する3平面，すなわち前額面，矢状面，水平面を基本面とする運動である．ただし，肩関節の外旋・内旋，前腕の回外・回内，股関節の外旋・内旋，頸部と胸腰部の回旋は，基本肢位の軸を中心とした回旋運動である．また，足部の内がえし・外がえし，母指の対立は複合した運動である．

2）関節可動域測定とその表示で使用する関節運動とその名称を以下に示す．なお，下記の基本的名称以外によく用いられている用語があれば（　）内に併記する．

(1)屈曲と伸展

多くは矢状面の運動で，基本肢位にある隣接する2つの部位が近づく動きが屈曲，遠ざかる動きが伸展である．ただし，肩関節，頸部・体幹に関しては，前方への動きが屈曲，後方への動きが伸展である．また，手関節，手指，足関節，足指に関しては，手掌または足底への動きが屈曲，手背または足背への動きが伸展である．

(2)外転と内転

多くは前額面の運動で，体幹や手指の軸から遠ざかる動きが外転，近づく動きが内転である．

(3)外旋と内旋

肩関節および股関節に関しては，上腕軸または大腿軸を中心として外方へ回旋する動きが外旋，内方へ回旋する動きが内旋である．

(4)回外と回内

前腕に関しては，前腕軸を中心にして外方に回旋する動き（手掌が上を向く動き）が回外，内方に回旋する動き（手掌が下を向く動き）が回内である．

(5)水平屈曲と水平伸展

水平面の運動で，肩関節を90°外転して前方への動きが水平屈曲，後方への動きが水平伸展である．

(6)挙上と引き下げ（下制）

肩甲帯の前額面の運動で，上方への動きが挙上，下方への動きが引き下げ（下制）である．

(7)右側屈・左側屈

頸部，体幹の前額面の運動で，右方向への動きが右側屈，左方向への動きが左側屈である．

(8)右回旋と左回旋

頸部と胸腰部に関しては右方に回旋する動きが右回旋，左方に回旋する動きが左回旋である．

(9)橈屈と尺屈

手関節の手掌面の運動で，橈側への動きが橈屈，尺側への動きが尺屈である．

(10)母指の橈側外転と尺側内転

母指の手掌面の運動で，母指の基本軸から遠ざかる動き（橈側への動き）が橈側外転，母指の基本軸に近づく動き（尺側への動き）が尺側内転である．

(11)掌側外転と掌側内転

母指の手掌面に垂直な平面の運動で，母指の基本軸から遠ざかる動き（手掌方向への動き）が掌側外転，基本軸に近づく動き（背側方向への動き）が掌側内転である．

(12) 対立

母指の対立は，外転，屈曲，回旋の3要素が複合した運動であり，母指で小指の先端または基部を触れる動きである．

(13) 中指の橈側外転と尺側外転

中指の手掌面の運動で，中指の基本軸から橈側へ遠ざかる動きが橈側外転，尺側へ遠ざかる動きが尺側外転である．

(14) 外がえしと内がえし

足部の運動で，足底が外方を向く動き（足部の回内，外転，背屈の複合した運動）が外がえし，足底が内方を向く動き（足部の回外，内転，底屈の複合した運動）が内がえしである．

足部長軸を中心とする回旋運動は回外，回内と呼ぶべきであるが，実際は，単独の回旋運動は生じ得ないので複合した運動として外がえし，内がえしとした．また，外反，内反という用語も用いるが，これらは足部の変形を意味しており，関節可動域測定時に関節運動の名称としては使用しない．

4. 関節可動域の測定方法

1）関節可動域は，他動運動でも自動運動でも測定できるが，原則として他動運動による測定値を表記する．自動運動による測定値を用いる場合は，その旨明記する〔5の2）の(1)参照〕．

2）角度計は十分な長さの柄がついているものを使用し，通常は5°刻みで測定する．

3）基本軸，移動軸は，四肢や体幹において外見上分かりやすい部位を選んで設定されており，運動学上のものとは必ずしも一致しない．また，手指および足指では角度計のあてやすさを考慮して，原則として背側に角度計をあてる．

4）基本軸と移動軸の交点を角度計の中心に合わせる．また，関節の運動に応じて，角度計の中心を移動させてもよい．必要に応じて移動軸を平行移動させてもよい．

5）多関節筋が関与する場合，原則としてその影響を除いた肢位で測定する．例えば，股関節屈曲の測定では，膝関節を屈曲しハムストリングをゆるめた肢位で行う．

6）肢位は「測定肢位および注意点」の記載に従うが，記載のないものは肢位を限定しない．変形，拘縮などで所定の肢位がとれない場合は，測定肢位が分かるように明記すれば異なる肢位を用いてもよい〔5の2）の(2)参照〕．

7）筋や腱の短縮を評価する目的で多関節筋を緊張させた肢位で関節可動域を測定する場合は，測定方法が分かるように明記すれば多関節筋を緊張させた肢位を用いてもよい〔5の2）の(3)参照〕．

5. 測定値の表示

1）関節可動域の測定値は，基本肢位を0°として表示する．例えば，股関節の可動域が屈曲位20°から70°であるならば，この表現は以下の2通りとなる．

(1) 股関節の関節可動域は屈曲20°から70°（または屈曲20°〜70°）

(2) 股関節の関節可動域は屈曲は70°，伸展は−20°

2）関節可動域の測定に際し，症例によって異なる測定法を用いる場合や，その他関節可動域に影響を与える特記すべき事項がある場合は，測定値とともにその旨併記する．

(1) 自動運動を用いて測定する場合は，その測定値を（　）で囲んで表示するか，「自動」または「active」などと明記する．

(2) 異なる肢位を用いて測定する場合は，「背臥位」「座位」などと具体的に肢位を明記する．

(3) 多関節筋を緊張させた肢位を用いて測定する場合は，その測定値を〈　〉で囲んで表示するが，「膝伸展位」などと具体的に明記する．

(4) 疼痛などが測定値に影響を与える場合は，「痛み」「pain」などと明記する．

6. 参考可動域

関節可動域は年齢，性，肢位，個体による変動が大きいので，正常値は定めず参考可動域として記載した．関節可動域の異常を判定する場合は，健側上下肢の関節可動域，参考可動域，（附）関節可動域の参考値一覧表，年齢，性，測定肢位，測定方法などを十分考慮して判定する必要がある．

II. 上肢測定

部位名	運動方向	参考可動域角度	基本軸	移動軸	測定肢位および注意点	参考図
肩甲帯 shoulder girdle	屈曲 flexion	20	両側の肩峰を結ぶ線	頭頂と肩峰を結ぶ線		
	伸展 extension	20				
	挙上 elevation	20	両側の肩峰を結ぶ線	肩峰と胸骨上縁を結ぶ線	背面から測定する	
	引き下げ（下制） depression	10				
肩 shoulder （肩甲帯の動きを含む）	屈曲（前方挙上） flexion (forward elevation)	180	肩峰を通る床への垂直線（立位または座位）	上腕骨	前腕は中間位とする．体幹が動かないように固定する．脊柱が前後屈しないように注意する．	
	伸展（後方挙上） extension (backward elevation)	50				
	外転（側方挙上） abduction (lateral elevation)	180	肩峰を通る床への垂直線（立位または座位）	上腕骨	体幹の側屈が起こらないように90°以上になったら前腕を回外することを原則とする．⇨［VI. その他の検査法］参照	
	内転 adduction	0				
	外旋 external rotation	60	肘を通る前額面への垂直線	尺骨	上腕を体幹に接して，肘関節を前方90°に屈曲した肢位で行う．前腕は中間位とする．⇨［VI. その他の検査法］参照	
	内旋 internal rotation	80				
	水平屈曲（水平内転） horizontal flexion (horizontal adduction)	135	肩峰を通る矢状面への垂直線	上腕骨	肩関節を90°外転位とする．	
	水平伸展（水平外転） horizontal extension (horizontal abduction)	30				
肘 elbow	屈曲 flexion	145	上腕骨	橈骨	前腕は回外位とする．	
	伸展 extension	5				

部位名	運動方向	参考可動域角度	基本軸	移動軸	測定肢位および注意点	参考図
前腕 forearm	回内 pronation	90	上腕骨	手指を伸展した手掌面	肩の回旋が入らないように肘を90°に屈曲する.	
	回外 supination	90				
手 wrist	屈曲（掌屈） flexion（palmarflexion）	90	橈骨	第2中手骨	前腕は中間位とする.	
	伸展（背屈） extension（dorsiflexion）	70				
	橈屈 radial deviation	25	前腕の中央線	第3中手骨	前腕を回内位で行う.	
	尺屈 ulnar deviation	55				

III. 手指測定

部位名	運動方向	参考可動域角度	基本軸	移動軸	測定肢位および注意点	参考図
母指 thumb	橈側外転 radial abduction	60	示指（橈骨の延長上）	母指	運動は手掌面とする. 以下の手指の運動は,原則として手指の背側に角度計をあてる.	
	尺側内転 ulnar adduction	0				
	掌側外転 palmar abduction	90			運動は手掌面に直角な面とする.	
	掌側内転 palmar adduction	0				
	屈曲（MCP） flexion	60	第1中手骨	第1基節骨		
	伸展（MCP） extension	10				
	屈曲（IP） flexion	80	第1基節骨	第1末節骨		
	伸展（IP） extension	10				

449

部位名	運動方向	参考可動域角度	基本軸	移動軸	測定肢位および注意点	参考図
指 fingers	屈曲（MCP）flexion	90	第2－5中手骨	第2－5基節骨	⇨ [VI. その他の検査法] 参照	
	伸展（MCP）extension	45				
	屈曲（PIP）flexion	100	第2－5基節骨	第2－5中節骨		
	伸展（PIP）extension	0				
	屈曲（DIP）flexion	80	第2－5中節骨	第2－5末節骨	DIPは10°の過伸展をとりうる.	
	伸展（DIP）extension	0				
	外転 abduction		第3中手骨延長線	第2, 4, 5指軸	中指の運動は橈側外転, 尺側外転とする. ⇨ [VI. その他の検査法] 参照	
	内転 adduction					

IV．下肢測定

部位名	運動方向	参考可動域角度	基本軸	移動軸	測定肢位および注意点	参考図
股 hip	屈曲 flexion	125	体幹と平行な線	大腿骨（大転子と大腿骨外顆の中心を結ぶ線）	骨盤と脊柱を十分に固定する. 屈曲は背臥位, 膝屈曲位で行う. 伸展は腹臥位, 膝伸展位で行う.	
	伸展 extension	15				
	外転 abduction	45	両側の上前腸骨棘を結ぶ線への垂直線	大腿中央線（上前腸骨棘より膝蓋骨中心を結ぶ線）	背臥位で骨盤を固定する. 下肢は外旋しないようにする. 内転の場合は, 反対側の下肢を屈曲挙上してその下を通して内転させる.	
	内転 adduction	20				
	外旋 external rotation	45	膝蓋骨より下ろした垂直線	下腿中央線（膝蓋骨中心より足関節内外果中央を結ぶ線）	背臥位で, 股関節と膝関節を90°屈曲位にして行う. 骨盤の代償を少なくする.	
	内旋 internal rotation	45				

部位名	運動方向	参考可動域角度	基本軸	移動軸	測定肢位および注意点	参考図
膝 knee	屈曲 flexion	130	大腿骨	腓骨（腓骨頭と外果を結ぶ線）	屈曲は股関節を屈曲位で行う．	
	伸展 extension	0				
足 ankle	屈曲（底屈） flexion（plantar flexion）	45	腓骨への垂直線	第5中足骨	膝関節を屈曲位で行う．	
	伸展（背屈） extension（dorsiflexion）	20				
足部 foot	外がえし eversion	20	下腿軸への垂直線	足底面	膝関節を屈曲位で行う．	
	内がえし inversion	30				
	外転 abduction	10	第1，第2中足骨の間の中央線	同左	足底で足の外縁または内縁で行うこともある．	
	内転 adduction	20				
母指（趾） great toe	屈曲（MTP） flexion	35	第1中足骨	第1基節骨		
	伸展（MTP） extension	60				
	屈曲（IP） flexion	60	第1基節骨	第1末節骨		
	伸展（IP） extension	0				
足指 toes	屈曲（MTP） flexion	35	第2—5中足骨	第2—5基節骨		
	伸展（MTP） extension	40				
	屈曲（PIP） flexion	35	第2—5基節骨	第2—5中節骨		
	伸展（PIP） extension	0				
	屈曲（DIP） flexion	50	第2—5中節骨	第2—5末節骨		
	伸展（DIP） extension	0				

V. 体幹測定

部位名	運動方向		参考可動域角度	基本軸	移動軸	測定肢位および注意点	参考図
頸部 cervical spines	屈曲(前屈) flexion		60	肩峰を通る床への垂直線	外耳孔と頭頂を結ぶ線	頭部体幹の側面で行う．原則として腰かけ座位とする．	
	伸展(後屈) extension		50				
	回旋 rotation	左回旋	60	両側の肩峰を結ぶ線への垂直線	鼻梁と後頭結節を結ぶ線	腰かけ座位で行う．	
		右回旋	60				
	側屈 lateral bending	左側屈	50	第7頸椎棘突起と第1仙椎の棘突起を結ぶ線	頭頂と第7頸椎棘突起を結ぶ線	体幹の背面で行う．腰かけ座位とする．	
		右側屈	50				
胸腰部 thoracic and lumbar spines	屈曲(前屈) flexion		45	仙骨後面	第1胸椎棘突起と第5腰椎棘突起を結ぶ線	体幹側面より行う．立位，腰かけ座位または側臥位で行う．股関節の運動が入らないように行う． ⇨ [VI. その他の検査法] 参照	
	伸展(後屈) extension		30				
	回旋 rotation	左回旋	40	両側の後上腸骨棘を結ぶ線	両側の肩峰を結ぶ線	座位で骨盤を固定して行う．	
		右回旋	40				
	側屈 lateral bending	左側屈	50	ヤコビー(Jacoby)線の中点にたてた垂直線	第1胸椎棘突起と第5腰椎棘突起を結ぶ線	体幹の背面で行う．腰かけ座位または立位で行う．	
		右側屈	50				

VI. その他の検査法

部位名	運動方向	参考可動域角度	基本軸	移動軸	測定肢位および注意点	参考図
肩 shoulder（肩甲骨の動きを含む）	外旋 external rotation	90	肘を通る前額面への垂直線	尺骨	前腕は中間位とする．肩関節は90°外転し，かつ肘関節は90°屈曲した肢位で行う．	
	内旋 internal rotation	70				
	内転 adduction	75	肩峰を通る床への垂直線	上腕骨	20°または45°肩関節屈曲位で行う．立位で行う．	
母指 thumb	対立 opposition				母指先端と小指基部（または先端）との距離(cm)で表示する．	
指 fingers	外転 abduction		第3中手骨延長線	2, 4, 5指軸	中指先端と2, 4, 5指先端との距離(cm)で表示する．	
	内転 adduction					
	屈曲 flexion				指尖と近位手掌皮線(proximal palmar crease)または遠位手掌皮線(distal palmar crease)との距離(cm)で表示する．	
胸腰部 thoracic and lumbar spines	屈曲 flexion				最大屈曲は，指先と床との間の距離(cm)で表示する．	

VII. 顎関節計測

顎関節 temporo-mandibular joint	開口位で上顎の正中線で上歯と下歯の先端との間の距離(cm)で表示する．左右偏位(lateral deviation)は上顎の正中線を軸として下歯列の動きの距離を左右ともcmで表示する．参考値は上下第1切歯列対向縁線間の距離 5.0 cm，左右偏位は1.0 cmである．

付表2　身体障害者障害程度等級表 ［身体障害者福祉法施行規則別表第5号（第5条関係）］

級別	視覚障害	聴覚又は平衡機能の障害		音声機能，言語機能又はそしゃく機能の障害	肢体　上肢
		聴覚障害	平衡機能障害		
1級	両眼の視力（万国式試視力表によって測ったものをいい、屈折異常のある者についてはきょう正視力について測ったものをいう。以下同じ。）の和が0.01以下のもの				1. 両上肢の機能を全廃したもの 2. 両上肢を手関節以上で欠くもの
2級	1. 両眼の視力の和が0.02以上0.04以下のもの 2. 両眼の視野がそれぞれ10度以内でかつ両眼による視野について視能率による損失率が95％以上のもの	両耳の聴力レベルがそれぞれ100デシベル以上のもの（両耳全ろう）			1. 両上肢の機能の著しい障害 2. 両上肢のすべての指を欠くもの 3. 一上肢を上腕の1/2以上で欠くもの 4. 一上肢の機能を全廃したもの
3級	1. 両眼の視力の和が0.05以上0.08以下のもの 2. 両眼の視野がそれぞれ10度以内でかつ両眼による視野について視能率による損失率が90％以上のもの	両耳の聴力レベルが90デシベル以上のもの（耳介に接しなければ大声語を理解し得ないもの）	平衡機能の極めて著しい障害	音声機能，言語機能又はそしゃく機能の喪失	1. 両上肢のおや指及びひとさし指を欠くもの 2. 両上肢のおや指及びひとさし指の機能を全廃したもの 3. 一上肢の機能の著しい障害 4. 一上肢のすべての指を欠くもの 5. 一上肢のすべての指の機能を全廃したもの
4級	1. 両眼の視力の和が0.09以上0.12以下のもの 2. 両眼の視野がそれぞれ10度以内のもの	1. 両耳の聴力レベルが80デシベル以上のもの（耳介に接しなければ話声語を理解し得ないもの） 2. 両耳による普通話声の最良の語音明瞭度が50％以下のもの		音声機能，言語機能又はそしゃく機能の著しい障害	1. 両上肢のおや指を欠くもの 2. 両上肢のおや指の機能を全廃したもの 3. 一上肢の肩関節、肘関節又は手関節のうち、いずれか一関節の機能を全廃したもの 4. 一上肢のおや指及びひとさし指を欠くもの 5. 一上肢のおや指及びひとさし指の機能を全廃したもの 6. おや指又はひとさし指を含めて一上肢の三指を欠くもの 7. おや指又はひとさし指を含めて一上肢の三指の機能を全廃したもの 8. おや指又はひとさし指を含めて一上肢の四指の機能の著しい障害
5級	1. 両眼の視力の和が0.13以上0.2以下のもの 2. 両眼による視野の1/2以上が欠けているもの		平衡機能の著しい障害		1. 両上肢のおや指の機能の著しい障害 2. 一上肢の肩関節、肘関節又は手関節のうち、いずれか一関節の機能の著しい障害 3. 一上肢のおや指を欠くもの 4. 一上肢のおや指の機能を全廃したもの 5. 一上肢のおや指及びひとさし指の機能の著しい障害 6. おや指又はひとさし指を含めて一上肢の三指の機能の著しい障害
6級	一眼の視力が0.02以下、他眼の視力が0.6以下のもので、両眼の視力の和が0.2を超えるもの	1. 両耳の聴力レベルが70デシベル以上のもの（40cm以上の距離で発声された会話語を理解し得ないもの） 2. 一側耳の聴力レベルが90デシベル以上、他側耳の聴力レベルが50デシベル以上のもの			1. 一上肢のおや指の機能の著しい障害 2. ひとさし指を含めて一上肢の二指を欠くもの 3. ひとさし指を含めて一上肢の二指の機能を全廃したもの
7級					1. 一上肢の機能の軽度の障害 2. 一上肢の肩関節、肘関節又は手関節のうち、いずれか一関節の機能の軽度の障害 3. 一上肢の手指の機能の軽度の障害 4. ひとさし指を含めて一上肢の二指の機能の著しい障害 5. 一上肢のなか指、くすり指及び小指を欠くもの 6. 一上肢のなか指、くすり指及び小指の機能を全廃したもの

＊聴覚障害の認定方法の見直しに関する通知改正等（平成27年4月1日〜）／心臓機能障害（ペースメーカ等植え込み者）及び肢体不自由（人工関節等置換者）の認定基準の見直しに関する通知改正等は、下記参照
http://www.mhlw.go.jp/stf/seisakunitsuite/bunya/hukushi_kaigo/shougaishahukushi/shougaishatechou/

付表

不自由				心臓,じん臓若しくは呼吸器又はぼうこう若しくは直腸,小腸,ヒト免疫不全ウイルスによる免疫若しくは肝臓の機能の障害						
下肢	体幹	乳幼児期以前の非進行性の脳病変による運動機能障害		心臓機能障害	じん臓機能障害	呼吸器機能障害	ぼうこう又は直腸の機能障害	小腸機能障害	ヒト免疫不全ウイルスによる免疫機能障害	肝臓機能障害
		上肢機能	移動機能							
1. 両下肢の機能を全廃したもの 2. 両下肢を大腿の1/2以上で欠くもの	体幹の機能障害により坐っていることができないもの	不随意運動・失調等により上肢を使用する日常生活動作がほとんど不可能なもの	不随意運動・失調等により歩行が不可能なもの	それぞれの機能の障害により自己の身辺の日常生活活動が極度に制限されるもの					それぞれの機能の障害により日常生活がほとんど不可能なもの	
1. 両下肢の機能の著しい障害 2. 両下肢を下腿の1/2以上で欠くもの	1. 体幹の機能障害により坐位又は起立位を保つことが困難なもの 2. 体幹の機能障害により立ち上がることが困難なもの	不随意運動・失調等により上肢を使用する日常生活動作が極度に制限されるもの	不随意運動・失調等により歩行が極度に制限されるもの						それぞれの機能の障害により日常生活が極度に制限されるもの	
1. 両下肢をショパール関節以上で欠くもの 2. 一下肢を大腿の1/2以上で欠くもの 3. 一下肢の機能を全廃したもの	体幹の機能障害により歩行が困難なもの	不随意運動・失調等により上肢を使用する日常生活動作が著しく制限されるもの	不随意運動・失調等により歩行が家庭内での日常生活活動に制限されるもの	それぞれの機能の障害により家庭内での日常生活活動が著しく制限されるもの					それぞれの機能の障害により日常生活が著しく制限されるもの(社会での日常生活活動が著しく制限されるものを除く.)	
1. 両下肢のすべての指を欠くもの 2. 両下肢のすべての指の機能を全廃したもの 3. 一下肢の下腿の1/2以上で欠くもの 4. 一下肢の機能の著しい障害 5. 一下肢の股関節又は膝関節の機能を全廃したもの 6. 一下肢が健側に比して10cm以上又は健側の長さの1/10以上短いもの		不随意運動・失調等による上肢の機能障害により社会での日常生活活動が著しく制限されるもの	不随意運動・失調等により社会での日常生活活動が著しく制限されるもの	それぞれの機能の障害により社会での日常生活活動が著しく制限されるもの					それぞれの機能の障害により社会での日常生活活動が著しく制限されるもの	
1. 一下肢の股関節又は膝関節の機能の著しい障害 2. 一下肢の足関節の機能を全廃したもの 3. 一下肢が健側に比して5cm以上又は健側の長さの1/15以上短いもの	体幹の機能の著しい障害	不随意運動・失調等による上肢の機能障害により社会での日常生活活動に支障のあるもの	不随意運動・失調等により社会での日常生活活動に支障のあるもの							
1. 一下肢をリスフラン関節以上で欠くもの 2. 一下肢の足関節の機能の著しい障害		不随意運動・失調等により上肢の機能の劣るもの	不随意運動・失調等により移動機能の劣るもの							
1. 両下肢のすべての指の機能の著しい障害 2. 一下肢の機能の軽度の障害 3. 一下肢の股関節,膝関節又は足関節のうち,いずれか一関節の機能の軽度の障害 4. 一下肢のすべての指を欠くもの 5. 一下肢のすべての指の機能を全廃したもの 6. 一下肢が健側に比して3cm以上又は健側の長さの1/20以上短いもの		上肢に不随意運動・失調等を有するもの	下肢に不随意運動・失調等を有するもの							

備考
1. 同一の等級について2つの重複する障害がある場合は,1級うえの級とする.ただし,2つの重複する障害が特に本表中に指定せられているものは,該当等級とする.
2. 肢体不自由においては,7級に該当する障害が2つ以上重複する場合は,6級とする.
3. 異なる等級について2つ以上の重複する障害がある場合については,障害の程度を勘案して当該等級より上の級とすることができる.
4. 「指を欠くもの」とは,おや指については指骨間関節,その他の指については第1指骨間関節以上を欠くものをいう.
5. 「指の機能障害」とは,中手指節関節以下の障害をいい,おや指については,対抗運動障害をも含むものとする.
6. 上肢又は下肢欠損の断端の長さは,実用長(上腕においては腋窩より,大腿においては坐骨結節の高さより計測したもの)をもって計測したものをいう.
7. 下肢の長さは,前腸骨棘より内くるぶし下端までを計測したものをいう.

(厚生労働省)

付表3　日常記憶チェックリスト

記入法：最近1カ月間の生活の中で，以下の13の項目がどのくらいの頻度であったと思いますか．右の4つ（全くない，時々ある，よくある，常にある）の中から最も近いものを選択して，その数字を○で囲んで下さい．

		全くない	時々ある	よくある	常にある
1	昨日あるいは数日前に言われたことを忘れており，再度言われないと思い出せないことがありますか？	0	1	2	3
2	つい，その辺りに物を置き，置いた場所を忘れてしまったり，物を失くしたりすることがありますか？	0	1	2	3
3	物がいつもしまってある場所を忘れて，全く関係のない場所を探したりすることがありますか？	0	1	2	3
4	ある出来事が起こったのがいつだったかを忘れていることがありますか？（例：昨日だったのか，先週だったのか）	0	1	2	3
5	必要な物を持たずに出かけたり，どこかに置き忘れて帰ってきたりすることがありますか？	0	1	2	3
6	自分で「する」と言ったことを，し忘れることがありますか？	0	1	2	3
7	前日の出来事の中で，重要と思われることの内容を忘れていることがありますか？	0	1	2	3
8	以前に会ったことのある人たちの名前を忘れていることがありますか？	0	1	2	3
9	誰かが言ったことの細部を忘れたり，混乱して理解していることがありますか？	0	1	2	3
10	一度，話した話や冗談をまた言うことがありますか？	0	1	2	3
11	直前に言ったことを繰り返し話したり，「今，何を話していましたっけ」などと言うことがありますか？	0	1	2	3
12	以前，行ったことのある場所への行き方を忘れたり，よく知っている建物の中で迷うことがありますか？	0	1	2	3
13	何かしている最中に注意をそらす出来事があった後，自分が何をしていたか忘れることがありますか？	0	1	2	3
				得点	/39点

數井裕光・他：日本版日常記憶チェックリストの有用性の検討．脳と神経，**55**（4）：317-325，2003．

付表4　厚生労働省 CRPS 研究班による日本版 CRPS 判定指標

臨床用 CRPS 判定指標

A　病期のいずれかの時期に、以下の<u>自覚症状のうち 2 項目以上</u>該当すること.
　　ただし、それぞれの項目内のいずれかの症状を満たせばよい.
　　1．皮膚・爪・毛のうちいずれかに萎縮性変化
　　2．関節可動域制限
　　3．持続性ないしは不釣合いな痛み、しびれたような針で刺すような痛み（患者が自発的に述べる）、知覚過敏
　　4．発汗の亢進ないしは低下
　　5．浮腫

B　診察時において、以下の<u>他覚所見の項目を 2 項目以上</u>該当すること.
　　1．皮膚・爪・毛のうちいずれかに萎縮性変化
　　2．関節可動域制限
　　3．アロディニア（触刺激ないしは熱刺激による）ないしは痛覚過敏（ピンプリック）
　　4．発汗の亢進ないしは低下
　　5．浮腫

研究用 CRPS 判定指標

A　病期のいずれかの時期に、以下の<u>自覚症状のうち 3 項目以上</u>該当すること.
　　ただし、それぞれの項目内のいずれかの症状を満たせばよい.
　　1．皮膚・爪・毛のうちいずれかに萎縮性変化
　　2．関節可動域制限
　　3．持続性ないしは不釣合いな痛み、しびれたような針で刺すような痛み（患者が自発的に述べる）、知覚過敏
　　4．発汗の亢進ないしは低下
　　5．浮腫

B　診察時において、以下の<u>他覚所見の項目を 3 項目以上</u>該当すること.
　　1．皮膚・爪・毛のうちいずれかに萎縮性変化
　　2．関節可動域制限
　　3．アロディニア（触刺激ないしは熱刺激による）ないしは痛覚過敏（ピンプリック）
　　4．発汗の亢進ないしは低下
　　5．浮腫

※但し書き 1
　　1994 年の IASP（国際疼痛学会）の CRPS 診断基準を満たし、複数の専門医が CRPS と分類することを妥当と判断した患者群と四肢の痛みを有する CRPS 以外の患者とを弁別する指標である. 臨床用判定指標を用いることにより感度 82.6%、特異度 78.8%で判定でき、研究用判定指標により感度 59%、特異度 91.8%で判定できる.

※但し書き 2
　　臨床用判定指標は、治療方針の決定、専門施設への紹介判断などに使用されることを目的として作成した. 治療法の有効性の評価など、均一な患者群を対象とすることが望まれる場合には、研究用判定指標を採用されたい.
　　外傷歴がある患者の遷延する症状が CRPS によるものであるかを判断する状況（補償や訴訟など）で使用するべきではない. また、重症度・後遺障害の有無の判定指標ではない.

　米国から提唱された判定指標にならい、日本版 CRPS 判定指標でも臨床用指標と研究用指標の 2 種類を作成した. 日本版 CRPS 判定指標の使用にあたっては、但し書き 1, 2 を十分に理解して使用すること.

住谷昌彦・他：本邦における CRPS の判定指標. 日臨麻会誌, **30**：420-428, 2010.

和文索引

【あ】

アウターウェッジ　378
アキレス腱延長術　418
アクアポリン4　274
アクセシブル・デザイン　28
アスペルガー障害　194
アスレティックリハ　383
アセトアミノフェン　370
アテトーゼ　100
アトモキセチン　197
アパシー　420,421
アライメント　382,383
アリピプラゾール　198
アルコールブロック（MAB）法　69
アンチドーピング　392
亜急性小脳変性症　439
悪性リンパ腫　443
悪性関節リウマチ　284
悪性腫瘍（がん）　434
悪性腫瘍随伴症候群　439
悪玉架橋　88
足継手　213
圧排像　360
誤りをさせない学習法　166
安静　368
安静臥床　84
安静臥床実験　88
安定労作性狭心症　116

【い】

インクルーシブ　390
インスリンレセプター基質1　86
インスリン抵抗性　92
インテリジェント義足　306
医療提供体制　12
異所性骨化症　263
異常歩行　308
意味性進行性失語症　187
維持期リハ　12,65
維持期のリハ　16
遺伝子診断　417
遺伝相談　417
痛みの評価　35
一次運動野　94,98
一段階負荷　119
一酸化窒素　204
一側性大脳病変　133
咽頭食道期　130
陰圧式勃起補助具　207
陰茎海綿体内注射　207

【う】

ウィリアムス型屈曲腰仙椎装具　372
ウェクスラー記憶検査　164
うつ病（DSM-5）　419
右心不全　116
右脳半球損傷　421

宇宙飛行　86
上田式12グレード片麻痺機能テスト　99
植込み型除細動器　120
運動スコア　255
運動トレーニング　331
運動ニューロン疾患　276
運動学習　233
運動器不安定症　107
運動項目　41
運動失調　100
運動処方　333
運動障害　2,33
運動性構音障害　172
運動前野　94,95
運動単位電位　60
運動負荷試験　333
運動量の条件　386
運動療法　372

【え】

エネルギー蓄積型足部　306
エビデンスに基づくCKD診療ガイドライン2009　327
エピソード記憶　164
エルゴメータ　422
えんげパスポート　138
壊死組織　153
栄養不良　129
疫学　381
炎症の治療　384
炎症性サイトカイン　435
延髄外側症候群　133
延髄錐体　96
縁上回　99
嚥下の期　130
嚥下訓練　72
嚥下失行　133
嚥下障害　277
嚥下性無呼吸　131
嚥下造影検査　135
嚥下内視鏡検査　135

【お】

オスグット病　382
オヌフ核　141
黄斑変性　425
大分国際車いすマラソン大会　390
主な症候　269
錘負荷　274
親子入院　409,410
音楽療法　271
温熱療法　385

【か】

カットオフポイント　85
カテーテルアブレーション術　120

カナダ式ソケット　303
カプサイシン　131
カルバマゼピン　198
カンファレンス　66
ガイドランナー　391
かがみ歩行　109
がんと共存する時代　434
がんの告知　437
がん悪液質　435
がん関連倦怠感　438
がん性末梢神経炎　439
下位運動ニューロン　94
下肢加重計　108
下肢伸展挙上　87
下肢切断原因　297
下肢装具　213
下部尿路閉塞　144
下腹神経　204
化学療法　438
化学療法中・後　440
可塑性　101
可塑的変化　101
加速歩行　110
加齢　85,144
加齢に伴う変化　131
仮骨形成　348
仮性球麻痺　132
仮名ひろいテスト　178
家屋改造　37
家族状況　34
家庭訪問　37
夏季パラリンピック　390
過活動膀胱症状スコア　144
過用性筋力低下　278,279
介護　20
介護・ケア　189
介護サービス　25
介護支援専門員　16
介護者指導　235
介護認定審査会　24
介護保険　5,22,23,231
介護保険制度　12,211
介護保険法　28
回復期リハ　12,14,65
回復期リハ病棟　15,229
回復的アプローチ　36
改訂水飲みテスト　134
改訂 Ashworth スケール　100
改訂 Tardieu スケール　100
改良 Frankel 分類　256
開脚歩行　109
開胸・開腹術　441
開胸・開腹術（肺がん，食道がん，胃がん，大腸がんなど）　441
開放運動連鎖　377
解剖学的整復　347
解離症（DSM-5）　423

解離性障害　423
外固定　346
外傷　381
外傷性頸部症候群　358
外傷性脳損傷　53
外傷性脳内血腫　244
外側ウェッジ　111
外側楔状足底板　378
外側前庭神経核　97
外側皮質脊髄路　96
外反母趾　378
外部刺激　270,272
外来リハ　73
拡散テンソル画像　48
拡散強調画像　48
拡大読書器　427
拡張期心不全　117
学習障害　194
学習性不使用　158
片麻痺　98
片麻痺歩行　109
肩関節　362
肩関節周囲炎　362
肩関節離断　310
活動（activity）　38
活動と参加の領域（domain）　38,39
活動の制限　9
活動制限（activity limitation）　14,38
活動（activity）　38
完全麻痺　254,255
冠動脈インターベンション　119
冠動脈バイパス術　331
冠動脈リスクファクター　119
冠攣縮性狭心症　116
患者会　280
患者教育　281
患者死亡率　322
間隔伸張法　166,167
間欠性跛行　108
間欠的圧迫器　405
間欠的空気圧迫法　90
間接訓練　137
間接路　96
感音難聴　431
感覚訓練　290
感覚障害　149
感覚情報処理の問題　200
感覚神経活動電位　56
感覚性運動失調　429
感覚統合療法　198
関節リウマチ　281
関節リウマチ診療ガイドライン 2014　285
関節リウマチ分類基準　282
関節超音波エコー検査　282
関節可動域　34
関節可動域訓練　69,101,290

関節拘縮　348
関節保護動作指導　286,288
緩和ケア主体の時期　439
環境　6,10
環境因子　9
環境制御装置　418
環境設定　233
環軸椎亜脱臼　287
観血的治療　346
観念運動失行　168
観念失行　168
眼振　429
頑張り気質　278
癌腫　434
顔面圧迫マスク　403

【き】

キャンサーボード　438
気管切開　277
気分調整薬　198
気分変調症　420
奇異呼吸　259
記憶障害　163,184
記銘力障害　186
帰結　32
起立性低血圧　90,225
基礎療法　286
基底核　421
基本的 ADL　38
基本動作能力　33,41,42
基本動作訓練　70
器質性 ED　205
器質的障害　132
機械的刺激療法　385
機械的補助循環法　119
機能画像　49
機能回復曲線　233
機能局在　222
機能障害　14,233
機能障害尺度　254,256
機能性 ED　204
機能の義手　312
機能の再構築　101
機能の自立度評価票　106
機能の障害　132
機能の赤外線分光法　50
機能的電気刺激療法　366
機能的 MRI　49
機能別障害度　275
機能予後　298
偽性球麻痺　132
偽発作　424
義手装着前訓練　316
逆行性膀胱造影　46
旧小脳　97
吸着式坐骨収納型ソケット　303
吸着式大腿四辺形ソケット　303

急性冠症候群　116
急性期　13,220
急性期リハ　12,65
急性期管理　230
急性硬膜下血腫　244,245
急性硬膜外血腫　244,245
急性心筋梗塞　331
急性腰痛症　367
球症状　276
球麻痺　132
虚血性心疾患　116
共通尺度　33
共同運動　98
共同運動障害　101
協調性　388
協調性訓練　70
胸水・腹水　440
競技スポーツ　389
局所脳損傷　244
筋ジストロフィー　416
筋萎縮　86
筋萎縮性側索硬化症　276
筋緊張　155,227
筋原性電位　61
筋酵素値　289
筋・骨格系　34
筋再教育　290
筋持久力　387
筋電義手　315
筋電義手訓練　317
筋電図　55
筋紡錘　156,157
筋無力症候群　440
筋力訓練　386
筋力増強訓練　70,101,373
緊張性相反性抑制　408
緊張性足趾屈曲反射　239

【く】

クラス分け　391
クリニカルパス　350
グラスゴー・コーマ・スケール　248
グレード　135
くも膜下出血　52,186,221
空間性注意　178
靴型装具　215
首下がり症状　359
車椅子　216

【け】

ケアマネジメント　21,24
ケアマネジャー　16,21
ケイデンス　107
ケース会議　37
ケルニッヒ徴候　359
外科的治療　138
経済状況　34

和文索引

経頭蓋磁気刺激　223
経皮的冠動脈インターベンション　331
経皮的電気刺激　405
経鼻胃管　224
痙縮　155,156,158,159,160,161
痙性対麻痺　109
痙性歩行　109
軽度認知障害　40,182
頚部郭清術　441
鶏歩　109
血圧管理　224
血管内皮障害　206
血栓・塞栓症　440
肩甲胸郭関節機能訓練　364
牽引　385
牽引療法　371
健康関連QOL　35,74
嫌気性代謝閾値　119
腱板断裂　363
懸垂装置　314
幻肢・幻肢痛　311
言語訓練　72
言語聴覚士　4
言語野　171
限局性学習障害　201
原始反射　36
原発性骨粗鬆症　352
現病歴　33

【こ】

コリンエステラーゼ阻害薬　185
コンサータ　197
こどもの能力低下評価法　407
子どものための機能的自立度評価法　407
子どもの行動チェックリスト　197
小刻み歩行　110
股関節機能判定基準　376
呼吸　121
呼吸器合併症　129
呼吸筋　122
呼吸筋麻痺　276
呼吸筋力　339
呼吸訓練　339
呼吸・循環系　34
呼吸補助筋　122
呼吸理学療法　402
固形がん　434
固縮　155,156,158,159
固定台　391
固有受容覚性神経筋促通法　274
誤嚥の分類　133
誤嚥性肺炎　223
語音聴力検査　432
語流暢性検査　180
工学　26

口腔・咽頭がん　440
口腔咽頭期　130
巧緻動作の障害　273
広汎性発達障害　194
光学的視覚補助具　427
交感神経　141
交感神経系　113
行動型FTD　187
行動変容療法　251
行動療法　198
抗うつ薬　197
抗てんかん薬　370
抗血小板薬　234
抗精神病薬　197
更生　7
後期高齢者　190
後脛骨筋腱機能不全　379
後索系障害　430
後負荷　113
後療法　7,346
高機能自閉症　194
高次脳機能　71
高次脳機能障害　243,246
高次歩行障害　110
高齢者総合的機能評価　188
康復　7
硬性装具　372
喉頭がん　441
絞扼性神経障害　63
構音障害　133,273
鋼線牽引　346
合理的配慮　28
国際障害分類　36
国際生活機能分類　28,36
国際前立腺症状スコア　144
国際勃起機能スコア　207
国立スポーツ科学センター　392
黒質緻密部　96
黒質網様部　96
極超短波　371
心の理論障害　200
腰みがき　369
骨リモデリング　352
骨格構造型義足　303
骨格構造義手　312
骨吸収抑制剤　356
骨形成　347
骨形成促進剤　356
骨質の劣化　88
骨修飾薬　442
骨髄抑制　440
骨折　381
骨折リスク　354
骨粗鬆症　88,349
骨代謝マーカー　355
骨転移　442
骨・軟部腫瘍術後（四肢切断術後, 患

肢温存術後）　442
骨盤神経　204
骨盤臓器脱　143
骨盤底筋訓練　147
骨密度　354
骨密度の低下　88

【さ】

サブスタンス　131
サルコペニア　85,188,189,190,191,193
左心不全　116
作業用義手　312
作業用義手訓練　317
作業療法士　4
作為症/虚偽性障害　423
詐病　422
座位　224
座位開始基準　224
座位耐性訓練　13
座位耐性訓練の基準　14
再還流療法　119
再発　220
再発予防　330
最高酸素摂取量　119,331
最高心拍数　118
最大咳嗽呼気流量　339
最大呼気流量　339
最大酸素摂取量　89,390
最大上刺激　55
在宅リハビリテーション　73
在宅調整　351
在宅復帰　229
参加（participation）　38
参加の制約　9
参加制約　14
算数の障害　201
酸素濃度モニター　118

【し】

シーティング　217
シナプス伝達の促進　101
シャトルウォーキングテスト（試験）　107,339
シャント機構　204
シリコーンライナー　303
シンスプリント　382
ジスキネジア歩行　110
ジャクソンテスト　359
しているADL　39,41,66,235
四肢麻痺　99
刺激伝導路　117
肢失調　101
肢節運動失行　168
指間スペーサー　403
姿勢　369
姿勢異常　270
姿勢,動作の評価　35

461

姿勢反射障害　270	腫瘍由来物質　435	職業リハビリテーション　252
視覚リハビリテーション　426	収縮期心不全　117	職歴，職業の有無・内容，職場環境，通勤手段，職場の支援体制等　34
視覚障害　425	周術期リハビリテーションプログラム　438	褥瘡　148,260
視床　96	周術期呼吸リハ　342	心因性非てんかん性発作　424
視床下核　100	修正 Borg scale　338	心因性歩行障害　110
視床下部　96	集学的治療　298	心気障害　423
視床核　96	重症度，医療・看護必要度　231,233	心筋リモデリング　331
視神経脊髄炎　269,274	重症度・看護必要度の見直し　17	心筋拡張能　114
視神経脊髄型 MS　274	重心動揺計　430	心筋虚血　114
視野障害　426	柔軟性　386	心筋酸素消費量　114,115,117
視力障害　426	出血性梗塞　222	心筋収縮能　114
試験外泊　37	術後早期義肢装着法　301	心臓リハビリテーション　330
自覚的運動強度　118	術前呼吸リハ　343	心臓リハビリテーションの流れ　333
自己間欠導尿　414	術直後義肢装着法　301	心臓リハビリテーション指導士　330
自己受容　81	純粋無動症　110	心臓の萎縮　89
自殺念慮　422	循環動態　115	心臓二重積　331
自殺未遂　422	書字表出の障害　201	心的外傷後ストレス障害（DSM-5）　424
自助具　287	女性骨盤壁の脆弱化　144	心肺運動負荷試験　119,333
自転車エルゴメータ　118,444	女性脊損患者の性機能問題　209	心拍出量　113
自動思考　420,422	小児自閉症評定尺度　196	心拍数　112
自発眼振　101	小脳核視床路　97	心不全　334
自閉スペクトラム症　194,199	小脳核赤核路　97	心不全の運動療法の禁忌　326
自閉性障害　194	小脳性運動失調　429	心理的アプローチ　69
自由嚥下　130	小脳性失調　100,101	心理的防衛機制　80
自律神経過反射　259	生涯スポーツ　389	心理療法　366
自律神経症状　270	床上リハ　348	身体化障害　423
自律神経障害　149,392	症候性静脈血栓塞栓症　90	身体障害者更生相談所　212
持久力訓練　70	障がい者アスリート　389	身体障害者手帳　212,325
持続性身体表現性疼痛障害　423	障がい者スポーツ　389	身体調節機能不全症候群　374
持続的他動運動　405	障害　6,10,381	身体の障害　79
時間的分散　57	障害に関する世界報告書　11	身体的・精神的・社会的な要因　74
磁気共鳴画像　47	障害の種類別にみた身体障害者数　320,321	身体の密度度　421
失語症　172	障害者　11	身体表現性障害　423
失行　168	障害者スポーツ医　392	神経ブロック療法　160,161
失調歩行　109	障害者の権利に関する条約　7	神経因性 OAB　143
失認　168	障害者の心理状態　79	神経学的レベル　255
疾患特異的尺度　35	障害者総合支援法　28,211	神経系　34
質の評価　232	障害受容　80	神経原性電位　61
質調整生存年　76	障害適応　81	神経原線維変化　184
実学　27	衝動性　200,201	神経細胞の脱落　184
実行機能障害　200	上位ニューロン障害　98	神経伝達物質　141
社会参加　8,44,390	上位運動ニューロン　94	神経伝導検査　55
社会受容　81	上位運動ニューロン症候群　155,156,157	神経発達症群　194
社会的共通資本　5	上肢装具　212	進行　220
社会的行動障害　246	上皮細胞由来（癌腫）　435	深部静脈血栓症　90,379
社会的不利　14	上腕骨外側上顆炎　364	診察　33
社会的役割　44	上腕骨内側上顆炎　364	診断基準　90
射精のメカニズム　205	上腕切断　310	診断的検査　135
射精障害の分類　205	上腕切断のソケット　313	診療報酬　232
尺度　32	常同行動　187	新規経口抗凝固薬　234
若年性特発性関節炎　284	情動の表出　421	新機器利用　44
弱オピオイド　370	情報収集　44	新小脳　97
手関節離断　310	静脈血栓塞栓症（VTE）　90,91	鍼灸　428
手段的 ADL　33,35,38,40,43,44	静脈性腎盂造影　46	人工関節置換術　376,379
主観的包括的アセスメント　136	静脈閉鎖機構　204	人工呼吸への引き込み現象　260
主治医意見書　24		人工内耳　432
主訴　33		

和文索引

腎臓リハ　322,329
腎不全モデルラット　328
腎不全透析患者における運動療法の効果　322

【す】

スクリーニング検査　36
ステージ理論　79,80
ステロイドミオパチー　289
ストラテラ　197
ストレッチング　373,386
スパーリングテスト　359
スプリント　403,404
スプリント療法　366
スポーツリハ　383
スポーツ外傷・障害　381
スポーツ復帰　347,388
スワンネック変形　286
すくみ足　272
すくみ足歩行　110
推計CKD患者数　324
遂行機能　180
遂行機能障害症候群の行動評価　180
錐体外路症状　100
錐体路　95,157
錐体路徴候　98
数唱・視覚性記憶範囲　178
砂時計腫　360

【せ】

せん妄　420
生活マネジメント　44
生活の質　320,368
生活の質（quality of life：QOL）の評価　35
生活環境　33,34
生活期リハ　12,65
生活機能障害　36
生活支援工学　27
生活指導　280
生活習慣病　326
生存期間　437
生物学的保護反応　82
生命予後　437
生理学的切断術　301
生理的コスト指数　107
正常圧水頭症　221
正常歩行　103
成人嚥下　131
清潔間欠自己導尿　143
清潔間欠導尿　262
聖隷式質問紙　134
精神心理的問題　440
精神遅滞　194
静的運動　334
整形外科　4
赤核脊髄路　97

脊髄ショック　258
脊髄空洞症　264
脊髄脂肪腫　412
脊髄腫瘍（脊髄・脊椎転移，髄膜播種）　439
脊髄小脳変性症　269,272
脊髄髄膜瘤　412
脊髄性失調　100,101
脊髄前角細胞　96
脊髄損傷　99,149,151
脊髄損傷者　148
切断　310
石灰沈着性腱板炎　362
摂食嚥下障害のスクリーニング　134
摂食嚥下障害臨床的重症度分類　136
摂食状況のレベル　136
先行期　129
線維自発電位　60
線条体　96
遷延性意識障害　225
選好に基づく尺度　35
選択的末梢神経縮小術　162
潜在性二分脊椎　412
潜在的ED　203
潜時　57
全荷重　350
全国身体障害者スポーツ大会　390
全国脊損データベース　253
全身性強皮症　288
全人的・包括的リハビリテーション　251
前庭系障害　429
前庭小脳　97
前庭性失調　101
前庭脊髄路　97
前頭葉　421
前頭葉性失調　101
前皮質脊髄路　96
前負荷　113
前立腺肥大症　143
前腕ソケット　313
善玉架橋　88

【そ】

ソーシャルスキルトレーニング　199
ソケット　313
ソケットの装着訓練　308
ゾレドロネート　442
阻害要因　10
粗大運動能力尺度　407
粗大運動能力分類システム　407
早期動員　61
早期離床　84
早朝覚醒　420
早朝勃起　206
相　130
創外固定　347

装具療法　161,290,371,402
装飾用義手　312
造血幹細胞移植　443
造血器由来　435
足圧中心　108
足関節圧／上腕血圧比　299
足関節捻挫　382
足底挿板療法　215
足底装具　214
足部　308
促通手技　101
測定異常　101
続発性骨粗鬆症　353

【た】

タオルギャザー　379
ダイアゴナルソケット　303
ダイテルス核　97
他人の手徴候　98
多角的チームによるリハ　230
多系統萎縮症　272
多職種によるケアの4モデル　22
多層包帯法　443
多臓器不全　435
多段階漸増負荷　119
多動性　200,201
多発ラクナ梗塞　186
多発性筋炎　288
多発性硬化症　269,274
多発性骨髄腫　443
多発性皮質下出血　186
打撲　381
打撲・挫傷　382
体幹装具　216,371
体循環　112
体制強化加算　232
体操　369
対人応答性尺度　196
苔状線維　97
退院計画　230
退院時カンファレンス　67
退院前訪問指導　235
帯状回皮質運動野　95
大腿骨頚部の骨密度低下　92
大腿四頭筋セッティング（練習）　87,377
大殿筋歩行　109
大脳基底核　96
大脳基底核領域　131
代償性快感　209
代償的アプローチ　36
第5指徴候　359
脱臼肢位　380
脱水症　129
脱髄　56
脱抑制　226
単純X線撮影　46

463

ポジショニング　402
ポリオ　278
ポリオ後症候群　278
歩隔　103
歩行失行　110
歩行周期　103,104
歩行障害　273
歩行速度　107
歩行分析　107
歩幅　103
保健　20
保存的治療　346
捕食　129
補装具意見書　212
補装具費支給制度　28
補足運動野　94,95
母趾内反体操　379
包括的呼吸リハ　342
包括的（comprehensive）リハ　330
放射線　438
放射線医学　3
訪問リハ　73
防衛的退行状態　80
膀胱機能尿流動態検査　145
膀胱尿管逆流（症）　46,262
勃起のメカニズム　204

【ま】

マスキング　220
マルチスライスCT　47
麻痺の神経学的レベル　254
麻痺性股関節脱臼　410
麻痺性呼吸障害　343
麻痺性脊柱側弯　410
麻痺性歩行　108
末期腎不全　321
末梢神経障害　132
末梢性感作　394
慢性腎臓病　321
慢性腎病　92
慢性肺胞低換気　417
慢性腰痛症　367

【み】

ミオトニー放電　60
水飲みテスト　134
脈絡網膜萎縮　426

【む】

矛盾運動　270

【め】

メカニカルストレス　353
メタ記憶　163
メチルフェニデート　197
メッツ　334
メディカルサポート　392

メディカルチェック　392
メディカルリハ　383
メトトレキサート　281
命令嚥下　130
酩酊歩行　109
免荷期間　350
免荷装具　215

【も】

モーターポイントブロック　241
盲学校　428
盲導犬　427
網膜色素変性症　425,426
問診　33

【や】

夜間多尿　140
夜間勃起検査　207
野球肘　382
薬物治療　137
薬物療法　197,370

【ゆ】

ユニバーサル・デザイン　28
ユビキチンリガーゼ　86
有酸素運動　331
遊脚期　103
遊脚相制御　306
床反力　108
指鼻試験　101

【よ】

予後予測　33,36
予防　20
用具の選択　29
要介護状態　192,229,349
要介護認定　24
陽性鋭波　60
腰痛　367
腰痛学級　369
腰痛診療ガイドライン2012　368
腰痛体操　372
腰痛帯　371,372
腰部固定帯　371,372
腰部変性後弯症　368
四大陰性徴候　277

【ら】

ライフスタイル　34
ラセン動脈　204
ランスアダムス症候群　247

【り】

リウマチ結節　282
リウマチ性多発筋痛症　285
リウマチ体操　286
リウマチ肺　283

リクライニング式　216
リスク　36,220
リスク管理　37,439
リスクの層別化　332
リスクファクター　324
リスペリドン　197
リハ　2
リハビリテーション　2,381
リハビリテーションスポーツ　389
リハビリテーション医学　2
リハビリテーション工学　26
リハビリテーション充実加算　16
リハ医学の歴史　3
リハ工学　26
リハ工学の定義　27
リハ処方　36
リハ成功率　298
リハ前置主義　12
リハ総合実施計画書　235
リハ治療　36
リバーミード行動記憶検査　164
リュックサック型装具　372
リングスプリント　286
リンパ浮腫　443
利用効果　27
理学診療科　4
理学療法士　4
離床　224
離床能力　42
離断　310
立脚期　103
立脚相制御　305
良肢位　402
療育　198
緑内障　425
倫理的な視点　138

【れ】

レジスタンストレーニング　334
レボメプロマジン　197
レンズ核　96
連携　21
連携・協働モデル　22
連合反応　98,109,408
連絡モデル　21

【ろ】

ロボティクス　111
ロンベルグ（Romberg）試験　429
老研式活動能力指標　43,44
老人斑　184
老年医学的総合評価　21
老年症候群　188,189,190,191
労働者災害補償制度　211

【わ】

ワシントングループ　11

ワレンベルグ症候群　133
腕神経叢炎　63

【数字】

1回拍出量の低下　89
3次元運動解析　108
6 minutes walk test（6MWT）　107
6分間歩行　119
6分間歩行テスト（試験）　107,339
9の法則　400
Ia群ニューロン　98

【ギリシャ文字】

αアドレナリン作用　142
α運動ニューロン　98
βアドレナリン作用　142
γループ　98
γ運動ニューロン　98
γ運動神経　156

欧文索引

【A】

A型ボツリヌス毒素製剤　241
A波　60
ABA　198
Ability for Basic Movement Scale-2　40
ABMS-2　40
acceptance of disability　80
ACE阻害剤　131
ACRコアセット　283
ACSMの運動勧告　327
Action Research Arm Test　99
acute inflammatory demyelinating polyneuropathy　63
acute motor axonal neuropathy　63
AD　259
adaptation of disability　81
adding life to years　320
adding life to years and years to life　320
adding years to life　320
ADHD　200
ADHD-Rating Scale-Ⅳ　197
ADL　8,38,229
ADLの評価　35
ADL評価スケール　40
ADL・IADL訓練　72
AIDP　63
AIMS 2　75
AIS　256
AMAN　63
American Spinal Injury Association　100
AMS質問票（Questionnaire）　207,210
anaerobic threshold　119,333
antalgic gait　108
aphasia　172
API　299
ARAT　100
AS　87
ASD　199
ASIA　100
ASIA impairment scale　256
ASIA ISNCSCI　254
Assistive products　28
Assistive products and technology　28
associated-reaction　408

AT　119,30,333
ataxic gait　109
attention　177
autonomic dysreflexia　259
axonotmesis　56

【B】

Bモードエコー　148,151
BADS　180
balance evaluation-systems test　107
Bálint-Holmes症候群　168
Barré徴候　360
Barré Liéou症候群　360
Barthel index　14,35,40
behavioral and psychological symptoms of dementia　183
Berg Balance Test　271
Betzの巨大錐体細胞　95
BI　14
Binswanger病　186
BIT行動性無視検査　179
BMI　92
Borgスケール（指数）　118,325
bottom-to-top model　148,149
bouncing　305
bouncing gait　110
BPSD　183
brachial plexopathy　63
brachybasia　110
Brodmannの4野　94
BRS　99
Brunnstrom Recovery Stage　223
Burgessの後方長皮弁法　301
burn index　401

【C】

cadence　107
cancer-related fatigue　438
capacity 能力　39
CARS　196
casitas B-lineage lymphoma-b　86
CAT　178
CBCL　197
Cbl-b　86

CCU　330
center of pressure　108
central cord syndrome　256
central pattern generator　130
CGA　21,188,191
CHART　257
CHAT-J　196
chronic inflammatory demyelinating polyneuropathy　63
CIC　262
CIDP　63
CKC　377
CKD動物モデル　328
claw toe　239
clean intermittent catheterization　262
C-Leg　306
CO_2ナルコーシス　124
co-contraction　408
complex regional pain syndrome　393
complex physical therapy　443
compound muscle action potential　57
compound nerve action potential　57
comprehensive geriatric assessment　188
computed tomography　47
conduction block　58
conduction slowing　58
continuous passive motion　405
CPG　130
CPM　380,405
CPT　443
Crede/Valsalva排尿　263
CRF　438
crouch gait　109
CRPS　393
CRQ　75
CT　47

【D】

DAS28　283
deep tissue injury　149,260
demyelination　56
DESIGN-R®　149
DESIGN®　149
detrusor-sphincter dyssynergia　262

diffusing capacity for CO　90
DIP　46
disuse syndromes　84
Dlco　92
DN-CAS　196
dorsal hood　404
Drop test　423
drunken gait　109
DSD　262
DSM-5　194
DSM-Ⅳ-TR　194
DTI　260
dumbbell tumor　360
DXA　354
dynamic gait index　107
dysarthria　172
dysdiadochokinesis　101
dyskinetic gait　110
dysmetria　101
dyssynergia　101

【E】

early ambulation　84
early recruitment　61
EBM　374
ECOGのPerformance Status Scale　437
ED　203
EDSS　275
electromyography　55
entrapment neuropathy　63
EORTC　75
Euro Qol　75
evidence-based medicine　32
executive function　180
expanded disability status scale　275
external cue　270,272

【F】

F波　59,279
festinating gait　110
fibrillation potential　60
FILS　136
FIM　14,40,41
finger escape sign　359
FLAIR　48
FMA　99
fMRI　49
fNIRS　50
FOIS　136
Fontaine 分類　299
forced vital capacity　90
Forrester 分類　335
Frankel 分類　256
Frank-Starling の法則　113
freezing gait　110
Frenkel の運動　102
FS　275

Fugl-Meyer Assessment　99
functional ambulation categories　106
functional systems　275
functional independence measure　14,35,40,106
Functional Independence Measure for Children　407
Functional Reach　271
functional reorganization　101
FVC　92

【G】

gait apraxia　110
gait cycle　103
genu recurvatum　109
Gerstmann 症候群　169
girdle sensation　275
gluteal gait　109
GMFCS　407
GMFM　407
Gowers 徴候　416
grasp and release　359
gross motor function classification system　407
gross motor function measure　407
ground reaction force　108
Guillain-Barré 症候群　59,60,63

【H】

H波　59
HAQ　284
health-related QOL　75
heat shock protein　87
higher-level gait disorders　110
Hoehn-Yahr 分類　100
Hoehn & Yahr の重症度分類　270
Hoffer 分類　413
homunculus　95
Hoover test　423
HRQOL　75
HSP　87

【I】

ICARS　101,273
ICD　8
ICF　8,28,36,38,234
ICF コード　43
ICF ステージング　40
ICIDH　8,36
ICSI　209
ICU-AW　223
IIEF-5　207
incremental shuttle walking test　107
insulin receptor substrate-1　86
interference pattern　60
International Cooperative Ataxia Rating Scale　101,273

Intrathecal baclofen therapy　160
inverted pendulum model　105
IRS-1　86
ISO 9999：2011「福祉用具の分類と用語」　28
ISWT　107
ITB 療法　160
IVP　46

【J】

Jackson's test　359
Japan coma scale　13
JCS　13
jiggling　378
JOQOL 2000　75
JST 版活動能力指標　43,44

【K】

K/DOQI 臨床ガイドライン　322,323
K-ABC Ⅱ　196
Karnofsky Performance Status　437
Keegan 型頚椎症性前根障害　63
Kernig's sign　359
key muscle　100,255
key sensory point　254
Killip 分類　335
kinesie paradoxale　270
Kohs 立方体組み合わせテスト　170
KPS　437
KUB　46

【L】

Lambert-Eaton 症候群　440
latency　57
Lawton の手段的 ADL 評価尺度　43
LD 判断のための調査票　197
LDI-R　197
LOH 症候群　209
Lund-Browder チャート　401
lung elastic recoil　90
Luschka 関節　358

【M】

M波　57
MAS　159
MASA　135
maximal midexpiratory flow rate$_{25〜75\%}$　90
maximal voluntary ventilation　339
M-CHAT　196
MCI　182
MDS-UPDRS　100
metamemory　163
MIA 症候群　322
mild cognitive impairment　182,40
mini-BESTest　107
MNA®　136
Modified Ashworth Scale　158,159

欧文索引

motor level　255
motor score　255
motor unit action potential　60
mourning work　80
Movement Disorder Society-Unified Parkinson's Disease Rating Scale　100
MR angiography　49
MRC 息切れスケール　338
MRI　47
MVV　339
myodesis　299
myopathic unit　61
myoplastic myodesis　299
myoplasty　299
myotonic discharge　60

【N】

narrative　76
nerve conduction study　55
neurapraxia　56
neuropathic unit　61
neurotmesis　56
NMDA 受容体拮抗薬　185
NO　204
Nohria-Stevenson 分類　335
Non-Steroidal Anti-Inflammatory Drug　370
normal gait　103
NSAID　370
NYHA　335

【O】

OKC　377

【P】

PAD　297
paretic/hypotonic gait　108
Parkinsonian gait　110
PARS　196
PCF　260,339
PCI　107
PDE-5 阻害剤　207,208
peak cough flow　260,339
peak flow　339
peak $\dot{V}O_2$　119
PEDI　407
Pediatric Evaluation of Disability Inventory　407
performance 実行状況　39
periventricular leukomalacia　408
PET　49
PET/CT　49
phase cancellation　57
phase locking　260
Physical Medicine　2
physiological cost index　107
plasticity　101

PNF　274
positive sharp wave　60
proprioceptive neuromuscular facilitation　274
PS　437
psychogenic gait disorders　110
PTB 式　305
PTB 式装具　215
PTS 式　305
pulmonary blood flow　90
pure akinesia　110
pusher syndrome　110
PVL　408

【Q】

Qc　90
QIF　257
QLQ-C30　75
QOL（Quality of Life）　277,368
QOL の向上　331
QOL 評価尺度　75
quadriceps setting exercise　87

【R】

ramp 負荷　119
Ranvier 絞輪　58
recruitment　60
reflex sympathetic dystrophy　393
Rehabilitation　2
removable rigid dressing　302
RICE 療法　381
rigid dressing　301
RIS　197
ROM　386
Romberg 徴候　101
RPE　332,335
RSD　393
rTMS　223
rt-PA　16

【S】

sacral sparing　255
SARA　101,273
sarcopenia　85
Scale for the Assessment and Rating of Ataxia　101,273
scalloping　360
SCIM　257
scissor gait　109
SDAI/CDAI　283
selective peripheral neurotomy　162
Selective Serotonin Reuptake Inhibitors　420
sensory nerve action potential　56
Serial 7s　178
SF-36　75,76
Shaker 法　289

Sharrard 分類　412
Shea の分類　149
shuttle walking test　339
Shy-Drager 症候群　439
SI　198
SIAS　77
Skewed Flap 法　301
SLD　201
SLR　87
SLR テスト　359
SLTA　173
soft dressing　302
spastic gait　109
spatial attention　178
SPECT　50
spinal shock　258
spirituality　74
SPN　162
SPP　299
Spurling test　359
SRS　196
SSQOL　75,77
SSRI　420
SST　199
stance phase　103
step length　103
step width　103
steppage gait　109
straight leg raising　87
straight leg raising test　359
stride　103
Stroke Impairment Assessment Set　77
Stroop テスト　178,180
supramaximal stimulation　55
SWI　53
swing phase　103
SWT　339

【T】

T1 強調像　48
T2* 強調像　48
T2 強調像　48
T2T　283
TEACCH プログラム　198
temporal dispersion　57
TESE　208
The aging males' symptoms 質問票（Questionnaire）　207,210
The Mann Assessment of Swallowing Ability　135
Timed up and go（TUG）test　107,271
TMT　180
tonic reciprocal inhibition　408
Tonic Toe Flexion Reflex　239
top-to-bottom model　148,149
tPA　222
Trail Making Test　180

469

Treat to Target   283
TSB（total surface bearing）式   305
TTFR   239
TUG   107

【U】

Uhthoff（ウートフ）徴候   274
Unified Parkinson's Disease Rating Scale   270
UPDRS   270
use-dependent plasticity   233

【V】

VAS   359
vertical oscillation   109

vesicoureteral reflux   262
visual analog scale   359
vital capacity   90
$\dot{V}O_2$ max   89
VTE（venous thromboembolism）   90,91
VUR   46,262

【W】

WAB   173
waddling gait   416
Waller 変性   56
WCST   180
WeeFIM   407
Wernicke-Mann 肢位   98,109,239
wide-based gait   109

windblown deformity   410
WISCI   257
Wisconsin Card Sorting Test   180
WISC-Ⅳ   195
WMFT   100
Wolf Motor Function Test   100
World Health Organization   11

【Y】

yielding   306

【Z】

Zancolli 四肢麻痺上肢機能分類   256

| 最新リハビリテーション医学　第3版 | ISBN978-4-263-21730-6 |

1999年 4 月30日	第1版第1刷発行
2004年10月15日	第1版第7刷発行
2005年 3 月20日	第2版第1刷発行
2015年 1 月10日	第2版第11刷発行
2016年 3 月25日	第3版第1刷発行
2020年 1 月10日	第3版第5刷発行（増補）
2022年 1 月25日	第3版第7刷発行

監　修　江藤文夫・里宇明元

編　集　安保雅博・上月正博

　　　　芳賀信彦

発行者　白石泰夫

発行所　医歯薬出版株式会社

〒113-8612 東京都文京区本駒込1-7-10
TEL. (03)5395-7628(編集)・7616(販売)
FAX. (03)5395-7609(編集)・8563(販売)
https://www.ishiyaku.co.jp/
郵便振替番号　00190-5-13816

乱丁，落丁の際はお取り替えいたします　　印刷・三報社印刷／製本・榎本製本

© Ishiyaku Publishers, Inc., 1999, 2016. Printed in Japan

本書の複製権・翻訳権・翻案権・上映権・譲渡権・貸与権・公衆送信権（送信可能化権を含む）・口述権は，医歯薬出版(株)が保有します．

本書を無断で複製する行為（コピー，スキャン，デジタルデータ化など）は，「私的使用のための複製」などの著作権法上の限られた例外を除き禁じられています．また私的使用に該当する場合であっても，請負業者等の第三者に依頼し上記の行為を行うことは違法となります．

JCOPY ＜出版者著作権管理機構　委託出版物＞

本書をコピーやスキャン等により複製される場合は，そのつど事前に出版者著作権管理機構（電話03-5244-5088，FAX 03-5244-5089，e-mail：info@jcopy.or.jp）の許諾を得てください．